FRIEDEMANN PAUL

... und noch mehr Tipps für die Prüfungsvorbereitung

Das Repetitorium MEDI-LEARN hat fast alle seit 1981 gestellten Prüfungsfragen analysiert. Im Physikum sind das mehr als 10.000 Fragen. Dabei wurde festgestellt, dass sich im Fach Biochemie 76% aller bisher gestellten Fragen durch wenige Themen abdecken lassen. Die „Top-Themen" enthalten diejenigen Stichworte, die in diesem Zeitraum mit mindestens 10 Fragen vertreten waren.

Die Top-Themen der Prüfung

Thema	Anteil
Monosaccharide	3,2%
Aminosäuren	3,1%
DNA-Replikation, -Schädigung und -Reparatur	2,9%
Lipogenese, Lipolyse	2,8%
Citratcyclus	2,2%
Glykolyse	2,1%
Blutgerinnung, Fibrinolyse und Thrombocyten	2,0%
Elektrolyt- und Mineralhaushalt	2,0%
Vitamine und Coenzyme	1,9%
Transkription und Translation; Regulation durch Genexpression	1,8%
Glucogene / ketogene Aminosäuren	1,8%
Insulin	1,7%
Renin-Angiotensin-Aldosteron-System	1,7%
Synthese- und Abbauleistungen der Leber	1,5%
Lipide	1,5%
Androgene, Östrogene, Gestagene	1,4%
Biokatalyse – Enzyme, Enzymkinetik, Hemmung von Enzymen	1,4%
Energetik und Kinetik	1,4%
Wege des aus dem Aminosäureabbau stammenden Stickstoffs, Harnstoffzyklus	1,4%
Häm und Hämoglobin	1,4%
Atmungskette	1,4%
Regulation der Enzymaktivität	1,3%
Hormone	1,3%
Peptide	1,3%
Schilddrüsenhormon	1,2%
Biochemie der Membranen	1,2%
Proteine	1,1%
Immunglobuline	1,1%
Sauerstoffaufnahme und -versorgung, CO_2-Transport und -ausscheidung	1,1%
Pankreassaft	1,1%
Glykogenstoffwechsel	1,0%
Glucocorticoide	1,0%
Energiestoffwechsel der Erythrozyten	1,0%
β-Oxidation	1,0%
Gluconeogenese	0,9%
Blutgruppen	0,9%
Extra- und intrazellulärer Stofftransport im Nervensystem	0,9%
Stoffwechsel der Nukleotide	0,9%
Cholesterol, Gallensäuren, Gallenflüssigkeit	0,9%
Kollagen	0,9%
Magensaft	0,9%
Kohlenhydratverdauung	0,8%
Cholesterin	0,8%
Oligo- und Polysaccharide	0,8%
Catecholamine	0,7%
Folsäure	0,7%
Fructose, Glucuronsäure, Galaktose	0,7%
Blutplasma und Blutserum	0,7%
Energiehaushalt des Muskelgewebes	0,7%
Säure-Basen-Haushalt	0,7%
Gastrin, Sekretin, Cholezystokinin	0,6%
Prostaglandine, Prostacycline, Thromboxane und Leukotriene	0,6%
Calciferol	0,6%
Transaminierung, Desaminierung	0,6%
Calcitonin und Parathormon	0,6%
Thiamin (Vitamin B1)	0,6%
Kontraktile Systeme	0,5%
Fettsäuren	0,5%
Niacin, Niacinamid (Vitamin B3)	0,5%
Phyllochinon (Vitamin K)	0,5%
Verwertung von Lipoproteinen und Fettsäuren	0,5%
Ketonkörperbildung	0,5%
Nucleotide	0,5%
Vitaminmangelerscheinungen	0,5%
Pentosephosphatweg	0,5%
Summe	**76,7%**

Fragenanteil pro Kapitel Biochemie

Die Darstellung des prozentualen Fragenanteils pro Kapitel empfehlen wir als Grundlage Ihrer Lernplanung.

	Kapitel	Anteil
1	Chemie der Kohlenhydrate	4,1%
2	Chemie der Aminosäuren, Peptide, Proteine	4,4%
3	Chemie der Fettsäuren und Lipide	1,9%
4	Chemie der Nucleotide und Nucleinsäuren	1,2%
5	Vitamine und Coenzyme	5,7%
6	Enzyme und Enzymregulation	6,6%
7	Ernährung, Verdauung, Resorption	5,3%
8	Abbau der Kohlenhydrate	3,5%
9	Abbau der Fettsäuren und Ketonkörper	2,0%
10	Abbau der Proteine und Aminosäuren	4,4%
11	Citratcyclus und Atmungskette	4,0%
12	Glykogenstoffwechsel, Gluconeogenese	2,1%
13	Fettsäuren, Lipogenese, Ketogenese	3,4%
14	Mineral- und Elektrolythaushalt	3,2%
15	Subzelluläre Strukturen	3,7%
16	Genetische Informationen, Molekularbiologie	9,2%
17	Hormone	14,1%
18	Immunchemie	4,4%
19	Blut	6,1%
20	Leber	3,7%
21	Fettgewebe	1,0%
22	Niere, Harn	1,1%
23	Muskelgewebe, Bewegung	2,1%
24	Binde- und Stützgewebe	1,4%
25	Nervensystem	1,6%

Für die Hinweise danken wir:

Bahnhofstr. 26b, 35037 Marburg Tel. 06421/681668
Fax 06421/961910 http://www.medi-learn.de

Original-Prüfungsfragen
mit Kommentar

GK 1
Biochemie

15. Auflage

Bearbeitet von G. F. Domagk
und R. Zech

Georg Thieme Verlag
Stuttgart · New York

Prof. Dr. Götz Domagk
Am Ebelhof 20

37075 Göttingen

Prof. Dr. Ronald Zech
Institut für Biochemie und
Molekulare Zellbiologie (Fachbereich Medizin)
Humboldtallee 23

37073 Göttingen

Die Deutsche Bibliothek – CIP-Einheitsaufnahme
Original-Prüfungsfragen mit Kommentar GK 1.
– Stuttgart ; New York : Thieme
  (Schwarze Reihe)
Biochemie / bearb. von G. F. Domagk und R. Zech. –
15. Aufl. – 2002
ISBN 3-13-114635-4

1. Auflage 1982
2. Auflage 1984
3. Auflage 1985
4. Auflage 1986
5. Auflage 1988
6. Auflage 1990
7. Auflage 1990
8. Auflage 1993
9. Auflage 1994
10. Auflage 1994
11. Auflage 1996
12. Auflage 1997
13. Auflage 1999
14. Auflage 2000
15. Auflage 2002

Die Auflagen 1 bis 11 erschienen unter dem Titel „Physiologische Chemie". Der aktuelle Titel unseres Fachbandes „Biochemie" wurde der inzwischen vom IMPP, Mainz, verwendeten Fachbezeichnung angeglichen.

© 2002 Georg Thieme Verlag, Rüdigerstr. 14,
D-70469 Stuttgart

Unsere Homepage: http://www.thieme.de

Umschlaggestaltung: Thieme Verlagsgruppe
Umschlagfoto: Mauritius Die Bildagentur, Nr. 5B209 013296

Satz und Druck: Druckhaus Götz GmbH, Ludwigsburg
Bindung: Großbuchbinderei Heinr. Koch GmbH & Co. KG,
Tübingen
Printed in Germany

ISBN 3-13-114635-4

Autoren und Verlag haben sich bei der Zusammenstellung der Fragen, bei der Zuordnung der Lösungen und bei der Kommentierung von Fragen und Lösungen um größtmögliche sachliche Richtigkeit bemüht. Dennoch wird eine Gewähr für die in diesem Band enthaltenen Angaben nicht übernommen. Für Inhalt und Formulierung der Prüfungsfragen zeichnet das IMPP verantwortlich.

Das Werk, einschließlich aller seiner Teile ist urheberrechtlich geschützt. Jede Verwertung außerhalb der engen Grenzen des Urhebergesetzes ist ohne Zustimmung des Verlages unzulässig und strafbar. Das gilt insbesondere für Vervielfältigungen, Übersetzungen, Mikroverfilmungen und die Einspeicherung und Verarbeitung in elektronischen Systemen.

Vorwort

Das vorliegende Buch basiert auf Lehrveranstaltungen, die wir seit Einführung des schriftlichen Examens (1974) unter Einbeziehung des Gegenstandskatalogs und aller offiziellen Prüfungsfragen durchgeführt haben. Diskussionen mit und Anregungen von Studenten und Kollegen waren Hilfe und Anreiz, diesen Band zusammenzustellen. Eine kritische Durchsicht des Fragenpools zeigt, dass die Mehrzahl der bisher gestellten Fragen einen engen Bezug zur ärztlichen Tätigkeit und Praxis besitzt, womit sich die „Original-IMPP-Fragen" wohltuend von vielen frei zusammengestellten Fragebüchern unterscheiden.

Die 15. Auflage der „Fragen und Kommentare zum GK 1 Biochemie" ist wiederum in 25 Kapitel gegliedert und nach dem neuen Gegenstandskatalog überarbeitet. Biochemie-Fragen der Physikumstermine seit Frühjahr 1982 wurden ausgewählt und kommentiert. Zu jedem neuen Stoffgebiet wurde ein Lerntext erstellt, nach dessen Durcharbeitung die themenbezogene Fragenbeantwortung ohne Schwierigkeiten möglich sein sollte.

Bei den neuen Fragen der letzten Jahre fiel auf, dass die falschen Antworten (Distraktoren) immer attraktiver bzw. irreführender wurden, weil sie, allein als Feststellung genommen, einen an sich richtigen Tatbestand beschreiben und nur im Kontext mit der Frage nicht zutreffen! Für den sich vorbereitenden Physikumskandidaten ist es daher wichtig, dass er auch den Zusammenhang versteht, aus dem heraus die Distraktoren nicht zutreffend sind. Eine unerfreuliche Tendenz der letzten Examina waren Fragen nach speziellen, spitzfindigen Einzelheiten sowie nach klinischen und pathobiochemischen Spezialproblemen. Die Lösung lässt sich dann oft nur unter Verwendung zahlreicher, oft spezieller Lehrbücher finden. Da der Student zeitlich und finanziell kaum in der Lage sein wird, mehrere Lehrbücher zum selben Thema vergleichend in die Hand zu nehmen, möge dieser Kommentarband zum Verständnis biochemischer und klinischer Zusammenhänge beitragen.

Wir empfehlen, nach der Durcharbeitung eines nicht zu umfangreichen Lehrbuchs Lerntexte, Fragen und Kommentare parallel zu erarbeiten. Unmittelbar vor dem Examen sollten dann zur letzten Überprüfung alle Fragen noch einmal beantwortet werden, wobei der Kommentar nur in Einzelheiten hinzuzuziehen ist.

Wir wünschen den Benutzern viel Erfolg und sind für Kritik sowie Anregungen dankbar.

Göttingen, im Januar 2002

Götz F. Domagk
Ronald Zech

Anmerkung der Redaktion

Zur besseren Übersicht über die Schwerpunkte des umfangreichen Prüfungswissens wurden Fragen und Kommentare mit Ausrufezeichen gekennzeichnet. Diese gehören Stoffgebieten an, zu denen wiederholt in verschiedener Form Fragen gestellt werden.

! wiederholt geprüfter Stoff
!! sehr wichtiger, häufig geprüfter Stoff

Inhalt

Lerntextverzeichnis	IX	Gegenstandskatalog IMPP 2001
Bearbeitungshinweise	XII	
1 Chemie der Kohlenhydrate	2, **168**	4.1 – 4.3
2 Chemie der Aminosäuren, Peptide und Proteine	10, **180**	5.1 – 5.3
3 Chemie der Fettsäuren und Lipide	18, **191**	6.1 – 6.4
4 Chemie der Nucleotide und Nucleinsäuren	21, **197**	7.1 – 7.3
5 Vitamine und Coenzyme	23, **200**	8.1.– 8.3
6 Enzyme	31, **214**	10.1/11
7 Ernährung, Verdauung, Resorption	43, **232**	13.3/22.1 – 22.2
8 Abbau der Kohlenhydrate	51, **243**	12.2
9 Abbau der Fettsäuren, Ketonkörper	57, **253**	12.3 – 12.4
10 Aminosäurestoffwechsel	61, **258**	12.5
11 Citratcyclus und Atmungskette	68, **266**	12.7 – 12.9
12 Glykogenstoffwechsel, Gluconeogenese	74, **276**	13.1
13 Biosynthese der Fettsäuren, Lipogenese	78, **282**	13.2
14 Mineral- und Elektrolythaushalt	84, **290**	16.1 – 16.4
15 Subzelluläre Strukturen	89, **297**	15.1 – 15.11
16 Nucleinsäuren, genetische Information, Molekularbiologie	95, **304**	14.1 – 14.5
17 Hormone	109, **323**	13.4 – 13.5/18.1 – 18.9
18 Immunchemie	132, **355**	19.1 – 19.2
19 Blut	139, **366**	20.1 – 20.6
20 Leber	148, **380**	21.1 – 21.6
21 Fettgewebe	154, **387**	23.1 – 23.2
22 Niere, Harn	156, **389**	24.1 – 24.5
23 Muskelgewebe, Bewegung	158, **391**	17.1 – 17.3/25.1 – 25.4
24 Binde- und Stützgewebe	161, **396**	26.1 – 26.4
25 Nervensystem	163, **399**	27.1 – 27.4/28
Sachverzeichnis	403	

Die Fragen und Kommentare des Examens Herbst 2001
befinden sich am Ende der einzelnen Kapitel.

Die **halbfett** gedruckten Seitenzahlen verweisen
auf den Kommentarteil.

Lerntextverzeichnis

1 Chemie der Kohlenhydrate
Monosaccharide (einfache Zucker) I.1 — 168
Alkohole und Carbonyle I.2 — 168
Alkohol, Aldehyd, Carbonsäure I.3 — 168
Asymmetrisch substituierte C-Atome I.4 — 169
Definitionen zur Zuckerstruktur I.5 — 169
Pentosen I.6 — 170
Hexosen I.7 — 171
Ringformen der Zucker I.8 — 171
Darstellungsformen der Glucose I.9 — 172
Aminozucker I.10 — 173
Zuckersäuren I.11 — 173
Zuckeralkohole I.12 — 173
Glykosidische Bindung I.13 — 175
Disaccharide I.14 — 175
Polysaccharide I.15 — 176
Homoglykane I.16 — 177
Heteroglykane I.17 — 178

2 Chemie der Aminosäuren, Peptide und Proteine
Proteinogene Aminosäuren II.1 — 180
Tryptophan II.2 — 182
Essentielle Aminosäuren II.3 — 183
Methionin II.4 — 184
Glutaminsäure II.5 — 184
Isoelektrischer Punkt II.6 — 185
Peptidbindung II.7 — 186
Glutathion II.8 — 187
Proteinstruktur II.9 — 188
Proteinmodifikation II.10 — 190

3 Chemie der Fettsäuren und Lipide
Lipide III.1 — 191
Fettsäuren III.2 — 193
Phospholipide und Glykolipide III.3 — 194
Cholesterol und Cholesterolderivate III.4 — 195

4 Chemie der Nucleotide und Nucleinsäuren
Nucleoside und Nucleotide IV.1 — 197
Nucleinsäuren IV.2 — 198

5 Vitamine und Coenzyme
Definition und Einteilung der Vitamine V.1 — 200
Thiamin (Vit. B_1) V.2 — 201
Riboflavin (Vit. B_2) V.3 — 202
Niacinamid (Vit. B_3) V.4 — 202
Vitamin-unabhängige Coenzyme V.5 — 203
Pyridoxin (Vit. B_6) V.6 — 203
Cobalamin (Vit. B_{12}) V.7 — 204
Pantothensäure V.8 — 205
Folsäure V.9 — 206
Ascorbinsäure (Vit. C) V.10 — 207
Biotin (Vit. H) V.11 — 207
Retinol (Vit. A) V.12 — 209
Calciferol/Vitamin D-Hormone V.13 — 210
Phyllochinon (Vit. K) V.14 — 210
Stoffwechselfunktionen der Vitamine V.15 — 212
Coenzym-Spezifität der Enzyme V.16 — 212

6 Enzyme
Thermodynamik und Kinetik VI.1 — 214
Energiereiche Bindungen VI.2 — 216
Reaktionsordnung VI.3 — 217
Michaelis-Kinetik VI.4 — 218
Oxidoreduktasen VI.5 — 220
Optischer Test mit NAD VI.6 — 223
Regulationstypen der Enzymaktivität VI.7 — 226
Kooperativität und Allosterie VI.8 — 227
Enzym katalysierte Enzymmodifikation VI.9 — 229

7 Ernährung, Verdauung, Resorption
Energieversorgung VII.1 — 232
Eiweißbedarf VII.2 — 233
Respiratorischer Quotient VII.3 — 234
Essentielle Nahrungsbestandteile VII.4 — 234
Verdauungsorgane und Sekrete VII.5 — 235
Mundspeichel VII.6 — 236
Magensaft VII.7 — 236
Pankreassaft VII.8 — 238
Kohlenhydratverdauung VII.9 — 239
Proteinverdauung VII.10 — 240
Fettverdauung VII.11 — 240
Nahrungsresorption im Dünndarm VII.12 — 241

8 Abbau der Kohlenhydrate
Glykolyse-Bilanz VIII.1 — 243
Glykolyse-Einzelreaktionen VIII.2 — 244
Regulation der Glykolyse VIII.3 — 248
Pentosephosphatweg VIII.4 — 249
Fructosestoffwechsel VIII.5 — 250
Lactose- und Galaktosestoffwechsel VIII.6 — 251

9 Abbau der Fettsäuren, Ketonkörper
Lipolyse und β-Oxidation IX.1 — 253
Ketonkörper: Definition und Ketogenese IX.2 — 256
Ketonkörperverwertung IX.3 — 256

10 Aminosäurestoffwechsel
Transaminierung X.1 — 258
Harnstoffsynthese X.2 — 259
Abbau einzelner Aminosäuren X.3 — 261
Aminosäuren als Gruppendonatoren X.4 — 262
Phenylalanin-Stoffwechsel und seine Störungen X.5 — 263
Glutaminsäure und Glutamin X.6 — 264
Biogene Amine X.7 — 264

11 Citratcyclus und Atmungskette
Pyruvatdehydrogenase XI.1 — 266
Reaktionen des Citratcyclus XI.2 — 267

Regulation des Citratcyclus XI.3 — 268
Anabole Reaktionen des Citratcyclus XI.4 — 270
Atmungskette XI.5 — 270
Elektronenfluss in der Atmungskette XI.6 — 272
Chemiosmotische Theorie der oxidativen Phosphorylierung XI.7 — 272
Komplexe der Atmungskette XI.8 — 273
P:O-Quotient XI.9 — 274
Hemmstoffe und Entkoppler der Atmungskette XI.10 — 274

12 Glykogenstoffwechsel, Gluconeogenese
Glykogenabbau XII.1 — 277
Glykogen XII.2 — 277
Glykogensynthese XII.3 — 278
Regulation des Glykogenstoffwechsels XII.4 — 278
Glykogenosen XII.5 — 279
Gluconeogenese XII.6 — 279

13 Biosynthese der Fettsäuren, Lipogenese
Fettbildung XIII.1 — 282
Biosynthese der Fettsäuren XIII.2 — 284
Biosynthese von Triacylglycerinen XIII.3 — 284
Biosynthese komplexer Lipide XIII.4 — 285
Cholesterin – Biosynthese XIII.5 — 286
Lipoproteine XIII.6 — 286

14 Mineral- und Elektrolythaushalt
Wasser XIV.1 — 290
Puffersysteme XIV.2 — 291
Azidose XIV.3 — 291
Alkalose XIV.4 — 291
Kompensationsmechanismen bei Azidose und Alkalose XIV.5 — 292
Calcium XIV.6 — 293
Eisen XIV.7 — 293
Kupfer XIV.8 — 295
Mineralstoffe und Spurenelemente XIV.9 — 296

15 Subzelluläre Strukturen
Biologische Membranen XV.1 — 297
Rezeptoren und Signal-Substrate in der Membran XV.2 — 298
Transportvorgänge XV.3 — 299
Endoplasmatisches Retikulum XV.4 — 300
Lysosomen XV.5 — 301
Mitochondrien XV.6 — 302

16 Nucleinsäuren, genetische Information, Molekularbiologie
Biosynthese der Pyrimidinnucleotide XVI.1 — 304
Biosynthese der Purinnucleotide XVI.2 — 305
Biosynthese der 2-Desoxyribose XVI.3 — 306
Wiederverwertung freier Purinbasen XVI.4 — 307
Purinabbau zur Harnsäure XVI.5 — 307
DNA-Replikation XVI.6 — 309
DNA-Reparatur XVI.7 — 310
Transkription XVI.8 — 311

Aktivierung der Aminosäuren XVI.9 — 314
Translation XVI.10 — 314
Posttranslationale Modifikation XVI.11 — 316
Antibiotika und andere Hemmstoffe XVI.12 — 316
Genetische Manipulation XVI.13 — 318
Retroviren und reverse Transkriptase XVI.14 — 319
Onkogene und Protoonkogene XVI.15 — 321

17 Hormone
Hormone: Systematik und Wirkung XVII.1 — 323
Second messenger XVII.2 — 328
Schilddrüse XVII.3 — 330
Calcium XVII.4 — 332
Parathormon, Calcitonin, Calcitriol XVII.5 — 333
Pankreas, Insulin, Diabetes mellitus XVII.6 — 334
Nebennierenmark XVII.7 — 338
Nebennierenrinde XVII.8 — 339
Sexualhormone XVII.9 — 344
Hypophysenvorderlappen-Hormone XVII.10 — 346
Hypophysenhinterlappen-Hormone XVII.11 — 349
Endokrine Funktionen der Niere XVII.12 — 350
Gastrointestinale Hormone XVII.13 — 352

18 Immunchemie
Abwehrmechanismen XVIII.1 — 355
Lymphozyten XVIII.2 — 358
Antikörperstruktur XVIII.3 — 360
Antigen/Antikörper-Reaktion XVIII.4 — 362
Monoklonale Antikörper XVIII.5 — 362
Klonale Selektion XVIII.6 — 364

19 Blut
Blut XIX.1 — 366
Hämoglobin XIX.2 — 368
Biosynthese der Porphyrine XIX.3 — 370
Gallenfarbstoffe XIX.4 — 371
Blutgerinnung XIX.5 — 373
Fibrinolyse XIX.6 — 376
Hemmung der Blutgerinnung XIX.7 — 376
Plasmaproteine XIX.8 — 378
Blutgruppen XIX.9 — 379

20 Leber
Stoffwechselleistungen der Leber XX.1 — 381
Endoplasmatisches Retikulum der Leber XX.2 — 383
Biotransformation XX.3 — 383
Galle und Gallensäuren XX.4 — 384
Bilirubin-Stoffwechsel XX.5 — 385

21 Fettgewebe
Fettspeicherung XXI.1 — 387
Lipolyse XXI.2 — 387

22 Niere, Harn
Funktionen der Niere XXII.1 — 389
Zusammensetzung des Harns XXII.2 — 389

23 Muskelgewebe, Bewegung

Quergestreifte Muskulatur XXIII.1	391
Muskelkontraktion XXIII.2	392
Kreatin, Kreatinphosphat XXIII.3	394
Lactatbildung in der Muskulatur XXIII.4	395

24 Binde- und Stützgewebe

Bindegewebsproteine XXIV.1	396
Kollagen-Struktur und -Biosynthese XXIV.2	396

25 Nervensystem

Stoffwechsel des Nervensystems XXV.1	399
Neurotransmitter XXV.2	399

Bearbeitungshinweise

In den Original-Aufgabenheften, die die Grundlage der Prüfung bilden, sind die Fragen nicht nach Fächern, sondern nach Aufgaben-Typen geordnet.

Zur Prüfungsvorbereitung erscheint eine fachbezogene Fragenordnung, wie sie in diesem Band praktiziert wird, geeignet. Im Examen Frühjahr 2000 wurden die Fragen vom IMPP erstmals nach inhaltlichen Gesichtspunkten sortiert.

Die Lösung zu jeder Frage ist am Unterrand derselben Seite vermerkt.

Es ist zweckmäßig, beim ersten Durchgang die falsch beantworteten Fragen zu markieren, um sie kurz vor dem Prüfungstermin zu wiederholen.

Aber Vorsicht! Manche Fragen werden im Examen wortgetreu wiederholt, doch kann die Reihenfolge der möglichen Antworten geändert sein.

Aufgabentypen:

Aufgabentyp A: Einfachauswahl

Erläuterung: Bei diesem Aufgabentyp ist von den fünf mit (A) bis (E) gekennzeichneten Antwortmöglichkeiten eine einzige auszuwählen, und zwar entweder die allein bzw. am ehesten zutreffende Aussage oder die einzig falsche bzw. am wenigsten zutreffende Aussage. Wenn die Falschaussage zu markieren ist, enthält der Vorsatz ein fettes (im Originalheft noch unterstrichenes) **nicht** oder einen ähnlichen deutlichen Hinweis.

Lesen Sie immer alle Antwortmöglichkeiten durch, bevor Sie sich für eine Lösung entscheiden!

Aufgabentyp B: Aufgabengruppe mit gemeinsamem Antwortangebot – Zuordnungsaufgaben

Erläuterung: Jede dieser Aufgabengruppen besteht aus:
- a) einer Liste mit nummerierten Begriffen, Fragen oder Aussagen (Liste 1 = Aufgabengruppe)
- b) einer Liste von 5 durch die Buchstaben (A)–(E) gekennzeichneten Antwortmöglichkeiten (Liste 2)

Sie sollen zu jeder nummerierten Aufgabe der Liste 1 aus der Liste 2 *eine* Antwort (A) bis (E) auswählen, die Sie für zutreffend halten oder von der Sie meinen, dass sie im engsten Zusammenhang mit dieser Aufgabe steht. Bitte beachten Sie, dass jede Antwortmöglichkeit (A) bis (E) für mehrere Aufgaben der Liste 1 die Lösung darstellen kann.

Aufgabentyp C: Kausale Verknüpfung

(Dieser Aufgabentyp wird zurzeit vom IMPP nicht gestellt)

Erläuterung: Bei diesem Typ besteht die Aufgabe aus zwei Aussagen, die mit „weil" verknüpft sind. Jede der beiden Aussagen kann unabhängig von der anderen richtig oder falsch sein. Wenn beide Aussagen richtig sind, so kann die Verknüpfung durch „weil" richtig oder falsch sein. Dabei muss Aussage 2 nicht die alleinige Begründung von Aussage 1 sein! Ein gegebenenfalls vorangestellter Sachverhalt ist bei der Beurteilung zu berücksichtigen. Nach Prüfung entnehmen Sie den richtigen Lösungsbuchstaben dem Lösungsschema:

Antwort	Aussage 1	Aussage 2	Verknüpfung
A	richtig	richtig	richtig
B	richtig	richtig	falsch
C	richtig	falsch	–
D	falsch	richtig	–
E	falsch	falsch	–

Aufgabentyp D: Aussagenkombination

Erläuterung: Bei diesem Aufgabentyp ist die Richtigkeit mehrerer nummerierter Aussagen zu beurteilen. Es können je nach den vorgegebenen Aussagenkombinationen A bis E eine einzige, mehrere, alle oder keine der Aussagen richtig sein. Eine Aufgabe wird als **richtig gelöst** gewertet, wenn der Lösungsbuchstabe markiert wurde, der für die **zutreffende Beurteilung aller Aussagen** als richtig oder falsch steht.

Allen Aufgabentypen gemeinsam ist, dass am Ende eine und nur eine der fünf möglichen Lösungen (A) bis (E) zu markieren ist. Die beste Antwort ist diejenige, die im Vergleich der fünf Antwortmöglichkeiten die Aufgabe **am umfassendsten beantwortet.** Eine Mehrfachmarkierung wird als falsch gewertet. Das Fehlen einer Markierung wird in gleicher Weise falsch gewertet wie eine Markierung an falscher Stelle. Man sollte also, auch wenn man eine Aufgabe nicht lösen kann, in jedem Falle eine Lösung raten, weil man so eine 20%-Chance hat, die richtige Lösung zu treffen.

Fragen

Lösungsschema

Aufgabentyp C – Kausale Verknüpfung
Siehe Bearbeitungshinweise

Antwort	Aussage 1	Aussage 2	Verknüpfung
A	richtig	richtig	richtig
B	richtig	richtig	falsch
C	richtig	falsch	–
D	falsch	richtig	–
E	falsch	falsch	–

1 Chemie der Kohlenhydrate

1.1 Welche Aussage zum Glycerinaldehyd trifft **nicht** zu?

Glycerinaldehyd

(A) ist die einfachste Aldose
(B) ist chiral
(C) enthält 2 primäre Alkoholgruppen
(D) lässt sich zu Glycerin reduzieren
(E) ist in wässriger Lösung solvatisiert

1.2 Vom Glycerinaldehyd gibt es Diastereomere, **weil** das Glycerinaldehyd-Molekül zwei Chiralitätszentren enthält.

1.3 Welche Aussage zu 1,3-Dihydroxyaceton trifft **nicht** zu?

1,3-Dihydroxyaceton

(A) ist die einfachste Ketose
(B) ist achiral
(C) enthält 2 sekundäre Alkoholgruppen
(D) wird zu Glycerin reduziert
(E) ist in wässriger Lösung solvatisiert

1.4 Die abgebildeten Verbindungen sind

(A) Konformere
(B) Konstitutionsisomere
(C) Enantiomere
(D) Diester der Phosphorsäure
(E) bei pH = 7 ungeladen

1.5 Worin stimmen die abgebildeten Verbindungen überein?

(A) im Energieinhalt
(B) in der Chiralität
(C) in der Oxidationsstufe der C-Atome
(D) Beide kommen im Zytosol vor
(E) Beide sind Vorstufen bei der Bildung von Glykolipiden

1.6 Welche Aussage trifft **nicht** zu?

Die abgebildete Verbindung

(A) heißt Glycerolsäure
(B) kommt in enantiomeren Formen vor
(C) kann zu Glykol decarboxyliert werden
(D) kann durch Oxidation von Glycerolaldehyd entstehen
(E) bildet mit 3 Fettsäuremolekülen Triacylglycerole

1.7 Welche Aussage trifft **nicht** zu?

Die abgebildeten Verbindungen sind

(A) Carbonsäuren
(B) bei pH = 7 negativ geladen
(C) Enantiomere
(D) Diastereomere
(E) Konfigurationsisomere

1.1 (C)   1.2 (E)   1.3 (C)   1.4 (B)   1.5 (D)   1.6 (E)   1.7 (D)

1 Chemie der Kohlenhydrate

1.8 Welche Aussage zur folgenden Reaktion und den daran beteiligten Verbindungen trifft **nicht** zu?

$$\begin{array}{c}COO^\ominus\\HC-O-P-O^\ominus\\CH_2OH\ O^\ominus\end{array}\ \ (1) \longrightarrow \begin{array}{c}COO^\ominus\\C-O-P-O^\ominus\\CH_2\ O^\ominus\end{array}\ (2) + H_2O$$

(A) Die Reaktion (1) → (2) ist eine Eliminierung.
(B) Bei der Reaktion (1) → (2) geht ein Chiralitätszentrum verloren.
(C) Von (2) gibt es cis/trans-Isomere.
(D) Die Reaktion (1) → (2) ist ein Schritt in der Glykolyse.
(E) (2) besitzt ein hohes Phosphatgruppen-Übertragungspotential.

1.9 Welche Aussage über die Verbindungen trifft **nicht** zu?

(A) Es handelt sich um Tetrosen.
(B) Die Verbindungen enthalten je zwei Chiralitätszentren.
(C) (1) und (2) sind Enantiomere.
(D) (1) und (2) sind Diastereomere.
(E) (1) und (2) unterscheiden sich in ihren physikalischen Eigenschaften wie Schmelzpunkt und Löslichkeit.

1.10 Die nachstehend abgebildete D-Ribose (offenkettige Form) hat an C-2, C-3 und C-4 D-Konfiguration. Gesucht wird das Enantiomere zur abgebildeten Verbindung.

Welche Konfiguration hat es an C-2, C-3 und C-4?

	C-2	C-3	C-4
(A)	L	L	L
(B)	L	L	D
(C)	D	D	L
(D)	D	L	D

(E) Zur D-Ribose gibt es kein Enantiomer.

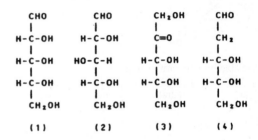

1.11 Welche Aussage zu den folgenden Monosacchariden trifft **nicht** zu?

(A) Alle Verbindungen sind Pentosen.
(B) Alle Verbindungen gehören der D-Reihe an.
(C) (1), (2) und (4) sind Aldosen.
(D) (4) heisst D-Desoxyribose.
(E) (1) und (2) sind Enantiomere.

1.12 Welche Aussage zu nachstehenden Verbindungen trifft **nicht** zu?

(A) (1) und (2) sind Pentosen.
(B) (1) und (2) liegen als Furanosen vor.
(C) (1) ist Baustein der RNA.
(D) (2) ist Baustein der DNA.
(E) Die Umwandlung von (1) in (2) entspricht einer Oxidation.

1.8 (C)   1.9 (C)   1.10 (A)   1.11 (E)   1.12 (E)

1.13
Welche Aussage trifft **nicht** zu?

Aus der nebenstehend abgebildeten D-Glucose entsteht durch

(A) Oxidation an C-1 Gluconsäure
(B) Oxidation an C-6 Glucuronsäure
(C) Reduktion an C-1 ein Zuckeralkohol
(D) Reaktion mit Ammoniak Glucosamin
(E) intramolekulare Addition der OH-Gruppe von C-5 an die Aldehydgruppe ein zyklisches Halbacetal

1.14
Welche Aussage zur Glucose trifft **nicht** zu?

Die abgebildete Formel zeigt

(A) die Konfiguration der Chiralitätszentren
(B) die Konformation des Furanrings
(C) eine zyklische Halbacetalform
(D) die axiale Stellung der OH-Gruppe am C-1
(E) drei äquatorial stehende OH-Gruppen

1.15
Welche Aussage trifft **nicht** zu?

Das abgebildete Molekül

(A) ist D-Mannose
(B) ist eine Aldohexose in offenkettiger Form
(C) ist enantiomer zu D-Galaktose
(D) ist diastereomer zu D-Glucose
(E) wird durch Ringschluss zwischen C_1 und der OH-Gruppe an C_5 in die Pyranose-Form überführt

1.16

Die Verbindungen (1) und (2) sind Enantiomere,

weil

C-1 in den Verbindungen (1) und (2) entgegengesetzte Konfiguration hat.

1.17
α- und β-D-Glucose

(A) sind enantiomer zueinander
(B) können sich in wässriger Lösung ineinander umwandeln
(C) haben gleichen Energiegehalt
(D) sind 1,4-verknüpft Bestandteil der Amylose
(E) unterscheiden sich durch die Stellung der OH-Gruppe an C-Atom 2

1.13 (D)   1.14 (B)   1.15 (C)   1.16 (D)   1.17 (B)

1.18 Welche Aussage zur abgebildeten Verbindung trifft **nicht** zu?

(A) Die dargestellte Substanz ist N-Acetyl-glucosamin-6-phosphat.
(B) Sie wird durch Übertragung von einem Acetylrest auf Glucosamin-6-phosphat gebildet.
(C) Die dargestellte Substanz ist ein Amid.
(D) Die dargestellte Substanz ist Zwischenstufe der Biosynthese von Heparin und Hyaluronsäure.
(E) Der Formel lassen sich Konfiguration und Konformation entnehmen.

1.20 Welche Aussage zur folgenden Reaktion trifft **nicht** zu?

(A) Es handelt sich um die Hydrolyse von Gluconsäurelacton.
(B) Bei der Reaktion wird eine Esterbindung gespalten.
(C) Die Reaktion kann durch folgende Gleichung beschrieben werden:
$$K = \frac{[\text{Gluconsäure}]}{[\text{Lacton}][H_2O]}$$
(D) Bei der Reaktion bleibt die Zahl der Chiralitätszentren unverändert.
(E) Bei der Reaktion handelt es sich um die Öffnung eines Chelatringsystems.

1.19 Welche Aussage zur Gluconsäure trifft **nicht** zu?

(A) Sie entsteht aus Glucose durch Oxidation der OH-Gruppe an C-Atom 6.
(B) Sie kann einen inneren Ester bilden.
(C) Sie vermag Gluconsäurelacton zu bilden.
(D) Weil Lactone mit 6 Ringgliedern wegen des Fehlens von Ringspannung besonders stabil sind, wird das 1,5-Gluconsäurelacton bevorzugt gebildet.
(E) Gluconsäurelacton ist in phosphorylierter Form ein Zwischenprodukt des Pentosephosphatwegs.

1.21 Welche Aussage über die Zuckeralkohole Sorbitol (1) und Mannitol (2) trifft **nicht** zu?

(A) Sorbitol entsteht durch Reduktion von Glucose.
(B) Mannitol entsteht durch Reduktion von Mannose.
(C) Die Konfiguration der Kohlenstoffatome 2–5 ist in den Alkoholen die gleiche wie in den Zuckern, aus denen sie entstanden sind.
(D) Beide schmecken süß und können als Zuckerersatzstoffe verwendet werden.
(E) Beide kommen in der Pyranoseform vor.

1.18 (E)   1.19 (A)   1.20 (E)   1.21 (E)

1 Chemie der Kohlenhydrate

1.22 D-Glucose und D-Fructose sind Enantiomere,

weil

D-Glucose und D-Fructose in der Konfiguration am C-Atom 5 übereinstimmen.

1.23 Welche Aussage trifft **nicht** zu?

Das abgebildete Monosaccharid

(A) ist Bestandteil der Saccharose
(B) ist ein β-Anomeres
(C) kann durch Ersatz der OH-Gruppe an C_2 durch eine NH_2-Gruppe einen Aminozucker bilden
(D) enthält die OH-Gruppen an C_3 und C_4 in cis-Konfiguration
(E) ist ein Epimeres der D-Glucose

1.24 Welche Aussage zum D-Fructose-1,6-bisphosphat trifft **nicht** zu?

(1)   (2)

(A) Phosphorsäurediester
(B) (1) ist ein zyklisches Halbketal.
(C) (2) ist eine Darstellung in der Fischer-Projektion.
(D) (1) ist die Furanose-Form.
(E) Mit Hilfe von Aldolase entstehen zwei C_3-Körper.

1.25 Welche Aussage trifft **nicht** zu?

D-Mannose und D-Glucose

(A) unterscheiden sich nur durch die Stellung der OH-Gruppe am C-Atom 2
(B) liegen in wässriger Lösung vor allem in der Pyranoseform vor
(C) sind Bestandteil der Lactose
(D) sind diastereomer zueinander
(E) können enzymatisch ineinander umgewandelt werden

1.26 Welche Aussage trifft **nicht** zu?

Galaktose

(A) unterscheidet sich von der Glucose in der Konfiguration am C-Atom 4
(B) ist im Milchzucker β-glykosidisch mit Glucose verknüpft
(C) ist Bestandteil der Maltose
(D) ist eine Zuckerkomponente von Gangliosiden
(E) ist eine Strukturkomponente der Blutgruppensubstanzen des AB0-Systems

1.22 (D)   1.23 (A)   1.24 (A)   1.25 (C)   1.26 (C)

1.27 Welche Aussage trifft **nicht** zu?

Bei der vorstehenden Verbindung handelt es sich um

(A) Maltose
(B) ein Stereoisomeres der Saccharose
(C) einen Baustein der Stärke
(D) 2 Moleküle D-Glucose in α-1,4-Verknüpfung
(E) ein Disaccharid

1.28 In welchen Verbindungen liegt eine glykosidische Bindung vor?

(1) D-Glucose
(2) Maltose
(3) Lactose
(4) ATP
(5) Ascorbinsäure

(A) nur 1 und 2 sind richtig
(B) nur 2 und 3 sind richtig
(C) nur 4 und 5 sind richtig
(D) nur 2, 3 und 4 sind richtig
(E) nur 1, 2, 3 und 5 sind richtig

1.29 Welche Angabe zur Reaktion bzw. den denkbaren Produkten trifft **nicht** zu, wenn zwei Moleküle D-Glucose zu einem Disaccharid verknüpft werden?

(A) 1,6-Verknüpfung ist möglich.
(B) Es entsteht eine glykosidische Bindung.
(C) Bei 1,4-Verknüpfung hat das Produkt reduzierende Eigenschaften.
(D) Es erfolgt eine Wasserabspaltung.
(E) Das Produkt könnte Lactose sein.

1.30 Welche Angabe zur Reaktion bzw. den denkbaren Produkten trifft **nicht** zu, wenn zwei Moleküle D-Glucose zu einem Disaccharid verknüpft werden?

(A) Es bildet sich ein Lacton.
(B) Eine β-glykosidische Bindung ist möglich.
(C) Eine α-glykosidische Bindung ist möglich.
(D) 1,4-Verknüpfung ist möglich.
(E) Das Produkt könnte Maltose sein.

1.31 Die Kohlenhydrat-Einheiten sind α-glykosidisch verknüpft in

(1) Amylose
(2) Amylopektin
(3) Zellulose
(4) Hyaluronsäure
(5) Glykogen

(A) nur 1 und 2 sind richtig
(B) nur 1 und 4 sind richtig
(C) nur 1, 2 und 3 sind richtig
(D) nur 1, 2 und 5 sind richtig
(E) nur 2, 4 und 5 sind richtig

1.32 In Rohrzucker (Saccharose) liegt

(1) eine 1–2-Verknüpfung vor
(2) Glucose in der α-Form vor
(3) Fructose in der β-Form vor
(4) Fructose in der Pyranose-Form vor

(A) nur 1 und 2 sind richtig
(B) nur 2 und 3 sind richtig
(C) nur 1, 2 und 3 sind richtig
(D) nur 1, 3 und 4 sind richtig
(E) 1–4 = alle sind richtig

1.27 (B)   1.28 (D)   1.29 (E)   1.30 (A)   1.31 (D)   1.32 (C)

1 Chemie der Kohlenhydrate

1.33 Welche Aussage zur abgebildeten Verbindung trifft **nicht** zu?

(A) Es handelt sich um Lactose.
(B) Sie ist ein Homoglykan.
(C) Sie enthält eine 1–4-glykosidische Bindung.
(D) Die Glucose ist β-konfiguriert.
(E) Das Disaccharid hat eine freie Halbacetalgruppierung

1.34 Welche Aussage trifft **nicht** zu?

Lactose und Maltose

(A) haben dieselbe Molmasse
(B) sind unterschiedlich C_1—C_4 verknüpft
(C) können als α- und β-Anomere vorliegen
(D) besitzen beide reduzierende Eigenschaften
(E) können beide durch Maltase abgebaut werden

1.35 Prüfen Sie die folgenden Angaben zum abgebildeten Trisaccharid!

(1) Bei der sauren Hydrolyse entstehen 3 Moleküle D-Glucose.
(2) Es enthält eine 1,4- und eine 1,6-Glykosid-Bindung.
(3) Bausteine dieser Struktur sind in der Stärke enthalten.
(4) Bausteine dieser Struktur sind im Glykogen enthalten.
(5) Für seine enzymatische Hydrolyse werden α-Glucosidasen benötigt.

(A) nur 4 ist richtig
(B) nur 1 und 2 sind richtig
(C) nur 2 und 3 sind richtig
(D) nur 1, 2, 3 und 5 sind richtig
(E) 1–5 = alle sind richtig

1.36 Welche Aussage zum abgebildeten Biopolymeren trifft zu?

(A) Es ist das Grundgerüst der Stärke abgebildet.
(B) Lange Ketten dieses Moleküls zeigen einen helikalen Aufbau.
(C) Für seine enzymatische Hydrolyse benötigt man β-Glucosidasen.
(D) Die Bausteine liegen als Furanosen vor.
(E) Die Bausteine sind 1,6-verknüpft.

1.33 (B)   1.34 (E)   1.35 (E)   1.36 (C)

1.37 Welche Aussage zum abgebildeten Biopolymeren trifft **nicht** zu?

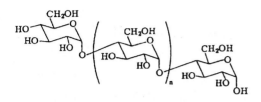

(A) Die Bausteine sind 1,4-verknüpft.
(B) Die Bausteine liegen als Pyranosen vor.
(C) Beim Erwärmen mit wässriger Säure entsteht als einziges Monosaccharid D-Glucose.
(D) Lange Ketten dieses Moleküls zeigen eine helikale Form.
(E) Für die enzymatische Hydrolyse wird eine β-Glucosidase benötigt.

1.38 Vergleichen Sie Zellulose und Stärke.

Welche Angabe trifft **nicht** für beide Substanzen zu?

(A) Biopolymere
(B) Polysaccharide
(C) Verzweigung durch 1,6-Verknüpfung
(D) 1,4-Verknüpfung der Hauptkette
(E) nur aus D-Glucose aufgebaut

1.39 Welche Aussage zu Glykosaminoglykanen trifft **nicht** zu?

(A) Sie sind aus Disaccharid-Einheiten aufgebaut, die aus Hexosaminen und (am häufigsten) Uronsäuren bestehen.
(B) Sie können mit Schwefelsäure verestert sein.
(C) Sie sind wesentlicher Bestandteil der Proteoglykane.
(D) Sie sind wesentlicher Bestandteil des Zytoskeletts.
(E) Heparin gehört zu den Glykosaminoglykanen.

1.40 Glykosaminoglykane (saure Mucopolysaccharide)

(1) haben aufgrund ihres hohen Gehalts an Uronsäure und Sulfatestergruppen anionischen Charakter
(2) sind aus Disaccharideinheiten aufgebaute Linearpolymere
(3) enthalten Glucosamin- oder Galaktosamin-Reste
(4) können kovalent mit Protein verknüpft sein

(A) nur 1 und 4 sind richtig
(B) nur 2 und 3 sind richtig
(C) nur 1, 2 und 3 sind richtig
(D) nur 2, 3 und 4 sind richtig
(E) 1–4 = alle sind richtig

1.41 Welche Aussage zu Proteoglykanen trifft **nicht** zu?

(A) Sie sind integrale Bestandteile der inneren Mitochondrienmembran.
(B) Sie sind Bestandteil der extrazellulären Matrix.
(C) Sie bestehen aus Proteinketten und Glykosaminoglykanen.
(D) Sie können mit Hyaluronat über nicht-kovalente Bindungen Assoziate bilden.
(E) Sie besitzen O-glykosidische Bindungen.

1.42 Welche Aussage zu Glykosaminoglykanen trifft **nicht** zu?

(A) Sie können Schwefelsäureestergruppen enthalten.
(B) Sie sind anionische Linearpolymere.
(C) Sie enthalten Aminozucker.
(D) Sie kommen kovalent an Nucleinsäuren gebunden vor.
(E) Sie können O-glykosidisch an Proteine gebunden sein.

1.37 (E) 1.38 (C) 1.39 (D) 1.40 (E) 1.41 (A) 1.42 (D)

[H91] [H89] [H86]

1.43 Welche Aussage über Proteoglykane und Glykosaminoglykane trifft **nicht** zu?

(A) Glykosaminoglykane bestehen aus repetitiven Disaccharidsequenzen.
(B) Mehrere Glykosaminoglykan-Ketten können kovalent mit einem zentralen Protein verknüpft sein.
(C) Proteoglykane sind Bausteine der extrazellulären Matrix.
(D) Proteoglykane binden einen großen Teil des im Interzellulärraum befindlichen Wassers.
(E) Proteoglykane fördern aufgrund ihres hohen Phosphatgehalts die Ablagerung von Apatit im Knochen.

Fragen aus Examen Herbst 2001

[H01]

1.44 Welche Aussage zu Proteoglykanen trifft **nicht** zu?

(A) Sie sind Proteine der extrazellulären Matrix.
(B) Sie enthalten in ihrer Glykosaminglykan-Komponente überwiegend repetitive Disaccharid-Einheiten.
(C) Für die Biosynthese sulfatierter Proteoglykane wird Phosphoadenosin-Phosphosulfat (PAPS) benötigt.
(D) Die N-glykosidische Verknüpfung der Glykosaminoglykan-Ketten mit der Proteinkette erfolgt extrazellulär.
(E) Sie binden Wasser und Kationen.

2 Chemie der Aminosäuren, Peptide und Proteine

[F96]

2.1 Welche Aussage trifft **nicht** zu?

Die abgebildete Verbindung

$$\begin{array}{c} COOH \\ | \\ H_2C-NH_2 \end{array}$$

(A) heißt Glycin
(B) ist eine am Aufbau von Proteinen beteiligte achirale Aminosäure
(C) kann mit Cholsäure konjugiert werden
(D) kann zu einem gefäßaktiven Gewebshormon decarboxyliert werden
(E) kann mit Hilfe von C_1-Donatoren unter Kettenverlängerung in Serin umgewandelt werden

[F01]

2.2 Welche Aussage zum Glycin trifft **nicht** zu?

(A) Glycin kann aus Serin gebildet werden.
(B) Glycin ist ein Neurotransmitter.
(C) Glycin ist Voraussetzung für die Ausbildung der Kollagen-Tripelhelix.
(D) Glycin ist der wichtigste Kohlenstoffdonator der renalen Gluconeogenese.
(E) Glycin ist ein Substrat der Purinbiosynthese.

[H93]

2.3 Welche Aussage trifft **nicht** zu?

$$\begin{array}{c} COOH \\ | \\ H_2N-C-H \\ | \\ CH_3 \end{array}$$

Die abgebildete Verbindung

(A) heißt Alanin
(B) kann in enantiomeren Formen vorliegen
(C) wird zu Brenztraubensäure transaminiert
(D) hat einen isoelektrischen Punkt bei ca. pH = 6
(E) steht in wässriger Lösung mit β-Alanin in einem Umlagerungsgleichgewicht

---

1.43 (D)   1.44 (D)   2.1 (D)   2.2 (D)   2.3 (E)

2 Chemie der Aminosäuren, Peptide und Proteine

2.4 Welche Aussage zur abgebildeten Verbindung trifft **nicht** zu?

$$\begin{array}{c} COOH \\ | \\ CH_2 \\ | \\ H_2N-CH_2 \end{array}$$

(A) Sie heißt β-Alanin.
(B) Sie ist L-konfiguriert.
(C) Sie entsteht im Stoffwechsel beim Abbau von Uracil.
(D) Die Aminogruppe ist basischer als die der isomeren α-Verbindung.
(E) Sie könnte als Chelator fungieren.

2.5 Welche Aussage zum Serin trifft **nicht** zu?

(A) Serin dient in Proteoglykanen der Anheftung von Kohlenhydratketten an die Proteinkomponente.
(B) Serin ist Bestandteil bestimmter Glycerinphosphatide.
(C) Serin wird für die Synthese von Sphingosin benötigt.
(D) Serin kann in Peptid-gebundener Form durch Proteinkinasen phosphoryliert werden.
(E) Serin wird durch Transaminierung in Pyruvat überführt.

2.6 Welche Aussage trifft **nicht** zu?

$$HOOC-\underset{\underset{NH_2}{|}}{CH}-CH_2-S-S-CH_2-\underset{\underset{NH_2}{|}}{CH}-COOH$$

Die abgebildete Verbindung

(A) heißt Cystin
(B) enthält eine Disulfidbrücke
(C) kann durch Reduktion in zwei Moleküle Cystein gespalten werden
(D) ist ein Dipeptid
(E) besitzt einen isoelektrischen Punkt

2.7 Welche Aussage trifft **nicht** zu?

$$\begin{array}{c} COOH \\ | \\ H_2N-CH \\ | \\ CH_2-OH \end{array} \longrightarrow \begin{array}{c} H_2N-CH_2 \\ | \\ CH_2-OH \end{array}$$
(1) (2)

(A) (1) ist L-Serin.
(B) Die Umwandlung von (1) in (2) ist eine Decarboxylierung.
(C) Die Reaktion dient im Stoffwechsel der Bereitstellung von (2), das seinerseits zu Cholin methyliert werden kann.
(D) Bei der Reaktion bleibt die Zahl der Chiralitätszentren gleich.
(E) (1) ist Proteinbestandteil, (2) nicht.

2.8 Welche Aussage zum Selenocystein trifft **nicht** zu?

(A) Es ist eine proteinogene Aminosäure.
(B) Es ist eine essentielle Aminosäure.
(C) Es hat kein eigenes Codon, sondern muss dieses mit einem Stop-Codon teilen.
(D) Es ist in der Glutathion-Peroxidase enthalten.
(E) Es ist in der Thyroxin-Deiodase enthalten.

2.9 Welche Aussage trifft **nicht** zu?

Prolin

$$\begin{array}{c} COO^\ominus \\ | \\ H_2\overset{\oplus}{N}-C-H \\ | \quad | \\ H_2C \quad CH_2 \\ \diagdown C \diagup \\ H_2 \end{array}$$

(A) hat als Zwitterion die gezeigte Formel
(B) enthält eine protonierte sekundäre Aminogruppe
(C) existiert als D- oder L-Isomeres
(D) ist wesentlicher Bestandteil des Kollagens
(E) ist Bestandteil des Porphyrinrings

2.4 (B)   2.5 (E)   2.6 (D)   2.7 (D)   2.8 (B)   2.9 (E)

2.10 Welche Aussage trifft **nicht** zu?

Die abgebildete Substanz

(A) ist typischer Bestandteil des Kollagens
(B) kann nach dem Einbau in Protein hydroxyliert werden
(C) wird unter Beteiligung von Vitamin C und Sauerstoff hydroxyliert
(D) enthält einen Pyrrolring
(E) wird im Stoffwechsel zu Glutaminsäure abgebaut

2.11 Welche Aussage trifft **nicht** zu?

Die abgebildete Verbindung

(A) heißt Tryptophan
(B) kann nach Hydroxylierung am Ringsystem unter Decarboxylierung in Serotonin umgewandelt werden
(C) enthält ein Indol-Ringsystem
(D) kann zu Nikotinsäure abgebaut werden
(E) ist Ausgangssubstanz für die Melaninbildung

2.12 Aus welcher der folgenden Aminosäuren kann Nicotinamid gebildet werden?

(A) Histidin
(B) Phenylalanin
(C) Tryptophan
(D) Ornithin
(E) Keine der Angaben (A)–(D) ist richtig.

2.13 Welche Aussage trifft **nicht** zu?

Die abgebildete Verbindung

(A) enthält eine primäre Aminogruppe
(B) wird durch Decarboxylierung aus Histidin gebildet
(C) wird unter Desaminierung und Oxidation abgebaut
(D) ist in der L-Form biologisch aktiv
(E) wirkt auf glatte Muskulatur

2.14 Welche der folgenden Substanzen ist ein Amin, das unmittelbar aus einer proteinogenen Aminosäure hervorgeht?

(A) Ornithin
(B) Sphingosin
(C) Histamin
(D) Adrenalin
(E) Spermin

2.15 Welche Aussage über Lysin trifft **nicht** zu?

(A) Lysin kann nur nach Einbau in eine Peptidkette zu Hydroxylysin hydroxyliert werden.
(B) Durch Decarboxylierung entsteht aus Lysin ein biogenes Amin mit der Funktion eines Neurotransmitters.
(C) Lysin ist eine ketogene Aminosäure.
(D) Lysin ist eine der Aminosäuren, die einem Protein positive Ladungen geben.
(E) Lysin ist beteiligt an der kovalenten Quervernetzung der Monomere in Fibrin und Kollagen.

2.10 (D)   2.11 (E)   2.12 (C)   2.13 (D)   2.14 (C)   2.15 (B)

2 Chemie der Aminosäuren, Peptide und Proteine

[H99]

2.16 Welche Aussage über essentielle Aminosäuren trifft **nicht** zu?

(A) Die biologische Wertigkeit eines Proteins wird durch seinen Gehalt an essentiellen Aminosäuren bestimmt.
(B) Aminosäuren mit verzweigter Kohlenstoffkette sind essentiell.
(C) Bei einem Defekt der Phenylalaninhydroxylase wird Tyrosin zu einer essentiellen Aminosäure.
(D) Kollagen ist insbesondere reich an essentiellen Aminosäuren.
(E) Essentielle Aminosäuren können zur Energiegewinnung verwendet werden.

[F96]

2.17 Für welche der folgenden Aminosäuren benötigt der menschliche Organismus zur Synthese eine essentielle Aminosäure?

(A) Tyrosin
(B) Hydroxyprolin
(C) Glycin
(D) Glutamin
(E) Serin

[F94] [F85]

2.18 Welche Aussage(n) zum Methionin trifft (treffen) zu?

Methionin

(1) ist ein Thioether
(2) findet sich bei Eukaryonten während der ribosomalen Proteinsynthese am N-terminalen Ende des Proteins
(3) ist als S-Adenosylmethionin Cosubstrat von Methyltransferasen
(4) bildet mit seinem Disulfid ein biologisch wichtiges Redoxsystem

(A) nur 3 ist richtig
(B) nur 1 und 3 sind richtig
(C) nur 1, 2 und 3 sind richtig
(D) nur 1, 2 und 4 sind richtig
(E) 1 – 4 = alle sind richtig

[F94]

2.19 Die Bildung von Tyrosin aus Phenylalanin benötigt:

(1) ATP
(2) NADPH
(3) Pyridoxalphosphat
(4) molekularen Sauerstoff
(5) eine mischfunktionelle Oxygenase

(A) nur 1 und 3 sind richtig
(B) nur 1, 3 und 4 sind richtig
(C) nur 2, 3 und 5 sind richtig
(D) nur 2, 4 und 5 sind richtig
(E) nur 1, 3, 4 und 5 sind richtig

[H89]

2.20 Welche Aussage zu der dargestellten Substanz trifft **nicht** zu?

$$H_2N-CH \begin{matrix} C \overset{O}{\underset{OH}{}} \\ | \\ CH_2 \\ | \\ CH_2 \\ | \\ C \overset{O}{\underset{NH_2}{}} \end{matrix}$$

(A) Die Formel beschreibt eine L-Aminosäure.
(B) Sie gehört zur Gruppe der basischen Aminosäuren, weil die Zahl der NH_2-Gruppen größer ist als die der COOH-Gruppen.
(C) Sie ist Proteinbaustein.
(D) Sie spielt eine Rolle als NH_3-Donator im Nierentubulus.
(E) Sie wird bei der Synthese von Aminozuckern als Donator von Aminogruppen benötigt.

[H96]

2.21 Welche Aussage trifft **nicht** zu?

Glutamin

(A) ist eine α-Aminosäure
(B) enthält eine Säureamidgruppe
(C) gehört zu den basischen Aminosäuren
(D) wird in ATP-abhängiger Reaktion aus Glutamat gebildet
(E) kann in der Leber durch Glutaminase hydrolytisch gespalten werden

2.16 (D)   2.17 (A)   2.18 (C)   2.19 (D)   2.20 (B)   2.21 (C)

2 Chemie der Aminosäuren, Peptide und Proteine

2.22 Welche der Angaben über den Ladungszustand bzw. den Charakter der Seitengruppen von Protein-gebundenen Aminosäuren trifft bei physiologischem pH-Wert **nicht** zu?

(A) Leucin unpolar, hydrophob
(B) Threonin polar, hydrophil
(C) Asparagin polar, hydrophil
(D) Tryptophan polar, hydrophil
(E) Phenylalanin unpolar, hydrophob

2.23 Welche Aussagen zum isoelektrischen Punkt (I.P.) einer Aminosäure treffen zu?

(1) Am I.P. ist der pH-Wert der Lösung gleich dem pK-Wert der Carboxylgruppe.
(2) Der I.P. entspricht bei neutralen Aminosäuren dem Mittelwert der pK-Werte von Carboxyl- und Aminogruppe.
(3) Der I.P. ist der pH-Wert, bei dem die Nettoladung der Aminosäure null ist.
(4) Beim pH-Wert des I. P. ist die Pufferkapazität einer Aminosäure am größten.

(A) nur 1 und 2 sind richtig
(B) nur 2 und 3 sind richtig
(C) nur 3 und 4 sind richtig
(D) nur 1, 2 und 3 sind richtig
(E) nur 2, 3 und 4 sind richtig

2.24 Welche Aussage zum Histidin und seiner dargestellten Titrationskurve trifft **nicht** zu?

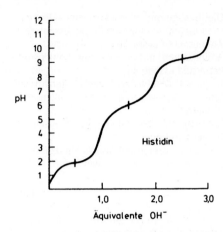

(A) Histidin besitzt 3 pK-Werte.
(B) Histidin puffert im pH-Bereich um pH = 7.
(C) Histidin kann Chelatkomplexe bilden, deren Stabilität pH-abhängig ist.
(D) Histidin enthält einen Pyrrolring.
(E) Durch Decarboxylierung von Histidin entsteht Histamin.

2.25 Lysin hat die pK-Werte $pK_1 = 2{,}2$, $pK_2 = 9{,}0$ und $pK_3 = 10{,}4$.

Bei welchem pH-Wert liegt der isoelektrische Punkt des Lysins?

(A) 5,6
(B) 7,2
(C) 9,0
(D) 9,7
(E) 10,4

2.22 (D)   2.23 (B)   2.24 (D)   2.25 (D)

[F86]

2.26 Welche Aussage zur Elektrophorese von Aminosäuren und Proteinen trifft **nicht** zu?

(A) Es können sowohl Aminosäuren als auch Proteine getrennt werden.
(B) Lysin wandert bei pH = 6 zur Kathode.
(C) Globuline lassen sich elektrophoretisch trennen.
(D) Bei einem pH-Wert, der dem isoelektrischen Punkt entspricht, zeigt ein Protein keine Wanderung.
(E) Die angelegte Spannung ist ohne Einfluss auf die Wanderungsgeschwindigkeit.

[H98]

2.27 Welcher Aminosäure-Rest ist in einem Protein bei pH = 7,4 negativ geladen?

(A) Tryptophan
(B) Valin
(C) Glutaminsäure
(D) Lysin
(E) Histidin

[H97]

2.28 Welche Aussage zum Glutathion trifft zu?

(A) Es ist Substrat der Biosynthese von Leukotrien C_4.
(B) Es enthält Glutarat.
(C) Es kommt im Plasma in höherer Konzentration als im Erythrozyten vor.
(D) Es entsteht durch Spaltung eines Vorläufer-Proteins.
(E) Es kann im reifen Erythrozyten nicht synthetisiert werden.

[H93]

2.29 Welche Aussage zum abgebildeten Peptid trifft **nicht** zu?

(A) Es enthält zwei Peptidbindungen.
(B) Bei der sauren Hydrolyse entsteht u. a. die Aminosäure Glycin.
(C) Es hat zwei isoelektrische Punkte.
(D) Es lässt sich durch Oxidation in eine Disulfid-Form überführen.
(E) Glutaminsäure ist über die γ-Carboxylgruppe an das Cystein gebunden.

[F92]

2.30 Welche Aussagen zum Glutathion sind richtig?

(1) Für die Biosynthese wird ATP benötigt.
(2) Die Biosynthese findet in den Erythrozyten statt.
(3) In den Erythrozyten liegt Glutathion vorwiegend in der oxidierten Form vor.
(4) Für die Reduktion von oxidiertem Glutathion ist NADPH erforderlich.

(A) nur 1 und 3 sind richtig
(B) nur 2 und 4 sind richtig
(C) nur 1, 2 und 3 sind richtig
(D) nur 1, 2 und 4 sind richtig
(E) nur 2, 3 und 4 sind richtig

[F00]

2.31 Welche Aussage zum Glutathion trifft zu?

(A) Es wird in den Mitochondrien synthetisiert.
(B) Für die Synthese wird ATP benötigt.
(C) Oxidiertes Glutathion wird im Erythrozyten durch NADH reduziert.
(D) Es enthält pro Molekül zwei SH-Gruppen.
(E) Oxidiertes Glutathion wird im Erythrozyten durch eine Peptidase abgebaut.

2.26 (E)   2.27 (C)   2.28 (A)   2.29 (C)   2.30 (D)   2.31 (B)

2.32 Glutathion [F00]

(A) ist ein zyklisches Nonapeptid
(B) wird aus einem Vorläuferpeptid durch limitierte Proteolyse freigesetzt
(C) kann durch Glutathion-S-Transferase gespalten werden
(D) enthält eine Peptidbindung zwischen dem N-terminalen Glutamin und Cystein
(E) ist Bestandteil von Leukotrien C_4

2.33 Welche Aussage trifft **nicht** zu? [H99]

Reduziertes Glutathion

(A) stellt zusammen mit seinem Oxidationsprodukt ein Redoxsystem dar
(B) benötigt für seine Synthese ATP
(C) kommt überwiegend extrazellulär vor
(D) ist Bestandteil von Leukotrien C_4
(E) wird zur Konjugation von reaktiven Zwischenprodukten der Biotransformation benötigt

2.34 Welche Aussage über die Proteinstruktur trifft **nicht** zu? [F99] [F96] [F90]

(A) Die Peptidbindung besitzt partiellen Doppelbindungscharakter.
(B) Die α-Helix wird durch Wasserstoffbrücken zwischen den CO- und NH-Gruppen verschiedener Peptidbindungen stabilisiert.
(C) Die Ausbildung der Tripelhelix im Kollagen ist möglich, weil jede dritte Aminosäure Glycin ist.
(D) Cystein stabilisiert die Tripelhelix des Kollagens.
(E) Bei globulären Proteinen sind Aminosäuren mit hydrophoben Seitenketten vorwiegend im Inneren des Moleküls angeordnet.

2.35 Welche Aussagen zur Struktur von Proteinen treffen zu? [H95]

(1) Die Tripelhelix des Kollagens wird durch Wechselwirkungen zwischen benachbarten Polypeptidketten stabilisiert.
(2) Die α-Helix wird durch Wasserstoffbrücken zwischen NH- und CO-Gruppen innerhalb der Polypeptidkette stabilisiert.
(3) Faltblattstrukturen können durch Wasserstoffbrücken zwischen parallel oder antiparallel laufenden Polypeptidketten gebildet werden.
(4) Wasserstoffbrücken ermöglichen die Umkehr der Richtung einer Polypeptidkette (Haarnadelbiegung).

(A) nur 1 und 2 sind richtig
(B) nur 3 und 4 sind richtig
(C) nur 1, 2 und 3 sind richtig
(D) nur 1, 3 und 4 sind richtig
(E) 1 – 4 = alle sind richtig

2.36 Welche Aussage zur Proteinstruktur trifft **nicht** zu? [H97]

(A) Die Vielfalt der Proteinstrukturen beruht u. a. auf der freien Drehbarkeit der Peptidbindung.
(B) Disulfidbrücken stabilisieren die Tertiärstruktur vieler Proteine.
(C) Die α-Helix wird durch intramolekulare Wasserstoffbrückenbindungen zwischen NH- und CO-Gruppen stabilisiert.
(D) Hydrophobe Wechselwirkungen sind an der Ausbildung der Tertiärstruktur von Proteinen beteiligt.
(E) Die Ausbildung einer Quartärstruktur setzt mindestens zwei Untereinheiten voraus.

2.37 Welche Bindungskräfte stabilisieren die Sekundärstrukturen (α-Helix, β-Faltblätter) eines Proteins? [H96]

(A) Ionenbeziehungen
(B) Wasserstoffbrücken
(C) hydrophobe Wechselwirkungen
(D) Disulfidbrücken
(E) homöopolare Bindungen

2.32 (E) 2.33 (C) 2.34 (D) 2.35 (E) 2.36 (A) 2.37 (B)

F97
2.38 Welche Aussage trifft **nicht** zu?

Disulfidbrücken

(A) entstehen durch Oxidation von zwei Thiolgruppen
(B) verknüpfen H- und L-Ketten in einem Immunglobulin
(C) verknüpfen die Peptidketten des Insulins
(D) können bei Proteinen im endoplasmatischen Retikulum unter Mitwirkung spezieller Enzyme gebildet werden.
(E) stabilisieren das Hämoglobin-Tetramer in der Desoxy-Form

H97
2.39 Domänen eines Proteins sind

(A) Polypeptidketten mit freien C- und N-Termini
(B) Abschnitte einer Polypeptidkette mit einer eigenen Tertiärstruktur, die sich weitgehend unabhängig von den anderen Abschnitten ausbildet
(C) synonym dem Begriff „Protein-Untereinheit"
(D) Genprodukte von Introns
(E) Monomere von fibrillären Proteinen, wie z.B. Fibrin und Kollagen

H98
2.40 Welche Aussage trifft **nicht** zu?

Aminosäurereste von Proteinen können co- bzw. posttranslational modifiziert werden durch

(A) Hydroxylierung von Prolin
(B) Hydroxylierung von Lysin
(C) Carboxylierung von Glutamat
(D) Glykosylierung von Serin
(E) Iodierung von Phenylalanin

F96
2.41 Mit welchem Aminosäurerest eines Glykoproteins sind in der Regel Oligosaccharide β-N-glykosidisch verknüpft?

(A) Serin
(B) Threonin
(C) Asparaginsäure
(D) Asparagin
(E) Glutamin

H99
2.42 Was trifft **nicht** zu?

Glykoproteine sind:

(A) Kollagen
(B) Erythropoetin
(C) Albumin
(D) Fibrinogen
(E) Blutgruppensubstanzen

F01 F99 F96 H92
2.43 Welche Aussage zur N-Acetylneuraminsäure (NANA) trifft **nicht** zu?

(A) NANA ist die endständige Kohlenhydratkomponente der Oligosaccharid-Kette vieler Glykoproteine.
(B) NANA schützt im Blutplasma Glykoproteine vor Endozytose und Abbau.
(C) NANA wird durch Neuraminidasen von Glykoproteinen abgespalten.
(D) NANA vermittelt im Erythrozyten die Verankerung des Zytoskeletts mit der Plasmamembran.
(E) NANA wird aus Phosphoenolpyruvat und N-Acetyl-Mannosamin-(6-phosphat) synthetisiert.

Fragen aus Examen Herbst 2001

H01
2.44 Welche Aussage über Lysin trifft **nicht** zu?

(A) Lysin kann nur nach Einbau in eine Peptidkette zu Hydroxylysin hydroxyliert werden.
(B) Durch Decarboxylierung entsteht aus Lysin ein biogenes Amin mit der Funktion eines Neurotransmitters.
(C) Lysin ist eine ketogene Aminosäure.
(D) Lysin ist eine der Aminosäuren, die einem Protein positive Ladungen geben.
(E) Lysin ist beteiligt an der kovalenten Quervernetzung der Monomere in Fibrin und Kollagen.

2.38 (E)   2.39 (B)   2.40 (E)   2.41 (D)   2.42 (C)   2.43 (D)   2.44 (B)

3 Chemie der Fettsäuren und Lipide

H94 H89 F83

3.1 Welche Aussage trifft **nicht** zu?

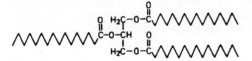

Die abgebildete Substanz

(A) enthält 3 Acylreste
(B) kann durch die Pankreaslipase zu β-Monoacylglycerin und 2 freien Fettsäuren abgebaut werden
(C) ist Bestandteil der Chylomikronen
(D) ist Bestandteil der Lipide des Fettgewebes
(E) bildet im Duodenum mit Gallensäuren Mizellen

H90 F88

3.2 Welche Aussage trifft **nicht** zu?

Triacylglycerine

(A) liefern bei einer Verbrennung im Kalorimeter pro Gramm mehr Energie als Kohlenhydrate oder Proteine
(B) sind wesentlicher Bestandteil der Plasmamembran
(C) mit hohem Gehalt an ungesättigten Fettsäuren haben einen niedrigeren Schmelzpunkt als solche mit geringerem Gehalt
(D) sind weniger polar als Glycerinphosphatide
(E) werden nach Resynthese aus Nahrungsfettsäuren vorzugsweise mit Chylomikronen transportiert

H99

3.3 Welche Aussage zu ungesättigten Fettsäuren trifft zu?

(A) Die ungesättigten Fettsäuren in Membranlipiden liegen in der Regel als cis-Isomere vor.
(B) Bei mehrfach ungesättigten Fettsäuren sind die Doppelbindungen konjugiert.
(C) Linolsäure kann im Organismus in Linolensäure umgewandelt werden.
(D) In Adipozyten gespeicherte Triacylglycerine enthalten keine ungesättigten Fettsäuren.
(E) Das Endprodukt des Abbaus von Ölsäure ist Succinyl-CoA.

H92

3.4 Welche Aussage trifft **nicht** zu?

Die abgebildete Verbindung

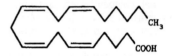

(A) heißt Arachidonsäure
(B) entsteht im Stoffwechsel aus Linolsäure durch Kettenverlängerung mit Hilfe von Acetyl-CoA
(C) ist Vorläufersubstanz für die Prostaglandine
(D) enthält konjugierte Doppelbindungen
(E) ist cis-konfiguriert

H90

3.5 Welche Aussagen zur Arachidonsäure treffen zu?

(1) Sie entsteht aus Linolsäure.
(2) Sie ist Ausgangsstoff für die Bildung von Thromboxanen.
(3) Sie ist Ausgangsstoff für die Bildung von Leukotrienen.
(4) Ihre Bildung wird durch Salicylsäure gehemmt.

(A) nur 1 und 3 sind richtig
(B) nur 1, 2 und 3 sind richtig
(C) nur 1, 2 und 4 sind richtig
(D) nur 2, 3 und 4 sind richtig
(E) 1–4 = alle sind richtig

3.1 (E)   3.2 (B)   3.3 (***)   3.4 (D)   3.5 (B)

3 Chemie der Fettsäuren und Lipide

[F92]

3.6 Welche Aussagen zur Struktur und Funktion von Phospholipiden treffen zu?

(1) Sie sind Bestandteil von Zellmembranen.
(2) Ihre Fettsäuren sind mit Glycerol verestert.
(3) Phospholipase A_2 kann die mit dem C_2 des Glycerols verknüpfte Arachidonsäure abspalten.
(4) Phospholipase C kann aus bestimmten Phospholipiden Inositoltrisphosphat (IP_3) und Diacylglycerol abspalten.

(A) nur 1 ist richtig
(B) nur 1 und 2 sind richtig
(C) nur 1 und 3 sind richtig
(D) nur 2 und 3 sind richtig
(E) 1–4 = alle sind richtig

[F00]

3.7 In Phosphoglyceriden kann das Diacylglycerin über eine Phosphorsäurediesterbindung **nicht** verknüpft sein mit

(A) Galaktosamin
(B) Cholin
(C) Serin
(D) Ethanolamin
(E) Inositol

[F01]

Ordnen Sie den in Liste 1 genannten Phospholipasen das in Liste 2 genannte Reaktionsprodukt zu!

Liste 1

3.8 Phospholipase A_2

3.9 Phospholipase C

Liste 2

(A) Inositoltrisphosphat
(B) Arachidonsäure
(C) Phosphatidsäure
(D) α-Glycerophosphat
(E) Ceramid

[F01]

3.10 Aus Phospholipiden kann/können **nicht** gebildet werden:

(A) Interleukin-1
(B) Prostaglandin E_1
(C) Inositoltrisphosphat
(D) Diacylglycerin
(E) Phosphatidsäuren

[F98]

3.11 Welche Aussage trifft **nicht** zu?

Bestandteile von Sphingolipiden können sein:

(A) Galaktose
(B) N-Acetylneuraminsäure
(C) Glycerin
(D) Glucose
(E) Phosphorylcholin

[F87]

3.12 Welche Aussage trifft **nicht** zu?

Die abgebildete Substanz

(A) enthält eine Amidbindung
(B) enthält eine trans-konfigurierte Doppelbindung
(C) enthält eine primäre Alkoholgruppe
(D) ist ein Zwitterion
(E) kann bei bestimmten Speicherkrankheiten im ZNS vermehrt vorkommen

[F99]

3.13 Cardiolipin ist ein charakteristisches Phospholipid

(A) in Erythrozytenmembranen
(B) in Mitochondrienmembranen
(C) in der Membran des endoplasmatischen Retikulums
(D) in Markscheiden der Nervenfasern
(E) Cardiolipin ist kein Bestandteil der Membranen tierischer Organismen.

3.6 (E)   3.7 (A)   3.8 (B)   3.9 (A)   3.10 (A)   3.11 (C)   3.12 (C)   3.13 (B)

3.14 Cardiolipin ist

(A) ein Neuraminsäure-reiches Sphingolipid des Herzmuskels
(B) ein Lipid der inneren Schicht der Plasmamembran
(C) ein Diphosphatidylglycerin in Mitochondrienmembranen
(D) das Produkt der Spaltung von Sphingomyelin durch Sphingomyelinase
(E) ein Herzmuskel-spezifischer Cholesterolester

3.15 Phospholipasen spalten

(A) Säureanhydridbindungen
(B) glykosidische Bindungen
(C) Esterbindungen
(D) Amidbindungen
(E) Ionenbindungen

3.16 Welche der folgenden Komponenten sind in Gangliosiden enthalten?

(1) Sialinsäure
(2) Phosphatidylcholin
(3) Glutaminsäure
(4) N-Acetylgalaktosamin
(5) Fettsäuren

(A) nur 1, 2 und 3 sind richtig
(B) nur 1, 2 und 5 sind richtig
(C) nur 1, 4 und 5 sind richtig
(D) nur 2, 3 und 5 sind richtig
(E) nur 3, 4 und 5 sind richtig

3.17 Welche Aussage über die oberflächenaktiven Substanzen (Surfactants) der Lungen trifft nicht zu?

(A) Surfactants werden überwiegend aus den Lungenkapillaren in den Alveolarraum transportiert.
(B) Ohne Surfactants ist die Dehnbarkeit der Lunge wesentlich vermindert.
(C) Surfactants vermindern die Gefahr des Kollapses von Alveolen.
(D) Ohne Surfactants ist die Atemarbeit erhöht.
(E) Unausgereifte Surfactant-Bildung führt zum Atemnotsyndrom der Neugeborenen.

3.18 Welche Aussage zum Cholesterol trifft nicht zu?

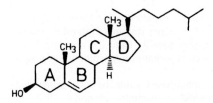

(A) Das Molekül enthält mehrere Chiralitätszentren.
(B) Die OH-Gruppe ist β-ständig.
(C) Ring B und C sind trans-verknüpft.
(D) Das Molekül hat überwiegend hydrophoben Charakter.
(E) Durch Oxidation der OH-Gruppe entsteht eine der Gallensäuren.

3.19 Cholesterol

(1) wird in der Leber zu Acetyl-CoA abgebaut
(2) kann aus Acetoacetyl-CoA synthetisiert werden
(3) liegt in den Plasmamembranen als Cholesterolester vor
(4) ist Hauptbestandteil der Lipide in der Gallenflüssigkeit
(5) ist Ausgangsprodukt der Synthese von Gallensäuren

(A) nur 5 ist richtig
(B) nur 2 und 5 sind richtig
(C) nur 1, 3 und 4 sind richtig
(D) nur 1, 3 und 5 sind richtig
(E) nur 1, 2, 3 und 4 sind richtig

3.14 (C) 3.15 (C) 3.16 (C) 3.17 (A) 3.18 (E) 3.19 (B)

Fragen aus Examen Herbst 2001

H01

3.20 Welche Aussage zu ungesättigten Fettsäuren trifft zu?

(A) Die ungesättigten Fettsäuren in Membranlipiden liegen in der Regel als cis-Isomere vor.
(B) Bei mehrfach ungesättigten Fettsäuren sind die Doppelbindungen konjugiert.
(C) Linolsäure kann im Organismus in α-Linolensäure umgewandelt werden.
(D) In Adipozyten gespeicherte Triacylglycerine enthalten keine ungesättigten Fettsäuren.
(E) Das Endprodukt des Abbaus von Ölsäure ist Succinyl-CoA.

4 Chemie der Nucleotide und Nucleinsäuren

F97

4.1 Welche Aussage trifft **nicht** zu?

Uridinmonophosphat (UMP)

(A) enthält eine Pyrimidinbase
(B) ist ein Decarboxylierungsprodukt aus Orotidin-5'-phosphat
(C) reagiert mit Methylendihydrofolat zu Desoxythymidin-mono-phosphat (dTMP)
(D) wird bei der hydrolytischen Spaltung von RNA freigesetzt
(E) enthält eine N-glykosidische Bindung

F97

4.2 Welche Aussage trifft **nicht** zu?

Die folgenden Substanzen können Bestandteile von Nucleinsäuren sein:

(A) Inosin
(B) Dihydrouracil
(C) Arabinose
(D) Phosphat
(E) 5-Methylcytosin

F98

4.3 Bei der Desaminierung von Nucleinbasen durch chemische Mutagene (z.B. salpetrige Säure) entsteht

(A) Uracil aus Thymin
(B) Adenin aus Guanin
(C) Adenin aus Hypoxanthin
(D) Uracil aus Cytosin
(E) Guanin aus Hypoxanthin

H95

4.4 Innerhalb einer Ribonucleinsäure kommen folgende Bindungsarten vor:

(1) O-glykosidische Bindung
(2) N-glykosidische Bindung
(3) Esterbindung

(A) nur 1 ist richtig
(B) nur 2 ist richtig
(C) nur 1 und 3 sind richtig
(D) nur 2 und 3 sind richtig
(E) 1 – 3 = alle sind richtig

F96

4.5 Untenstehende Formel zeigt die endständige Aminoacyl-adenyl-Gruppierung von Alanyl-tRNA. Welches der genannten Strukturelemente ist **nicht** darin enthalten?

(A) Alanin in einer Esterbindung
(B) Phosphorsäureester
(C) Purin-Gerüst
(D) sekundäres Amin
(E) sekundärer Alkohol

3.20 (A)   4.1 (C)   4.2 (C)   4.3 (D)   4.4 (D)   4.5 (D)

[H97]

4.6 Der komplementäre Strang zu einer DNA-Kette, deren Basenanteil zu 70% aus Guanin und 30% aus Cytosin besteht, hat folgende Basenzusammensetzung:

(A) 70% Guanin und 30% Cytosin
(B) 70% Cytosin und 30% Guanin
(C) 70% Guanin und 30% Thymin
(D) 70% Adenin und 30% Thymin
(E) 30% Adenin und 70% Thymin

[F01] [H98]

4.7 Welche Aussage zur Basenpaarung von Nucleinsäuren trifft zu?

(A) Basenpaarung ist nur zwischen Desoxyribonucleotid-Strängen möglich.
(B) Die 2'-OH-Gruppen der Ribonucleotide verhindern eine Basenpaarung zwischen zwei Ribonucleinsäure-Strängen.
(C) Für die Basenpaarung müssen Thymin, Cytosin und Guanin in der Lactam-(Keto-)-Form vorliegen.
(D) Bei der Basenpaarung werden Wasserstoffbindungen (H-Brücken) zwischen zwei gegenüberliegenden Purinbasen ausgebildet.
(E) Das Ausbilden intramolekularer Wasserstoffbindungen innerhalb einer Nucleinsäure ist aus sterischen Gründen unmöglich.

[F98]

4.8 Die beiden Stränge der DNA-Doppelhelix

(1) haben entgegengesetzte 5'-3'-Polarität
(2) haben gleichsinnige 5'-3'-Polarität
(3) lassen sich durch Erwärmen in Lösung voneinander trennen („Schmelzen")
(4) stellen in der B-Form rechtsgewundene Schrauben dar

(A) nur 1 ist richtig
(B) nur 2 ist richtig
(C) nur 1 und 3 sind richtig
(D) nur 2 und 4 sind richtig
(E) nur 1, 3 und 4 sind richtig

[H93]

4.9 Welche Aussage über Chromatin trifft **nicht** zu?

(A) Chromatin setzt sich aus Protein und DNA als Hauptbestandteilen zusammen.
(B) Chromatin zeigt einen periodischen Aufbau.
(C) Nucleosomen sind charakteristische Chromatinabschnitte des Nucleolus.
(D) Basische Chromatinproteine sind reich an Lysin und Arginin.
(E) In der S-Phase des Zellzyklus werden Chromatinproteine synthetisiert.

[F95]

4.10 Welche Aussage trifft **nicht** zu?

Histone

(A) enthalten überdurchschnittlich viele basische Aminosäuren
(B) sind durch mehrere Histidinreste im katalytischen Zentrum gekennzeichnet
(C) gehen ionische Wechselwirkungen mit DNA ein
(D) sind am Aufbau von Nucleosomen beteiligt
(E) werden im Zytosol synthetisiert

[H99]

4.11 Das Nucleosom

(A) ist der Ort der Ribosomen-Biosynthese im Zellkern
(B) stellt eine RNA-Kette mit aufgereihten Ribosomen dar
(C) ist ein Teil des Chromatins von Eukaryoten
(D) kann an Virus-DNA in der Wirtszelle nicht ausgebildet werden
(E) ist als Ribonucleoproteinartikel an der RNA-Prozessierung beteiligt

---

4.6 (B)   4.7 (C)   4.8 (E)   4.9 (C)   4.10 (B)   4.11 (C)

5 Vitamine und Coenzyme

5.1 Welche Aussage trifft **nicht** zu?

Die genannten Vitamine können nur in Anwesenheit eines physiologischen Emulgators (z. B. Gallensäuren) aus dem Darm resorbiert werden:

(A) Phyllochinon
(B) Retinol
(C) Cholecalciferol
(D) Tocopherol
(E) Riboflavin

5.2 Derivate folgender Vitamine beeinflussen die Genexpression mit Hilfe intrazellulärer Rezeptoren:

(1) Phyllochinon
(2) Cobalamin
(3) Retinol
(4) Cholecalciferol

(A) nur 1 und 2 sind richtig
(B) nur 1 und 3 sind richtig
(C) nur 2 und 3 sind richtig
(D) nur 2 und 4 sind richtig
(E) nur 3 und 4 sind richtig

5.3 Welche Aussage über prosthetische Gruppen trifft **nicht** zu?

(A) Prosthetische Gruppen leiten sich häufig von Vitaminen ab.
(B) Prosthetische Gruppen können kovalent mit dem Enzymprotein verknüpft sein.
(C) Transferasen enthalten in der Regel prosthetische Gruppen.
(D) Cytochrome können prosthetische Gruppen von Hydrolasen sein.
(E) Pyridoxalphosphat ist prosthetische Gruppe von Aminosäuredecarboxylasen.

5.4 Welche Aussage trifft **nicht** zu?

Thiamindiphosphat (TPP) ist Coenzym

(A) der Transketolase
(B) der Pyruvatdehydrogenase
(C) bei der Succinyl-CoA-Synthese im Citratzyklus
(D) bei der Methylierung von dUMP
(E) bei der dehydrierenden Decarboxylierung von α-Ketocarbonsäuren

5.5 Welche Aussage zum Thiamindiphosphat (TPP) trifft **nicht** zu?

(A) TPP enthält einen AMP-Rest.
(B) TPP enthält einen substituierten Thiazolring.
(C) TPP ist Coenzym bei oxidativen Decarboxylierungen.
(D) TPP ist Coenzym der Transketolase.
(E) TPP wird durch Thiaminkinase aus Thiamin und ATP gebildet.

Ordnen Sie den in der Liste 1 genannten Vitaminen ihre Funktion als Coenzym bei den in Liste 2 genannten Reaktionen zu!

Liste 1

5.6 Biotin

5.7 Thiamin

Liste 2

(A) Decarboxylierung von α-Ketoglutarat
(B) Carboxylierung von Ammoniak
(C) Decarboxylierung von Malonyl-CoA
(D) Decarboxylierung von Acetacetat
(E) Carboxylierung von Acetyl-CoA

5.8 Welche Aussage trifft **nicht** zu?

Flavoproteine katalysieren

(A) Oxidationen von Aldehyden zu Säuren
(B) oxidative Desaminierungen
(C) Dehydrierungen von –CH_2–CH_2–Gruppen
(D) Transhydrogenierungen
(E) Transaminierungen

5.1 (E)   5.2 (E)   5.3 (D)   5.4 (D)   5.5 (A)   5.6 (E)   5.7 (A)   5.8 (E)

5 Vitamine und Coenzyme

5.9 Welche Aussage trifft **nicht** zu?

Die abgebildete Verbindung

(A) heißt Nicotin
(B) nimmt als Coenzym an der Wasserstoffübertragung im Sinne folgender Gleichung teil:

(C) enthält den Heterocyclus des Pyridins
(D) kann vom Menschen bei ausreichendem Tryptophanangebot z.T. selbst synthetisiert werden
(E) hat in der reduzierten Form ein Absorptionsmaximum bei 340 nm

5.10 Welche Aussage über $NADP^+$ bzw. NADPH trifft **nicht** zu?

(A) NADPH ist Wasserstoffdonator bei der Cholesterolbiosynthese.
(B) $NADP^+$ enthält drei Phosphatgruppen.
(C) NADPH wird in den meisten Zellen durch die Glucose-6-phosphat-Dehydrogenase bereitgestellt.
(D) Das Standard-Redoxpotenzial (Normalpotenzial) des $NADP^+$/NADPH-Systems entspricht dem des NAD^+/NADH-Systems.
(E) $NADP^+$ ist Coenzym der Glycerinaldehydphosphat-Dehydrogenase der Säugerzelle.

5.11 Welche Aussage über NAD^+ bzw. NADH trifft zu?

(A) NAD^+ ist Coenzym der Glucose-6-phosphat-Dehydrogenase.
(B) NADH kann photometrisch von NADPH unterschieden werden.
(C) NAD^+ kann durch Glycerinkinase in $NADP^+$ umgewandelt werden.
(D) NAD^+ wird vom Organismus aus Nicotinsäure synthetisiert.
(E) NAD^+/NADH ist im Pyruvat-Dehydrogenase-Komplex kovalent gebunden.

5.12 Welche Aussage zum NADH trifft **nicht** zu?

(A) NADH wird durch Abgabe eines Hydridions zu NAD^+ oxidiert.
(B) NADH kann in Gegenwart von NAD^+ photometrisch bestimmt werden.
(C) NADH kann im menschlichen Organismus ausgehend von Tryptophan synthetisiert werden.
(D) NADH ist kovalent an das aktive Zentrum vieler Dehydrogenasen gebunden.
(E) NADH reduziert in der Atmungskette Ubichinon zu Ubichinol.

5.13 Mit Hexokinase und Glucose-6-phosphat-Dehydrogenase lassen sich bei Verwendung geeigneter Substrate und/oder Cosubstrate welche der nachfolgenden Verbindungen quantitativ bestimmen?

(1) D-Glucose
(2) D-Fructose
(3) Adenosintriphosphat
(4) Glucose-1-phosphat

(A) nur 4 ist richtig
(B) nur 1 und 3 sind richtig
(C) nur 2 und 4 sind richtig
(D) nur 1, 2 und 4 sind richtig
(E) 1 – 4 = alle sind richtig

5.14 Welche Aussage trifft **nicht** zu?

Pyridoxalphosphat ist als Coenzym beteiligt an der Bildung von

(A) Oxalacetat aus Aspartat
(B) Aspartat aus Oxalacetat
(C) δ-Aminolävulinsäure aus Succinyl-CoA und Glycin
(D) Acetyl-CoA aus Pyruvat
(E) Serotonin aus 5-Hydroxytryptophan

5.9 (A)   5.10 (E)   5.11 (D)   5.12 (D)   5.13 (B)   5.14 (D)

5 Vitamine und Coenzyme

[H00] [H96]

5.15 Für welche der folgenden Reaktionen ist Pyridoxalphosphat als Coenzym **nicht** notwendig?

(A) Übertragung der Aminogruppe von Glutamat auf Oxalacetat
(B) Übertragung der Aminogruppe von Alanin auf α-Ketoglutarat
(C) oxidative Abspaltung der Aminogruppe von Glutamat unter Bildung von α-Ketoglutarat und NH_3
(D) Bildung von γ-Aminobutyrat aus Glutamat
(E) Bildung von Histamin aus Histidin

[F96]

5.16 Eine hypochrome Anämie kann durch einen Vitamin-B_6-Mangel verursacht werden,

weil

die Bildung von δ-Aminolävulinsäure Pyridoxalphosphat-abhängig ist.

[H96]

5.17 Cobalamine (Vitamin B_{12})

(1) sind in der Nahrung hauptsächlich in Obst und Gemüse enthalten
(2) werden im Plasma proteingebunden transportiert
(3) werden hauptsächlich in der Milz gespeichert

(A) nur 1 ist richtig
(B) nur 2 ist richtig
(C) nur 1 und 2 sind richtig
(D) nur 2 und 3 sind richtig
(E) 1 – 3 = alle sind richtig

[H99]

5.18 Cobalamin-Coenzyme

(A) sind an intramolekularen Umlagerungsreaktionen von Alkylresten beteiligt
(B) sind Cofaktoren von Redox-Reaktionen
(C) können Acetat als Thioester binden
(D) sind prosthetische Gruppen von Carboxy-Transferasen
(E) sind Cosubstrate bei der Oxidation von Desoxyribonucleotiden

[F00]

5.19 Welche Aussage zum Vitamin B_{12} (Cobalamin) trifft zu?

(A) Es enthält Fe^{2+} in koordinativer Bindung.
(B) Seine Resorption erfolgt im Magen.
(C) Es katalysiert intramolekulare Umlagerungen von Alkylresten.
(D) Methylcobalamin ist Methylgruppendonator bei der Thymidin-Synthese.
(E) Verminderte Aufnahme führt zu einer Eisenmangelanämie.

[F99]

5.20 Vitamin-B_{12}-abhängig ist die Methylierung von

(A) Noradrenalin zu Adrenalin
(B) Homocystein zu Methionin
(C) Tetrahydrofolsäure zu Methyl-Tetrahydrofolsäure
(D) Phosphatidylethanolamin zu Phosphatidylcholin
(E) dUMP zu dTMP

[F01]

5.21 Welche der folgenden Methylierungen wird durch ein Methyl-Cobalamin-abhängiges Enzym katalysiert?

(A) Guanidinoacetat zu Kreatin
(B) Noradrenalin zu Adrenalin
(C) Phosphatidyl-Ethanolamin zu Lecithin
(D) Homocystein zu Methionin
(E) Desoxyuridinmonophosphat zu Thymidinmonophosphat

[H99]

Ordnen Sie den in Liste 1 genannten Vitaminen das entsprechende Apoenzym aus Liste 2 zu!

Liste 1

5.22 Pantothensäure

5.23 Pyridoxin

Liste 2

(A) Acyl-Carrier-Protein
(B) HMG-CoA-Reduktase
(C) Aminosäuredecarboxylase
(D) Glutamat-Dehydrogenase
(E) Glutaminase

5.15 (C)   5.16 (A)   5.17 (B)   5.18 (A)   5.19 (C)   5.20 (B)   5.21 (D)   5.22 (A)   5.23 (C)

> F00

5.24 An welcher der genannten Reaktionen ist ein von Pantothensäure abgeleitetes Coenzym **nicht** beteiligt?

(A) Fettsäurebiosynthese (Fettsäuresynthase)
(B) oxidative Decarboxylierung von Pyruvat (Pyruvatdehydrogenase)
(C) Biosynthese von Acetacetat
(D) Biosynthese von Cholesterol
(E) Bildung von Cholesterolestern in den HDL (high density lipoprotein)

> F01

5.25 Welche Aussage zu Derivaten der Pantothensäure trifft **nicht** zu?

Sie sind an Reaktionen folgender Enzyme beteiligt:

(A) Fettsäuresynthase-Komplex
(B) Pyruvat-Dehydrogenase-Komplex
(C) Pyruvat-Carboxylase
(D) Carnitin-Acyltransferase
(E) β-Ketothiolase

> H98

5.26 Welche Aussage über Folsäure und deren Stoffwechsel trifft **nicht** zu?

(A) Folsäure wird von Pflanzen und Mikroorganismen synthetisiert.
(B) Folsäure enthält als Baustein p-Aminobenzoesäure.
(C) Durch Reaktion mit S-Adenosylmethionin wird eine Methylgruppe an Tetrahydrofolsäure angelagert.
(D) Amethopterin (Methotrexat) hemmt die Reduktion zu Tetrahydrofolsäure.
(E) Folsäuremangel führt zur Störung der Synthese von Purinbasen und Thymin.

> F00

5.27 Welche Aussage zur Tetrahydrofolsäure trifft **nicht** zu?

(A) Sie enthält p-Aminobenzoesäure als Baustein.
(B) Sie kann Einkohlenstoffeinheiten in verschiedenem Oxidationszustand binden.
(C) Sie kann einen Kohlenstoffrest von Serin übernehmen.
(D) Sie bildet mit Dihydrofolsäure eine Komponente des mikrosomalen Hydroxylasesystems.
(E) Sie ist als Coenzym an der Umwandlung von Homocystein in Methionin beteiligt.

> F95

5.28 Welcher Stoffwechselprozess wird durch Folsäure-Mangel **nicht** beeinflusst?

(A) Synthese von UMP
(B) Synthese von AMP
(C) Synthese von TMP
(D) Bildung von Methionin aus Homocystein
(E) Abbau von Histidin

> F99

5.29 Folsäure-Antagonisten (Aminopterin, Amethopterin u.a.) hemmen den C_1-Stoffwechsel durch Hemmung der

(A) Dihydrofolat-Reduktase
(B) Serin-Hydroxymethyl-Transferase
(C) Methylentetrahydrofolat-Reduktase
(D) Methylentetrahydrofolat-Dehydrogenase
(E) Thymidylat-Synthase

> F99

5.30 Welche Aussage trifft **nicht** zu?

Ascorbinsäure

(A) ist empfindlich gegen Oxidation und Erhitzen
(B) ist an der Hydroxylierung von Prolin beteiligt
(C) kann Methämoglobin zu Hämoglobin reduzieren
(D) kann erst nach Veresterung mit Sulfat mit dem Harn ausgeschieden werden
(E) kommt in hoher Konzentration in den Nebennieren vor

5.24 (E)   5.25 (C)   5.26 (C)   5.27 (D)   5.28 (A)   5.29 (A)   5.30 (D)

5 Vitamine und Coenzyme

5.31 Welche Reaktionen sind Biotin-abhängig?

(1) Pyruvat → Oxalacetat
(2) Acetyl-CoA → Malonyl-CoA
(3) Glutamat → γ-Carboxyglutamat
(4) Pyruvat → Acetyl-CoA
(5) Propionyl-CoA → Methylmalonyl-CoA

(A) nur 1, 2 und 3 sind richtig
(B) nur 1, 2 und 5 sind richtig
(C) nur 2, 3 und 4 sind richtig
(D) nur 2, 4 und 5 sind richtig
(E) nur 3, 4 und 5 sind richtig

5.32 Welche Synthese benötigt Biotin als Coenzym?

(A) Acetyl-CoA → Fettsäuren
(B) Ammoniak + CO_2 → Carbamoylphosphat
(C) Glycin + Succinyl-CoA → Porphobilinogen
(D) Glycin → Serin
(E) Acetyl-CoA → Cholesterol

5.33 Biotin-abhängig ist die Carboxylierung von

(1) Glutamylresten in Proteinen
(2) Pyruvat zu Oxalacetat
(3) Acetyl-CoA zu Malonyl-CoA
(4) Propionyl-CoA zu Methylmalonyl-CoA
(5) NH_3 zu Carbamoylphosphat

(A) nur 2 und 3 sind richtig
(B) nur 1, 2 und 5 sind richtig
(C) nur 1, 4 und 5 sind richtig
(D) nur 2, 3 und 4 sind richtig
(E) nur 2, 3, 4 und 5 sind richtig

5.34 Welcher der folgenden Stoffwechselprozesse wird bei Biotinmangel gehemmt?

(A) Glucose → Pyruvat
(B) Oxalacetat → Glucose
(C) Acetyl-CoA → β-Hydroxybutyrat
(D) Propionyl-CoA → Succinyl-CoA
(E) α-Ketoglutarat → Succinat

5.35 Welche Aussage zu Carotinoiden trifft **nicht** zu?

(A) β-Carotin wird oxidativ zu 2 Molekülen Retinal gespalten.
(B) Retinol wird nach Glucuronidierung im Fettgewebe gespeichert.
(C) Retinal ist ein Bestandteil des Rhodopsins.
(D) Retinoat (Retinsäure) bindet an ein intrazelluläres Rezeptorprotein und löst dadurch die Transkription spezifischer Gene aus.
(E) Retinol wird im Plasma durch Bindung an ein Retinol-Bindungsprotein transportiert.

5.36 Welche Aussage über Vitamin A trifft **nicht** zu?

(A) Provitamin-wirksame Carotinoide werden vorwiegend von Pflanzen synthetisiert.
(B) Im Blut wird Vitamin A an Albumin gebunden transportiert.
(C) Als 11-cis-Retinal wird es für den Sehvorgang benötigt.
(D) Das im Rhodopsin enthaltene Vitamin-A-Derivat wird durch Licht isomerisiert.
(E) Ein Vitamin-A-Mangel kann zu Epithelverhornung, insbesondere am Auge, führen.

5.37 Welche Aussage zur dargestellten Reaktion trifft **nicht** zu?

(A) Es handelt sich um eine cis-trans-Umwandlung.
(B) Die Reaktion ist Grundlage des Sehvorganges.
(C) Die Reaktion läuft exergon.
(D) Das Reaktionsprodukt ist stabiler als die Ausgangsverbindung.
(E) Die Verbindungen werden im menschlichen Organismus aus „aktivem Isopren" synthetisiert.

5.31 (B) 5.32 (A) 5.33 (D) 5.34 (D) 5.35 (B) 5.36 (***) 5.37 (E)

5 Vitamine und Coenzyme

[H00]

5.38 Bei der Aktivierung der Photorezeptoren der Retina durch Licht ist die primär lichtabhängige Reaktion:

(A) Isomerisierung von 11-trans-Retinal zu 11-cis-Retinal
(B) Übergang von 11-cis-Retinal zu 11-trans-Retinal
(C) Trennung von all-trans-Retinal und Opsin
(D) Transport von all-trans-Retinal in das Pigmentepithel
(E) Reduktion von all-trans-Retinal zu all-trans-Retinol

[F93]

5.39 Welche Aussage zur Struktur des abgebildeten 1,25-Dihydroxycholecalciferols trifft **nicht** zu?

(A) Es ist ein dreiwertiger Alkohol.
(B) Es enthält eine tertiäre OH-Gruppe.
(C) Es enthält konjugierte Doppelbindungen.
(D) Ring C und D sind trans-verknüpft.
(E) C-Atom 25 ist ein Chiralitätszentrum.

[F92]

5.40 Welche Aussagen zum Stoffwechsel und zur Wirkung von Cholecalciferol bzw. seiner Folgeprodukte treffen zu?

(1) Cholecalciferol wird aus Acetyl-CoA synthetisiert.
(2) Cholecalciferol entsteht unter der Einwirkung von UV-Licht in Hautzellen.
(3) 25-Hydroxycholecalciferol muss zur Erlangung der vollen biologischen Aktivität an C-1 hydroxyliert werden.
(4) 1,25-Dihydroxycholecalciferol induziert im Dünndarm die Biosynthese eines Ca^{2+}-bindenden Proteins.

(A) nur 1 und 2 sind richtig
(B) nur 2 und 3 sind richtig
(C) nur 1, 3 und 4 sind richtig
(D) nur 2, 3 und 4 sind richtig
(E) 1–4 = alle sind richtig

[H85]

5.41 Bei einer Calciferol-Hypervitaminose

(1) kommt es zur vermehrten Ausscheidung von Calcium und Phosphat im Harn
(2) kommt es zur Erhöhung des Calciumspiegels im Blut
(3) kommt es zur Erhöhung des Phosphatspiegels im Blut
(4) kann mobilisiertes Calcium in der Niere und in den Blutgefäßen als Calciumphosphat abgelagert werden

(A) nur 1 und 4 sind richtig
(B) nur 2 und 3 sind richtig
(C) nur 1, 2 und 3 sind richtig
(D) nur 2, 3 und 4 sind richtig
(E) 1–4 = alle sind richtig

[F00]

5.42 Welche Aussage zu Phyllochinonen trifft **nicht** zu?

(A) Sie tragen eine Seitenkette aus Isopreneinheiten.
(B) Sie sind Coenzyme für die Carboxylierung von Glutamylresten.
(C) Sie werden von Mikroorganismen des menschlichen Darms synthetisiert.
(D) Sie kommen in grünen Pflanzen vor.
(E) Sie sind Strukturbestandteile des Cobalamins.

5.38 (B)   5.39 (E)   5.40 (E)   5.41 (E)   5.42 (E)

> F98

5.43 Welche Aussagen zu Phyllochinonen treffen zu?

(1) Sie werden in Hepatozyten aus Ubichinon gebildet.
(2) Sie dienen als Coenzyme bei der γ-Carboxylierung von Glutamylresten des Prothrombins.
(3) Sie sind gut wasserlöslich und können deswegen nicht gespeichert werden.
(4) Ihre Antagonisten führen zu einer Verlängerung der Blutgerinnung.

(A) nur 1 und 2 sind richtig
(B) nur 1 und 3 sind richtig
(C) nur 1 und 4 sind richtig
(D) nur 2 und 4 sind richtig
(E) nur 2, 3 und 4 sind richtig

> H96

5.44 Die Synthese von welchem der folgenden Gerinnungsfaktoren ist **nicht** Vitamin-K-abhängig?

(A) Prothrombin (Faktor II)
(B) Faktor VII
(C) Faktor VIII
(D) Faktor IX
(E) Faktor X

> F86

5.45 Ein tatsächlicher oder funktioneller Mangel an Vitamin K kann auftreten bei einer

(1) vollständig fleischfreien Ernährung
(2) Thrombose-Prophylaxe mit Cumarin-Derivaten
(3) lang dauernden oralen Behandlungen mit Breitspektrum-Antibiotika
(4) Störung der Lipidresorption

(A) nur 1 und 2 sind richtig
(B) nur 1 und 3 sind richtig
(C) nur 2 und 4 sind richtig
(D) nur 1, 2 und 3 sind richtig
(E) nur 2, 3 und 4 sind richtig

> F94

5.46 Welche Aussage trifft **nicht** zu?

Die folgenden Vitamine sind als Bausteine von Coenzymen bzw. von prosthetischen Gruppen an Carboxylierungs- oder Decarboxylierungsreaktionen beteiligt:

(A) Thiamin
(B) Pyridoxin
(C) Biotin
(D) Phyllochinon
(E) Riboflavin

> H95

5.47 Welche Zuordnung von Vitamin und Stoffwechselprozess trifft **nicht** zu?

(A) Biotin → Abbau von Propionat
(B) Folsäure → Thymidinsynthese
(C) B_{12} → Abbau von Propionat
(D) Ascorbinsäure → Bildung von Noradrenalin aus Dopamin
(E) Thiamin → Porphyrinsynthese

> F98

5.48 Welche Aussage trifft **nicht** zu?

AMP ist eine Strukturkomponente von

(A) Coenzym A
(B) FAD
(C) NAD^+
(D) NADPH
(E) FMN

> H94

5.49 Adenin ist Bestandteil folgender Coenzyme:

(1) NADP
(2) FMN
(3) Coenzym A
(4) FAD

(A) nur 1 ist richtig
(B) nur 4 ist richtig
(C) nur 1 und 3 sind richtig
(D) nur 2 und 4 sind richtig
(E) nur 1, 3 und 4 sind richtig

5.43 (D)   5.44 (C)   5.45 (E)   5.46 (E)   5.47 (E)   5.48 (E)   5.49 (E)

F95

5.50 Cytidintriphosphat ist beteiligt an der Bereitstellung von Komponenten für die Biosynthese von

(1) Lecithin
(2) Sphingomyelin
(3) Cardiolipin
(4) Neuraminsäure-haltigen Glykoproteinen

(A) nur 1 ist richtig
(B) nur 1 und 2 sind richtig
(C) nur 2 und 4 sind richtig
(D) nur 1, 3 und 4 sind richtig
(E) 1 – 4 = alle sind richtig

F98

5.51 Welche Aussage trifft **nicht** zu?

Sulfatierungen mit 3′-Phosphoadenosyl-5′-phosphosulfat (PAPS) durch Sulfotransferasen finden statt bei der

(A) Entgiftung von Phenolen
(B) Inaktivierung und Ausscheidung von Estrogenen
(C) Synthese von Heparin
(D) Synthese der Hyaluronsäure
(E) Synthese der polyanionischen Proteoglykane für die extrazelluläre Matrix (in Knorpel, Haut u.a.)

Fragen aus Examen Herbst 2001

H01

5.52 Pyridoxalphosphat wird **nicht** als Coenzym benötigt bei der Bildung von

(A) Histamin aus Histidin
(B) Glucose-1-phosphat aus Glykogen
(C) Glutamat aus Aspartat und α-Ketoglutarat
(D) Acetyl-CoA aus Pyruvat
(E) δ-Aminolävulinsäure aus Succinyl-CoA und Glycin

H01

Ordnen Sie den in Liste 1 genannten Vitaminen das Enzym der Liste 2 zu, das Derivate dieser Vitamine als Coenzym verwendet!

Liste 1

5.53 Pantothensäure

5.54 Folsäure

Liste 2

(A) Pyruvat-Carboxylase
(B) Fettsäure-Synthase
(C) Phosphoglycerinaldehyd-Dehydrogenase
(D) Thymidylat-Synthase
(E) Phenylethanolamin-N-methyl-Transferase

H01

5.55 Welche Aussage zu Phyllochinonen trifft **nicht** zu?

(A) Sie tragen eine Seitenkette aus Isopreneinheiten.
(B) Sie sind Coenzyme für die Carboxylierung von Glutamylresten.
(C) Sie werden von Mikroorganismen des menschlichen Darms synthetisiert.
(D) Sie kommen in grünen Pflanzen vor.
(E) Sie sind Strukturbestandteile des Cobalamins.

H01

5.56 Aminopterin ist als Folsäureanaloges ein Hemmstoff der Dihydrofolat-Reduktase. Es verlangsamt Zellteilung und Zellwachstum u.a. durch Hemmung der Synthese von

(A) Desoxythymidinmonophosphat (dTMP) aus Desoxyuridinmonophosphat (dUMP)
(B) Desoxyriboadenosindiphosphat aus ADP
(C) Cytidintriphosphat aus Uridintriphosphat
(D) Folsäure aus Pteridin, p-Aminobenzoesäure und Glutamat
(E) Uridinmonophosphat aus Orotidinmonophosphat

5.50 (E)   5.51 (D)   5.52 (D)   5.53 (B)   5.54 (D)   5.55 (E)   5.56 (A)

> H01

5.57 Welche Aussage zu Carotinoiden trifft **nicht** zu?

(A) β-Carotin wird oxidativ zu 2 Molekülen Retinal gespalten.
(B) Retinol wird nach Glucuronidierung im Fettgewebe gespeichert.
(C) Retinal ist ein Bestandteil des Rhodopsins.
(D) Retinoat (Retinsäure) bindet an ein intrazelluläres Rezeptorprotein und löst dadurch die Transkription spezifischer Gene aus.
(E) Retinol wird im Blut überwiegend in Bindung an das spezifische Retinol-Bindungsprotein RBP transportiert.

> H01

5.58 Welche Aussage zum Cobalamin trifft **nicht** zu?

(A) Die Hauptquelle für die Versorgung mit Cobalamin sind pflanzliche Nahrungsmittel.
(B) Die Resorption von Cobalamin im Ileum erfolgt normalerweise in Bindung an ein Glykoprotein, das in den Belegzellen des Magens gebildet wird.
(C) Im Blut wird Cobalamin in Bindung an spezifisches Transportprotein transportiert.
(D) Ein von Cobalamin abgeleitetes Coenzym ist 5'-Desoxyadenosyl-Cobalamin.
(E) Cobalaminmangel kann zu einer Anämie führen.

6 Enzyme

> H96

6.1 Welche der folgenden Reaktionen laufen im tierischen Organismus nicht enzymkatalysiert ab?

(1) Glykosylierung von Hämoglobin
(2) Bildung von Aceton aus Acetessigsäure
(3) Umwandlung von NAD^+ in $NADH$
(4) Freisetzung von O_2 aus HbO_2

(A) nur 1 und 4 sind richtig
(B) nur 2 und 3 sind richtig
(C) nur 1, 2 und 3 sind richtig
(D) nur 1, 2 und 4 sind richtig
(E) nur 2, 3 und 4 sind richtig

> F90

6.2 Die Gleichgewichtskonstante K der Reaktion

$$A + B \underset{k_{-1}}{\overset{k_{+1}}{\rightleftharpoons}} C + D$$

lässt sich folgendermaßen angeben:

(1) $K = \dfrac{k_{+1}}{k_{-1}}$
(2) $K = k_{+1} \cdot [A] \cdot [B]$
(3) $K = \dfrac{[C] \cdot [D]}{[A] \cdot [B]}$
(4) $K = \dfrac{[A] \cdot [B]}{[C] \cdot [D]}$

(A) nur 3 ist richtig
(B) nur 1 und 2 sind richtig
(C) nur 1 und 3 sind richtig
(D) nur 1 und 4 sind richtig
(E) nur 2 und 4 sind richtig

[F92]

6.3 Zwei Gleichgewichtsreaktionen werden durch die beiden folgenden Reaktionswegdiagramme beschrieben.

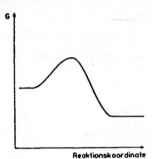

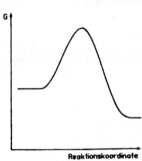

Welche Aussage trifft **nicht** zu?

(A) Reaktion (1) läuft schneller ab als Reaktion (2).
(B) Beide Reaktionen haben die gleiche freie Reaktionsenthalpie.
(C) Bei beiden Reaktionen wird ein Übergangszustand durchlaufen.
(D) Beide Reaktionen haben die gleiche Gleichgewichtskonstante.
(E) Wenn beide Reaktionen die gleiche freie Reaktionsenthalpie haben, dann wird diese auch für beide Reaktionen durch den gleichen Katalysator erniedrigt.

[H97]

6.4 Welche Aussage trifft **nicht** zu?

ATP kann regeneriert werden durch Phosphorylierung von ADP durch

(A) die mitochondriale F_0F_1-ATPase
(B) Phosphoglyceratkinase
(C) Pyruvatkinase
(D) Phosphofructokinase
(E) Adenylatkinase (Myokinase)

[F01]

6.5 Von welcher der folgenden Verbindungen kann in der Zelle Phosphat auf ADP übertragen werden?

(A) 2,3-Bisphosphoglycerat
(B) 1,3-Bisphosphoglycerat
(C) Fructose-1,6-bisphosphat
(D) Glucose-6-phosphat
(E) Glucose-1-phosphat

[F99]

6.6 Welche Aussage trifft **nicht** zu?

Gibbs' freie Standardenergie einer Reaktion $\Delta G^{0\prime}$

(A) ist um so größer, je schneller die Reaktion abläuft
(B) steht in Beziehung zur Gleichgewichtskonstanten der Reaktion
(C) ist bei exergonen Reaktionen negativ
(D) kann aus der Konzentration der Reaktionspartner im Gleichgewicht berechnet werden
(E) gibt an, wieviel Arbeit eine Reaktion maximal leisten kann

[F96] [H90] [H87]

6.7 Wie lässt sich eine vollständige enzymatische Umwandlung von Substrat zu Produkt erreichen bei einer Reaktion, deren ΔG^0 positiv ist?

(A) lange Reaktionsdauer
(B) Zugabe positiver Effektoren
(C) Zugabe sehr hoher Enzymmengen
(D) Entfernen des Produktes durch eine zusätzliche Hilfsreaktion
(E) Enzymaktivierung durch chemische Modifikation

6.3 (E)   6.4 (D)   6.5 (B)   6.6 (A)   6.7 (D)

6.8 Ein Stoff A wird von der Zelle aufgenommen und in den Stoff B umgewandelt. Stoff B geht in den Stoff C über, der aus der Zelle ausgeschleust wird.

Die Umwandlungen A → B und B → C verlaufen mit gleicher Geschwindigkeit.

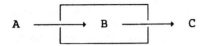

Welche Aussage zu dem dargestellten System trifft **nicht** zu?

(A) Es handelt sich um ein Fließgleichgewicht.
(B) Es liegt ein geschlossenes System vor.
(C) Das System vermag Arbeit zu leisten.
(D) Zur Aufrechterhaltung des Gleichgewichtes ist Energie erforderlich.
(E) [B] = konstant.

6.9 Welche Aussage trifft **nicht** zu?

Betrachten Sie die folgenden Reaktionen:

(1) ATP + H_2O → ADP + P_i; $\Delta^{0'} = -30{,}5$ kJ/mol
(2) Glucose-6-phosphat + H_2O → Glucose + P_i; $\Delta G^{0'} = -13{,}8$ kJ/mol

(A) Bei beiden Reaktionen handelt es sich um eine Hydrolyse.
(B) Beide Reaktionen sind exergon.
(C) Bei beiden Reaktionen wird eine Phosphorsäureesterbindung gespalten.
(D) Vom Energiegehalt her kann ATP Glucose in Glucose-6-phosphat überführen.
(E) ATP besitzt ein größeres Energiepotential zur Übertragung von Phosphatgruppen als Glucose-6-phosphat.

6.10 Ein Katalysator beeinflusst bei einer Gleichgewichtsreaktion

(1) die Aktivierungsenergie
(2) ΔG
(3) die Gleichgewichtslage
(4) die Geschwindigkeit von Hin- und Rückreaktion
(5) den Netto-Stoffumsatz nach Erreichen des Gleichgewichts

(A) nur 1 ist richtig
(B) nur 1 und 2 sind richtig
(C) nur 1 und 4 sind richtig
(D) nur 3 und 5 sind richtig
(E) nur 1, 4 und 5 sind richtig

6.11 In welchem der Bereiche a–e der dargestellten Enzymkinetik liegt am ehesten eine Reaktion (pseudo)-erster Ordnung vor?

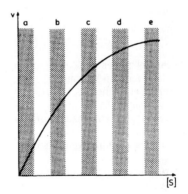

(A) Bereich a
(B) Bereich b
(C) Bereich c
(D) Bereich d
(E) Bereich e

6.12 Welche Einheit hat die Michaelis-Konstante?

(A) g/mol
(B) mmol
(C) mol/min
(D) mol/l
(E) keine

6.8 (B)   6.9 (C)   6.10 (C)   6.11 (A)   6.12 (D)

6 Enzyme

[H99] [F96]

6.13 Die Michaelis-Konstante (K_M)

(1) hat die Dimension einer Konzentration
(2) hängt von der Enzymkonzentration ab
(3) hängt von der Substratkonzentration ab
(4) ist ein Maß für die Affinität eines Substrates zum Enzym

(A) nur 1 und 2 sind richtig
(B) nur 1 und 3 sind richtig
(C) nur 1 und 4 sind richtig
(D) nur 2 und 4 sind richtig
(E) nur 3 und 4 sind richtig

[F92] [F90]

6.14 Welche Aussage trifft **nicht** zu?

Die Gleichung nach Michaelis und Menten beschreibt die Beziehung der Reaktionsgeschwindigkeiten einer enzymkatalysierten Reaktion und der Substratkonzentration folgendermaßen:

$$v = \frac{V_{max} \cdot [S]}{K_M + [S]}$$

(A) Wenn [S] sehr viel größer als K_M ist, nimmt v annähernd den Wert von V_{max} an.
(B) Wenn [S] sehr viel kleiner als K_M ist, ist v direkt proportional zu [S].
(C) Bei Verdoppelung der Enzymkonzentration verdoppelt sich K_M.
(D) Bei Halbierung der Enzymkonzentration halbiert sich V_{max}.
(E) K_M hat die Dimension einer Konzentration.

[F00]

6.15 Welche Aussage zur Michaeliskonstanten einer enzymkatalysierten Reaktion trifft zu?

(A) Sie entspricht der Substratkonzentration, bei der die halbmaximale Geschwindigkeit einer enzymatischen Reaktion erreicht wird.
(B) Sie wird in µmol Substratumsatz/min × µmol Enzym angegeben.
(C) Sie verdoppelt sich bei der Verdopplung der eingesetzten Enzymmenge.
(D) Ihr nummerischer Wert ist in Gegenwart eines kompetitiven Inhibitors erniedrigt.
(E) Isoenzyme haben für gleiche Substrate die gleiche Michaeliskonstante.

[F01]

6.16 Die Michaelis-Konstante

(A) von Isoenzymen ist für ein gegebenes Substrat identisch
(B) wird bei Zugabe eines nichtkompetitiven Hemmstoffs erniedrigt
(C) ist in der Enzymkinetik ein Maß für die Affinität eines Enzyms zu seinem Substrat
(D) hat die Dimension einer Geschwindigkeit (Stoffumsatz pro Zeiteinheit)
(E) beschreibt die molekulare Aktivität (Wechselzahl) eines Enzyms

[H96]

6.17 Welche Aussage trifft **nicht** zu?

Die Abbildung stellt eine Enzymkinetik in der Darstellung nach Lineweaver-Burk dar.

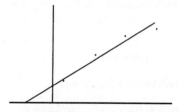

(A) Die Abszisse ist mit 1/[S] zu beschriften.
(B) Der Schnittpunkt mit der Ordinate gibt 1/V_{max} wieder.
(C) Die Ordinate ist mit 1/v zu beschriften.
(D) Die Steigung der Geraden entspricht der spezifischen Aktivität in U/mg.
(E) Der Schnittpunkt mit der Abszisse entspricht $-1/K_M$.

6.13 (C) 6.14 (C) 6.15 (A) 6.16 (C) 6.17 (D)

[H96]

6.18 Welche Aussagen zur Enzymkinetik treffen zu?

(1) Die Geschwindigkeit einer enzymkatalysierten Reaktion ist am größten bei Substratsättigung des Enzyms.
(2) Substratsättigung eines Enzyms wird erreicht bei einer Substratkonzentration von 2 K_M.
(3) Der K_M-Wert eines Enzyms hängt u.a. von der Enzymkonzentration ab.

(A) nur 1 ist richtig
(B) nur 3 ist richtig
(C) nur 1 und 2 sind richtig
(D) nur 2 und 3 sind richtig
(E) 1–3 = alle sind richtig

[H98] [H95] [F95]

6.19 Welche Aussagen über die Michaelis-Menten-Kinetik von Enzymen trifft **nicht** zu?

(A) Die Geschwindigkeit einer enzymkatalysierten Reaktion wird durch die Bildung des Produktes aus dem Enzym-Substratkomplex (ES) limitiert.
(B) Die Maximalgeschwindigkeit V_{max} einer enzymkatalysierten Reaktion hängt von der Enzymkonzentration ab.
(C) Die Michaeliskonstante K_M entspricht der Enzymkonzentration, bei der eine halbmaximale Bindung des Substrates erreicht ist.
(D) V_{max} hat die Dimension Substratumsatz pro Zeit.
(E) Durch einen kompetitiven Inhibitor wird der K_M-Wert erhöht.

[F90] [H83]

6.20 Zwei Enzyme konkurrieren um ein Substrat. Der Hauptteil des Substrats wird umgesetzt vom Enzym mit

(A) der größeren Molmasse
(B) dem größeren K_m-Wert
(C) der höheren Aktivität und dem niedrigeren K_m-Wert
(D) der niedrigeren Aktivität und dem größeren K_m-Wert
(E) der größeren Spezifität für das Substrat

[F92] [H86]

6.21 5 µg eines reinen Enzyms, das eine molare Masse von $5 \cdot 10^4$ g · mol^{-1} hat, ergeben einen maximalen Substratumsatz von 10 µmol · min^{-1}. Wie groß ist die molare Aktivität des Enzyms?

(A) $1 \cdot 10^4$ min^{-1}
(B) $2,5 \cdot 10^4$ min^{-1}
(C) $5 \cdot 10^4$ min^{-1}
(D) $1 \cdot 10^5$ min^{-1}
(E) $5 \cdot 10^5$ min^{-1}

[H00]

6.22 Die Wechselzahl eines Enzyms

(A) entspricht den pro Mol Enzym in der Zeiteinheit umgesetzten Molen Substrat
(B) ist der reziproke Wert der Michaelis-Konstante
(C) kann aus der Lineweaver-Burk-Darstellung abgelesen werden
(D) ist die Assoziationskonstante des Enzym-Substrat-Komplexes
(E) entspricht der Aktivierungsenergie der nichtkatalysierten Reaktion

[F96]

6.23 Welche Aussage über Oxidoreduktasen trifft **nicht** zu?

(A) Katalase und Peroxidase enthalten Fe-Porphyrine als prosthetische Gruppen.
(B) Cytochrom P_{450} ist am mikrosomalen System der Hydroxylierung beteiligt.
(C) Cytochromoxidase (Cytochrom a/a$_3$) wird durch Cyanidionen gehemmt.
(D) Xanthinoxidase enthält NAD$^+$ als prosthetische Gruppe.
(E) Xanthinoxidase wird durch Allopurinol gehemmt.

[H92] [F92] [H84]

6.24 Welche Reaktion wird durch eine Monooxygenase katalysiert?

(A) Phenylalanin + O_2 + Tetrahydrobiopterin → Tyrosin + Dihydrobiopterin + H_2O
(B) Ascorbat + ½ O_2 → Dehydroascorbat + H_2O
(C) Xanthin + O_2 + H_2O → Harnsäure + H_2O_2
(D) Glycin + O_2 + H_2O → Glyoxylsäure + NH_3 + H_2O_2
(E) Tryptophan + O_2 → Formylkynurenin

6.18 (A)   6.19 (C)   6.20 (C)   6.21 (D)   6.22 (A)   6.23 (D)   6.24 (A)

[F00]

6.25 Welche Aussage zu Mono- und Diamino-Oxidasen (MAO und DAO) trifft **nicht** zu?

(A) MAO und DAO sind kupferhaltige Flavinenzyme.
(B) Sie katalysieren die oxidative Desaminierung von Aminen.
(C) Produkte sind die entsprechenden Aldehyde.
(D) MAO katalysiert den Abbau von Noradrenalin.
(E) DAO katalysiert den Abbau von Dopamin.

[F99]

6.26 Welche Aussage trifft **nicht** zu?

Cytochrom-P_{450}-Enzyme

(A) kommen in Membranen des endoplasmatischen Retikulums vor
(B) sind an der Steroidhormon-Synthese beteiligt
(C) sind Bestandteile der Atmungskette
(D) stellen eine Proteinfamilie aus mehreren Isoenzymen dar
(E) können durch Fremdstoffe induziert werden

[F96]

6.27 Welche Aussage trifft **nicht** zu?

Molekularer Sauerstoff ist als direkter Reaktionspartner beteiligt an der Synthese von

(A) Cortisol aus Cholesterol
(B) Ölsäure aus Stearinsäure
(C) Gallensäure aus Cholesterol
(D) Ocytocin aus Neurophysin I
(E) Retinal aus β-Carotin

[F90]

6.28 Welche der folgenden Enzyme kommen nur in den Mitochondrien vor?

(1) Succinat-Dehydrogenase
(2) Glutamat-Dehydrogenase
(3) Malat-Dehydrogenase
(4) Pyruvat-Dehydrogenase
(5) Aspartat-Aminotransferase

(A) nur 1 und 4 sind richtig
(B) nur 3 und 5 sind richtig
(C) nur 1, 2 und 4 sind richtig
(D) nur 2, 3 und 5 sind richtig
(E) nur 1, 2, 3 und 4 sind richtig

[H96]

6.29 Welche Aussagen über die an der Phagozytose beteiligten enzymatischen Reaktionen treffen zu?

(1) Superoxidanionen können durch NADPH-Oxidase gebildet werden.
(2) Superoxidanionen können durch Superoxid-Dismutase in H_2O_2 umgewandelt werden.
(3) H_2O_2 wird in den Peroxisomen durch Katalase in H_2O und O_2 umgewandelt.
(4) Myeloperoxidase katalysiert die Oxidation von Chlorid zu Hypochlorit.

(A) nur 1 und 2 sind richtig
(B) nur 1 und 3 sind richtig
(C) nur 2 und 3 sind richtig
(D) nur 2, 3 und 4 sind richtig
(E) 1–4 = alle sind richtig

[F96]

6.30 Welche der folgenden Proteine sind Proteinasen?

(1) Kallikrein
(2) Plasmin
(3) Thrombin
(4) Enterokinase

(A) nur 1 und 4 sind richtig
(B) nur 2 und 3 sind richtig
(C) nur 1, 2 und 3 sind richtig
(D) nur 2, 3 und 4 sind richtig
(E) 1–4 = alle sind richtig

[F01]

6.31 An welcher der folgenden Reaktionen sind Proteasen (Peptidasen) **nicht** beteiligt?

(A) Proinsulin → Insulin
(B) Koproporphyrinogen → Protoporphyrin
(C) Fibrinogen → Fibrin
(D) Prokollagen → Kollagen
(E) Trypsinogen → Trypsin

6.25 (E) 6.26 (C) 6.27 (D) 6.28 (C) 6.29 (E) 6.30 (E) 6.31 (B)

H00

6.32 Welche Aussage zu Serin-Proteasen trifft **nicht** zu?

(A) Sie spalten Peptidbindungen bevorzugt hinter Serin.
(B) Sie haben einen Serin-Rest im Aktivitätszentrum.
(C) An der Blutgerinnung sind Serin-Proteasen beteiligt.
(D) An der Fibrinolyse sind Serin-Proteasen beteiligt.
(E) Sie werden durch Alkylphosphate – wie z.B. Diisopropylfluorophosphat – irreversibel gehemmt.

H96

6.33 Welche Aussage trifft **nicht** zu?

Die folgenden Peptidasen setzen beim Spalten von Peptidbindungen einzelne Aminosäuren frei:

(A) Aminopeptidase
(B) Carboxypeptidase A
(C) Dipeptidase
(D) Carboxypeptidase B
(E) Enteropeptidase (Enterokinase)

H00

6.34 Welche Aussage zu den abgebildeten Reaktionen und den daran beteiligten Verbindungen trifft **nicht** zu?

$$\begin{array}{c}CH_2OH\\|\\CHOH\\|\\CH_2OH\end{array} \xrightarrow[-ADP]{+ATP} \begin{array}{c}CH_2OH\\|\\CHOH\\|\\CH_2OPO_3^{2-}\end{array} \xrightarrow{-2H} \begin{array}{c}CH_2OH\\|\\C=O\\|\\CH_2OPO_3^{2-}\end{array} \rightleftharpoons \begin{array}{c}CHO\\|\\CHOH\\|\\CH_2OPO_3^{2-}\end{array}$$

(1) (2) (3) (4)

(A) Die Reaktion (1) → (2) wird von einer Kinase katalysiert.
(B) Die Reaktion (3) → (4) wird von einer Epimerase katalysiert.
(C) Die Reaktion (2) ⇌ (3) ist eine Oxidation.
(D) (2) enthält eine Phosphorsäureestergruppe.
(E) (3) und (4) sind Isomere.

H97

6.35 Isoenzyme

(A) sind definiert als Enzyme aus mehreren identischen Untereinheiten
(B) sind Enzyme, welche die gleiche chemische Reaktion katalysieren, aber unterschiedliche Struktur aufweisen
(C) sind genetisch identische Enzyme, welche durch Interkonversion unterschiedlich modifiziert sind
(D) reagieren mit demselben Substrat, jedoch unter Bildung unterschiedlicher Produkte
(E) stellen Enzymklassen mit jeweils identischen isoelektrischen Punkten dar

F87

6.36 Die Isoenzyme der Lactat-Dehydrogenase (LDH)

(1) bestehen aus jeweils 4 Untereinheiten
(2) des Herzmuskels besitzen verschiedene elektrophoretische Mobilität
(3) enthalten in ihren hybriden Formen zwei verschiedene genetisch determinierte Polypeptidketten
(4) haben gleiche K_m-Werte für Lactat

(A) nur 1 und 3 sind richtig
(B) nur 2 und 4 sind richtig
(C) nur 1, 2 und 3 sind richtig
(D) nur 1, 3 und 4 sind richtig
(E) 1–4 = alle sind richtig

6.32 (A) 6.33 (E) 6.34 (B) 6.35 (B) 6.36 (C)

6 Enzyme

F01

6.37 Die Lichtabsorption des Purinringes im Bereich von 260 nm kann **nicht** verwendet werden zur quantitativen Bestimmung von

(A) NAD⁺
(B) FMN
(C) RNA
(D) GTP
(E) Hypoxanthin

F92

6.38 Eine Küvette enthalte in einem für die LDH-Reaktion geeigneten Puffer NAD⁺ und Lactatdehydrogenase (LDH).

Nach Zusatz von Serum lässt sich in diesem Ansatz bestimmen die

(A) LDH-Aktivität im Blut
(B) Lactatkonzentration im Blut
(C) Pyruvatkonzentration im Blut
(D) NADH-Konzentration im Blut
(E) Keine der Aussagen (A)–(D) trifft zu.

F91

6.39 Im gekoppelten optischen Test zur Bestimmung von Glucose mit Hexokinase und Glucose-6-phosphat-Dehydrogenase

(1) muss die Glucose-6-phosphat-DH-Reaktion als Indikatorreaktion praktisch irreversibel sein
(2) müsste die Hexokinasereaktion nicht unbedingt irreversibel sein
(3) muss Cosubstrat im Überschuß vorhanden sein
(4) muss bei der Enzymzugabe der Verbrauch an Enzym durch die Reaktion berücksichtigt werden.

(A) nur 1 und 4 sind richtig
(B) nur 2 und 3 sind richtig
(C) nur 1, 2 und 3 sind richtig
(D) nur 2, 3 und 4 sind richtig
(E) 1–4 = alle sind richtig

F99

6.40 Welche Aussage trifft **nicht** zu?

Als reaktive Gruppe im aktiven Zentrum eines Enzyms kann

(A) Histidin ein Proton anlagern
(B) Arginin positiv geladene Gruppen des Substrats fixieren
(C) Cystein ein Thiohalbacetal mit dem Substrat bilden
(D) Serin mit dem Substrat einen Ester bilden
(E) Serin eine Wasserstoffbrückenbindung zum Substrat bilden

F99

6.41 An welchem der aufgeführten Prozesse ist eine limitierte (= kontrollierte) Proteolyse **nicht** beteiligt?

(A) Bildung von Glukagon
(B) Bildung von Immunglobulin G
(C) Aktivierung von Komplement-Komponenten
(D) Aktivierung der Glykogenphosphorylase
(E) Bildung von Kollagen

F00

6.42 Ein charakteristischer Mechanismus für die Aktivierung von Proteinen in extrazellulären Aktivierungskaskaden ist die

(A) Ubiquitinylierung
(B) Phosphorylierung durch Tyrosin-spezifische Proteinkinasen
(C) Phosphorylierung durch Serin- und Threonin-spezifische Proteinkinasen
(D) limitierte Proteolyse
(E) Dimerisierung

H99

6.43 Was trifft **nicht** zu?

Limitierte Proteolyse spielt eine Rolle bei der

(A) Biosynthese von Albumin
(B) Biosynthese von Immunglobulinen
(C) Aktivierung von Lipoproteinlipase
(D) Bildung von Glukagon
(E) Aktivierung von Gerinnungsfaktoren

6.37 (B)   6.38 (B)   6.39 (C)   6.40 (B)   6.41 (D)   6.42 (D)   6.43 (C)

6 Enzyme

[H93] [F93] [F86]

6.44 Bei der kompetitiven Hemmung einer enzymatisch katalysierten Reaktion

(1) bleibt die Maximalgeschwindigkeit im Vergleich zur ungehemmten Reaktion unverändert
(2) hängt das relative Ausmaß der Hemmung vom Konzentrationsverhältnis zwischen Substrat und Inhibitor ab
(3) bindet der Inhibitor in der Regel unmittelbar an eine der Substratbindungsstellen am Enzym
(4) bleibt die Michaelis-Menten-Konstante im Vergleich zur ungehemmten Reaktion unverändert

(A) nur 4 ist richtig
(B) nur 1 und 3 sind richtig
(C) nur 2 und 4 sind richtig
(D) nur 1, 2 und 3 sind richtig
(E) nur 2, 3 und 4 sind richtig

[F97]

6.45 Eine kaskadenartige Aktivierung durch eine Sequenz von Reaktionen findet man

(1) bei der Blutgerinnung
(2) beim Komplementsystem
(3) bei der Regulation des Glykogen-Stoffwechsels durch Glukagon
(4) bei der Anpassung der Glykolyse an den ATP-Bedarf der Muskelzelle
(5) bei der Enzyminduktion durch Steroidhormone

(A) nur 1 und 3 sind richtig
(B) nur 2 und 5 sind richtig
(C) nur 1, 2 und 3 sind richtig
(D) nur 1, 3 und 4 sind richtig
(E) nur 2, 3 und 5 sind richtig

[F01] [F96]

6.46 Welche Aussage zu allosterisch regulierten Enzymen trifft **nicht** zu?

(A) Als allosterische Aktivatoren bezeichnet man substratanaloge Verbindungen, die sich nur in ihrer sterischen Konformation vom eigentlichen Substrat unterscheiden.
(B) Allosterisch regulierte Enzyme können allosterische Liganden an spezifischen Stellen binden, die nicht dem aktiven Zentrum entsprechen.
(C) Allosterische Liganden des V-Typs ändern die Maximalgeschwindigkeit v_{max}.
(D) Allosterische Liganden des K-Typs ändern die für das Erreichen von $1/2\ v_{max}$ nötige Substratkonzentration.
(E) Bei oligomeren allosterisch regulierten Enzymen beeinflusst die Bindung eines allosterischen Liganden an eine Untereinheit die Bindung von Liganden an die anderen Untereinheiten.

[H91]

6.47 Welcher Regulationstyp kann durch die dargestellten Enzymkinetiken angezeigt sein?

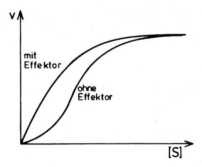

(A) kompetitive Produkthemmung
(B) allosterische Stimulation V-Typ
(C) allosterische Stimulation K-Typ
(D) chemische Enzymmodifikation
(E) kontrollierte Proteolyse

6.44 (D)   6.45 (C)   6.46 (A)   6.47 (C)

6 Enzyme

6.48 Die Funktion von Proteinen kann durch nichtkovalente Bindung eines niedermolekularen Effektors außerhalb des Aktivitätszentrums modifiziert werden.

Bei welcher der genannten Zuordnungen von Protein und Effektor handelt es sich **nicht** um eine allosterische Beziehung?

(A) Hämoglobin/2,3-Bisphosphoglycerat
(B) Phosphofructokinase/ATP
(C) Pyruvatkinase/Fructose-1,6-bisphosphat
(D) Pyruvatcarboxylase/Acetyl-CoA
(E) Glucose-6-phosphat-Dehydrogenase/NADPH

6.49 Welche der dargestellten Kurven gibt die Abhängigkeit der Reaktionsgeschwindigkeit v von der Substratkonzentration S bei einem Enzym mit Substrat-Kooperativität richtig wieder?

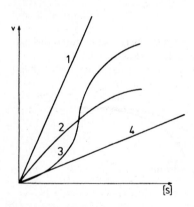

(A) keine der Kurven 1–4
(B) Kurve 1
(C) Kurve 2
(D) Kurve 3
(E) Kurve 4

6.50 Wie nennt man den Mechanismus, bei dem im Rahmen der Stoffwechselregulation die Aktivität eines Enzyms durch Phosphorylierung eines Serin-Restes verändert wird?

(A) Isosterie
(B) Allosterie vom K-Typ
(C) Allosterie vom V-Typ
(D) Interkonversion
(E) Induktion

6.51 Für die Kurzzeitregulation von Stoffwechselvorgängen wird die Aktivität geschwindigkeitsbestimmender Enzyme durch Phosphorylierung folgender Aminosäuren verändert:

(1) Hydroxyprolin
(2) Cystein
(3) Serin
(4) Threonin
(5) Tyrosin

(A) nur 1, 2 und 4 sind richtig
(B) nur 1, 3 und 4 sind richtig
(C) nur 2, 3 und 4 sind richtig
(D) nur 2, 3 und 5 sind richtig
(E) nur 3, 4 und 5 sind richtig

6.52 Welche Aussage trifft **nicht** zu?

cAMP-abhängige Proteinkinasen (z.B. Proteinkinase A) phosphorylieren die folgenden Enzyme:

(A) Phosphorylasekinase in der Leber
(B) Glykogensynthase in der Leber
(C) Pyruvatdehydrogenase im Herzmuskel
(D) Triacylglycerinlipase im Fettgewebe
(E) Cholesterolesterhydrolase in der Nebennierenrinde

6.53 Welche Aussage trifft **nicht** zu?

Die cAMP-abhängige Proteinkinase A phosphoryliert Serylreste der

(A) Phosphorylasekinase
(B) Glykogensynthase
(C) Fettsäuresynthase
(D) Triacylglycerin-Lipase in Fettzellen
(E) Fructose-6-phosphat-2-Kinase

6.48 (E)   6.49 (D)   6.50 (D)   6.51 (E)   6.52 (C)   6.53 (C)

[F01]

6.54 Welche Aussage zur Glykogenolyse trifft **nicht** zu?

Sie kann gesteigert werden durch Aktivierung der

(A) Phosphorylasekinase durch Phosphorylierung
(B) Phosphorylasekinase durch Calcium
(C) Phosphorylase durch AMP
(D) Phosphorylase durch Phosphorylierung
(E) Phosphorylase durch ADP-Ribosylierung

[H95]

6.55 Fructose-1,6-bisphosphat als allosterischer Aktivator der Pyruvatkinase

(1) lagert sich an das aktive Zentrum des Enzyms an
(2) beschleunigt die Umwandlung von Glucose in Pyruvat
(3) erhöht den K_M-Wert der Pyruvatkinase für Phosphoenolpyruvat

(A) nur 1 ist richtig
(B) nur 2 ist richtig
(C) nur 1 und 2 sind richtig
(D) nur 1 und 3 sind richtig
(E) 1 – 3 = alle sind richtig

[H94]

Ordnen Sie den in Liste 1 genannten Verbindungen den durch sie ausgelösten Enzymregulationstyp (Liste 2) zu!

Liste 1

6.56 Fructose-2,6-bisphosphat

6.57 Cortisol

Liste 2

(A) allosterische Regulation
(B) Produkthemmung
(C) irreversible Hemmung
(D) Enzyminduktion
(E) reversible kovalente Modifizierung

[H94]

6.58 Welche Aussage trifft **nicht** zu?

Die Pyruvatkinase der Leber

(A) wird durch cAMP-abhängige Phosphorylierung inaktiviert
(B) wird durch Insulin induziert
(C) wird durch Fructose-1,6-bisphosphat allosterisch aktiviert
(D) katalysiert die ATP-abhängige Phosphorylierung von Pyruvat zu Phosphoenolpyruvat
(E) hat beim Hungern eine verminderte Aktivität

[F01]

6.59 Welche Aussage zum Fructose-2,6-bisphosphat trifft **nicht** zu?

(A) Es wird durch die Leber-Aldolase zu Dihydroxyacetonphosphat und 3-Phosphoglycerinaldehyd gespalten.
(B) Es entsteht aus Fructose-6-phosphat durch die Fructose-6-phosphat-2-Kinase (PFK-2).
(C) Es ist ein allosterischer Aktivator der Phosphofructokinase (PFK-1).
(D) Es ist ein allosterischer Inhibitor der Fructose-1,6-bisphosphatase.
(E) Es wird durch eine Phosphatase abgebaut, die durch Phosphorylierung aus der PFK-2 entsteht.

[H00]

Ordnen Sie den in Liste 1 genannten Schlüsselenzymen des Stoffwechsels jeweils den wichtigsten der in Liste 2 genannten Regulationsmechanismen zu!

Liste 1

6.60 Phosphoenolpyruvat-Carboxykinase

6.61 Phosphofructokinase (PFK-1)

Liste 2

(A) Induktion durch Glukagon
(B) allosterische Regulation
(C) limitierte Proteolyse
(D) Interkonvertierung, reversible Phosphorylierung
(E) verminderter RNA-Abbau

6.54 (E) 6.55 (B) 6.56 (A) 6.57 (D) 6.58 (D) 6.59 (A) 6.60 (A) 6.61 (B)

> F00

6.62 Für welchen der genannten Vorgänge hat die cAMP-abhängige Proteinphosphorylierung **keine** Bedeutung?

(A) Glykogenabbau
(B) Glykogensynthese
(C) Gluconeogenese
(D) Lipolyse
(E) Purinbiosynthese

> F00 H92

6.63 Welche Beziehung zwischen Enzymreaktionen und Inhibitor trifft **nicht** zu?

	Reaktion	Inhibitor
(A)	Fructose-6-phosphat → Fructose-1,6-bisphosphat	ATP
(B)	Pyruvat → Oxalacetat	Acetyl-CoA
(C)	Phosphoribosylpyrophosphat → Phosphoribosylamin	IMP
(D)	Glycin + Succinyl-CoA → δ-Aminolävulinsäure	Häm
(E)	Cholesterol → Cholsäure	Gallensäuren

Fragen aus Examen Herbst 2001

> H01

6.64 Welche Aussage zur Katalyse in biologischen Systemen trifft zu?

(A) Enzymproteine sind die einzigen bekannten Biokatalysatoren.
(B) Die Bildung eines kovalenten Komplexes mit dem Substrat ist Voraussetzung für die Enzymkatalyse.
(C) Die Bildung des Enzym-Substratkomplexes ist die geschwindigkeitsbestimmende Teilreaktion der Enzymkatalyse.
(D) V_{max} einer enzymkatalysierten Reaktion ist von der Enzymmenge unabhängig.
(E) K_M gibt die Substratkonzentration an, bei der das Enzym mit halbmaximaler Geschwindigkeit arbeitet.

> H01

6.65 Wie lässt sich eine vollständige enzymatische Umwandlung von Substrat zu Produkt erreichen bei einer Reaktion, deren ΔG^0 positiv ist?

(A) lange Reaktionsdauer
(B) Zugabe positiver Effektoren
(C) Zugabe sehr hoher Enzymmengen
(D) Entfernen des Produktes durch eine zusätzliche Hilfsreaktion
(E) Enzymaktivierung durch chemische Modifikation

> H01

6.66 Welche Zuordnung von Enzym und Reaktionsprodukt trifft **nicht** zu?

(A) Phospholipase A_2 – Arachidonsäure
(B) Phospholipase C – Inositoltrisphosphat
(C) Lecithin-Cholesterin-Acyltransferase – Lysolecithin
(D) Lipoproteinlipase – Apolipoprotein C
(E) Triacylglycerinlipase – Fettsäure

> H01

Ordnen Sie den in Liste 1 genannten Verbindungen die Moleküle aus Liste 2 zu, die an ihrer Synthese unmittelbar beteiligt sind.

Liste 1

6.67 δ-Aminolävulinsäure

6.68 Phosphoenolpyruvat

Liste 2

(A) Acetyl-CoA
(B) Citrat
(C) α-Ketoglutarat
(D) Succinyl-CoA
(E) Oxalacetat

[H01]

6.69 Welche Aussage zur Phagozytose und den daran beteiligten enzymatischen Reaktionen trifft **nicht** zu?

(A) Superoxidanionen können durch NADPH-Oxidase gebildet werden.
(B) Superoxidanionen können durch Superoxid-Dismutase in H_2O_2 umgewandelt werden.
(C) H_2O_2 wird in den Peroxisomen durch Katalase in H_2O und O_2 umgewandelt.
(D) Myeloperoxidase katalysiert die Oxidation von Chlorid zu Hypochlorit.
(E) Am Abbau der Bakterienzellwand sind Cytochrom-P_{450}-abhängige Monooxygenasen beteiligt.

[H01]

6.70 Welches der genannten Enzyme wird durch Phosphorylierung eines Serylrestes aktiviert?

(A) Fructose-2,6-bisphosphatase
(B) Glykogensynthase
(C) Proteinkinase A
(D) Pyruvatdehydrogenase
(E) Lipoproteinlipase

7 Ernährung, Verdauung, Resorption

[F93] [F86]

7.1 Welche Aussage(n) zur Ernährung trifft (treffen) zu?

(1) Der kalorische Wert der Nahrung hängt u. a. vom Gehalt an essentiellen Aminosäuren ab.
(2) Der physiologische Brennwert von Proteinen entspricht dem von Kohlenhydraten.
(3) Kohlenhydrate sollten bei normaler Ernährung Hauptbestandteil der Nahrung sein.

(A) nur 1 ist richtig
(B) nur 3 ist richtig
(C) nur 1 und 2 sind richtig
(D) nur 2 und 3 sind richtig
(E) 1–3 = alle sind richtig

[H92]

7.2 Für Nahrungsfette gilt:

(1) Ihr kalorisches Äquivalent beträgt unter Standardbedingungen etwa 39 kJ/l O_2.
(2) Ihre vollständige Oxidation liefert pro mol verbrauchten O_2 ca. 0,7 mol CO_2.
(3) In den westlichen Industrieländern liefern sie im Mittel 20–50% an Energie in der Nahrung.

(A) nur 2 ist richtig
(B) nur 1 und 2 sind richtig
(C) nur 1 und 3 sind richtig
(D) nur 2 und 3 sind richtig
(E) 1–3 = alle sind richtig

[H90] [H85]

7.3 Der biologische Brennwert von Eiweiß als Nahrung liegt niedriger als der physikalische, weil

(A) der Brennwert von Proteinen durch die vor der Verwertung notwendige Proteolyse reduziert wird
(B) der physikalische Brennwert des Abbauprodukts Harnstoff über Null liegt
(C) Eiweiß nur zum Teil aus essentiellen Aminosäuren besteht
(D) die Resorption des Nahrungseiweißes durch aktiven energieverbrauchenden Transport erfolgt
(E) die spezifisch-dynamische Wärmebildung biologisch nicht verwertet werden kann.

[H92]

7.4 In einer Diät sollen 90 g Fett äquikalorisch durch Eiweiß ersetzt werden.

Welche Eiweißmenge erfüllt diese Bedingung am ehesten?

(A) 50 g
(B) 90 g
(C) 100 g
(D) 150 g
(E) 200 g

6.69 (E)   6.70 (A)   7.1 (D)   7.2 (D)   7.3 (B)   7.4 (E)

F98

7.5 Welche Aussage über die ernährungsphysiologische Rolle von Proteinen trifft **nicht** zu?

(A) Im Gegensatz zu Kohlenhydraten haben Proteine bei Verwertung im Stoffwechsel einen geringeren Brennwert als bei einer Verbrennung im Kalorimeter.
(B) Ein Protein, das kein Tryptophan enthält, hat eine niedrige biologische Wertigkeit.
(C) Bei parenteraler Ernährung sollen nur Proteine mit hoher biologischer Wertigkeit infundiert werden.
(D) Die meisten pflanzlichen Proteine haben eine geringere biologische Wertigkeit als tierische Proteine.
(E) Proteinmangelernährung kann zu Ödemen und Fettleber führen.

H90 H86

7.6 Welche Aussage zu Nahrungsproteinen trifft **nicht** zu?

(A) Proteine sollen etwa 15% der mit der Nahrung zugeführten Kalorienmenge ausmachen.
(B) Der Proteingehalt der Nahrung soll etwa 1 g Protein pro kg Körpergewicht am Tag betragen.
(C) Ein Tryptophan-freies Protein (z. B. Gelatine) ist als alleinige Proteinquelle ungeeignet.
(D) Tierische Proteine besitzen in der Regel eine höhere biologische Wertigkeit als pflanzliche Proteine.
(E) Ein Überangebot von Proteinen bewirkt eine Vergrößerung der Proteinspeicher.

H92

7.7 Welche Aussagen über essentielle Aminosäuren treffen zu?

(1) Die biologische Wertigkeit eines Proteins wird durch seinen Gehalt an essentiellen Aminosäuren bestimmt.
(2) Aminosäuren mit verzweigter Kohlenstoffkette sind essentiell.
(3) Kollagen ist besonders reich an essentiellen Aminosäuren.
(4) Essentielle Aminosäuren können nicht zur Energiegewinnung verwendet werden.

(A) nur 1 ist richtig
(B) nur 1 und 2 sind richtig
(C) nur 2 und 3 sind richtig
(D) nur 3 und 4 sind richtig
(E) nur 1, 2 und 4 sind richtig

F91

7.8 Bei einer Überernährung durch Lipide kann es kommen zu

(1) einer Abnahme des respiratorischen Quotienten
(2) einem Anstieg der Ketonkörperkonzentration im Plasma
(3) einer vermehrten Chylomikronenbildung
(4) einer überschießenden Produktion von Prostaglandinen aus Nahrungsfettsäuren

(A) nur 1 und 4 sind richtig
(B) nur 2 und 3 sind richtig
(C) nur 1, 2 und 3 sind richtig
(D) nur 1, 3 und 4 sind richtig
(E) 1–4 = alle sind richtig

H92

7.9 Welcher der folgenden Stoffe ist kein essentieller Nahrungsbestandteil?

(A) Zink
(B) L-Alanin
(C) Folsäure
(D) L-Valin
(E) Linolsäure

[H89]

7.10 Welche Aussage über Ernährung trifft **nicht** zu?

(A) Mannose und Neuraminsäure sind essentielle Nahrungsbestandteile.
(B) Der Proteinbedarf von Erwachsenen beträgt etwa 0,5–1 g pro Tag und kg Körpergewicht.
(C) Bei Deckung des Proteinbedarfs durch pflanzliche Proteine ist zumeist eine höhere Zufuhr als bei Deckung durch tierische Proteine erforderlich.
(D) Der Bedarf an essentiellen Fettsäuren pro Tag liegt im Grammbereich.
(E) Der Bedarf an einigen essentiellen Aminosäuren könnte auch durch die Aufnahme der entsprechenden α-Ketosäure gedeckt werden.

[F92]

7.11 Welche Aussage über parenterale Ernährung trifft **nicht** zu?

(A) Zur Deckung des Kohlenhydratbedarfs können auch Polyole wie Sorbitol oder Xylitol infundiert werden.
(B) Der Proteinbedarf soll nur durch Infusion von Aminosäuregemischen gedeckt werden.
(C) Bei Gabe von Fettemulsionen können große Energiemengen in einem kleinen Volumen zugeführt werden.
(D) Die tägliche Gabe von 1 l isotoner (5%iger) Glucoselösung ist für die Deckung des Grundumsatzes eines Erwachsenen ausreichend.
(E) Nach Operationen oder bei Mangelzuständen steigt der Bedarf an essentiellen Aminosäuren.

[F98]

7.12 Welche Aussage zur Verdauung trifft **nicht** zu?

(A) Gallensäuren stimulieren die Gallesekretion.
(B) Die Freisetzung von Cholecystokinin-Pankreozymin wird durch Fettsäuren und Peptide stimuliert.
(C) Die Stimulierung der Wasser- und Hydrogencarbonatsekretion in den Pankreasgangzellen ist cAMP-abhängig.
(D) Das gastroinhibitorische Peptid (GIP) stimuliert die Insulinsekretion der B-Zellen des Pankreas.
(E) Somatostatin fördert die Gastrinsekretion.

[H00]

7.13 Welche Aussage zu Verdauungsenzymen und deren Vorstufen trifft zu?

(A) Trypsinogen wird durch Phosphorylierung aktiviert.
(B) Chymotrypsinogen wird durch Proteolyse mit Hilfe von Trypsin aktiviert.
(C) Procarboxypeptidase wird durch HCl aktiviert.
(D) Verdauungsenzyme können einem enterohepatischen Kreislauf unterliegen.
(E) α-Amylase baut Glykogen vollständig zu Glucose ab.

[F92]

7.14 Welche Aussage über den Flüssigkeitstransport im Gastrointestinaltrakt trifft **nicht** zu?

Im Darm

(A) werden pro Tag insgesamt mehr als 7 l resorbiert
(B) kann Wasser auch ins Lumen abgegeben werden
(C) ist die primär treibende Kraft für die Wasserresorption die basolaterale Natrium-Kalium-ATPase
(D) werden pro Tag ins Duodenum ca. 1–2 l Pankreassaft und Gallenflüssigkeit abgegeben
(E) findet die Wasserresorption hauptsächlich im Kolon statt.

[H99] [F97]

7.15 Welche Aussage zur Verdauung trifft **nicht** zu?

(A) Die Proteasen des Pankreas werden im Darmlumen durch limitierte Proteolyse aktiviert.
(B) Carboxypeptidasen spalten Aminosäuren vom COO⁻-Ende eines Peptids ab.
(C) Stärke wird durch α-Amylase zu Oligosacchariden und Maltose abgebaut.
(D) Triacylglycerine bilden mit Gallensäuren Mizellen.
(E) Die duodenale Sekretion des gastroinhibitorischen Peptids (GIP) wird durch Nahrungsbestandteile ausgelöst.

7.10 (A)   7.11 (D)   7.12 (E)   7.13 (B)   7.14 (E)   7.15 (D)

7 Ernährung, Verdauung, Resorption

7.16 Seröser Mundspeichel [F92]

(A) ist für die Stärkeverdauung essentiell
(B) hat bei hohem Speichelfluss einen pH-Wert um 5,8
(C) hat bei geringem Speichelfluss einen niedrigeren Na^+-Gehalt als bei hohem Speichelfluss
(D) enthält Trypsinogen
(E) hat eine höhere Osmolalität als das Plasma

7.17 Welche Aussage zum Gastrin trifft **nicht** zu? [F00]

(A) Es ist ein Peptidhormon.
(B) Es wird von den Gastrinzellen der Magenmukosa sezerniert.
(C) Es bindet an Gastrinrezeptoren der Belegzellen und löst einen Anstieg der zellulären Ca^{2+}-Konzentration aus.
(D) Es hemmt die Histaminfreisetzung aus enterochromaffinähnlichen Zellen (ECL-Zellen).
(E) Es stimuliert die Pepsinogen-Sekretion von Hauptzellen der Magenmukosa.

7.18 Welche Aussage trifft **nicht** zu? [F99]

Für die normale HCl-Sekretion in den Belegzellen der Magenschleimhaut werden benötigt:

(A) ein Cl^-/HCO_3^--Antiporter in der basolateralen Membran
(B) ein ATP-getriebener H^+/K^+-Antiporter (H^+/K^+-ATPase) in der luminalen Membran
(C) Carboanhydrase
(D) eine Chlorid-ATPase in der luminalen Membran
(E) ein Kaliumkanal in der luminalen Membran

7.19 Welche Aussage über die Bildung und Funktion von Magensaft trifft **nicht** zu? [H97] [H95] [F93] [F90]

(A) Die für die HCl-Produktion benötigten Protonen werden durch eine H^+/K^+-ATPase aus dem Blut extrahiert.
(B) Die HCl-Produktion wird durch Acetylcholin gefördert.
(C) Cl^--Ionen werden im Austausch mit HCO_3^--Ionen aus dem Plasma extrahiert.
(D) Das inaktive Pepsinogen wird durch das saure Milieu des Magens in Pepsin umgewandelt.
(E) Glykoproteine der luminalen Plasmamembran der Mukosazellen bilden eine Diffusionsbarriere für proteolytische Enzyme.

7.20 Die Belegzellen des Magens erzeugen über ihre luminale Membran einen H^+-Ionen-Gradienten; dabei beträgt das H^+-Konzentrationsverhältnis (intrazellulär : luminal) maximal etwa [H90]

(A) $1:10$
(B) $1:10^2$
(C) $1:10^3$
(D) $1:10^4$
(E) $1:$ größer als 10^5

7.21 Welche Aussagen zu den Vorgängen bei der HCl-Sekretion durch die Belegzellen der Magenschleimhaut trifft **nicht** zu? [H98]

(A) CO_2 wird durch Carboanhydrase zu HCO_3^- + H^+ hydratisiert.
(B) Protonen werden durch die H^+/K^+-ATPase unter Verbrauch von ATP ins Lumen gepumpt.
(C) Die treibende Kraft für den Protonentransport ist der elektrochemische Gradient für K^+.
(D) K^+ und Cl^- werden durch spezifische Transportproteine aus dem Zytosol ins Lumen transportiert.
(E) Auf der basolateralen Seite findet ein äquimolarer Austausch von Bicarbonat gegen Chlorid-Ionen statt.

7.16 (C)   7.17 (D)   7.18 (D)   7.19 (A)   7.20 (E)   7.21 (C)

7 Ernährung, Verdauung, Resorption

[F96]

7.22 Die Magensaftsekretion wird **nicht** gehemmt durch

(A) Sekretin
(B) Somatostatin
(C) Neurotensin
(D) GIP
(E) Histamin

[F00]

7.23 Zu den pankreatischen Verdauungsenzymen gehört **nicht**:

(A) Elastase
(B) Lipase
(C) Cholesterolesterase
(D) Ribonuclease
(E) Maltase

[F96] [F86]

7.24 Welche Aussage über Verdauungsenzyme des Pankreas trifft **nicht** zu?

(A) Zu ihnen gehört Cholesterinesterase.
(B) Sie werden zum Teil als Proenzyme gebildet.
(C) Unter ihnen gibt es Metalloenzyme.
(D) Ihre Freisetzung wird hormonell reguliert.
(E) Sie unterliegen einem enterohepatischen Kreislauf.

[F00]

7.25 Welche Aussage zu Pankreas-Carboxypeptidasen trifft **nicht** zu?

(A) Sie benötigen Pyridoxalphosphat als Coenzym.
(B) Die inaktive Vorstufe wird durch Proteolyse aktiviert.
(C) Ihr pH-Optimum liegt bei pH 7–8.
(D) Sie sind Exopeptidasen.
(E) Sie sind Zinkproteine.

[H94]

7.26 Welche Aussage trifft **nicht** zu?

Zu den im Pankreas gebildeten Hydrolasen bzw. Vorstufen von Hydrolasen gehören:

(A) Procarboxypeptidase
(B) Chymotrypsinogen
(C) Ribonuklease
(D) Cholesterolesterase
(E) Enterokinase (Enteropeptidase)

[F99]

7.27 Welche Aussage trifft **nicht** zu?

Die Sekretion des exokrinen Pankreas wird stimuliert durch

(A) Acetylcholin
(B) Glukagon
(C) Vasoaktives Intestinales Peptid (VIP)
(D) Sekretin
(E) Cholezystokinin

[H98]

7.28 Welche Aussage trifft **nicht** zu?

Carboxypeptidasen

(A) sind Exopeptidasen
(B) sind Zinkproteine
(C) benötigen Pyridoxalphosphat als Coenzym
(D) haben ihr pH-Optimum bei einem pH-Wert von 7 bis 8
(E) werden aus Procarboxypeptidasen durch Trypsin aktiviert

[H97] [F96] [H92]

7.29 Welche Aussage trifft **nicht** zu?

Trypsin

(A) ist eine Protease, die bevorzugt Peptidbindungen spaltet, an denen Lysin oder Arginin beteiligt ist
(B) wird nach Einwirkung von Enterokinase auf die Pankreaszellen als inaktive Vorstufe sezerniert
(C) entsteht im Dünndarm nach Abspaltung eines Oligopeptids aus Trypsinogen
(D) aktiviert sowohl Chymotrypsinogen als auch Procarboxypeptidasen
(E) hat sein pH-Optimum bei etwa pH 8

7 Ernährung, Verdauung, Resorption

[F98]

7.30 Welche Aussagen zur Verdauung der Kohlenhydrate sind richtig?

(1) Sowohl Stärke als auch Glykogen werden durch α-Amylase und 1,6-Glucosidase abgebaut.
(2) α-Amylase wird vom Pankreas sezerniert.
(3) Beim Abbau von Stärke durch α-Amylase entstehen Oligosaccharide, Maltotriose und Maltose.
(4) α-Amylase wird durch limitierte Proteolyse aktiviert.

(A) nur 4 ist richtig
(B) nur 1 und 3 sind richtig
(C) nur 2 und 4 sind richtig
(D) nur 1, 2 und 3 sind richtig
(E) 1–4 = alle sind richtig

[F96]

7.31 Welche Aussage zur Verdauung und Resorption von Kohlenhydraten trifft **nicht** zu?

(A) Das Produkt der Amylose-Spaltung durch α-Amylase ist vor allem Glucose.
(B) Glucose wird durch einen Na^+-abhängigen sekundär aktiven Transport resorbiert.
(C) Saccharose wird durch eine im Bürstensaum der duodenalen Epithelzellen lokalisierte Saccharase gespalten.
(D) Kohlenhydratreiche Mahlzeiten lösen eine Abgabe des gastroinhibitorischen Peptids (GIP) und damit eine Steigerung der Insulinsekretion aus.
(E) Die intestinale Glucoseresorption ist Insulinunabhängig.

[H93] [F88] [H82]

7.32 α-Amylase spaltet das in der Formel dargestellte Molekül an der durch Pfeil markierten Stelle,

weil

an der durch Pfeil markierten Stelle eine α-glykosidische Bindung vorliegt.

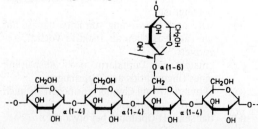

[H93] [H90] [H88] [H84]

7.33 Welche der nachfolgenden Verbindungen wird durch α-Amylase nicht gespalten?

(A) Amylose
(B) Amylopektin
(C) Maltose
(D) Glykogen
(E) Stärke

[H96]

7.34 Verdauungsenzyme des Menschen können **nicht** aufschließen:

(A) Kollagen
(B) Amylopektin
(C) Zellulose
(D) Nukleinsäuren
(E) Antikörper

[H92] [H89]

7.35 An der Verdauung und Resorption von Saccharose bzw. Glucose im Darm sind beteiligt:

(1) Abbau durch Saccharase
(2) Aufbau einer Natrium-motorischen Kraft durch die Na^+/K^+-ATPase der Enterozyten
(3) gemeinsamer Transport von Glucose und Kalium durch die luminale Membran der Enterozyten

(A) nur 1 ist richtig
(B) nur 2 ist richtig
(C) nur 3 ist richtig
(D) nur 1 und 2 sind richtig
(E) nur 1 und 3 sind richtig

[F00]

7.36 Welche Aussage zu Kohlenhydraten trifft **nicht** zu?

(A) Disaccharidasen sind in der Zellmembran der Darmmukosazellen lokalisiert.
(B) Bei Lactose-Intoleranz kann Milchgenuss Verdauungsstörungen bewirken.
(C) An der luminalen Membran der Enterozyten erfolgt die Aufnahme von Glucose über ein Natrium-abhängiges Tranportsystem.
(D) Die intestinale Resorption von Glucose ist Insulin-abhängig.
(E) Der Transport von Glucose aus den Enterozyten ins Blut erfolgt ohne Kopplung an Natrium-Ionen.

7.30 (D)   7.31 (A)   7.32 (D)   7.33 (C)   7.34 (C)   7.35 (D)   7.36 (D)

F98

7.37 Im Intestinaltrakt durch Lipasen gespaltene Triacylglycerine werden überwiegend resorbiert als

(A) Acyl-CoA-Derivate
(B) freie Fettsäuren und Triacylglycerine
(C) freie Fettsäuren und β-Monoacylglycerine
(D) Fettsäuremethylester und β-Monoacylglycerine
(E) freie Fettsäuren und Carnitinester

F89

7.38 Bringen Sie die zur Verdauung von Triacylglycerinen gehörenden Begriffe in die richtige Reihenfolge!

(1) Pankreaslipase
(2) Mizellen
(3) emulgierte Fetttröpfchen
(4) Galle

(A) 2 1 3 4
(B) 2 4 1 3
(C) 3 1 2 4
(D) 3 1 4 2
(E) 4 2 1 3

H00

7.39 Welche Reaktion des Lipidstoffwechsels findet **nicht** in der intestinalen Mukosazelle statt?

(A) Synthese von Acyl-Coenzym A durch Acyl-CoA-Synthetase (Thiokinase)
(B) Triacylglycerinsynthese aus β-Monoacylglycerin und Acyl-Coenzym A
(C) Triacylglycerinsynthese aus Glycerin-3-phosphat und Acyl-Coenzym A
(D) Veresterung von Cholesterol durch die LCAT
(E) Bindung von Triacylglycerin an das Apolipoprotein B_{48}

F01

7.40 Welche Aussage zum Glucosetransport durch Zellmembranen trifft **nicht** zu?

(A) Er erfolgt auf der luminalen Seite der intestinalen Mukosazellen als Na^+-abhängiger sekundär-aktiver Transport.
(B) Er erfolgt auf der basolateralen Seite der intestinalen Mukosazellen als Carrier-vermittelte erleichterte Diffusion.
(C) Er erfolgt in der Skelettmuskulatur u. a. durch das Carrierprotein GLUT4.
(D) Er erfolgt in der Leber durch freie Diffusion ohne Beteiligung eines Glucosetransporters.
(E) Er wird im Fettgewebe durch Insulin stimuliert, das die Translokation des Trägerproteins GLUT4 in die Plasmamebran katalysiert.

F94 F90

7.41 In welchen Organen bzw. Zellen wird Glucose im Symport mit Natriumionen „aktiv" transportiert?

(1) Leber
(2) Skelettmuskel
(3) Darmmukosa
(4) Erythrozyten
(5) Nieren

(A) nur 1 und 3 sind richtig
(B) nur 1 und 5 sind richtig
(C) nur 3 und 5 sind richtig
(D) nur 1, 2 und 5 sind richtig
(E) nur 2, 3 und 4 sind richtig

H95

7.42 Welche Aussage zur Verdauung und Resorption von Kohlenhydraten trifft **nicht** zu?

(A) Mit der Nahrung zugeführte Stärke wird durch die β-Amylase der Parotis zu Glucose gespalten.
(B) Glucose wird in der Darmmukosa durch einen Na^+-abhängigen sekundär aktiven Transport resorbiert.
(C) Saccharose wird durch eine im Bürstensaum der duodenalen Epithelzellen lokalisierte Saccharase gespalten.
(D) Kohlenhydratreiche Mahlzeiten lösen über die Abgabe des gastroinhibitorischen Peptids (GIP) eine Steigerung der Insulinsekretion aus.
(E) Die intestinale Glucoseresorption ist Insulinunabhängig.

7.37 (C)   7.38 (D)   7.39 (D)   7.40 (D)   7.41 (C)   7.42 (A)

7 Ernährung, Verdauung, Resorption

7.43 Bei welchen Membranen ist der Konzentrationsgradient der Glucose die treibende Kraft für den Glucose-Transport in die Zelle?

(1) Bürstensaummembran der Mukosazellen
(2) luminale Membran der Tubuluszellen
(3) Plasmamembran der Adipozyten
(4) Plasmamembran der Hepatozyten

(A) nur 1 und 2 sind richtig
(B) nur 3 und 4 sind richtig
(C) nur 1, 2 und 3 sind richtig
(D) nur 1, 2 und 4 sind richtig
(E) nur 2, 3 und 4 sind richtig

7.44 Viele organische Substanzen werden von extrazellulär ins Zellinnere mittels Carrierproteinen transportiert, die der Michaelis-Menten-Gleichung gehorchen. Es bedeuten:

J_A = Transportrate von A ins Zellinnere;
J_{max} = maximale Transportrate von A;
$[A]_e$ = extrazelluläre Konzentration von A;
K_m = Michaeliskonstante.

Bei der Michaelis-Menten-Gleichung $J_A = (J_{max} \cdot [A]_e) / (K_m + X)$ handelt es sich bei X um

(A) $[A]_e$
(B) $(J_{max})^2$
(C) Dicke der Plasmamembran
(D) Fläche der Plasmamembran
(E) Anzahl der Carriermoleküle pro Membranfläche

7.45 Welche Aussage trifft **nicht** zu?

Im oberen Dünndarm werden vorwiegend absorbiert:

(A) Glucose
(B) Alanin
(C) Eisen
(D) Cobalamin
(E) Glycin

7.46 Welche Aussage trifft **nicht** zu?

Die genannten Vitamine können nur in Anwesenheit eines physiologischen Emulgators (z.B. Gallensäuren) aus dem Darm resorbiert werden:

(A) Phyllochinon
(B) Retinol
(C) Cholecalciferol
(D) Tocopherol
(E) Riboflavin

7.47 Welche Aussage zur Verdauung trifft **nicht** zu?

(A) Gallensäuren stimulieren die Gallesekretion.
(B) Die Freisetzung von Cholecystokinin-Pankreozymin wird durch Fettsäuren und Peptide stimuliert.
(C) Die Stimulierung der Wasser- und Hydrogencarbonatsekretion in den Pankreasgangzellen ist cAMP-abhängig.
(D) Cortisol stimuliert die Muzinproduktion.
(E) Somatostatin hemmt die Gastrin-Freisetzung.

7.48 Das Ileum ist der typische Resorptionsort für

(A) Vitamin B_{12} (Cobalamin)
(B) Fette
(C) Eiweiß
(D) Eisen
(E) Folsäure (Pteroylglutaminsäure)

7.49 Die intestinale Absorption von Eisen

(A) findet vor allem im Ileum statt
(B) ist bei 30jährigen Männern gewöhnlich doppelt so hoch wie bei gleichaltrigen Frauen
(C) ist vom intrinsic factor des Magensaftes abhängig
(D) umfasst auch Bilirubin-gebundenes Eisen
(E) beträgt mengenmäßig nur etwa 5–30% des Eisens, das in der aufgenommenen Nahrung enthalten ist

---

7.43 (B)   7.44 (A)   7.45 (D)   7.46 (E)   7.47 (D)   7.48 (A)   7.49 (E)

H88

7.50 Welche Aussage(n) über die menschliche Darmflora trifft (treffen) zu?

(1) Die Darmflora ist an der Vitaminversorgung beteiligt.
(2) Die Darmflora setzt Bilirubin und Bilirubindiglucuronid weiter um.
(3) Durch die Darmflora wird Zellulose für den Menschen verwertbar.

(A) nur 1 ist richtig
(B) nur 2 ist richtig
(C) nur 1 und 2 sind richtig
(D) nur 1 und 3 sind richtig
(E) nur 2 und 3 sind richtig

Fragen aus Examen Herbst 2001

H01

7.51 Welche Aussage zur parenteralen Ernährung trifft **nicht** zu?

Je nach Erkrankung werden zugeführt:

(A) Spurenelemente
(B) Vitamine
(C) Fettemulsionen
(D) Glykogen
(E) Aminosäuren

H01

7.52 Welcher Bestandteil der menschlichen Ernährung kann **nicht** zur Energieversorgung genutzt werden?

(A) Stärke
(B) Cholesterin
(C) Triacylglycerine
(D) Proteine
(E) Ethanol

H01

7.53 Welche Aussage zum insulinabhängigen Glucosetransporter GLUT4 trifft **nicht** zu?

(A) GLUT4 ist ein integrales Membranprotein mit mehreren Transmembrandomänen.
(B) GLUT4 katalysiert den konzentrationsabhängigen Uniport (erleichterte Diffusion) von Glucose.
(C) GLUT4 kommt außer in der Plasmamembran in intrazellulären Membranvesikeln vor.
(D) GLUT4 ist für die Glucoseaufnahme im Zentralnervensystem verantwortlich.
(E) GLUT4 ist an der Glucoseaufnahme in die Skelettmuskelzelle beteiligt.

8 Abbau der Kohlenhydrate

H97 H92 H89 F86

8.1 Welche Aussage zur Glucokinase trifft **nicht** zu?

Glucokinase

(A) besitzt eine höhere Affinität für Glucose als Hexokinase
(B) wird unter dem Einfluss von Insulin vermehrt synthetisiert
(C) kommt vor allem in der Leber vor
(D) wird für die Glucoseverwertung nach kohlenhydratreicher Mahlzeit benötigt
(E) wird im Gegensatz zur Hexokinase durch Glucose-6-phosphat nicht gehemmt

F99 F97

8.2 Welche Aussage zu Glucokinase und Hexokinase trifft **nicht** zu?

(A) Hexokinase ist in allen Säugetierzellen enthalten, Glucokinase dagegen vorwiegend in der Leber.
(B) Die Affinität der Hexokinase zu Glucose ist erheblich größer als die der Glucokinase.
(C) Glucokinase hat eine hohe Spezifität für Glucose, während Hexokinase auch andere Hexosen phosphorylieren kann.
(D) Hexokinase ist eine 6-Phosphotransferase, Glucokinase dagegen eine 1-Phosphotransferase.
(E) Hexokinase wird durch Glucose-6-phosphat gehemmt, Glucokinase dagegen nicht.

7.50 (C)   7.51 (D)   7.52 (B)   7.53 (D)   8.1 (A)   8.2 (D)

8 Abbau der Kohlenhydrate

8.3 Welche Aussage trifft **nicht** zu?

Die abgebildete Substanz

(A) ist Fructose-1,6-bisphosphat
(B) liegt in der Furanoseform vor
(C) wird in der Glykolyse in Dihydroxyacetonphosphat und Glycerinaldehydphosphat gespalten
(D) entsteht aus Fructose-1-phosphat und ATP unter Mitwirkung von Phosphofructokinase
(E) kann unter dem Einfluss von Fructose-1,6-bisphosphatase in Fructose-6-phosphat umgewandelt werden.

8.4 Welche Aussagen treffen zu?

(1) Bei der dargestellten Verbindung handelt es sich um ein Thiohalbacetal.
(2) Die dargestellte Verbindung kann zu einem Thioester oxidiert werden.
(3) Die dargestellte Verbindung ist ein Zwischenprodukt der Phosphoglyceratkinase-Reaktion.
(4) Die dargestellte Verbindung ist ein Zwischenprodukt der Glycerolaldehydphosphat-Dehydrogenase-Reaktion.

(A) nur 1 und 2 sind richtig
(B) nur 1 und 3 sind richtig
(C) nur 2 und 4 sind richtig
(D) nur 1, 2 und 3 sind richtig
(E) nur 1, 2 und 4 sind richtig

8.5 Welche Aussage zur folgenden Reaktion und den daran beteiligten Verbindungen trifft **nicht** zu?

(A) Die Reaktion (1) → (2) ist eine Eliminierung.
(B) Bei der Reaktion (1) → (2) geht ein Chiralitätszentrum verloren.
(C) Von (2) gibt es cis/trans-Isomere.
(D) Die Reaktion (1) → (2) ist ein Schritt in der Glykolyse.
(E) (2) besitzt ein hohes Phosphatgruppen-Übertragungspotential.

8.6 Welche der folgenden Glykolyse-Reaktionen wird **nicht** durch eine Kinase katalysiert?

(A) Glucose ⟶ Glucose-6-phosphat
(B) Fructose-6-phosphat ⟶ Fructose-1,6-bisphosphat
(C) Glycerinaldehyd-3-phosphat ⟶ 1,3-Bisphosphoglycerat
(D) 1,3-Bisphosphoglycerat ⟶ 3-Phosphoglycerat
(E) Phosphoenolpyruvat ⟶ Pyruvat

8.7 Welche Aussage trifft **nicht** zu?

Der Abbau von Glucose zu Pyruvat

(A) wird stimuliert durch Insulin
(B) wird gehemmt durch Fructose-2,6-bisphosphat
(C) liefert NADH
(D) wird gehemmt durch ATP
(E) ist nur im Zytosol lokalisiert

8.3 (D)   8.4 (E)   8.5 (C)   8.6 (C)   8.7 (B)

> H99

8.8 Was trifft **nicht** zu?

Pyruvat ist im Organismus unmittelbar beteiligt an der Bildung von

(A) Alanin
(B) Phosphoenolpyruvat
(C) Acetyl-CoA
(D) Lactat
(E) Oxalacetat

> F00

8.9 Welche Aussage über Teilreaktionen der Substratkettenphosphorylierung in der Glykolyse auf der Stufe der Glycerinaldehydphosphatdehydrogenase-Phosphoglyceratkinase trifft **nicht** zu?

(A) Die Oxidationsenergie wird zunächst in einem Thioester gespeichert.
(B) Der Thioester ist ein Derivat des Coenzym A.
(C) Der energiereiche Thioester wird phosphorolytisch gespalten.
(D) Als Zwischenprodukt entsteht ein „gemischtes" Carbonsäure-Phosphorsäure-Anhydrid.
(E) Das energiereiche Phosphat wird direkt auf ADP übertragen.

> F00

8.10 Welche Aussage zu Fructose-2,6-bisphosphat trifft zu?

(A) Fructose-2,6-bisphosphat entsteht in einer Mutase-katalysierten Reaktion aus Fructose-1,6-phosphat.
(B) Fructose-2,6-bisphosphat ist allosterischer Aktivator der hepatischen Phosphofructokinase.
(C) Insulin hemmt die Bildung von Fructose-2,6-bisphosphat.
(D) Durch eine spezifische Aldolase wird Fructose-2,6-bisphosphat zu Dihydroxyaceton-2-phosphat und 3-Phosphoglycerinaldehyd gespalten.
(E) In den Erythrozyten verursacht Fructose-2,6-bisphosphat eine Linksverschiebung der Sauerstoffsättigungskurve.

> H97 F91 H88 H83

8.11 Die anaerobe Glykolyse

(A) kommt zum Stillstand, wenn das entstehende NADH nicht in der Atmungskette oxidiert wird
(B) erfordert die ständige Zufuhr von ADP und anorganischem Phosphat
(C) erfordert bilanzmäßig die ständige Zufuhr von ATP
(D) wird durch die Glucose-Konzentration reguliert
(E) liefert äquimolare Mengen an Lactat und Pyruvat als Endprodukte

> F96

8.12 Die folgenden Glykolyse-Reaktionen sind **nicht** umkehrbar, so dass sie keine Teilreaktion bei der Gluconeogenese aus Lactat sein können:

(1) Glucose ⟶ Glucose-6-phosphat
(2) Fructose-6-phosphat ⟶ Fructose-1,6-bisphosphat
(3) Glycerinaldehyd-3-phosphat ⟶ Glycerat-1,3-bisphosphat
(4) Glycerat-1,3-bisphosphat ⟶ Glycerat-3-phosphat
(5) Phosphoenolpyruvat ⟶ Pyruvat

(A) nur 1 und 2 sind richtig
(B) nur 3 und 5 sind richtig
(C) nur 1, 2 und 4 sind richtig
(D) nur 1, 2 und 5 sind richtig
(E) nur 1, 3, 4 und 5 sind richtig

> F95 H92

8.13 Welche der folgenden Substanzen ist eine „energiereiche Verbindung" (d.h. Gruppenübertragungspotential mindestens −30 kJ/mol)?

(1) Fructose-1,6-bisphosphat
(2) 3-Phosphoglyceroylphosphat (1,3-Bisphosphoglycerat)
(3) 2,3-Bisphosphoglycerat
(4) Phosphoenolpyruvat

(A) nur 2 und 4 sind richtig
(B) nur 3 und 4 sind richtig
(C) nur 1, 2 und 3 sind richtig
(D) nur 2, 3 und 4 sind richtig
(E) 1 − 4 = alle sind richtig

8.8 (B)   8.9 (B)   8.10 (B)   8.11 (B)   8.12 (D)   8.13 (A)

8 Abbau der Kohlenhydrate

H93

8.14 Welche der folgenden Verbindungen haben ein Phosphatgruppenübertragungspotential, das groß genug ist, um ATP aus ADP zu synthetisieren?

(1) 1,3-Bisphosphoglycerat
(2) 2-Phosphoglycerat
(3) Phosphoenolpyruvat
(4) Fructose-1,6-bisphosphat
(5) Kreatinphosphat

(A) nur 1 und 3 sind richtig
(B) nur 1, 2 und 5 sind richtig
(C) nur 1, 3 und 5 sind richtig
(D) nur 2, 3 und 4 sind richtig
(E) nur 3, 4 und 5 sind richtig

F93

8.15 Welche Aussage zur hepatischen Glykolyse trifft **nicht** zu?

(A) Fructose-2,6-bisphosphat ist allosterischer Aktivator der Phosphofructokinase.
(B) Der Abbau von Fructose-2,6-bisphosphat ist bei erhöhten zellulären cAMP-Spiegeln gesteigert.
(C) Fructose-1,6-bisphosphat ist ein allosterischer Aktivator der Pyruvatkinase.
(D) Insulin induziert die Biosynthese der Glucokinase.
(E) Glucocorticoide induzieren die Biosynthese der Schlüsselenzyme Phosphofructokinase und Pyruvatkinase.

H00

8.16 Welche Aussage zur Glykolyse trifft **nicht** zu?

(A) Die Bildung von Fructose-1,6-bisphosphat wird durch Fructose-2,6-bisphosphat stimuliert.
(B) Fructose-6-phosphat-2-Kinase wird durch Phosphorylierung in Fructose-2,6-Bisphosphatase umgewandelt.
(C) Durch Dehydrierung von Glycerinaldehyd-3-phosphat wird die Voraussetzung zum ATP-Gewinn geschaffen.
(D) Aus Glycerinaldehyd-3-phosphat entsteht ein gemischtes Säureanhydrid.
(E) Pyruvatkinase ermöglicht die Bildung eines energiereichen Enolphosphats.

H99

8.17 Weshalb steigen bei Hypoxie Glykolysegeschwindigkeit und Lactatproduktion an?

(A) Die Glucosetransporter sind sauerstoffabhängige Hämproteine.
(B) Die Fructose-6-phosphat-2-Kinase wird durch Azidose aktiviert.
(C) Die Phosphofructokinase wird durch AMP und ADP allosterisch aktiviert.
(D) Die Glykogenphosphorylase wird durch ATP allosterisch aktiviert.
(E) Die Phosphorylasekinase wird durch den Abfall der Ca^{2+}-Konzentration aktiviert.

F99

8.18 Phosphofructokinase wird allosterisch gehemmt durch

(A) AMP
(B) ADP
(C) ATP
(D) Fructose-6-phosphat
(E) Fructose-2,6-bisphosphat

F94

8.19 Welche Aussagen zum Fructose-2,6-bisphosphat treffen zu?

(1) Fructose-2,6-bisphosphat ist ein allosterischer Aktivator der Phosphofructokinase.
(2) Fructose-2,6-bisphosphat entsteht aus Fructose-1,6-bisphosphat durch eine Mutase.
(3) cAMP stimuliert den Abbau von Fructose-2,6-bisphosphat.
(4) Durch Abspaltung einer Phosphatgruppe erhält die hepatische Fructose-2,6-bisphosphatase die Funktion einer Fructose-6-phosphat-2-Kinase.

(A) nur 1, 2 und 3 sind richtig
(B) nur 1, 2 und 4 sind richtig
(C) nur 1, 3 und 4 sind richtig
(D) nur 2, 3 und 4 sind richtig
(E) 1–4 = alle sind richtig

8.14 (C) 8.15 (E) 8.16 (E) 8.17 (C) 8.18 (C) 8.19 (C)

8 Abbau der Kohlenhydrate

[F98]

8.20 Welche Aussage zur hepatischen Glykolyse trifft **nicht** zu?

(A) Fructose-2,6-bisphosphat ist ein allosterischer Aktivator der Phosphofructokinase.
(B) Der Abbau von Fructose-2,6-bisphosphat ist bei erhöhten zellulären cAMP-Spiegeln gesteigert.
(C) Fructose-1,6-bisphosphat ist ein allosterischer Aktivator der Pyruvatkinase.
(D) Insulin induziert die Biosynthese der Glucokinase.
(E) Glucocorticoide induzieren die Biosynthese der Pyruvatkinase.

[F00]

8.21 Welche Aussage zum Pentosephosphatweg trifft **nicht** zu?

(A) Gewebe mit geringem Bedarf an NADPH bilden Ribose-5-phosphat vor allem mit Hilfe von Transketolase und Transaldolase.
(B) Die Aktivität der Glucose-6-phosphat-Dehydrogenase wird durch das Verhältnis $NADP^+$/NADPH reguliert.
(C) Der Pentosephosphatweg verläuft in der Bilanz unter Energiegewinn.
(D) Das in der Nebennierenrinde gebildete NADPH wird für Hydroxylierungen bei der Steroidhormonsynthese benötigt.
(E) Das in Erythrozyten gebildete NADPH wird für die Reduktion von Glutathion benötigt.

[H91]

8.22 Welche Aussage trifft **nicht** zu?

Der Pentosephosphatweg liefert NADPH für die

(A) Synthese von Fettsäuren aus Acetyl-CoA
(B) Hydroxylierung von Pharmaka
(C) Reduktion des Glutathionsystems
(D) Reduktion von Methämoglobin
(E) Synthese von Cholesterol

[H88]

8.23 Welche Aussage(n) zum Pentosephosphatweg trifft (treffen) zu?

(1) Der Pentosephosphatweg dient u. a. zur Bereitstellung von UDP-Glucuronsäure.
(2) In der laktierenden Brustdrüse wird ein großer Teil der Glucose über den Pentosephosphatweg umgesetzt.
(3) Die Aktivität des Pentosephosphatwegs wird u. a. durch das $NADP^+$/NADPH-Verhältnis reguliert.

(A) nur 1 ist richtig
(B) nur 2 ist richtig
(C) nur 3 ist richtig
(D) nur 2 und 3 sind richtig
(E) 1–3 = alle sind richtig

[F84]

8.24 NADPH entsteht im Pentosephosphatweg durch Dehydrierung von

(1) Glucose-6-phosphat
(2) Ribose-5-phosphat
(3) Gluconsäure-6-phosphat (6-Phosphogluconat)
(4) Gluconsäurelacton-6-phosphat

(A) nur 2 ist richtig
(B) nur 4 ist richtig
(C) nur 1 und 3 sind richtig
(D) nur 1 und 4 sind richtig
(E) nur 1, 2 und 4 sind richtig

[H94]

8.25 Nur <u>sehr geringe</u> Aktivität an Glucose-6-phosphat-Dehydrogenase enthält/enthalten

(A) die Nebennierenrinde
(B) die Leber
(C) die Erythrozyten
(D) der Skelettmuskel
(E) das Fettgewebe

8.20 (E)   8.21 (C)   8.22 (D)   8.23 (D)   8.24 (C)   8.25 (D)

8 Abbau der Kohlenhydrate

[F89]

8.26 Das Schlüsselenzym des Pentosephosphatwegs ist Glucose-6-phosphat-

(A) Phosphatase
(B) Isomerase
(C) Mutase
(D) Dehydrogenase
(E) Hydrolase

[H98] [F96]

8.27 Welche Aussage zum Fructose-Stoffwechsel trifft **nicht** zu?

(A) Die Umwandlung von Fructose in Glucose findet vorwiegend in der Leber statt.
(B) Hexokinase ist das geschwindigkeitsbestimmende Enzym für die Umwandlung von Glucose in Fructose.
(C) Fructokinase phosphoryliert Fructose zu Fructose-1-phosphat.
(D) Bei der Umwandlung von Fructose-1-phosphat in Glucose ist Glycerinaldehyd ein Zwischenprodukt.
(E) In der Samenblase ist bei der Umwandlung von Glucose in Fructose Sorbitol ein Zwischenprodukt.

[H93]

8.28 An den Aktivierungsreaktionen von freier Glucose zu Uridindiphosphatglucose sind folgende Nucleosidphosphate als Cosubstrat beteiligt:

(1) ATP
(2) CTP
(3) UTP
(4) UDP

(A) nur 1 ist richtig
(B) nur 4 ist richtig
(C) nur 1 und 3 sind richtig
(D) nur 1 und 4 sind richtig
(E) nur 2 und 3 sind richtig

[F86]

8.29 Die Biosynthese der UDP-Glucuronsäure

(A) benötigt Xylulose-5-phosphat und aktiven Glykolaldehyd als Vorstufen
(B) erfolgt durch Dehydrierung von UDP-Glucose
(C) ist ein Nebenweg des Ascorbinsäure-Abbaus
(D) erfolgt durch enzymatische Dehydrierung von Glucose-6-phosphat
(E) ist beim Menschen, beim Affen und beim Meerschweinchen nicht möglich.

[H85]

8.30 Welche Aussage trifft **nicht** zu?

(A) UDP-Glucuronsäure kann durch Oxidation von UDP-Glucose entstehen, wobei 2 Moleküle NAD^+ pro gebildetem Molekül UDP-Glucuronsäure reduziert werden.
(B) Die in der Samenflüssigkeit enthaltene Fructose wird über Sorbit aus Glucose gebildet.
(C) Die Synthese von Aminozucker geht von Fructose-6-phosphat aus.
(D) Für die Mucopolysaccharidsynthese wird Fructose in Form von CDP-Fructose verwendet.
(E) Freie N-Acetylneuraminsäure kann mit CTP zu CMP-N-Acetylneuraminsäure aktiviert werden.

[H93]

8.31 Welche Aussagen zum Galaktosestoffwechsel treffen zu?

(1) Die Umwandlung von UDP-Glucose in UDP-Galaktose erfolgt durch Epimerisierung am C-Atom 4.
(2) Galaktosämie kann Folge eines Galaktokinasemangels sein.
(3) Zentrales Organ des Galaktosestoffwechsels ist die Leber.

(A) nur 1 ist richtig
(B) nur 2 ist richtig
(C) nur 3 ist richtig
(D) nur 2 und 3 sind richtig
(E) 1 – 3 = alle sind richtig

8.26 (D)   8.27 (B)   8.28 (C)   8.29 (B)   8.30 (D)   8.31 (E)

Fragen aus Examen Herbst 2001

[H01]
8.32 Welche Aussage zur Phosphofructokinase (PFK-1) trifft **nicht** zu?

Die in der Zelle durch PFK-1 katalysierte Reaktion

(A) ist eine exergone Reaktion
(B) führt zur Bildung einer Phosphorsäureesterbindung
(C) ist eine ATP-abhängige Reaktion
(D) ist im Fließgleichgewicht reversibel
(E) wird durch ATP allosterisch gehemmt

[H01]
8.33 Welche Aussage zur Glykolyse trifft **nicht** zu?

Der Abbau von Glucose zu Pyruvat wird stimuliert durch

(A) Insulin
(B) Fructose-1,6-bisphosphat
(C) Fructose-2,6-bisphosphat
(D) Citrat
(E) AMP

9 Abbau der Fettsäuren, Ketonkörper

[F00]
9.1 Welche Aussage zum Fettstoffwechsel trifft **nicht** zu?

(A) Die Triacylglycerinlipase des Fettgewebes wird durch Phosphorylierung aktiviert.
(B) Das Fettgewebe gibt Fettsäuren an das Blut ab.
(C) Durch Lipolyse gebildetes Glycerin wird überwiegend durch die Glycerinkinase des weißen Fettgewebes phosphoryliert.
(D) Im Hungerzustand werden vermehrt Fettsäuren von der Skelettmuskulatur oxidiert.
(E) Im Hungerzustand werden in der Leber aus den freigesetzten Fettsäuren vermehrt Ketonkörper synthetisiert.

[F97]
9.2 Welche Aussage zur β-Oxidation der Fettsäuren trifft **nicht** zu?

(A) Die Aktivierung der freien Fettsäuren erfolgt im Zytosol.
(B) In der Mitochondrienmatrix werden die aktivierten Fettsäuren an Carnitin gekoppelt.
(C) Die dehydrierenden Teilschritte der β-Oxidation liefern reduziertes FAD und NAD^+.
(D) Die reduzierten Coenzyme aus dem Fettsäureabbau werden über die Atmungskette reoxidiert.
(E) Beim Abbau ungeradzahliger Fettsäuren entsteht neben Acetyl-CoA auch Propionyl-CoA.

[H97] [F91]
9.3 Die dargestellte Verbindung

$$CH_3-\overset{CH_3}{\underset{CH_3}{\overset{|+}{N}}}-CH_2-\underset{\underset{O=C-(CH_2)_{14}-CH_3}{\overset{|}{O}}}{CH}-CH_2-COO^-$$

(1) enthält eine Esterbindung
(2) ist am Aufbau der Plasmamembran tierischer Zellen beteiligt
(3) enthält Carnitin
(4) ist ein Zwischenprodukt beim mitochondrialen Fettsäuretransport
(5) wird als Acetyl-Palmitylcholin bezeichnet

(A) nur 1 und 4 sind richtig
(B) nur 3 und 4 sind richtig
(C) nur 1, 2 und 5 sind richtig
(D) nur 1, 3 und 4 sind richtig
(E) nur 1, 4 und 5 sind richtig

8.32 (D)   8.33 (D)   9.1 (C)   9.2 (B)   9.3 (D)

9 Abbau der Fettsäuren, Ketonkörper

[H90] [F84]

9.4 Welche der folgenden Aussagen erklärt den stimulierenden Effekt des L-Carnitins bei der β-Oxidation der Palmitinsäure?

L-Carnitin

(A) kann mit freien Fettsäuren unter Verbrauch von ATP zu Acyl-Carnitin umgesetzt werden
(B) wird für den Fettsäuretransport in die Mitochondrien benötigt
(C) aktiviert die Fettsäure-Thiokinase
(D) führt zur Bildung von Acyl-Carnitin, das direkt in die Reaktionsfolge der β-Oxidation eingeschleust wird
(E) stimuliert die Reveresterung von Palmitinsäure zu Triacylglycerinen

[F93]

9.5 Welche Änderung im Stoffwechsel ist bei einem Carnitinmangel zu erwarten?

(A) vermehrte Produktion von Ketonkörpern
(B) verminderter aerober Abbau von Pyruvat
(C) verminderte β-Oxidation von Fettsäuren
(D) verminderte Gluconeogenese
(E) erhöhte Lipolyse im Fettgewebe

[F01]

9.6 Welche Aussage zur β-Oxidation der Fettsäuren trifft **nicht** zu?

(A) Die langkettigen Fettsäuren werden als Acyl-Carnitin in die Mitochondrien transportiert.
(B) Auch Fettsäuren mit ungeradzahliger Kette von C-Atomen können durch β-Oxidation abgebaut werden.
(C) Bei der β-Oxidation gesättigter Fettsäuren wird intermediär eine ungesättigte Fettsäure (als CoA-Thioester) gebildet.
(D) Bei der β-Oxidation gebildetes NADH und FADH$_2$ wird in der Atmungskette reoxidiert.
(E) Die β-Oxidation wird auf der Stufe der Thiokinase durch Interkonversion reguliert.

[F00]

9.7 Welche Aussage zum Fettstoffwechsel trifft **nicht** zu?

(A) Der amphipathische Charakter von Fettsäuren ermöglicht ein ungehindertes Übertreten vom Zytosol in die Mitochondrien.
(B) Die β-Oxidation von Fettsäuren mit ungerader Zahl von C-Atomen liefert pro mol Fettsäure neben Acetyl-CoA 1 mol Propionyl-CoA.
(C) Propionyl-CoA wird nach Carboxylierung in Succinyl-CoA umgelagert.
(D) Die β-Oxidation der Ölsäure erfordert zusätzlich eine Isomerisierung der Doppelbindung von cis nach trans.
(E) Die an der β-Oxidation von Fettsäuren beteiligten Enzyme sind Bestandteile der Mitochondrienmatrix.

[H00]

9.8 Welche Aussage übr die β-Oxidan der Fettsäuren in der Leber trifft **nicht** zu?

(A) Voraussetzung ist eine Aktivierung der Fettsäuren zu Acyl-CoA.
(B) Bei einem einmaligen Umlauf der β-Oxidation entstehen 1 NADH + H$^+$, 1 FADH$_2$ und 1 Acetyl-CoA.
(C) Die Kohlenstoffkette der Fettsäuren wird thiolytisch gespalten.
(D) Beim Abbau von Fettsäuren wird durch Substratkettenphosphorylierung ATP gebildet.
(E) An der β-Oxidation ungesättigter Fettsäuren ist zusätzlich eine Isomerase beteiligt.

[F94] [F89]

9.9 Welche Aussage über den Fettsäureabbau trifft **nicht** zu?

(A) Freie Fettsäuren werden unter Verbrauch von Succinyl-CoA in Acyl-CoA-Verbindungen überführt.
(B) Der Acylrest von zytosolischen Acyl-CoA-Verbindungen wird von Carnitin zum Transport in Mitochondrien übernommen.
(C) Durch die Acyl-CoA-Dehydrogenase ist die β-Oxidation über ein Flavoprotein direkt mit der Atmungskette gekoppelt.
(D) Endprodukt der β-Oxidation kann neben Acetyl-CoA auch Propionyl-CoA sein.
(E) Beim Abbau ungesättigter Fettsäuren müssen die in cis-Konfiguration vorliegenden Doppelbindungen in trans-Konfiguration überführt werden.

9.4 (B)   9.5 (C)   9.6 (E)   9.7 (A)   9.8 (D)   9.9 (A)

9 Abbau der Fettsäuren, Ketonkörper

[H98]

9.10 Welche Aussage trifft **nicht** zu?

Beim Abbau von geradzahligen Fettsäuren zu CO_2 und H_2O sind folgende Komponenten bzw. Reaktionen beteiligt:

(A) Biotin
(B) Bildung von Acyladenylat
(C) Carnitin-Acyltransferase
(D) Citrat-Synthase
(E) Eisen-Schwefelproteine

[H92] [H89] [H86]

9.11 Welche Aussagen über die β-Oxidation der Fettsäuren in der Leber sind richtig?

(1) Voraussetzung ist eine Aktivierung der Fettsäuren zu Acyl-CoA.
(2) Bei einem einmaligen Umlauf der β-Oxidation entstehen 1 NADH + H$^+$, 1 FADH$_2$ und 1 Acetyl-CoA.
(3) Die Kohlenstoffkette der Fettsäuren wird thiolytisch gespalten.
(4) Beim Abbau von Fettsäuren wird durch Substratstufenphosphorylierung ATP gebildet.

(A) nur 1 und 4 sind richtig
(B) nur 2 und 4 sind richtig
(C) nur 1, 2 und 3 sind richtig
(D) nur 2, 3 und 4 sind richtig
(E) 1 – 4 = alle sind richtig.

[H99]

9.12 Was trifft **nicht** zu?

Bei gesteigerter Fettsäureoxidation nimmt in den Mitochondrien der Hepatozyten

(A) das Verhältnis NADH/NAD$^+$ zu
(B) das Verhältnis FADH$_2$/FAD ab
(C) die Oxalacetatkonzentration ab
(D) der Durchsatz durch den Citratzyklus ab
(E) die Ketonkörperbildung zu

[F92]

9.13 Welche Aussagen zu Fettsäuren und deren Stoffwechsel treffen zu?

(1) Die Biosynthese der Fettsäuren läuft im Zytosol ab.
(2) Der Abbau ungeradzahliger Fettsäuren liefert neben Acetyl-CoA auch Propionyl-CoA.
(3) Aus Propionyl-CoA wird durch Decarboxylierung Acetyl-CoA gebildet.
(4) Ungesättigte Fettsäuren erniedrigen den Schmelzpunkt der Triacylgycerole.

(A) nur 1 und 2 sind richtig
(B) nur 2 und 3 sind richtig
(C) nur 1, 2 und 4 sind richtig
(D) nur 1, 3 und 4 sind richtig
(E) 1 – 4 = alle sind richtig

[F01] [F99]

9.14 Welche Aussage über den Ketonkörperstoffwechsel trifft **nicht** zu?

(A) Ketonkörper werden in der Leber gebildet.
(B) Acetacetat wird durch thioklastische Spaltung aus Acetacetyl-CoA gebildet.
(C) Acetacetat kann durch β-Hydroxybutyrat-Dehydrogenase reduziert werden.
(D) ZNS, Herz und Muskulatur können Ketonkörper unter Energiegewinn abbauen.
(E) Acetacetat kann mit Succinyl-CoA zu Acetacetyl-CoA und Succinat reagieren.

9.10 (A)   9.11 (C)   9.12 (B)   9.13 (C)   9.14 (B)

[H90]

9.15 Welche Aussage zu den abgebildeten Verbindungen und den (unvollständigen) Reaktionsgleichungen trifft **nicht** zu?

```
COOH          COOH
 |             |
CH₂           CH₂          CH₃
 |             |            |
CHOH  ──→    C=O   ──→    C=O
 |             |            |
CH₃           CH₃          CH₃
(1)           (2)          (3)
```

(A) (1) ist β-Hydroxybuttersäure, (2) ist Acetessigsäure, (3) ist Aceton.
(B) Die Reaktion von (1) zu (2) ist eine Oxidation, von (2) zu (3) eine Decarboxylierung.
(C) Bei unbehandeltem Diabetes mellitus können alle drei Substanzen im Harn nachgewiesen werden.
(D) Beide Reaktionen sind leicht umkehrbar.
(E) (2) ist als CoA-Verbindung ein Zwischenprodukt der Cholesterol-Biosynthese.

[F93] [F89]

9.16 Die Ketogenese

(1) findet nur in der Leber statt
(2) ist im Zytosol lokalisiert
(3) wird durch Insulin stimuliert
(4) wird durch β-Hydroxybutyrat gehemmt

(A) nur 1 ist richtig
(B) nur 3 ist richtig
(C) nur 1 und 3 sind richtig
(D) nur 2 und 3 sind richtig
(E) 1 – 4 = alle sind richtig

[H96]

9.17 Welche Aussage trifft **nicht** zu?

Die Ketogenese

(A) ist ein hepatischer Prozess
(B) findet in den Mitochondrien statt
(C) ist bei hohem Fettsäureangebot an die Leber gesteigert
(D) verläuft über β-Hydroxy-β-methyl-glutaryl-CoA als Zwischenprodukt
(E) wird durch Insulin stimuliert

[H90]

9.18 Die Synthese von Hydroxy-methyl-glutaryl-CoA

(1) ist Teil der Ketogenese
(2) ist Teil der Cholesterol-Synthese aus Acetyl-CoA
(3) wird durch freies Cholesterol allosterisch gehemmt
(4) findet ausschließlich in den Mitochondrien von Hepatozyten statt

(A) nur 1 und 2 sind richtig
(B) nur 2 und 3 sind richtig
(C) nur 1, 3 und 4 sind richtig
(D) nur 2, 3 und 4 sind richtig
(E) 1 – 4 = alle sind richtig

[F97]

9.19 Welche Aussage trifft **nicht** zu?

Bei längerem Hungern kommt es zu folgenden Änderungen im Stoffwechsel der Leber:

(A) Erniedrigung der Phosphofructokinase-Aktivität durch erniedrigte Fructose-2,6-bisphosphat-Konzentration
(B) Aktivierung der Glykogen-Phosphorylase durch ATP-abhängige Phosphorylierung
(C) Aktivierung der Acetyl-CoA-Carboxylase durch erhöhte Acetyl-CoA-Konzentration
(D) Stimulierung der Acetacetat-Synthese infolge gesteigerter Acetyl-CoA-Produktion
(E) Hemmung der Pyruvatdehydrogenase durch ATP-abhängige Phosphorylierung

[F90]

9.20 An welchem Metaboliten im Harn kann man erkennen, ob ein Patient eine Nulldiät wirklich einhält?

(A) Glucose
(B) Acetat
(C) β-Hydroxybutyrat
(D) Harnstoff
(E) cAMP

9.15 (D)   9.16 (A)   9.17 (E)   9.18 (A)   9.19 (C)   9.20 (C)

9.21
Welche Aussage über die Oxidation der Ketonkörper (Acetacetat, β-Hydroxybutyrat) trifft zu?

(A) Der größte Teil des Acetacetats wird nach Reaktion mit CoA-SH zu Acetyl-CoA gespalten.
(B) Die Ketonkörper können durch eine Phosphorylierung mit ATP aktiviert und zu Acetylphosphat gespalten werden.
(C) Acetacetat kann durch Reaktion mit Succinyl-CoA aktiviert werden.
(D) β-Hydroxybutyrat wird mit CoA-SH zu Hydroxybutyryl-CoA umgesetzt.
(E) β-Hydroxybutyrat wird bereits im Blut zu Acetacetat oxidiert.

10.2
Welche der folgenden α-Ketosäuren (2-Oxosäuren) ist **nicht** das direkte Transaminierungsprodukt einer proteinogenen Aminosäure?

(A) Oxalessigsäure
(B) 2-Ketobuttersäure
(C) 2-Ketoglutarsäure
(D) Brenztraubensäure
(E) Phenylbrenztraubensäure

10.3
Welche der folgenden Aminosäuren werden durch Transaminasereaktionen in Intermediate des Citratzyklus umgewandelt?

(1) Alanin
(2) Glutaminsäure
(3) Valin
(4) Asparaginsäure

(A) nur 1 und 2 sind richtig
(B) nur 2 und 4 sind richtig
(C) nur 1, 2 und 4 sind richtig
(D) nur 1, 3 und 4 sind richtig
(E) 1–4 = alle sind richtig

10 Aminosäurestoffwechsel

10.1
Welche Feststellung zum dargestellten Zwischenprodukt einer enzymkatalysierten Reaktion trifft **nicht** zu?

$$H_3C-CH-COO^-$$
$$|$$
$$N$$
$$\|$$
$$CH$$

HO—[Pyridoxal-Ring]—$CH_2-O-PO_3^{2-}$
H_3C—N

(A) Es ist ein Zwischenprodukt der Glutamat-Pyruvat-Transaminase-(Alanin-Aminotransferase)-Reaktion.
(B) Es ist ein Zwischenprodukt der Pyruvat-Dehydrogenase-Reaktion.
(C) Aus ihm kann Pyruvat abgespalten werden.
(D) Aus ihm kann Alanin abgespalten werden.
(E) Reduktion der Doppelbindung führt zur Inaktivierung des beteiligten Enzyms.

10.4
Welche der folgenden Synthesen benötigt **nicht** Pyridoxalphosphat als Coenzym?

(A) Glutamat → γ-Aminobuttersäure
(B) Glycin → Serin
(C) Glycin + Succinyl-CoA → δ-Aminolävulinsäure
(D) Histidin → Histamin
(E) Noradrenalin → Adrenalin

9.21 (C)   10.1 (B)   10.2 (B)   10.3 (B)   10.4 (E)

[H94]

10.5 Die Transaminierung von Phenylalanin zu Phenylpyruvat

(1) benötigt Biotin als Coenzym
(2) ist eine Voraussetzung der Katecholamin-Biosynthese
(3) ist ein Teilschritt der Tyrosin-Biosynthese aus Phenylalanin
(4) ist Pyridoxalphosphat-abhängig

(A) nur 1 ist richtig
(B) nur 4 ist richtig
(C) nur 1 und 2 sind richtig
(D) nur 2 und 3 sind richtig
(E) nur 3 und 4 sind richtig

[F01]

10.6 Welche Aussage zum Glutamin (Gln) trifft **nicht** zu?

(A) Im ZNS gebildeter Ammoniak kann als Gln zur Leber transportiert werden.
(B) Glutamin-Synthetase katalysiert d ATP-abhängige Bildung von Gln aus Glutamat.
(C) Gln ist häufig Bindungspartner in N-glykosidischen Bindungen vn Glykoproteinen.
(D) Gln wird in der Niere durch eine mitochondriale Glutaminase zu Glutamat und Ammoniumionen gespalten.
(E) Gln ist das bevorzugte Substrat für die renale Gluconeogenese.

[H97]

10.7 Welche Aussage zum Amino-Stickstoff, der beim Aminosäure-Abbau im Muskel anfällt, trifft **nicht** zu?

(A) Der Amino-Stickstoff wird hauptsächlich in Form von Alanin und Glutamin im Blutplasma transportiert.
(B) Durch Transaminierung kann die Aminogruppe auf Pyruvat übertragen werden, wobei Alanin entsteht.
(C) Das Kohlenstoffgerüst des Alanins, das die Muskelzelle verlässt, stammt vorwiegend aus der Blutglucose bzw. dem Muskelglykogen.
(D) Der im Muskel durch oxidative Desaminierung freigesetzte Ammoniak wird unter Verbrauch von ATP auf Glutamat übertragen.
(E) Glutamin gelangt vorwiegend zur Leber, wo es das bevorzugte Substrat für die Gluconeogenese ist.

[F01]

10.8 Welche Aussage zum Harnstoff-Stoffwechsel trifft **nicht** zu?

(A) Die Bildung von Carbamoylphosphat findet im Mitochondrium statt.
(B) Ornithin und Citrullin müssen durch die Mitochondrienmembranen transportiert werden.
(C) Der Harnstoff wird in der Arginase-Reaktion gebildet.
(D) Die Reaktionen des Harnstoffzyklus sind unter physiologischen Bedingungen voll reversibel.
(E) Defekte von Enzymen des Harnstoffzyklus führen in der Regel zu einem Anstieg der freien Ammoniakkonzentration im Blut.

[F97]

10.9 Welche Aussage zum Harnstoff trifft **nicht** zu?

(A) Nur im Hepatozyten kann der Harnstoffzyklus vollständig ablaufen.
(B) Vorstufe des Harnstoffs ist Arginin, das durch Arginase zu Harnstoff und Ornithin hydrolysiert wird.
(C) Für die Synthese von Argininosuccinat aus Citrullin werden zwei energiereiche Bindungen gespalten.
(D) Harnstoff wird mit Hilfe eines bestimmten Carriers aus den Mitochondrien heraustransportiert.
(E) Der Harnstoffzyklus ist über Fumarat mit dem Citratzyklus verbunden.

[F98]

10.10 Welche Aussagen zur Harnstoffbiosynthese treffen zu?

(1) Durch die hydrolytische Spaltung der Guanidinogruppe von Arginin entstehen Harnstoff und Ornithin.
(2) Das in der Arginase-Reaktion gebildete Ornithin tritt wieder in das Mitochondrium über.
(3) N-Acetylglutamat stimuliert die Arginase-Reaktion.
(4) Aus Arginin kann extrahepatisch Harnstoff gebildet werden.

(A) nur 1 und 4 sind richtig
(B) nur 2 und 3 sind richtig
(C) nur 1, 2 und 4 sind richtig
(D) nur 2, 3 und 4 sind richtig
(E) 1–4 = alle sind richtig

10.5 (B)   10.6 (C)   10.7 (E)   10.8 (D)   10.9 (D)   10.10 (C)

10 Aminosäurestoffwechsel

[F96]

10.11 Welche Aussagen zum Harnstoff sind richtig?

(1) Glucocorticoide führen zu einer Erhöhung der Harnstoffbildung.
(2) N-Acetylglutamat ist ein Aktivator der Harnstoffsynthese.
(3) Bei Eiweißmangel kann Harnstoff zur Aminosäuresynthese verwendet werden.
(4) Ein Überangebot an Harnstoff kann zur Überproduktion von Harnsäure führen.

(A) nur 1 und 2 sind richtig
(B) nur 1 und 3 sind richtig
(C) nur 2 und 4 sind richtig
(D) nur 1, 2 und 3 sind richtig
(E) nur 2, 3 und 4 sind richtig

[F98]

10.12 Bei der Harnstoffsynthese werden die beiden Stickstoffatome in den Harnstoffzyklus folgendermaßen eingeschleust:

(A) beide als Carbamoylphosphat in einer im Zytosol lokalisierten Reaktion
(B) beide als Carbamoylphosphat in zwei in den Mitochondrien lokalisierten Reaktionen
(C) das eine als Carbamoylphosphat, das andere als Aspartat in Reaktionen, die im Zytosol lokalisiert sind
(D) das eine mitochondrial als Carbamoylphosphat, das andere zytosolisch als Aspartat
(E) das eine mitochondrial als Carbamoylphosphat, das andere zytosolisch als Glutamin

[H99]

10.13 Welche Aussage trifft **nicht** zu?

Carbamoylphosphat

(A) wird unter Verbrauch von 2 ATP synthetisiert
(B) ist ein Substrat der Ornithin-Carbamoyl-Transferase
(C) ist ein Substrat der Aspartattranscarbamoylase
(D) wird in Lebermitochondrien synthetisiert
(E) kann die Mitochondrienmembran permeieren

[F99]

10.14 Die Enzyme des Harnstoffzyklus sind im mitochondrialen und zytosolischen Kompartiment der Leber lokalisiert.

Welche Metabolite müssen bei der Harnstoffsynthese über die Mitochondrienmembran transportiert werden?

(1) Ornithin
(2) Carbamoylphosphat
(3) Citrullin
(4) Argininosuccinat
(5) Arginin

(A) nur 1 und 2 sind richtig
(B) nur 1 und 3 sind richtig
(C) nur 2 und 4 sind richtig
(D) nur 2 und 5 sind richtig
(E) nur 3 und 5 sind richtig

[H97]

10.15 Citrullin

(1) entsteht bei der NO-Bildung aus Arginin
(2) ist keine proteinogene Aminosäure
(3) entsteht in einer mitochondrialen Reaktion aus Ornithin
(4) ist ein Substrat der zytosolischen Argininosuccinat-Synthase

(A) nur 1 und 2 sind richtig
(B) nur 2 und 3 sind richtig
(C) nur 1, 2 und 4 sind richtig
(D) nur 1, 3 und 4 sind richtig
(E) 1 – 4 = alle sind richtig

[H96]

10.16 Welche der folgenden Enzyme des hepatischen Harnstoffzyklus befinden sich im mitochondrialen Kompartiment?

(1) Carbamoylphosphat-Synthetase
(2) Ornithin-Carbamoyl-Transferase (Ornithin-Transcarbamylase)
(3) Argininosuccinat-Synthetase
(4) Argininosuccinat-Lyase (Argininosuccinase)
(5) Arginase

(A) nur 2 ist richtig
(B) nur 1 und 2 sind richtig
(C) nur 1, 2 und 5 sind richtig
(D) nur 1, 3 und 4 sind richtig
(E) nur 3, 4 und 5 sind richtig

10.11 (A)   10.12 (D)   10.13 (E)   10.14 (B)   10.15 (E)   10.16 (B)

[H98]

10.17 Welche Aussage trifft **nicht** zu?

Citrullin

(A) enthält eine Ureidogruppe
(B) ist eine proteinogene Aminosäure
(C) wird in den Mitochondrien der Leber aus Ornithin gebildet
(D) häuft sich an bei einem Defekt der Argininosuccinat-Synthase
(E) entsteht bei der NO-Bildung aus Arginin

[F94]

10.18 Welche Aussage trifft **nicht** zu?

Ammoniak wird freigesetzt:

(A) in der Leber durch die Glutamat-Dehydrogenase
(B) im Muskel durch die Adenylat-Desaminase
(C) in der Niere durch die Glutaminase
(D) in der Leber durch die Arginase
(E) in der Leber durch die Histidase

[H00]

10.19 Welcher Stoff tritt bei einem Mangel an Argininosuccinatlyase in erhöhter Konzentration im Serum auf bzw. wird verstärkt mit dem Urin ausgeschieden?

(A) Ammoniak
(B) Carbamoylphosphat
(C) Ornithin
(D) Arginin
(E) Harnstoff

[F87]

10.20 Welche Aussage(n) zum Stoffwechsel der L-α-Aminosäuren ist (sind) richtig?

(1) Einige Aminosäuren sind sowohl glucogen als auch ketogen.
(2) Aminosäuren sind glucogen, wenn sie zu Oxalacetat abgebaut werden können.
(3) Aminosäuren können durch Decarboxylierung in biogene Amine überführt werden.
(4) Als Überträger der Aminogruppe im Stoffwechsel der Aminosäuren wird Coenzym A benötigt.

(A) nur 2 ist richtig
(B) nur 1 und 3 sind richtig
(C) nur 2 und 4 sind richtig
(D) nur 1, 2 und 3 sind richtig
(E) 1 – 4 = alle sind richtig

[H94]

10.21 Glycin

(1) entsteht über eine Pyridoxalphosphat-abhängige Reaktion aus Serin
(2) beeinflusst den Öffnungszustand von Chloridkanälen im ZNS
(3) ist ein Substrat der Porphyrinsynthese
(4) ist Bestandteil von Glutathion
(5) ist Bestandteil von Leukotrienen (C_4, D_4)

(A) nur 1 und 2 sind richtig
(B) nur 1, 4 und 5 sind richtig
(C) nur 2, 3 und 4 sind richtig
(D) nur 1, 2, 3 und 4 sind richtig
(E) 1 – 5 = alle sind richtig

[F92]

10.22 Welche Aussage zum Stoffwechsel von Aminosäuren trifft **nicht** zu?

(A) Aspartat liefert die NH_2-Gruppe von Glucosamin und Galaktosamin.
(B) Glutamin liefert die NH_2-Gruppe von CTP und GMP.
(C) Aspartat liefert die NH_3-Gruppe von AMP.
(D) Aktiviertes Methionin liefert die Methylgruppe von Adrenalin.
(E) Tryptophan liefert das Kohlenstoffgerüst von Serotonin.

F95

10.23 Welche der folgenden Aminosäuren entsteht nicht aus Zwischenprodukten von Glykolyse oder Citrat-Zyklus?

(A) Lysin
(B) Serin
(C) Alanin
(D) Aspartat
(E) Glutamat

H95

10.24 Welche Aussage trifft **nicht** zu?

$$\underset{(1)}{\underset{CH_2-OH}{\overset{COOH}{H_2N-CH}}} \longrightarrow \underset{(2)}{\underset{CH_2-OH}{H_2N-CH_2}}$$

(A) (1) ist L-Serin.
(B) Die Umwandlung von (1) in (2) ist eine Decarboxylierung.
(C) Die Reaktion dient im Stoffwechsel der Bereitstellung von (2), das seinerseits zu Cholin methyliert werden kann.
(D) Bei der Reaktion bleibt die Zahl der Chiralitätszentren gleich.
(E) (1) ist Proteinbestandteil, (2) nicht.

F96

10.25 Welche Zuordnung von Aminosäuren und Syntheseprodukt trifft **nicht** zu?

(A) Serin – Sphingosin
(B) Glycin – δ-Aminolävulinsäure
(C) Cystein – Glutathion
(D) Aspartat – Inosinmonophosphat
(E) Leucin – Leukotriene

F93

10.26 Lysin ist an der Quervernetzung folgender Proteine beteiligt:

(1) Kollagen
(2) Keratin
(3) Fibrin
(4) Myosin
(5) Elastin

(A) nur 1 und 4 sind richtig
(B) nur 2 und 5 sind richtig
(C) nur 1, 3 und 4 sind richtig
(D) nur 1, 3 und 5 sind richtig
(E) nur 1, 2, 3 und 5 sind richtig

F96

10.27 Welche Aussagen zu Tyrosin treffen zu?

(1) Bei seinem Abbau entsteht Acetacetat.
(2) Es ist die Vorstufe für Dopamin.
(3) Für die Hydroxylierung von Phenylalanin zu Tyrosin wird im tierischen Organismus Tetrahydrobiopterin als Coenzym benötigt.
(4) Bei einem ausgeprägten Mangel an Phenylalaninhydroxylase wird Tyrosin zu einer essentiellen Aminosäure.
(5) Es ist eine Vorstufe für Melanin.

(A) nur 1 und 2 sind richtig
(B) nur 3 und 4 sind richtig
(C) nur 2, 3 und 4 sind richtig
(D) nur 2, 3, 4 und 5 sind richtig
(E) 1 – 5 = alle sind richtig

H97

10.28 Welche der folgenden Verbindungen können im menschlichen Organismus aus Tyrosin synthetisiert werden?

(1) Dopa
(2) Melanin
(3) Serotonin
(4) Phenylalanin
(5) Cholin

(A) nur 1 und 2 sind richtig
(B) nur 1 und 3 sind richtig
(C) nur 1, 3 und 4 sind richtig
(D) nur 2, 3 und 4 sind richtig
(E) nur 2, 3, 4 und 5 sind richtig

10.23 (A)   10.24 (D)   10.25 (E)   10.26 (D)   10.27 (E)   10.28 (A)

10.29 Gabe von L-Methionin, das in der Methylgruppe ^{14}C-markiert ist, führt in der Leber zur ^{14}C-Markierung von

(A) Lysin
(B) Thiamin
(C) Leucin
(D) Phosphatidylcholin
(E) Tryptophan

10.30 Welche Aussage über Lysin trifft **nicht** zu?

(A) Lysin kann nur nach Einbau in eine Peptidkette zu Hydroxylysin hydroxyliert werden.
(B) Durch Decarboxylierung entsteht aus Lysin ein biogenes Amin mit der Funktion eines Neurotransmitters.
(C) Lysin ist eine ketogene Aminosäure.
(D) Lysin ist eine der Aminosäuren, die einem Protein positive Ladungen geben.
(E) Lysin ist beteiligt an der kovalenten Quervernetzung der Monomere in Fibrin und Kollagen.

10.31 Welche Aussage über das Cystein trifft **nicht** zu?

(A) Die Bildung des Cysteins erfolgt aus Cystathionin.
(B) Cystein ist Bestandteil des Glutathions.
(C) Coenzym A enthält Cystein.
(D) Cystein lässt sich zu Cystin oxidieren.
(E) Der Schwefel des Cysteins kann beim Abbau der Aminosäure zu Schwefelsäure oxidiert werden.

10.32 Glutamat

(1) ist die Aminosäure, die mit Abstand die höchste Konzentration im Blutplasma hat
(2) ist eine ketogene Aminosäure
(3) entsteht beim Abbau des Prolins
(4) ist an der Entgiftung von freiem Ammoniak (Ammoniakfixierung) beteiligt
(5) ist Substrat für die Synthese eines Neurotransmitters für hemmende Neuronen

(A) nur 1 und 3 sind richtig
(B) nur 1, 3 und 4 sind richtig
(C) nur 2, 4 und 5 sind richtig
(D) nur 3, 4 und 5 sind richtig
(E) nur 2, 3, 4 und 5 sind richtig

10.33 Der Amid-Stickstoff des Glutamins ist Aminogruppen- bzw. Stickstoff-Donator bei der Biosynthese von:

(1) γ-Aminobutyrat
(2) GMP
(3) CMP
(4) Glucosamin-6-phosphat
(5) Sphingosin

(A) nur 1, 2 und 5 sind richtig
(B) nur 2, 3 und 4 sind richtig
(C) nur 3, 4 und 5 sind richtig
(D) nur 1, 2, 3 und 4 sind richtig
(E) 1 – 5 = alle sind richtig

10.34 Welche der folgenden Substanzen sind das direkte Decarboxylierungsprodukt proteinogener Aminosäuren?

(1) Ethanolamin
(2) Tyramin
(3) γ-Aminobuttersäure
(4) Dopamin
(5) Serotonin

(A) nur 1 und 3 sind richtig
(B) nur 2 und 4 sind richtig
(C) nur 1, 2 und 3 sind richtig
(D) nur 1, 4 und 5 sind richtig
(E) nur 2, 3 und 4 sind richtig

[H98]

10.35 Welches der folgenden biogenen Amine entsteht **nicht** direkt durch Decarboxylierung einer proteinogenen Aminosäure?

(A) Tryptamin
(B) Ethanolamin
(C) γ-Aminobuttersäure
(D) Histamin
(E) Dopamin

[F98]

Ordnen Sie jeder der Aminosäuren aus Liste 1 die Verbindung aus Liste 2 zu, die aus ihr synthetisiert wird!

Liste 1

10.36 Tryptophan

10.37 Glutamat

Liste 2

(A) γ-Aminobutyrat
(B) Serotonin
(C) Triiodthyronin
(D) Tyramin
(E) Noradrenalin

[H98]

10.38 Welche Aussage trifft **nicht** zu?

Histamin

(A) entsteht in einer Transaminierungsreaktion aus Histidin
(B) wird in enterochromaffin-ähnlichen Zellen (ECL-Zellen) des Magens gebildet
(C) stimuliert über H_2-Rezeptoren die Salzsäureproduktion des Magens
(D) bewirkt eine Kontraktion glatter Muskulatur im Respirationstrakt
(E) wird durch Diaminoxidase inaktiviert

Fragen aus Examen Herbst 2001

[H01]

10.39 S-Adenosylmethionin fungiert **nicht** als Methylgruppen-Donator bei der Biosynthese von

(A) Kreatin
(B) Adrenalin
(C) Cholin
(D) Thymin
(E) 5-Methylcytosin in DNA

[H01]

10.40 Welche Aussage zu Aminosäuren trifft **nicht** zu?

Sie sind im menschlichen Organismus Vorstufen bei der Biosynthese von

(A) Purinbasen
(B) Pyrimidinbasen
(C) Porphyrin
(D) Biotin
(E) Stickstoffmonoxid

[H01]

10.41 Welche Aussage zum Harnstoffzyklus trifft **nicht** zu?

(A) Argininsuccinat entsteht aus Citrullin und Carbamoylphosphat.
(B) Argininosuccinat wird zu Arginin und Fumarat gespalten.
(C) Argininosuccinat enthält u.a. ein N-Atom aus Carbamoylphosphat und ein N-Atom aus Aspartat.
(D) Arginin wird zu Harnstoff und Ornithin gespalten.
(E) Mangel an Argininosuccinat-Lyase führt zu einer erhöhten Ammoniak-Konzentration im Serum.

10.35 (E)   10.36 (B)   10.37 (A)   10.38 (A)   10.39 (D)   10.40 (D)   10.41 (A)

| H01 |

10.42 Welche Aussage zum Histamin trifft **nicht** zu?

(A) Die Biosynthese von Histamin ist Pyridoxalphosphat-abhängig.
(B) Mastzellen setzen nach Interaktion von auf ihrer Zelloberfläche gebundenen IgE-Antikörpern mit Antigenen Histamin frei.
(C) Histamin stimuliert die Kontraktion der glatten Muskulatur im Respirationstrakt.
(D) Histamin fördert die Freisetzung von Stickstoffmonoxid (NO) aus Endothelzellen.
(E) Histamin wirkt an Belegzellen antagonistisch zu Gastrin.

11 Citratcyclus und Atmungskette

| H97 |

11.1 Welche Aussage zum Pyruvatdehydrogenase-(PDH)-Komplex trifft **nicht** zu?

(A) Der PDH-Komplex katalysiert die oxidative Decarboxylierung von Pyruvat.
(B) Ein Zwischenprodukt der PDH-Reaktion ist ein an Thiamindiphosphat gebundener Acetaldehyd.
(C) Ein Zwischenprodukt der PDH-Reakton ist mit Liponamid verestertes Acetat.
(D) Der PDH-Komplex wird durch Acetyl-CoA aktiviert.
(E) Der PDH-Komplex wird durch ATP-abhängige Phosphorylierung gehemmt.

| H98 | H96 | H92 |

11.2 Welche Aussage über die Pyruvatdehydrogenase trifft **nicht** zu?

(A) Thiaminpyrophosphat ist eines der benötigten Coenzyme.
(B) NAD^+ ist ein Cosubstrat.
(C) Das Enzym liegt im Fettgewebe bei hohem Glucoseangebot vorwiegend im aktiven Zustand vor.
(D) Eine Phosphatase bewirkt durch eine Dephosphorylierung die Aktivierung des Enzyms.
(E) ATP bewirkt eine allosterische Aktivierung.

| F98 |

11.3 Welche Aussage trifft **nicht** zu?

Der Pyruvat-Dehydrogenase-Komplex

(A) katalysiert in einer Teilreaktion die Decarboxylierung von Pyruvat.
(B) katalysiert in einer Teilreaktion die Bildung von Acetyl-Lipoat aus Hydroxyethyl-Thiamindiphosphat
(C) benötigt FAD als Oxidationsmittel
(D) wird durch cAMP-abhängige Phosporylierung aktiviert
(E) wird durch Acetyl-CoA gehemmt

| F99 |

11.4 Welche Aussage trifft **nicht** zu?

Acetyl-CoA kann im Zellstoffwechsel entstehen

(A) aus Acyl-CoA-Verbindungen durch β-Oxidation
(B) aus Pyruvat durch oxidative Decarboxylierung
(C) aus Citrat durch die Reaktion der ATP-Citrat-Lyase
(D) aus Acetat durch Aktivierung mit ATP und Coenzym A
(E) beim Cholesterolabbau

| F98 |

11.5 Bei welchen mitochondrialen FAD-abhängigen Dehydrogenasen gelangen die Elektronen nicht direkt über Eisen-Schwefel-Komplexe zur Atmungskette, sondern werden zunächst von $FADH_2$ auf NAD^+ übertragen?

(1) Succinat-Dehydrogenase
(2) Pyruvat-Dehydrogenase
(3) α-Ketoglutarat-Dehydrogenase
(4) Acyl-CoA-Dehydrogenase der β-Oxidation

(A) nur 1 und 3 sind richtig
(B) nur 2 und 3 sind richtig
(C) nur 1, 2 und 4 sind richtig
(D) nur 1, 3 und 4 sind richtig
(E) nur 2, 3 und 4 sind richtig

10.42 (E)   11.1 (D)   11.2 (E)   11.3 (D)   11.4 (E)   11.5 (B)

11 Citratcyclus und Atmungskette

H97

11.6 Succinat-Dehydrogenase

(1) ist membrangebunden
(2) ist Teil des Komplexes II der Atmungskette (Succinat-Ubichinon-Reduktase)
(3) enthält kovalent gebundenes FAD als prosthetische Gruppe
(4) enthält Eisen-Schwefel-Komplexe, die Elektronen auf die Atmungskette übertragen

(A) nur 1 und 2 sind richtig
(B) nur 3 und 4 sind richtig
(C) nur 1, 2 und 4 sind richtig
(D) nur 2, 3 und 4 sind richtig
(E) 1 – 4 = alle sind richtig

F98

11.7 Welche Aussage trifft **nicht** zu?

Succinat-Dehydrogenase

(A) ist ein membrangebundenes Enzym des Citratzyklus
(B) enthält kovalent gebundenes FAD als prosthetische Gruppe
(C) enthält Eisen-Schwefel-Komplexe, die Elektronen auf die Atmungskette übertragen
(D) ist Teil des Komplexes II der Atmungskette (Succinat-Ubichinon-Reduktase)
(E) wird durch Malonat aktiviert

H92

11.8 In welchem Abschnitt des Citratzyklus wird GTP aus GDP gebildet?

(A) Citrat → α-Ketoglutarat
(B) α-Ketoglutarat → Succinat
(C) Succinat → Fumarat
(D) Fumarat → Malat
(E) In keinem der in (A)–(D) genannten Abschnitte des Citratzyklus wird GTP gebildet.

H99

11.9 Succinyl-CoA ist ein Substrat der

(1) Succinat-Dehydrogenase
(2) Succinyl-CoA-Synthetase
(3) 5-Aminolävulinat-Synthase
(4) 3-Ketoacyl-CoA-Transferase
(5) α-Ketoglutarat-Dehydrogenase

(A) nur 1, 2 und 3 sind richtig
(B) nur 1, 2 und 4 sind richtig
(C) nur 1, 3 und 5 sind richtig
(D) nur 2, 3 und 4 sind richtig
(E) nur 2, 4 und 5 sind richtig

F99

11.10 Welche Aussage über den Citratzyklus trifft **nicht** zu?

Bei Durchsatz einer Acetylgruppe

(A) wird auf drei NAD⁺ jeweils ein Hydridion übertragen
(B) werden Reduktionsäquivalente auf FAD übertragen
(C) wird intermediär ein Molekül Liponsäureamid reduziert
(D) wird ein Molekül cis-Aconitat unter NAD⁺-Verbrauch zu Isocitrat oxidiert
(E) entsteht bei der Oxidation eines Moleküls α-Ketoglutarat ein energiereicher Thioester

H98

11.11 Welche Aussage trifft **nicht** zu?

Succinyl-CoA

(A) ist ein Metabolit des Citratzyklus
(B) ist ein Zwischenprodukt beim Abbau der Propionsäure
(C) entsteht bei der β-Oxidation von Ölsäure
(D) ist am Abbau von Ketonkörpern beteiligt
(E) ist ein Baustein für die Porphyrinsynthese

11.6 (E)   11.7 (E)   11.8 (B)   11.9 (D)   11.10 (D)   11.11 (C)

11.12 Zu den anabolen Funktionen des Citratzyklus gehört **nicht** die

(A) Bildung von Citrat für die Fettsäuresynthese
(B) Bereitstellung des Kohlenstoffgerüstes für die Glutaminsäuresynthese
(C) Bildung von Oxalacetat für die Gluconeogenese
(D) Bildung von Acetyl-CoA für die Cholesterolsynthese
(E) Bildung von Succinyl-CoA für die Porphyrinsynthese

11.13 Succinyl-CoA ist ein Baustein für die Synthese von

(A) Valin
(B) Isoleucin
(C) Porphyrinen
(D) ungeradzahligen Fettsäuren
(E) Pyrimidinen

11.14 Zur Aufrechterhaltung einer optimalen Citratzyklus-Geschwindigkeit muss der ständige Abfluss von Zwischenprodukten für Biosynthesen durch zusätzliche Bildung von Oxalacetat ausgeglichen werden.

Welches der genannten Enzyme katalysiert diese anaplerotische Reaktion?

(A) Aconitase
(B) Pyruvat-Carboxylase
(C) Citrat-Synthase
(D) Pyruvat-Dehydrogenase
(E) Malat-Dehydrogenase

11.15 Welche Aussage trifft **nicht** zu?

Dem Citratzyklus werden Zwischenprodukte für folgende Biosynthesen entnommen:

(A) Citrat für die Fettsäure-Biosynthese
(B) Acetyl-CoA für die Gluconeogenese
(C) Succinyl-CoA für die Häm-Biosynthese
(D) Oxalacetat für die Aspartat-Biosynthese
(E) α-Ketoglutarat für die Glutamat-Biosynthese

11.16 Die Umsatzgeschwindigkeit des Citratzyklus wird dem ATP-Verbrauch einer Zelle angepasst auf der Stufe der

(1) Citrat-Synthase
(2) NAD^+-abhängigen Isocitrat-Dehydrogenase
(3) Succinyl-CoA-Synthetase
(4) Fumarase
(5) Malat-Dehydrogenase

(A) nur 2 ist richtig
(B) nur 1 und 2 sind richtig
(C) nur 2 und 3 sind richtig
(D) nur 4 und 5 sind richtig
(E) nur 2, 3 und 4 sind richtig

11.17 Die mitochondriale Isocitratdehydrogenase

(A) wird durch NADH aktiviert
(B) wird durch ATP aktiviert
(C) wird durch ADP allosterisch gehemmt
(D) verwendet NAD^+ als Cosubstrat
(E) wird durch NADPH aktiviert

11.18 Welche Aussage trifft **nicht** zu?

Über Redoxreaktionen miteinander verbunden sind:

(A) Glutamat/Glutamin
(B) Glucose-6-phosphat/Gluconolacton-6-phosphat
(C) Glutathion/Glutathiondisulfid
(D) Malat/Oxalacetat
(E) Lactat/Pyruvat

F99

11.19 Bei welchen mitochondrialen FAD-abhängigen Dehydrogenasen werden die Elektronen über Eisen-Schwefel-Komplexe direkt zur Atmungskette übertragen?

(1) Succinat-Dehydrogenase
(2) Pyruvat-Dehydrogenase
(3) α-Ketoglutarat-Dehydrogenase
(4) α-Glycerinphosphat-Dehydrogenase
(5) Acyl-CoA-Dehydrogenase der β-Oxidation

(A) nur 2 und 3 sind richtig
(B) nur 1, 2 und 3 sind richtig
(C) nur 1, 4 und 5 sind richtig
(D) nur 2, 3 und 4 sind richtig
(E) nur 2, 4 und 5 sind richtig

F97 H88

11.20 Welche Aussage trifft **nicht** zu?

Substratwasserstoff wird durch die folgenden, in den Mitochondrien ablaufenden, enzymkatalysierten Reaktionen auf das Redoxpaar NAD$^+$/NADH übertragen:

(A) Malat → Oxalacetat
(B) α-Ketoglutarat → Succinyl-CoA + CO$_2$
(C) β-Hydroxyacyl-CoA → β-Ketoacyl-CoA
(D) Succinat → Fumarat
(E) Pyruvat → Acetyl-CoA + CO$_2$

H99

11.21 Welche Aussage zu den mitochondrialen Multienzymkomplexen trifft **nicht** zu?

(A) Die NADH-Ubichinon-Oxidoreduktase enthält FMN als Elektronen- und Wasserstoffcarrier.
(B) Die Ubichinol-Cytochrom-c-Reduktase enthält u.a. Cytochrom b.
(C) Die Succinat-Ubichinon-Oxidoreduktase katalysiert eine ATP-abhängige Protonentranslokation.
(D) Die Cytochrom-c-Oxidase ist eine Protonenpumpe.
(E) Die F_1/F_0-ATPase ist eine protonengetriebene ATP-Synthase.

F97

11.22 Welche Aussage trifft **nicht** zu?

Cytochrom c

(A) ist ein Elektronen-Carrier der Atmungskette
(B) ist der äußeren Seite der inneren Mitochondrienmembran angelagert
(C) enthält eine Hämgruppe, deren Eisen koordinativ u.a. an das Schwefelatom eines Methionins bindet
(D) kann durch Cyanid-Ionen gehemmt werden
(E) überträgt Elektronen auf Komplex IV (Cytochrom-Oxidase)

H95

11.23 Welche Aussage zum abgebildeten Chelatkomplex trifft **nicht** zu?

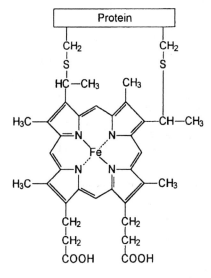

(A) Abgebildet ist eine vereinfachte Darstellung des Cytochrom c.
(B) Die Funktion beruht auf einer Wertigkeitsänderung des Eisens (Fe^{2+}/Fe^{3+}).
(C) Das Ringsystem ist über die S-Brücken an Cytochromoxidase gebunden.
(D) Seine Oxidation erfolgt unter Mitwirkung der Cytochromoxidase.
(E) Cytochrom c katalysiert den Elektronentransfer von Cytochrom b auf Cytochromoxidase.

11.19 (C)   11.20 (D)   11.21 (C)   11.22 (D)   11.23 (C)

[H96]

11.24 Welche Aussage trifft **nicht** zu?

Die angegebenen Multienzymkomplexe enthalten proteingebundenes Eisen in „nicht-Häm"-Form:

(A) NADH-Ubichinon-Reduktase
(B) Succinat-Ubichinon-Reduktase
(C) Ubichinon-Cytochrom-c-Reduktase
(D) Cytochrom-c-Oxidase
(E) Cytochrom-P_{450}-Hydroxylase

[H00]

11.25 Welche Aussage zur Atmungskette trifft zu?

(A) Pro Molekül Succinat, das zu Fumarat oxidiert wird, können drei Moleküle ATP gebildet werden.
(B) Die Oxidation von NADH kann durch Entkoppler gehemmt werden.
(C) Die ATP/ADP-Translokase wird durch Cyanid gehemmt.
(D) Hemmung der ATP/ADP-Translokase bewirkt auch eine Hemmung der NADH-Oxidation.
(E) Succinat-Dehydrogenase ist in der äußeren Mitochondrienmembran lokalisiert.

[F00]

11.26 Welche Aussage zu den mitochondrialen Multienzymkomplexen trifft **nicht** zu?

(A) Die NADH-Ubichinon-Oxidoreduktase enthält FMN als Elektronen- und Wasserstoffcarrier.
(B) Die NADH-Ubichinon-Oxidoreduktase ist eine Protonenpumpe.
(C) Die Succinat-Ubichinon-Oxidoreduktase ist eine Protonenpumpe.
(D) Die Cytochrom-c-Oxidase überträgt Elektronen auf Sauerstoff.
(E) Die F_1/F_0-ATPase ist eine protonengetriebene ATP-Synthase.

[F01]

11.27 Welche Aussage zur chemiosmotischen Therapie der Atmungsketten-Phosphorylierung trifft **nicht** zu?

(A) Die Oxidation des Wasserstoffs und die Synthese von ATP sind über einen Protonengradienten gekoppelt.
(B) Wenn Elektronen durch die Atmungskette fließen, werden Protonen aus der mitochondrialen Matrix in den Intermembranraum gepumpt.
(C) Der Protonengradient erzeugt ein Membranpotential.
(D) Die „protonenmotorische Kraft" hält die Protonen im Intermembranraum zurück.
(E) Der Protonenrückfluss erfolgt über den membranständigen ATP-Synthase-Komplex, der aus einem Protonenkanal und einer ATP-synthetisierenden Einheit besteht.

[H98]

11.28 Die Atmungskette hat die Funktion einer Protonenpumpe auf der Stufe der

(1) NADH-Ubichinon-Reduktase
(2) Succinat-Ubichinon-Reduktase
(3) Ubichinol-Cytochrom-c-Reduktase
(4) Cytochrom-c-Oxidase

(A) nur 1 und 2 sind richtig
(B) nur 2 und 3 sind richtig
(C) nur 2 und 4 sind richtig
(D) nur 1, 2 und 3 sind richtig
(E) nur 1, 3 und 4 sind richtig

[H96]

11.29 Welche Aussage trifft **nicht** zu?

Bei der Zellatmung werden auf Ubichinon Reduktionsäquivalente übertragen von

(A) $FMNH_2$ in Komplex I (NADH-Q-Reduktase)
(B) $FADH_2$ im Komplex II (Succinat-Dehydrogenase)
(C) Cytochrom b in Komplex III (Cytochrom-Reduktase)
(D) $FADH_2$ in Glycerinphosphat-Dehydrogenase (Glycerinphosphat-Oxidase)
(E) $FADH_2$ in Acyl-CoA-Dehydrogenase (über FAD des ETF-Proteins)

11.24 (D)   11.25 (D)   11.26 (C)   11.27 (D)   11.28 (E)   11.29 (C)

F97

11.30 Welche der vier Multienzyme der mitochondrialen Atmungskette enthalten proteingebundenes Eisen in „nicht-Häm"-Form?

(1) NADH-Ubichinon-Reduktase (Komplex I)
(2) Succinat-Ubichinon-Reduktase (Komplex II)
(3) Ubichinon-Cytochrom-c-Reduktase (Komplex III)
(4) Cytochrom-Oxidase (Komplex IV)

(A) nur 1 und 2 sind richtig
(B) nur 2 und 4 sind richtig
(C) nur 1, 2 und 3 sind richtig
(D) nur 1, 3 und 4 sind richtig
(E) nur 2, 3 und 4 sind richtig

F97

11.31 An welchen Stellen des Elektronenflusses zum Sauerstoff hat die mitochondriale Atmungskette die Funktion einer Protonenpumpe?

(1) NADH-Ubichinon-Reduktase (Komplex I)
(2) Succinat-Ubichinon-Reduktase (Komplex II)
(3) Ubichinon-Cytochrom-c-Reduktase (Komplex III)
(4) Cytochrom-Oxidase (Komplex IV)

(A) nur 1 und 2 sind richtig
(B) nur 1 und 3 sind richtig
(C) nur 2 und 4 sind richtig
(D) nur 1, 3 und 4 sind richtig
(E) nur 2, 3 und 4 sind richtig

H95

11.32 Welche Aussage zur Energiekonservierung in Mitochondrien trifft **nicht** zu?

(A) NADH reduziert wegen seines negativen Redoxpotentials Ubichinon zu Ubichinol.
(B) Die Cytochromoxidase katalysiert die Reduktion von $1/2\ O_2$ zu O^{2-}.
(C) Die primäre Energiekonservierung in der Atmungskette erfolgt in Form eines Protonengradienten über der mitochondrialen Innenmembran.
(D) Entkoppler der oxidativen Phosphorylierung kehren wegen ihres hohen Reduktionspotentials die Richtung des Elektronentransports in der mitochondrialen Innenmembran um.
(E) Die mitochondriale ATP-Bildung wird durch eine protonentransportierende ATP-Synthase katalysiert.

F96

11.33 Welche Aussage trifft **nicht** zu?

Die mitochondriale protonengetriebene ATP-Synthase

(A) ist mit ihrem F_0-Teil integraler Bestandteil der inneren Mitochondrienmembran
(B) enthält im F_0-Teil einen Protonenkanal
(C) besitzt Untereinheiten, die pilzförmig in den Matrixraum der Mitochondrien hineinragen (F_1-Teil)
(D) katalysiert im F_1-Teil die Synthese von ATP aus ADP und Phosphat
(E) hydrolysiert auf der Außenseite der Mitochondrienmembran zytosolisches ATP zu ADP und Phosphat

H99

11.34 Entkoppler der oxidativen Phosphorylierung

(A) erniedrigen den Sauerstoffverbrauch
(B) führen zu erhöhter Wärmebildung
(C) hemmen den Transport von Protonen über die innere Mitochondrien-Membran
(D) erhöhen die Bildung von ATP aus ADP und Phosphat
(E) hemmen die Cytochromoxidase

H95

11.35 Welche Stoffwechselprozesse werden durch „Entkoppler" der oxidativen Phosphorylierung beschleunigt?

(1) Glykolyse
(2) Gluconeogenese
(3) Harnstoff-Synthese
(4) Fettsäure-Synthese
(5) Decarboxylierung von Pyruvat zu Acetyl-CoA

(A) nur 1 und 3 sind richtig
(B) nur 1 und 5 sind richtig
(C) nur 2 und 4 sind richtig
(D) nur 1, 3 und 5 sind richtig
(E) nur 2, 4 und 5 sind richtig

11.30 (C)   11.31 (D)   11.32 (D)   11.33 (E)   11.34 (B)   11.35 (B)

[F94]

11.36 Welche der folgenden Stoffe hemmen die Atmungskette auf der Stufe der Cytochrom-Oxidase (Komplex IV)?

(1) Barbiturate
(2) Cyanid
(3) Kohlenmonoxid
(4) Schwefelwasserstoff
(5) Antimycin A

(A) nur 1 und 2 sind richtig
(B) nur 4 und 5 sind richtig
(C) nur 1, 3 und 5 sind richtig
(D) nur 2, 3 und 4 sind richtig
(E) nur 2, 3, 4 und 5 sind richtig

[H93]

11.37 Die Giftwirkung von Cyanid beruht auf der

(A) Bildung von Cyanmethämoglobin
(B) Hemmung der Pyruvatdehydrogenase
(C) Blockierung der Glykolyse
(D) Blockierung der Cytochromoxidase
(E) Hemmung der ATP-Synthase

[H92]

11.38 Welche Zuordnung von Inhibitor und Wirkung trifft **nicht** zu?

(A) Cyanid – Hemmung der Cytochromoxidase
(B) Kohlenmonoxid – Hemmung der Cytochromoxidase
(C) 2,4-Dinitrophenol – Entkopplung der Atmungskette
(D) Oligomycin – Hemmung der RNA-Polymerase
(E) Atractylosid – Hemmung der ATP/ADP-Translokation

[H94]

11.39 An der aeroben ATP-Gewinnung aus Glucose sind folgende Vorgänge beteiligt:

(1) NADH-Bildung durch die Glycerolaldehydphosphat-Dehydrogenase
(2) Transport von NADH durch die innere Mitochondrienmembran
(3) Malat-Aspartat-Zyklus
(4) Reduktion von Cytochrom c

(A) nur 1 und 2 sind richtig
(B) nur 1, 2 und 3 sind richtig
(C) nur 1, 3 und 4 sind richtig
(D) nur 2, 3 und 4 sind richtig
(E) 1 – 4 = alle sind richtig

[F01]

11.40 Welche Aussage zu reaktiven Sauerstoffmetaboliten trifft **nicht** zu?

(A) Sie entstehen in Granulozyten unter Mitwirkung der Membran-ständigen NADPH-Oxidase.
(B) Sie sind Oxidationsprodukte des Sauerstoffs.
(C) Sie können die DNA schädigen und dadurch mutagene Effekte auslösen.
(D) Sie bewirken die Oxidation von Membranlipiden.
(E) Sie können durch eine Glutathion-abhängige Reaktion inaktiviert werden.

12 Glykogenstoffwechsel, Gluconeogenese

[F00]

12.1 Welche Aussage über den Glykogenstoffwechsel trifft **nicht** zu?

(A) Substrat der Glykogensynthase ist UDP-Glucose.
(B) Neben der Glykogensynthase wird zur Glykogensynthese auch eine Amylo-1,4→1,6-Transglykosidase benötigt.
(C) Die Phosphorylase-Kinase katalysiert die Phosphorylierung der inaktiven Glykogenphosphorylase b.
(D) Glykogen wird überwiegend phosphorolytisch unter Entstehung von Glucose-1-phosphat abgebaut.
(E) Im Muskel ist Glucose das Endprodukt des Glykogenabbaus.

11.36 (D)　11.37 (D)　11.38 (D)　11.39 (C)　11.40 (B)　12.1 (E)

H00
12.2 Welche Aussage zum Glykogenstoffwechsel trifft **nicht** zu?

(A) Die Kettenverlängerung bei der Glykogensynthese erfolgt durch 1,4-glykosidische Verknüpfung.
(B) Zur Synthese des Glykogens ist Glucose in einer aktivierten Form erforderlich.
(C) Die Glykogensynthese wird u.a. auf der Stufe der Amylo-1,4→1,6-Transglykosylase („branching enzyme") reguliert.
(D) Die Spaltung des Glykogens erfolgt überwiegend phosphorolytisch.
(E) Wegen des Fehlens von Glucose-6-phosphatase ist im Muskel das aus Glucose-1-phosphat entstehende Glucose-6-phosphat das Endprodukt des Glykogenabbaus.

F89
12.3 Bringen Sie die an der Glykogensynthese aus Glucose beteiligten Enzyme in die funktionell richtige Reihenfolge.

(1) Phosphoglucomutase
(2) UDP-Glucose-Pyrophosphorylase
(3) Glucokinase
(4) 1,4- → 1,6-Transglucosidase
(5) Glykogen-Synthase

(A) 1 3 2 4 5
(B) 1 3 2 5 4
(C) 3 1 2 4 5
(D) 3 1 2 5 4
(E) 3 1 4 2 5

H90
12.4 Der Glykogenabbau in der Muskelzelle

(1) dient der Bereitstellung von Glucose für den Gesamtorganismus, besonders für ZNS und Erythrozyten
(2) wird durch Katecholamine stimuliert
(3) wird hauptsächlich durch Glukagon stimuliert
(4) wird durch Calcium-Calmodulin stimuliert

(A) nur 4 ist richtig
(B) nur 1 und 2 sind richtig
(C) nur 2 und 4 sind richtig
(D) nur 1, 2 und 3 sind richtig
(E) nur 2, 3 und 4 sind richtig

H97
12.5 Bei der phosphorolytischen Spaltung von Glykogen wird freigesetzt:

(A) Glucose-6-phosphat
(B) Glucose-1,6-bisphosphat
(C) Glucose-1-phosphat
(D) Glucose
(E) Maltose-1-phosphat

H98
12.6 Welche Aussage trifft **nicht** zu?

Die Glykogenolyse kann gesteigert werden durch Aktivierung der

(A) Phosphorylasekinase durch Phosphorylierung
(B) Phosphorylasekinase durch Calcium
(C) Phosphorylase durch AMP
(D) Phosphorylase durch Phosphorylierung
(E) Phosphorylase durch ADP-Ribosylierung

H99
12.7 Welche Aussage zur Regulation des Glykogenstoffwechsels trifft **nicht** zu?

(A) Glucose-6-phosphat ist ein allosterischer Aktivator der dephosphorylierten Phosphorylase (Phosphorylase b).
(B) Die Aktivität der Glykogensynthase wird durch cAMP-abhängige Phosphorylierung erniedrigt.
(C) Ca^{2+}-Ionen aktivieren die dephosphorylierte Phosphorylase-Kinase.
(D) Zur Ca^{2+}-abhängigen Aktivierung benötigt die Phosphorylase-Kinase Calmodulin.
(E) AMP ist ein allosterischer Aktivator der dephosphorylierten Phosphorylase (Phosphorylase b).

12.2 (C)   12.3 (D)   12.4 (C)   12.5 (C)   12.6 (E)   12.7 (A)

12 Glykogenstoffwechsel, Gluconeogenese

[F99] [H96] [F96]

12.8 Welche Aussage zur Regulation des Glykogenstoffwechsels im Muskel trifft **nicht** zu?

(A) Die Phosphorylase-Kinase wird durch cAMP-abhängige Phosphorylierung inaktiviert.
(B) Die Aktivität der Glykogensynthase wird durch cAMP-abhängige Phosphorylierung erniedrigt.
(C) Ca^{2+}-Ionen aktivieren die dephosphorylierte Phosphorylase-Kinase.
(D) Zur Ca^{2+}-abhängigen Aktivierung benötigt die Phosphorylase-Kinase Calmodulin.
(E) AMP ist ein allosterischer Aktivator der dephosphorylierten Phosphorylase (Phosphorylase b).

[F98] [H90]

12.9 Welche Aussagen zum Glykogenstoffwechsel treffen zu?

(1) Die Glykogensynthese benötigt außer der Glykogensynthase auch das Enzym Amylo-1,4 → 1,6-Transglykosylase („branching enzyme").
(2) Ein Defekt (Mangel) an Glucose-6-phosphatase in der Leber führt zu vermehrter Glykogenspeicherung.
(3) Unmittelbares Produkt des Glykogenabbaus ist Glucose-1-phosphat.
(4) Glucagon stimuliert den Abbau des Muskelglykogens.

(A) nur 4 ist richtig
(B) nur 1 und 3 sind richtig
(C) nur 2 und 4 sind richtig
(D) nur 1, 2 und 3 sind richtig
(E) 1 – 4 = alle sind richtig

[F98]

12.10 Welche Aussage trifft **nicht** zu?

Wenn Kohlenhydrate in der Nahrung fehlen, kann der Organismus Glucose bilden aus

(A) Glyerinphosphat
(B) Palmitinsäure
(C) Lactat
(D) Alanin
(E) Glykogen

[F98]

12.11 Welches der folgenden Enzyme katalysiert **nicht** eine Reaktion der Gluconeogenese?

(A) Pyruvat-Carboxylase
(B) Phosphoenolpyruvat-Carboxykinase
(C) Phosphofructokinase
(D) Fructose-1,6-bisphosphatase
(E) Glucose-6-phosphatase

[H98] [H95]

12.12 Welche Aussage zur Gluconeogenese aus Lactat trifft **nicht** zu?

(A) Oxalacetat ist ein Zwischenprodukt.
(B) Pro mol Glucose verbraucht sie mehr ATP, als in der anaeroben Glykolyse gewonnen wird.
(C) Sie ist in drei subzellulären Kompartimenten lokalisiert.
(D) Schrittmacherenzyme werden durch Insulin induziert.
(E) Sie wird durch Fructose-2,6-bisphosphat gehemmt.

[H00]

12.13 Welche Aussage zur Gluconeogenese trifft **nicht** zu?

(A) Sie kann freie Fettsäuren als Substrat verwerten.
(B) Sie verbraucht ATP.
(C) Sie verbraucht GTP.
(D) Sie wird durch Cortisol stimuliert.
(E) Sie ist bei Insulinmangel gesteigert.

12.8 (A)   12.9 (D)   12.10 (B)   12.11 (C)   12.12 (D)   12.13 (A)

12 Glykogenstoffwechsel, Gluconeogenese

H91 H85

12.14 Alanin kann im Stoffwechsel in Glucose-6-phosphat umgewandelt werden.

Dieser Prozess

(1) kennzeichnet Alanin als glucoplastische Aminosäure
(2) wird als Gluconeogenese bezeichnet
(3) führt im ersten Schritt zur Bildung von Pyruvat
(4) setzt die oxidative Decarboxylierung von Alanin voraus

(A) nur 3 ist richtig
(B) nur 1 und 2 sind richtig
(C) nur 2 und 4 sind richtig
(D) nur 1, 2 und 3 sind richtig
(E) 1 – 4 = alle sind richtig

F99

12.15 Welcher der in der Skizze durch die Buchstaben (A)–(E) gekennzeichneten Stoffwechselwege trifft **nicht** zu?

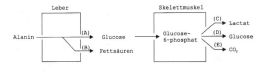

F96

12.16 Welche der angegebenen Stoffwechselwege bzw. Reaktionen sind direkt reversibel?

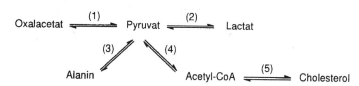

(A) nur 1 und 2 sind richtig
(B) nur 1 und 4 sind richtig
(C) nur 2 und 3 sind richtig
(D) nur 1, 2 und 5 sind richtig
(E) nur 2, 3 und 5 sind richtig

H94

12.17 Die folgenden Glykolyse-Reaktionen sind umkehrbar, so dass die vermittelnden Enzyme auch Teilreaktionen der Gluconeogenese aus Lactat katalysieren können:

(1) Glucose → Glucose-6-phosphat
(2) Glucose-6-phosphat → Fructose-6-phosphat
(3) Glycerolaldehyd-3-phosphat → 1,3-Bisphosphoglycerat
(4) 1,3 Bisphosphoglycerat → 3-Phosphoglycerat
(5) Phosphoenolpyruvat → Pyruvat

(A) nur 1 und 3 sind richtig
(B) nur 2 und 5 sind richtig
(C) nur 1, 3 und 5 sind richtig
(D) nur 2, 3 und 4 sind richtig
(E) nur 1, 2, 4 und 5 sind richtig

F97

12.18 Welche Aussage trifft **nicht** zu?

Eine Steigerung der hepatischen Gluconeogenese kann ausgelöst werden durch:

(A) Nahrungsentzug
(B) Glucagon
(C) Adrenalin
(D) Insulin
(E) Cortisol

12.19 Welche Aussage zur Pyruvat-Carboxylase trifft **nicht** zu?

(A) Sie katalysiert in den Mitochondrien die Bildung von Oxalacetat.
(B) Sie enthält als prosthetische Gruppe Biotin.
(C) Sie wird als interkonvertierbares Enzym durch Dephosphorylierung aktiviert.
(D) Sie ist durch Glucocorticoide induzierbar.
(E) Sie wird durch Acetyl-CoA allosterisch aktiviert.

Fragen aus Examen Herbst 2001

12.20 Welche Aussage zur Kompartimentierung der Gluconeogenese trifft zu?

(A) Pyruvatcarboxylase ist ein zytosolisches Enzym.
(B) Fructose-1,6-bisphosphatase ist ein mitochondriales Enzym.
(C) Glucose-6-phosphatase ist ein Enzym des glatten endoplasmatischen Retikulums.
(D) Oxalacetat wird durch einen spezifischen Carrier aus der Mitochondrien-Matrix ins Zytosol transportiert.
(E) Phosphoenolpyruvat-Carboxykinase wird durch mitochondriale Phosphorylierung inaktiviert.

12.21 Welche Aussage zur Regulation der Enzyme des Glykogenabbaus trifft **nicht** zu?

(A) Glykogenphosphorylase wird durch AMP aktiviert.
(B) Glykogenphosphorylase wird durch Insulin aktiviert.
(C) Glykogenphosphorylase wird durch Phosphorylierung aktiviert.
(D) Phosphorylasekinase wird durch Phosphorylierung aktiviert.
(E) Phosphorylasekinase wird durch Ca^{2+}-Calmodulin aktiviert.

13 Biosynthese der Fettsäuren, Lipogenese

13.1 Welche Aussage zum Fettgewebe trifft **nicht** zu?

(A) Eine Neusynthese von Fettsäuren aus Kohlenhydraten ist möglich.
(B) Das für die Triacylglycerin-Synthese benötigte Glycerin-3-phosphat wird überwiegend durch Reduktion eines Zwischenprodukts der Glykolyse gebildet.
(C) Die Synthese von Triacylglycerinen wird durch Insulin gefördert.
(D) Triacylglycerine können durch Rezeptor-abhängige Pinozytose aufgenommen und gespeichert werden.
(E) Die Lipolyse kann durch Glukagon und Adrenalin stimuliert werden.

13.2 Welche Aussagen zur Wechselbeziehung zwischen Lipid- und Kohlenhydratstoffwechsel treffen zu?

(1) Eine kohlenhydratreiche Kost führt zu gesteigerter Synthese von Triacylglycerinen.
(2) Nach einer kohlenhyratreichen Kost kommt es zu einem Absinken der Lipolyse.
(3) Beim Abbau geradzahliger Fettsäuren kommt es zur vermehrten Bildung von Glycerinaldehydphosphat.
(4) Beim gesteigerten Abbau von Triacylglycerinen kommt es zu einer gesteigerten Gluconeogenese in der Leber.

(A) nur 1 und 3 sind richtig
(B) nur 1, 2 und 4 sind richtig
(C) nur 1, 3 und 4 sind richtig
(D) nur 2, 3 und 4 sind richtig
(E) 1–4 = alle sind richtig

12.19 (C)   12.20 (C)   12.21 (B)   13.1 (D)   13.2 (B)

F95

13.3 Welche Aussage zur Umwandlung von Glucose in Fettsäuren trifft **nicht** zu?

(A) Sie findet vorwiegend in Leber und Fettgewebe statt.
(B) Sie findet auch in der laktierenden Mamma statt.
(C) Sie wird durch Glukagon stimuliert.
(D) Sie erfordert die glykolytische Umwandlung von Glucose in Pyruvat.
(E) Der Transport von Citrat über die Mitochondrienmembran ist daran beteiligt.

H00

13.4 An der Substratbereitstellung für die Fettsäurebiosynthese aus Glucose ist **nicht** beteiligt:

(A) Pyruvatdehydrogenase
(B) ATP-Citrat-Lyase
(C) PEP-Carboxykinase
(D) Aceteyl-CoA-Carboxylase
(E) Citratsynthase

F01 F99

13.5 Welche Aussage über die Fettsäuresynthese trifft **nicht** zu?

(A) Der Fettsäure-Synthase-Komplex ist im Zytosol lokalisiert.
(B) Bei Synthesebeginn wird nach der Übertragung eines Acetylrestes von der zentralen auf die periphere SH-Gruppe ein Malonylrest an die zentrale SH-Gruppe der Fettsäure-Synthase gebunden.
(C) Der am Enzym als Thioester gebundene β-Ketoacylrest wird durch NADPH zum β-Hydroxyacylrest hydriert.
(D) Durch Wasserabspaltung aus dem β-Hydroxyacylrest entsteht ein α,β-Dehydroacylrest.
(E) Der am Fettsäure-Synthase-Komplex gebildete Acylrest wird auf Carnitin übertragen.

F00

13.6 Welche Aussage zur Fettsäure-Biosynthese trifft **nicht** zu?

(A) Sie ist im Zytosol lokalisiert.
(B) Acetyl-CoA wird zunächst zu Malonyl-CoA carboxyliert.
(C) Die wachsende Kohlenstoffkette der Fettsäure ist ständig kovalent an die Fettsäure-Synthase gebunden.
(D) Endprodukt ist vor allem Palmitat.
(E) Reduktionsäquivalente werden in Form von NADH benötigt.

H99

13.7 Welche Aussage über die Fettsäuresynthese trifft **nicht** zu?

(A) Zur Synthese von 1 Molekül Palmitinsäure werden 1 Acetyl-CoA und 7 Malonyl-CoA benötigt.
(B) Das für die Fettsäuresynthese benötigte NADPH kann unter anderem aus der Umwandlung von Malat in Pyruvat und CO_2 stammen.
(C) Das für die Fettsäuresynthese benötigte $FMNH_2$ wird vorzugsweise durch die zytosolische Malat-Dehydrogenase erzeugt.
(D) Die Acetyl-CoA-Carboxylase wird durch Acyl-CoA-Verbindungen und durch Citrat gegensinnig reguliert.
(E) Am Fettsäure-Synthase-Komplex werden fast ausschließlich Palmityl- und Stearyl-CoA gebildet.

H96

13.8 Welche Aussage trifft **nicht** zu?

Die Fettsäuresynthase

(A) enthält Phosphopantethein
(B) benötigt Malonyl-CoA als Substrat der Kettenverlängerung
(C) benötigt NADPH als Reduktionsmittel
(D) befindet sich im zytosolischen Raum
(E) wird durch cAMP-abhängige Phosphorylierung gehemmt

13.3 (C)   13.4 (C)   13.5 (E)   13.6 (E)   13.7 (C)   13.8 (E)

13 Biosynthese der Fettsäuren, Lipogenese

13.9 Welche Aussagen zur folgenden Reaktion treffen zu?

Linoleyl-CoA + NADPH + H$^+$ + O$_2$ ⇌ Linolenyl-CoA + NADP$^+$ + 2H$_2$O

(1) Sie wird durch eine Monooxygenase katalysiert.
(2) Sie ist im endoplasmatischen Retikulum lokalisiert.
(3) Ein Folgeprodukt ist die Arachidonsäure.
(4) Der Reaktionsverlauf kann in der Küvette durch Messung von ΔE bei 366 nm verfolgt werden.

(A) nur 1 und 3 sind richtig
(B) nur 2 und 4 sind richtig
(C) nur 1, 2 und 4 sind richtig
(D) nur 2, 3 und 4 sind richtig
(E) 1 – 4 = alle sind richtig

13.10 An der Biosynthese von cis-Δ^9-Octadecensäure (Ölsäure, 18 C-Atome) ist **nicht** beteiligt:

(A) Propionyl-CoA
(B) Malonyl-CoA
(C) Fettsäuresynthase
(D) Desaturase
(E) Cytochrom b$_5$

13.11 Welche Aussage zur Fettsäure-Biosynthese trifft **nicht** zu?

(A) Das für die Synthese benötigte Acetyl-CoA entsteht überwiegend in der von ATP-Citratlyase katalysierten Spaltung von Citrat.
(B) Die Enzyme der Fettsäure-Synthase bilden einen Multienzymkomplex im Zytosol.
(C) Als Coenzyme werden FADH$_2$ und NADH benötigt.
(D) Die wachsende C-Kette einer Fettsäure ist kovalent als Thioester an die Fettsäure-Synthase gebunden.
(E) Endprodukt der Fettsäure-Synthase-Reaktion ist überwiegend Palmitinsäure.

13.12 Welche Aussage zum Glycerin-3-phosphat trifft **nicht** zu?

(A) Es kann aus Glycerin mit Hilfe von Glycerinkinase gebildet werden.
(B) Es ist ein Zwischenprodukt der Glykolyse.
(C) Es kann aus Dihydroxyacetonphosphat mit Hilfe von Glycerin-3-phosphat-Dehydrogenase gebildet werden.
(D) Es ist ein Ausgangsstoff für die Synthese von Phosphatidsäure.
(E) Es ist eine Transportsubstanz für Wasserstoff in die Mitochondrien des Muskels.

13.13 Welche Aussage trifft **nicht** zu?

Für die Veresterung von Fettsäuren wird Glycerinphosphat benötigt, an dessen Bereitstellung im Fettgewebe folgende Enzyme beteiligt sind:

(A) Hexokinase
(B) Glycerinkinase
(C) Phosphofructokinase
(D) Aldolase
(E) Glycerinphosphat-Dehydrogenase

13.14 Welche Aussage trifft **nicht** zu?

Bei der Biosynthese von Triacylglycerinen

(A) wird intermediär Phosphatidsäure gebildet
(B) muss freies Glycerin zur Verfügung gestellt werden
(C) müssen freie Fettsäuren in einer ATP- und CoA-abhängigen Reaktion in Acyl-CoA-Derivate überführt werden
(D) können Nahrungsfettsäuren verwendet werden
(E) wird intermediär ein α, β-Diacylglycerin gebildet

13.9 (E)   13.10 (A)   13.11 (C)   13.12 (B)   13.13 (B)   13.14 (B)

13 Biosynthese der Fettsäuren, Lipogenese

[H97]
13.15 Inhibitoren der HMG-CoA-Reduktase hemmen die Synthese von

(1) Acetacetat
(2) Mevalonsäure
(3) Cholesterol
(4) Dolichol

(A) nur 1 und 2 sind richtig
(B) nur 3 und 4 sind richtig
(C) nur 1, 3 und 4 sind richtig
(D) nur 2, 3 und 4 sind richtig
(E) 1–4 = alle sind richtig

[F95]
13.16 Welche Verbindungen sind Zwischenprodukte der Biosynthese von Cholesterol aus Acetyl-CoA?

(1) Desoxycholat
(2) Mevalonat
(3) Hydroxybutyrat
(4) 3-Hydroxy-3-methyl-glutaryl-CoA

(A) nur 2 ist richtig
(B) nur 1 und 4 sind richtig
(C) nur 2 und 4 sind richtig
(D) nur 1, 2 und 3 sind richtig
(E) nur 1, 3 und 4 sind richtig

[F96]
13.17 Welche Aussage zur HMG-CoA-Reduktase trifft zu?

(A) Sie kann mit nahezu gleicher Affinität NADH oder NADPH als Coenzym verwenden.
(B) Sie ist vorwiegend an der äußeren Mitochondrienmembran lokalisiert.
(C) Sie hat eine Halbwertszeit von mehreren Tagen.
(D) Ihre Aktivität fällt im Hungerzustand stark ab.
(E) Sie kommt nur in Leber und Niere vor.

[F99]
13.18 Welche Aussage zum Cholesterol bzw. zum Cholesterolstoffwechsel trifft **nicht** zu?

(A) Cholesterol wird aus Isoprenbausteinen synthetisiert.
(B) Cholesterol enthält eine OH-Gruppe.
(C) Cholesterol wird vorwiegend in VLDL transportiert.
(D) Cholesterol ist Bestandteil der Erythrozytenmembran.
(E) Gallensäuren sind Lösungsvermittler des Cholesterols in der Galle.

[F01]
13.19 Chylomikronen

(A) transportieren freie Fettsäuren im Blut
(B) werden durch eine Lipoproteinlipase abgebaut
(C) können mit Hilfe der Lecithin-Cholesterol-Acyltransferase (LCAT) Cholesterol aus extrahepatischen Geweben in die Leber transportieren
(D) sind die wichtigste Transportform von in der Leber gebildeten Triacylglycerinen
(E) werden im Blut aus VLDL gebildet

[H00]
13.20 Welche Aussage zu Chylomikronen trifft **nicht** zu?

(A) Sie treten nach fettreicher Mahlzeit in erhöhter Menge im Blut auf.
(B) Sie wandern in der Elektrophorese in der β_2-Fraktion.
(C) Sie enthalten das Apolipoprotein B_{48} als charakteristisches Strukturelement.
(D) Ihr Cholesterol-Anteil ist niedriger als der anderer Lipoproteine.
(E) Sie werden durch Lipoprotein-Lipase zu Remnants abgebaut.

13.15 (D) 13.16 (C) 13.17 (D) 13.18 (C) 13.19 (B) 13.20 (B)

[H98]

13.21 Welche Aussage trifft **nicht** zu?

Chylomikronen

(A) werden in den Mukosazellen des Darms gebildet
(B) sind die Lipoproteine mit der geringsten Dichte
(C) bestehen zu mehr als 80% aus Triacylglycerinen
(D) enthalten Apolipoprotein B_{100}
(E) werden zu den Triacylglycerin-ärmeren Remnants abgebaut

[F97]

13.22 Chylomikronen

(1) enthalten weniger Cholesterol als andere Lipoproteine
(2) wandern in der Elektrophorese in der β_2-Fraktion
(3) enthalten Substrate der Lipoprotein-Lipase
(4) treten nach fettreicher Mahlzeit in erhöhter Menge im Blut auf.

(A) nur 1 und 2 sind richtig
(B) nur 1, 2 und 4 sind richtig
(C) nur 1, 3 und 4 sind richtig
(D) nur 2, 3 und 4 sind richtig
(E) 1–4 = alle sind richtig

[F94]

13.23 Welche Aussagen zu Chylomikronen treffen zu?

(1) Sie gehören zu den Lipoproteinen mit sehr hohem Lipid-Protein-Verhältnis.
(2) Weniger als 10% der Lipide sind Cholesterol bzw. Cholesterolester.
(3) Sie werden in den Lysosomen der Fettzellen abgebaut.
(4) Die in ihnen enthaltenen Neutralfette werden durch Lipoproteinlipase gespalten.

(A) nur 1 und 2 sind richtig
(B) nur 1 und 4 sind richtig
(C) nur 1, 2 und 3 sind richtig
(D) nur 1, 2 und 4 sind richtig
(E) nur 2, 3 und 4 sind richtig

[F93]

13.24 Für die Chylomikronen gilt **nicht**:

(A) Sie transportieren Lipide in der Darmlymphe.
(B) Sie enthalten Apolipoproteine.
(C) Sie enthalten Phospholipide.
(D) Sie bestehen zu weniger als 50% aus Triacylglycerolen.
(E) Sie werden durch Lipoproteinlipase abgebaut.

[H96]

13.25 Welche Aussage zur Resorption und zum Transport von Lipiden sind richtig?

(1) Die Leber gibt bei der Liponeogenese unveresterte Fettsäuren an das Blut ab.
(2) Die Darmmukosa gibt die resorbierten Lipide als Chylomikronen über die Lymphbahn in das Blut ab.
(3) Anhaltend hohe Konzentration von HDL (α-Lipoproteine) im Blut führt häufig zur Ablagerung von Cholesterol an den Gefäßwänden.
(4) Triacylglycerine werden vom Darmepithel erst nach Spaltung in Fettsäuren und β-Monoacylglycerin bzw. Glycerin resorbiert.

(A) nur 4 ist richtig
(B) nur 1 und 3 sind richtig
(C) nur 2 und 4 sind richtig
(D) nur 1, 2 und 3 sind richtig
(E) 1–4 = alle sind richtig

[F93]

13.26 Welche Aussage über Lipoproteine trifft **nicht** zu?

(A) LDL-Lipoproteine entstehen beim Abbau von VLDL-Lipoproteinen.
(B) Der Ligand für den LDL-Rezeptor ist das Apolipoprotein B_{100}.
(C) Lipoproteinlipase benötigt als Aktivator Apolipoprotein C.
(D) Die Lecithin-Cholesterol-Acyltransferase wird durch Apolipoprotein A aktiviert.
(E) HDL-Lipoproteine transportieren mit der Nahrung aufgenommenes Cholesterol und sind daher an der Entstehung der Arteriosklerose beteiligt.

13.21 (D)   13.22 (C)   13.23 (D)   13.24 (D)   13.25 (C)   13.26 (E)

13 Biosynthese der Fettsäuren, Lipogenese

[F96]

13.27 Für den Transport von Triglyceriden von der Dünndarmmukosa in das systemische Blut hat welcher Lipoproteintyp die größte Bedeutung?

(A) Chylomikronen
(B) Sphingomyelin
(C) VLDL (very low density lipoproteins)
(D) LDL (low density lipoproteins)
(E) HDL (high density lipoproteins)

[F00]

13.28 Welche Aussage zu High Density Lipoproteinen (HDL) trifft **nicht** zu?

(A) HDL verdanken ihre Dichte ihrem hohen Albumingehalt.
(B) HDL binden die Lecithin-Cholesterol-Acyltransferase (LCAT).
(C) HDL transportieren Cholesterol von extrahepatischen Geweben zur Leber.
(D) HDL geben Lysophosphatidylcholin ab.
(E) HDL entstehen als diskoidale Vorstufen in der Leber und der intestinalen Mukosa.

[H00]

13.29 Welche Aussage zur Lecithin-Cholesterol-Acyltransferase (LCAT) trifft **nicht** zu?

(A) LCAT ist ein Sekretenzym der Leber.
(B) LCAT verkleinert die Oberfläche des HDL-Komplexes, sodass weniger Cholesterol eingelagert werden kann.
(C) LCAT ist mit dem HDL-Komplex (high density lipoprotein) assoziiert.
(D) LCAT verringert im HDL-Komplex den Gehalt an Phosphoglyceriden.
(E) LCAT wird durch Apolipoprotein A_1 aktiviert.

[F98] [F90]

13.30 Welche der folgenden Feststellungen über den Lipoprotein-Stoffwechsel trifft **nicht** zu?

(A) Chylomikronen werden durch die intestinalen Mukosazellen synthetisiert und sind besonders reich an Triacylglycerolen.
(B) Lipoproteinlipase wird durch ein Apolipoprotein des VLDL-Komplexes aktiviert.
(C) Lipoproteinlipase wird durch eine cAMP-abhängige Proteinkinase phosphoryliert und dadurch inaktiviert.
(D) LDL (low density lipoproteins, β-Lipoproteine) werden durch einen Rezeptor-vermittelten Mechanismus in Zellen aufgenommen.
(E) LDL entstehen beim Abbau von VLDL (very low density lipoproteins, prä-β-Lipoproteine).

[F98]

13.31 Welche Aussage trifft **nicht** zu?

Apoproteine der Lipoproteine erfüllen folgende Funktionen bzw. sind daran beteiligt:

(A) Bindung von LDL an membranständige Rezeptoren
(B) Aktivierung der Lipoproteinlipase
(C) Aktivierung der Lecithin-Cholesterol-Acyltransferase (LCAT)
(D) Aufnahme von Chylomikronen in die Fettgewebszelle
(E) Transport von Lipiden im Blutplasma

[H99]

13.32 Welche Aussage zu Apolipoproteinen trifft **nicht** zu?

Apolipoprotein

(A) AI aktiviert die LCAT
(B) AII hemmt die Lipoproteinlipase
(C) B_{48} ist ein charakteristisches Strukturelement der Chylomikronen
(D) B_{100} ist ein Ligand des LDL-Rezeptors
(E) CII aktiviert die Lipoproteinlipase

13.27 (A)   13.28 (A)   13.29 (B)   13.30 (C)   13.31 (D)   13.32 (B)

> H99

13.33 Welche Aussage trifft **nicht** zu?

Low Density Lipoproteine (LDL)

(A) entstehen aus VLDL nach deren Abbau durch Lipoproteinlipase
(B) werden durch spezifische Membranrezeptoren (LDL-Rezeptoren) gebunden
(C) werden endozytiert
(D) transportieren Cholesterolester zur Leber
(E) werden in sekundären Lysosomen abgebaut

Fragen aus Examen Herbst 2001

> H01 H99

13.34 Welche Aussage zu Low Density Lipoproteinen (LDL) trifft **nicht** zu?

(A) Apolipoprotein B_{100} ist die Hauptproteinkomponente der LDL.
(B) Katalysiert durch Lecithin-Cholesterin-Acyltransferase (LCAT) wird in den LDL der größte Teil des Cholesterins verestert.
(C) LDL werden über Apolipoprotein-Rezeptoren von peripheren Zellen erkannt und aufgenommen.
(D) Die Freisetzung von Cholesterin aus den LDL erfolgt intrazellulär durch lysosomale Hydrolyse.
(E) Cholesterin aus den LDL hemmt in peripheren Geweben die HMG-CoA-Reduktase.

> H01

13.35 Welche Aussage zu Very Low Density Lipoproteinen (VLDL) trifft **nicht** zu?

(A) VLDL werden hauptsächlich in der Leber synthetisiert.
(B) VLDL enthalten das Apolipoprotein B_{100}.
(C) VLDL werden vom Fettgewebe durch Endozytose aufgenommen.
(D) VLDL aktivieren die Lipoproteinlipase mit Hilfe des Apolipoproteins CII.
(E) VLDL werden am Kapillarendothel zu IDL (Intermediate Density Lipoproteine) abgebaut.

> H01

13.36 Welche Aussage zur Biosynthese und zum Stoffwechsel von Cholesterin trifft **nicht** zu?

(A) Für die Synthese von Isopentenyl-pyrophosphat aus Mevalonat wird ATP benötigt.
(B) Schrittmacherenzym der Cholesterinbiosynthese ist die HMG-CoA-Reduktase.
(C) Die Cholesterinbiosynthese wird durch Chenodesoxycholsäure gehemmt.
(D) Cholesterin kann mit Fettsäureresten aus Phosphatidylcholin verestert werden.
(E) Cholesterin wird als Glucuronid ausgeschieden.

14 Mineral- und Elektrolythaushalt

> H91

14.1 Welches der genannten Organe hat den geringsten Wassergehalt pro Gramm Gewebe?

(A) Lunge
(B) Leber
(C) Skelettmuskel
(D) Gehirn
(E) Fettgewebe

> F89

14.2 Welche der aufgeführten Puffer können in vivo bei physiologischem pH-Wert von 7,4 als „offene" Puffer fungieren?

(1) Hydrogenphosphat/Dihydrogenphosphat
(2) Ammoniak/Ammonium
(3) Carbonat/Hydrogencarbonat
(4) Hydrogencarbonat/Kohlendioxid

(A) nur 4 ist richtig
(B) nur 1 und 3 sind richtig
(C) nur 2 und 4 sind richtig
(D) nur 1, 2 und 3 sind richtig
(E) 1 – 4 = alle sind richtig

13.33 (D)   13.34 (B)   13.35 (C)   13.36 (E)   14.1 (E)   14.2 (A)

14 Mineral- und Elektrolythaushalt

[H91]

14.3 Welche Stoffwechselprozesse können unter pathologischen Bedingungen die Entstehung einer metabolischen Azidose fördern?

(1) Glykolyse
(2) Gluconeogenese aus Lactat
(3) Glykogenolyse zu Glucose
(4) Bicarbonat-Produktion im Pankreas

(A) nur 1 und 3 sind richtig
(B) nur 1 und 4 sind richtig
(C) nur 2 und 3 sind richtig
(D) nur 2 und 4 sind richtig
(E) nur 1, 3 und 4 sind richtig

[F92]

14.4 Welche Aussage zur metabolischen Alkalose trifft zu?

(A) Die Harnstoffbiosynthese wird gedrosselt.
(B) Ammoniumionen werden durch Bildung von Glutamin vermehrt fixiert.
(C) Sie kann durch starkes Erbrechen entstehen.
(D) Die OH$^-$-Ausscheidung durch die Niere ist erhöht.
(E) Sie kann durch Aldosteronmangel entstehen.

[F92]

14.5 Bei einer respiratorischen Azidose mit partieller renaler Kompensation findet man im arteriellen Plasma:

(1) aktuelle Bikarbonatkonzentration erhöht
(2) positiver Basenüberschuß (Base excess)
(3) Standard-Bikarbonatkonzentration normal
(4) CO_2-Partialdruck erhöht

(A) nur 4 ist richtig
(B) nur 1 und 3 sind richtig
(C) nur 1, 2 und 4 sind richtig
(D) nur 2, 3 und 4 sind richtig
(E) 1–4 = alle sind richtig

[H92]

14.6 Die Plasma-K$^+$-Konzentration ist erhöht bei

(1) metabolischer Azidose
(2) schwerer körperlicher Arbeit
(3) primärem Hyperaldosteronismus
(4) gesteigerter Insulinsekretion

(A) nur 1 ist richtig
(B) nur 1 und 2 sind richtig
(C) nur 2 und 3 sind richtig
(D) nur 1, 2 und 3 sind richtig
(E) 1–4 = alle sind richtig

[F83]

14.7 Anorganisches Phosphat ist Substrat bei folgenden Reaktionen des Zellstoffwechsels:

(1) Abbau von Glykogen
(2) Bildung von Phosphoenolpyruvat in der Gluconeogenese
(3) Bildung von Succinat im Citratzyklus
(4) Bildung von 1,3-Bisphosphoglycerat in der Glykolyse

(A) nur 1 und 2 sind richtig
(B) nur 1, 2 und 3 sind richtig
(C) nur 1, 3 und 4 sind richtig
(D) nur 2, 3 und 4 sind richtig
(E) 1–4 = alle sind richtig

[F98] [H88] [H85]

14.8 Welche Aussage zum Mg^{2+} trifft **nicht** zu?

(A) In ATP-abhängigen Reaktionen dient ein ATP-Mg^{2+}-Komplex als Substrat.
(B) Mg^{2+} wird für die Assoziation ribosomaler Untereinheiten benötigt.
(C) Im Intrazellularraum ist die Mg^{2+}-Konzentration höher als im Plasma.
(D) Eine wichtige Mg^{2+}-Quelle ist Chlorophyll.
(E) Insulin wird als Mg^{2+}-Komplex gespeichert.

14 Mineral- und Elektrolythaushalt

F92

14.9 Welche Aussage trifft **nicht** zu?

Ca^{2+} ist

(A) Signalsubstanz bei der Muskelkontraktion
(B) Gegenion intrazellulärer Phosphatgruppen
(C) im Komplex mit Calmodulin Modulator von Hormonwirkungen
(D) Komponente des Blutgerinnungssystems
(E) Stimulator der Glykogenolyse im Muskel

H95

14.10 Das Verhältnis von zytosolischer zu extrazellulärer Konzentration freier Ca^{2+}-Ionen beträgt bei einer nicht-erregten Zelle gewöhnlich etwa

(A) über 1000
(B) 10
(C) 1
(D) 0,1
(E) unter 0,001

H98

14.11 Welche Aussage trifft **nicht** zu?

Zu einer Erhöhung der zytosolischen Calciumkonzentration führen:

(A) Öffnung von Spannungs-regulierten Calciumkanälen der Plasmamembran
(B) Öffnung von Liganden-regulierten Calciumkanälen der Plasmamembran
(C) Öffnung von Liganden-regulierten Calciumkanälen des endoplasmatischen Retikulums
(D) Hemmung des Ca^{2+}/Na^+-Antiports der Plasmamembran
(E) Stimulierung von Ca^{2+}-ATPasen in der Plasmamembran

H94

14.12 Welche Aussagen zum Calcium-Stoffwechsel treffen zu?

(1) 1,25-Dihydroxycholecalciferol induziert im Dünndarm die Biosynthese eines Ca^{2+}-Bindungsproteins.
(2) Parathormon hemmt in der Niere die Ca^{2+}-Ausscheidung.
(3) 1,25-Dihydroxycholecalciferol wirkt über einen intrazellulären Rezeptor.

(A) nur 1 ist richtig
(B) nur 2 ist richtig
(C) nur 1 und 2 sind richtig
(D) nur 2 und 3 sind richtig
(E) 1 – 3 = alle sind richtig

H95

14.13 In welcher Verbindung ist das Eisen dreiwertig?

(A) oxygeniertes Hämoglobin
(B) desoxygeniertes Hämoglobin
(C) Carbaminohämoglobin
(D) Carboxyhämoglobin (CO-Hb)
(E) Methämoglobin

F98

14.14 Die Resorption von Eisen

(1) wird durch Vitamin C gefördert
(2) wird durch Phosphat gehemmt
(3) ist vom Intrinsic factor abhängig
(4) wird von Ferritin katalysiert

(A) nur 1 und 2 sind richtig
(B) nur 2 und 4 sind richtig
(C) nur 3 und 4 sind richtig
(D) nur 1, 2 und 3 sind richtig
(E) 1 – 4 = alle sind richtig

H95

14.15 In welcher Form werden Eisen-Ionen im Blut transportiert?

(A) als freies Ion im Plasma
(B) proteingebunden an Ferritin
(C) proteingebunden an Transferrin
(D) proteingebunden an Hämosiderin
(E) proteingebunden an Cäruloplasmin

14.9 (B)   14.10 (E)   14.11 (E)   14.12 (E)   14.13 (E)   14.14 (A)   14.15 (C)

14.16 Ferritin

(A) ist bei Eisenmangel im Plasma erhöht
(B) besteht aus Untereinheiten, welche je ein Eisenatom aufnehmen können
(C) bindet über Plasmamembranrezeptoren an Hämoglobin-synthetisierende Zellen
(D) kommt in Zellen des Leberparenchyms und des Knochenmarks vor
(E) ist ungeeignet als Indikator für den Körpereisenbestand

14.17 Im gesunden Körper sind etwa zwei Drittel des Eisenbestandes enthalten in

(A) Ferritin
(B) Transferrin
(C) Hämoglobin
(D) Hämosiderin
(E) Myoglobin

14.18 Welche Aussage trifft **nicht** zu?

Eisen wird

(A) im Duodenum resorbiert
(B) an Plasmatransferrin gebunden
(C) von den Zielzellen durch Rezeptor-vermittelte Endozytose aufgenommen
(D) als Ferritin gespeichert
(E) über die Galle ausgeschieden

14.19 Welche Aussage über den Eisenstoffwechsel trifft **nicht** zu?

(A) Ferritin und Hämosiderin enthalten beim Menschen den Hauptteil des Gesamteisens.
(B) Der Eisenbestand des Erwachsenen beträgt 3–5 g.
(C) Die totale Eisenbindungskapazität ist die Summe des Plasmaeisens und des nichteisengesättigten Transferrins.
(D) Eisenmangel kann zu einer hypochromen Anämie führen.
(E) Die Eisenaufnahme aus dem Blut erfolgt über spezifische Transferrinrezeptoren.

14.20 Ferritin

(A) ist bei Eisenmangel im Plasma erhöht
(B) besteht aus Untereinheiten, welche je ein Eisenatom aufnehmen können
(C) bindet über Plasmamembranrezeptoren an Hämoglobin-synthetisierende Zellen
(D) kommt in Zellen des Leberparenchyms und des Knochenmarks vor
(E) ist ungeeignet als Indikator für den Körpereisenbestand

14.21 Welche Aussage trifft **nicht** zu?

Transferrin

(A) ist ein Sekretprotein der Leber
(B) ist ein Glykoprotein aus der Fraktion der β-Globuline
(C) bindet Eisen in zweiwertiger Form
(D) wird zusammen mit dem Transferrinrezeptor von der Zelle durch Endozytose aufgenommen
(E) ist beim Erwachsenen normalerweise zu etwa 30% mit Eisen beladen

14.22 Welches der folgenden Proteine ist ein Kupfer-haltiges Enzym?

(A) Superoxid-Dismutase
(B) Glutathion-Peroxidase
(C) Succinat-Ubichinon-Reduktase
(D) Ubichinon-Cytochrom-c-Reduktase
(E) Cytochrom P_{450}

14.23 Welche Aussage trifft **nicht** zu?

Kupfer

(A) wird im Blut an Albumin gebunden transportiert
(B) wird vor allem mit der Galle ausgeschieden
(C) wird bei manifestem Morbus Wilson (hepatolentikulärer Degeneration) vermehrt über die Nieren ausgeschieden
(D) ist Bestandteil der Superoxid-Dismutase
(E) ist Bestandteil des Cytochrom c

14.16 (D)   14.17 (C)   14.18 (E)   14.19 (A)   14.20 (D)   14.21 (C)   14.22 (A)   14.23 (E)

14 Mineral- und Elektrolythaushalt

[H99]

14.24 Kupferhaltige Enzyme gehören zur Klasse der

(A) Transferasen
(B) Isomerasen
(C) Oxidoreduktasen
(D) Lyasen
(E) Hydrolasen

[H99]

14.25 Welche Aussage zum Zink trifft **nicht** zu?

(A) Zink-haltige Proteine bilden Zn^{2+}-Komplexe mit Valin- und Leucinresten.
(B) An den Zn^{2+}-Komplex in der Carboanhydrase lagert sich ein Hydroxyl-Ion als weiterer Ligand an.
(C) Die DNA-bindende Domäne von intrazellulären Hormonrezeptoren enthält Zn^{2+}-Komplexe (sog. Zinkfinger).
(D) Die Zinkfinger der Steroidhormonrezeptoren lagern sich an spezifische Sequenzabschnitte der DNA an.
(E) Transkriptionsfaktoren können mehrere Zinkfinger enthalten.

[F01]

14.26 Welches der genannten Proteine enthält **kein** Zink?

(A) Carboanhydrase
(B) Carboxypeptidase
(C) Xanthin-Oxidase
(D) Steroidrezeptoren
(E) alkalische Phosphatase

[F91]

14.27 Welche Zuordnung von Spurenelementen zu Proteinen trifft **nicht** zu?

(A) Molybdän → Xanthinoxidase
(B) Kupfer → Superoxid-Dismutase
(C) Selen → Glutathion-Peroxidase
(D) Zink → Carboanhydrase
(E) Cadmium → Cytochrom P_{450}

[H93]

14.28 Welches der folgenden Elemente zählt nicht zu den Spurenelementen?

(A) Zink
(B) Selen
(C) Phosphor
(D) Mangan
(E) Kobalt

[H91]

14.29 Von welchem der folgenden Elemente muss im Mittel mit der Nahrung die größte Masse aufgenommen werden?

(A) Kalzium
(B) Eisen
(C) Jod
(D) Kupfer
(E) Fluor

[F99]

Ordnen Sie den in Liste 1 aufgeführten Spurenelementen die zugehörige Enzymaktivität aus Liste 2 zu!

Liste 1

14.30 Selen

14.31 Kupfer

Liste 2

(A) Lactat-Dehydrogenase
(B) Elastase
(C) Glutathion-Peroxidase
(D) Proteinkinase A
(E) Lysyloxidase

Fragen aus Examen Herbst 2001

[H01]

14.32 Das Spurenelement Zink ist **nicht** Bestandteil

(A) der Carboanhydrase
(B) von gespeichertem Insulin
(C) von Steroidrezeptoren
(D) der Alkoholdehydrogenase
(E) des Elektronentransportsystems

14.24 (C)   14.25 (A)   14.26 (C)   14.27 (E)   14.28 (C)   14.29 (A)   14.30 (C)   14.31 (E)   14.32 (E)

15 Subzelluläre Strukturen

[F00]

15.1 Welche Aussage über Biomembranen trifft **nicht** zu?

(A) Die Membrankomponenten werden durch nicht-kovalente Bindungen zusammengehalten.
(B) Die integrierten Proteine können in der Membran lateral diffundieren.
(C) Die Glykolipide der Außenschicht und der Innenschicht können gegeneinander ausgetauscht werden.
(D) Die Lipide und Proteine der Innen- und Außenschicht sind nicht identisch (Asymmetrie der Membran).
(E) Polare Moleküle – wie z. B. Glucose – durchqueren Plasmamembranen mit Hilfe von Carriern.

[H94] [F90]

15.2 Welche Aussage über die Plasmamembran trifft **nicht** zu?

(A) Die äußere Phospholipidschicht unterscheidet sich qualitativ von der inneren.
(B) Sie synthetisiert das für den aktiven Transport benötigte ATP durch Substratkettenphosphorylierung.
(C) Der zytosolische Teil von Transmembranproteinen kann Tyrosinkinase-Aktivität besitzen.
(D) Die Kohlenhydratkomponente von Glykoproteinen ist nach außen gerichtet.
(E) Sie ist besonders cholesterolreich.

[F94]

15.3 Welche der genannten Verbindungen kommt **nicht** als Baustein von Membranlipiden vor?

(A) Galaktose
(B) Cholin
(C) Inositol
(D) Serin
(E) Glycin

[F95]

15.4 Biologische Membranen

(1) bestehen aus Lipid-Doppelschichten
(2) enthalten Cholesterol hauptsächlich als Cholesterolester
(3) sind um so fluider, je größer der Gehalt an ungesättigten Fettsäuren ist
(4) werden durch hydrophobe Wechselwirkungen zusammengehalten

(A) nur 2 ist richtig
(B) nur 1 und 2 sind richtig
(C) nur 1, 2 und 4 sind richtig
(D) nur 1, 3 und 4 sind richtig
(E) 1 – 4 = alle sind richtig

[H92]

15.5 Welche der folgenden Lipide sind typische Bestandteile von Plasmamembranen?

(1) Phosphatidylinositol
(2) Phosphatidyl-Ethanolamin
(3) Cardiolipin
(4) Cholesterolester
(5) Triacylglycerol

(A) nur 1 und 2 sind richtig
(B) nur 1, 2 und 4 sind richtig
(C) nur 1, 3 und 4 sind richtig
(D) nur 2, 4 und 5 sind richtig
(E) 1 – 5 = alle sind richtig

[F91]

15.6 Welche Aussagen über die Zellmembran sind richtig?

(1) Die Kohlenhydratanteile der Glykolipide und Glykoproteine sind nach außen gerichtet.
(2) Der Cholesterolgehalt beeinflusst die Fluidität der Membran.
(3) Membranen sind asymmetrisch (innen–außen).
(4) Aktinfilamente beeinflussen die Mobilität von Membranproteinen.

(A) nur 1 und 3 sind richtig
(B) nur 2 und 3 sind richtig
(C) nur 2 und 4 sind richtig
(D) nur 1, 2 und 4 sind richtig
(E) 1 – 4 = alle sind richtig

15.1 (C)   15.2 (B)   15.3 (E)   15.4 (D)   15.5 (A)   15.6 (E)

[F92]

15.7 Welche Aminosäuren kommen in integralen Membranproteinen besonders in den Domänen vor, die durch die Membran hindurchreichen?

(1) Lysin
(2) Leucin
(3) Isoleucin
(4) Valin

(A) nur 1 und 2 sind richtig
(B) nur 2 und 3 sind richtig
(C) nur 3 und 4 sind richtig
(D) nur 1, 3 und 4 sind richtig
(E) nur 2, 3 und 4 sind richtig

[F95]

15.8 Welche der angegebenen Substanzen werden aus einem membranintegrierten Phospholipid gebildet?

(1) Inositoltrisphosphat
(2) Diacylglycerin
(3) Arachidonsäure
(4) Interleukin-2
(5) cAMP

(A) nur 1 und 2 sind richtig
(B) nur 2 und 4 sind richtig
(C) nur 1, 2 und 3 sind richtig
(D) nur 1, 3, 4 und 5 sind richtig
(E) 1–5 = alle sind richtig

[H96]

15.9 Die Insertion von Proteinen in bzw. die Anhaftung an die Plasmamembran kann erfolgen über

(1) eine hydrophobe α-Helix
(2) nicht-kovalente Wechselwirkungen
(3) N-glykosidisch verknüpfte Kohlenhydratketten
(4) einen Lipid-Anker

(A) nur 1 und 2 sind richtig
(B) nur 1 und 3 sind richtig
(C) nur 2 und 4 sind richtig
(D) nur 1, 2 und 4 sind richtig
(E) nur 2, 3 und 4 sind richtig

[F95]

15.10 Durch welche der folgenden elektrogenen Transportvorgänge über Membranen wird ein Membranpotential aufgebaut?

(1) Atmungsketten-assoziierter Protonentransport durch die innere Mitochondrienmembran
(2) Transport von Citrat aus der mitochondrialen Matrix in das Zytosol im Austausch gegen Malat
(3) Kationentransport durch die Na^+/K^+-ATPase
(4) Na^+-Symport der Glucose über luminale Plasmamembranen der Enterozyten

(A) nur 1 und 2 sind richtig
(B) nur 1 und 3 sind richtig
(C) nur 2 und 4 sind richtig
(D) nur 1, 3 und 4 sind richtig
(E) nur 2, 3 und 4 sind richtig

[F92]

15.11 Welche Aussagen zu Transportprozessen sind richtig?

(1) Katalysierte Transportprozesse verlaufen bei Sättigung als Reaktionen nullter Ordnung.
(2) Ein nicht-katalysierter Transport erfolgt unidirektional in Richtung des absteigenden Konzentrationsgradienten.
(3) Nicht-katalysierte Transportprozesse verlaufen als Reaktion erster Ordnung.
(4) Katalysierte Transportprozesse sind immer aktive Transportprozesse.

(A) nur 4 ist richtig
(B) nur 1 und 3 sind richtig
(C) nur 2 und 4 sind richtig
(D) nur 1, 2 und 3 sind richtig
(E) nur 2, 3 und 4 sind richtig

15.7 (E)   15.8 (C)   15.9 (D)   15.10 (B)   15.11 (D)

[H99]

15.12 Welche Aussage trifft **nicht** zu?

Der Glucosetransporter GLUT 4

(A) ist ein integrales Membranprotein mit mehreren Transmembrandomänen
(B) katalysiert den konzentrationsabhängigen Uniport (erleichterte Diffusion) von Glucose
(C) kommt außer in der Plasmamembran in intrazellulären Membranvesikeln vor
(D) wird unter dem Einfluss von Insulin in die Plasmamembran transloziert
(E) vermittelt die Glucoseaufnahme aus dem intestinalen Lumen in die Mukosazellen

[F98]

15.13 Bei welchen Membranen ist der elektrochemische Natriumgradient die Triebkraft für den Glucose-Transport in die Zelle?

(1) Bürstensaummembran der Dünndarmepithelzellen
(2) luminale Membran der Nierentubuluszellen
(3) Plasmamembran der Adipozyten
(4) Plasmamembran der Hepatozyten

(A) nur 1 und 2 sind richtig
(B) nur 3 und 4 sind richtig
(C) nur 1, 2 und 3 sind richtig
(D) nur 1, 2 und 4 sind richtig
(E) nur 2, 3 und 4 sind richtig

[H96]

15.14 Für die zelluläre Glucoseaufnahme kommen je nach Zelltyp folgende Mechanismen in Frage:

(1) freie Diffusion durch die Lipidphase der Plasmamembran im zentralen Nervensystem
(2) Carrier-vermittelte Diffusion (erleichterte Diffusion) in der Leber
(3) sekundär aktiver, Carrier-vermittelter Transport im Intestinaltrakt
(4) Aufnahme durch Pinozytose in Erythrozyten

(A) nur 1 und 3 sind richtig
(B) nur 2 und 3 sind richtig
(C) nur 1, 2 und 4 sind richtig
(D) nur 2, 3 und 4 sind richtig
(E) 1 – 4 = alle sind richtig

[H90]

15.15 Welche Aussage trifft **nicht** zu?

Na^+/K^+-ATPase

(A) trägt auf ihrer zytosolischen Seite Oligosaccharid-Reste
(B) erfährt durch Phosphorylierung eine Konformationsänderung, durch welche die Bindungsstellen für K^+ und Na^+ freigelegt werden
(C) transportiert als Antiport 3 Na^+ aus der Zelle heraus und 2 K^+ in die Zelle hinein
(D) benötigt Magnesium-Ionen zur Komplexierung der ATP
(E) erzeugt durch den asymmetrischen Transport der Kationen ein Membranpotential

[H91]

15.16 Welcher der folgenden Stoffe verlässt die intakte Zelle gewöhnlich **nicht** per Exozytose?

(A) Thyreoglobulin
(B) Trypsinogen
(C) Glucose
(D) Immunglobulin
(E) Adiuretin

[F00]

15.17 Am endoplasmatischen Retikulum läuft **nicht** ab die

(A) Sulfatierung von Estrogenen
(B) Spaltung von NO
(C) Bildung von Biliverdin
(D) Spaltung von Glucose-6-phosphat
(E) Hydroxylierung von Aromaten

[H93]

15.18 Welches der folgenden Enzyme ist **nicht** im endoplasmatischen Retikulum der Hepatozyten enthalten?

(A) Cytochrom-P_{450}-abhängige Monooxygenase
(B) Glucose-6-phosphatase
(C) Glucuronyltransferase
(D) Signalpeptidase
(E) Kreatinkinase

15.12 (E)   15.13 (A)   15.14 (B)   15.15 (A)   15.16 (C)   15.17 (B)   15.18 (E)

[H92]

15.19 Welche Aussage über sezernierte Proteine trifft **nicht** zu?

(A) Sie werden an Ribosomen synthetisiert, die den Membranen des endoplasmatischen Retikulums angeheftet sind.
(B) Sekretproteine werden als Vorstufen synthetisiert, die ein aus vorwiegend hydrophoben Aminosäuren bestehendes Signalpeptid enthalten.
(C) Das Signalpeptid ist für die „Einfädelung" der synthetisierten Peptidkette durch die Membranen des endoplasmatischen Retikulums verantwortlich.
(D) Das Translationsprodukt wird unter ATP-Verbrauch durch Endozytose in das intrazisternale Lumen des endoplasmatischen Retikulums transportiert.
(E) Das Signalpeptid wird intrazisternal durch eine membranständige Peptidase abgespalten.

[F98]

15.20 Welche Aussage trifft **nicht** zu?

Das glatte endoplasmatische Retikulum ist der Ort von Teilschritten der

(A) Biosynthese von Albumin
(B) Prostaglandin-Biosynthese
(C) Gluconeogenese
(D) Biotransformation
(E) Phospholipid-Biosynthese

[H99] [H95]

15.21 Welche Aussage trifft **nicht** zu?

Die Signalsequenz

(A) ist ein charakteristischer Bestandteil von Vorläufermolekülen von Sekretproteinen
(B) ist am Import von Sekretproteinen ins endoplasmatische Retikulum beteiligt
(C) wird im Golgi-Apparat glykosyliert
(D) enthält einen hohen Anteil hydrophober Aminosäuren
(E) ist auf der mRNA codiert

[F99]

15.22 Welche Aussage zu Signalpeptiden trifft **nicht** zu?

(A) Bei der Translation der mRNA eines Sekretproteins wird zuerst ein Signalpeptid gebildet.
(B) Präpro-Insulin enthält ein Signalpeptid.
(C) Sie enthalten einen hohen Anteil hydrophober Aminosäuren.
(D) Sie werden durch eine Signalpeptidase abgespalten.
(E) Sie werden im endoplasmatischen Retikulum glykosyliert.

[H94]

15.23 Welche der folgenden Enzyme sind in den Lysosomen enthalten?

(1) α-Glucosidase
(2) Ribonuklease
(3) hormonabhängige Lipase
(4) Lipoproteinlipase

(A) nur 1 ist richtig
(B) nur 3 ist richtig
(C) nur 1 und 2 sind richtig
(D) nur 2 und 3 sind richtig
(E) nur 1, 2 und 4 sind richtig

[H97]

15.24 Welche Aussage trifft **nicht** zu?

Lysosomale Enzyme

(A) sind Hydrolasen mit einem pH-Optimum bei etwa pH 5
(B) werden im Lumen des endoplasmatischen Retikulums mit einer Oligosacharid-Kette glykosyliert
(C) können im Golgi-Apparat von einem Rezeptorprotein am Mannose-6-phosphat-Rest erkannt werden
(D) sind erst nach Abspaltung eines endständigen N-Acetyl-Glucosamin-Restes durch saure Esterasen voll aktiv
(E) spalten Phospho- und Glykolipide aus intrazellulären Membranen

15.19 (D)   15.20 (A)   15.21 (C)   15.22 (E)   15.23 (C)   15.24 (D)

[H99]

15.25 Welche Aussage zu Lysosomen trifft **nicht** zu?

(A) Sie enthalten Hydrolasen.
(B) Lysosomale Enzyme haben ein pH-Optimum im sauren Bereich.
(C) Die lysosomalen Enzyme sind verantwortlich für die „Selbstauflösung" (Autolyse) nach Zelltod.
(D) Lysosomale Enzyme sind beteiligt am intrazellulären Protein-Turnover.
(E) Sie enthalten Katalase in hoher Aktivität.

[H93]

15.26 Welche Stoffwechselprozesse können in den Mitochondrien ablaufen?

(1) β-Oxidation
(2) Biotransformation
(3) Fettsäuresynthese
(4) RNA-Synthese

(A) nur 1 ist richtig
(B) nur 1 und 3 sind richtig
(C) nur 1 und 4 sind richtig
(D) nur 2 und 4 sind richtig
(E) 1 – 4 = alle sind richtig

[H00]

15.27 Welches der folgenden Enzyme kommt sowohl in den Mitochondrien als auch im Zytosol vor?

(A) Succinat-Dehydrogenase
(B) Glutamat-Dehydrogenase
(C) Malat-Dehydrogenase
(D) Pyruvat-Dehydrogenase
(E) Acyl-CoA-Dehydrogenase

[H90]

15.28 Mitochondriale DNA

(1) ist ringförmig aufgebaut
(2) codiert für die überwiegende Zahl der mitochondrialen Proteine
(3) enthält Gene für rRNA
(4) enthält Gene für tRNA

(A) nur 1 ist richtig
(B) nur 1 und 2 sind richtig
(C) nur 3 und 4 sind richtig
(D) nur 1, 3 und 4 sind richtig
(E) 1 – 4 = alle sind richtig

[F99] [F97] [H90]

15.29 Welche Aussage trifft **nicht** zu?

Die innere Mitochondrienmembran enthält spezifische Transportsysteme für:

(A) ATP
(B) NADH
(C) Citrat
(D) Phosphat
(E) Malat

[H99]

15.30 Was trifft **nicht** zu?

In den Mitochondrien befinden sich Enzyme für Reaktionen folgender Stoffwechselprozesse:

(A) Gluconeogenese aus Lactat
(B) Harnstoffsynthese
(C) Pentosephosphatweg
(D) Citrat-Zyklus
(E) β-Oxidation der Fettsäuren

[F99]

15.31 Welche Zuordnung von Stoffwechselweg und intrazellulärer Lokalisation trifft **nicht** zu?

(A) Ketogenese – Zytosol
(B) Glykoproteinsynthese – endoplasmatisches Retikulum und Golgi-Apparat
(C) Pentosephosphatweg – Zytosol
(D) Phase 1 der Biotransformation – endoplasmatisches Retikulum
(E) Porphyrinsynthese – Mitochondrien und Zytosol

[F94]

15.32 Welche Aussage trifft **nicht** zu?

Bei den folgenden Prozessen laufen einzelne Reaktionen in den Mitochondrien, andere im Zytosol ab, so dass Metabolite die Mitochondrienmembran passieren müssen:

(A) Häm-Biosynthese
(B) Triacylglycerol-Synthese aus Glycerol und Fettsäuren
(C) Gluconeogenese aus Lactat
(D) Fettsäure-Synthese aus Glucose
(E) Harnstoff-Synthese

15.25 (E)   15.26 (C)   15.27 (C)   15.28 (D)   15.29 (B)   15.30 (C)   15.31 (A)   15.32 (B)

[H96]

15.33 Welche Zuordnung von Enzym zu intrazellulärem Kompartiment trifft **nicht** zu?

(A) Glucose-6-phosphatase – endoplasmatisches Retikulum
(B) Pyruvat-Carboxylase – Mitochondrium
(C) D-Aminosäure-Oxidase – Peroxisomen
(D) UDP-Glucuronyl-Transferase – Lysosomen
(E) Kreatinkinase – Zytosol

[F97]

15.34 Welche der folgenden Enzyme sind in Peroxisomen enthalten?

(1) Katalase
(2) Cytochromoxidase
(3) Glutathion-Peroxidase
(4) D-Aminosäureoxidase

(A) nur 1 und 4 sind richtig
(B) nur 3 und 4 sind richtig
(C) nur 1, 2 und 3 sind richtig
(D) nur 2, 3 und 4 sind richtig
(E) 1–4 = alle sind richtig

[H00]

15.35 Colchicin verhindert die Ausbildung von

(A) Mikrofilamenten
(B) Intermediärfilamenten
(C) Mikrotubuli
(D) Myosinfilamenten
(E) kondensierten Chromosomen

[F00]

15.36 Welcher der genannten Prozesse findet **nicht** im Zellkern statt?

(A) Prozessierung der prä-mRNA (hnRNA) zur mRNA
(B) Polyadenylierung von RNA
(C) Bildung der großen und kleinen Ribosomen-Untereinheit
(D) Synthese von Histonproteinen
(E) Synthese von tRNA aus prä-tRNA

[H00]

15.37 Makromoleküle erreichen das Innere des Zellkerns durch

(A) Dynein-vermittelte Bewegung an Mikrotubuli
(B) vesikulären Transport
(C) Diffusion durch Gap junctions (Nexus)
(D) Transport durch Kernporen
(E) Kinesin-abhängigen Transport an Mikrofilamenten

[H00]

15.38 Welche Aussage zu Proteasomen trifft **nicht** zu?

(A) Sie sind Proteinasekomplexe, die vor allem im Zytosol vorkommen.
(B) Sie spalten vor allem Fremdproteine, die durch Endozytose aufgenommen wurden.
(C) Sie spalten Proteine, die zuvor mit Ubiquitin markiert worden sind.
(D) Sie benötigen ATP.
(E) Sie liefern Peptidfragmente, die zusammen mit MHC-I auf der Zelloberfläche präsentiert werden.

[F01]

15.39 Welche Aussage zu Proteasomen trifft **nicht** zu?

(A) Sie sind vor allem im Zytosol vorkommende Proteinasekomplexe.
(B) Sie enthalten saure Hydrolasen (Enzyme mit pH-Optimum bei pH 5).
(C) Sie spalten in der Zelle synthetisierte Proteine.
(D) Sie spalten ubiquitinierte Proteine.
(E) Sie liefern die Peptidfragmente, die zusammen mit MHC-I als Antigen auf der Zelloberfläche präsentiert werden.

15.33 (D)   15.34 (A)   15.35 (C)   15.36 (D)   15.37 (D)   15.38 (B)   15.39 (B)

Fragen aus Examen Herbst 2001

[H01]

15.40 Ein Carrier transportiere eine Substanz X nach der Michaelis-Menten-Kinetik durch die Zellmembran ins Zellinnere, wo die Konzentration von X vernachlässigbar klein sei. ($[X]_e$ = extrazelluläre Konzentration von X, K_m = Michaelis-Konstante)

Welche Aussage trifft zu?

(A) Wenn $[X]_e = 0{,}1 \cdot K_m$, so ist der Carrier zu etwa 90% gesättigt.
(B) Wenn $[X]_e = K_m$, hat der Carrier seine maximale Transportrate (mol/s) erreicht.
(C) Wenn $[X]_e$ von $0{,}1 \cdot K_m$ auf $0{,}05 \cdot K_m$ halbiert wird, so sinkt die Transportrate (mol/s) auf etwa die Hälfte.
(D) Wenn $[X]_e$ von $0{,}5 \cdot K_m$ auf $1{,}0 \cdot K_m$ verdoppelt wird, bleibt die Transportrate (mol/s) unverändert.
(E) Bei Halbierung der Anzahl der Carriermoleküle/Zelle halbiert sich K_m.

[H01]

15.41 Welche Aussage zu Signalpeptiden trifft **nicht** zu?

(A) Bei der Translation der mRNA eines Sekretproteins wird zuerst ein Signalpeptid gebildet.
(B) Präpro-Insulin enthält ein Signalpeptid.
(C) Sie enthalten einen hohen Anteil hydrophober Aminosäuren.
(D) Sie werden durch eine Signalpeptidase abgespalten.
(E) Sie werden im endoplasmatischen Retikulum glykosyliert.

16 Nucleinsäuren, genetische Information, Molekularbiologie

[F92]

16.1 Carbamoylphosphat für die Pyrimidinsynthese

(1) wird in den Mitochondrien synthetisiert
(2) wird in einer ATP-abhängigen Reaktion synthetisiert
(3) wird unter Verwendung des Amid-Stickstoffs von Asparagin als Stickstoffquelle synthetisiert
(4) reagiert mit Aspartat zum Carbamoylaspartat

(A) nur 1 und 2 sind richtig
(B) nur 1 und 3 sind richtig
(C) nur 2 und 4 sind richtig
(D) nur 3 und 4 sind richtig
(E) nur 1, 3 und 4 sind richtig

[H97]

16.2 Welche Aussage zur Biosynthese von Desoxythymidylat (dTMP) trifft **nicht** zu?

(A) Die Thymidylat-Synthase katalysiert die folsäureabhängige Methylierung von Desoxyuridylat (dUMP) zu dTMP.
(B) Die Aminosäure Serin ist ein Donator der Methylgruppe für die Synthese von dTMP.
(C) Für die dTMP-Synthese muss Folsäure durch NAD^+-abhängige Oxidation zu Dihydrofolsäure oxidiert werden.
(D) Methylen-tetrahydrofolsäure ist der Methylgruppenüberträger bei der Methylierung von dUMP zu dTMP.
(E) Bei der Methylierung von dUMP zu dTMP erfolgt eine Oxidation von Tetrahydrofolsäure zu Dihydrofolsäure.

15.40 (C)   15.41 (E)   16.1 (C)   16.2 (C)

16 Nucleinsäuren, genetische Information, Molekularbiologie

[H99]

16.3 Welche Aussage trifft **nicht** zu?

Die Thymidylatsynthase

(A) methyliert Desoxy-UMP
(B) benutzt S-Adenosylmethionin als Methylierungsmittel
(C) reagiert mit N^5, N^{10}-Methylen-Tetrahydrofolat
(D) produziert Desoxy-TMP und Dihydrofolat
(E) kann durch Fluorouracil gehemmt werden

[F01]

16.4 Welche Aussage zum 5-Phosphoribosyl-1-diphosphat (PRPP) trifft **nicht** zu?

(A) PRPP entsteht aus Ribose-5-phosphat und ATP.
(B) Mit PRPP beginnt die De-novo-Synthese von Purinnukleotiden.
(C) PRPP ist an der Wiederverwertung von Purinen beteiligt („salvage pathway").
(D) PRPP reagiert mit Orotat zur Orotidin-5'-phosphat (OMP).
(E) PRPP wird in den Mitochondrien zur Citrullinsynthese benötigt.

[F96] [F93]

16.5 Stickstoffdonatoren bei der Biosynthese von Purinen sind:

(1) Glutamin
(2) Glycin
(3) N^{10}-Formyltetrahydrofolat
(4) Aspartat
(5) Carbamoylphosphat

(A) nur 1 und 4 sind richtig
(B) nur 2 und 5 sind richtig
(C) nur 1, 2 und 3 sind richtig
(D) nur 1, 2 und 4 sind richtig
(E) nur 1, 4 und 5 sind richtig

[H99]

16.6 Was trifft **nicht** zu?

Kohlenstoffdonatoren bei der Biosynthese von Pyrimidinen und Purinen sind:

(A) Glutamin
(B) Glycin
(C) N^{10}-Formyltetrahydrofolat
(D) Carbamoylphosphat
(E) Aspartat

[F94]

16.7 Inosinmonophosphat (IMP)

(1) ist Ausgangssubstanz für die Synthese von GMP
(2) kann durch Hydroxylierung an C-2 in CMP umgewandelt werden
(3) wird durch Xanthinoxidase zu Xanthin oxidiert
(4) kann durch Phosphoribosylierung aus Hypoxanthin entstehen

(A) nur 4 ist richtig
(B) nur 1 und 3 sind richtig
(C) nur 1 und 4 sind richtig
(D) nur 1, 2 und 3 sind richtig
(E) nur 2, 3 und 4 sind richtig

[H97]

16.8 Welche Aussage trifft **nicht** zu?

5-Phosphoribosyl-1-diphosphat (Phosphoribosylpyrophosphat, PRPP)

(A) reagiert mit Orotsäure zum Orotidin-5'-phosphat
(B) wird für die Wiederverwertung von Nucleinbasen verwertet („salvage pathway")
(C) entsteht durch phosphorolytische Spaltung der N-glykosidischen Bindung zwischen Adenin und Ribose
(D) reagiert mit Glutamin zum 5-Phosphoribosylamin
(E) ist Ausgangssubstanz für die Synthese von Purinnucleotiden

---

16.3 (B)   16.4 (E)   16.5 (D)   16.6 (A)   16.7 (C)   16.8 (C)

16 Nucleinsäuren, genetische Information, Molekularbiologie

F00

16.9 Welche Aussage zur Ribonucleotid-Reduktase trifft **nicht** zu?

(A) Sie reduziert Ribonucleosidphosphate zu Desoxyribonucleosidphosphaten.
(B) Sie katalysiert die Abspaltung der 2′-OH-Gruppe von Ribose als H_2O.
(C) Sie benötigt NADPH als Reduktionsmittel.
(D) Sie benötigt Thioredoxin als Überträger von Reduktionsäquivalenten.
(E) Sie ist an GC-reiche DNA-Abschnitte assoziiert.

F00

16.10 Nicht unmittelbar an der UMP-Biosynthese als Substrat oder Cosubstrat beteiligt ist

(A) Carbamoylphosphat
(B) Aspartat
(C) NAD^+
(D) 5-Phosphoribosyl-1-diphosphat (PRPP)
(E) Tetrahydrofolat

F95

16.11 Bei der Wiederverwertung von Adenin zur Synthese von AMP („salvage pathway") benötigt die entsprechende Phosphoribosyltransferase als Substrat:

(A) 5′-Phosphoribose
(B) 3′-Phosphoribose
(C) 5′-Phosphoribosyl-1′-phosphat
(D) 5′-Phosphoribosyl-1′-diphosphat
(E) 5′-Diphosphoribosyl-1′-phosphat

H96

16.12 Welche Aussage trifft **nicht** zu?

Das Enzym Hypoxanthin-Guanin-Phosphoribosyl-Transferase (HGPRT)

(A) setzt Phosphoribosylpyrophosphat als Substrat um
(B) katalysiert die Reaktion von Inosinmonophosphat (IMP) zu Guanosinmonophosphat (GMP)
(C) wird durch GMP gehemmt
(D) ist ein Enzym der Purin-Wiederverwertung (salvage pathway)
(E) setzt Pyrophosphat aus Phosphoribosylpyrophosphat frei

H96 **F88**

16.13 Welche Aussage zur abgebildeten Harnsäure trifft **nicht** zu?

(A) Harnsäure enthält ein Purinringsystem.
(B) Das heterozyklische System ist eben gebaut.
(C) In der Formel ist die mehrfache Keto-(Lactam)-Form vorgestellt.
(D) Harnsäure ist beim Menschen das Endprodukt des Abbaus der Purinbasen.
(E) Harnsäure wird als Trinatriumurat ausgeschieden.

F97

16.14 Substrate der Xanthinoxidase beim Menschen sind:

(1) Hypoxanthin
(2) Xanthin
(3) Xanthinmonophosphat
(4) Adenosin

(A) nur 2 ist richtig
(B) nur 1 und 2 sind richtig
(C) nur 1, 3 und 4 sind richtig
(D) nur 2, 3 und 4 sind richtig
(E) 1 – 4 = alle sind richtig

H95

16.15 Ursachen für eine Hyperurikämie können sein:

(1) verminderte renale Sekretion von Harnsäure
(2) gesteigerte Harnsäure-Produktion durch Aktivierungserhöhung der Xanthinoxidase
(3) verminderter Harnsäureabbau durch Aktivitätsabnahme der Urikase
(4) vermehrte Purinsynthese durch gesteigerte Synthese von Phosphoribosyl-diphosphat

(A) nur 1 und 2 sind richtig
(B) nur 1, 2 und 4 sind richtig
(C) nur 1, 3 und 4 sind richtig
(D) nur 2, 3 und 4 sind richtig
(E) 1 – 4 = alle sind richtig

16.9 (E)   16.10 (E)   16.11 (D)   16.12 (B)   16.13 (E)   16.14 (B)   16.15 (B)

16 Nucleinsäuren, genetische Information, Molekularbiologie

[H00]

16.16 Wird eine Hyperurikämie mit Allopurinol, einem Hemmstoff der Xanthin-Oxidase, behandelt, verursacht dies eine Steigerung der Ausscheidung von

(A) Inosin
(B) Hypoxanthin
(C) Uracil
(D) Harnsäure
(E) Allantoin

[H95]

16.17 Innerhalb einer Ribonukleinsäure kommen folgende Bindungsarten vor:

(1) O-glykosidische Bindung
(2) N-glykosidische Bindung
(3) Esterbindung

(A) nur 1 ist richtig
(B) nur 2 ist richtig
(C) nur 1 und 3 sind richtig
(D) nur 2 und 3 sind richtig
(E) 1–3 = alle sind richtig

[H90]

16.18 Welche Aussage trifft **nicht** zu?

(A) Guanin und Adenin sind die Purinbasen der DNA und RNA.
(B) Guanin enthält ein Sauerstoffatom, das eine negative Partialladung hat.
(C) Das Sauerstoffatom des Guanins ist Protonenakzeptor bei der Basenpaarung mit Cytosin.
(D) Guanin enthält 2 Gruppen, die als Protonendonatoren für Wasserstoffbrücken fungieren.
(E) Guanin bildet mit Cytosin in der DNA 2 Wasserstoffbrückenbindungen aus.

[F93]

16.19 Welche Aussagen zur Struktur der DNA treffen zu?

(1) Die Desoxyribonucleotide sind in linearer Kette als Phosphodiester miteinander verbunden.
(2) Komplementäre Basenpaare enthalten immer ein Purin und ein Pyrimidin.
(3) In der Doppelhelix sind beide Stränge der DNA mit antiparalleler Polarität umeinander gewunden.
(4) Die Faltung der DNA zur Doppelhelix ist nur durch Assoziation mit Histonen möglich.

(A) nur 3 ist richtig
(B) nur 1 und 3 sind richtig
(C) nur 2 und 4 sind richtig
(D) nur 1, 2 und 3 sind richtig
(E) 1–4 = alle sind richtig

[F00]

16.20 Welche Aussage zu Histonen trifft **nicht** zu?

(A) Sie werden für den Aufbau von Nucleosomen benötigt.
(B) Sie finden sich vor allem im Nucleolus.
(C) Sie sind wegen ihres hohen Lysin- und Argininhalts basische Proteine.
(D) Sie können acetylierte Lysylreste enthalten.
(E) Sie haben sich im Verlaufe der Evolution nur wenig verändert.

[F01]

16.21 Welche Aussage zu Histonproteinen trifft **nicht** zu?

(A) Sie sind reich an basischen Aminosäuren.
(B) Sie können an Lysin-Resten acetyliert sein.
(C) Sie können phosphoryliert oder ADP-ribosyliert sein.
(D) Sie werden in der S-Phase des Zellzyklus synthetisiert.
(E) Sie werden im Golgi-Apparat glykosyliert.

16.16 (B)   16.17 (D)   16.18 (E)   16.19 (D)   16.20 (B)   16.21 (E)

16 Nucleinsäuren, genetische Information, Molekularbiologie

16.22 Welche Aussage zur Replikation der DNA trifft **nicht** zu?

(A) Sie beginnt mit der Bildung eines RNA-DNA-Hybrids.
(B) Bei Eukaryonten beginnt die DNA-Replikation innerhalb der Doppelhelix separat an mehreren verschiedenen Stellen.
(C) Einer der beiden DNA-Stränge wird diskontinuierlich repliziert unter intermediärer Bildung sog. Okazaki-Fragmente.
(D) Rifampicin ist ein Inhibitor der DNA-Replikation bei Prokaryonten.
(E) Sie verläuft unter ständiger Fehlerkorrektur durch DNA-Polymerase.

16.23 Semikonservative Replikation einer DNA-Doppelhelix

(A) ist als Synthese eines DNA-Strangs und des komplementären RNA-Strangs definiert
(B) kommt bei Eukaryonten nur im Mitochondrium vor
(C) resultiert in zwei Doppelsträngen, die jeweils einen neu synthetisierten DNA-Strang enthalten
(D) ist der erste Schritt der Reverse-Transkriptase-Reaktion
(E) resultiert im exonucleolytischen Abbau einer der beiden ursprünglichen DNA-Ketten

16.24 Bei welcher der folgenden DNA-Sequenzen ergibt der komplementäre Strang (in 5′ → 3′-Richtung gelesen) dieselbe Sequenz (Palindrom)?

(A) 5′... CCATGG ...3′
(B) 5′... CCCAAA ...3′
(C) 5′... AAAAAA ...3′
(D) 5′... CCTCC ...3′
(E) 5′... ACACAC ...3′

16.25 Das Prinzip der Basenpaarung ist Voraussetzung für die folgenden Prozesse:

(1) Translation
(2) Transkription
(3) DNA-Replikation
(4) DNA-Reparatur

(A) nur 2 ist richtig
(B) nur 2 und 3 sind richtig
(C) nur 3 und 4 sind richtig
(D) nur 1, 2 und 3 sind richtig
(E) 1–4 = alle sind richtig

16.26 Die DNA-Replikation ist ein multienzymatischer Prozess, an dem folgende Enzymaktivitäten beteiligt sind:

(1) DNA-Polymerase
(2) RNA-Polymerase
(3) Ribonuklease
(4) DNA-Ligase

(A) nur 1 ist richtig
(B) nur 1 und 4 sind richtig
(C) nur 1, 2 und 3 sind richtig
(D) nur 1, 3 und 4 sind richtig
(E) 1–4 = alle sind richtig

16.27 Ordnen Sie die genannten Enzyme in der Reihenfolge ihrer Beteiligung an der DNA-Reparatur.

(1) DNA-Polymerase β (= I)
(2) DNA-Ligase
(3) Endonuklease
(4) Exonuklease

(A) 1 – 3 – 2 – 4
(B) 2 – 3 – 1 – 4
(C) 3 – 2 – 4 – 1
(D) 3 – 4 – 1 – 2
(E) 4 – 3 – 2 – 1

16.22 (D)   16.23 (C)   16.24 (A)   16.25 (E)   16.26 (E)   16.27 (D)

16 Nucleinsäuren, genetische Information, Molekularbiologie

[H97]

16.28 Topoisomerasen

(A) wirken durch Spaltung, Änderung des Spiralisierungsgrads und Wiederverknüpfung von DNA
(B) sind Endonucleasen, die den Primer bei der DNA-Synthese abspalten
(C) werden durch Penicillin gehemmt
(D) wirken als Exonucleasen bei der DNA-Reparatur
(E) isomerisieren DNA-Abschnitte zu komplementärer RNA

[H00]

16.29 Die Entstehung von Thymindimeren in der DNA wird ausgelöst durch

(A) Erhöhung der Temperatur über den Schmelzpunkt
(B) interkalierende Substanzen
(C) UV-Licht
(D) Gyrasehemmstoffe
(E) Spindelgifte

[F98]

16.30 Welche Aussage trifft **nicht** zu?

Für die Transkription in Eukaryonten werden benötigt:

(A) DNA-abhängige RNA-Polymerasen
(B) doppelsträngige DNA
(C) 5'-3'-Exonuclease
(D) ATP, GTP, CTP und UTP
(E) ein Promotor, der häufig einen TA-reichen Abschnitt enthält

[F01] [F99]

16.31 Welche Aussage zur Transkription trifft **nicht** zu?

(A) α-Amanitin ist ein Hemmstoff der RNA-Polymerase II.
(B) Die posttranskriptionale Entfernung der Introns wird durch die RNA-Polymerase I katalysiert.
(C) Transkriptionsfaktoren bilden einen oligomeren Komplex mit der RNA-Polymerase II.
(D) Enhancer steigern die Transkription spezifischer Gene.
(E) Vor dem Transkriptionsstartpunkt befindet sich häufig eine AT-reiche Sequenz.

[H98]

16.32 Die Synthese von Ribonucleinsäure durch RNA-Polymerasen

(A) ist unabhängig von Desoxyribonucleinsäure
(B) geschieht durch Kettenverlängerung am 3'-OH des vorhergehenden Nucleotids
(C) geschieht durch Knüpfen von Phosphorsäure-Anhydrid-Bindungen
(D) benötigt Nucleosid-Monophosphate als Enzymsubstrate
(E) wird durch eines der drei Terminationscodons des genetischen Codes abgebrochen

[H99]

16.33 Welche Aussage zu Introns trifft zu?

(A) Introns werden durch einen Spleißvorgang aus der DNA entfernt.
(B) Die Entfernung von Introns erfolgt unter Beteiligung von snRNA (small nuclear RNA).
(C) Introns sind für bakterielle Gene charakteristisch.
(D) Introns stellen die Ribosomen-Bindungsstelle in der reifen mRNA dar.
(E) Introns werden durch RNA-Polymerasen nicht transkribiert.

[H97]

16.34 Exons sind DNA-Abschnitte,

(A) die keine genetische Information haben
(B) die nicht transkribiert werden
(C) die zwar transkribiert werden, deren Transkriptionsprodukt jedoch aus der mRNA herausgeschnitten wird
(D) die für eine Aminosäurensequenz codieren
(E) die vorwiegend im Kern von exokrinen Drüsenzellen gefunden werden

[H96]

16.35 Welche Aussage trifft **nicht** zu?

Introns sind DNA-Abschnitte,

(A) die transkribiert werden
(B) die repliziert werden
(C) die zwischen zwei voneinander unabhängigen Genen liegen
(D) deren Transkriptionsprodukt aus der unreifen mRNA herausgeschnitten wird
(E) in denen das molare Verhältnis von Purin- zu Pyrimidin-Basen im Doppelstrang 1:1 ist

---

16.28 (A)   16.29 (C)   16.30 (C)   16.31 (B)   16.32 (B)   16.33 (B)   16.34 (D)   16.35 (C)

[H00]

16.36 Welche Aussage zu RNAs trifft **nicht** zu?

(A) Transfer-RNAs (tRNA) binden Aminosäuren am 5'-Ende.
(B) Ribosomale RNA (rRNA) ist im Ribosom mit Protein assoziiert.
(C) Bei der Synthese von eukaryoter messenger-RNA (mRNA) wird zunächst heterogene nukleäre RNA (hnRNA, prä-mRNA) als primäres Transkriptionsprodukt gebildet.
(D) Kleine nukleäre RNA (snRNA) ist am Spleißvorgang beteiligt.
(E) mRNA kann mit Ribosomen zu Poly(ribo)somen assoziieren.

[H96]

16.37 Die folgenden Schritte der mRNA-Synthese und -Prozessierung (-Reifung) finden im Zytosol statt:

(1) Transkription
(2) Polyadenylierung
(3) Anfügen der Cap-Struktur am 5'-Ende
(4) Spleißen der prä-mRNA (hnRNA)

(A) Keine der Aussagen 1–4 ist richtig
(B) nur 3 ist richtig
(C) nur 4 ist richtig
(D) nur 1 und 2 sind richtig
(E) nur 2 und 3 sind richtig

[H99]

16.38 Welche Aussage zur Transkription trifft **nicht** zu?

(A) α-Amanitin ist ein Hemmstoff der RNA-Polymerase II.
(B) Die RNA-Polymerase I beschleunigt die Genexpression dadurch, dass sie multiple Kopien von mRNA-Molekülen herstellt.
(C) Transkriptionsfaktoren bilden einen oligomeren Komplex mit der RNA-Polymerase II.
(D) Enhancer steigern die Transkription spezifischer Gene.
(E) In der Nähe des Transkriptionsstartes befindet sich häufig eine AT-reiche Sequenz.

[F96]

16.39 Durch die DNA-abhängige RNA-Polymerase hergestellte Transkripte von Genen werden posttranskriptional unter Bildung von mRNA modifiziert.

Hieran sind folgende Vorgänge beteiligt:

(1) Anheftung eines methylierten GTP am 5'-Ende
(2) Entfernung von Intron-Transkripten und Verknüpfung der dabei entstehenden Bruchstücke
(3) Anheftung einer Poly-A-Sequenz am 3'-Ende
(4) Einfügung von Enhancer-Elementen zur hormonellen Regulation der Translationsgeschwindigkeit.

(A) nur 2 ist richtig
(B) nur 1 und 3 sind richtig
(C) nur 1, 2 und 3 sind richtig
(D) nur 1, 2 und 4 sind richtig
(E) nur 2, 3 und 4 sind richtig

[F98]

16.40 Am Spleißvorgang im Rahmen der Bereitstellung funktioneller mRNA in eukaryoten Zellen sind beteiligt:

(1) ribosomale RNA (rRNA)
(2) transfer RNA (tRNA)
(3) kleine Kern-RNA (snRNA)
(4) heterogene nucleäre RNA (hnRNA)

(A) nur 3 ist richtig
(B) nur 1 und 3 sind richtig
(C) nur 3 und 4 sind richtig
(D) nur 1, 2 und 4 sind richtig
(E) nur 2, 3 und 4 sind richtig

[H94]

16.41 Die folgenden Schritte der mRNA-Synthese und -Prozessierung finden im Zytosol statt:

(1) Spaltung der Bindung zwischen Exon und Intron
(2) Polyadenylierung am 3'-Ende
(3) Anfügen der Cap-Struktur am 5'-Ende
(4) Verknüpfung von Exons

(A) Keine der Aussagen 1–4 ist richtig
(B) nur 3 ist richtig
(C) nur 1 und 4 sind richtig
(D) nur 2 und 3 sind richtig
(E) 1–4 = alle sind richtig

16.36 (A)   16.37 (A)   16.38 (B)   16.39 (C)   16.40 (C)   16.41 (A)

[F85]

16.42 Ein Phage hat eine einsträngige DNA von folgender relativer Zusammensetzung

A: 1,0   C: 0,75   G: 0,98   T: 1,33

Welche Zusammensetzung hat die komplementäre RNA?

	A:	C:	G:	T:	U:
(A)	0,75	1,00	1,33	0,00	0,98
(B)	1,33	0,98	0,75	0,00	1,00
(C)	1,00	0,98	0,75	0,00	1,33
(D)	1,33	0,75	1,00	0,00	0,75
(E)	1,33	0,98	0,75	0,50	0,50

[H95]

16.43 Welcher der genannten Prozesse findet **nicht** im Zellkern statt?

(A) Prozessierung der prä-mRNA (hnRNA) zur mRNA
(B) Polyadenylierung von RNA
(C) Bildung der großen und kleinen Ribosomen-Untereinheit
(D) Synthese von Histonproteinen
(E) Synthese von tRNA aus prä-tRNA

[H99]

16.44 Welche Aussage zu tRNA trifft zu?

(A) Aminosäuren sind über ihre NH_2-Gruppe an tRNA gebunden.
(B) Die dritte Base auf dem Antikodon der tRNA bindet die jeweilige Aminosäure über eine Esterbindung.
(C) tRNA-Moleküle werden durch eine RNA-abhängige RNA-Polymerase zu einem ringförmigen Präkursor (Prä-tRNA) transkribiert.
(D) Für die Bindung an tRNA müssen Aminosäuren mit ATP zu Aminoacyl-Adenylat (Aminoacyl-AMP) umgesetzt werden.
(E) Spezifische tRNA-Moleküle beenden die Proteinbiosynthese.

[F01]

16.45 Welche Aussage zur Beladung von tRNA mit Aminosäuren trifft **nicht** zu?

(A) Es werden spezifische Aminoacyl-tRNA-Synthetasen benötigt.
(B) Die Aminosäure wird intermediär am Anticodon gebunden.
(C) Intermediär wird ein Aminoacyladenylat (Aminoacyl-AMP) gebildet.
(D) Die Aminosäure wird esterartig am 3'-Ende der tRNA gebunden.
(E) Die Aminosäure-tRNA-Bindung wird unter ATP-Verbrauch geknüpft.

[F99]

16.46 Die Aktivierung der Aminosäure durch Aminoacyl-tRNA-Synthetase geschieht durch

(A) Bildung einer Aminoacyl-AMP-Verbindung
(B) Bildung eines CDP-Aminoacyl-Zwischenprodukts
(C) Translokation der Aminosäuren in den Zellkern
(D) Modifikation des Anticodons der tRNA
(E) Knüpfung einer Säureamid-Bindung zwischen der Aminogruppe der Aminosäure und UMP

[H98]

16.47 Welche Aussage zur eukaryoten Proteinbiosynthese trifft **nicht** zu?

(A) Die Proteinbiosynthese startet mit einem N-terminalen Methionin.
(B) Für die Elongation der Polypeptidketten ist eine ribosomale Peptidyl-Transferase notwendig.
(C) Guaninnucleotid-bindende Proteine sind für die Anlagerung von Aminoacyl-tRNA an die Aminoacylstelle des Ribosoms notwendig.
(D) Für die Termination der Proteinbiosynthese ist kein eigenes Signal notwendig, da sie durch das Ende der mRNA ausgelöst wird.
(E) Das Diphtherietoxin hemmt die Translokation der Peptidkette von der Aminoacyl- auf die Peptidylstelle.

16.42 (B)   16.43 (D)   16.44 (D)   16.45 (B)   16.46 (A)   16.47 (D)

[H00] [F93]

16.48 Peptidyltransferasen

(A) übertragen Signalpeptide auf wachsende Proteinketten am Ribosom
(B) verknüpfen Oligopeptide zu Polypeptiden
(C) binden Aminosäuren an die wachsende Peptidkette am Ribosom
(D) von Bakterien können durch Streptomycin gehemmt werden
(E) benötigen Pyridoxalphosphat als Cofaktor

[F98]

16.49 Welche Aussage zu Ribosomen und der Proteinbiosynthese trifft **nicht** zu?

(A) Ribosomale Proteine und rRNA werden im Nucleolus assembliert.
(B) Die vollständige Assemblierung des Ribosoms erfordert die Bindung von mRNA.
(C) Zur korrekten Bindung an die tRNA müssen Aminosäuren als Aminoacyl-CoA vorliegen.
(D) An das endoplasmatische Retikulum gebundene Ribosomen sind unter anderem für die Biosynthese von Membranproteinen verantwortlich.
(E) Ribosomen enthalten eine Peptidyltransferase-Aktivität.

[F99]

16.50 Polysomen (Komplexe von 2 und mehr Ribosomen) werden zusammengehalten durch

(A) DNA
(B) rRNA
(C) tRNA
(D) mRNA
(E) Polypeptide

[F01]

16.51 Die Translation der mRNA für sekretorische Proteine

(A) beginnt mit der C-terminalen Aminosäure des Sekretproteins
(B) findet vor der Prozessierung der entsprechenden mRNA statt
(C) wird durch Chloramphenicol spezifisch gehemmt
(D) ist eine Funktion der Sekretgranula eukaryonter Zellen
(E) findet am rauen endoplasmatischen Retikulum statt

[F01]

16.52 Zu den posttranslationalen Modifikationen gehört **nicht**

(A) die Anheftung von Farnesylgruppen an Cystein
(B) die Anheftung von Oligosacchariden an Serin
(C) die Anheftung von Oligosacchariden an Threonin
(D) der Einbau von Selenocystein in Glutathion-Peroxidase
(E) die Iodierung von Tyrosin im Thyreoglobulin

[H00]

16.53 Welche der folgenden Aminosäuren wird in Proteinen **nicht** posttranslational modifiziert?

(A) Lysin
(B) Serin
(C) Tyrosin
(D) Alanin
(E) Asparagin

[H97]

16.54 Antibiotika können die Translation hemmen durch Inhibition der

(1) Peptidyltransferase
(2) Mureinbiosynthese
(3) Gyrase
(4) tRNA-Bindung an das Ribosom

(A) nur 1 ist richtig
(B) nur 2 ist richtig
(C) nur 1 und 4 sind richtig
(D) nur 2, 3 und 4 sind richtig
(E) 1 – 4 = alle sind richtig

[F00]

16.55 Die Synthese von Nucleinsäuren oder deren Bausteinen wird **nicht** gehemmt durch

(A) interkalierende Substanzen
(B) Streptomycin
(C) Ribonucleotid-Reduktase-Hemmer
(D) Folsäure-Antagonisten
(E) Gyrase-Hemmer

16.48 (C) 16.49 (C) 16.50 (D) 16.51 (E) 16.52 (D) 16.53 (D) 16.54 (C) 16.55 (B)

16 Nucleinsäuren, genetische Information, Molekularbiologie

[H92]

16.56 Welches der folgenden Antibiotika hemmt spezifisch die RNA-Synthese von Prokaryonten?

(A) Chloramphenicol
(B) Rifampicin
(C) Actinomycin
(D) Penicillin
(E) Streptomycin

[H00]

Ordnen Sie den Hemmstoffen der Zellteilung aus Liste 1 den jeweils zugrunde liegenden Wirkungsmechanismus (Liste 2) zu!

Liste 1

16.57 Folsäure-Analoge (z. B. Aminopterin)

16.58 Pyrimidin-Analoge (z. B. Fluorouracil)

Liste 2

Hemmung

(A) der Bildung von Kinetochorfasern (Mikrotubuli)
(B) Cyclin-abhängiger Proteinkinasen
(C) der Dihydrofolat-Reduktase
(D) der Glutamin-Phosphoribosylpyrophosphat-Amidotransferase
(E) der Thymidylat-Synthase

[H89] [H86]

16.59 Puromycin

(A) verhindert bei der Proteinbiosynthese die Bildung des Initiationskomplexes
(B) führt bei der Proteinbiosynthese zum Kettenabbruch
(C) verhindert die Aktivierung der Aminosäure zur Aminoacyl-AMP-Verbindung
(D) hemmt die Aktivität der RNA-Polymerase
(E) blockiert die Transkription

[F96]

16.60 Welche Zuordnungen von Antibiotikum und Wirkung trifft **nicht** zu?

(A) Chloramphenicol → Hemmung der Peptidyltransferase von 70S-Ribosomen
(B) Tetracycline → Bindung von Aminoacyl-tRNA an Akzeptorstelle
(C) Penicillin → Glykopeptid-Transpeptidase
(D) Rifamycin → RNA-Polymerase
(E) Streptomycin → Biosynthese der Bakterien-Zellwand

[F97]

16.61 Welche Aussagen treffen zu?

(1) Penicillin hemmt die Mureinbiosynthese.
(2) Tetracycline hemmen die Bindung der Aminoacyl-tRNA an die kleine Untereinheit des Ribosoms.
(3) Rifampicin hemmt die prokaryote RNA-Polymerase.
(4) Actinomycin D bindet an die RNA-Polymerase von Prokaryonten.

(A) nur 1 und 2 sind richtig
(B) nur 1, 2 und 3 sind richtig
(C) nur 1, 3 und 4 sind richtig
(D) nur 2, 3 und 4 sind richtig
(E) 1–4 = alle sind richtig

[F96]

16.62 Gyrase-Hemmer wirken

(A) als Inhibitoren der Nucleinsäuresynthese
(B) als Rezeptorenantagonisten im Zentralnervensystem
(C) als GTPase-Hemmer von G-Proteinen
(D) an der 60S-Untereinheit der Ribosomen
(E) als Inhibitoren der tierischen RNA-Polymerase II

16.56 (B)   16.57 (C)   16.58 (E)   16.59 (B)   16.60 (E)   16.61 (B)   16.62 (A)

16 Nucleinsäuren, genetische Information, Molekularbiologie

[H93]

16.63 Gyrase-Hemmer stellen eine Klasse von Antibiotika dar, die

(A) die mRNA-Prozessierung hemmen
(B) die Aktivierung der Aminosäuren blockieren
(C) die bakterielle DNA-Polymerase III kovalent modifizieren
(D) das Ausbilden negativer Superhelices in der DNA unterbinden
(E) den Transpeptidierungsschritt bei der Synthese der Bakterienwand hemmen

[F94]

16.64 Eine Vergiftung mit dem Knollenblätterpilz-Toxin α-Amanitin bewirkt bei Eukaryonten eine

(A) Depolymerisation des Zytoskeletts
(B) Hemmung der Mitose durch Bindung an Mikrotubuli
(C) Hemmung der rRNA-Synthese
(D) kompetitive Hemmung der ribosomalen Transpeptidase
(E) Hemmung der RNA-Polymerase II

[F97]

16.65 Folsäure-Antagonisten (Aminopterin, Amethopterin u.a.) hemmen die

(A) Thyminnukleotid-Synthese
(B) DNA-Transkription
(C) RNA-Translation
(D) Trennung der Chromatiden mittels Kinetochorfasern
(E) Regulation des G2/M-Überganges im Zellzyklus (Cyclinabhängige Proteinkinasen)

[H97]

16.66 Welche Feststellung zu Bau und Funktion von Plasmiden trifft **nicht** zu?

(A) Plasmide sind ringförmige extrachromosomale DNA-Sequenzen in Bakterienzellen.
(B) Bakterielle Plasmide liegen meist als einzelsträngige DNA vor.
(C) Plasmide können vorübergehend in das Bakterien-Chromosom integriert werden.
(D) Plasmide können die für die bakterielle Konjugation benötigten Gene tragen.
(E) Durch Resistenzplasmide wird Antibiotika-Resistenz zwischen Bakterienzellen ausgetauscht.

[H98]

16.67 Welche Aussage trifft **nicht** zu?

Plasmide

(A) können Antibiotika-Resistenz-Gene tragen
(B) können eigenständig in ihrem Wirtsorganismus vermehrt werden
(C) können Gene für Konjugationsfaktoren tragen
(D) kommen nicht nur bei Prokaryoten, sondern auch bei Hefen vor
(E) werden durch Bakteriophagen übertragen

[F98]

16.68 Restriktionsenzyme

(A) sind virale Exonucleasen
(B) sind Genprodukte von Bakteriophagen
(C) spalten das Signalpeptid von sekretorischen Proteinen ab
(D) spalten die Prä-mRNA (hnRNA) beim Entfernen von Intron-RNA
(E) sind bakterielle Endonucleasen

[F01]

16.69 Restriktionsendonukleasen

(A) sind am Spleißen von mRNA-Vorläufermolekülen beteiligt
(B) integrieren reverse Transkripte der Retrovirus-RNA ins Genom der Wirtszelle
(C) spalten die 5'-Cap-Struktur vom Ende der mRNA
(D) entfernen die Poly(A)-Sequenz vom 3'-Ende der mRNA
(E) sind Enzyme, die in Bakterien Phagen-DNA spalten

[H98]

16.70 Restriktionsendonucleasen

(A) sind in den Kernen eukaryoter Zellen enthalten
(B) schneiden bevorzugt einzelsträngige DNA
(C) sind im Reparatursystem der DNA-Replikation beteiligt
(D) sind an der Integration des retroviralen Genoms in das Wirtszellgenom beteiligt
(E) sind bakterielle Enzyme, die DNA sequenzspezifisch spalten

---

16.63 (D)   16.64 (E)   16.65 (A)   16.66 (B)   16.67 (***)   16.68 (E)   16.69 (E)   16.70 (E)

16 Nucleinsäuren, genetische Information, Molekularbiologie

[H00]
16.71 Welche Aussage zu Nukleasen trifft **nicht** zu?

(A) Pankreassekret enthält Ribonuklease.
(B) Restriktionsenzyme sind Endonukleasen.
(C) Nukleasen spalten Phosphodiesterbindungen.
(D) Mithilfe von Restriktionsenzymen spalten Bakteriophagen RNA der Wirtsbakterien.
(E) Im Replikationszyklus von RNA-Tumorviren wird eine Nuklease-Funktion mit Spezifität für DNA/RNA-Hybride benötigt.

[F95]
16.72 Für die Herstellung von rekombinantem menschlichen Wachstumshormon (hGH) sind u.a. folgende Schritte notwendig:

(1) Herstellung der komplementären DNA (cDNA) für hGH durch die Behandlung der mRNA für hGH mit reverser Transkriptase
(2) Herstellung eines rekombinanten Plasmids durch Einbau der cDNA für hGH.
(3) Einbau des rekombinanten Plasmids in das bakterielle Chromosom mit Hilfe des λ-Bakteriophagen.

(A) nur 1 ist richtig
(B) nur 1 und 2 sind richtig
(C) nur 1 und 3 sind richtig
(D) nur 2 und 3 sind richtig
(E) 1–3 = alle sind richtig

[H00]
16.73 Welche Aussage über Viren trifft zu?

(A) Die Replikation der Virus-DNA hängt von einem viruseigenen Energiestoffwechsel ab.
(B) Retroviren verfügen über kein eigenes Nukleinsäuresynthese-Enzym.
(C) Reverse Transkription retroviraler RNA resultiert in Doppelstrang-RNA.
(D) Retrovirus-Genome kodieren unter anderem für reverse Transkriptase.
(E) Viren wirken in eukaryoten Organismen nicht als Antigene.

[H98]
16.74 Welche Aussage zu Retroviren trifft **nicht** zu?

(A) Sie benötigen für ihren Vermehrungszyklus die reverse Transkriptase.
(B) Ihr Genom besteht aus einzelsträngiger RNA.
(C) Retrovirale Onkogene stammen aus eukaryoten Genen, die u.a. Wachstum und Differenzierung kontrollieren.
(D) Nach Verdopplung durch RNA-Polymerase wird das virale Genom in die Wirts-DNA eingebaut.
(E) Ihre Hüllproteine sind für die spezifische Bindung an Membranproteine der Wirtszellen verantwortlich.

[H97]
16.75 Teile des Vermehrungszyklus eines Retrovirus sind:

(1) reverse Transkription der Virus-RNA
(2) Transkription von Provirus-DNA
(3) Synthese von reverser Transkriptase
(4) Synthese von Hüllprotein

(A) nur 1 ist richtig
(B) nur 2 und 3 sind richtig
(C) nur 1, 2 und 3 sind richtig
(D) nur 1, 2 und 4 sind richtig
(E) 1–4 = alle sind richtig

[F97]
16.76 Welche Aussagen treffen zu?

(1) HIV (Human Immunodeficiency Virus) ist ein Retrovirus.
(2) HIV enthält reverse Transkriptase.
(3) Die Insertion eines Provirus ins Wirtsgenom kann zur Aktivierung eines c-Onkogens (Protoonkogens) führen.
(4) Die RNA-Polymerase II ist verantwortlich für die Synthese der cDNA.

(A) nur 1 ist richtig
(B) nur 1 und 3 sind richtig
(C) nur 1, 2 und 3 sind richtig
(D) nur 1, 2 und 4 sind richtig
(E) nur 2, 3 und 4 sind richtig

16.71 (D)   16.72 (B)   16.73 (D)   16.74 (D)   16.75 (E)   16.76 (C)

16 Nucleinsäuren, genetische Information, Molekularbiologie

[F00] [H95]

16.77 Unter DNA/RNA-Hybridisierung versteht man

(A) in-vitro-Rekombination von Nucleinsäuren
(B) die Aneinanderlagerung komplementärer RNA- und DNA-Stränge
(C) die reverse Transkription von mRNA
(D) die Infektion von Bakterien mit RNA-Phagen
(E) die kovalente Verknüpfung von RNA und Einzelstrang-DNA

[F99]

16.78 Welche Aussage trifft **nicht** zu?

Reverse Transkriptase

(A) ist im retroviralen Genom codiert
(B) wird durch Streptomycin gehemmt
(C) benötigt Desoxynucleosidtriphosphate als Substrat
(D) ist ein Bestandteil von RNA-Tumorviren
(E) besitzt eine Untereinheit mit Ribonuclease-H-Funktion

[H00] [H96]

16.79 Reverse Transkriptase

(A) kann an einer mRNA eine komplementäre DNA (cDNA) synthetisieren
(B) ist charakteristischer Bestandteil von DNA-Tumorviren
(C) ist Teil des bakteriellen Abwehrsystems gegen Infektion mit Bakteriophagen
(D) wird zur in vitro-Rekombination von Plasmid-DNA verwendet
(E) wird durch Puromycin gehemmt

[F01]

16.80 Reverse Transkriptase

(A) ist die RNA-Polymerase der Retroviren
(B) ist im Genom von replikationskompetenten Retroviren codiert
(C) synthetisiert den RNA-Primer für die DNA-Replikation
(D) stellt eine Untereinheit der DNA-Polymerase I dar
(E) transkribiert die ins Wirtsgenom integrierte retrovirale Information

[F00] [F96]

16.81 Welche Aussage zur reversen Transkriptase trifft **nicht** zu?

(A) Sie ist ein mitochondriales Enzym, mit dessen Hilfe das retrovirale Genom repliziert wird.
(B) Sie benötigt zur DNA-Synthese ein vorgegebenes Nucleinsäuremolekül (Primer).
(C) Sie katalysiert den Einbau von Desoxynucleotiden am 3'-OH-Ende einer wachsenden Nucleinsäurekette.
(D) Sie ist eine RNA-abhängige DNA-Polymerase.
(E) Sie wird in vitro zur Synthese von komplementärer DNA (cDNA) benutzt.

[F00]

16.82 Plasmide, die ein für β-Lactamase codierendes Gen tragen, können einem Bakterium Resistenz verleihen gegen

(A) Puromycin
(B) Tetracyclin
(C) Chloramphenicol
(D) Streptomycin
(E) Penicillin

[F00]

16.83 Welche Aussage zur Spaltung der DNA-Doppelhelix durch Restriktions-Endonucleasen trifft **nicht** zu?

(A) Sie ist GTP-abhängig.
(B) Sie geschieht an spezifischen DNA-Sequenzen.
(C) Sie kann zu überhängenden 3'-Enden an der Spaltstelle führen.
(D) Sie kann zu überhängenden 5'-Enden an der Spaltstelle führen.
(E) Sie kann zu glatten, nicht gegeneinander versetzten Spaltstellen führen.

[H98]

16.84 Welche Aussage trifft **nicht** zu?

Protoonkogene

(A) sind Gene, deren Genprodukte an der Steuerung der Zellproliferation beteiligt sind
(B) bestehen aus Exons und Introns
(C) können für G-Proteine codieren
(D) sind krebserzeugende Gene
(E) codieren u.a. für Kernproteine

16.77 (B) 16.78 (B) 16.79 (A) 16.80 (B) 16.81 (A) 16.82 (E) 16.83 (A) 16.84 (D)

[F01]
16.85 Welche Aussage zu Protoonkogenen trifft **nicht** zu?

(A) Sie sind Gene, deren Genprodukte an der Steuerung der Zellproliferation beteiligt sind.
(B) Sie bestehen aus Exons und Introns.
(C) Sie können für G-Proteine codieren.
(D) Sie sind krebserzeugende Gene
(E) Sie codieren u. a. für Kernproteine.

[H00]
16.86 Protoonkogenese der ras-Gruppe kodieren für

(A) Protein-homologe Proteine
(B) Wachstumsfaktoren
(C) DNA-bindende Proteine
(D) Wachstumsfaktor-Rezeptoren
(E) Tyrosin-spezifische Proteinkinasen

[F00]
16.87 Proto-Onkogene (zelluläre Onkogene)

(A) sind normale zelluläre Gene
(B) sind retrovirale Gene
(C) kommen nur in Tumorzellen vor
(D) gehen durch Mutation aus normalen Genen hervor
(E) können durch Genprodukte von Anti-Onkogenen, wie z. B. p53, aktiviert werden

[H97]
16.88 Die Polymerase-Ketten-Reaktion (PCR)

(A) kann zur Vermehrung spezifischer DNA-Sequenzen verwendet werden
(B) wird zur Synthese von Oligoribonucleotiden verwendet
(C) führt zur Transformation von Tumorzellen durch gesteigerte DNA-Synthese
(D) entspricht dem Einbau des retroviralen Provirus ins Wirtsgenom
(E) wird durch das Zusammenwirken mehrerer Transkriptionsfaktoren ausgelöst

[F98]
16.89 Welche Aussage trifft **nicht** zu?

Die Polymerase-Kettenreaktion (PCR)

(A) benötigt sequenzspezifische Oligonucleotide als Primer
(B) dient der Vermehrung spezifischer DNA-Abschnitte
(C) benötigt eine hitzebeständige DNA-Polymerase
(D) arbeitet mit zyklischen Erhitzungs- und Abkühlungsschritten
(E) benötigt Ribonucleosidtriphosphate als Substrate

[H99]
16.90 Welches der Enzyme wird bei der Polymerase-Kettenreaktion (PCR) eingesetzt?

(A) DNA-Polymerase I
(B) Restriktions-Endonuclease
(C) Topoisomerase
(D) RNA-Polymerase II
(E) Taq-Polymerase (thermostabile DNA-Polymerase)

Fragen aus Examen Herbst 2001

[H01]
16.91 Beim Abbau der Purinnukleotide wird durch Einwirkung von Nucleosidphosphorylase auf Inosin gebildet:

(A) Phosphoribosyldiphosphat (PRPP)
(B) Xanthin
(C) Hypoxanthin
(D) Inosindiphosphat
(E) Xanthosin

[H01]
16.92 Das Nukleosom

(A) ist der Ort der Ribosomen-Biosynthese im Zellkern
(B) stellt eine RNA-Kette mit aufgereihten Ribosomen dar
(C) ist ein Teil des Chromatins von Eukaryonten
(D) kann an Virus-DNA in der Wirtszelle nicht ausgebildet werden
(E) ist als Ribonukleoproteinpartikel an der RNA-Prozessierung beteiligt

---

16.85 (D)   16.86 (A)   16.87 (A)   16.88 (A)   16.89 (E)   16.90 (E)   16.91 (C)   16.92 (C)

[H01]
16.93 Welche Aussage zur eukaryonten Proteinbiosynthese trifft **nicht** zu?

(A) 80S-Ribosomen bestehen aus einer 40S- und einer 60S-Untereinheit.
(B) Aminoacyl-tRNA entsteht durch GTP-abhängige Reaktion der Aminogruppe von Aminosäuren mit dem 5'-Ende von t-RNA.
(C) Bei der Initiation wird die Starter-Aminoacyl-tRNA auf die kleine ribosomale Untereinheit übertragen.
(D) Der mit GTP beladene Elongationsfaktor eEF1α überträgt die Aminoacyl-tRNA auf die Aminoacyl-Stelle des Ribosoms.
(E) Für die Termination der Proteinbiosynthese ist ein Stopcodon auf der mRNA verantwortlich.

[H01]
16.94 Welches der folgenden Antibiotika wirkt **nicht** durch Hemmung der Translation am Ribosom?

(A) Streptomycin
(B) Puromycin
(C) Rifampicin
(D) Tetracyclin
(E) Chloramphenicol

[H01]
16.95 Welches Protein bzw. Peptid wird **nicht** in Form einer Vorstufe am rauen endoplasmatischen Retikulum synthetisiert?

(A) Kollagen
(B) Albumin
(C) Insulin
(D) Glukagon-Rezeptor
(E) Phosphofructokinase

[H01]
16.96 Restriktionsenzyme

(A) sind Exonukleasen, die DNA vom 3'-Ende her abspalten
(B) sind Endonukleasen, die für eukaryonte Zellen spezifisch sind
(C) spalten spezifisch einzelsträngige DNA
(D) bauen nach reverser Transkription von Virus-RNA den RNA-Strang ab
(E) sind bakterielle Endonukleasen, die spezifische DNA-Sequenzen erkennen und spalten

[H01]
16.97 Welche Aussage zu den Nukleinsäuren von Retroviren trifft **nicht** zu?

(A) Sie sind ein- oder doppelsträngige RNA.
(B) Sie enthalten an den Enden lange repetierte Sequenzen (LTR).
(C) Sie enthalten Protoonkogene.
(D) Sie werden revers transkribiert.
(E) In das Wirtsgenom wird zur Virus-RNA komplementäre DNA eingebaut.

[H01]
16.98 Plasmide

(A) sind durch eine Lipiddoppelschicht vom Zytoplasma getrennt
(B) enthalten Ribonucleoprotein-Partikel
(C) werden im Golgi-Apparat kovalent modifiziert
(D) sind als GTPasen an der Signaltransduktion beteiligt
(E) können Antibiotika-Resistenzgene tragen

17 Hormone

[H95]
17.1 Welche der folgenden Hormone sind Peptid- bzw. Proteohormone?

(1) Calcitonin
(2) Corticoliberin (CRH)
(3) Thyroxin
(4) Wachstumshormon
(5) Prostaglandine

(A) nur 1 ist richtig
(B) nur 1 und 3 sind richtig
(C) nur 1, 2 und 4 sind richtig
(D) nur 2, 3 und 4 sind richtig
(E) nur 2, 3, 4 und 5 sind richtig

17.2 Welche Hormone induzieren die Synthese spezifischer Proteine?

(1) Cortisol
(2) Insulin
(3) Testosteron
(4) Triiodthyronin

(A) nur 2 ist richtig
(B) nur 1 und 4 sind richtig
(C) nur 1, 2 und 4 sind richtig
(D) nur 1, 3 und 4 sind richtig
(E) 1 – 4 = alle sind richtig

17.3 Welche Aussage zum Abbau, zur Inaktivierung und Ausscheidung von Hormonen trifft **nicht** zu?

(A) Insulin wird durch Spaltung der Disulfidbrücken und lysosomale Proteolyse abgebaut.
(B) Adrenalin kann durch die Catechol-O-methyltransferase (COMT) oxidativ demethyliert werden.
(C) Noradrenalin kann durch eine Monoaminoxidase (MAO) oxidativ desaminiert werden.
(D) Cortisol wird in der Leber durch Hydrierung inaktiviert und kann nach Kopplung an Glucuronsäure als Glucuronid ausgeschieden werden.
(E) Thyroxin kann in der Leber deiodiert und nach Kopplung an Glucuronsäure als Glucuronid ausgeschieden werden.

Ordnen Sie die im Harn auftretenden Abbauprodukte aus Liste 1 jeweils derjenigen Substanz aus Liste 2 zu, aus der sie im Stoffwechsel entsteht.

Liste 1

17.4 5-Hydroxyindolessigsäure

17.5 Vanillinmandelsäure

Liste 2

(A) Noradrenalin
(B) Acetylcholin
(C) γ-Aminobuttersäure
(D) Serotonin
(E) Glutaminsäure

17.6 Was ist für ein Steroid-Hormon **nicht** typisch?

(A) Protein-Bindung im Plasma
(B) Bindung vor allem an Zellmembran-Rezeptoren der Zielzellen
(C) Induktion der Synthese von Proteinen in den Zielzellen
(D) Ausgangssubstanz für die Synthese ist Cholesterin
(E) Lipophilität

17.7 Welches der aufgeführten Hormone wirkt über intrazelluläre Rezeptoren?

(A) Adrenalin
(B) Glukagon
(C) Insulin
(D) Cortisol
(E) TSH

17.8 Welcher der folgenden Hormonrezeptoren ist **kein** integrales Membranprotein?

(A) Glukagonrezeptor
(B) β-Adrenozeptor
(C) Calcitriolrezeptor
(D) Thyrotropin (TSH)-Rezeptor
(E) Plättchenwachstumsfaktor-Rezeptor (PDGF-Rezeptor)

17.9 Welches der folgenden Hormone muss an Rezeptoren der Plasmamembran gebunden werden, um seine Wirkung auf die Zielzelle zu entfalten?

(A) Angiotensin II
(B) Cortisol
(C) Thyroxin
(D) Calcitriol (= 1,25-(OH)$_2$-Cholecalciferol)
(E) Progesteron

17.2 (E)   17.3 (B)   17.4 (D)   17.5 (A)   17.6 (B)   17.7 (D)   17.8 (C)   17.9 (A)

17 Hormone

F00

17.10 Welche Aussage zum zyklischen AMP (cAMP) trifft **nicht** zu?

(A) cAMP wird aus ATP gebildet.
(B) cAMP ist beim Hepatozyten der gemeinsame intrazelluläre Bote sowohl von Glukagon als auch von Adrenalin.
(C) cAMP überträgt seine Phosphatgruppe auf Proteine.
(D) cAMP wird durch eine Phosphodiesterase gespalten.
(E) cAMP wird im Hepatozyten unter dem Einfluss von Insulin verstärkt abgebaut.

H00 **F96**

17.11 Substrat für die Bildung von zyklischem Adenosinmonophosphat durch die Adenylatcyclase ist:

(A) Adenosin-5'-monophosphat
(B) Adenosin-3'-monophosphat
(C) Adenosin
(D) Adenosin-5'-diphosphat
(E) Adenosin-5'-triphosphat

H00

17.12 Welche der genannten Abbau- bzw. Synthesereaktionen wird **nicht** durch cAMP stimuliert?

(A) Glykogenolyse
(B) Lipolyse
(C) Gluconeogenese
(D) Cholesterolsynthese
(E) Synthese von Phosphoenolpyruvat-Carboxykinase

F01

17.13 Welche Aussage zum cAMP trifft zu?

(A) cAMP wird nach Bindung von Katecholaminen an α_1-adrenerge Rezeptoren vermehrt gebildet.
(B) cAMP ist ein Aktivator der Glykogen-Synthase.
(C) cAMP aktiviert die Proteinkinase C (PKC).
(D) cAMP wird durch Phosphodiesterase zu Adenosin abgebaut.
(E) cAMP kann die Transkription des Gens für Phosphoenolpyruvat-Carboxykinase stimulieren.

F01

17.14 Welche Aussage zum cAMP trifft **nicht** zu?

Eine Erhöhung der zellulären Konzentration führt in der Leber zur

(A) allosterischen Aktivierung der Fructose-1,6-bisphosphatase
(B) Aktivierung der Glykogenphosphorylase durch kovalente Modifikation
(C) Aktivierung der Fettsäure-Synthase durch kovalente Modifikation
(D) Hemmung der Glykogen-Synthase durch kovalente Modifikation
(E) Aktivierung der PEP-Carboxykinase durch Steigerung ihrer Genexpression (Induktion)

F99

Ordnen Sie den intrazellulären Phospholipasen aus Liste 1 das Produkt der Liste 2 zu, das sie aus Phospholipiden der Plasmamembran freisetzen!

Liste 1

17.15 Phospholipase A_2

17.16 Phospholipase C

Liste 2

(A) Cholin
(B) Palmitoleinsäure
(C) Inositoltrisphosphat
(D) Arachidonsäure
(E) Ethanolamin

H00

17.17 Welche Aussage zu heterotrimeren G-Proteinen (den sog. großen G-Proteinen) trifft **nicht** zu?

(A) Sie binden nicht-kovalent Guaninnukleotide.
(B) Sie übertragen extrazelluläre Signale, die von einem Membranrezeptor empfangen wurden, auf intrazelluläre Signalkaskaden.
(C) Sie tauschen nach Wechselwirkung mit dem Liganden-beladenen Rezeptor GDP gegen GTP aus.
(D) Sie können in der GTP-gebundenen Form Enzyme aktivieren, die zweite Boten (second messenger) bilden.
(E) Die Signalübertragung wird durch eine spezifische Peptidase beendet.

17.10 (C) 17.11 (E) 17.12 (D) 17.13 (E) 17.14 (C) 17.15 (D) 17.16 (C) 17.17 (E)

[F00]

17.18 Welche Aussage zu Guanin-Nucleotid-bindenden Proteinen (G-Proteine) trifft **nicht** zu?

(A) Heterotrimere G-Proteine sind an der Signaltransduktion des Adenylatcyclase-Systems beteiligt.
(B) Das Transducin der Photorezeption ist ein heterotrimeres G-Protein.
(C) Der Initiationsfaktor eIF-2 der Proteinbiosynthese ist ein G-Protein.
(D) Ein G-Protein fungiert als Untereinheit der RNA-Polymerase II.
(E) Heterotrimere G-Proteine sind an der hormonell induzierten Aktivierung der Phospholipase C beteiligt.

[F01]

17.19 Welche Aussage zu Guanin-Nucleotid-bindenden Proteinen trifft **nicht** zu?

(A) Heterotrimere G-Proteine sind an der Signaltransduktion des Adenylatcyclase-Systems beteiligt.
(B) Transducin der Photorezeption ist ein heterotrimeres G-Protein.
(C) Einige Initiations- und Elongationsfaktoren der Proteinbiosynthese sind G-Proteine.
(D) RNA-Polymerase II enthält eine G-Protein-Untereinheit.
(E) Ras ist ein G-Protein, das im Zellzyklus an der Signaltransduktion von Wachstumsfaktoren beteiligt ist.

[F00]

17.20 Signaltransduktions-abhängige Phosphorylierungen erfolgen am

(A) Cystein
(B) Hydroxyprolin
(C) Tyrosin
(D) Mannosamin
(E) Hydroxylysin

[H96]

17.21 Für welches der angegebenen Hormone trifft die folgende Kette der Signalübertragung **nicht** zu?

- Bindung an einen Rezeptor an der Außenseite der Plasmamembran
- Aktivierung der Adenylatcyclase
- Aktivierung einer Proteinkinase
- Aktivierung von Enzymproteinen durch Phosphorylierung

(A) Glukagon
(B) Adrenalin
(C) Thyrotropin (TSH)
(D) Cortisol
(E) Parathormon

[H91]

17.22 Welche Aussage über Hormone trifft **nicht** zu?

(A) Einige Hormone erhöhen die Ca^{2+}-Konzentration in der Zielzelle.
(B) Für ein Hormon kann es mehrere Rezeptortypen (mit unterschiedlicher Zellantwort) geben.
(C) Im hormonellen Regelkreis kann die extrazelluläre Konzentration des Endhormons die geregelte Größe sein.
(D) Die Spezifität der Hormonwirkung ist dadurch sichergestellt, dass die Zielzellmembran nur für das jeweilige Hormon permeabel ist.
(E) Im hormonellen Regelkreis kann die Konzentration von Stoffen, die keine Hormone sind, die geregelte Größe sein.

[F96]

17.23 Welche der folgenden Substanzen wirkt **nicht** als second messenger in der zellulären Signaltransduktion?

(A) Diacylglycerol (DAG)
(B) zyklisches GMP (cGMP)
(C) Glutathion (GSH)
(D) Inositoltrisphosphat (IP_3)
(E) Calcium-Ionen (Ca^{2+})

17 Hormone

[H95]
17.24 Welche Aussage trifft **nicht** zu?

Signalüberträger sind:

(A) cGMP
(B) Ca^{2+}
(C) Diacylglycerin
(D) Stickstoffmonoxid (NO)
(E) Phosphatidylinositolbisphosphat (PIP_2)

[H99]
17.25 Welche Aussage trifft **nicht** zu?

Zyklisches Adenosinmonophosphat (cAMP)

(A) wird nach der Bindung von Katecholaminen an α_1-adrenerge Rezeptoren vermehrt gebildet
(B) wird aus Adenosintriphosphat (ATP) gebildet
(C) ist ein Aktivator der Proteinkinase A
(D) wird durch Phosphodiesterase zu AMP abgebaut
(E) kann die Transkription bestimmter Gene beeinflussen

[H98]
17.26 Welche Aussage trifft **nicht** zu?

Eine Erhöhung der zellulären cAMP-Konzentration führt in der Leber zur

(A) allosterischen Aktivierung der Fructose-1,6-bisphosphatase
(B) Aktivierung der Glykogenphosphorylase durch kovalente Modifikation
(C) Aktivierung der Fettsäure-Synthase durch kovalente Modifikation
(D) Hemmung der Glykogen-Synthase durch kovalente Modifikation
(E) Aktivierung der PEP-Carboxykinase durch Steigerung ihrer Genexpression (Induktion)

[F94]
17.27 Aus cAMP entsteht durch die Wirkung der Phosphodiesterase:

(A) 5′-Adenosinmonophosphat
(B) Adenosin und Phosphorsäure
(C) Phosphoribosylphosphat und Adenin
(D) 3′-Adenosinmonophosphat
(E) cGMP

[H99]
17.28 Welche Aussage trifft **nicht** zu?

Inositoltrisphosphat (IP_3)

(A) entsteht aus Phosphatidylinositolbisphosphat
(B) wird durch eine Phospholipase C freigesetzt
(C) bindet extrazellulär an einen spezifischen Rezeptor am endoplasmatischen Retikulum
(D) bindet intrazellulär an einen Rezeptor am endoplasmatischen Retikulum
(E) stimuliert die Freisetzung von Ca^{2+} aus dem endoplasmatischen Retikulum

[F98]
17.29 Welche Aussage zur abgebildeten Verbindung trifft **nicht** zu?

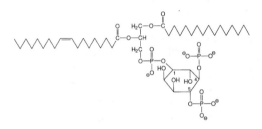

(A) Es handelt sich um einen Vorläufer von Inositol-1,4,5-trisphosphat.
(B) Es handelt sich um einen Vorläufer von Diacylglycerin.
(C) Sie befindet sich in der Plasmamembran.
(D) Für ihre vollständige Synthese wird CoA als Coenzym benötigt.
(E) Sie ist Vorläufer für die Synthese von Prostaglandinen.

[F99] [F98]
17.30 Welche Aussage trifft **nicht** zu?

Die Aktivierung Guaninnucleotid-bindender Proteine (G-Proteine) durch den Austausch von GDP mit GTP wird ausgelöst durch

(A) Bindung von Adrenalin an β-Rezeptoren
(B) Aktivierung von Rhodopsin durch Licht
(C) Bindung von Triiodthyronin an den T_3-Rezeptor
(D) Bindung von Acetylcholin an muscarinische Rezeptoren
(E) Bindung von Angiotensin II an den Angiotensinrezeptor

17.24 (E)   17.25 (A)   17.26 (C)   17.27 (A)   17.28 (C)   17.29 (***)   17.30 (C)

[H96]

17.31 G-Proteine sind Glieder von intrazellulären Signalketten. Sie werden durch Austausch von GDP durch GTP aktiviert.

Die Signalübertragung wird abgeschlossen durch

(A) lysosomale Proteolyse des G-Proteins
(B) Austausch von GTP gegen ATP, vermittelt durch spezifische Nukleotid-Transferasen
(C) spontane Abspaltung des gebundenen GTP
(D) Hydrolyse des GTP zu GDP mittels einer GTPase-Aktivität des G-Proteins
(E) Dissoziation des G-Proteins in seine drei Untereinheiten (alpha, beta, gamma)

[F97]

17.32 Tyrosinspezifische Proteinkinase/n (oder „Tyrosinkinase/n") ist/sind:

(A) G-Proteine
(B) Glykogen-Phosphorylase-Kinase
(C) Pyruvatdehydrogenase-Kinase
(D) Insulin-Rezeptor
(E) Fructose-6-phosphat-2-Kinase

[F96]

17.33 Welches der folgenden Hormone wird vorwiegend in der Schilddrüse gebildet?

(A) Calcitonin (CT)
(B) Calcitriol (1,25-(OH)$_2$-Cholecalciferol)
(C) Parathyrin (PTH)
(D) Thyreotropin (TSH)
(E) Thyreoliberin (TRH)

[F97]

17.34 Welche Aussagen zur Bildung und Sekretion von Thyroxin treffen zu?

(1) Das für die Synthese benötigte Iodid wird durch aktiven Transport in die Zelle aufgenommen.
(2) Bei der Iodierung muss Tyrosin in einer ATP-abhängigen Reaktion aktiviert werden.
(3) Thyroxin wird in der Schilddrüse als Zink-Komplex gespeichert.
(4) Die Biosynthese wird über den Hypophysenvorderlappen gesteuert.

(A) nur 1 und 2 sind richtig
(B) nur 1 und 4 sind richtig
(C) nur 2 und 4 sind richtig
(D) nur 1, 2 und 3 sind richtig
(E) nur 1, 2 und 4 sind richtig

[F00]

17.35 Welche Aussage zum Thyroxin (T_4) und zum Triiodthyronin (T_3) trifft **nicht** zu?

(A) T_4 entsteht in der Schilddrüse durch Kondensation von iodiertem Phenylalanin und iodiertem Tyrosin.
(B) T_4 wird im Blut in Bindung an das Thyroxinbindende Globulin transportiert.
(C) T_4 wird in vielen Geweben durch die Thyroxin-Deiodase in T_3 umgewandelt.
(D) T_3 bindet an im Chromatin lokalisierte Rezeptorproteine.
(E) T_3 stimuliert die Expression der Na$^+$/K$^+$-ATPase.

[H00]

17.36 Welche Aussage zum Schilddrüsenhormon trifft **nicht** zu?

(A) Die Iodierung der Tyrosylreste erfolgt in einer GTP-abhängigen Reaktion.
(B) Es wird aus einem Protein freigesetzt.
(C) Der Hormonrezeptor ist identisch mit dem Syntheseprodukt eines Protoonkogens.
(D) An der Bindung des T_3-Rezeptorkomplexes an die DNA ist Zink beteiligt („Zinkfinger").
(E) Es führt zu einer verstärkten Expression der Na$^+$/K$^+$-ATPase.

17.31 (D)   17.32 (D)   17.33 (A)   17.34 (B)   17.35 (A)   17.36 (A)

[H95]

17.37 Welche Aussagen zum Schilddrüsenhormon treffen zu?

(1) Es wird aus einem Protein freigesetzt.
(2) Seine Sekretion wird von der Hypophyse reguliert.
(3) Seine Wirkung wird über einen intrazellulären Rezeptor vermittelt.
(4) Es führt zu einer verstärkten Expression der Na^+/K^+-ATPase.

(A) nur 1 und 2 sind richtig
(B) nur 1 und 3 sind richtig
(C) nur 1, 2 und 4 sind richtig
(D) nur 2, 3 und 4 sind richtig
(E) 1–4 = alle sind richtig

[F01]

17.38 Welche Aussage zum Rezeptor für das Schilddrüsenhormon trifft **nicht** zu?

(A) Der Rezeptor gehört zur Familie von Hormonrezeptoren mit DNA-bindender Domäne.
(B) Der Rezeptor enthält sog. Zinkfinger, die sich an spezifischer Stelle in die große Furche der DNA-Doppelhelix einlagern.
(C) Nach Bindung von Triiodthyronin (T_3) wirkt der Rezeptor als Transkriptionsfaktor.
(D) Der T_3-Rezeptor kann sich als Dimer an spezifische DNA-Sequenzen anlagern.
(E) Der Rezeptor für Thyroxin (T_4) unterscheidet sich von dem für T_3 in der Anzahl der Zinkfinger.

[H99]

17.39 Welche Aussage zur Bildung und Sekretion von Thyroxin trifft zu?

(A) Das für die Synthese benötigte Iodid wird im Blut an ein spezielles Protein gebunden transportiert.
(B) Das für die Synthese benötigte Iodid wird durch aktiven Transport in die Zelle aufgenommen.
(C) Bei der Iodierung muss Tyrosin in einer ATP-abhängigen Reaktion aktiviert werden.
(D) Thyroxin wird in der Schilddrüse als Zink-Komplex gespeichert.
(E) Nach Deiodierung von Thyroxin in peripheren Geweben findet sich im Blut überwiegend das aktive T_3.

[F99]

17.40 Welche Aussage trifft **nicht** zu?

Schilddrüsenhormone werden im Blut transportiert

(A) in freier Form
(B) in Transthyretin (Präalbumin) gebunden
(C) an Thyreoglobulin gebunden
(D) an Thyroxin-bindendes Globulin gebunden
(E) an Albumin gebunden

[H98]

17.41 Welche Aussage trifft **nicht** zu?

Triiodthyronin bewirkt

(A) eine Induktion der Na^+/K^+-ATPase
(B) eine Induktion der mitochondrialen Glycerinphosphat-Dehydrogenase
(C) eine Hemmung der Thyroliberin-(TRH)-Synthese und -Sekretion im Hypothalamus
(D) eine Steigerung des Grundumsatzes
(E) eine Hemmung des Hyaluronatstoffwechsels der Haut

[H89] [H86]

17.42 Welcher Befund ist bei einem Thyroxin-produzierenden Adenom der Schilddrüse **nicht** zu erwarten?

(A) gesteigerte Iodidaufnahme durch die Schilddrüse
(B) erniedrigter TSH-Spiegel
(C) gesteigerte Lipolyse
(D) erhöhter Grundumsatz
(E) positive Stickstoffbilanz

17.37 (E)   17.38 (E)   17.39 (B)   17.40 (C)   17.41 (E)   17.42 (E)

F97

17.43 Welche Aussage zum Vitamin D trifft **nicht** zu?

(A) Vitamin D kann aus Cholesterol synthetisiert werden.
(B) 7-Dehydrocholesterol wird in der Haut in einer photochemischen Reaktion in Cholecalciferol umgewandelt.
(C) Cholecalciferol kann in der Leber mit Acetyl-CoA zu Acetyl-Cholecalciferol verestert werden.
(D) 1,25-Dihydroxycholecalciferol ist die biologisch aktive Form von Vitamin D.
(E) 1,25-Dihydroxycholecalciferol bindet an ein Rezeptorprotein aus der Familie der Steroidhormonrezeptoren.

H97

17.44 Welche Aussage zum Vitamin-D-Stoffwechsel trifft **nicht** zu?

(A) 7-Dehydrocholesterol kann im menschlichen Organismus synthetisiert werden.
(B) Cholecalciferol entsteht aus 7-Dehydrocholesterol durch Spaltung eines Kohlenwasserstoff-Ringes.
(C) Die Ringspaltung von 7-Dehydrocholesterol wird durch ein Cytochrom-P_{450}-Enzym katalysiert.
(D) Cholecalciferol wird durch zweifache Hydroxylierung in seine biologisch aktive Form überführt.
(E) Die Hydroxylierungen von Cholecalciferol laufen nacheinander in Leber und Niere ab.

H00

17.45 Welche Aussage zum Parathormon (Parathyrin, PTH) trifft **nicht** zu?

(A) Seine Aktivierung aus einer inaktiven Vorstufe erfolgt durch Phosphorylierung eines Tyrosinrestes.
(B) PTH wirkt auf seine Zielzelle über einen Membranrezeptor.
(C) An der intrazellulären Signaltransduktion ist ein heterotrimeres G-Protein beteiligt.
(D) PTH führt im Knochen zur Calciummobilisierung.
(E) PTH aktiviert in der Knochenmatrix Proteasen.

H97

17.46 Welches der genannten Hormone bindet an einen Rezeptor mit Tyrosinkinaseaktivität?

(A) Glukagon
(B) Triiodthyronin
(C) Insulin
(D) Adrenalin
(E) Cortisol

H98 H96 H92

17.47 Das C-Peptid des Proinsulins

(A) entspricht dem Signalpeptid des Präproinsulins
(B) ist durch zwei Disulfidbrücken mit den A- und B-Ketten verknüpft
(C) wird in den β-Granula der Langerhansschen Insel vollständig abgebaut
(D) ist beim Stoffwechselgesunden im Plasma nachweisbar
(E) wird beim Diabetiker nach Insulininjektion vermehrt gebildet

F95

17.48 Die Insulin-Sekretion der pankreatischen B-Zellen wird gehemmt durch

(1) Glukagon
(2) gastroinhibitorisches Peptid (GIP)
(3) Somatostatin
(4) Adrenalin

(A) nur 1 und 2 sind richtig
(B) nur 1 und 3 sind richtig
(C) nur 2 und 3 sind richtig
(D) nur 3 und 4 sind richtig
(E) nur 1, 3 und 4 sind richtig

[H95]

17.49 Welche Stoffwechselprozesse werden durch Insulin gesteigert?

(1) Lipolyse in den Adipozyten
(2) Glykolyse in den Hepatozyten
(3) Glykogen-Abbau in der Muskelzelle
(4) Spaltung von Triacylglycerolen in Lipoproteinen
(5) β-Oxidation der Fettsäuren

(A) nur 1 und 2 sind richtig
(B) nur 2 und 4 sind richtig
(C) nur 1, 2 und 4 sind richtig
(D) nur 1, 3 und 5 sind richtig
(E) nur 2, 3 und 5 sind richtig

[F94]

17.50 Insulin induziert in der Leber folgende Enzyme:

(1) Lipoproteinlipase
(2) Glucokinase
(3) Phosphofructokinase
(4) Pyruvatkinase
(5) Phosphoenolpyruvat-Carboxylase

(A) nur 2 und 5 sind richtig
(B) nur 3 und 4 sind richtig
(C) nur 1, 3 und 5 sind richtig
(D) nur 2, 3 und 4 sind richtig
(E) nur 1, 2, 4 und 5 sind richtig

[H99] [F97]

17.51 Welche Aussage trifft **nicht** zu?

Insulin

(A) stimuliert die Glucoseaufnahme von Muskelzellen
(B) hemmt die Lipolyse von Fettzellen
(C) stimuliert die Glykogensynthese von Leberzellen
(D) stimuliert die Adenylatcyclase von Herzmuskelzellen
(E) induziert die Lipoproteinlipase im Fettgewebe

[H00]

17.52 Welche Aussage zur Funktion des Insulins im Fettgewebsstoffwechsel trifft **nicht** zu?

(A) Insulin stimuliert die Translokation von GLUT4-Transportern in die Plasmamembran.
(B) Insulin induziert die Lipoproteinlipase.
(C) Insulin senkt die cAMP-Konzentration.
(D) Insulin hemmt die Pyruvat-Dehydrogenase.
(E) Insulin stimuliert die Triacylglycerin-Synthese.

[H00]

17.53 Welche Aussage zum Insulin bzw. Insulinrezeptor trifft **nicht** zu?

(A) Die β-Untereinheit des Insulinrezeptors besitzt auf der zytosolischen Seite Domänen mit Tyrosinkinase-Aktivität.
(B) Als Folge der Insulin-Bindung an seinen Rezeptor kommt es zu einer Dephosphorylierung des Pyruvat-Dehydrogenase-Komplexes.
(C) Insulin induziert die Pyruvatkinase.
(D) Insulin stimuliert die Aufnahme von Glucose in Mukosazellen.
(E) Insulin stimuliert die Aufnahme von Glucose in die Fettzellen.

[F01]

17.54 Welches der genannten Enzyme wird im Fettgewebe bzw. in der Leber **nicht** von Insulin induziert?

(A) Lipoproteinlipase
(B) Glucokinase
(C) Fructose-1,6-bisphosphatase
(D) Phosphofructokinase
(E) Pyruvatkinase

17.49 (B)   17.50 (D)   17.51 (D)   17.52 (D)   17.53 (D)   17.54 (C)

17.55 Welche Aussage zum Insulinrezeptor trifft **nicht** zu?

(A) Insulin bindet an die extrazellulären α-Untereinheiten des tetrameren Insulinrezeptors.
(B) Nach Insulinbindung wird auf der zytosolischen Seite der transmembranären β-Untereinheiten eine Proteinkinase aktiviert.
(C) Der aktivierte Insulinrezeptor phosphoryliert Tyrosylreste von Proteinen der intrazellulären Signalübertragung.
(D) Durch Autophosphorylierung inaktiviert sich der Insulinrezeptor und wird dadurch insulinresistent.
(E) Insulin stimuliert die Translokation eines Glucosetransporters aus Endosomen in die Plasmamembran.

17.56 Welche Aussage trifft **nicht** zu?

Beim Diabetes mellitus Typ I besteht die Tendenz zur metabolischen Azidose, weil bei Insulinmangel

(A) die Lipolyse des Speicherfetts in Adipozyten gesteigert ist
(B) der Gehalt an unveresterten Fettsäuren im Blut ansteigt
(C) aufgrund eines erhöhten Fettsäure-Angebots an die Leber die β-Oxidation gesteigert ist
(D) die Überproduktion von Acetyl-CoA zu einer Beschleunigung des Citratzyklus führt
(E) die Leber vermehrt Ketonkörper an das Blut abgibt

17.57 Welche der folgenden Stoffwechselprozesse werden bei Insulinmangel beschleunigt?

(1) Ketogenese
(2) Lipolyse
(3) Harnstoffsynthese
(4) Pentosephosphatweg
(5) β-Oxidation der Fettsäuren

(A) nur 1, 3 und 5 sind richtig
(B) nur 2, 4 und 5 sind richtig
(C) nur 1, 2, 3 und 4 sind richtig
(D) nur 1, 2, 3 und 5 sind richtig
(E) 1–5 = alle sind richtig

17.58 Welche Aussage trifft **nicht** zu?

Bei akutem Insulinmangel ist die

(A) Glucoseaufnahme in die Skelettmuskulatur vermindert
(B) Glucoseaufnahme im Zentralnervensystem vermindert
(C) Lipolyse des Fettgewebes aktiviert
(D) β-Hydroxybutyratbildung in der Leber gesteigert
(E) Proteinbiosynthese in der Skelettmuskulatur gehemmt

17.59 Welche Aussage trifft **nicht** zu?

Glukagon

(A) besteht aus zwei Peptidketten, die durch zwei Disulfidbrücken verbunden sind
(B) wird in den A-Zellen des Pankreas am endoplasmatischen Retikulum als Präproglukagon synthetisiert
(C) führt in der Leber zu einer Hemmung der Glykogen-Biosynthese
(D) wird bei einem Anstieg des Blutzuckers vermindert sezerniert
(E) wirkt auf den Leberstoffwechsel Insulin-antagonistisch

17.60 Welche Aussage zum Glukagon trifft **nicht** zu?

(A) Glukagon wird in den A-Zellen der Langerhans-Inseln des Pankreas gebildet.
(B) Glukagon wird als höhermolekulares Präproglukagon synthetisiert.
(C) Glukagon wird bei Abfall der Glucose-Konzentration im Blut vermehrt sezerniert.
(D) Die Glukagonsekretion wird durch Somatostatin gehemmt.
(E) Glucagon wird in der Leber durch Oxidation von Sulfhydrylgruppen inaktiviert.

17 Hormone

F93

17.61 Welche Aussage trifft **nicht** zu?

[Strukturformel: Noradrenalin – Benzolring mit 2 OH-Gruppen, CHOH–CH₂–NH₂ Seitenkette]

Die abgebildete Substanz

(A) ist ein primäres Amin
(B) enthält zwei Chiralitätszentren
(C) ist ein zweiwertiges Phenol
(D) kann im Stoffwechsel N-methyliert werden
(E) kann als Antagonist des Insulins wirken

F00

17.62 Welche Aussage zu Katecholaminen trifft **nicht** zu?

(A) Die Biosynthese von Katecholaminen beginnt mit der Hydroxylierung von Tyrosin durch eine Monooxygenase.
(B) Methylgruppendonator für die Methylierung zu Adrenalin ist S-Adenosylmethionin.
(C) Die Bildung von Katecholaminen wird durch Glucocorticoide gehemmt.
(D) Die Wirkung von Katecholaminen nach Bindung an β-Rezeptoren erfolgt über stimulierende G-Proteine (G_s).
(E) Der extraneuronale Abbau der Katecholamine beginnt mit der O-Methylierung.

F97

17.63 Welche Aussagen über Rezeptoren für Katecholamine treffen zu?

(1) Über $β_1$-Rezeptoren wird die Adenylatcyclase stimuliert.
(2) Über $β_2$-Rezeptoren wird der Katecholamin-abhängige Natriumkanal geöffnet.
(3) Über $α_1$-Rezeptoren wird eine Phospholipase C stimuliert.
(4) Über $α_2$-Rezeptoren wird die Adenylatcyclase gehemmt.

(A) nur 1 und 3 sind richtig
(B) nur 2 und 3 sind richtig
(C) nur 1, 2 und 4 sind richtig
(D) nur 1, 3 und 4 sind richtig
(E) 1–4 = alle sind richtig

H95

17.64 Welche Aussage zum Wirkungsmechanismus der Katecholamine trifft **nicht** zu?

(A) Über $β_1$-Rezeptoren aktivieren Katecholamine die Adenylatcyclase.
(B) Über $α_1$-Rezeptoren aktivieren Katecholamine die Phosphatidylinositol-4,5-bisphosphat-spezifische Phospholipase C.
(C) Über $α_2$-Rezeptoren hemmen Katecholamine die Adenylatcyclase.
(D) Über einen intrazellulären Anstieg des cAMP steigern Katecholamine in der Leber die Transkription des Phosphoenolpyruvat-Carboxykinase-(PEP-CK)-Gens.
(E) Über $β_2$-Rezeptoren aktivieren Katecholamine die Tyrosinkinase II.

F93

17.65 Welche Aussage zur Inaktivierung bzw. zum Abbau von Katecholaminen trifft **nicht** zu?

(A) Adrenalin wird durch die Catechol-O-methyltransferase (COMT) zu Methoxyadrenalin O-methyliert.
(B) Methylgruppendonor für die COMT-Reaktion ist S-Adenosylmethionin.
(C) Noradrenalin wird durch eine Monoaminoxidase (MAO) oxidativ desaminiert.
(D) MAO ist eine Pyridinnukleotid-abhängige Dehydrogenase.
(E) Beim Abbau von Katecholaminen entstehen Derivate der Mandelsäure.

17.61 (B)   17.62 (C)   17.63 (D)   17.64 (E)   17.65 (D)

17 Hormone

F96

17.66 Welche Substanz wird **nicht** in der Nebennierenrinde gebildet

(A) Cortisol
(B) Corticotropin
(C) Corticosteron
(D) Progesteron
(E) Pregnenolon

F98

17.67 Welche Aussage zur Synthese von Steroidhormonen trifft **nicht** zu?

(A) Die gemeinsame Vorstufe ist Pregnenolon.
(B) Cytochrom-P_{450}-abhängige Monooxygenasen hydroxylieren das Steranskelett des Progesterons.
(C) Eine C17-Hydroxylase ist beteiligt an der Synthese von Testosteron, Estrogenen und Cortisol.
(D) Eine C21-Hydroxylase ist beteiligt an der Synthese von Testosteron und Estrogenen.
(E) Mineralo- und Glucocorticoide, jedoch nicht die Geschlechtshormone, werden an C11 hydroxyliert.

H99

17.68 Das Cholesterol für die Steroidhormonbiosynthese in Zellen der Nebennierenrinde wird bereitgestellt

(A) durch Freisetzung aus intrazellulären Cholesterolestern
(B) durch Freisetzung aus HDL mit Hilfe der LCAT (Lecithin-Cholesterol-Acyltransferase)
(C) aus VLDL nach Rezeptor-vermittelter Endozytose der VLDL
(D) durch Aktivierung der Lipoproteinlipase an Endothelzellen der Nebennierenrinde
(E) durch eine Cytochrom-P_{450}-abhängige Hydroxylierung des Sterangerüsts

H95

17.69 Welche Aussage zur Wirkungsweise von Cortisol trifft **nicht** zu?

(A) Der Cortisolrezeptor ist ein integrales Membranprotein mit Tyrosinkinaseaktivität.
(B) Cortisol erhöht die Transkription des PEP-Carboxykinase-Gens.
(C) Cortisol führt zu einer Verminderung der Arachidonsäurefreisetzung aus Phospholipiden.
(D) Cortisol hemmt die Interleukin-2-Produktion durch T-Helferzellen.
(E) Cortisol führt zu einer Steigerung der Proteolyse in der Skelettmuskulatur.

F97 **H92**

17.70 Welche Aussagen zum Cortisol treffen zu?

(1) Corticotropin (ACTH) stimuliert die Adenylatcyclase der Nebennierenrinde und steigert damit die Cortisol-Biosynthese.
(2) Cortisol hemmt die Sekretion von adrenocorticotropem Hormon im Hypophysenvorderlappen.
(3) Cortisol stimuliert in den Plasmamembranen cortisolempfindlicher Zellen die Freisetzung von Inositoltrisphosphat aus Phosphatidylinositol.
(4) Cortisol bindet an ein zytoplasmatisches Rezeptorprotein, das anschließend im Zellkern die Transkription spezifischer Gene beeinflusst.

(A) nur 3 und 4 sind richtig
(B) nur 1, 2 und 3 sind richtig
(C) nur 1, 2 und 4 sind richtig
(D) nur 2, 3 und 4 sind richtig
(E) 1 – 4 = alle sind richtig

H00

17.71 Welche Aussage zu Glucocorticoiden trifft **nicht** zu?

(A) Sie induzieren in der Leber Enzyme der Gluconeogenese.
(B) Sie steigern die Lipolyse im Fettgewebe.
(C) Sie stimulieren die Proteolyse im Muskel.
(D) Sie werden aus Progesteron gebildet.
(E) Sie werden in Sekretgranula der Nebennierenrinde gespeichert.

17.66 (B)   17.67 (D)   17.68 (A)   17.69 (A)   17.70 (C)   17.71 (E)

F00
17.72 Welche Aussage zum Wirkungsmechanismus von Cortisol trifft **nicht** zu?

(A) In der Leber werden Aminotransferasen induziert.
(B) In der Leber wird die Phosphoenolpyruvat-Carboxykinase induziert.
(C) In der Leber wird die Phosphofructokinase induziert.
(D) Die Bildung von Interleukin-2 wird gehemmt.
(E) Die Bildung von Interferon-γ wird gehemmt.

F99
17.73 Welche Aussage trifft **nicht** zu?

Cortisol führt zu einer

(A) Herabsetzung der Prostaglandinbiosynthese
(B) Stimulierung der Proteolyse in der Muskelzelle
(C) Stimulierung des Glucosetransporters Glut 2 in den Hepatozyten
(D) Steigerung der Glykogensynthese
(E) Stimulierung der Lipolyse im peripheren Fettgewebe

F95 H90
17.74 Welche Aussage trifft **nicht** zu?

Unter dem Einfluss von Cortisol

(A) wird in der Leber die Gluconeogenese gehemmt.
(B) ist im Muskel die Proteolyse gesteigert
(C) wird in der Leber die Phosphoenolpyruvat-Carboxykinase induziert
(D) wird die Produktion von Prostaglandinen infolge Hemmung der Phospholipase A_2 gehemmt
(E) ist die Aktivierung von Makrophagen durch T-Lymphozyten gehemmt

F99
17.75 Welche Aussage trifft **nicht** zu?

Glucocorticoide

(A) entstehen durch Hydroxylierungsaktionen aus Progesteron
(B) sind im Blut an Transcortin gebunden
(C) wirken über intrazelluläre Rezeptorproteine
(D) werden über Androstendion zu Testosteron umgewandelt
(E) werden in der Leber inaktiviert

F98
17.76 Welche Aussage trifft **nicht** zu?

Cortisoleffekte sind:

(A) Induktion von Aminotransferasen in der Leber
(B) Hemmung der Phosphoenolpyruvat-Carboxykinase (PEP-CK) der Leber
(C) Stimulierung der Proteolyse des Skelettmuskels
(D) Hemmung der Prostaglandinsynthese
(E) Hemmung der Interleukin-2-Freisetzung

F91
17.77 Bei einem Cushing-Syndrom (Hyperglucocorticoidismus) sind zu erwarten:

(1) Hyperglykämie
(2) erhöhte Harnstoffkonzentration im Blut
(3) vermehrter Kollagenabbau im Knochen
(4) vermehrter Umsatz im Pentosephosphatweg

(A) nur 1 und 3 sind richtig
(B) nur 2 und 4 sind richtig
(C) nur 1, 2 und 3 sind richtig
(D) nur 1, 3 und 4 sind richtig
(E) 1–4 = alle sind richtig

H95 F90
17.78 Welcher Befund ist bei einer Nebennierenunterfunktion (Morbus Addison) **nicht** zu erwarten?

(A) hypertone Hydratation
(B) Hyperkaliämie
(C) Hypoglykämie
(D) nicht-respiratorische Azidose
(E) Erniedrigung der 17-Hydroxy- und 17-Ketosteroid-Konzentration im Urin

---

17.72 (C) 17.73 (C) 17.74 (A) 17.75 (D) 17.76 (B) 17.77 (C) 17.78 (A)

17 Hormone

17.79 Welche Aussage trifft **nicht** zu?

Aldosteron

(A) wird in der Nebennierenrinde synthetisiert
(B) steigert die Na^+-Reabsorption aus den Sammelrohren der Niere
(C) steigert die renale Chloridausscheidung
(D) wirkt durch Bindung an intrazelluläre Rezeptoren aus der Familie der Steroidhormonrezeptoren
(E) induziert die Na^+/K^+-ATPase in Sammelrohrepithelzellen der Nieren

17.80 Welche Angabe zu den funktionellen Gruppen des Aldosterons trifft **nicht** zu?

(A) tertiärer Alkohol
(B) sekundärer Alkohol
(C) primärer Alkohol
(D) Aldehyd
(E) Keton

17.81 Welche Aussage trifft **nicht** zu?

Aldosteron

(A) wird in der Nebennierenrinde synthetisiert
(B) entsteht aus Progesteron unter Beteiligung von spezifischen Monooxygenasen
(C) enthält eine Aldehydgruppe am Steranring
(D) wird unter dem Einfluss von Angiotensin II vermehrt sezerniert
(E) wirkt über spezifische Rezeptoren auf der Plasmamembran von Tubulusepithelzellen

17.82 Welche Kombination von Ort der Aldosteronsekretion und Reiz für diese Sekretion ist richtig?

	Ort	Reiz
(A)	Nebennierenmark	Absinken des Plasma-Renins
(B)	Niere	Absinken des Plasma-Adiuretins
(C)	Nebennierenrinde	Hypernatriämie
(D)	Nebennierenrinde	erhöhter Angiotensin-II-Plasmaspiegel
(E)	Niere	Na^+-Mangel

17.83 Welche Aussage zu Sexualhormonen trifft **nicht** zu?

(A) Androgene werden in der Nebennierenrinde, im Hoden und im Ovar gebildet.
(B) Progesteron ist Zwischenprodukt bei der Synthese von Androgenen und Estrogenen.
(C) Die Estrogensynthese benötigt Androgene als Vorstufe.
(D) Dihydrotestosteron ist in der Prostata der intrazellulär wirksame Metabolit des Testosterons.
(E) Estrogene wirken in extrahepatischen Geweben Protein-katabol.

17.84 Welche Aussage über Corticotropin (ACTH) trifft **nicht** zu?

(A) Es entsteht durch Proteolyse aus einer höhermolekularen Vorstufe.
(B) Seine Ausschüttung wird durch im Hypothalamus gebildetes Corticoliberin (CRH) stimuliert.
(C) Bei limitierter Proteolyse entstehen Endorphine.
(D) Es bewirkt in der Nebennierenrinde eine vermehrte NADPH-Bildung.
(E) Es bewirkt in der Nebennierenrinde eine vermehrte Freisetzung von Cholesterol aus Cholesterolestern.

17.79 (C)   17.80 (A)   17.81 (E)   17.82 (D)   17.83 (E)   17.84 (C)

17 Hormone

[F97]

17.85 Welche Aussage zu Androgenen und FSH (Follikel-stimulierendes Hormon) trifft **nicht** zu?

(A) Die zelluläre Wirkform des Testosterons im Hoden ist 5-Dihydrotestosteron.
(B) Testosteron wird durch Umwandlung in 17-Ketosteroide inaktiviert.
(C) FSH reguliert die Testosteronproduktion.
(D) Die Spermatogenese wird durch FSH aktiviert.
(E) Unter Androgenwirkung wird die Fructosekonzentration der Samenflüssigkeit erhöht.

[H94]

17.86 Die folgenden Hormone kommen ausschließlich beim männlichen Geschlecht vor:

(1) Testosteron
(2) Androstendion
(3) Follikel-stimulierendes Hormon (Follitropin, FSH)
(4) Zwischenzell-stimulierendes Hormon (Lutropin, LH)

(A) Keine der Aussagen 1–4 ist richtig
(B) nur 1 ist richtig
(C) nur 4 ist richtig
(D) nur 1 und 2 sind richtig
(E) nur 3 und 4 sind richtig

[H99] [H87] [F84]

17.87 Welche Aussage zu Androgenen und FSH (Follikel-stimulierendes Hormon) trifft **nicht** zu?

(A) Die zelluläre Wirkform des Testosterons ist 5-Dihydrotestosteron.
(B) Testosteron, ein 17-Hydroxysteroid, kann zu einer Reihe von 17-Ketosteroiden umgewandelt werden.
(C) FSH reguliert die Testosteronproduktion.
(D) Die Spermatogenese wird durch FSH aktiviert.
(E) Unter Androgenwirkung wird die Fructosekonzentration der Samenflüssigkeit erhöht.

[F91] [H88]

17.88 Welche Aussage trifft **nicht** zu?

Androgene

(A) werden in der Leber durch Konjugation mit Glucuronsäure inaktiviert
(B) werden auch in der Nebennierenrinde gebildet
(C) können aus Progesteron gebildet werden
(D) führen zu einer Erhöhung der Stickstoffausscheidung im Harn
(E) werden als 17-Ketosteroide mit dem Harn ausgeschieden

[F01]

17.89 Welche Aussage zum Corticotropin und zum Cortisol trifft **nicht** zu?

(A) Corticotropin (ACTH) stimuliert die Adenylatcyclase der Nebennierenrinde und steigert damit die Cortisol-Biosynthese.
(B) Cortisol hemmt die Sekretion von Corticotropin im Hypophysenvorderlappen.
(C) Cortisol stimuliert in den Plasmamembranen Cortisol-empfindlicher Zellen die Freisetzung von Inositoltrisphosphat aus Phosphatidylinositol.
(D) Cortisol bindet an ein zytoplasmatisches Rezeptorprotein, das anschließend im Zellkern die Transkription spezifischer Gene beeinflusst.
(E) Die entzündungshemmende Wirkung von Cortisol beruht auf der Induktion der Synthese von Lipocortin, einem Inhibitor der Phospholipase A_2.

[F92]

17.90 Bildungsorte von Progesteron sind:

(1) Gelbkörper
(2) Nebennierenrinde
(3) Plazenta

(A) nur 1 ist richtig
(B) nur 2 ist richtig
(C) nur 1 und 2 sind richtig
(D) nur 2 und 3 sind richtig
(E) 1–3 = alle sind richtig

17.85 (C) 17.86 (A) 17.87 (C) 17.88 (D) 17.89 (C) 17.90 (E)

17 Hormone

F98

17.91 Die folgenden Hormone kommen ausschließlich beim weiblichen Geschlecht vor:

(1) LH/FSH-Releasing factor (Gonadoliberin)
(2) Follikel-stimulierendes Hormon (Follitropin, FSH)
(3) Luteinisierendes Hormon (Lutropin, LH)

(A) Keine der Aussagen 1–3 ist richtig.
(B) nur 1 ist richtig
(C) nur 3 ist richtig
(D) nur 1 und 2 sind richtig
(E) nur 1 und 3 sind richtig

F93

17.92 Was ist **keine** typische Wirkung von Progesteron?

(A) Förderung der Ei-Einnistung (Nidation)
(B) Hemmung der Uterusmotilität
(C) Verminderung der Penetrierbarkeit des Zervixsekrets für Spermien
(D) Hemmung des Wachstums der Uterusmuskulatur
(E) Erhöhung der Basaltemperatur

H96

17.93 Welche Aussage trifft **nicht** zu?

Östradiol

(A) wird im weiblichen und männlichen Organismus gebildet
(B) fördert die Proliferation des Endometriums
(C) wird in der Plazenta gebildet
(D) ist ein Steroidhormon
(E) erhöht den Sollwert der Körpertemperatur

F92

17.94 Welche Aussage trifft **nicht** zu?

Estrogene

(A) werden in Granulosazellen des Ovars gebildet
(B) haben einen aromatischen Ring
(C) entstehen aus Androgenen
(D) binden an spezifische Hormonrezeptoren der Plasmamembran
(E) werden in der Leber durch Sulfatierung und Glucuronidierung inaktiviert

H98

17.95 Unabhängig von der Steuerung durch die Adenohypophyse ist

(A) Parathormon
(B) Triiodthyronin
(C) Cortisol
(D) Testosteron
(E) Progesteron

F01

17.96 Proopiomelanocortin (POMC) ist **nicht** Vorläufermolekül von

(A) β-Lipotropin (β-LPH)
(B) β-Endorphin
(C) α-Melanozyten-stimulierendem Hormon (α-MSH)
(D) Corticotropin (ACTH)
(E) Corticoliberin (CRH)

H94

17.97 Welche Aussage trifft **nicht** zu?

Die folgenden Peptide werden aus einem gemeinsamen primären Translationsprodukt durch limitierte Proteolyse gebildet:

(A) Melanotropin (α-MSH)
(B) Corticotropin (ACTH)
(C) Lipotropin (β-LPH)
(D) Thyreotropin (TSH)
(E) Endorphin

F93

17.98 Prolaktin

(A) ist ein Steroidhormon
(B) wird vorwiegend im Hypothalamus gebildet
(C) wird während des Stillens vermindert ausgeschüttet
(D) wird bei primärer Hypothyreose vermehrt ausgeschüttet
(E) fehlt im Plasma des Mannes

17.91 (A)   17.92 (D)   17.93 (E)   17.94 (D)   17.95 (A)   17.96 (E)   17.97 (D)   17.98 (D)

[F90]

17.99 Die Prolaktin-Ausschüttung wird gehemmt durch

(A) Dopamin
(B) Thyroliberin (= TRH)
(C) Östradiol
(D) Progesteron
(E) Erregung mammillärer Mechanorezeptoren

[H84]

17.100 Milchejektion bei der laktierenden Mamma erfolgt bei Freisetzung von

(A) Follikelhormon
(B) Gelbkörperhormon
(C) Prolactin
(D) Ocytocin
(E) Keine der Aussagen (A) bis (D) trifft zu.

[H91]

17.101 Welche Aussage über die gonadotropen Hormone FSH und LH (Follitropin und Lutropin) trifft **nicht** zu?

(A) Ihre Sekretion wird durch einen hypothalamischen Faktor reguliert.
(B) Beide sind Glykoproteine.
(C) Sie sind in einer ihrer Untereinheiten identisch mit TSH (Thyrotropin).
(D) Sie sind geschlechtsspezifisch.
(E) Sie werden in der Adenohypophyse synthetisiert.

[H95]

17.102 Welche Aussagen zum Corticotropin (ACTH) treffen zu?

(1) Corticotropin wird im Hypothalamus synthetisiert und im Hypophysenhinterlappen in die Blutbahn abgegeben.
(2) Corticotropin bindet an einen spezifischen Membranrezeptor von Zellen der Zona fasciculata der Nebennierenrinde.
(3) Corticotropin bewirkt über einen cAMP-abhängigen Mechanismus die Phosphorylierung der Cholesterolester-Hydrolase, die dadurch aktiviert wird.
(4) Die Bildung von Corticotropin wird durch negative Rückkopplung auf der Ebene des Hypothalamus dadurch reguliert, dass Cortisol die Ausschüttung von Corticotropin-Releasing-Hormon hemmt.

(A) nur 1 und 2 sind richtig
(B) nur 2 und 4 sind richtig
(C) nur 1, 3 und 4 sind richtig
(D) nur 2, 3 und 4 sind richtig
(E) 1 – 4 = alle sind richtig

[H96]

17.103 Welche Aussagen zum Corticotropin (ACTH) treffen zu?

(1) Es wird aus der gleichen Vorstufe wie Enkephalin freigesetzt.
(2) Seine Bildung wird durch hohe Cortisol-Konzentrationen gehemmt.
(3) Es entfaltet seine Wirkung über das Adenylatcyclase-System.
(4) Es aktiviert in der Nebennierenrinde eine Cholesterolesterase.

(A) nur 1 und 2 sind richtig
(B) nur 2 und 3 sind richtig
(C) nur 3 und 4 sind richtig
(D) nur 1, 3 und 4 sind richtig
(E) 1 – 4 = alle sind richtig

17.104 Welche Aussage zur Sekretion und Wirkung des Thyreotropins (= TSH) trifft **nicht** zu?

(A) TSH wird in den basophilen Zellen des Hypophysenvorderlappens gebildet.
(B) Trijodthyronin hemmt die Sekretion von TSH.
(C) TSH fördert die Aufnahme von Jodid in die Schilddrüsenzelle.
(D) TSH fördert die Synthese von Tri- und Tetrajodthyronin in den Schilddrüsenfollikeln.
(E) TSH hemmt die Freisetzung von Thyroxin aus Thyreoglobulin.

17.105 Welche Aussage über Wachstumshormon trifft **nicht** zu?

(A) Somatotropin ist ein hypophysär synthetisiertes Proteohormon.
(B) Die Somatotropin-Ausschüttung wird durch Schilddrüsenhormon gehemmt.
(C) Die Somatotropin-Ausschüttung wird durch Somatostatin gehemmt.
(D) Somatotropin wird bei Somatoliberin (GRH)-Mangel vermindert sezerniert.
(E) Unter Somatotropin-Einwirkung werden in der Leber Insulin-ähnliche Wachstums-Faktoren gebildet.

17.106 Das Wachstumshormon wird vermehrt ausgeschüttet

(1) bei durch Hunger bedingter Hypoglykämie
(2) bei körperlicher Arbeit
(3) im Tiefschlaf

(A) nur 1 ist richtig
(B) nur 2 ist richtig
(C) nur 1 und 2 sind richtig
(D) nur 2 und 3 sind richtig
(E) 1 – 3 = alle sind richtig

17.107 Welche der folgenden Aussagen über das hypothalamisch-hypophysäre System trifft (treffen) zu?

(1) Antidiuretisches Hormon (ADH) wird in hypothalamischen Kernen gebildet und gelangt auf neuronalem Wege in die Hypophyse.
(2) Glandotrope Hormone werden im Hypothalamus gebildet und gelangen direkt von dort auf dem Blutwege in die Hypophyse.
(3) Für die nichtglandotropen Hormone der Adenohypophyse sind keine hypothalamischen Releasing-(Freisetzungs-)Hormone (Releasing-Faktoren) bekannt.

(A) nur 1 ist richtig
(B) nur 1 und 2 sind richtig
(C) nur 1 und 3 sind richtig
(D) nur 2 und 3 sind richtig
(E) 1 – 3 = alle sind richtig

17.108 Welche Aussage trifft **nicht** zu?

Thyroliberin (Thyrotropin-Releasing-Hormon, TRH)

(A) ist ein Tripeptid, das im Hypothalamus gebildet wird
(B) entsteht durch posttranslationale Prozessierung eines höhermolekularen Prohormons
(C) gelangt über einen axonalen Transport in den Hypophysenhinterlappen, wo es in die Blutbahn abgegeben wird
(D) bindet an spezifische Membranrezeptoren der basophilen Hypophysenzellen und stimuliert die TSH-Sekretion
(E) wirkt im Hypophysenvorderlappen als Antagonist zum Somatostatin

17.109 Welche Aussage trifft **nicht** zu?

Somatostatin

(A) ist ein Peptidhormon
(B) wird von den D-Zellen in den Langerhans-Inseln des Pankreas sezerniert
(C) wird im Hypothalamus gebildet
(D) hemmt die Sekretion des somatotropen Hormons (Wachstumshormon)
(E) stimuliert die Sekretion des Insulins

17.104 (E)   17.105 (B)   17.106 (E)   17.107 (A)   17.108 (C)   17.109 (E)

17.110 Welche Aussage trifft **nicht** zu?

Somatostatin (SIH)

(A) wird im Pankreas gebildet
(B) wird im Hypothalamus gebildet
(C) wird aus der Neurohypophyse freigesetzt
(D) hemmt die Ausschüttung von Somatotropin (STH)
(E) hemmt die Magenmotilität

17.111 Welche Aussage trifft **nicht** zu?

Somatostatin hemmt direkt die Sekretion von

(A) Insulin in B-Zellen des Pankreas
(B) Glukagon in A-Zellen des Pankreas
(C) Wachstumshormon (STH) im Hypophysenvorderlappen
(D) Thyreotropin im Hypophysenvorderlappen
(E) Thyroxin in der Schilddrüse

17.112 Welche Aussage trifft **nicht** zu?

Adiuretin (Vasopressin)

(A) ist ein Glykoprotein
(B) wird vom Hypophysenhinterlappen sezerniert
(C) erhöht den peripheren Gefäßwiderstand
(D) stimuliert die Wasserrückresorption aus den Sammelrohren der Nieren
(E) stimuliert die Adenylatcyclase in den Sammelrohrepithelzellen der Nieren

17.113 Welche Aussage trifft **nicht** zu?

Adiuretin (Vasopressin)

(A) enthält Cystin
(B) wird im Hypothalamus synthetisiert
(C) wird vermehrt sezerniert bei Zunahme der Serumosmolarität
(D) führt in den renalen Tubuluszellen zu einer Verminderung der cAMP-Konzentration
(E) steigert die H_2O-Permeabilität luminaler Plasmamembranen von Sammelrohrzellen

17.114 Welche Aussage zum Vasopressin trifft **nicht** zu?

(A) Bildungsort des Pro-Vasopressins ist die Hypophyse.
(B) Es steigert die H_2O-Permeabilität der Nierensammelrohre.
(C) Es wird vermehrt freigesetzt bei Zunahme der Osmolalität des Plasmas.
(D) Der second messenger in glatten Gefäßmuskelzellen ist Inositoltrisphosphat (IP_3).
(E) Der second messenger in den Epithelzellen der Sammelrohre ist cAMP.

17.115 Erythropoetin

(A) wird im Knochenmark gebildet
(B) ist ein Hämoglobinabkömmling
(C) bewirkt die Neubildung von Thrombozyten
(D) wird in der Niere gebildet
(E) wird von Erythrozyten gebildet

17.116 Welche Aussage zum Renin-Angiotensin-System trifft **nicht** zu?

(A) Renin ist eine Endopeptidase.
(B) Angiotensinogen ist ein Plasmaprotein.
(C) Eine Hemmung des Angiotensin-Converting-Enzyms führt zur Vasokonstriktion.
(D) Angiotensin II stimuliert die Aldosteron-Produktion der Nebenniere.
(E) Na^+-Verlust führt zu einer gesteigerten Reninabgabe ins Blut.

17.117 Angiotensin II

(A) ist ein Dipeptid, bestehend aus Histidin und Leucin
(B) wird im Blutplasma durch eine aus den Epithelzellen stammende Peptidase aus Renin freigesetzt
(C) hat eine vasodilatatorische Wirkung, insbesondere auf Arteriolen
(D) stimuliert in der Nebennierenrinde die Biosynthese und Sekretion des Aldosterons
(E) hemmt in den Herzvorhöfen die Bildung des atrialen natriuretischen Hormons

17.110 (C)   17.111 (E)   17.112 (A)   17.113 (D)   17.114 (A)   17.115 (D)   17.116 (C)   17.117 (D)

17 Hormone

17.118 Welche Aussage trifft **nicht** zu?

Atriopeptin (ANF)

(A) wird in den myoendokrinen Zellen des Herzens synthetisiert und in Granula gespeichert
(B) wird vor allem nach Dehnung des rechten Vorhofs beim Anstieg des Vorhofdruckes freigesetzt
(C) aktiviert in den Zielzellen eine Guanylatcyclase, wodurch der cGMP-Spiegel erhöht wird
(D) hemmt die Aldosteron-Sekretion in der Nebennierenrinde
(E) stimuliert die Renin-Sekretion in der Niere

17.119 Welche Aussage trifft **nicht** zu?

Atriales natriuretisches Hormon (Atriopeptin, ANF)

(A) wird bei Dehnung der Herzvorhöfe bei erhöhtem extrazellulärem Volumen ausgeschüttet
(B) wirkt als funktioneller Antagonist des Aldosterons
(C) stimuliert die vasokonstriktorische Wirkung des Angiotensins
(D) hemmt die Aldosteronfreisetzung in der Nebennierenrinde
(E) löst in der Zielzelle die Aktivierung einer Guanylatcyclase aus

17.120 Welche Aussage trifft **nicht** zu?

Gastrin

(A) ist ein Peptidhormon aus den G-Zellen in der Magenschleimhaut
(B) stimuliert die Pepsinogen-Sekretion
(C) inhibiert die Histaminsekretion
(D) wird beim pH-Anstieg im Magen freigesetzt
(E) wirkt an Zielzellen über einen G-Protein-vermittelten Prozess

17.121 Welche Aussage trifft **nicht** zu?

Cholezystokinin und Acetylcholin aktivieren über ihre Rezeptoren am exokrinen Pankreas die Phospholipase C.

Folgereaktionen sind:

(A) Bildung von Diacylglycerin
(B) Freisetzung von Inositoltrisphosphat
(C) Ca^{2+}-Mobilisierung
(D) Proteinkinase-C-Aktivierung
(E) Aktivierung von Phosphodiesterase

17.122 Welche Aussage trifft **nicht** zu?

	Hormon:	Wirkung:
(A)	Gastrin	erhöht die Magensaftsekretion
(B)	Histamin	erhöht die Magensaftsekretion
(C)	Motilin	verlangsamt die Magenentleerung
(D)	Sekretin	verlangsamt die Magenentleerung
(E)	Sekretin	steigert die Pankreassaftsekretion

17.123 Das gastroinhibitorische Peptid (GIP)

(1) wird von endokrinen Zellen in der duodenalen Schleimhaut synthetisiert
(2) wird bei hoher Glucose-Konzentration im Dünndarmlumen vermehrt in das Blut sezerniert
(3) hemmt in hoher Konzentration die Salzsäureproduktion und die Motilität des Magens
(4) hemmt die Insulin-Sekretion der B-Zellen

(A) nur 1 und 2 sind richtig
(B) nur 1 und 3 sind richtig
(C) nur 1, 2 und 3 sind richtig
(D) nur 1, 3 und 4 sind richtig
(E) nur 2, 3 und 4 sind richtig

17.118 (E)   17.119 (C)   17.120 (C)   17.121 (E)   17.122 (C)   17.123 (C)

[F99]
17.124 Welche Aussage trifft **nicht** zu?

Die Biosynthese folgender Signalstoffe geht von Aminosäuren aus:

(A) Melatonin
(B) Adrenalin
(C) Thromboxan
(D) Serotonin
(E) Stickstoffmonoxid (NO)

[H00]
17.125 Welcher der genannten Botenstoffe ist **kein** Derivat einer aromatischen Aminosäure?

(A) Serotonin
(B) Melatonin
(C) Stickstoffmonoxid
(D) Dopamin
(E) Noradrenalin

[F97]
17.126 Welche Aussage trifft **nicht** zu?

Serotonin

(A) wird in einer Pyridoxal-abhängigen Reaktion gebildet
(B) entsteht durch Carboxylierung von Serin
(C) wird bei einer Gefäßverletzung von den Thrombozyten freigesetzt
(D) ist ein Neurotransmitter bestimmter Neuronen des Zentralnervensystems
(E) wird unter Beteiligung von Monoaminoxidase und Aldehydoxidase zu Hydroxyindolacetat abgebaut

[F99]
17.127 Welche Aussage trifft **nicht** zu?

Serotonin

(A) wird in enterochromaffinen Zellen des Magen-Darm-Trakts synthetisiert
(B) entsteht aus Tryptophan nach Hydroxylierung und Decarboxylierung
(C) wird in den dichten Granula der Thrombozyten gespeichert
(D) ist ein Neurotransmitter im ZNS
(E) wird durch O-Methyltransferase methyliert und dadurch inaktiviert

[H00]
17.128 Welche Aussage zu Eikosanoiden trifft **nicht** zu?

(A) Prostaglandine entstehen durch eine O_2-abhängige Reaktion aus Arachidonsäure.
(B) Die Lipoxygenase wandelt Prostaglandine in Prostacycline um.
(C) Prostaglandin E_2 wirkt Blutdruck senkend.
(D) Thromboxan A_2 führt zu einer Aggregation von Thrombozyten.
(E) Prostaglandin I_2 (Prostacyclin) hemmt die Thrombozytenaggregation.

[H97]
17.129 Welche Aussage zu Eikosanoiden trifft **nicht** zu?

(A) Aus Thrombozyten freigesetztes Thromboxan A_2 wirkt vasokonstriktorisch.
(B) Prostacycline hemmen die Thrombozytenaggregation.
(C) Acetylierung der Cyclooxygenase durch Acetylsalicylsäure führt zu einer irreversiblen Hemmung der Prostaglandinsynthese.
(D) Vorstufe für die Biosynthese von Leukotrienen ist die gesättigte, aus 20 C-Atomen bestehende Eikosansäure.
(E) Leukotrien C_4 wirkt konstriktorisch auf die glatte Bronchialmuskulatur.

[H98]
17.130 Welche Aussage über Prostaglandine trifft **nicht** zu?

(A) Die Lipoxygenase-Reaktion führt von Arachidonsäure zu den Prostaglandinen und Thromboxanen.
(B) Die Prostaglandin-Synthese wird durch Acetylsalicylsäure irreversibel gehemmt.
(C) Prostaglandin I_2 (Prostacyclin) ist Antagonist von Thromboxan A_2 bei der Thrombozyten-Aggregation.
(D) Prostaglandin $F2\alpha$ wirkt kontrahierend auf die Uterusmuskulatur.
(E) Die Prostaglandin-Rezeptoren sind an G-Proteine gekoppelt.

17.124 (C) 17.125 (C) 17.126 (B) 17.127 (E) 17.128 (B) 17.129 (D) 17.130 (A)

F95 H87 H84

17.131 Welche Aussagen zu den Prostaglandinen sind richtig?

(1) Prostaglandine werden aus ungesättigten Fettsäuren, vor allem aus Arachidonsäure, synthetisiert.
(2) Prostaglandine werden in Peroxisomen gespeichert.
(3) Prostaglandine können das Adenylatcyclase- oder das Guanylatcyclase-System modulieren.
(4) Verschiedene Prostaglandine können gegensinnige Effekte aufweisen.

(A) nur 1 und 4 sind richtig
(B) nur 2 und 3 sind richtig
(C) nur 2 und 4 sind richtig
(D) nur 1, 3 und 4 sind richtig
(E) 1–4 = alle sind richtig

F91

17.132 Welche Aussage zu Leukotrienen trifft **nicht** zu?

(A) Sie entstehen unter Mitwirkung der Phospholipase A_2.
(B) Sie führen zur Kontraktion der Bronchialmuskulatur.
(C) Ihre Synthese wird durch Acetylsalicylsäure gehemmt.
(D) Ihre Synthese wird durch Cortisol gehemmt.
(E) Sie können mit Aminosäuren verknüpft werden.

F97 H92

17.133 Welche Aussage zum Leukotrien C_4 trifft **nicht** zu?

(A) Es ist ein Derivat des Prostacyclins.
(B) Die Ausgangssubstanz für seine Biosynthese wird durch Phospholipase A_2 aus Phospholipiden freigesetzt.
(C) Es wirkt wesentlich stärker bronchokonstriktorisch als Histamin.
(D) Es ist ein Entzündungsmediator.
(E) Es ist mit einem Peptid verknüpft

F95

17.134 Welcher der folgenden enzymatischen Prozesse wird durch Acetylsalicylsäure gehemmt?

(A) Bildung von Leukotrienen aus Arachidonsäure
(B) Bildung von Arachidonsäure aus Linolensäure
(C) Bildung von Thromboxanen aus Arachidonsäure
(D) Freisetzung von Arachidonsäure aus Phospholipiden
(E) Synthese von Gangliosiden

H99

17.135 Welche Aussage trifft **nicht** zu?

Bradykinin

(A) wird aus Kininogen durch Kallikreine freigesetzt
(B) hat im Blut eine Halbwertszeit von weniger als einer Minute
(C) senkt den Widerstand im peripheren Kreislauf
(D) wirkt bronchodilatatorisch
(E) wird im Plasma durch Kininasen gespalten

H00

17.136 Welche Aussage zu Zytokinen trifft **nicht** zu?

(A) Der Tumornekrosefaktor wird bevorzugt von nekotischen Tumorzellen gebildet.
(B) Interleukin-1 beeinflusst die Temperaturregulation im Hypothalamus.
(C) Interleukin-1 stimuliert die Bildung von Interleukin-2.
(D) Interleukin-2 stimuliert T-Lymphozyten.
(E) Interferon-γ aktiviert Makrophagen.

H96

17.137 Welche Aussage zu Cytokinin trifft **nicht** zu?

(A) Der Tumornekrosefaktor wird bevorzugt von nekotischen Tumorzellen gebildet.
(B) Interleukin-1 beeinflusst die Temperaturregulation im Hypothalamus.
(C) Interleukin-1 stimuliert die Bildung von Interleukin-2.
(D) Interleukin-2 stimuliert T-Lymphozyten.
(E) Interferon-γ aktiviert Makrophagen.

17.131 (D)   17.132 (C)   17.133 (A)   17.134 (C)   17.135 (D)   17.136 (A)   17.137 (A)

F97

17.138 Welche Aussage trifft **nicht** zu?

Interleukin-1

(A) wird u.a. von Makrophagen gebildet
(B) ist ein Eicosanoid
(C) stimuliert T$_H$-Zellen nach Antigenpräsentation zur Produktion von Interleukin-2
(D) stimuliert die Kollagensynthese in Fibroblasten
(E) stimuliert die Synthese von Akute-Phase-Proteinen

H99

17.139 Welche Aussage trifft **nicht** zu?

Interleukin-2

(A) ist ein Glykoprotein
(B) wird von T-Zellen gebildet
(C) bewirkt durch autokrine Stimulation die Expression des IL-2-Rezeptors
(D) stimuliert die T-Zell-Proliferation
(E) hemmt die B-Zell-Aktivierung

H96

17.140 Welche Aussage trifft **nicht** zu?

NO (Stickstoffmonoxid)

(A) steigert die cGMP-Konzentration in Gefäßmuskelzellen
(B) hemmt die Plättchenaggregation
(C) wird aus L-Arginin gebildet
(D) wird in Endothelzellen gebildet
(E) hat eine Halbwertzeit von mehreren Minuten

Fragen aus Examen Herbst 2001

H01

17.141 Eine erniedrigte Erythropoietin-Plasmakonzentration findet man am ehesten bei einer Anämie infolge

(A) Eisenmangel
(B) Mangel an Cobalamin (Vitamin B$_{12}$)
(C) Niereninsuffizienz
(D) Hämolyse
(E) Differenzierungsdefekt hämopoetischer Vorläuferzellen

H01

17.142 Welche Aussage zum Insulin trifft **nicht** zu?

(A) Es steigert die Aufnahme von Glucose in Muskelzellen.
(B) Es induziert Enzyme der Glykolyse in der Leber.
(C) Es senkt die cAMP-Konzentration in Hepatozyten.
(D) Es stimuliert die Fettsynthese in Adipozyten.
(E) Es aktiviert die Glucose-Resorption im Darm.

H01

17.143 Welche Aussage zum Cortisol trifft **nicht** zu?

(A) Cortisol stimuliert die Transkription der Gene von Aminotransferasen in der Leber.
(B) Cortisol stimuliert die Transkription des Gens der Phosphoenolpyruvat-Carboxykinase in der Leber.
(C) Cortisol aktiviert die Phosphofructokinase der Leber.
(D) Cortisol stimuliert die Proteolyse in der Muskulatur.
(E) Cortisol hemmt die Immunantwort.

H01

17.144 Welche Aussage zum Parathormon (PTH) trifft zu?

(A) PTH wird von den C-Zellen der Schilddrüse synthetisiert.
(B) PTH hemmt die renale Calciumreabsorption.
(C) PTH stimuliert die 1-Hydroxylierung von 25-Hydroxycholecalciferol.
(D) PTH stimuliert in den Nieren die Phosphatreabsorption.
(E) PTH hemmt die Aktivität lysosomaler Hydrolasen in den Knochen.

17.138 (B)   17.139 (E)   17.140 (E)   17.141 (C)   17.142 (E)   17.143 (C)   17.144 (C)

[H01]

17.145 Welche Aussage zum Serotonin trifft **nicht** zu?

(A) In enterochromaffinen Zellen des Magen-Darm-Trakts wird Serotonin synthetisiert.
(B) Serotonin entsteht aus Serin durch Hydroxylierung und Decarboxylierung.
(C) Serotonin wird in Thrombozyten gespeichert.
(D) Serotonin ist ein Neurotransmitter im ZNS.
(E) Serotonin wird durch Monoaminoxidase (MAO) oxidativ desaminiert und dadurch inaktiviert.

[H01]

17.146 Welche Aussage zu heterotrimeren G-Proteinen trifft **nicht** zu?

(A) In der GDP-Form sind G-Proteine inaktiv.
(B) Die Bindung von GTP führt zur Assoziation der α-, β- und γ-Untereinheit.
(C) G_s-Proteine stimulieren die Adenylatcyclase.
(D) G_i-Proteine hemmen die Adenylatcyclase.
(E) Transducin aktiviert die cGMP-Phosphodiesterase.

[H01]

17.147 Welche Aussage zum cGMP-System trifft **nicht** zu?

(A) NO aktiviert eine lösliche Guanylatcyclase.
(B) cGMP wirkt durch Hemmung der Proteinkinase A.
(C) cGMP führt zur Relaxation der glatten Muskulatur.
(D) cGMP erhöht am Außenglied der retinalen Sinneszellen die Na^+-Leitfähigkeit der Plasmamembran.
(E) Die membrangebundene Guanylatcyclase wird durch das atriale natriuretische Peptid (Atriopeptin) aktiviert.

[H01]

17.148 Welches der genannten Hormone wirkt **nicht** über einen Liganden-aktivierbaren Transkriptionsfaktor?

(A) Testosteron
(B) Estradiol
(C) Triiodthyronin
(D) Vasopressin
(E) Aldosteron

18 Immunchemie

[H90]

18.1 Welche Aussage über das Immunsystem trifft **nicht** zu?

(A) Die Vorläufer der B- und T-Lymphozyten werden von lymphatischen Stammzellen des Knochenmarks gebildet.
(B) Im Thymus werden aus ungeprägten Lymphozyten T-Lymphozyten gebildet.
(C) Im „Bursa-Prozess" werden aus ungeprägten Lymphozyten B-Lymphozyten gebildet.
(D) Nach Antigenkontakt bilden sich aus Plasmazellen aktivierte Makrophagen.
(E) Nach Antigenkontakt können sich aus B- und T-Lymphozyten Gedächtniszellen bilden.

[H99]

18.2 Welche Aussage trifft **nicht** zu?

Die Komplementkomponente C3b

(A) wird aus C3 unter Mitwirkung einer Serinprotease gebildet
(B) wird nach einer bakteriellen Infektion vermehrt gebildet
(C) haftet auf der Oberfläche von Zielzellen, z. B. Bakterien
(D) wird von Komplementrezeptoren von Phagozyten erkannt
(E) wird u. a. von B-Zellen synthetisiert

[F01]

18.3 Welche Aussage zur klassischen Komplementaktivierung trifft **nicht** zu?

(A) Sie wird durch Bindung von C1q an Antigen-Antikörper-Komplexe eingeleitet.
(B) Es sind Serin-Proteasen beteiligt.
(C) Sie wird durch IgE ausgelöst.
(D) Sie führt zur Bildung eines porenbildenden Komplexes.
(E) Sie führt zur Bildung chemotaktischer Faktoren.

17.145 (B)   17.146 (B)   17.147 (B)   17.148 (D)   18.1 (D)   18.2 (E)   18.3 (C)

18 Immunchemie

[F00]

18.4 Welche Aussage zur alternativen Komplementaktivierung trifft **nicht** zu?

(A) Sie setzt die Bildung von Antikörpern voraus.
(B) Sie führt zur Bildung des Opsonins C_3b.
(C) Sie kann durch bakterielle Oberflächenstrukturen ausgelöst werden.
(D) Sie erfolgt durch Spaltung von C_3bB durch Faktor D.
(E) Sie führt zur Bildung eines Poren-bildenden Komplexes.

[F99]

18.5 Welche Aussage trifft **nicht** zu?

Funktionen der alternativen Komplementaktivierung sind:

(A) Auslösung lokaler Entzündungsreaktionen
(B) Stimulation der Antigenprozessierung
(C) Chemotaxis von neutrophilen Granulozyten
(D) Bindung von Mikroorganismen an Phagozyten über Komplementrezeptoren
(E) Zytolyse von Mikroorganismen

[H95] [F91]

18.6 Welche Aussage trifft **nicht** zu?

Die Komponenten des Komplementsystems

(A) sind Glykoproteine
(B) können bei der Abwehr von Fremdzellen durch limitierte Proteolyse aktiviert werden
(C) können teilweise Vorstufen von Mediatoren der Entzündung sein
(D) sind an der Agglutination von Toxinen beteiligt
(E) werden in der Leber synthetisiert

[H99]

18.7 α- und β-Interferone

(A) sind virale Genprodukte
(B) werden von Bakterien abgegeben
(C) sind Zellgifte
(D) hemmen die Virusvermehrung
(E) inhibieren Makrophagen

[F01]

18.8 Welche Aussage zu Interferonen und ihren Wirkungen trifft **nicht** zu?

(A) Interferon-α entsteht durch limitierte Proteolyse aus Interferon-β.
(B) T_H1-Zellen synthetisieren Interferon-γ.
(C) Die Interferonrezeptoren sind integrale Membranproteine.
(D) Die zytoplasmatische Domäne von Interferon-Rezeptoren bindet zytosolische Tyrosinkinasen (JAK).
(E) An der Signalweitergabe sind STAT-Proteine (Signal Transducers and Activators of Transcription) beteiligt.

[F98]

18.9 Makrophagen

(1) sezernieren Interleukin-2 (IL-2)
(2) besitzen an ihrer Oberfläche MHC-Proteine (Transplantationsantigene) der Klasse II
(3) sind in der Lage, Antigen-Antikörper-Komplexe aufzunehmen
(4) besitzen F_c-Rezeptoren

(A) nur 1 und 4 sind richtig
(B) nur 2 und 3 sind richtig
(C) nur 1, 2 und 3 sind richtig
(D) nur 2, 3 und 4 sind richtig
(E) 1 – 4 = alle sind richtig

[F98]

Ordnen Sie den in Liste 1 genannten Zellarten das jeweils für sie charakteristische Produkt (Liste 2) zu!

Liste 1

18.10 Neutrophile Granulozyten

18.11 T-Lymphozyten

Liste 2

(A) Interferon-β
(B) Interleukin-1
(C) Interleukin-2
(D) Immunglobuline
(E) Elastase

18.4 (A)   18.5 (B)   18.6 (D)   18.7 (D)   18.8 (A)   18.9 (D)   18.10 (E)   18.11 (C)

[H98]

18.12 Welche Aussage trifft **nicht** zu?

Monozyten/Makrophagen

(A) besitzen F_c-Ig-Rezeptoren
(B) exprimieren MHC-II-Proteine
(C) besitzen Komplement-Rezeptoren
(D) bauen Proteine zu Antigenfragmenten ab
(E) bilden Interleukin-2

[H99]

18.13 Welche Aussage trifft **nicht** zu?

Monozyten

(A) sind Phagozyten
(B) sind Antigen-präsentierende Zellen
(C) entstehen im Bindegewebe
(D) besitzen Rezeptoren für Komplementproteine
(E) besitzen F_c-IgG-Rezeptoren

[H99]

18.14 Antigen-präsentierende Zellen

(A) präsentieren Polypeptide mit mehr als 30 Aminosäuren
(B) präsentieren das Antigen in phosphorylierter Form
(C) erkennen Antigene mit hoher Spezifität
(D) exprimieren MHC-Moleküle der Klasse I und II
(E) treten vorzugsweise im Blut auf

[F96]

18.15 Beim Eindringen eines Antigens in einen gesunden Organismus werden vermehrt gebildet bzw. aktiviert:

(1) T-Zell-Rezeptoren
(2) Interleukin-1
(3) Superoxiddismutase
(4) Interleukin-2-Rezeptoren
(5) Makrophagen

(A) nur 1 und 4 sind richtig
(B) nur 1, 2 und 3 sind richtig
(C) nur 2, 3 und 4 sind richtig
(D) nur 3, 4 und 5 sind richtig
(E) 1–5 = alle sind richtig

[H88]

18.16 Was geschieht bei der passiven Immunisierung?

(A) Zufuhr abgetöteter Erreger
(B) gewollte Infektion mit harmloser Abart eines Krankheitserregers
(C) Injektion von Immunglobulinen, die zuvor in einem anderen Organismus gebildet worden sind
(D) allgemeine Stärkung der unspezifischen Abwehr
(E) Der Organismus wird bei einem Erreger-Erstkontakt immun, ohne dass dabei merkliche Krankheitssymptome auftreten

[F00]

18.17 Welche Aussage zur Immunantwort trifft **nicht** zu?

(A) Die Bindung des Antigens an den Antikörper folgt dem Massenwirkungsgesetz.
(B) An der Bildung des Antigen-Antikörper-Komplexes können auch kovalente Bindungen beteiligt sein.
(C) Makrophagen prozessieren endozytär aufgenommene Antigene und präsentieren die Antigenpeptide gebunden an MHC-Proteine der Klasse II den T-Lymphozyten.
(D) Interleukin-2 stimuliert die Proliferation von B-Zellen.
(E) T-Zellen, die das Oberflächenantigen CD4 tragen, binden an MHC-Proteine der Klasse II.

[F00]

Ordnen Sie den in der Liste 1 genannten Zellen die für sie zutreffende Funktion (Liste 2) zu!

Liste 1

18.18 Plasmazellen

18.19 T-Lymphozyten

Liste 2

(A) Produktion von IgA
(B) Produktion von Elastasen
(C) Produktion von Interleukin-2
(D) Phagozytose
(E) Produktion von Fibrinogen

18.12 (E) 18.13 (C) 18.14 (D) 18.15 (E) 18.16 (C) 18.17 (B) 18.18 (A) 18.19 (C)

18.20 Welche Aussage trifft **nicht** zu?

Der T-Zell-Antigen-Rezeptor

(A) ist in der Membran der T-Lymphozyten verankert
(B) ist ein Heterodimer
(C) besitzt eine hohe Variabilität
(D) erkennt lösliche Antigenpeptide
(E) bindet den MHC-Antigen-Komplex in Kooperation mit CD4 oder CD8

18.21 Welche Aussage trifft **nicht** zu?

Nach Aktivierung des T-Zell-Rezeptors wird in T-Helferzellen eine Signalkette ausgelöst, an der beteiligt sind:

(A) cAMP
(B) Inositoltrisphosphat
(C) Aktivierung einer Proteinkinase durch Diacylglycerin
(D) Tyrosylphosphorylierung von Proteinen
(E) Anstieg der zytosolischen Ca^{2+}-Konzentration

Ordnen Sie den Strukturen aus Liste 1 den jeweils dazu passenden Bereich des abgebildeten IgG-Moleküls aus Liste 2 zu!

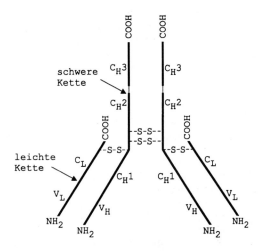

Liste 1

18.22 Übergangspeptid mit großer Flexibilität der Konformation, sog. „hinge"- oder „Gelenk"-Region

18.23 Domänen, die an der Antigen-Bindung beteiligt sind

Liste 2

(A) C_{H3}
(B) V_L, V_H
(C) $C_{H2}-C_{H2}$
(D) $C_{H1}-C_{H2}$
(E) $V_L-C_L-S-S-C_{H1}-V_H$

18.24 Welche Aussage über die Struktur von Immunglobulinen trifft **nicht** zu?

(A) Der N-terminale Teil der Immunglobulin-Polypeptidketten hat eine variable Aminosäuresequenz.
(B) Immunglobuline der Klasse G (IgG) enthalten 2 identische schwere und 2 identische leichte Polypeptidketten.
(C) Monoklonale Antikörper enthalten nur eine einzige Antigenbindungsstelle.
(D) Leichte Ketten vom ϰ- oder λ-Typ kommen in allen 5 Immunglobulin-Klassen vor.
(E) IgG besitzen eine Komplementbindungsregion.

18.20 (D)   18.21 (A)   18.22 (D)   18.23 (B)   18.24 (C)

[F01]

18.25 Welche Aussage zum F_c-Teil von Antikörpern trifft **nicht** zu?

(A) Er variiert je nach Antikörperklasse.
(B) Er enthält Oligosaccharide.
(C) Er ist an der Antikörper-abhängigen Komplementaktivierung wesentlich beteiligt.
(D) Er kann Interleukin-2 binden.
(E) Er kann an Rezeptoren von Phagozyten binden.

[F98]

18.26 Die variable Domäne der H-Ketten eines IgG-Moleküls

(1) ist Bestandteil des mit Papain erzeugten F_c-Fragments
(2) ist Bestandteil des F_{ab}-Fragments
(3) enthält die Bindungsstellen für den Kohlenhydratanteil des IgG
(4) ist an der Ausbildung der Antigen-Bindungsstelle beteiligt

(A) nur 1 und 3 sind richtig
(B) nur 1 und 5 sind richtig
(C) nur 2 und 4 sind richtig
(D) nur 1, 3 und 4 sind richtig
(E) nur 2, 3 und 4 sind richtig

[H96]

18.27 Welche Aussage trifft **nicht** zu?

Disulfidbrücken in einem IgM-Molekül (Immunglobulin der Klasse M)

(A) verknüpfen die H-Ketten
(B) verknüpfen H- und L-Ketten
(C) stabilisieren die Domänen-Struktur
(D) verknüpfen die H-Kette mit dem zentralen J-Peptid (joining peptide)
(E) sind an der Bindung des Antigens an den Antikörper beteiligt

[F01]

18.28 Das Joining-Peptid bei Immunglobulinen

(A) kommt im IgE vor
(B) ist für die Struktur des sekretorischen IgA (sIgA) essentiell
(C) wird von Epithelzellen gebildet
(D) ist an der Antigen-Erkennung beteiligt
(E) verbindet das Immunglobulin mit der Plasmamembran

[F00]

18.29 Welche Aussage zur Struktur und Funktion von Immunglobulinen trifft **nicht** zu?

(A) Die Antigenbindungsstelle von Immunglobulinen wird durch die variablen Regionen der leichten und schweren Ketten gebildet.
(B) Die Antikörpervielfalt kommt u.a. durch Rekombination unterschiedlicher Genabschnitte für die leichte und die schwere Kette zustande.
(C) Immunglobuline des Typs A werden transepithelial sezerniert und benötigen hierzu ein spezifisches Protein.
(D) Immunglobuline des Typs D sind die stärksten Aktivatoren des Komplementsystems.
(E) Immunglobuline des Typs E werden an Mastzellen gebunden und sind für die antigenvermittelte Histaminfreisetzung verantwortlich.

[H00]

18.30 Humorale Antikörper

(A) sind im Milchdrüsensekret enthalten
(B) fiden sich nur im Blutplasma
(C) werden von den T-Helferzellen gebildet
(D) haben je nach Typ eine relative Molekularmasse von 30 000 – 70 000 Dalton
(E) werden von Makrophagen gebildet

18 Immunchemie

18.31 Welche Aussage trifft **nicht** zu?

Sekretorisches IgA (sIgA)

(A) liegt überwiegend als pentameres Immunglobulin vor
(B) enthält als Oligomer ein Cystein-reiches J(joining)-Protein
(C) enthält eine mit dem F_c-Teil verbundene sekretorische Komponente
(D) ist in gastrointestinalen Sekreten enthalten
(E) hat seine Hauptfunktion in der Schleimhautimmunität

Ordnen Sie den in Liste 1 genannten Immunglobulinen die für sie charakteristische Eigenschaft oder Funktion (Liste 2) zu!

Liste 1

18.32 IgM

18.33 IgE

Liste 2

(A) sind Antikörper der Primärantwort des Immunsystems
(B) treten nicht im Serum auf
(C) sind Antikörper, die mit der Parasitenabwehr und der Auslösung von Allergien assoziiert sind
(D) werden überwiegend von Plasmazellen der Schleimhaut gebildet
(E) gehören zur Gruppe der Strukturproteine

18.34 Monoklonale Antikörper

(1) sind nur gegen eine bestimmte antigene Determinante gerichtet
(2) werden von einem Klon genetisch identischer Plasmazellen gebildet
(3) entstehen durch Umwandlung des variablen v_γ- in einen weiteren konstanten c_γ-Bereich
(4) werden auch als Bence-Jones-Proteine bezeichnet

(A) nur 2 ist richtig
(B) nur 1 und 2 sind richtig
(C) nur 1 und 3 sind richtig
(D) nur 1, 2 und 3 sind richtig
(E) nur 2, 3 und 4 sind richtig

18.35 Die Bildung eines Antigen-Antikörperkomplexes

(1) ist reversibel
(2) gehorcht dem Massenwirkungsgesetz
(3) ist spezifisch
(4) erfolgt u. a. durch hydrophobe Wechselwirkungen

(A) nur 1 und 2 sind richtig
(B) nur 1 und 3 sind richtig
(C) nur 1, 2 und 3 sind richtig
(D) nur 2, 3 und 4 sind richtig
(E) 1 – 4 = alle sind richtig

18.36 Welche Aussage zu MHC der Klasse I trifft **nicht** zu?

(A) Sie werden auf den meisten Zellen exprimiert.
(B) Sie dienen der Präsentation intrazellulär entstandener Antigene.
(C) Sie enthalten eine α-Kette mit Transmembrandomäne
(D) Sie werden von einem polymorphen Genkomplex kodiert
(E) Sie binden das Antigenpeptid über das β_2-Mikroglobulin.

18.37 Welche Aussage trifft **nicht** zu?

Histokompatibilitätsantigene der Klasse II (MHC-II)

(A) sind integrale Plasmamembranproteine
(B) sind Heterodimere
(C) sind nichtkovalent mit dem β_2-Mikroglobulin verbunden
(D) werden auf Makrophagen und B-Lymphozyten exprimiert
(E) werden zur Antigenpräsentation genutzt

18.31 (A)   18.32 (A)   18.33 (C)   18.34 (B)   18.35 (E)   18.36 (E)   18.37 (C)

[F97] [H93]

18.38 Welche Aussagen zu den MHC-Proteinen (= Transplantations-, Gewebeverträglichkeitsantigene) treffen zu?

(1) MHC-Proteine der Klasse I finden sich beim Menschen auf allen kernhaltigen Zellen.
(2) MHC-Proteine der Klasse II sind auf Makrophagen eine essentielle Komponente zur Antigenpräsentation.
(3) Der T-Zell-Rezeptor der T-Helfer-Zellen erkennt den Komplex aus Antigen und MHC Klasse II.

(A) nur 1 ist richtig
(B) nur 1 und 2 sind richtig
(C) nur 1 und 3 sind richtig
(D) nur 2 und 3 sind richtig
(E) 1 – 3 = alle sind richtig

[H98]

18.39 Welche Aussage zum MHC-System trifft **nicht** zu?

(A) Die Proteine des MHC-Komplexes sind integrale Membranproteine.
(B) MHC-I-Proteine binden und präsentieren Peptidfragmente zellulärer Proteine.
(C) MHC-I-Proteine kommen in vielen Isoformen vor und sind für Abstoßungsreaktionen von Transplantaten verantwortlich.
(D) Auf Erythrozyten bilden MHC-I-Proteine das M-Blutgruppensystem.
(E) MHC-I-Proteine sind mit dem β_2-Mikroglobulin assoziiert.

[F85]

18.40 Immunsuppressiv wirksam sind

(1) Glucocorticoide
(2) ionisierende Strahlung
(3) Antilymphozytenserum
(4) γ-Globuline

(A) nur 1 und 2 sind richtig
(B) nur 2 und 3 sind richtig
(C) nur 3 und 4 sind richtig
(D) nur 1, 2 und 3 sind richtig
(E) 1 – 4 = alle sind richtig

Fragen aus Examen Herbst 2001

[H01]

18.41 Welche Aussage zur T-Zell-Aktivierung trifft **nicht** zu?

(A) Der T-Zell-Rezeptor-Komplex erkennt Antigenfragmente, die mit Hilfe von MHC-Proteinen präsentiert werden.
(B) An der Aktivierung sind CD4- bzw. CD8-Corezeptoren beteiligt.
(C) Der T-Zell-Rezeptor-Komplex besitzt proteolytische Aktivität.
(D) Eine Proteinkinase aktiviert Phospholipase C (PLCγ).
(E) Die Aktivierung zytosolischer Transkriptionsfaktoren führt zu verstärkter Expression von Interleukin-2.

[H01]

18.42 Welche Aussage zu Antikörpern trifft **nicht** zu?

(A) In der konstanten Region des Antikörpermoleküls befindet sich die Komplementbindungsstelle.
(B) Die Antigenbindungsstelle wird durch die Faltblattstrukturen der H-Ketten gebildet.
(C) Die Bindung des Antigens an die Antigenbindungsstelle folgt dem Massenwirkungsgesetz.
(D) Polyvalente Antiseren enthalten Antikörper gegen unterschiedliche Epitope.
(E) Antikörper können Bakterienzellen opsonieren.

[H01]

18.43 Welche Aussage zum Joining-Peptid bei Immunglobulinen trifft **nicht** zu?

(A) Es kommt im IgE vor.
(B) Es kommt im IgM vor.
(C) Es kommt im sIgA vor.
(D) Es ist an die F_c-Region gebunden.
(E) Es ist über Disulfidbrücken an das Immunglobulin gebunden.

18.38 (E)   18.39 (D)   18.40 (D)   18.41 (C)   18.42 (B)   18.43 (A)

[H01]

18.44 Welche Aussage zu MHC-Proteinen trifft **nicht** zu?

(A) MHC-Proteine sind hochpolymorph.
(B) MHC-Proteine der Klasse 2 auf den Zellen des Immunsystems bestehen aus 2 Peptidketten (α- und β-Kette) mit jeweils einer transmembranären Domäne.
(C) MHC-Proteine der Klasse 1 bestehen aus nur einem Protein mit transmembranärer Domäne (α-Kette), dem extrazellulär ein globuläres Protein ($β_2$-Mikroglobulin) assoziiert ist.
(D) Alle MHC-Proteine präsentieren antigene Peptidfragmente, die aus lysosomal prozessierten Fremdproteinen stammen.
(E) Die MHC-Proteine der Antigen-präsentierenden Zellen werden über CD4 oder CD8 mit den T-Zellen verbunden, die den entsprechenden Antigen-Rezeptor haben.

[H01]

18.45 Haptene

(A) sind Proteine
(B) sind Polysaccharide
(C) werden durch Antikörper spezifisch erkannt
(D) werden speziell durch IgA erkannt
(E) reagieren mit dem F_c-Teil von Immunglobulinen

19 Blut

[H95]

19.1 Welche der folgenden Stoffwechselwege kommen in Erythrozyten vor?

(1) β-Oxidation der Fettsäuren
(2) Glykolyse
(3) Synthese von δ-Aminolävulinsäure
(4) Synthese von Phospholipiden
(5) Ketonkörper-Synthese

(A) nur 2 ist richtig
(B) nur 2 und 3 sind richtig
(C) nur 1, 3 und 4 sind richtig
(D) nur 2 und 4 sind richtig
(E) nur 1, 2, 3 und 5 sind richtig

[F95]

19.2 Welche der folgenden Stoffwechselprozesse laufen in den Erythrozyten ab?

(1) Bildung von Pentosephosphaten aus Glucose
(2) Synthese von Gluthation aus Aminosäuren
(3) Decarboxylierung von Pyruvat zu Acetyl-CoA
(4) Bildung von Lactat aus Pyruvat
(5) Synthese von δ-Aminolävulinsäure

(A) nur 1 und 2 sind richtig
(B) nur 1 und 4 sind richtig
(C) nur 2 und 3 sind richtig
(D) nur 1, 2 und 4 sind richtig
(E) nur 2, 3 und 5 sind richtig

[F92]

19.3 Welche der folgenden Enzyme sind in reifen Erythrozyten **nicht** enthalten?

(1) Glutathion-Peroxidase
(2) Glucose-Oxidase
(3) Glucose-6-phosphat-Dehydrogenase
(4) Pyruvat-Dehydrogenase
(5) Lactat-Dehydrogenase

(A) nur 1 und 2 sind richtig
(B) nur 1 und 4 sind richtig
(C) nur 2 und 3 sind richtig
(D) nur 2 und 4 sind richtig
(E) nur 2 und 5 sind richtig

[F99] [F97]

19.4 Welche Aussage zu 2,3-Bisphosphoglycerat (2,3-BPG) trifft **nicht** zu?

(A) 2,3-BPG bindet vor allem an Desoxyhämoglobin.
(B) Es entsteht aus 1,3-Bisphosphoglycerat.
(C) 2,3-BPG wird kovalent an Hämoglobin gebunden.
(D) Fetales Hämoglobin bindet 2,3-BPG weniger fest als adultes.
(E) Bei geringem O_2-Partialdruck in der Atemluft steigt die 2,3-BPG-Konzentration im Erythrozyten an.

18.44 (D)   18.45 (C)   19.1 (A)   19.2 (D)   19.3 (D)   19.4 (C)

[H92]

19.5 In den Erythrozyten dient die Glykolyse der Bereitstellung von

(1) ATP für die Synthese von Glutathion
(2) ATP für die Aktivierung von Glycerol
(3) NADH für die Reduktion von Glutathion-Disulfid (GSSG)
(4) NADH für die Reduktion des Methämoglobins
(5) ATP für die Aktivierung von Ribose zu Ribose-5-phosphat

(A) nur 1 und 3 sind richtig
(B) nur 1 und 4 sind richitg
(C) nur 1, 4 und 5 sind richtig
(D) nur 2, 4 und 5 sind richtig
(E) nur 3, 4 und 5 sind richtig

[F93]

19.6 In den Erythrozyten dient der Pentosephosphat-Weg der Bereitstellung von

(1) NADPH für die Reduktion von Glutathion-Disulfid (GSSG)
(2) NADP$^+$ für die Oxidation des Glutathions (GSH)
(3) NADPH für die Reduktion des Methämoglobins
(4) Ribose-5-phosphat für die Synthese von Ribonukleinsäure

(A) nur 1 ist richtig
(B) nur 1 und 4 sind richtig
(C) nur 2 und 3 sind richtig
(D) nur 1, 3 und 4 sind richtig
(E) nur 2, 3 und 4 sind richtig

[H95] [H90]

19.7 Welches der folgenden Enzyme ist **nicht** am Schutz der Erythrozyten vor Oxidation beteiligt?

(A) Katalase
(B) Glutathion-Reduktase
(C) Methämoglobin-Reduktase
(D) Cytochrom-Oxidase
(E) Superoxid-Dismutase

[F97]

19.8 Welche Aussagen zur Sichelzellenanämie treffen zu?

(1) Es liegt eine Unfähigkeit zur Synthese der β-Kette des Hämoglobins vor.
(2) Die Aminosäuresequenz der β-Kette des Hämoglobins ist verändert.
(3) Träger des Sichelzellgens erkranken weniger leicht an Malaria.
(4) Der Einbau von Eisen in den Protoporphyrinring ist gestört.

(A) nur 1 und 3 sind richtig
(B) nur 2 und 3 sind richtig
(C) nur 2 und 4 sind richtig
(D) nur 1, 3 und 4 sind richtig
(E) nur 2, 3 und 4 sind richtig

[H96]

19.9 Der Sichelzellenanämie liegt zugrunde eine Mutation im Gen für

(A) δ-Aminolävulinat-Synthase
(B) β-Globin
(C) Methämoglobin-Reduktase
(D) Glucose-6-phosphat-Dehydrogenase
(E) Häm-Oxygenase

[H91]

19.10 Welche Aussage trifft **nicht** zu?

Für Hb gilt eine Säuredissoziationskonstante von $6 \cdot 10^{-9}$, für HbO$_2$ eine von $2 \cdot 10^{-7}$.
(lg 6 = 0,8; lg 2 = 0,3).

(A) Die pK-Werte sind 8,2 für Hb und 6,7 für HbO$_2$.
(B) Oxygeniertes Hb ist eine stärkere Säure als Hb.
(C) Die Anlagerung von O$_2$ an Hb ist eine Oxidation.
(D) Die Anlagerung von O$_2$ an Hb führt zu einer Konformationsänderung des Hb-Moleküls.
(E) Nach der Abgabe von O$_2$ kann das gebildete Hb besser Protonen binden als HbO$_2$.

19.5 (B)   19.6 (A)   19.7 (D)   19.8 (B)   19.9 (B)   19.10 (C)

F96

19.11 Welche Aussage zum Hämoglobin trifft **nicht** zu?

(A) Fetales Hb (HbF) besitzt eine höhere Sauerstoffaffinität als adultes Hb (HbA).
(B) Die Affinität von HbF zu 2,3-Bisphosphoglycerat ist geringer als die von HbA.
(C) HbF unterscheidet sich von HbA in der Primärstruktur.
(D) CO bindet an endständige Aminogruppen des Hb.
(E) Am Abbau von Häm zu Biliverdin ist NADPH beteiligt.

H92

19.12 Welche Aussagen über 2,3-Bisphosphoglycerat (BPG) des Erythrozyten sind richtig?

(1) Es bindet bevorzugt an Oxyhämoglobin.
(2) Es entsteht aus einem Zwischenprodukt der Glykolyse.
(3) Die Konzentration an BPG ist bei Alkalose erhöht.
(4) Bei längerdauernder Erniedrigung des O_2-Partialdrucks in der Atemluft steigt die Konzentration an BPG an.

(A) nur 1 ist richtig
(B) nur 4 ist richtig
(C) nur 2 und 3 sind richtig
(D) nur 2, 3 und 4 sind richtig
(E) 1 – 4 = alle sind richtig

H91

19.13 In welcher Form wird im venösen Blut der größte Teil des Kohlendioxids transportiert?

(A) physikalisch gelöst
(B) als Bikarbonat im Erythrozyten
(C) als Bikarbonat im Plasma
(D) an das Häm angelagert ($HbCO_2$)
(E) an die Eiweißkomponente des Hämoglobins angelagert (Carbaminoverbindung)

H97

19.14 Welche Aussage zu Myoglobin und Hämoglobin trifft **nicht** zu?

(A) Myoglobin besitzt eine höhere Affinität zu Sauerstoff als Hämoglobin.
(B) Myoglobin und Hämoglobin enthalten das gleiche Porphyrinsystem.
(C) Die Quartärstruktur des Myoglobins ähnelt der des Hämoglobins.
(D) Hämoglobin zeigt eine kooperative Sauerstoffbindung.
(E) Die Sauerstoffsättigungskurve des Myoglobins ist hyperbolisch.

H92

19.15 Zu welcher der folgenden Aufgaben des Blutes leistet Hämoglobin einen größeren Beitrag als die Plasmaproteine?

(A) Nährfunktion
(B) Transport von Steroidhormonen
(C) Flüssigkeitsaustausch in den Kapillaren
(D) Abwehrfunktion
(E) Pufferung

H87

19.16 Welche Aussage über das Methämoglobin trifft **nicht** zu?

(A) Methämoglobin hat die Fähigkeit zur Sauerstoffbindung verloren.
(B) Die Bildung von Methämoglobin wird durch Nitrit gesteigert.
(C) Oxidiertes Glutathion schützt gegen Methämoglobinbildung.
(D) Ursache der familiären Methämoglobinämie ist ein Methämoglobinreduktasemangel.
(E) Methämoglobin ist regelmäßiger Bestandteil der Erythrozyten.

H91

19.17 Welches der folgenden Proteine enthält kein Porphyrinsystem als Bestandteil der prosthetischen Gruppe?

(A) Cytochrom a_3
(B) Katalase
(C) Myoglobin
(D) Peroxidase
(E) Caeruloplasmin

19.11 (D)   19.12 (D)   19.13 (C)   19.14 (C)   19.15 (E)   19.16 (C)   19.17 (E)

[H93]

19.18 Welche der folgenden Substrate und Coenzyme werden für die Biosynthese von Häm benötigt?

(1) Glycin
(2) Histidin
(3) Biotin
(4) Pyridoxalphosphat
(5) Succinyl-CoA

(A) nur 1 ist richtig
(B) nur 1 und 4 sind richtig
(C) nur 1, 4 und 5 sind richtig
(D) nur 2, 3 und 4 sind richtig
(E) nur 2, 3 und 5 sind richtig

[F01]

19.19 Welche Aussage zum Stoffwechsel des Häms trifft **nicht** zu?

(A) Mangel an Vitamin B_6 kann die Ursache für eine Hemmung der Hämsynthese sein.
(B) Häm kann die Porphyrinsynthese durch Repression der Synthese von δ-Aminolävulinat hemmen.
(C) Beim Abbau von Häm entsteht Kohlenmonoxid.
(D) Das beim Abbau von Häm freigesetzte Eisen wird an Hämoprexin gebunden.
(E) Die Abbauprodukte des Häms werden vorwiegend in die Galle ausgeschieden.

[H00]

19.20 Welche Aussage zur Hämbiosynthese trifft **nicht** zu?

(A) Die Hämbiosynthese erfolgt zum Teil in den Mitochondrien.
(B) Serin ist einer der beiden Bausteine, mit dem die Synthese beginnt.
(C) Die Synthese von δ-Aminolävulinat ist Pyridoxalphosphat-abhängig.
(D) Der Einbau des Eisens in das Porphyrinsystem erfolgt in einer durch Ferrochelatase katalysierten Reaktion.
(E) In der Leber wird die Hämsynthese auf der Stufe der δ-Aminolävulinat-Synthase reguliert.

[H96]

19.21 Welche Aussage zum Häm trifft **nicht** zu?

(A) Porphobilinogen enthält einen Pyrrolring und wird aus 5-Aminolävulinsäure synthetisiert.
(B) 5-Aminolävulinsäure entsteht durch Transaminierung von 5-Ketolävulinsäure in den Mitochondrien.
(C) Die 5-Aminolävulinsäure-Synthese ist Pyridoxalphosphat-abhängig.
(D) Die 5-Aminolävulinsäure-Synthese wird durch Häm gehemmt.
(E) Eisen wird – katalysiert durch die Ferrochelatase – unter Hämbildung in Protoporphyrin eingebaut.

[H96]

19.22 Das beim Abbau von Hämoglobin den Häm-Ring spaltende Enzym Häm-Oxygenase

(1) benötigt NADPH als Coenzym
(2) benötigt ein eisenhaltiges Coenzym
(3) ist im endoplasmatischen Retikulum lokalisiert
(4) bildet Biliverdin
(5) bildet Kohlenmonoxid

(A) nur 1 und 3 sind richtig
(B) nur 2 und 3 sind richtig
(C) nur 1, 2 und 5 sind richtig
(D) nur 1, 3 und 4 sind richtig
(E) 1 – 5 = alle sind richtig

[F98]

19.23 Welche der folgenden Verbindungen sind Substrate oder Coenzyme der Hämoxygenase?

(1) Sauerstoff
(2) Wasserstoffperoxid
(3) NADPH
(4) Häm
(5) Hämin

(A) nur 1 und 4 sind richtig
(B) nur 1 und 5 sind richtig
(C) nur 2 und 4 sind richtig
(D) nur 1, 3 und 4 sind richtig
(E) nur 2, 3 und 5 sind richtig

19.18 (C)   19.19 (D)   19.20 (B)   19.21 (B)   19.22 (E)   19.23 (D)

[H92]

19.24 Der Abbau von Häm zu Biliverdin findet statt:

(A) in den Mitochondrien
(B) am endoplasmatischen Retikulum
(C) in den Peroxisomen
(D) in den Lysosomen
(E) im Zytosol

[H98]

19.25 Welche Aussage zum Abbau des Häms trifft **nicht** zu?

(A) Bei der oxidativen Spaltung von Häm entsteht Kohlenmonoxid.
(B) Die Reaktion von Biliverdin zu Bilirubin ist eine Reduktion.
(C) Bilirubin wird im Blut an Albumin gebunden transportiert.
(D) In Hepatozyten wird Bilirubin unter Bildung von Bilirubindiglucuronid modifiziert.
(E) Bilirubindiglucuronid gelangt durch passive Diffusion in die Gallenflüssigkeit.

[H00]

19.26 Das Hämoglobin HbA$_{1c}$

(A) entsteht durch nicht enzymatische Glykosylierung (Glykierung) von HbA
(B) wird im endoplasmatischen Retikulum von Retikulozyten gebildet
(C) kann nicht Sauerstoff transportieren
(D) liegt bei Diabetes mellitus in reduzierter Konzentration vor
(E) wird als einziges Hämoglobin im Urin ausgeschieden

[H00]

19.27 Welche Aussage zu neutrophilen Granulozyten trifft **nicht** zu?

(A) Sie phagozytieren opsonierte Mikroorganismen.
(B) Sie phagozytieren Ig-Komplexe.
(C) Sie phagozytieren Antigene über Antigenspezifische Rezeptoren.
(D) Sie produzieren Myeloperxidase.
(E) Sie experimentieren Rezeptoren für Chemokrine (z.B. Interleukin-8)

[F99]

19.28 Welche Aussage trifft **nicht** zu?

Neutrophile Granulozyten

(A) reagieren auf chemotaktische Signale
(B) bilden beim Erwachsenen den Hauptanteil der Leukozyten im Blut
(C) exprimieren Rezeptoren für IgE
(D) enthalten in Granula Myeloperoxidase
(E) bilden Elastase

[F96]

19.29 Welche Aussage über Thrombozyten trifft **nicht** zu?

Thrombozyten

(A) entstehen aus Megakaryozyten
(B) werden u.a. in der Milz abgebaut
(C) haben eine Lebensdauer von ca. 100 Tagen
(D) sind kernlos
(E) haben an ihrer Oberfläche Bindungsstellen für Thrombin

[F93]

19.30 Thrombozyten werden aktiviert durch

(1) ADP
(2) Kollagen
(3) Thrombin

(A) nur 1 ist richtig
(B) nur 1 und 2 sind richtig
(C) nur 1 und 3 sind richtig
(D) nur 2 und 3 sind richtig
(E) 1–3 = alle sind richtig

19.24 (B)   19.25 (E)   19.26 (A)   19.27 (C)   19.28 (C)   19.29 (C)   19.30 (E)

[H98]

19.31 Welche Aussage trifft **nicht** zu?

Zum intravaskulären (intrinsischen) System der Blutgerinnung gehören folgende Vorgänge:

(A) Kontaktaktivierung des Hageman-Faktors (Faktor XII)
(B) Freisetzung von Thromboplastin (Faktor III)
(C) proteolytische Aktivierung des PTA-Faktors (Faktor XI)
(D) proteolytische Aktivierung des Christmas-Faktors (antihämophiler Faktor B oder Faktor IX)
(E) proteolytische Aktivierung des antihämophilen Faktors A (Faktor VIII)

[H90]

19.32 Welche Aussage trifft **nicht** zu?

Prothrombin

(A) ist ein Glykoprotein
(B) wird posttranslational modifiziert durch Carboxylierung der γ-Glutamylseitenketten
(C) ist die inaktive Form eines Sekretenzyms der Leber
(D) wird durch limitierte Proteolyse in Gegenwart von Calcium-Ionen aktiviert
(E) katalysiert nach Aktivierung zu Thrombin die Knüpfung kovalenter Bindungen zwischen Lysyl- und Glutamylresten verschiedener Fibrin-Monomere

[H97]

19.33 Bei der posttranslationalen Modifikation einiger Gerinnungsfaktoren findet eine Carboxylierung von Aminosäureresten statt.

Um welche Aminosäure handelt es sich?

(A) Aspartat
(B) Lysin
(C) Threonin
(D) Asparagin
(E) Glutamat

[F01]

19.34 Thrombin

(A) wird gebildet, wenn der Gerinnungsfaktor VIII auf Prothrombin einwirkt
(B) wird durch Heparin proteolytisch inaktiviert
(C) hemmt die Thrombozytenaggregation
(D) aktiviert den Gerinnungsfaktor XIII
(E) benötigt Ca^{2+} zur Spaltung von Fibrinogen

[F01]

19.35 Welche Aussage über die Blutgerinnung trifft zu?

(A) Die Blutgerinnung kann durch Abgabe von Prostazyklin aus Thrombozyten eingeleitet werden.
(B) Bei einer Verletzung von Gewebe wird die Blutgerinnung durch Ca^{2+}-Freisetzung in Gang gesetzt.
(C) Prothrombin katalysiert die Carboxylierung von Glutaminsäureresten in Fibrinogen.
(D) Zur Thrombinbildung wird aktivierter Faktor X (Stuart-Prower-Faktor) benötigt.
(E) Fibrin polymerisiert durch Ausbildung von Disulfidbrücken.

[H96]

19.36 Welche Aussage trifft **nicht** zu?

Zur gemeinsamen Endstrecke der Blutgerinnungskaskaden des extrinsischen (exogenen) und intrinsischen (endogenen) Systems gehören:

(A) Kontaktaktivierung des Hageman-Faktors (XII → XIIa)
(B) Aktivierung des Stuart-Prower-Faktors (X → Xa)
(C) Aktivierung des Prothrombins zu Thrombin (II → IIa)
(D) Abspaltung der Fibrinopeptide vom Fibrinogen
(E) Aktivierung einer Transpeptidase (XIII → XIIIa)

19.31 (B)　　19.32 (E)　　19.33 (E)　　19.34 (D)　　19.35 (D)　　19.36 (A)

| H00 | | F90 |

19.37 Welcher der folgenden Gerinnungsfaktoren ist **nicht** die inaktive Form einer Protease?

(A) Faktor I (Fibrinogen)
(B) Faktor II (Prothrombin)
(C) Faktor VII (Proconvertin)
(D) Faktor IX (antihämophiler Faktor B)
(E) Faktor X (Stuart-Prower-Faktor)

| F97 |

19.38 Welche der folgenden Proteine sind Proteinasen?

(1) Kallikrein
(2) Renin
(3) Thrombin
(4) Plasmin

(A) nur 3 ist richtig
(B) nur 1 und 3 sind richtig
(C) nur 1 und 4 sind richtig
(D) nur 2 und 4 sind richtig
(E) 1–4 = alle sind richtig

| F00 |

19.39 Welche Aussage zur Blutgerinnung trifft **nicht** zu?

(A) Phyllochinone sind Coenzyme bei der Einführung von γ-Carboxyglutamylgruppen bei der Prothrombinsynthese.
(B) Unlösliches Fibrin entsteht durch Knüpfung kovalenter Bindungen zwischen Lysyl- und Glutaminylresten benachbarter Fibrinmonomere.
(C) Der Komplex aus aktiviertem Protein C und Protein S stimuliert die Bildung von unlöslichem Fibrin.
(D) Die gerinnungshemmende Wirkung von Heparin beruht darauf, dass es die Bindung von Antithrombin III an Thrombin beschleunigt.
(E) Die fibrinolytische Wirkung des Gewebsplasminogenaktivators beruht auf der limitierten Proteolyse von Plasminogen in Anwesenheit von Fibrin.

| H94 |

19.40 Welche Aussage trifft **nicht** zu?

Antithrombin III

(A) ist ein Glykoprotein
(B) ist ein spezifischer Antikörper gegen Thrombin
(C) hemmt die Blutgerinnung
(D) wird durch Heparin in seiner Affinität zu Thrombin gesteigert
(E) verhindert die Bildung von Fibrin

| H93 |

19.41 Antithrombin III hemmt **nicht** die Wirkung von

(A) Faktor III
(B) Faktor IXa
(C) Faktor Xa
(D) Faktor XIa
(E) Faktor XIIa

| F01 |

19.42 Welche Aussage über Vitamin-K-Antagonisten trifft **nicht** zu?

(A) Sie vermindern die γ-Carboxylierung von Faktor VII (Prokonvertin).
(B) Sie vermindern die γ-Carboxylierung von Faktor II (Prothrombin).
(C) Sie vermindern die γ-Carboxylierung von Faktor IX (Christmas-Faktor).
(D) Das gewünschte Ausmaß an Gerinnungshemmung ist üblicherweise nach 30 bis 60 Minuten erreicht.
(E) Sie setzen den Quick-Wert (%) herab.

| H00 |

19.43 Die Umwandlung von Plasminogen zu Plasmin kann **nicht** durch

(A) Gewebeaktivatoren (z. B. aus Endothelzellen) gestartet werden
(B) Aktivierung des Gerinnungsfaktors XII eingeleitet werden
(C) Aktivierung des Präkallikreins gehemmt werden
(D) Urokinase ausgelöst werden
(E) Streptokinase gefördert werden

19.37 (A) 19.38 (E) 19.39 (C) 19.40 (B) 19.41 (A) 19.42 (D) 19.43 (C)

[H92]

19.44 Blut wurde durch Heparinzusatz ungerinnbar gemacht.

Welche Blutuntersuchung liefert hierdurch wesentlich veränderte Werte?

- (A) Hämoglobinbestimmung
- (B) mikroskopische Erythrozytenzählung
- (C) Bestimmung der osmotischen Resistenzbreite
- (D) Quick-Test
- (E) Blutgruppenbestimmung

[F95]

19.45 Welche Aussage zur Blutgerinnung und Fibrinolyse trifft **nicht** zu?

- (A) Antithrombin III verhindert die Bildung von Fibrin.
- (B) Heparin steigert die Affinität von Antithrombin III zum Thrombin.
- (C) Urokinase aktiviert Plasminogen zu Plasmin.
- (D) Plasmin löst das entstandene Fibrin auf.
- (E) Heparin und Urokinase wirken bei einer fibrinolytischen Therapie antagonistisch.

[H91]

19.46 Welche der folgenden Substanzen lassen sich therapeutisch zur Hemmung der Blutgerinnung einsetzen?

- (1) Oxalat
- (2) Heparin
- (3) Zitrat
- (4) Vitamin-K-Antagonisten

- (A) nur 4 ist richtig
- (B) nur 1 und 2 sind richtig
- (C) nur 2 und 4 sind richtig
- (D) nur 1, 2 und 3 sind richtig
- (E) 1–4 = alle sind richtig

[F97]

19.47 Antiproteasen im Blutplasma (z.B. α-Antitrypsin)

- (1) werden in der Leber synthetisiert
- (2) sind spezifische Antikörper gegen Proteasen
- (3) dienen vor allem dem Schutz vor den ins Blut übergetretenen Verdauungsenzymen des Pankreas
- (4) gehören zu den sog. Akute-Phase-Proteinen

- (A) nur 1 und 3 sind richtig
- (B) nur 1 und 4 sind richtig
- (C) nur 2 und 3 sind richtig
- (D) nur 1, 2 und 3 sind richtig
- (E) nur 1, 2 und 4 sind richtig

[H91]

19.48 Welche Aussagen über Plasmaproteine sind richtig?

- (1) Albumin wandert bei alkalischem pH-Wert schneller als Globuline zur Anode.
- (2) Albumin bindet freie Fettsäuren und Bilirubin.
- (3) Zu den α-Globulinen gehören Proteasehemmer.
- (4) Unter den Plasmaproteinen spielt Albumin die wichtigste Rolle für die Aufrechterhaltung des onkotischen Druckes.

- (A) nur 1 und 4 sind richtig
- (B) nur 2 und 3 sind richtig
- (C) nur 2 und 4 sind richtig
- (D) nur 1, 2 und 3 sind richtig
- (E) 1–4 = alle sind richtig

[H91]

19.49 Die Plasmaproteine erfüllen unter anderem die folgenden Funktionen:

- (1) Transport fettlöslicher Substanzen
- (2) Pufferung
- (3) Immunabwehr
- (4) Schutz vor interstitiellem Ödem

- (A) nur 1 und 3 sind richtig
- (B) nur 2 und 4 sind richtig
- (C) nur 1, 2 und 3 sind richtig
- (D) nur 1, 2 und 4 sind richtig
- (E) 1–4 = alle sind richtig

19.44 (D)   19.45 (E)   19.46 (C)   19.47 (B)   19.48 (E)   19.49 (E)

[F89]

19.50 Albumin dient als Transportprotein für

(1) Calcium
(2) freie Fettsäuren
(3) Bilirubin

(A) nur 2 ist richtig
(B) nur 1 und 2 sind richtig
(C) nur 1 und 3 sind richtig
(D) nur 2 und 3 sind richtig
(E) 1 – 3 = alle sind richtig

[H96]

19.51 Eine Reihe von Substanzen liegt im Plasma proteingebunden vor.

Bei welcher Substanz ist die gebundene Fraktion am geringsten?

(A) langkettige Fettsäuren
(B) Bilirubin
(C) Testosteron
(D) Kalium
(E) Calcium

[H95]

19.52 Haptoglobin ist

(A) ein pathologisches Hämoglobin
(B) ein spezifischer Antikörper
(C) eine Komponente des Blutgerinnungssystems
(D) ein Transportprotein für Hämoglobin
(E) ein Rezeptor für Immunglobuline auf Mastzellen

[H86]

19.53 Welche Aussage(n) über das AB0-Blutgruppensystem trifft (treffen) zu?

(1) Die Eigenschaften A und B sind untereinander kodominant.
(2) Agglutinine im AB0-System werden erst im Laufe des ersten Lebensjahres gebildet.
(3) Die Antigene A bzw. B sind beim Menschen allein auf die Erythrozytenmembran beschränkt.
(4) Den Antigenen A bzw. B ähnliche Antigene können bei Bakterien vorkommen.

(A) nur 1 ist richtig
(B) nur 1 und 3 sind richtig
(C) nur 2 und 3 sind richtig
(D) nur 3 und 4 sind richtig
(E) nur 1, 2 und 4 sind richtig

[H90] [F84]

19.54 Natürliche Isohämagglutinine

(1) sind zu Blutgruppenantigenen der Erythrozyten korrespondierende Antikörper
(2) finden sich im Plasma
(3) befinden sich in der Erythrozytenmembran
(4) sind im Plasma von Trägern der Blutgruppe AB enthalten

(A) nur 3 ist richtig
(B) nur 1 und 2 sind richtig
(C) nur 1 und 3 sind richtig
(D) nur 2 und 4 sind richtig
(E) nur 1, 2 und 4 sind richtig

[F89] [H82]

19.55 Die Eigenschaft Rh-positiv

(A) entsteht durch das immunologische Abwehrsystem
(B) wird u. U. intrauterin erworben
(C) führt aufgrund von Vererbung beim Träger selbst zur Bildung spezifischer Antikörper
(D) besteht unabhängig von einer entsprechenden Sensibilisierung
(E) liegt bei etwa 15 % der europäischen Bevölkerung vor

19.50 (E)   19.51 (D)   19.52 (D)   19.53 (E)   19.54 (B)   19.55 (D)

19.56 Antikörper im Rh-System (Anti-D)

(A) gehören weit überwiegend zur IgM-Klasse
(B) sind bei Rh-positiven Menschen in der Regel vorhanden
(C) werden Müttern mit dem Risiko einer Schwangerschafts-Rh-Inkompatibilität prophylaktisch verabreicht
(D) werden bei Rh-Inkompatibilität bereits vom Fetus gebildet (Morbus haemolyticus neonatorum)
(E) führen bei rh-negativen Menschen in der Regel zu intravasaler Hämolyse

Fragen aus Examen Herbst 2001

19.57 Welche der folgenden Verbindungen ist Substrat, Coenzym oder Produkt der Hämoxygenase?

(A) Protoporphyrin
(B) Cytochrom P_{450}
(C) Wasserstoffperoxid
(D) Bilirubin
(E) NAD^+

19.58 Welche Aussage zum Myoglobin trifft **nicht** zu?

(A) Myoglobin besteht aus 4 identischen Untereinheiten.
(B) Myoglobin enthält zweiwertiges Eisen.
(C) Myoglobin hat eine höhere Affinität zu Sauerstoff als Hämoglobin.
(D) Die prosthetische Gruppe wird zu Bilirubin abgebaut.
(E) Typ-I-Muskelfasern (rote Muskelfasern) enthalten besonders viel Myoglobin.

20 Leber

20.1 Welche Aussage trifft **nicht** zu?

Die Leber

(A) produziert Harnstoff
(B) sezerniert Steroide
(C) speichert Cobalamine
(D) bildet Somatomedine
(E) synthetisiert Glukagon

20.2 Welche Aussage trifft **nicht** zu?

Stoffwechselleistungen der Leber sind:

(A) Kreatinsynthese
(B) Umwandlung der Nahrungsfructose in Fructose-1-phosphat
(C) Bildung von im Plasma vorkommenden Protease-Inhibitoren
(D) Albuminsynthese
(E) Oxidation von Ketonkörpern

20.3 Welches Plasmaprotein ist **kein** Sekretprotein der Leber?

(A) α_2-Makroglobulin
(B) β_2-Mikroglobulin
(C) Caeruloplasmin
(D) Haptoglobin
(E) Hämopexin

20.4 Welches Protein wird in Hepatozyten synthetisiert?

(A) Cholecystokinin/Pankreozymin
(B) GLUT4 (Glucosetransporter 4)
(C) IGF-1 (insulin-like growth factor 1)
(D) Apolipoprotein B_{48}
(E) Interferon-γ

19.56 (C)   19.57 (B)   19.58 (A)   20.1 (E)   20.2 (E)   20.3 (B)   20.4 (C)

F87 H83

20.5 Prüfen Sie die Aussagen zum Stoffwechsel der Leber!

(1) VLDL (prä-β-Lipoproteine) werden in der Leber synthetisiert.
(2) Nur in der Leber kann eine Netto-Synthese von Glucose aus Fettsäuren erfolgen.
(3) Cholesterin wird in der Leber u. a. in Chenodesoxycholsäure umgewandelt.
(4) Der vollständige Harnstoff-Zyklus kann nur in der Leber ablaufen.

(A) nur 1 ist richtig
(B) nur 1 und 2 sind richtig
(C) nur 2 und 4 sind richtig
(D) nur 1, 3 und 4 sind richtig
(E) nur 2, 3 und 4 sind richtig

H00

20.6 Das endoplasmatische Retikulum von Hepatozyten enthält **nicht**:

(A) Cytochrom c_1
(B) Enzyme für die Konjugation von Bilirubin mit Glucuronat
(C) Enzyme für die Cholesterolsynthese
(D) Cytochrom-P_{450}-Monooxygenasen
(E) Glucose-6-phosphatase

H98

20.7 Welche der folgenden Reaktionen läuft **nicht** am endoplasmatischen Retikulum des Hepatozyten ab?

(A) Hydrolyse von Glucose-6-phosphat zu Glucose
(B) Hydroxylierung von Cholesterol zu Chenodesoxycholsäure
(C) Abbau von Häm zu Biliverdin
(D) Glucuronidierung von Bilirubin
(E) Abbau von LDL

F97

20.8 Welches der folgenden Proteine wird **nicht** in der Leber gebildet?

(A) Albumin
(B) Prothrombin
(C) Fibrinogen
(D) Transferrin
(E) Hämoglobin

F98

20.9 Welche der genannten Proteine werden in Hepatozyten synthetisiert?

(1) Fibrinogen
(2) IgM
(3) Caeruloplasmin
(4) Trypsinogen
(5) Lecithin-Cholesterol-Acyltransferase (LCAT)

(A) nur 1 ist richtig
(B) nur 1 und 3 sind richtig
(C) nur 1, 3 und 5 sind richtig
(D) nur 2, 3 und 4 sind richtig
(E) 1–5 = alle sind richtig

F92

20.10 Durch welche Reaktion entsteht in der Leber aus Guanidinoacetat Kreatin?

(A) Transmethylierung
(B) Amidierung
(C) Decarboxylierung
(D) Hydroxylierung
(E) Glucuronidierung

F91

20.11 Welche Aussagen über den Stoffwechsel von Ethanol in der Leber treffen zu?

(1) Ethanol wird vorwiegend unter NAD^+-Verbrauch oxidiert.
(2) Ethanol kann in einer Cytochrom-P_{450}-abhängigen Reaktion unter NADPH-Verbrauch oxidiert werden.
(3) Durch Ethanoloxidation entstandener Acetaldehyd wird unter NAD^+-Verbrauch zu Acetat oxidiert.
(4) Ethanoloxidation erhöht das Lactat/Pyruvat- und das Glycerol-3-phosphat/Dihydroxyacetonphosphat-Verhältnis.

(A) nur 1 und 2 sind richtig
(B) nur 1 und 3 sind richtig
(C) nur 1, 2 und 4 sind richtig
(D) nur 2, 3 und 4 sind richtig
(E) 1–4 = alle sind richtig

[F95]

20.12 Welche Aussage zur Wirkung des Glukagons auf die Leber trifft **nicht** zu?

Glukagon

(A) erhöht den Umsatz in der Pyruvat-Carboxylase-Reaktion
(B) stimuliert die Gluconeogenese
(C) induziert die Glucokinase
(D) hemmt die Glykolyse
(E) stimuliert die Glykogenolyse

[H93] [F87]

20.13 Nach einer kohlenhydratreichen Mahlzeit synthetisiert die Leber Triacylglycerine aus Glucose.

Welcher Schritt ist **nicht** an der Synthese beteiligt?

(A) Abbau von Pyruvat durch die Pyruvatdehydrogenase
(B) Transport von Acetyl-carnitin aus dem Mitochondrium ins Zytosol
(C) Spaltung von Citrat durch die Citrat-Lyase
(D) Bildung von NADPH durch das Malatenzym
(E) Bildung von Glycerin-3-phosphat aus Dihydroxyaceton-phosphat

[F98]

20.14 Welche Aussage trifft **nicht** zu?

Cytochrom-P_{450}-abhängige Monooxygenasen

(A) können durch bestimmte Pharmaka, wie z. B. Barbiturate, induziert werden
(B) sind an der Synthese von Porphyrinen beteiligt
(C) sind am Abbau von Häm beteiligt
(D) sind an der Phase I der Biotransformation beteiligt
(E) können an der Umwandlung von Prokarzinogenen in Karzinogene beteiligt sein

[F00]

20.15 Welche Aussage zur Biotransformation trifft **nicht** zu?

(A) Cytochrom P_{450} wird durch Oxidation des zweiwertigen Eisens zu dreiwertigem inaktiviert.
(B) Monoaminoxidasen bauen nur ein Sauerstoffatom in das Substrat ein.
(C) Estrogene werden durch Sulfatierung mit PAPS in wasserlösliche Verbindungen umgewandelt.
(D) Glucuronyltransferasen sind im endoplasmatischen Retikulum lokalisiert.
(E) An der Biotransformation beteiligte Monooxygenasen können durch Barbiturate induziert werden.

[H00] [F97] [H89]

20.16 Welche Aussage zum Biotransformationssystem trifft **nicht** zu?

(A) Aus primär nicht kanzerogenen Substanzen können sich durch das Cytochrom-P_{450}-System kanzerogene Metabolite bilden.
(B) Bei Leberzirrhose kann der Abbau endogener Wirkstoffe (z. B. von Hormonen) infolge Verminderung der Aktivität des Hydroxylase-Systems verzögert sein.
(C) Substrate mit hydrophilem Charakter werden bevorzugt umgesetzt.
(D) Chronische Zufuhr von Pharmaka (z. B. von Barbituraten) stimuliert die Aktivität des Cytochrom-P_{450}-Systems.
(E) Beim Neugeborenen ist die Entgiftungsfähigkeit infolge des nicht voll ausgereiften Konjugationssystems eingeschränkt.

[H97]

20.17 Welche Aussage trifft **nicht** zu?

Cytochrom-P_{450}-Enzyme

(A) sind Häm-Proteine
(B) sind an der Biosynthese von Steroidhormonen beteiligt
(C) können mitochondrial lokalisiert sein
(D) übertragen als Dioxygenasen beide Sauerstoffatome des O_2 auf das Substrat
(E) können durch Fremdstoffe induziert werden

20.12 (C)   20.13 (B)   20.14 (B)   20.15 (A)   20.16 (C)   20.17 (D)

20 Leber

[H98]
20.18 Am Biotransformationssystem ist **nicht** beteiligt:

(A) UDP-Glucuronsäure
(B) NADPH
(C) Glutathion-Peroxidase
(D) „aktives" Sulfat (PAPS)
(E) Cytochrom P_{450}

[F01]
20.19 Welche Aussage zur Glucuronidierung trifft zu?

(A) Glucuronidierung können an OH- bzw. NH_2-Gruppen erfolgen.
(B) Carboxylgruppen können nicht glucuronidiert werden.
(C) Glucuronide können nur durch die Galle, nicht aber durch die Nieren ausgeschieden werden.
(D) Die für die Glucuronidierung benötigten Glucuronatreste entstehen durch Reduktion von Glucose-6-phosphat.
(E) Glucuronyltransferasen kommen u.a. in den Nieren, nicht jedoch in der Leber vor.

[F99]
20.20 Welche Aussage trifft **nicht** zu?

In der Phase II der Biotransformation übertragen UDP-Glucuronyltransferasen den an C1 aktivierten Glucuronyl-Rest auf

(A) Alkohole ($\rightarrow$ O-Glucuronide)
(B) Amine ($\rightarrow$ N-Glucuronide)
(C) Phenole ($\rightarrow$ O-Glucuronide)
(D) Carbonsäuren ($\rightarrow$ Esterglykoside)
(E) organische Phosphate ($\rightarrow$ P-Glykoside)

[F97]
20.21 Welche Aussage trifft **nicht** zu?

Glucuronyldiphosphat-Uridin (UDP-Glucuronsäure) ist Substrat von Enzymen der

(A) Biotransformation
(B) Glykosaminoglykan-Synthese
(C) Bilirubinkonjugation
(D) Konjugation von Steroidabbauprodukten
(E) Cerebrosid-Biosynthese

[H99]
20.22 Zu den Substraten von Enzymen der Konjugationsphase der Biotransformation (Phase II) gehört **nicht**:

(A) 3'-Phosphoadenosyl-5'-phosphosulfat (PAPS)
(B) Sauerstoff (O_2)
(C) Glycin
(D) UDP-Glucuronat
(E) Acetyl-Coenzym A

[H98]
20.23 Donatoren von Gruppen, die in der Phase 2 der Biotransformation mit den reaktiven Produkten der Phase 1 konjugiert werden, können sein:

(1) Methionin
(2) Arginin
(3) Glutathion
(4) Glycin
(5) Acetyl-Coenzym A

(A) nur 1, 2 und 3 sind richtig
(B) nur 1, 3 und 5 sind richtig
(C) nur 2, 3 und 4 sind richtig
(D) nur 2, 4 und 5 sind richtig
(E) nur 3, 4 und 5 sind richtig

[H93]
20.24 Für die Gallenflüssigkeit gilt:

(A) Das molare Mischungsverhältnis von Cholesterin/Gallensäuren/Phosphatidylcholin (= Lecithin) in der Galle beträgt normalerweise etwa 80% : 15% : 5%.
(B) Eine Erhöhung der Gallensalzkonzentration im Plasma erniedrigt die Gallensekretionsrate der Leber (negative Rückkopplung).
(C) Die Zusammensetzung der Lebergalle wird in erster Linie durch Einwirkung von Cholezystokinin-Pankreozymin auf die intrahepatischen Gallengänge modifiziert.
(D) Die Gallenflüssigkeit enthält normalerweise mehr unkonjugiertes als Glucuronsäure-konjugiertes Bilirubin.
(E) Die Gallenproduktion dient u.a. der Ausscheidung von Fremdstoffen.

20.18 (C)   20.19 (A)   20.20 (E)   20.21 (E)   20.22 (B)   20.23 (E)   20.24 (E)

20.25 Welche Aussage trifft **nicht** zu?

Gallensäuren sind Derivate des Cholesterols und

(A) tragen eine Carboxylgruppe an der verkürzten Seitenkette
(B) sind an der Hydroxylgruppe des C-Atoms 3 mit einer Fettsäure verestert
(C) können intermediär einen Thioester mit Coenzym A bilden
(D) können über eine Säureamidbindung mit Glycin verknüpft sein
(E) werden zu über 90% im Dünndarm rückresorbiert

20.26 Welche Aussage zu den Gallensäuren trifft **nicht** zu?

(A) Sie werden zum größten Teil als Glucuronide in die Galle ausgeschieden.
(B) Sie werden im Darm aktiv rückresorbiert.
(C) Sie regulieren in der Leber die Geschwindigkeit der Cholesterol-Biosynthese.
(D) Sie verhindern zusammen mit Phospholipiden das Ausfallen der Cholesterol in der Gallenblase.
(E) Cholesterol wird vorwiegend in Form von Gallensäuren ausgeschieden.

20.27 Cholsäure

(1) wird nach Konjugation mit Glycin als Glykocholsäure in den Darm ausgeschieden
(2) ist für den Fremdstoff-Stoffwechsel der Leberzelle von Bedeutung
(3) bildet mizellare Lösungen mit β-Monoglyceriden
(4) ist Hauptbestandteil von Gallensteinen

(A) nur 1 und 3 sind richtig
(B) nur 1 und 4 sind richtig
(C) nur 1, 2 und 3 sind richtig
(D) nur 2, 3 und 4 sind richtig
(E) 1–4 = alle sind richtig

20.28 Die Kontraktion der Gallenblase wird vor allem gesteuert von

(A) Insulin
(B) Sekretin
(C) Cholesterin
(D) Cholezystokinin
(E) Gastrin

20.29 Welche der genannten Substanzen ist in der Blasengalle am stärksten konzentriert verglichen mit der Lebergalle?

(A) Natrium
(B) Kalium
(C) Kalzium
(D) Bikarbonat
(E) Gallensäuren

20.30 Im enterohepatischen Kreislauf der Gallensäuren

(A) hemmen die zur Leber zurückkehrenden Gallensäuren die Gallensekretion
(B) wird ein Gallensäurepool von einigen Gramm etwa 5–10mal pro Tag umgeschlagen
(C) dient die Überführung in sekundäre Gallensäuren der Umwandlung in nicht resorbierbare Formen
(D) wird die Lithocholsäurekonzentration der in das Duodenum ausgeschütteten Galle durch Regulation der Produktion in der Leber annähernd konstant gehalten
(E) hängt der tägliche Gallensäureverlust von dem Ausmaß der Gallensäureveresterung mit Taurin ab

20.31 Gallensteine bestehen in der Regel aus Gallensäuren,

weil

Gallensäuren im wässrigen Milieu praktisch unlöslich sind.

[H92]

20.32 Bei einem Verschluss des Ductus choledochus ist welches der folgenden Ereignisse das **am wenigsten** wahrscheinliche?

(A) Der Stuhl verliert seine braune Farbe.
(B) Der Stuhl enthält vermehrt Fette (Steatorrhoe).
(C) Die Konzentration des Glucuronsäure-gekoppelten Bilirubins im Plasma steigt weniger stark an als die des ungekoppelten.
(D) Die Haut färbt sich gelb.
(E) Der Urin färbt sich braun.

[F96]

20.33 Welche Aussage zum Bilirubinstoffwechsel trifft **nicht** zu?

(A) Bei der Bilirubinsynthese aus Häm wird Kohlenmonoxid freigesetzt.
(B) Bilirubin enthält 2 Carboxylgruppen und ist schwer wasserlöslich.
(C) Die Bilirubin-Glucuronidierung ist CTP-abhängig.
(D) Bilirubinglucuronid wird durch aktiven Transport in die Gallenkapillaren abgegeben.
(E) Im Dickdarm können durch Glucuronidasen die Glucuronylreste des Bilirubinglucuronids abgespalten werden.

[F99]

20.34 Welche Aussage über Bilirubin trifft zu?

(A) Es entsteht u. a. beim Abbau von Cytochrom c.
(B) Es wird hauptsächlich über die Niere ausgeschieden.
(C) Es liegt im Serum vorwiegend als Diglucuronid vor.
(D) Es wird im Darm zum Teil zu Koprosterin abgebaut.
(E) Der „Neugeborenen-Ikterus" wird durch eine verstärkte Glucuronidierung von Bilirubin verursacht.

[H93] [F85]

20.35 Beim Neugeborenen kommt es zu einem Anstieg des Serumbilirubins, weil

(A) noch keine bakterielle Besiedlung des Darmtrakts erfolgt ist
(B) eine verstärkte Hämoglobinsynthese stattfindet
(C) in der Leber des Neugeborenen nur eine geringe Aktivität der UDP-Glucuronyl-Transferase vorliegt
(D) die Bilirubinausscheidung über die Niere noch nicht erfolgen kann
(E) die Gallenproduktion des Neugeborenen gering ist

Fragen aus Examen Herbst 2001

[H01]

20.36 Welche der folgenden Funktionen wird **nicht** ausschließlich oder überwiegend von der Leber wahrgenommen?

(A) Synthese von Glucose aus Alanin
(B) Umwandlung von Bilirubin in Bilirubindiglucuronid
(C) Umwandlung von Cholesterin in Chenodesoxycholsäure
(D) Umwandlung von 7-Dehydrocholesterin in Cholecalciferol
(E) Umwandlung von Estradiol in Estronsulfat

[H01]

20.37 Welche Aussage zum Biotransformationssystem der Leber trifft zu?

(A) Die Hydroxylasen des Biotransformationssystems gehören zur Gruppe der Dioxygenasen.
(B) Cytochrom P_{450} ist Elektronenüberträger der Hydroxylasen des Biotransformationssystems.
(C) Konjugationen durch Sulfatierung benötigen Dimethylsulfat als Donor des Sulfatrestes.
(D) Die für die Glucuronidierung benötigte Glucuronsäure wird von Hyaluronsäure abgespalten.
(E) Die wichtigste Konjugationsreaktion ist die Phosphorylierung von OH-Gruppen.

20.32 (C)   20.33 (C)   20.34 (A)   20.35 (C)   20.36 (D)   20.37 (B)

20.38 Welche Aussage zu Gallensäuren trifft **nicht** zu?

(A) Sie sind Abbauprodukte des Häms.
(B) Sie unterliegen einem enterohepatischen Kreislauf.
(C) Sie können mit Glycin konjugiert werden.
(D) Sie können mit Taurin konjugiert werden.
(E) Sie sind amphiphile Substanzen.

21 Fettgewebe

21.1 Welche Aussage zum Stoffwechsel des Fettgewebes trifft **nicht** zu?

(A) Das Fettgewebe ist das größte Speicherorgan des Organismus.
(B) Das zur Triacylglycerinsynthese erforderliche Glycerinphosphat entstammt dem Abbau der Glucose im Fettgewebe.
(C) Fettgewebe gibt permanent Triacylglycerine zur Energiegewinnung an den Kreislauf ab.
(D) Ein Nahrungsüberschuß von 420 kJ (100 kcal) führt zur Ablagerung von etwa 10 g Depotfett.
(E) Im Hungerzustand gibt das Fettgewebe vermehrt Glycerin an den Kreislauf ab, das zur Gluconeogenese verwertet werden kann.

21.2 Im Fettgewebe

(1) werden Triacylglycerine zu Glycerin und drei Fettsäuren hydrolysiert
(2) werden Fettsäuren vor der Triacylglycerin-Resynthese zu Fettsäuren-CoA aktiviert
(3) wird Glycerin vor der Triacylglycerin-Resynthese zu Glycerinphosphat aktiviert

(A) nur 1 ist richtig
(B) nur 3 ist richtig
(C) nur 1 und 2 sind richtig
(D) nur 2 und 3 sind richtig
(E) 1–3 = alle sind richtig

21.3 Welche Aussage über den Stoffwechsel des Fettgewebes trifft **nicht** zu?

(A) Die Triacylglycerinlipase wird durch Phosphorylierung inaktiviert.
(B) Katecholamine stimulieren über β-Rezeptoren die Fettsäure- und Glycerinfreisetzung.
(C) Insulin stimuliert die Triacylglycerinsynthese.
(D) Die Glucoseaufnahme ist Insulin-abhängig.
(E) Insulin induziert die Lipoproteinlipase.

21.4 Welche Aussage über die Lipolyse im Fettgewebe trifft **nicht** zu?

(A) Katecholamine stimulieren die lipolytische Spaltung von Triacylglycerolen.
(B) Glukagon hemmt die Lipolyse.
(C) Die hormonsensitive Triacylglycerollipase ist in phosphorylierter Form aktiv.
(D) Eine Stimulierung der Adenylatcyclase führt in Fettzellen zur Lipolyse.
(E) 3′,5′-cyclo-Nucleotidphosphodiesterase bewirkt eine Aktivitätsminderung der Triacylglycerollipase.

21.5 Die bei der Lipolyse freigesetzten Fettsäuren werden im Plasma vorwiegend transportiert:

(A) an Lipoproteine gebunden
(B) an Albumin gebunden
(C) mit Carnitin verestert
(D) an Coenzym A gebunden
(E) Keine der Aussagen (A)–(D) trifft zu.

21.6 Welche Aussage zum Fettgewebsstoffwechsel trifft **nicht** zu?

Insulin

(A) stimuliert die Translokation von Glut-4-Transportern in die Plasmamembran
(B) reprimiert die Lipoproteinlipase
(C) senkt die cAMP-Konzentration
(D) aktiviert die Pyruvat-Dehydrogenase
(E) stimuliert die Triacylglycerin-Synthese

20.38 (A)   21.1 (C)   21.2 (C)   21.3 (A)   21.4 (B)   21.5 (B)   21.6 (B)

[H98]
21.7 Welche Aussage zum Fettstoffwechsel trifft **nicht** zu?

In der Fettzelle

(A) setzt Lipoproteinlipase Triacylglycerine aus Chylomikronen frei
(B) werden Fettsäuren durch Acyl-CoA-Synthetase (Thiokinase) in Acyl-CoA überführt
(C) wird Glycerin-3-phosphat aus Glucose bereitgestellt
(D) wird die Triacylglycerinlipase durch Katecholamine aktiviert
(E) bewirkt Insulin eine verstärkte Glucoseverwertung

[F88]
21.8 Welche Aussage über den Stoffwechsel des Fettgewebes trifft **nicht** zu?

Bei Steigerung der Triacylglycerinsynthese aus Glucose nach der Nahrungsaufnahme

(A) ist die hormonsensitive Triacylglycerinlipase dephosphoryliert
(B) ist die NADPH-Produktion im Pentosephosphatweg erhöht
(C) wird die Acetyl-CoA-Carboxylase durch Citrat allosterisch stimuliert
(D) wird die Hexokinase induziert
(E) wird vermehrt Glycerin-3-phosphat aus Dihydroxyacetonphosphat gebildet.

[H84]
21.9 Neugeborene kühlen langsamer aus als Erwachsene,

weil

braunes Fettgewebe bei Neugeborenen eine wesentliche Quelle der zitterfreien Wärmebildung darstellt

[H98] [H96]
21.10 Welche Aussage zu Fettsäuren und Glycerin, die bei der Lipolyse von Triacylglycerinen des Fettgewebes entstehen, trifft zu?

(A) Unveresterte Fettsäuren werden im Blut vor allem in Lipoprotein-Komplexen vom Typ LDL transportiert.
(B) Glycerin wird in Bindung an Albumin transportiert.
(C) Fettsäuren werden in der Leber re-verestert und als Triacylglycerine – verpackt in Lipoprotein-Komplexen (VLDL) – in das Blut sezerniert.
(D) Glycerin wird im Muskel in Glucose umgewandelt.
(E) Fettsäuren sind im Hungerzustand ein Substrat für den energieliefernden Stoffwechsel in den Erythrozyten.

Fragen aus Examen Herbst 2001

[H01]
21.11 Lipoproteinlipase

(A) spaltet LDL-gebundene Cholesterinester
(B) ist an Kapillarendothel-Zellen gebunden
(C) wird durch Glukagon induziert
(D) ist Bestandteil der Chylomikronen
(E) ist ein pankreatisches Verdauungsenzym

[H01]
21.12 Welche Aussage zur Lipolyse im Fettgewebe trifft **nicht** zu?

(A) Die hormonsensitive Lipase wird durch Proteinkinase-A-abhängige Phosphorylierung aktiviert.
(B) Adrenalin stimuliert die Lipolyse durch Aktivierung von β-Rezeptoren.
(C) Das bei der Lipolyse entstehende Glycerin wird zum größten Teil im Fettgewebe phosphoryliert und wieder verwendet.
(D) Die bei der Lipolyse freigesetzten Fettsäuren werden im Blut vor allem an Albumin gebunden transportiert.
(E) Insulin hemmt die Lipolyse durch Aktivierung der cAMP-Phosphodiesterase.

21.7 (A)   21.8 (D)   21.9 (D)   21.10 (C)   21.11 (B)   21.12 (C)

22 Niere, Harn

22.1 Woran sind die Nieren **nicht** wesentlich beteiligt?

(A) Prothrombinsynthese
(B) Reninbildung
(C) Stickstoffausscheidung
(D) Erythropoietinbildung
(E) Calcitriolsynthese

22.2 Welche Aussage über die Ausscheidung mit dem Harn trifft **nicht** zu?

(A) Die Kreatininausscheidung hängt von der Muskelmasse ab.
(B) Die Ausscheidung von Pentosen hängt vom Umsatz im Pentosephosphatzyklus ab.
(C) Die Harnstoffausscheidung steigt mit dem Proteingehalt der Nahrung.
(D) Die Ausscheidung von Sulfat hängt vom Abbau von Methionin und Cystein ab.
(E) Die Proteinausscheidung hängt von glomerulärer Filtration und tubulärer Reabsorption ab.

22.3 Welche Substanz im Harn trägt mengenmäßig am meisten zur renalen Stickstoffausscheidung bei?

(A) Taurin
(B) Harnstoff
(C) Kreatinin
(D) Harnsäure
(E) Ammonium-Ionen

22.4 Welche Aussagen zur Harnsäure treffen zu?

(1) Sie ist das Endprodukt des oxidativen Abbaus von Purinen.
(2) Sie kann in der Leber zu Harnstoff abgebaut werden.
(3) Sie wird in den Nierentubuli aktiv rückresorbiert.
(4) Harnsäure und Lactat werden über das gleiche tubuläre Transportsystem ausgeschieden.

(A) nur 1 und 4 sind richtig
(B) nur 2 und 4 sind richtig
(C) nur 1, 2 und 3 sind richtig
(D) nur 1, 3 und 4 sind richtig
(E) nur 2, 3 und 4 sind richtig

22.5 Im renalen Stoffwechsel wird die größte NH_4^+-Menge gewonnen aus 1 mol

(A) Glutamat
(B) Glutaminsäure
(C) Glutamin
(D) 2-Oxo-Glutarat
(E) Glycin

22.6 Welche Aussagen über die Gluconeogenese der Niere treffen zu?

(1) Sie läuft im proximalen Tubulus ab.
(2) Glutamin ist das Hauptsubstrat.
(3) Sie wird durch Glukagon stimuliert.
(4) Sie wird durch Azidose stimuliert.

(A) nur 1 und 4 sind richtig
(B) nur 2 und 3 sind richtig
(C) nur 1, 2 und 3 sind richtig
(D) nur 1, 2 und 4 sind richtig
(E) 1 – 4 = alle sind richtig

22.1 (A)   22.2 (B)   22.3 (B)   22.4 (D)   22.5 (C)   22.6 (D)

H92
22.7 Wird im proximalen Tubulus der Niere Glutamin zu Glukose verstoffwechselt, so

(1) entstehen dabei NH_4^+-Ionen
(2) werden dabei H^+-Ionen verbraucht
(3) diffundiert NH_3 ins Tubuluslumen
(4) diffundiert NH_3 ins peritubuläre Blut

(A) nur 1 und 3 sind richtig
(B) nur 1 und 4 sind richtig
(C) nur 3 und 4 sind richtig
(D) nur 1, 2 und 3 sind richtig
(E) 1 – 4 = alle sind richtig

F87
22.8 Der niedrigste Urin-pH-Wert (Endharn), der beim Menschen erreicht werden kann, liegt bei ca.

(A) 2,5
(B) 3,5
(C) 4,5
(D) 5,5
(E) 6,0

H92
22.9 Stoffe, die im Harn schlecht löslich sind, können Harnsteine bilden.

Welche der folgenden Verbindungen bildet keine Harnsteine?

(A) Harnsäure
(B) Oxalat
(C) Harnstoff
(D) Zystein
(E) Urat

F97
22.10 Welche Aussagen über die tubuläre Rückresorption in der Niere treffen zu?

(1) Glucose wird im Cotransport mit Na^+-Ionen rückresorbiert.
(2) Glutamat wird im Cotransport mit Na^+-Ionen rückresorbiert.
(3) Die Rückresorption von Na^+-Ionen wird durch Aldosteron vermindert.
(4) Die Ca^{2+}-Rückresorption wird durch Calcitonin erhöht.
(5) Fettsäuren werden praktisch nicht glomerulär filtriert, eine Rückresorption ist daher nicht erforderlich.

(A) nur 1 und 5 sind richtig
(B) nur 2 und 3 sind richtig
(C) nur 3 und 4 sind richtig
(D) nur 1, 2 und 5 sind richtig
(E) nur 2, 3 und 5 sind richtig

F97
22.11 Welche Aussage zum Calciumoxalat trifft **nicht** zu?

(A) Seine Formel ist $Ca(COO)_2$.
(B) Es ist in Wasser schlecht löslich.
(C) Es kann Bestandteil von Nierensteinen sein.
(D) Es ist in starken Mineralsäuren gut löslich.
(E) Von ihm gibt es ein cis- und ein trans-Isomeres.

F99
22.12 Welche Aussage trifft **nicht** zu?

Die Rückresorption von neutralen Aminosäuren aus dem Primärharn

(A) ist sekundär aktiv
(B) erfolgt zusammen mit Natriumionen
(C) wird durch einen Protonengradienten getrieben
(D) benötigt für verschiedene Aminosäuren gruppenspezifische Transporter
(E) erfolgt vor allem im proximalen Tubulus

23 Muskelgewebe, Bewegung

23.1 Welche Aussage trifft **nicht** zu?

Myoglobin

(A) hat die Fähigkeit zur reversiblen Sauerstoffbindung
(B) ist ein Muskelprotein mit ATPase-Aktivität
(C) enthält 1 Fe^{2+}/Molekül
(D) hat eine viermal geringere Molmasse als Hämoglobin
(E) besitzt die gleiche prosthetische Gruppe wie Hämoglobin

23.2 Myosinfilamente enthalten

(1) Myosinmoleküle
(2) Troponinmoleküle
(3) Tropomyosinmoleküle

(A) nur 1 ist richtig
(B) nur 2 ist richtig
(C) nur 3 ist richtig
(D) nur 1 und 3 sind richtig
(E) 1–3 = alle sind richtig

23.3 Welche Aussagen treffen zu?

(1) Actin liegt in den dünnen Filamenten zusammen mit Tropomyosin und Troponin als Polymeres vor.
(2) Myosin ist Baustein der dicken Filamente.
(3) In verschiedenen Muskelfasern kommen Myosine mit unterschiedlicher Aminosäuresequenz vor.
(4) Die Myosinköpfe der dicken Filamente werden kovalent an Actin der dünnen Filamente gebunden.

(A) nur 4 ist richtig
(B) nur 1 und 3 sind richtig
(C) nur 2 und 4 sind richtig
(D) nur 1, 2 und 3 sind richtig
(E) 1–4 = alle sind richtig

23.4 Welches Eiweißmolekül der Skelettmuskulatur hat ATPase-Eigenschaft?

(A) Aktin
(B) Myosin
(C) Troponin
(D) Tropomyosin
(E) Myoglobin

23.5 Calciumionen lösen in quergestreifter Muskulatur die Kontraktion aus, indem sie

(A) im sarkoplasmatischen Retikulum gespeichert werden
(B) an Troponin gebunden werden
(C) an Myosinköpfen gebunden werden
(D) an Tropomyosin gebunden werden
(E) an ATP gebunden werden

23.6 An der Auslösung von Skelettmuskelkontraktion ist beteiligt:

(A) Aktivierung der Myosinphosphorylierung
(B) Hemmung der Myosindephosphorylierung
(C) Ca^{2+}-Bindung an Tropomyosin
(D) Polymerisation von G-Actin zu F-Actin
(E) Ca^{2+}-Bindung an Troponin C

23.7 Welche Aussage zum Muskelstoffwechsel trifft **nicht** zu?

(A) Die Anlagerung von Calcium an Troponin C führt zur Freisetzung der Myosinbindungsstelle am Aktin quergestreifter Muskelzellen.
(B) Die für die Kontraktion glatter Muskelzellen notwendige Myosinphosphorylierung wird durch eine calmodulinabhängige Kinase katalysiert.
(C) In der Erholungsphase wird Kreatin zu Kreatinphosphat rephosphoryliert.
(D) Im Hungerzustand können Muskelzellen Acetacetat metabolisieren.
(E) Katecholamine stimulieren in Muskelzellen die Triacylglycerinsynthese.

23.1 (B) 23.2 (A) 23.3 (D) 23.4 (B) 23.5 (B) 23.6 (E) 23.7 (E)

F00 F99 F96

23.8 Nicht am Kontraktionsprozess in der glatten Muskulatur beteiligt ist

(A) Troponin C
(B) Myosin
(C) F-Actin
(D) Ca^{2+}-Calmodulin
(E) Myosinkinase

F96

23.9 Welche Aussage trifft **nicht** zu?

Weiße Muskelfasern haben im Vergleich zu roten Muskelfasern

(A) eine hohe Kontraktions- und Erschlaffungsgeschwindigkeit
(B) einen geringen Myoglobingehalt
(C) eine hohe Glykogenphosphorylase-Aktivität
(D) eine hohe Hexokinase-Aktivität
(E) weniger Mitochondrien

H96

23.10 Welche Aussage trifft **nicht** zu?

Rote Muskelfasern haben im Vergleich zu weißen Muskelfasern

(A) eine geringe Kontraktions- und Erschlaffungsgeschwindigkeit
(B) einen hohen Myoglobingehalt
(C) eine geringe Glykogenphosphorylase-Aktivität
(D) eine geringe Citratsynthase-Aktivität
(E) mehr Mitochondrien

H93

23.11 Der beim Aminosäure-Abbau im Muskel anfallende Amino-Stickstoff wird an das Blutplasma abgegeben und dort transportiert vorwiegend in Form von

(1) Alanin
(2) Glutamin
(3) Glutamat
(4) Ammoniak
(5) Arginin

(A) nur 1 und 2 sind richtig
(B) nur 2 und 3 sind richtig
(C) nur 1, 2 und 4 sind richtig
(D) nur 2, 3 und 5 sind richtig
(E) nur 1, 3, 4 und 5 sind richtig

H86

23.12 Der Muskel kann Glykogen nicht in nennenswertem Umfang zu freier Glucose abbauen,

weil

der Muskel praktisch keine Glucose-6-Phosphatase hat.

H83

23.13 Welche Aussage trifft **nicht** zu?

Der arbeitende Skelettmuskel bildet Lactat; bei intensiver Belastung (z.B. 1000-m-Lauf) wird dieses Lactat

(A) teilweise an das Blut abgegeben
(B) in der Erholungsphase im Skelettmuskel in Glykogen zurückverwandelt
(C) teilweise von der Leber als Substrat der Gluconeogenese aufgenommen
(D) den pH-Wert im Blut senken
(E) teilweise vom Herzmuskel aufgenommen und zu CO_2 und H_2O oxidiert

F94

23.14 Für die Biosynthese von Kreatinphosphat wird **nicht** benötigt:

(A) Glycin
(B) Arginin
(C) S-Adenosylmethionin
(D) Kreatinin
(E) ATP

23 Muskelgewebe, Bewegung

[H95]

23.15 Welche Aussage zu Kreatin/Kreatinphosphat trifft **nicht** zu?

(A) Kreatinphosphat und ADP stehen mit Kreatin und ATP im Gleichgewicht.
(B) Das Gleichgewicht liegt weit auf der Seite des Kreatinphosphats.
(C) Der Kreatinphosphatgehalt der Muskelzelle ist in Ruhe höher als der ATP-Gehalt.
(D) Bei Kontraktionsarbeit wird auf Kosten des Kreatinphosphats ein nahezu konstanter ATP-Spiegel aufrecht erhalten.
(E) In der Erholungsphase wird Kreatin rasch rephosphoryliert.

[F97]

23.16 Welche Aussage zum Kreatin trifft **nicht** zu?

(A) Kreatin wird vorwiegend in der Leber synthetisiert.
(B) An der Synthese sind Transaminasen und eine Carboxylase beteiligt.
(C) Muskelzellen nehmen Kreatin aus dem Blut auf.
(D) Kreatinphosphat entsteht durch Transphosphorylierung aus Kreatin, wobei ATP der Phosphatdonator ist.
(E) Das Ausscheidungsprodukt Kreatinin entsteht durch Lactambildung aus Kreatinphosphat.

[F89]

23.17 Welche Aussage trifft **nicht** zu?

An der motorischen Endplatte der Skelettmuskulatur

(A) erfolgt die Erregungsübertragung durch Azetylcholin
(B) wird normalerweise die Zahl der Aktionspotentiale von der Nervenfaser im Verhältnis 1:1 auf die Muskelfaser übertragen
(C) wird die Erregung üblicherweise von einer Endplatte auf mehrere Muskelfasern übertragen (motorische Einheit)
(D) verdrängt Curare das Azetylcholin von den Bindungsstellen („Rezeptoren") an der subsynaptischen Membran des Muskels
(E) können Azetylcholinesterasehemmer die Erregungsübertragung blockieren

[H88]

23.18 Skelettmuskelzellen bauen auch bei Sauerstoffzufuhr kein Glykogen aus Lactat auf,

weil

in Skelettmuskelzellen die Glykogensynthase fehlt.

[H85]

23.19 Ein unter O_2-Mangel arbeitender Skelettmuskel

(1) baut das gespeicherte Glykogen zu Lactat ab
(2) nimmt Glucose aus dem Blut auf und baut sie durch Glykolyse ab
(3) nutzt Kreatinphosphat für die Resynthese von ATP
(4) verwertet freie Fettsäuren als hauptsächliche Energiequelle

(A) nur 1 ist richtig
(B) nur 2 und 3 sind richtig
(C) nur 3 und 4 sind richtig
(D) nur 1, 2 und 3 sind richtig
(E) nur 1, 2 und 4 sind richtig

[H89]

23.20 Welche der folgenden Konzentrationen freier Ionen ist für das Zytosol der Skelettmuskelfaser als normal anzusehen?

(A) Cl^-: 100 mmol/kg H_2O
(B) K^+: 150 mmol/kg H_2O
(C) Na^+: 80 mmol/kg H_2O
(D) Ca^{2+}: 4 mmol/kg H_2O
(E) HCO_3^-: 30 mmol/kg H_2O

23.15 (B)   23.16 (B)   23.17 (C)   23.18 (C)   23.19 (D)   23.20 (B)

Fragen aus Examen Herbst 2001

23.21 Welche Aussage zur Kontraktion der glatten Muskulatur und deren Regulationsmechanismen trifft **nicht** zu?

(A) Myosin wird durch die Myosin-Leichtkettenkinase (MLCK) aktiviert.
(B) Die MLCK wird durch Ca^{2+}-Calmodulin aktiviert.
(C) Phosphorylierung der MLCK durch die Proteinkinase A hemmt deren Aktivität.
(D) Adrenalin führt über β_2-Rezeptoren zur Aktivierung eines G_s-Proteins.
(E) cAMP hemmt die Calciumspeicherung im endoplasmatischen Retikulum.

24 Binde- und Stützgewebe

24.1 Welche Aussagen über Eigenschaften und Funktion von Bausteinen der Interzellularsubstanz treffen zu?

(1) Typ I-Kollagen: Widerstand gegen Zugbelastung
(2) Elastin: Elastizität von Blutgefäßen
(3) Knorpel-Proteoglykane: Durch Wasserbindung Widerstand gegen Druckbelastung
(4) Fibronektin: Zelladhäsion

(A) nur 1 ist richtig
(B) nur 2 und 3 sind richtig
(C) nur 2 und 4 sind richtig
(D) nur 1, 3 und 4 sind richtig
(E) 1 – 4 = alle sind richtig

24.2 Welche Aussage zu Proteoglykanen trifft **nicht** zu?

(A) Glykanketten sind glykosidisch an Proteine angeheftet.
(B) Proteoglykane sind Polyanionen.
(C) Proteoglykane haben eine hohe Wasserbindungsfähigkeit.
(D) Die Biosynthese erfolgt am endoplasmatischen Retikulum und im Golgi-Apparat.
(E) In der Matrix des Bindegewebes sind Proteoglykane über Disulfidbrücken an Kollagen gebunden.

24.3 Welche Aussage zum Kollagen trifft **nicht** zu?

(A) Hydroxyprolin und Hydroxylysin sind Strukturbestandteile.
(B) Es existieren fibrilläre und nicht-fibrilläre Typen.
(C) Es bildet aus 3 Ketten bestehende Helices.
(D) Es enthält N-Acetylneuraminsäure (NANA).
(E) Es bildet Quervernetzungen über Aldehydderivate des Lysins.

24.4 Welche Aussage zum Kollagen trifft **nicht** zu?

(A) Das Bauprinzip entspricht einer Tripelhelix.
(B) Während seiner Biosynthese werden sowohl am Amino- als auch am Carboxyterminus Peptide abgespalten.
(C) Bei der Quervernetzung der Kollagenfasern werden kovalente Bindungen geknüpft.
(D) Es benötigt während seiner Biosynthese u.a. Monooxygenasen.
(E) Es ist ein essentieller Bestandteil intrazellulärer Strukturen.

24.5 Welche Aussage trifft **nicht** zu?

(A) Hyaluronsäure ist Bestandteil des Bindegewebes.
(B) Chondroitinsulfat ist Bestandteil des Knorpels.
(C) Kollagen Typ II ist Bestandteil des Knorpels.
(D) Die Synthese der Aminozucker geht von Fructose-6-phosphat aus.
(E) Elastin ist Bestandteil der Basalmembran.

23.21 (E)   24.1 (E)   24.2 (E)   24.3 (D)   24.4 (E)   24.5 (E)

[H94]

24.6 Welche Aussage zum Kollagen und seiner Biosynthese trifft **nicht** zu?

(A) Die Peptidketten des Prokollagens liegen als α-Helices vor.
(B) Die Hydroxylierung von Prolylresten durch die Prolyl-Hydroxylase benötigt α-Ketoglutarat als Cofaktor.
(C) Die Hydroxylysylreste des Prokollagen sind z.T. glykosyliert.
(D) Die Peptidketten des Kollagens enthalten ca. 30% Glycin.
(E) Durch die Aktivierung einer extrazellulären Lysyloxidase werden Lysylreste der Kollagenfaser unter Bindung von Lysinaldehyden desaminiert.

[F94]

24.7 Welche Aussagen zur Kollagen-Biosynthese treffen zu?

(1) Durch Abspaltung eines Signalpeptids entsteht aus dem Präprokollagen das Prokollagen.
(2) Im Bereich der Registrierpeptide kommt es zur Ausbildung von Disulfidbrücken.
(3) Die Hydroxylierung von Prolin vermindert die Stabilität der Tripelhelix.
(4) Nach der Sekretion des Prokollagens werden im N- und C-terminalen Bereich Peptide abgespalten.

(A) nur 1 ist richtig
(B) nur 1 und 3 sind richtig
(C) nur 2 und 4 sind richtig
(D) nur 1, 2 und 4 sind richtig
(E) 1–4 = alle sind richtig

[F01]

24.8 Welche der folgenden posttranslationalen Modifikationen des primären Translationsproduktes bei der Kollagen-Synthese findet extrazellulär statt?

(A) Abspaltung des Signalpeptids
(B) Glykosylierung
(C) Hydroxylierung von Prolinresten
(D) Bildung von Disulfidbrücken
(E) Abspaltung der Registerpeptide

[H92]

24.9 Welche der folgenden posttranslationalen Modifikationen des primären Translationsproduktes bei der Kollagen-Synthese finden intrazellulär statt?

(1) Tripelhelixbildung
(2) Signalpeptid-Abspaltung
(3) Quervernetzung zu Mikrofibrillen
(4) Hydroxylierung von Prolinresten

(A) nur 2 ist richtig
(B) nur 1 und 2 sind richtig
(C) nur 1, 2 und 4 sind richtig
(D) nur 1, 3 und 4 sind richtig
(E) 1–4 = alle sind richtig

[H97]

24.10 Welche Aussage zur Kollagenbiosynthese trifft **nicht** zu?

(A) Das Signalpeptid wird in den Lysosomen abgespalten.
(B) Ascorbat ist Cofaktor der Prolylhydroxylase.
(C) Die Hydroxylierungsreaktionen gehen der Glykosylierung voraus.
(D) Die N- und C-terminalen Registerpeptide werden extrazellulär abgespalten.
(E) Die Lysyloxidase desaminiert Lysyl- und Hydroxylysyl-Reste.

[H98]

24.11 Welche Aussage zu Kollagenen und ihren Vorstufen trifft **nicht** zu?

(A) Intrazelluläre Vorstufen enthalten Registerpeptide.
(B) Prokollagen wird intrazellulär an Hydroxyprolin glykosyliert.
(C) Lösliches Kollagen wird extrazellulär durch Lysyloxidase desaminiert.
(D) Hydroxylysin ist an der kovalenten Quervernetzung der Kollagenmoleküle beteiligt.
(E) Kollagen Typ IV ist Bestandteil der Basalmembran.

24.6 (A) 24.7 (D) 24.8 (E) 24.9 (C) 24.10 (A) 24.11 (B)

[F95]

24.12 Welche Aussage zum Kollagenstoffwechsel trifft **nicht** zu?

(A) An der Hydroxylierung von Prolyl- und Lysylresten ist neben Ascorbinsäure auch α-Ketoglutarat beteiligt.
(B) Intrazellulär erfolgt eine O-glykosidische Bindung von Galaktose.
(C) An der Bindung der Tripelhelix ist eine Helicase beteiligt.
(D) An der extrazellulären Quervernetzung der kollagenen Mikrofibrillen ist Lysyloxidase beteiligt.
(E) Beim Abbau von Kollagen entsteht freies Hydroxyprolin, das teilweise mit dem Urin ausgeschieden wird.

[F95]

24.13 Welche Aussagen über Knochen und Knochenbildung treffen zu?

(1) Die Biomineralisation ist von der Bildung einer spezifischen extrazellulären Matrix abhängig.
(2) Kollagen Typ I stellt den größten Anteil der organischen Knochenbestandteile dar.
(3) Die Knochenbildung wird durch IGF I (Somatomedin C) stimuliert.
(4) Eine erhöhte Osteoblastentätigkeit ist an einer Aktivitätserhöhung der alkalischen Phosphatase erkennbar.

(A) nur 1 und 3 sind richtig
(B) nur 2 und 4 sind richtig
(C) nur 1, 2 und 3 sind richtig
(D) nur 1, 2 und 4 sind richtig
(E) 1–4 = alle sind richtig

[F97]

24.14 Bestandteile der Knochen sind

(1) Hydroxylapatit
(2) Wasser
(3) Kollagen
(4) Proteoglykane

(A) nur 1 ist richtig
(B) nur 2 und 3 sind richtig
(C) nur 1, 2 und 4 sind richtig
(D) nur 1, 3 und 4 sind richtig
(E) 1–4 = alle sind richtig

Fragen aus Examen Herbst 2001

[H01]

24.15 Welche Aussage zum Kollagen und dessen Stoffwechsel trifft **nicht** zu?

(A) In der Tripelhelix ist typischerweise jede dritte Aminosäure Glycin.
(B) Die α-helikalen Strukturbereiche unlöslicher Kollagene werden durch Disulfidbrücken stabilisiert.
(C) Die für die Prolin-Hydroxylierung verantwortliche Hydroxylase benötigt Ascorbinsäure als Cofaktor.
(D) Hydroxylysinreste von Kollagenen können mit Disacchariden glykosyliert sein.
(E) Bei der Oxidation von Lysylresten im Kollagen entstehende Aldehydgruppen werden für die Quervernetzung von Kollagenresten benötigt.

25 Nervensystem

[H90]

25.1 Welche Aussagen über die Energieversorgung des Nervengewebes sind richtig?

(1) Glucose wird überwiegend zu Lactat abgebaut.
(2) Die Glucoseaufnahme wird durch Insulin gefördert.
(3) Der Glykogengehalt der Ganglienzellen ist geringer als der von Hepatozyten und Muskelzellen.

(A) nur 1 ist richtig
(B) nur 3 ist richtig
(C) nur 1 und 2 sind richtig
(D) nur 2 und 3 sind richtig
(E) 1–3 = alle sind richtig

24.12 (C)   24.13 (E)   24.14 (E)   24.15 (B)   25.1 (B)

[H90]

25.2 Welche Aussage trifft **nicht** zu?

Im Hungerzustand kann Glucose zur Deckung des Energiebedarfs von Nervenzellen aus folgenden Vorstufen synthetisiert werden:

(A) Lactat
(B) Glycerol
(C) Leucin
(D) Alanin
(E) Glutamin

[F83]

25.3 Quantitativ wichtige Substrate des Energiestoffwechsels des Zentralnervensystems sind

(1) Aminosäuren
(2) Triacylglycerine
(3) Ketonkörper
(4) Fettsäuren

(A) nur 1 ist richtig
(B) nur 3 ist richtig
(C) nur 1 und 3 sind richtig
(D) nur 2 und 4 sind richtig
(E) nur 1, 2 und 4 sind richtig

[H84]

25.4 Im längerdauernden Hunger oxidiert das ZNS verstärkt Ketonkörper,

weil

nach längerdauerndem Hunger die Blutglucose praktisch auf Null absinkt.

[H95]

25.5 Welche der folgenden Substanzen gehört **nicht** zu den monoaminergen Transmittern?

(A) Adrenalin
(B) Noradrenalin
(C) Glutamin
(D) Dopamin
(E) Serotonin

[F95]

25.6 Welche Aussage trifft **nicht** zu?

Die folgenden Verbindungen sind Neurotransmitter:

(A) Glycin
(B) Serotonin
(C) DOPA
(D) Glutamat
(E) Noradrenalin

[H84]

25.7 Welche Zuordnung von Neurotransmittern und Vorstufe trifft **nicht** zu?

	Transmitter	Vorstufe
(A)	Dopamin	Tyrosin
(B)	Endorphine	β-Lipotropin
(C)	Serotonin	Homoserin
(D)	Noradrenalin	Tyrosin
(E)	γ-Aminobutyrat	Glutamat

[F98]

25.8 Welche Aussagen über Endorphine treffen zu?

(1) Endorphine sind Peptide.
(2) Das endorphinerge System ist an der Unterdrückung der Schmerzempfindung beteiligt.
(3) Endorphine werden im Gehirn gebildet.
(4) Endorphine sind Speicherformen der Aminosäuren, die der Neurotransmitter-Synthese dienen.

(A) nur 2 ist richtig
(B) nur 1 und 3 sind richtig
(C) nur 2 und 4 sind richtig
(D) nur 1, 2 und 3 sind richtig
(E) 1–4 = alle sind richtig

25.2 (C)   25.3 (B)   25.4 (C)   25.5 (C)   25.6 (C)   25.7 (C)   25.8 (D)

[F91]

25.9 Welcher der folgenden Mechanismen liefert **keinen** Beitrag zur Beendigung der Wirkung von Noradrenalin, das in den synaptischen Spalt freigesetzt wurde?

(A) Abdiffusion aus dem synaptischen Spalt ins venöse Blut
(B) Abbau durch Catechol-Ortho-Methyl-Transferase (COMT)
(C) Abbau durch Monoaminoxidase (MAO)
(D) Wiederaufnahme in die präsynaptische Nervenendigung
(E) Bindung an präsynaptische β_2-Rezeptoren

[H82]

25.10 γ-Aminobutyrat (GABA)

(1) entsteht in Pyridoxalphosphat-abhängiger Reaktion
(2) ist Transmittersubstanz des Nervengewebes
(3) wird durch Transaminierung abgebaut
(4) wird aus Glutamat gebildet

(A) nur 1 ist richtig
(B) nur 1 und 3 sind richtig
(C) nur 2 und 4 sind richtig
(D) nur 1, 2 und 4 sind richtig
(E) 1–4 = alle sind richtig

[H97]

25.11 Welche Aussage zur dargestellten Verbindung trifft **nicht** zu?

$$H_3C-\overset{O}{\underset{\|}{C}}-O-CH_2-CH_2-\overset{CH_3}{\underset{CH_3}{\overset{|}{N^{\oplus}}}}-CH_3$$

(A) Sie enthält eine Estergruppe.
(B) Die Hydrolyse liefert Essigsäure und Cholin.
(C) Die Hydrolyse wird durch Acetylcholinesterase katalysiert.
(D) Sie ist eine quartäre Ammoniumverbindung.
(E) Die Hydrolyse ist ein endergonischer Prozess.

[F00] [H92] [H89]

25.12 Welche Aussage zum Acetylcholin und dessen Wirkungen trifft **nicht** zu?

(A) Das für die Acetylcholinsynthese benötigte Acetyl-CoA kann von der ATP-Citrat-Lyase geliefert werden.
(B) Im synaptischen Spalt entstandenes Cholin kann nach Transport durch die präsynaptische Membran erneut mit Acetyl-CoA verestert werden.
(C) Acetylcholin wird mit Hilfe eines spezifischen Proteins durch die präsynaptische Membran aktiv transportiert.
(D) Durch Bindung von Acetylcholin an nicotinische Rezeptoren wird die postsynaptische Membran depolarisiert.
(E) Durch Bindung von Acetylcholin an nicotinische Rezeptoren werden Kationenkanäle geöffnet.

[H87]

25.13 Die Inaktivierung des synaptischen Überträgerstoffes Acetylcholin erfolgt hauptsächlich durch

(A) enzymatische Hydrolyse
(B) oxidativen Abbau
(C) Wiederaufnahme in die Nervenendigung
(D) Blockade der Membranrezeptoren
(E) präsynaptische Hemmung

[H90]

25.14 Gabe von Acetylcholinesterasehemmern kann die muskelrelaxierende Wirkung von Curare aufheben,

weil

durch Gabe von Acetylcholinesterasehemmern die Acetylcholinkonzentration an der neuromuskulären Synapse erhöht wird.

[F99]

25.15 Das an der Photorezeption beteiligte Transducin ist ein(e)

(A) heterotrimeres G-Protein
(B) Ionenkanal
(C) Guanylatcyclase
(D) Proteinkinase
(E) Phosphodiesterase

25.9 (E)   25.10 (E)   25.11 (E)   25.12 (C)   25.13 (A)   25.14 (A)   25.15 (A)

H99

25.16 Welche Aussage trifft **nicht** zu?

Die α-Untereinheit des Transducins

(A) ist ein GTP-bindendes Protein
(B) kann GTP zu GDP hydrolysieren
(C) kann eine cGMP-abhängige Phosphodiesterase aktivieren
(D) wird nach Belichtung der Retina aus einem heterotrimeren G-Protein freigesetzt
(E) ist Bestandteil eines Calciumkanals in der Stäbchenmembran

Fragen aus Examen Herbst 2001

H01

25.17 Die Wirkung welches der folgenden Neurotransmitter kann **nicht** durch Wiederaufnahme in die präsynaptische Zelle beendet werden?

(A) γ-Aminobuttersäure
(B) Acetylcholin
(C) Glycin
(D) Noradrenalin
(E) Dopamin

25.16 (E)   25.17 (B)

Kommentare

1 Chemie der Kohlenhydrate

Monosaccharide (einfache Zucker) — I.1

Monosaccharide sind mehrwertige Alkohole mit einer Carbonylgruppe (kurz für Polyhydroxycarbonyle). Befindet sich die Carbonylgruppe an C-1 (Aldehydgruppe), handelt es sich um eine Aldose, befindet sich die Carbonylgruppe an C-2 (Ketogruppe), spricht man von einer Ketose. Weiterhin teilt man die einfachen Zucker nach ihrer Kettenlänge in Triosen (C_3), Tetrosen (C_4), Pentosen (C_5), Hexosen (C_6) und Heptosen (C_7) ein.

	Aldosen	Ketosen
Triosen	Glycerinaldehyd	Dihydroxyaceton
Tetrosen	Erythrose	Erythrulose
Pentosen	Ribose	Ribulose
	Desoxyribose	Xylulose
	Xylose	
Hexosen	Glucose	Fructose
	Galaktose	
	Mannose	
Heptose		Sedoheptulose

Alkohole und Carbonyle — I.2

Die häufigste funktionelle Gruppe ist die Alkoholgruppe (Hydroxylgruppe). Primäre Alkoholgruppen sitzen an einem C-Atom, das mit höchstens einem anderen C-Atom verbunden ist; sie können zu Aldehydgruppen oxidiert werden. Sekundäre Alkoholgruppen befinden sich an C-Atomen, die mit zwei weiteren C-Atomen verbunden sind; ihre Oxidation führt zu Ketogruppen. Tertiäre Alkoholgruppen sitzen an C-Atomen, die mit drei weiteren C-Atomen verbunden sind. Sie sind biologisch nicht oxidierbar und kommen in der Natur relativ selten vor.

Unter der Wertigkeit von Alkoholen versteht man die Anzahl der alkoholischen Hydroxyle. So sind Ethanol und Methanol einwertige Alkohole, Dihydroxyaceton ist ein 2-wertiger Alkohol, Glucose ist mit fünf alkoholischen Hydroxylen ein 5-wertiger Alkohol, und in den Polysacchariden, wie Stärke und Cellulose, kommen viele Tausend Alkoholgruppen vor.

Die Carbonylgruppen teilt man ein in Aldehyde und Ketone. Diese entstehen durch Oxidation (Dehydrierung, Entfernung von zwei Wasserstoffatomen) aus primären bzw. sekundären Alkoholgruppen. Die Monosaccharide (einfache Zucker) enthalten neben zwei bis fünf Alkoholgruppen jeweils eine Carbonylgruppe. Nach der Art der Carbonylgruppe werden sie in Aldosen und Ketosen unterteilt.

Alkohol, Aldehyd, Carbonsäure — I.3

Biologische Oxidation erfolgt in der Mehrzahl der Fälle durch Dehydrierung, die zwei entzogenen Wasserstoffatome werden jeweils auf ein Coenzym übertragen. Aus Alkoholen entstehen durch Dehydrierung Aldehyde. Diese lagern Wasser an unter Bildung von Aldehydhydrat. Das Aldehydhydrat kann dehydriert werden zur Carbonsäure. In der Bilanz ergibt die Hydratisierung (Anlagerung von H_2O) mit der folgenden Dehydrierung (Abgabe von 2 H-Atomen) die Einführung eines Sauerstoffatoms in das Aldehyd.

Alkohole können also durch die Reaktionssequenz Dehydrierung – Hydratisierung – Dehydrierung zu Carbonsäuren oxidiert werden.
Die Reaktionssequenz ist prinzipiell reversibel: Durch Anlagerung von 2 H-Atomen (Hydrierung) und Wasserabspaltung (Dehydratisierung) können Carbonsäuren zu Alkoholen reduziert werden.
Reaktionsschema von links nach rechts = Oxidation, von rechts nach links = Reduktion.

Asymmetrisch substituierte C-Atome — I.4

Mit Ausnahme der Ketotriose Dihydroxyaceton (Glyceron) besitzen alle Zucker ein oder mehrere chirale Zentren, d.h. C-Atome, die vier verschiedene Substituenten tragen.
Die Aldotriose Glycerinaldehyd (Glyceral) besitzt ein asymmetrisches C-Atom und kommt daher in zwei Formen vor.

```
      O                    O
      ‖                    ‖
      C                    C
     / \                  / \
    H   H                H   H
    |                    |
H — C — OH          HO — C — H
    |                    |
   CH₂OH                CH₂OH

D-Glycerinaldehyd    L-Glycerinaldehyd
```

Um die Verbindungen der D- oder L-Reihe zuzuordnen, schreibt man das am höchsten oxidierte C-Atom nach oben und die charakteristische funktionelle Gruppe (in diesem Fall die OH-Gruppe am asymmetrischen C-Atom) bei der D-Reihe nach rechts, bei der L-Reihe nach links. Diese Darstellungsweise wird nach dem deutschen Chemiker Emil Fischer Fischer-Projektion genannt.
Im medizinischen Bereich kommen fast nur D-Zucker vor. Dreht eine Zuckerlösung die Ebene des linear polarisierten Lichts nach rechts, erhält der Zucker die Bezeichnung (+), bei Linksdrehung (–). Diese optischen Eigenschaften haben nichts mit der Einteilung in D- bzw. L- zu tun: Die D-Fructose dreht polarisiertes Licht stark nach links – deshalb auch Bezeichnung „Laevulose".

H86
Frage 1.1: Lösung C

Siehe Lerntext I.2 und I.4.
Glycerinaldehyd enthält nicht 2 primäre Alkoholgruppen, sondern eine primäre und eine sekundäre.

H84
Frage 1.2: Lösung E

Siehe Lerntext I.5.
Beide Aussagen sind falsch. Da Glycerinaldehyd nur ein Asymmetriezentrum besitzt, existieren von ihm nur zwei enantiomere Formen.

H86
Frage 1.3: Lösung C

Dihydroxyaceton (Glyceron) besitzt keine sekundären Alkoholgruppen, sondern zwei primäre Alkoholgruppen.

H93
Frage 1.4: Lösung B

Die abgebildeten Triosen liegen jeweils als Phosphorsäuremonoester vor. Es sind die Glykolysemetabolite Dihydroxyacetonphosphat (Glyceronphosphat) und Glycerinaldehydphosphat (Glyceralphosphat). Beide Verbindungen haben unterschiedliche Strukturen (Ketose und Aldose), es handelt sich also um Konstitutionsisomere oder Strukturisomere.

Definitionen zur Zuckerstruktur — I.5

Konstitutionsisomere = Strukturisomere
  gleiche Summenformel, unterschiedliche Struktur

Stereoisomere = gleiche Konfiguration
  unterschiedliche Anordnung der Substituenten an asymmetrischen C-Atomen

Enantiomere = Spiegelbildisomere
  Stereo- und Strukturisomere, die sich wie Bild und Spiegelbild verhalten: optische Antipoden

Diastereomere = Epimere
  bei Verbindungen mit mehreren asymmetrischen C-Atomen unterschiedliche Konfiguration an einem einzigen C-Atom, Sonderfall der Stereoisomerie oder Konfiguration

Anomere = unterschiedliche Konfiguration des glykosidischen Hydroxyls (α- und β-Form)

Konformere = Rotationsisomere
  unterschiedliche Raumform derselben Verbindung

Pentosen — I.6

Die Aldopentose Ribose besitzt mit den C-Atomen 2, 3 und 4 drei asymmetrische C-Atome. Bei der Ribose befinden sich alle drei OH-Gruppen an den asymmetrischen C-Atomen auf der rechten Seite. Ribose ist Bestandteil der Ribonucleinsäuren. Wie auch von anderen Zuckern kommt von der Ribose ein sog. Desoxyzucker vor; die 2-Desoxy-D-Ribose entsteht aus der D-Ribose durch Entfernung eines Sauerstoffs am C-Atom 2.

2-Desoxy-D-Ribose ist Bestandteil der Desoxyribonucleinsäure (DNA). Die der Ribose entsprechende Ketose wird Ribulose genannt.

```
        C=O                 C=O
        |                   |
        H                   H
   |                    |
H — C — OH          H — C — H
   |                    |
H — C — OH          H — C — OH
   |                    |
H — C — OH          H — C — OH
   |                    |
   CH₂OH               CH₂OH

  D - Ribose       2 - Desoxy - D - Ribose
```

Auch die Aldopentose Xylose ist ein D-Zucker, sie ist diastereomer (C-3) zu Ribose. Die Aldose Xylose kann umgelagert werden zur Ketose D-Xylulose, die als Phosphat-Ester im Pentosephosphatweg vorkommt.

[H95]

Frage 1.5: Lösung D

Dargestellt sind die Glykolysemetabolite Glycerinaldehydphosphat (GAP) und Phosphoenolpyruvat (PEP), die wie die gesamte Glykolysereaktionskette, Enzyme wie Substrate, im Cytosol vorkommen (D). Im Energiegehalt (ΔG der Hydrolyse der Phosphatesterbindung) unterscheiden sich beide Verbindungen sehr stark, GAP ist mit ca. – 10 kJ/mol „energiearm", PEP mit – 60 kJ/mol „energiereich". Als „energiereich" gelten Bindungen, bei deren Hydrolyse mehr als 30 kJ pro mol frei werden, diese Energie kann zur Synthese von ATP verwendet werden.
GAP hat ein Chiralitätszentrum, das mittlere C-Atom; PEP ist achiral. Die Oxidationszahlen an den beiden endständigen C-Atomen sind unterschiedlich (C_1 (GAP) = + 2, C_1 (PEP) = + 3 und C_3 (GAP) = + 1, C_3 (PEP) = 0). Für die Synthese von Glykolipiden werden keine C_3-Verbindungen benötigt, sondern Nucleosiddiphosphat-aktivierte Monosaccharide bzw. Dolichol-aktivierte Oligosaccharidketten.

[F93]

Frage 1.6: Lösung E

Die Formel zeigt die D-Glycerinsäure (A), die durch Oxidation aus D-Glycerinaldehyd entstehen kann (D). Vom D-Glycerinaldehyd und von der D-Glycerinsäure gibt es jeweils ein Enantiomeres (B), nämlich die entsprechende L-Verbindung, bei der die sekundäre OH-Gruppe am mittleren C-Atom links steht. Spaltet man aus der gezeigten C_3-Verbindung durch eine Decarboxylierung Kohlendioxid ab, so erhält man Ethylenglykol (C), HO—CH₂—CH₂—OH. Falsch ist die Aussage (E): Triacylglycerine, auch Neutralfette genannt, entstehen durch Veresterung von 3 Fettsäuren mit Glycerin, nicht mit Glycerinsäure.

[F96]

Frage 1.7: Lösung D

Dargestellt sind die linksdrehende D-Milchsäure und ihr Spiegelbild (Enantiomer), die rechtsdrehende L-Milchsäure. Damit ist (D) die gesuchte Falschaussage (vergl. Lerntext I.5). Im menschlichen Organismus kommt als Endprojekt der anaeroben Glykolyse ausschließlich die L-(+)-Milchsäure vor, beim physiologischen pH liegt sie als Lactat-Anion vor.

[H95]

Frage 1.8: Lösung C

Dargestellt ist die durch die Enolase katalysierte Wassereliminierung (A) aus 2-Phosphoglycerat, ein Schritt der Glykolyse (D), der zu Phosphoenolpyruvat (PEP) führt. PEP besitzt mit einem ΔG von 40 kJ/mol das höchste Phosphatgruppenübertragungspotenzial (E). PEP besitzt kein asymmetrisch substituiertes C-Atom, während 2-P-Glycerat an C-2 vier verschiedene Substituenten trägt. Die gesuchte Falschaussage ist (C), denn cis/trans-Isomerie kann an C-C-Doppelbindungen nur auftreten, wenn jedes C-Atom jeweils zwei verschiedene Substituenten trägt.

[H83]

Frage 1.9: Lösung C

Dargestellt sind die Tetrosen (A) D-Erythrose und D-Threose, beide besitzen 2 Asymmetriezentren (B) und unterscheiden sich in Schmelzpunkt, Löslichkeit und in ihrem Stoffwechselverhalten. Da beide Verbindungen sich nur an einem C-Atom (C-2) unterscheiden, handelt es sich um Diastereomere. Spiegelbildisomere (Enantiomere) lägen vor, wenn beide asymmetrische C-Atome in beiden Verbindungen jeweils gegensinnig substituiert wären. Damit ist (C) die gesuchte Falschaussage. Übrigens können zwei Verbindungen niemals enantiomer und gleichzeitig diastereomer sein!

1 Chemie der Kohlenhydrate

F93

Frage 1.10: Lösung A

Das Spiegelbild (optischer Antipode, Enantiomer) der D-Ribose trägt die OH-Gruppen an C-2, C-3 und C-4 links und heisst L-Ribose. L-Ribose kommt in der Natur nicht vor.

F87

Frage 1.11: Lösung E

Verbindung 1 (D-Ribose) und Verbindung 2 (D-Xylose) sind diastereomer.

H86

Frage 1.12: Lösung E

Pentosen können als Furanosen (Ringbildung zwischen C-1 und C-4) vorliegen, so auch Ribose (1) und Desoxyribose (2). Die gesuchte Falschaussage ist (E), denn Desoxyribose entsteht durch Reduktion (Entfernung von Sauerstoff an C-2) aus Ribose.

Hexosen — I.7

Das wichtigste Monosaccharid ist die D-Glucose (Traubenzucker oder Dextrose). Die vier asymmetrischen C-Atome an C-2, C-3, C-4 und C-5 sind mit OH-Gruppen r-l-r-r substituiert. Studenten haben für die Konfiguration an diesen vier C-Atomen die Eselsbrücke „tatütata" entwickelt.

Die wichtigsten Hexosen können aus Glucose abgeleitet werden

D-Glucose   D-Mannose   D-Galaktose   D-Fructose

Zucker, die nur an einem C-Atom verschieden zur Glucose konfiguriert sind, nennt man epimer, es sind dies die Mannose an C-2 und die Galaktose an C-4. Fruktose (Fruchtzucker oder Lävulose) ist die der Glucose entsprechende Ketose, also an C-1 und C-2 strukturisomer.
Alle Hexosen können, meist als Phosphatester, im Stoffwechsel ineinander umgewandelt werden.

Ringformen der Zucker — I.8

Durch die Valenzwinkel und die Drehbarkeit nähern sich die Atome C-1 und C-5. Es kommt zu einer inneren Halbacetalbildung zwischen der Alkoholgruppe an C-5 und der Aldehydgruppe an C-1. Hierdurch entsteht aus C-1 ein asymmetrisches C-Atom, sodass je nach der Stellung der OH-Gruppe eine α-Form (glykosidisches Hydroxyl nach rechts) und eine β-Form (glykosidisches Hydroxyl nach links) unterschieden werden können. Das durch die Halbacetalbildung entstehende glykosidische Hydroxyl ist besonders reaktionsfreudig; es ist immer beteiligt, wenn sich Monosaccharide zu Polysacchariden zusammenlagern. Das freie glykosidische Hydroxyl ist leicht oxidierbar. Daher ist es verantwortlich für die früher häufig gebrauchten qualitativen **Reduktionsproben** zum Zuckernachweis (Probe nach Fehling, Probe nach Nylander und Probe nach Trommer).

D-Glucose

α-D-Glucose

β-D-Glucose

In wässrigen Lösungen stellt sich jeweils ein Gleichgewicht zwischen der α- und der β-Form der D-Glucose ein (Mutarotation). Diese Einstellung erfolgt spontan relativ langsam, im Stoffwechsel kann die Umlagerung der beiden Formen auch enzymatisch erfolgen.
Die Bildung der Halbacetalformen der Zucker kann besser am heterozyklischen (Sauerstoff als Ringglied) sog. Pyranring dargestellt werden. Meist wird das C-Atom 1 nach rechts gezeichnet und der Ringsauerstoff nach oben. Die Stellung

1 Chemie der Kohlenhydrate

der Hydroxylgruppen nach unten entspricht dann in der gestreckten (offenen) Form der Stellung nach rechts, die Stellung der Hydroxylgruppen nach oben entspricht der Stellung nach links. Damit ist in der gezeigten Abbildung die α-D-Glucose dargestellt.

Die Halbacetalform der Zucker kann nach Haworth als 6-er-Ring (Pyranose) dargestellt werden. Einen 5-er-Ring nennt man Furanose-Form.

α-D-Glucose (Aldehydform)

α-D-Glucose (Pyranose)

Zur Vereinfachung werden die Zuckerformen auch als Sechseck mit Sauerstoff dargestellt, die in der Abbildung gezeichneten Substitutionsstriche sollen jeweils ein Hydroxyl darstellen.

Der Übergang der α- in die β-Form (Mutarotation) kann spontan oder enzymkatalysiert erfolgen.

α-D-Glucose ⇌ β-D-Glucose

Darstellungsformen der Glucose — I.9

Am Beispiel der Glucose können die verschiedenen Darstellungsformen gut demonstriert werden. Die Summenformel ist relativ wenig aussagekräftig, allerdings reicht sie häufig für die Aufstellung von Stoffwechselbilanzen. Die sog. Strukturformeln legen die Konfiguration am C-Atom fest. Sie sollen darstellen, an welcher Seite der Substituent steht. Die hier vereinfacht wiedergegebene Aldehydform der Glucose kommt praktisch kaum vor. Meist liegt die Struktur des Halbacetals mit dem glykosidischen Hydroxyl vor; hier ist die β-D-Glucose dargestellt. Verschiedene Konfigurationen können nur ineinander umgewandelt werden, indem chemische Bindungen gelöst und anders herum oder an anderer Stelle neu angehängt werden. Der Begriff der Konformation besagt, dass durch eine gewisse Flexibilität der Bindung ein Molekül verschiedene Raumformen annehmen kann.

D-Glucose kann in verschiedener Weise dargestellt werden:

$C_6H_{12}O_6$

Summenformel

Strukturformel (Konfiguration)

Konformation

Bei den Konformationsformeln kommen hauptsächlich die Boot- oder Wannenform und die hier dargestellte Sesselform vor. Die Substituenten können axial (senkrecht zur Ringebene) oder äquatorial (von der Ringebene weg nach unten oder oben) angeordnet sein. Bei der hier dargestellten β-D-Glucose befinden sich alle OH-Gruppen am Ring in äquatorialer Stellung.

1 Chemie der Kohlenhydrate

Aminozucker — I.10

Ausgehend von Fructose-6-phosphat können mit Glutamin Aminozucker gebildet werden.

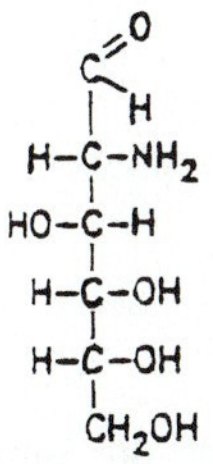

Aminoglucose

Glucosamin trägt wie Galaktosamin und Mannosamin die NH_2-Gruppe an C-2.
Aminohexosen und auch Neuraminsäure, eine Aminozuckersäure mit 9 C-Atomen, können an der Aminogruppe acetyliert werden. Aminozucker und N-Acetylaminozucker kommen in Glykoproteinen, Glykolipiden und in Heteroglykanen vor.

Zuckersäuren — I.11

Die Oxidation an C-1 ergibt die Gluconsäure; auch aus anderen Monosacchariden können durch eine derartige Reaktion sog. Zuckersäuren entstehen. Die zweifache Oxidation der primären Alkoholgruppe an C-6 ergibt die Glucuronsäure, die in der Leber zur Entgiftung vieler körpereigener und körperfremder Stoffe gebraucht wird und außerdem Bestandteil von Heteropolysacchariden einiger Bindegewebs- und Schleimgrundsubstanzen ist.

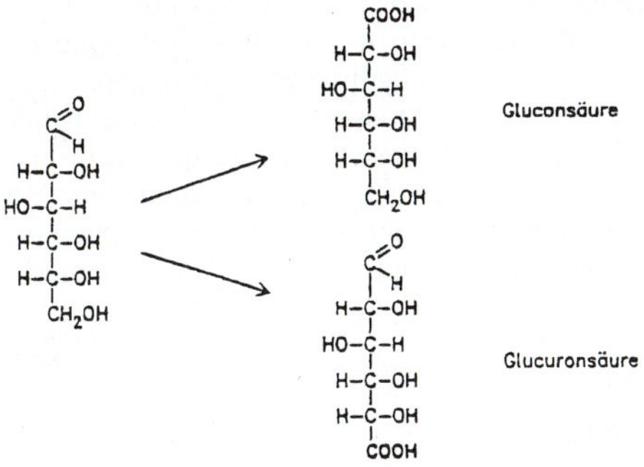

Zuckeralkohole — I.12

Reduktion der Carbonylgruppe der Zucker führt zu Zuckeralkoholen.
Aus Glucose und Fructose entsteht so durch die H_2-Anlagerung an die Carbonylgruppe Sorbitol (Sorbit).

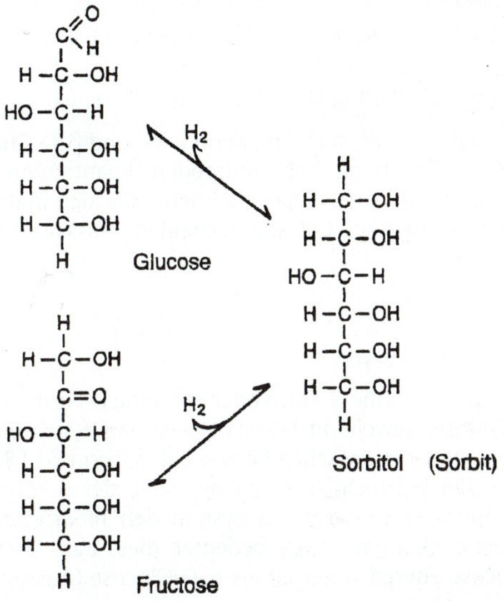

Glucose

Sorbitol (Sorbit)

Fructose

Aus den entsprechenden anderen Hexosen leiten sich Mannitol (Mannit) und Galaktit (= Dulcit) ab.
Aus Pentosen entstehen Ribitol (Ribit) und Xylit. Zuckeralkohole schmecken süß und werden in der Diät von Diabetikern, bei der parenteralen Ernährung und als Süßstoff verwendet.

H91

Frage 1.13: Lösung D

Glucosamin entsteht nicht aus NH_3 und Glucose, sondern aus Fructose-6-P und Glutamin. (Vergleiche Lerntext I.10.)
Durch Reduktion an C-1 entsteht aus Glucose der Zuckeralkohol Sorbitol (C).

H93 H87

Frage 1.14: Lösung B

Die Konformationsformel zeigt die α-D-Glucopyranose, also einen Pyranring zwischen C-1 und C-5 und nicht den Furanring, der sich zwischen C-1 und C-4 ausbilden kann. Damit ist (B) die gesuchte Falschaussage.

[F97]

Frage 1.15: Lösung C

Die Formel zeigt die D-Mannose (A). Die gesuchte Falschaussage ist (C), denn das Enantiomere (Spiegelbild-Isomere) zu diesem Zucker heisst L-Mannose und nicht D-Galaktose. (Vergleiche Lerntexte I.5 und I.7)

[H90]

Frage 1.16: Lösung D

Aussage (1) trifft nicht zu, denn α-D- und β-D-Glucose sind **nicht** optische Antipoden (Enantiomere), sondern Anomere (= Diastereomere), die sich in der Konfiguration an C-1 unterscheiden. Aussage (2) trifft zu.

[H95]

Frage 1.17: Lösung B

Werden die reine α-Form oder die reine β-Form der D-Glucose jeweils in Wasser gelöst, stellt sich ein Gleichgewicht zwischen beiden ein (s. Lerntext I.8). Das Gleichgewicht liegt auf der Seite der β-Form. Da im Gleichgewicht ein System den niedrigsten Energiegehalt aufweist, bedeutet dies, dass β-D-Glucose energieärmer ist als α-D-Glucose (Aussage (C) ist falsch).
α-D- und β-D-Glucose unterscheiden sich an C-1 ((E) ist falsch) und sind nicht enantiomer, sondern anomer ((A) ist falsch).
Auch (D) ist falsch, denn in der Amylose ist Glucose ausschließlich in der α-glykosidischen Form verknüpft.

[F90]

Frage 1.18: Lösung E

Siehe Lerntext I.9.
Dargestellt ist nicht die Konformation, sondern die Konfiguration.

[H83]

Frage 1.19: Lösung A

Siehe Kommentar zu Frage 1.20.

[F91]

Frage 1.20: Lösung E

Siehe Lerntext I.11.
Bei der direkten Glucoseoxidation (Pentosephosphatweg) entsteht aus β-D-Glucose-6-P durch Dehydrierung an C-1 zunächst der innere Ester (Lacton) zwischen den C-Atomen 1 und 5. Das Lacton wird hydrolysiert zur 6-P-Gluconsäure.

Der innere Ester stellt ein Derivat einer Pyranringstruktur dar und nicht einen Chelatringkomplex, wie z.B. die Fe-Porphyrinsysteme oder Ca-EDTA.

[H93]

Frage 1.21: Lösung E

Siehe Lerntext I.12.

[F98]

Frage 1.22: Lösung D

D-Glucose und D-Fructose haben beide die Summenformel $C_6H_{12}O_6$, sind aber als Aldose bzw. Ketose nicht Enantiomere (Spiegelbildisomere), sondern Struktur- oder Konstitutionsisomere. Die bei beiden Hexosen an C-5 nach rechts stehende Hydroxylgruppe bewirkt, dass beide Zucker der D-Reihe zugerechnet werden.

[H95]

Frage 1.23: Lösung A

Dargestellt ist β-D-Galaktose (B), die an C-4 epimer zu D-Glucose ist.
Galaktose ist Bestandteil des Disaccharids Lactose (Milchzucker = β-Galaktosido-1,4-glucose). Das Disaccharid Saccharose ist aus Glucose und Fructose aufgebaut, damit ist (A) die gesuchte Falschaussage.

[H96]

Frage 1.24: Lösung A

Dargestellt ist Fructose-1,6-bisphosphat in der zyklischen Furanoseform als Halbketal und in der Ketoform. Beide Formen stehen miteinander im Gleichgewicht. In der Glykolyse wird durch die Aldolase die Ketoform in Dihydroxyacetonphosphat und in Glycerinaldehydphosphat gespalten.
Die gesuchte Falschaussage ist (A), denn es handelt sich nicht um ein Diester, sondern um ein Bisphosphat. Von Diestern spricht man, wenn ein Phosphorsäuremolekül mit zwei Alkoholgruppen verestert ist, die bekanntesten Beispiele sind die Nucleinsäuren.

[H96]

Frage 1.25: Lösung C

Siehe Lerntext I.14.
Durch enzymatische Umlagerung der OH-Gruppe an C-2 können Mannose und Glucose ineinander umgewandelt werden. Die gesuchte Falschaussage ist (C), denn der Milchzucker (Lactose) enthält keine Mannose, sondern Galaktose.

1 Chemie der Kohlenhydrate

[H96] [H90]
Frage 1.26: Lösung C

Die gesuchte Falschaussage ist (C), denn Maltose ist aus 2 Molekülen Glucose aufgebaut. Galaktose ist Bestandteil der Lactose (B), der Glykolipide (D) und der Antigen-Determinanten des ABO-Systems (E).

[F91]
Frage 1.27: Lösung B

Siehe Lerntexte I.5 und I.14.
Dargestellt ist Maltose. Maltose ist nicht stereoisomer zu Saccharose, sondern zu Cellobiose. Maltose und Saccharose sind strukturisomer.

[F95]
Frage 1.28: Lösung D

Siehe Lerntexte I.13 und I.14.
Glucose (1) und Vitamin C (5) sind monomer, enthalten also keine Glykosidbindung. In Maltose und Lactose sind jeweils zwei Monosaccharide glykosidisch verbunden. In Nucleosiden, Nucleotiden und Nucleinsäuren sind Ribose bzw. Desoxyribose N-glykosidisch mit den Pyrimidinbasen und den Purinbasen verknüpft, also auch Adenin und Ribose in ATP (4).

[H95]
Frage 1.29: Lösung E

Siehe Lerntexte I.13 und I.14.
Die gesuchte Falschaussage ist (E), denn Lactose besteht aus Galaktose und Glucose. Aus Glucose kann α-glykosidisch-1,6-verknüpft (A) die Isomaltose, ein Strukturbestandteil an den Verzweigungspunkten des Glykogens und des Amylopektins, entstehen. Isomaltose wird beim Abbau dieser Polysaccharide bei der Verdauung durch Amylase frei.
Ist ein Disaccharid 1,4-verknüpft, besitzt es noch ein freies glykosidisches Hydroxyl und ergibt damit eine positive Reduktionsprobe (C). Bei Glykosidoglykosid-Verknüpfung, wie in der Saccharose und der Trehalose, ergibt ein Disaccharid eine negative Reduktionsprobe.

[F96]
Frage 1.30: Lösung A

Siehe Lerntext I.14.
Ein Lacton ist ein innerer Ester, diese Bindung liegt nicht bei Disacchariden vor, sondern z.B. im Vitamin C (Ascorbinsäure ist das Lacton der 3-Keto-L-Gulonsäure) und beim 6-Phosphogluconolacton, einem Metaboliten des Pentosephosphatwegs.

Glykosidische Bindung — I.13

Eine wichtige Reaktion ist die Bindung von Zuckermonomeren miteinander zu Disacchariden, Trisacchariden, Tetrasacchariden und weiter bis zu Polysacchariden. An der Verbindung der Zucker ist immer ein glykosidisches Hydroxyl beteiligt; dieses Hydroxyl kann prinzipiell mit jedem anderen Hydroxyl eines zweiten Zuckers reagieren, es entsteht damit ein Vollacetal. Am häufigsten ist die glykosidische 1–4-Bindung. Dasjenige Zuckermolekül, dessen glykosidisches Hydroxyl an der Bindung beteiligt ist, bekommt in der Nomenklatur die Endung -ido, der Zuckerrest mit noch freiem Hydroxyl behält seinen Namen mit der Endsilbe -ose. Das dargestellte Disaccharid aus zwei Molekülen β-glykosidisch verbundenen Glucoseresten ist die Cellobiose, die als Disaccharideinheit sich wiederholend in der Cellulose vorkommt. Die Säugetiere, also auch der Mensch, besitzen keine Enzyme für die Spaltung der β-1–4-glykosidischen Bindung zwischen zwei Glucosemonomeren, deshalb können pflanzenfressende Säugetiere nur in Symbiose mit Darmmikroorganismen Cellulose verwerten.

Disaccharide — I.14

Maltose ist die Disaccharideinheit aus Glucose, α-1–4-glykosidisch verbunden, die in der Stärke und im Glykogen anzutreffen ist. Für die Spaltung der α-glykosidischen 1–4-Bindung besitzen Säugetiere und auch der Mensch entsprechende hydrolytische Enzyme. Lactose (Milchzucker) ist bei allen Säugetieren der Hauptenergielieferant in der Säugeperiode. Durch eine β-Galactosidase der Darmschleimhaut (Lactase) wird Lactose in Galaktose und Glucose gespalten, dann resorbiert und im Stoffwechsel zu CO_2 und H_2O abgebaut. Die meisten Säugetiere und auch die meisten Menschen auf der Erde stellen die Produktion der Lactase nach der Säuglingsperiode ein und zeigen dann später eine gewisse Milchunverträglichkeit, da die Lactose nicht verdaut werden kann, in den Dickdarm gelangt und dort zu Gärungsdurchfällen führt. Nur weiße Mitteleuropäer bilden die Lactase lebenslang, so ist dies die Bevölkerung, in der Frischmilch einen wesentlichen Nahrungsbestandteil darstellt. Alle anderen Kulturkreise verwerten Milch nur als partiell abgebaute Gärungsprodukte.

Ein weiteres für die Ernährung wichtiges Disaccharid ist die Saccharose (Rohrzucker, Rübenzucker). Saccharose stellt das einzige kristalline Nahrungsmittel dar. In diesem Disaccharid sind die glykosidischen Hydroxyle der Glucose und Fructose miteinander verbunden, das Disaccharid gibt keine positive Reduktionsprobe mehr (sog. Trehalose-Bindungstyp). Die Bindung der Saccharose ist relativ energiereicher als die der anderen Saccharide, dies nutzen die Karieskeime bei der Synthese der Zahnbelaggrundsubstanz, dem Polysaccharid Dextran. Der erhöhte Rohrzuckerverbrauch in den Industrienationen ist damit hauptverantwortlich für die Zunahme der Karieshäufigkeit.

Maltose:
α-Glucosido-1-4-Glucose

Cellobiose:
β-Glucosido-1-4-Glucose

Lactose:
β-Galaktosido-1-4-Glucose

Saccharose:
α-Glucosido-1-2-β-Fructo(furano-)sid

Polysaccharide — I.15

Werden viele Zuckermonomere α- oder β-glykosidisch miteinander verbunden, gelangt man zu den Polysacchariden. Ist nur ein Zuckertyp am Aufbau beteiligt, entstehen die sog. Homoglykane. Hierzu gehören die Stärke als wichtigster Energielieferant in der menschlichen Ernährung, das Glykogen, das in Leber und Muskel als Speicherform zur Konstanterhaltung und Regulation des Blutzuckers vorkommt, und die pflanzliche Gerüstsubstanz Cellulose.

Sind verschiedene Zuckerreste am Aufbau eines Polysaccharids beteiligt, spricht man von Heteroglykanen. Heteroglykane sind meist mit Proteinen zu Komplexen verbunden.

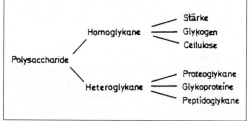

F97

Frage 1.31: Lösung D

Die typischen pflanzlichen ((1) und (2)) und tierischen (5) Kohlenhydratspeicher enthalten Glucoseeinheiten in α-glykosidischer Bindung. Die pflanzliche Cellulose (3) ist ein Gerüstbaustein. In diesem ebenfalls aus Glucose aufgebauten Polysaccharid sind die Glucoseeinheiten β-glykosidisch verknüpft. Im Heteroglykan Hyaluronsäure wechseln die Bausteine N-Acetyl-glucosamin und Glucuronsäure miteinander ab; alle Verknüpfungen sind hier β-glykosidisch.

H86

Frage 1.32: Lösung C

Zu den Aussagen (1), (2) und (3) siehe Lerntext I.14. Aussage (4) trifft nicht zu, denn Fructose liegt in der Furanosidform vor, also als 5-er Ring mit einer Sauerstoffbrücke zwischen C-2 und C-5.

H87

Frage 1.33: Lösung B

Homoglykane sind Polysaccharide und nur aus einer Monosaccharidart aufgebaut. Lactose ist dagegen ein Disaccharid aus zwei verschiedenen Monosacchariden (Galaktose und Glucose). Der Glucoseanteil der Lactose besitzt noch ein freies glykosidisches Hydroxyl (Halbacetalgruppierung), das oxidierbar ist, also eine positive Reduktionsprobe ergibt.

1 Chemie der Kohlenhydrate 177

F96

Frage 1.34: Lösung E

Die gesuchte Falschaussage ist (E), denn durch Maltase wird nur Maltose abgebaut, für die Spaltung der Lactose wird Lactase benötigt (s. Lerntext I.14).

1–4-verknüpfte Disaccharide besitzen noch ein freies glykosidisches Hydroxyl, dieses liegt im Gleichgewicht sowohl als α- wie als β-Anomeres vor (C).

Homoglykane — I.16

Cellulose mit der 1–4-β-glykosidischen Bindung ist das unverzweigte Grundgerüst vieler Pflanzen und als Bestandteil des Holzes die häufigste organische Verbindung auf der Erde. Die für die menschliche Ernährung wichtige Stärke (Amylum) kommt in Kartoffeln, Reis und Getreide als Stärkekorn mit zwei Fraktionen vor, das Innere bildet die α-1–4-glykosidisch verbundene unverzweigte Amylose. Amylose besitzt eine spiralige Struktur (Konformation), die zusammen mit Jod eine intensiv blaue Farbe ergibt. Diese Jod-Stärke-Reaktion kann sowohl zum Nachweis von Stärke als auch zum Nachweis von Jod ausgenutzt werden. Das Äußere des Amylum-Kornes ist das verzweigte Amylopektin, dessen Hauptketten 1–4-α-glykosidisch aufgebaut sind. An jedem 25. Rest ist eine Seitenkette α-1–6 verknüpft, in den Seitenketten selbst treten wieder 1–4-Bindungen auf.

Analog zum pflanzlichen Amylopektin ist das Glykogen aufgebaut, das deshalb auch häufig als tierische Stärke bezeichnet wird. Der Unterschied zwischen Amylopektin und Glykogen besteht darin, dass das Glykogen an jedem 8. bis 12. Rest verzweigt ist. Glykogen kommt mit etwa 100 bis 150 g in der Leber und mit etwa 150 bis 250 g in der Muskulatur des gut ernährten Erwachsenen vor. Bei kurzfristigen Hungerperioden (12–24 Stunden) wird der Glykogenvorrat in diesen Organen praktisch vollständig abgebaut. Glykogen stellt damit keinen langfristig wirkenden Energiespeicher dar, sondern dient kurzfristig der Glucoseversorgung bzw. Glucosehomöostase. In der Polysaccharidstruktur findet man ein freies glykosidisches Hydroxyl (reduzierendes Ende) und bei den verzweigten Homoglykanen viele nicht-reduzierende Enden. Im Stoffwechsel des Glykogens werden bei Bedarf die vielen nicht-reduzierenden Enden, also die äußeren Verzweigungen, abgespalten; bei einem Glucoseüberangebot mit der Nahrung wird überschüssige Glucose an die äußeren Verzweigungen unter Energieverbrauch angelagert.

Unter den Homoglykanen ist das Dextran mit vorwiegend α-1–6-glykosidischen und α-1–3-glykosidischen Bindungen zwischen Glucoseresten von medizinischer Bedeutung. Dextran bildet die feste Grundstruktur des kariogenen Zahnbelags (Plaque). Bestimmte aufgearbeitete lösliche Dextran-Fraktionen spielen eine Rolle als Blutersatzmittel, ein unlösliches Dextran-Gel findet Verwendung bei der Trennung von Proteinfraktionen im Labor. Das Homoglykan Inulin ist aus Fructose aufgebaut (Polyfructosan), es kommt in Dahlienknollen vor; gereinigte Inulinfraktionen werden zur Clearance-Untersuchung der Niere verwendet.

Cellulose MG 300 000 unverzweigt 1–4 β-glykosidisch

Amylose MG 50 000 unverzweigt 1–4 α-glykosidisch

Stärke

Amylopektin MG 20 000 000 jeder 25. Rest 1–6 verzweigt 1–6 α-glykosidisch 1–4 α-glykosidisch

Glykogen MG 10 000 000 jeder 10. Rest 1–6 verzweigt

Heteroglykane — I.17

In den meisten Heteroglykanen mit Periodizität ist in der immer wiederkehrenden Disaccharideinheit die Glucuronsäure einer der Bestandteile. Als zweiter Bestandteil kommt meist ein Aminozucker vor; die Aminogruppe der Zucker kann säureamidartig mit Essigsäure oder mit Schwefelsäure verbunden sein.

Sind Heteroglykane aus Disaccharideinheiten mit zwei verschiedenen Zuckerresten aufgebaut, so weisen sie mit dieser immer wiederkehrenden Einheit eine Periodizität auf. In dieser Weise sind, verbunden mit Protein, die Bindegewebsgrundsubstanz Hyaluronsäure und das Chondroitinsulfat aufgebaut. Auch das von der Leber gebildete Heparin weist eine derartige Struktur auf. Heparin im Blut hemmt die Blutgerinnung und aktiviert die endotheliale Lipoproteinlipase.

Im Unterschied zu Heteroglykanen mit Periodizität kommen in Heteroglykanen mit Sequenz mehrere verschiedene Monosaccharidtypen in bestimmter Reihenfolge vor. Häufig sind derartige Zuckersequenzen aus drei bis sechs Resten Erkennungsregionen für das Immunsystem (Antigendeterminante Gruppen).

Hyaluronsäure:
β-Glucuronido-1-3-N-Acetylglucosamin

Chondroitinsulfat:
β-Glucuronido-1-3-N-Acetylgalaktosaminsulfat

Heparin:
β-Glucuronido-1-3-N-Sulfogalaktosamin

Heteropolysaccharide = Heteroglykane = verschiedene Zuckermoleküle + Protein

Proteo-glykane	hoher Kohlenhydratanteil (Polysaccharide) mit Periodizität wenig Protein	Hyaluronsäure Chondroitinsulfat Heparin Keratan Dermatan
Glyko-proteine	geringer Kohlenhydratanteil (Oligosaccharide) mit Sequenz viel Protein	Mucin viele Enzyme manche Hormone manche Strukturproteine Antikörper

---

H85

Frage 1.35: Lösung E

Das gezeigte Formelbild stellt ein aus 3 Glucosen aufgebautes Trisaccharid dar, wobei eine Bindung α-1,4-, die andere α-1,6-glykosidisch ist (2). Säurehydrolyse (1) oder eine Behandlung mit α-Glucosidasen (5) wird dieses Molekül in seine drei Glucosen zerlegen. Die aufgezeigte Struktur könnte aus dem Abbau von Amylopektin, also aus Stärke (3), oder aus Glykogen (4) stammen.

F87

Frage 1.36: Lösung C

Dargestellt ist die Cellulose mit β-1–4-Verknüpfungen, zu deren Hydrolyse man β-Glucosidasen benötigt (C). Die tierischen Verdauungssekrete enthalten keine β-Glucosidasen. Deshalb sind Pflanzenfresser nur durch die Symbiose mit Mikroorganismen zur Celluloseverwertung befähigt.

[F86]
Frage 1.37: Lösung E

Dargestellt ist die Amylose, also α-1,4-verknüpfte Glucopyranose-Reste.
Alle Polysaccharide können durch Kochen mit starker Säure zu Monosacchariden abgebaut werden (Säurehydrolyse). Zum enzymatischen Abbau benötigt man die α-Glucosidase Amylase, die im Speichel- und Pancreassekret enthalten ist. Damit ist (E) die gesuchte Falschaussage.

[F89]
Frage 1.38: Lösung C

Da Stärke (Amylum) neben der unverzweigten Amylose auch das 1,6-verzweigte Amylopektin enthält, ist (C) die gesuchte Falschaussage (siehe Lerntext I.16; Cellulose ist unverzweigt).

[H00]
Frage 1.39: Lösung D

Siehe Lerntext I.17.
Glykosaminoglykane sind aus 100 bis 1000 Disaccharid-Einheiten (Aminozucker + Uronsäure) aufgebaute, unverzweigte Polysaccharide. Da die beiden Monosaccharide meist mit Schwefelsäure verestert sind, werden die Makromoleküle auch als saure Mucopolysaccharide bezeichnet. Das blutgerinnungshemmende Heparin gehört in diese Stoffklasse; andere sind Bestandteile der Proteoglykane des Bindegewebes (wie Chondroitinsulfat und Keratansulfat) und die Hyaluronsäure. Falsch ist die Aussage (D), denn das Cytoskelett besteht nicht aus Glykosaminoglykanen, sondern vorwiegend aus Polypeptiden, wie z. B. dem Tubulin.

[H97] [H95] [F93] [F90] [F85]
Frage 1.40: Lösung E

Die Heteropolysaccharidketten der Proteoglykane sind unverzweigt (2) und sauer (1). Sie sind aufgebaut aus Glucuronsäure und einem Aminozucker (3) und mit Protein verknüpft (4).

[F01]
Frage 1.41: Lösung A

Siehe Lerntext I.17.
Zu den Proteoglykanen zählen Hyaluronsäure, Chondroitinsulfat, Heparin, Keratan und Dermatan. Sie sind in der Weise aufgebaut, dass an ein Protein in O-glykosidischer Bindung (E) lange Heteroglykanketten angehängt sind. Die Hyaluronsäure ist nicht-kovalent mit Protein verbunden, sondern über Nebenvalenzen über andere Proteoglykane mit Protein assoziiert. Proteoglykane kommen in der extrazellulären Matrix vor (B) und weisen eine hohe Wasserbindung auf.
Die gesuchte Falschaussage ist (A), denn die innere Mitochondrienmembran besteht nicht aus Proteoglykanen, sondern etwa zu gleichen Teilen aus Proteinen und komplexen Lipiden. In anderen Membranen kommen ebenfalls keine Proteoglykane vor, sondern Glykoproteine, d. h. Membranproteine, die häufig nur an einer Seite kurze Oligosaccharidketten mit einer charakteristischen Sequenz enthalten.

[F00]
Frage 1.42: Lösung D

Glykosaminoglykane sind lineare Polymere eines Disaccharids (jeweils ein Aminozucker und eine Uronsäure). Mit Ausnahme der Hyaluronsäure tragen alle Glykosaminoglykane Schwefelsäurereste und sind daher polyanionisch. Die polymeren Ketten sind meist N-glykosidisch an Asparaginseitenketten, manchmal aber auch O-glykosidisch an Serin- oder Threoninseitenketten eines Proteins gebunden. Eine kovalente Verknüpfung mit Nucleinsäuren gibt es nicht ((D) ist die gesuchte Falschaussage).

[H91] [H89] [H86]
Frage 1.43: Lösung E

Früher wurden die Kohlenhydratketten der Heteroglykane als selbständige Moleküle Glykosaminoglykane genannt und von ihren Proteinkomplexen, den Proteoglykanen unterschieden. Beide Begriffe werden heute synonym verwendet.
Die gesuchte Falschaussage ist (E), denn Proteoglykane enthalten kein Phosphat. Die mineralische Knochenstruktur wird am Kollagen gebildet.

Kommentare aus Examen Herbst 2001

[H01]
Frage 1.44: Lösung D

Proteoglykane (saure Mucopolysaccharide) sind Heteroglykane aus sich wiederholenden Disaccharideinheiten (B), die kovalent glykosidisch mit Proteinen verbunden in der extrazellulären Zellmatrix vorkommen (A) und dort Wasser und Kationen binden können (E).
Die Biosynthese der Schwefelsäureester in den Proteoglykanen benötigt PAPS (C) und erfolgt vollständig intrazellulär, womit (D) die gesuchte Falschaussage ist.

2 Chemie der Aminosäuren, Peptide und Proteine

Proteinogene Aminosäuren — II.1

Nur 20 verschiedene Aminosäuren sind nötig, um als Bausteine den gesamten Proteinbestand im Tier- und Pflanzenreich sowie den der Mikroorganismen erstellen zu können. Mit Ausnahme des Glycins, das kein chirales Zentrum besitzt, gehören alle diese „proteinogenen Aminosäuren" zur L-Reihe, d. h. in der Projektionsformel nach Fischer mit oben stehender Carboxylgruppe zeigt die Aminogruppe nach links.

Außer den in der nachfolgenden Tabelle gezeigten proteinogenen Aminosäuren gibt es weitere wichtige Aminosäuren, die nicht in Proteinen vorkommen, aber Spezialaufgaben übernehmen, wie GABA, Ornithin, Citrullin u. v. a. Schließlich sollen Aminosäuren genannt werden, die in speziellen Proteinen konstant vorkommen, aber doch nicht in der Tabelle zu finden sind. Diese Verbindungen entstehen durch „posttranslationale Modifikation" eines Vorstufenproteins, das aus den 20 „normalen" Aminosäuren aufgebaut war.

5 aliphatische und 3 aromatische Aminosäuren

Glycin (Gly), Alanin (Ala), Valin (Val), Leucin (Leu)

Isoleucin (Ile), Phenylalanin (Phe), Tyrosin (Tyr), Tryptophan (Trp)

2 Hydroxysäuren und 2 schwefelhaltige Aminosäuren

Serin (Ser), Threonin (Thr), Cystein (Cys), Methionin (Met)

4 saure Aminosäuren bzw. ihre Amide

Asparaginsäure (Asp), Glutaminsäure (Glu), Asparagin (Asn), Glutamin (Gln)

3 basische Aminosäuren und Prolin

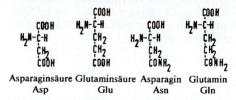

Lysin (Lys), Arginin (Arg), Histidin (His), Prolin (Pro)

In der Tabelle sind die 20 zum Proteinaufbau verwendeten Aminosäuren nach funktionellen Gruppen in der Seitenkette (z. B. Schwefel, Hydroxylgruppen oder Heterocyclen) gruppiert. Ein anderes Einteilungsprinzip gruppiert die Aminosäuren nach der Polarität ihrer Seitenketten, z. B. $-CH_3$ oder $-C_6H_5 =$ „apolar", $-CH_2OH$ oder $-COO^-$ „polar". Hieraus lassen sich Schlüsse ziehen auf die Lage dieser Aminosäuren innerhalb von Proteinen; z. B. liegen apolare, hydrophobe Aminosäuren im Inneren globulärer Enzymmoleküle oder bei Membranen im Bereich des Durchtritts durch die Lipidschicht.

2 Chemie der Aminosäuren, Peptide und Proteine

[F96]
Frage 2.1: Lösung D

Glycin (= Glykokoll) kommt besonders reichlich im Kollagen vor. Verbunden mit Gallensäuren liefert Glycin sog. konjugierte (= gepaarte) Gallensäuren, z.B. Glykocholsäure (C).
Glycin steht über Formyltetrahydrofolsäure als C_1-Donator im reversiblen Gleichgewicht mit der C_3-Aminosäure Serin (E). Die gesuchte Falschaussage ist (D), denn Glycin kann im Stoffwechsel nicht decarboxyliert werden. Ein gefäßaktives biogenes Amin entsteht z.B. aus Histidin, nämlich Histamin.

[F01]
Frage 2.2: Lösung D

Glycin (Aminoessigsäure) ist eine nichtessenzielle, proteinogene Aminosäure, die durch eine reversible, Tetrahydrofolat-abhängige C_1-Übertragung aus Serin gebildet werden kann. Prolin und Glycin machen je etwa 30% der Aminosäuren des Kollagens aus und sind beide verantwortlich für den Aufbau der Kollagen-typischen Tripelhelix-Struktur. Bei der Purinbiosynthese findet das Glycin Verwendung zum Aufbau des Fünfrings; im Zentralnervensystem dient Glycin als inhibitorischer Transmitter.
Falsch ist Aussage (D): nicht Glycin, sondern Glutamin ist der für die renale Gluconeogenese wichtigste Kohlenstoffdonator.

[H93]
Frage 2.3: Lösung E

Die dargestellte Verbindung ist das L-Alanin, die enantiomere Form D-Alanin kommt in Proteinen nicht vor.
Die Glutamat-Pyruvat-Transaminase (GPT) kann Alanin zu Pyruvat umwandeln.
Die gesuchte Falschaussage ist (E): β-Alanin entsteht aus Aspartat und ist Teil des Coenzyms A (CoASH). Eine Umwandlung von α-Alanin in β-Alanin gibt es nicht.

[F97]
Frage 2.4: Lösung B

Das in der Formel gezeigte β-Alanin (A) kommt nicht in Proteinen vor, ist aber Bestandteil des Coenzyms A. Gebildet wird es durch Decarboxylierung aus Aspartat sowie bei dem Abbau der Pyrimidinbase Uracil (C).
Die gesuchte Falschaussage ist (B): β-Alanin ist achiral, so dass keine L- bzw. D-Form unterschieden werden.

[H00]
Frage 2.5: Lösung E

Die gesuchte Falschaussage ist (E), denn nicht Serin, sondern Alanin wird transaminiert zu Pyruvat, das Enzym ist die Glutamat-Pyruvat-Transaminase (GPT). Serin kann durch eine Dehydratase in Pyruvat umgewandelt werden.

[F93]
Frage 2.6: Lösung D

Im Cystin sind die beiden Cysteine durch die Disulfidbindung und nicht über eine Peptidbindung verbunden, damit ist (D) die gesuchte Falschaussage.

[H95]
Frage 2.7: Lösung D

Dargestellt ist die Decarboxylierung von L-Serin zu Ethanolamin.
Serin kommt in Proteinen vor, Amine können wegen der fehlenden Carboxylgruppe nicht in den Peptidverband eingebaut werden.
Ethanolamin ist in den Phosphatiden ein Lipidbestandteil, es kann methyliert werden zu Cholin.
Die gesuchte Falschaussage ist (D), denn Ethanolamin besitzt kein asymmetrisches C-Atom mehr.

[F00]
Frage 2.8: Lösung B

Selenocystein wurde vor kurzem als 21. proteinogene Aminosäure den klassischen 20 Proteinbausteinen zugefügt, als man es in der Glutathion-Peroxidase und der Thyroxin-Deiodase entdeckt hatte. (B) ist die gesuchte Falschaussage, denn Selenocystein ist keine essenzielle Aminosäure, sondern kann aus t-RNA-gebundenem Serin gebildet werden, indem –OH durch -SeH ersetzt wird. Bei der Translation bewirkt das Triplett UGA, das in mRNA normalerweise als Stoppcodon wirkt, den Einbau von Selenocystein.

[F94]
Frage 2.9: Lösung E

Prolin und sein Derivat Hydroxyprolin kommen reichlich im Kollagen vor (D). In der Formel liegt durch die protonierte sekundäre Aminogruppe (B) und die deprotonierte Carboxylgruppe ein Zwitterion vor (A). Wie alle Aminosäuren – außer Glycin! – hat auch Prolin am α-C-Atom vier verschiedene Substituenten, es existieren eine D- und eine L-Form (C).
Die gesuchte Falschaussage ist (E): Nicht Prolin ist Teil des Porphyrins, sondern die aus Glycin und Succinyl-CoA gebildeten vier Pyrrolringe.

Tryptophan — II.2

Tryptophan ist eine essentielle Aminosäure, die durch den aromatischen Indolring charakterisiert ist.
Beim Abbau wird das Ringsystem oxidativ gespalten und über verschiedene Zwischenstufen zu Alanin, Acetyl-CoA und Ammoniak abgebaut. Außerdem kann dabei Nicotinsäure bzw. Nicotinamid (Vit. B_3) entstehen. Nicotinsäuremangel (Krankheitsbild Pellagra) tritt daher nur bei gleichzeitig tryptophanarmer Ernährung (Mais-Proteine) auf.

Decarboxylierung von Tryptophan führt zum biogenen Amin Tryptamin, einem Neurotransmitter. Hydroxylierung zum 5-Hydroxytryptophan und dessen Decarboxylierung führt zum Serotonin (5-Hydroxytryptamin). Serotonin wirkt als Neurotransmitter. Aus Thrombozyten freigesetzt wirkt Serotonin vasokonstriktorisch. In der Darmschleimhaut regt Serotonin die Peristaltik an.
Aus Serotonin entsteht durch Acetylierung der Aminogruppe und Methylierung der Alkoholgruppe das Epiphysenhormon Melatonin.

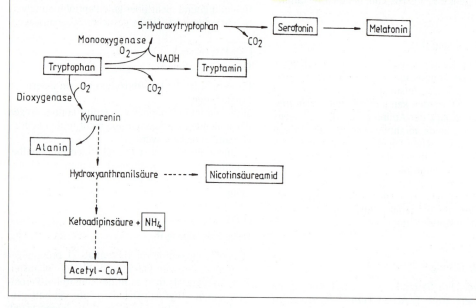

F97

Frage 2.10: Lösung D

Die Formel zeigt das L-Prolin, das etwa ein Drittel der am Kollagenaufbau beteiligten Aminosäuren ausmacht. Ein größerer Anteil dieser Prolinreste wird in posttranslationaler Modifikation Vitamin C-abhängig hydroxyliert. Die gesuchte Falschaussage ist (D), denn Pyrrol ist zwar ein heterozyklischer Fünfring mit einem Stickstoff, weist aber im Gegensatz zum hier gezeigten Pyrrolidin 2 Doppelbindungen auf.

F94

Frage 2.11: Lösung E

Zu den richtigen Angaben (A), (B), (C) und (D) vergl. Lerntext II.2.
Die gesuchte Falschaussage ist (E). Das Pigment Melanin entsteht aus Phenylalanin bzw. Tyrosin über Dopa-Dopachinon und das Indol-5,6-chinon.

H98 F96

Frage 2.12: Lösung C

Siehe Lerntext II.2.
Nicotinamid (Vit. B_3) ist Ausgangsstoff für die Synthese der Coenzyme NAD und NADP.
Nicotinamid kann sowohl als Vitamin direkt mit der Nahrung aufgenommen werden, als auch aus der essenziellen Aminosäure Tryptophan synthetisiert werden.

H93

Frage 2.13: Lösung D

In der Formel gezeigt ist das durch Decarboxylierung aus L-Histidin entstehende biogene Amin Histamin (B), von dem es keine D- bzw. L-Form gibt ((D) ist falsch). Wegen der endständigen Aminogruppe ist die Substanz ein primäres Amin, bei dem ein Wasserstoff des Ammoniaks durch einen organischen Rest ersetzt ist (A). Durch Histaminwirkung kommt es zur Relaxation der Gefäßmuskulatur und zur Konstriktion der Bronchialmuskulatur (E). Durch Einwirkung einer Diaminoxidase und der Aldehydoxidase wird das physiologisch hochaktive Histamin inaktiviert (C).

Frage 2.14: Lösung C

Biogene Amine entstehen durch Pyridoxalphosphat-abhängige Decarboxylierung aus Aminosäuren, so z.B. das Histamin aus der basischen Aminosäure Histidin. Biogene Amine wie Histamin können als Transmitter wirken und haben z.T. starke pharmakologisch-toxikologische Wirkungen. Histamin spielt bei allergischen Reaktionen pathophysiologisch eine Schlüsselrolle.
Ornithin (A) ist eine nicht proteinogene Aminosäure, es ist wichtiger Metabolit des Harnstoffzyklus.
Sphingosin (B) ist ein Baustein komplexer Lipide, es entsteht in mehreren Schritten aus Palmitinsäure und Serin.
Das Amin Adrenalin (D) entsteht im Nebennierenmark in mehreren Schritten aus der Aminosäure Tyrosin.
Spermin (E) gehört zu den biogenen Polyaminen; es entsteht aus Ornithin und S-Adenosylmethionin. Spermin dient u.a. der Regulation der Zellproliferation.

Frage 2.15: Lösung B

Lysin ist eine essentielle, basische Aminosäure. Eingebaut in Proteine trägt sie positive Ladungen (D) und kann posttranslational hydroxyliert werden (A). Im Kollagen kann die OH-Gruppe glykosyliert werden. Lysinreste im Kollagen können mit desaminierten Lysinresten zur Quervernetzung der Ketten führen, bei der Fibrinbildung erfolgt die Quervernetzung zwischen Lysinresten und Glutaminresten. Beim Abbau entsteht aus Lysin Acetoacetyl-CoA, also ist Lysin ketoplastisch (C).
Die gesuchte Falschaussage ist (B), denn das aus Lysin durch Decarboxylierung bakteriell entstehende Amin Cadaverin ist kein Neurotransmitter.

Essentielle Aminosäuren — II.3

Von den 20 Aminosäuren, die für die Proteinsynthese notwendig sind, kann der Mensch 12 selbst synthetisieren, die übrigen acht müssen in einer Menge von etwa je 0,5 – 1,0 g pro Tag mit der Nahrung zugeführt werden, weil ihr Kohlenstoffgerüst nicht hergestellt werden kann. Der Mensch kann essentielle Aminosäuren und Proteine nicht speichern, deswegen müssen alle essentiellen Aminosäuren in der richtigen Mischung zu jeder Mahlzeit zugeführt werden.

Der Gehalt an essentiellen Aminosäuren in der richtigen Menge bestimmt den Nahrungswert (Wertigkeit) eines Proteins. Fehlt nur eine essentielle Aminosäure in der Diät, so ist eine Proteinbiosynthese nicht mehr möglich, es resultiert ein Verlust an Körperprotein, eine negative Stickstoffbilanz.

8 Aminosäuren sind für den Menschen essentiell:

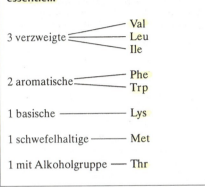

Frage 2.16: Lösung D

Die 8 essentiellen Aminosäuren müssen in einer Menge von jeweils 0,5 – 1 g täglich mit der Nahrung zugeführt werden, damit eine ausgeglichene Stickstoffbilanz erreicht wird, der Gehalt an essentiellen Aminosäuren bestimmt also den Wert eines Proteins für die Ernährung (A).
Die hydrophoben verzweigten Aminosäuren Valin, Leucin und Isoleucin sind essentiell (B). Da Tyrosin nur aus der essentiellen Aminosäure Phenylalanin gebildet werden kann, führt der entsprechende Enzymmangel oder ein Mangel an Phenylalanin in der Nahrung dazu, dass Tyrosin essentiell wird (C). Man kann daher Tyrosin auch als eine halbessentielle Aminosäure bezeichnen. Alle Aminosäuren, so auch die essentiellen, können außer als Proteinbaustein auch katabol zur Energiegewinnung verwendet werden (E).
Die gesuchte Falschaussage ist (D), denn das häufigste Protein im tierischen Organismus, das Kollagen, enthält praktisch keine essentiellen Aminosäuren, es kann keine ausgeglichene Stickstoffbilanz herbeiführen, seine biologische Wertigkeit ist null. Nahrungskollagen kann lediglich zur Energiegewinnung verwendet werden.

Methionin — II.4

Die essentielle Aminosäure Methionin ist ein Thioether.
Bei Eukaryonten, also auch beim Menschen, beginnt die Proteinsynthese stets mit Methionin, bei Bakterien (Prokaryonten) beginnt sie mit N-Formylmethionin. Nach Ende der ribosomalen Proteinsynthese wird Methionin (bzw. sein N-Formylderivat) meist hydrolytisch vom Aminoende entfernt („posttranslationales processing").

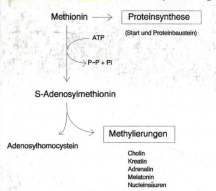

Mit ATP zu Adenosylmethionin aktiviert, dient Methionin im Stoffwechsel als Donator für Methylgruppen, z.B. bei der Synthese von Cholin. Dabei entsteht aus Methionin Homocystein, eine nicht-proteinogene Aminosäure. Homocystein kann mit Serin zum Thioether Cystathionin verbunden werden, der zu Cystein, α-Ketobutyrat und NH_3 umgesetzt wird. Homocystein kann aber auch durch Remethylierung mit Methyltetrahydrofolsäure und Vit. B_{12} zu Methionin rückverwandelt werden.

F96

Frage 2.17: Lösung A

Aufgeführt sind 5 nicht-essentielle Aminosäuren, unter denen Tyrosin insofern eine Besonderheit darstellt, als es ausschließlich durch Hydroxylierung aus der essentiellen Aminosäure Phenylalanin synthetisiert werden kann. Fehlt Phenylalanin in der Nahrung oder besteht ein angeborener Defekt der Phenylalaninhydroxylase („Phenylketonurie"), dann ist Tyrosin quasi eine essentielle Aminosäure. Zuweilen wird deshalb der Begriff „halbessentiell" gebraucht.

F94 F85

Frage 2.18: Lösung C

Siehe Lerntext II.4 für die zutreffenden Aussagen (1), (2) und (3).
Aussage (4) ist nicht zutreffend, denn nicht Methionin, sondern Cystein bildet mit dem Disulfid Cystin ein biologisch wichtiges Redoxsystem. Weiterhin stabilisieren Disulfidbrücken ausgehend von Cysteinresten in Proteinen die native Proteinkonformation.

F94

Frage 2.19: Lösung D

Die Umwandlung von Phenylalanin in Tyrosin erfolgt durch die mischfunktionelle Oxygenase Phenylalaninhydroxylase (5) mit O_2 (4), durch die ein O-Atom in den aromatischen Ring zur paraständigen OH-Gruppe eingeführt wird, das andere O-Atom wird mit NADPH (2) unter Mitwirkung von Tetrahydrobiopterin zu H_2O.

Glutaminsäure — II.5

Glutaminsäure ist eine saure Aminosäure. Außer als Proteinbaustein hat Glutaminsäure eine Bedeutung im Intermediärstoffwechsel. Mit NH_3 und ATP kann aus Glutamat durch die Glutaminsynthetase die proteinogene neutrale Aminosäure Glutamin entstehen.
Glutamin ist mit ca. 0,7 mmol/l die Aminosäure mit der höchsten Plasmakonzentration und dient u. a. dem Transport von Stickstoff im Blut. In der Niere und Leber kann aus Glutamin durch Glutaminase Ammoniak freigesetzt werden; auch dient Glutamin als NH_2-Donor bei der Synthese der Aminozucker. Bei beiden Reaktionen entsteht wieder Glutaminsäure.

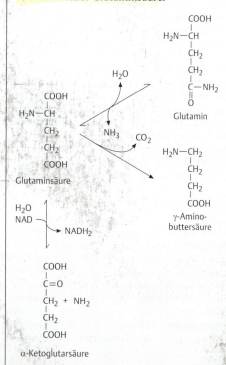

Im Nervensystem kann aus Glutaminsäure durch Decarboxylierung die γ-Aminobuttersäure (GABA) als Neurotransmitter entstehen.
Von Glutaminsäure ausgehend katalysieren drei Enzyme die Reaktion zur entsprechenden Ketosäure α-Ketoglutarsäure: die Glutamatdehydrogenase durch oxidative Desaminierung, die Glutamat-Pyruvat-Transaminase (GPT) durch NH$_2$-Übertragung auf Pyruvat unter Bildung von Alanin und die Glutamat-Oxalacetat-Transaminase (GOT), durch die Asparaginsäure entsteht. Das entstehende α-Ketoglutarat kann in Glucose umgewandelt werden, weshalb Glutaminsäure und Glutamin als glucoplastisch bezeichnet werden.
Bei sauren Aminosäuren liegt der isoelektrische Punkt (I. P.) zwischen den pK-Werten der beiden Säuregruppen (2 und 4), also für Glutaminsäure bei pH 3, bei neutralen Aminosäuren zwischen den pK-Werten der Carboxylgruppe und der Aminogruppe (2 und 10), also bei Glutamin bei pH 6. Auch der I. P. von GABA liegt in diesem Bereich.

[H89]

Frage 2.20: Lösung B

Siehe Lerntext II.5.
Das dargestellte proteinogene Glutamin ist eine neutrale Aminosäure (I.P. ca. 6), weil Säureamidgruppen keine Protonen aufnehmen oder abgeben können.

[H96]

Frage 2.21: Lösung C

Siehe Lerntext II.5.
Glutamin ist eine neutrale Aminosäure.

[F87]

Frage 2.22: Lösung D

Siehe Lerntext II.1.
Gefragt ist nach dem Charakter der Seitenketten der aufgeführten Aminosäuren. Die α-Aminogruppe und die α-Carboxylgruppe sind bei physiologischem pH von 7,40 immer geladen und damit polar. Basische und saure Gruppen in der Seitenkette bzw. Sauerstoff und Säureamidgruppen (Threonin und Asparagin) machen die Aminosäure polar und hydrophil, Kohlenwasserstoff in den Seitenketten macht sie wasserunlöslich und ungeladen (hydrophob und unpolar), so z.B. bei Leucin und Phenylalanin.
Die gesuchte Falschaussage ist (D), denn der Indolring des Tryptophans macht die Seitenkette nicht polar und hydrophil, sondern unpolar und hydrophob.

[F97]

Frage 2.23: Lösung B

Siehe Lerntext II.6.
Aussage (1) ist falsch, denn am I.P. ist der pH-Wert nicht gleich dem pK-Wert, sondern entspricht, zumindest bei neutralen Aminosäuren, dem arithmetischen Mittel von pK$_s$ und pK$_b$ (2). Am I.P. ist die Nettoladung gleich null, weil die Zahl der positiven und der negativen Ladungen gleich groß ist (3).
Falsch ist Aussage (4), denn alle Aminosäuren zeigen im Bereich des pH-Wertes um den I.P. keine Pufferwirkung. Pufferwirkung findet man im Bereich der pK-Werte.

[F83]

Frage 2.24: Lösung D

Aus der gezeigten Titrationskurve der Aminosäure Histidin ist erkennbar, dass diese basische Aminosäure 3 pK-Werte besitzt (A). Jeweils um den pK-Wert herum besitzt Histidin Pufferkapazität, ist also auch als Puffer im physiologischen Bereich um pH = 7 wirksam (B).
Wie viele Aminosäuren kann auch Histidin mit Metallen Chelatkomplexe bilden (C).
Durch die Histidindecarboxylase wird aus der Aminosäure das hochaktive Histamin gebildet, ein biogenes Amin (E), das wegen seiner gefäßerweiternden Wirkung für das Schockgeschehen von Bedeutung ist.
Falsch ist Aussage (D): Der für das Histidin charakteristische heterocyclische Fünfring ist nicht Pyrrol (mit einem N), sondern das Imidazol (mit zwei N im Fünfring).

Isoelektrischer Punkt — II.6

Aminosäuren und Proteine sind Ampholyte, also Moleküle, die mit Säuren und Basen Salze bilden und die damit sowohl positive als auch negative Ladungen aufweisen können. Aminosäuren tragen am sog. α-C-Atom eine Carboxylgruppe und eine Aminogruppe. Alle in natürlichen Proteinen vorkommenden Aminosäuren sind α-L-Aminosäuren, d.h. die Aminogruppe zeigt nach links, wenn das am höchsten oxidierte C-Atom, die Carboxylgruppe, nach oben geschrieben wird. In der ungeladenen Form in wässriger Lösung kommen die Aminosäuren nicht vor. Die Carboxylgruppe kann dissoziieren, d.h. Protonen (H$^+$) abgeben, die basische Aminogruppe kann Protonen aufnehmen. Sind gleich viele negative wie positive Ladungen an der Aminosäure vorhanden, so liegt die Aminosäure als Dipol vor, ist nach außen hin elektrisch neutral und wandert im elektrischen Feld nicht. Dies tritt am sog. isoelektrischen Punkt (I. P.) ein. Dieser Punkt ist ein pH-Wert, der auf der Mitte zwischen den pK-Werten der sauren und der basischen Gruppe

liegt. Ist das Lösungsmittel der Aminosäure sauer, d. h. überwiegt H⁺, so nimmt die Carboxylgruppe Protonen auf und wird in ihrer Dissoziation zurückgedrängt. Die positive Ladung der Aminogruppe überwiegt dann und die Aminosäure wandert zum negativen Pol (Kathode), ist also ein Kation. Bei alkalischem pH kann auch die Aminogruppe das angelagerte Proton abgeben, es überwiegt dann die negative Ladung der dissoziierten Carboxylgruppe, die Aminosäure wandert zum positiven Pol (Anode) und wird als Anion bezeichnet. Der isoelektrische Punkt kann für neutrale Aminosäuren berechnet werden, indem der pK-Wert der Säuregruppe und der der Aminogruppe addiert und durch 2 geteilt werden, er liegt also auf der Mitte zwischen den beiden pK-Werten. Bei sauren Aminosäuren (Aminosäuren, die zwei Carboxylgruppen besitzen) liegt der isoelektrische Punkt auf der Mitte zwischen den beiden pK-Werten der Säuregruppen.
Bei basischen Aminosäuren liegt der I. P. auf der Mitte zwischen den beiden Dissoziationskonstanten der basischen Gruppen.

den die Proteine des Blutplasmas oder Serums elektrophoretisch aufgetrennt, so werden neben dem schnell wandernden Albumin mehrere Globulinfraktionen (α, β, γ) sichtbar (C). Im stark sauren Medium wandern alle Proteine zur Kathode, bei stark alkalischer Umgebung zur Anode. Zwischen diesen Extremen gibt es für jede dieser amphoteren Verbindungen einen pH-Wert, bei dem die Zahl der positiv geladenen Gruppen identisch ist mit der Zahl der negativen Ladungen: Bei diesem pH-Wert (isoelektrischer Punkt, I. P.) tritt keine Wanderung ein (D).
Die basische Aminosäure Lysin wandert bei pH = 6,0, also weit unterhalb ihres isoelektrischen Punkts, als positiv geladenes Molekül zur Kathode (B).

— Peptidbindung ———————————————— II.7 —

Peptide entstehen, wenn Aminosäuren sich miteinander unter Wasseraustritt verbinden; aus 2 Aminosäuren entsteht ein Dipeptid, aus 3 Aminosäuren entsteht, unter Abspaltung von 2 H_2O, ein Tripeptid. Ab etwa 10 Aminosäuren spricht man von einem Oligopeptid; sehr große Polypeptide, ab etwa 50 Aminosäurebausteinen, sind Proteine. Anhand der einfachen Aminosäuren Glycin und Alanin soll die Peptidbildung gezeigt werden:

Aminosäuren, deren Carboxylgruppe in die Peptidbindung eingetreten ist, ändern ihren Namen in -yl. Die Peptidbindung —CO—NH— ist eine Säureamidbindung, die durch Hydrolyse unter Wasseraufnahme wieder in 2 Aminosäuren gespalten werden kann. In wässriger Lösung ist die Peptidbindung allerdings sehr stabil; erst längeres Erhitzen (24 h bei 110 °C in 6 M HCl oder 2 h bei 90 °C in 2 M NaOH) spaltet alle Peptidbindungen.
In allen Molekülen, so auch in der Peptidbindung, bewirkt Sauerstoff eine asymmetrische Elektronenverteilung, da es elektronenanziehend wirkt. Die Peptidbindung liegt auf der

---

Frage 2.25: Lösung D

Siehe Lerntext II.6.
Bei der basischen Aminosäure Lysin liegt der I.P. auf der Mitte zwischen den pK-Werten der beiden NH_2-Gruppen, also bei pH 9,7.

Frage 2.26: Lösung E

Freie Aminosäuren tragen ebenso wie die daraus gebildeten Proteine elektrisch geladene Gruppen, die bei der Elektrophorese eine Auftrennung der Moleküle im Gleichstromfeld ermöglichen (A). Wer-

Mitte der beiden Grenzstrukturen vor. Man bezeichnet dies als Mesomerie der Peptidbindung.

Die Peptidbindung zeigt Mesomerie:

$$\underset{|}{\overset{O}{\underset{}{C}}}-\underset{|}{\overset{H}{N}}- \longleftrightarrow \underset{|}{\overset{O^{\ominus}}{\underset{}{C}}}=\underset{|}{\overset{H^{\oplus}}{N}}- \longleftrightarrow \underset{|}{\overset{O^{\ominus}}{\underset{}{C}}}=\underset{|}{\overset{H^{\oplus}}{N}}-$$

H98
Frage 2.27: Lösung C

Siehe Lerntext II.6.
Aminosäuren sind Ampholyte, die gleichzeitig Träger positiver und negativer Ladungen sind. Im Proteinverband sind die α-Aminogruppen und die α-Carboxylgruppen wegen Ausbildung der Peptidbindungen nicht mehr fähig zur Dissoziation. Unter den in der Frage angesprochenen Aminosäure-Resten sind die Seitenketten der Aminosäuren zu verstehen. Neutrale Aminosäuren, wie Tryptophan oder Valin, tragen hier keine Ladung. Die basischen Aminosäuren Lysin und Histidin sind bei pH 7,4 positiv geladen, nur die Glutaminsäure (C) trägt am γ-C-Atom eine negative Ladung in Form von –COO⁻.

H97
Frage 2.28: Lösung A

Siehe Lerntext II.8.
Leukotriene gehören zu den aus Arachidonsäure gebildeten Eicosanoiden: Unter O_2-Verbrauch entsteht durch die Lipoxygenase ein azyklisches Molekül, an das das Tripeptid Glutathion über eine Schwefelbrücke kovalent gebunden werden kann: Das Produkt heißt dann Leukotrien C_4. Dieses Molekül enthält nicht Glutarat, sondern Glutamat ((B) ist falsch). Das in den Erythrozyten in hoher Konzentration ((C) ist falsch) vorliegende Glutathion kann in den kernlosen Erythrozyten gebildet werden ((E) ist falsch), wobei die ATP-abhängige Synthese ohne Ribosomen abläuft. Eine limitierte Proteolyse ist nicht beteiligt ((D) ist falsch).

Glutathion — II.8

Das Tripeptid Glutathion (GSH) bildet in allen Zellen, besonders in den Erythrozyten, ein wichtiges Redoxsystem. Die zwei Peptidbindungen im GSH werden ohne Ribosomen durch zwei spezifische Ligasen jeweils unter ATP-Verbrauch geknüpft.
Zunächst wird atypisch die Carboxylgruppe der Seitenkette der Glutaminsäure (γ-Carboxylgruppe) mit der Aminogruppe des Cysteins verknüpft, das Dipeptid wird dann mit Glycin verbunden.

```
γ-Glu-Cys-Gly                γ-Glu-Cys-Gly
      |                            |
      SH                           S
                    ──H₂──►        |
      SH                           S
      |                            |
γ-Glu-Cys-Gly                γ-Glu-Cys-Gly

    2 GSH                        GSSG
```

Funktionen:
Redox-System
Aminosäuretransport
Schutz von SH-Gruppen

Glutathion ist also γ-Glutamylcysteinylglycin. Glutathion wirkt als Redoxsystem, indem 2 Moleküle unter Abgabe von 2 Elektronen und 2 Protonen reversibel in ein Molekül Glutathiondisulfid (GSSG) übergehen.
Durch diese Redoxreaktion mit GSH werden durch spontane Oxidation in Proteinen entstandene Disulfidbrücken gespalten bzw. es werden SH-Gruppen von Enzym- und Membranproteinen vor Oxidation geschützt, auch kann durch GSH nicht-enzymatisch Met-Hb zu Hb rückverwandelt werden. Die eigentliche MetHb-Reduktase verwendet allerdings nicht GSH, sondern $NADH_2$ als Elektronendonator. Auch durch O_2-Radikale entstandene Lipidperoxide in Membranen können mit GSH durch eine Selen-haltige GSH-Peroxidase entgiftet werden. Das bei all diesen Reaktionen entstehende Glutathion-Disulfid wird durch eine Glutathionreduktase mit $NADPH_2$ aus dem Pentosephosphatweg in GSH rückverwandelt; dabei wird Glutathion intermediär an einen Cysteinrest der Reduktase als gemischtes Disulfid angelagert. Glutathion kann an Leukotriene, das sind Mediatoren aus der Gruppe der Eicosanoide (Arachidonsäureabkömmlinge), angelagert werden; so entsteht z.B. Leukotrien C_4. Eine weitere Funktion des Glutathions liegt im Aminosäuretransport durch Membranen; beteiligt ist hierbei die γ-Glutamyltranspeptidase (γ-GT).

H93
Frage 2.29: Lösung C

Siehe Lerntexte II.6 u. II.8.
Dargestellt ist Glutathion. Alle Zwitterionen, so auch GSH mit seinen zwei Carboxylgruppen und einer Aminogruppe, haben nicht zwei I.P., sondern einen, nämlich den pH-Wert, an dem gleich viel positive wie negative Ladungen am Molekül vorkommen.

[F92]
Frage 2.30: Lösung D

Zu den richtigen Aussagen (1), (2) und (4) siehe Lerntext II.8.
Aussage (3) ist falsch, denn Erythrozyten benötigen zur Aufrechterhaltung ihrer Funktion stets einen Überschuss an GSH, der reduzierten Form von Glutathion (ca. 2 mmol/l). Bei genetischen Defekten der Glucose-6-P-Dehydrogenase kann für die Reduktion von oxidiertem Glutathion nicht genügend $NADPH_2$ durch den Pentosephosphatweg im Erythrozyten bereitgestellt werden. Es kommt zu einer Verkürzung der Erythrozytenlebenszeit (Hämolyse und Anämie), besonders nach exogenen Belastungen mit bestimmten Medikamenten oder Genuss von Saubohnen (Favismus).

[F00]
Frage 2.31: Lösung B

Siehe Lerntext II.8.
Das Tripeptid Glutathion wird unter ATP-Verbrauch im Zytosol der Zellen synthetisiert. Die Disulfidgruppe des im Lauf seiner Funktion oxidierten Glutathions wird durch die Glutathion-Reduktase mittels NADPH reduziert; deshalb findet man in den Erythrozyten eine hohe Aktivität der Dehydrogenasen des Pentosephosphat-Weges.

[F00]
Frage 2.32: Lösung E

Siehe Lerntext II.8.
Glutathion (γ-Glutamyl-Cysteinyl-Glycin) ist ein Tripeptid ((A) ist falsch). Zyklische Nonapeptide sind Vasopressin und Ocytocin des Hypophysenhinterlappens. Glutathion stellt intrazellulär ein wichtiges Redoxsystem dar und schützt die Zellen vor Oxidation.
Daneben kann Glutathion durch eine Transferase mit dem Eicosanoid Leukotrien zu einem wirksamen Gewebehormon (Leukotrien C_4) verbunden werden.
Glutathion wird durch Enzyme mit ATP direkt aus den drei freien Aminosäuren gebildet ((B) ist falsch). Abgebaut wird Glutathion durch Peptidasen ((C) ist falsch).
Peptidbindungen enthält Glutathion zwischen der Glutaminsäure und Cystein und zwischen Cystein und Glycin ((D) ist falsch).

[H99]
Frage 2.33: Lösung C

Siehe Lerntext II.8.
Reduziertes Glutathion (GSH) findet sich als Redoxsystem (A) vorwiegend in den Erythrozyten: (C) ist also die gesuchte Falschaussage. Verbrauchtes Glutathiondisulfid (GSSG) wird durch eine NADPH-abhängige GSSG-Reduktase immer wieder in GSH rückverwandelt.
Das Tripeptid GSH wird ohne mRNA-Beteiligung ATP-abhängig aus den Aminosäuren aufgebaut (B). Das zu den Eikosanoiden gehörende Leukotrien C4 enthält ein Molekül GSH kovalent gebunden (D). Bei der Biotransformation kann GSH als Kopplungskomponente auftreten; es bindet dann kovalent über seine reaktive Sulfhydrylgruppe.

Proteinstruktur — II.9

Die Reihenfolge (Sequenz) der Aminosäuren in einem Protein wird als **Primärstruktur** bezeichnet. Die Aminosäuresequenz ist genetisch festgelegt, sie bestimmt die anderen Strukturcharakteristika der Proteine.
Die einzelnen Aminosäuren sind durch Peptidbindungen verbunden (siehe Lerntext II.7). Der partielle Doppelbindungscharakter der Peptidbindung ermöglicht die Ausbildung von Wasserstoffbrückenbindungen (H-Brücken) zwischen zwei Peptidbindungen. H-Brücken gehören zu den nicht-kovalenten Bindungen, ihre Bindungsenergie beträgt ca. 10% einer kovalenten Bindung. H-Brücken bewirken die Ausbildung von **Sekundärstrukturen** (α-Helix-Struktur und Faltblattstruktur). In der α-Helix bildet die Peptidkette eine rechtsdrehende Spirale mit 3,6 Aminosäuren pro Umlauf, die H-Brücken bilden sich aus zwischen C=O- und NH-Gruppen übereinanderliegender Peptidbindungen derselben Kette. Zwischen nebeneinander liegenden Peptidketten (gleichsinnig = parallel oder gegenläufig = antiparallel) bilden H-Brücken die sog. Faltblattstrukturen. Die Unterbrechung der α-Helix z. B. durch Prolinreste in der Peptidkette kann zu Rückfaltungen führen, z. B. durch H-Brücken stabilisierte Haarnadelbiegungen. Daraus ergibt sich die sog. **Tertiärstruktur**, d. h. die räumliche Gesamtstruktur des Proteins. Die Tertiärstruktur kann stabilisiert werden durch Disulfidbrücken, durch Ionenbindungen (heteropolare B.) und durch hydrophobe Wechselwirkungen. „**Hydrophobe Bindungen**" besitzen nur etwa 1% der Bindungsenergie einer kovalenten (= homöopolaren) Bindung. Sie entstehen dadurch, dass sich die hydrophoben Seitenketten z. B. von Leucin, Isoleucin, Valin und Phenylalanin im wässrigen Medium im Inneren des Proteinmoleküls zusammenlagern. Hydrophobe Bindungen verbin-

2 Chemie der Aminosäuren, Peptide und Proteine

den **Membranproteine** mit der Membran-Lipid-Doppelschicht. Lagern sich mehrere Proteinmoleküle zu einem höheren funktionellen Komplex zusammen, so spricht man von **Quartärstruktur**.

Ausgehend von einer vorgegebenen Primärstruktur kann ein Protein unendlich viele **Konformationen** (aus Sekundär-, Tertiär- und u. U. Quartärstruktur) annehmen; nur eine ist die sog. **native Konformation**, in der das Protein funktionell aktiv ist. Eine Änderung der nativen Konformation (spontan oder durch Salze, Säure, Lauge, Hitze u.a.) geht einher mit einem Funktionsverlust und wird als **Denaturierung** bezeichnet. Kann das denaturierte Protein wieder in die native Konformation gebracht werden (z. B. nach Ausfällung mit Ammoniumsulfat), spricht man von reversibler Denaturierung. Meist sind Denaturierungen aber irreversibel (z. B. die Hitzedenaturierung). Bei der Denaturierung werden die Peptidbindung und damit die Primärstruktur nicht verändert, je nach Denaturierungsmethode nimmt der Anteil an α-Helix-Abschnitten ab und besonders stark wird die Tertiärstruktur verändert.

Die Proteinkonformation kann durch Anhängen von Zuckerresten (Glykosylierung) beeinflusst werden, auch Phosphorylierung durch Proteinkinasen kann die Konformation und damit regulatorisch den Funktionszustand verändern.

Bei regulatorischen Enzymen kann eine reversible Überführung in verschiedene aktive Konformationen allosterisch und kooperativ eintreten.

Domänen eines Proteins sind Teile der Peptidkette, die unabhängig von den anderen Proteinanteilen eine eigene Tertiärstruktur ausbilden und eine eigene Funktion wahrnehmen.

Eine besondere Struktur weist das extrazelluläre Bindegewebsprotein Kollagen – mit ca. 4 von insgesamt 15 kg das häufigste Protein eines Menschen – auf. In den Peptidketten des Kollagens kommt wiederholt die Sequenz Glycin-Prolin-Hydroxyprolin vor, wodurch die Ausbildung einer Tripelhelix begünstigt wird.

F99 | F96 | F90

Frage 2.34: Lösung D

Siehe Lerntext II.9.
Die Kollagen-Tripelhelix wird durch Glycin und Hydroxyprolin stabilisiert. Cystein kommt im Kollagen nicht vor.

H95

Frage 2.35: Lösung E

Siehe Lerntext II.9.

H97

Frage 2.36: Lösung A

Siehe Lerntext II.9.
Die gesuchte Falschaussage ist (A), denn die Peptidbindung ist nicht frei drehbar, sondern durch die Mesomerie mit einem partiellen Doppelbindungscharakter in ihrer Rotationsfähigkeit stark eingeschränkt.
Ein gegebenes Proteinmolekül kann unendlich viele Konformationen einnehmen; dabei auftretende regelmäßige Strukturen sind die Sekundärstrukturen der sog. α-Helix und des Faltblatts.
Die biologisch aktive Struktur nennt man die „native"; sie kann spontan oder durch chemische oder physikalische Einwirkung verändert werden, d.h. unter Verlust ihrer biologischen Aktivität denaturiert werden. Manche Formen der Denaturierung sind reversibel, wie z.B. manche Ausfällungen mit Neutralsalzen; andere, wie z.B. die Hitze-Denaturierung, sind irreversibel.

H96

Frage 2.37: Lösung B

Siehe Lerntext II.9.
Wasserstoffbrücken stabilisieren die α-Helix und die Faltblattstrukturen.

F97

Frage 2.38: Lösung E

Durch die oxidative Vereinigung von Cystein-Seitenketten gebildete Disulfidbrücken sind wichtig für die Stabilisierung der Proteinkonformation (Tertiärstruktur). Bei der Bildung von Quartärstrukturen, wie sie beim Hämoglobin auftreten, werden die Untereinheiten nicht kovalent miteinander verbunden, es kommt nicht zur Bildung neuer Disulfidbrücken: (E) ist die gesuchte Falschaussage.

H97

Frage 2.39: Lösung B

Domänen eines Proteins sind Regionen der Polypeptidkette, die eine eigene Tertiärstruktur ausbilden und z.T. eigene Funktionen ausüben (B).
Da Domänen innerhalb der Peptidkette liegen, haben sie keine freien Carboxyl- und Amino-Enden ((A) ist falsch). Proteindomänen sind spezifische Teile der Peptidkette, damit haben sie nichts mit Proteinuntereinheiten (C) oder monomeren Bausteinen (E) zu tun. Wie alle Proteine sind auch die Domänen auf **Exons** kodiert, Introns (D) tragen keine Information zur Proteinsynthese.

Proteinmodifikation — II.10

Während und nach der ribosomalen Proteinsynthese können Proteine enzymatisch verändert werden (cotranslationales und posttranslationales processing).

So werden im **Prokollagen** Prolinreste und Lysinreste mit O_2 hydroxyliert. Dabei wirkt die oxidative Decarboxylierung von α-Ketoglutarat als Wasserstoffdonator und Vit. C als Aktivator.

Bei der Elastinsynthese werden Lysinreste oxidativ desaminiert, mit den verbleibenden Aldehydfunktionen bilden sich dann die charakteristischen Desmosinringe, durch die 4 Peptidketten im Elastin verbunden werden.

An Lysinreste anderer zellulärer Proteine kann kovalent unter ATP-Verbrauch das Protein Ubiquitin über seine endständige COOH-Gruppe angehängt werden. Das Protein wird durch die Ubiquitinylierung für den proteolytischen Abbau markiert.

Eine häufige posttranslationale Proteinmodifikation stellt die Glykosylierung dar.

Viele Serumproteine, Proteohormone, Mucine und Proteine an der Außenseite der Zellmembranen sind **Glykoproteine**. Posttranslational werden bei deren Biosynthese Zuckerreste β-N-glykosidisch an Asparaginreste oder β-O-glykosidisch an die Alkoholgruppen der Aminosäuren Serin, Threonin und im Prokollagen an Hydroxylysin angehängt. Bei vielen Serum-Glykoproteinen ist die aus Acetylmannosamin und Phosphoenolpyruvat entstehende **N-Acetylneuraminsäure** (**NANA** oder Sialinsäure) der endständige Zuckerrest in den gebundenen Oligosaccharidketten. Glykoproteine mit NANA als endständigem Zuckerrest werden nicht vom Asialoglykoprotein-Rezeptor der Leberzellen gebunden. Wird durch Neuraminidasen NANA abgespalten, dann können Serum-Glykoproteine von der Leberzelle gebunden, endozytiert und abgebaut werden. So beeinflusst NANA die Lebensdauer (Halbwertszeit) der Serumproteine.

Abhängig von der Konzentration und der Einwirkungszeit können durch die Blutglucose viele Proteine spontan, d.h. nicht-enzymatisch, glykosyliert werden. Der Nachweis des so entstandenen glykosylierten Hämoglobins hat Bedeutung in der Diabetes-Kontrolle.

Die native Konformation vieler Proteine wird durch posttranslational eingeführte Disulfidbrücken, entstanden durch Oxidation zweier Cysteinreste, stabilisiert. Beispiele sind das Proinsulin, das Insulin und die Antikörper. Durch Proteinkinasen und P-Proteinphosphatasen können regulatorische Proteine reversibel phosphoryliert und dephosphoryliert werden. Die P-Gruppe wird von ATP auf Serinreste oder auf Tyrosinreste übertragen.

Bei den Blutgerinnungsfaktoren II, VII, IX und X werden posttranslational bestimmte Glutaminsäurereste der Kette Vitamin-K-abhängig carboxyliert. Die so entstandene Gammacarboxyglutaminsäure dient der Bindung von Calciumionen.

Hydroxylierungen

O_2, Vit. C
α - Ketoglutarat → HO - Prolin / HO - Lysin → Kollagen

Desaminierungen

Lysin → Desmosin → Elastin

Glykosylierung

Ser, Thr (O- glykosidisch)
Asn (N- glykosidisch) → Glykoproteine

Phosphorylierung

Ser, Tyr → Phosphoproteine

Carboxylierung

Vit. K → γ - Carboxyglutamat → Gerinnungsfaktoren II, VII, IX, und X

Disulfidbrücken

Cys - S - S - Cys

limitierte Proteolyse

H98

Frage 2.40: Lösung E

Siehe Lerntext II.10.
Alle natürlichen Proteine sind aus 20 verschiedenen Bausteinen, den proteinogenen Aminosäuren, aufgebaut. In gewissen Proteinen findet man allerdings konstant Aminosäuren, die nicht in dieser Zusammenstellung enthalten sind. Diese Strukturen sind während oder nach der Translation durch chemische Modifikationen entstanden.

Während der Kollagenbiosynthese im Fibrozyten werden proteingebundene Prolinreste (A) sowie Lysinreste (B) hydroxyliert; letzteres ist für die nachfolgende Glykosylierung wichtig. Glutamatseitenketten verschiedener Gerinnungsproteine werden carboxyliert (C), um eine Wechselwirkung mit Calciumionen zu ermöglichen. In vielen Glykoproteinen finden sich Zuckerketten an Serinreste angelagert (D).

Die gesuchte Falschaussage ist (E), denn zur Bildung der Schilddrüsenhormone werden Tyrosinreste iodiert, nicht die hier angeführten Phenylalanin-Seitenketten.

F96

Frage 2.41: Lösung D

Siehe Lerntext II.10.

H99

Frage 2.42: Lösung C

Praktisch alle im Blut zirkulierenden Proteine, darunter auch das Fibrinogen (D), sind zuckerhaltige Glykoproteine; die wichtige und hier gefragte Ausnahme ist das Albumin (C). Die Blutgruppensubstanzen erhalten ihre Spezifität durch verzweigte Oligosaccharide (E); beim Kollagen sind am Hydroxylysin gebundene Disaccharide wichtig für die Struktur und die Funktion (A). Das Nierenhormon Erythropoetin besteht aus einem Protein mit einem Molekulargewicht von 19000 und einem Kohlenhydratanteil von 20000 Dalton.

F01 F99 F96 H92

Frage 2.43: Lösung D

N-Acetylneuraminsäure (NANA) ist eine Zuckersäure mit einer unverzweigten C_9-Kette, entstanden aus Phosphoenolpyruvat und N-Acetyl-mannosamin (-6-phosphat). Sie findet sich häufig als Endgruppe von protein- oder lipidgebundenen Oligosacchariden. NANA-haltige Glykoproteine im Blutplasma sind vor Endozytose und Abbau geschützt, bis eine Neuraminidase durch NANA-Abspaltung ihren Abbau einleitet.
Falsch ist die Aussage (D): nicht NANA, sondern Ankyrin und Spectrin vermitteln die Anbindung des Zytoskeletts an die Plasmamembran der Erythrozyten.

Kommentare aus Examen Herbst 2001

H01

Frage 2.44: Lösung B

Die basische Aminosäure Lysin kann im Peptidverband mit ihrer NH_2-Gruppe in der Seitenkette protoniert werden und damit dem Protein eine positive Ladung geben (D). Im Sinne einer posttranslationalen Modifikation kann Lysin im Peptidverband hydroxyliert werden (A). Lysin ist notwendig für die Quervernetzung einzelner Peptidketten im Fibrin und Kollagen (E). Beim Abbau im Stoffwechsel ergibt Lysin Acetyl-CoA und Malonyl-CoA und wird deswegen den ketogenen (ketoplastischen) Aminosäuren zugerechnet (C).
Die gesuchte Falschaussage ist (B), denn durch Decarboxylierung entsteht aus Lysin das biogene Amin Cadaverin; dieses hat aber keine Neurotransmitter-Funktion.

3 Chemie der Fettsäuren und Lipide

H94 H89 F83

Frage 3.1: Lösung E

Die vorgestellte Strukturformel zeigt ein typisches Neutralfett, auch Triacylglycerin oder Triglycerid genannt. Es enthält esterartig gebundene Acylreste (A), bestehend aus gesättigten oder ungesättigten Fettsäuren.
Solche Neutralfette machen den Hauptbestandteil unserer Nahrungslipide aus, deren Verdauung im Duodenum mit einem Angriff der Pankreaslipase beginnt, die die beiden an primären Alkoholgruppen des Glycerins sitzenden Fettsäuren abspaltet. Das dabei entstehende β-Monoacylglycerin hilft bei der Fettemulgierung durch Mizellenbildung (B). In den Zellen der Darmmukosa werden die Triglyceride resynthetisiert und dann als proteinummantelte Chylomikronen (C) an das Blut abgegeben.
Auch in den Lipiden des Fettgewebes machen Triglyceride den Hauptanteil aus (D).
Unter **Mizellen** versteht man im Darmlumen gebildete Komplexe aus Gallensäuren, Fettsäuren und β-Monoacylglycerinen. Triglyceride kommen hier nicht vor: Aussage (E) ist falsch.

---Lipide---------------------------III.1---

Die Lipide stellen eine chemisch relativ uneinheitliche Stoffgruppe dar, die Zuordnung und Charakterisierung erfolgt nach dem Lösungsverhalten: Lipide sind aufgrund der überwiegend vorhandenen Kohlenwasserstoffketten nicht in Wasser löslich (hydrophob), aber löslich in organischen Lösungsmitteln wie Aceton, Äther, Alkohol, Tetrachlorkohlenstoff und Benzin (lipophil). Die Biosynthese praktisch aller Lipide geht von der C_2-Einheit „aktivierte Essigsäure" (Acetyl-CoA) aus.
Eine häufige Bindungsform in den Lipiden ist die Esterbindung, entweder als Carbonsäureester oder als Phosphorsäure-Diester-Bindung.

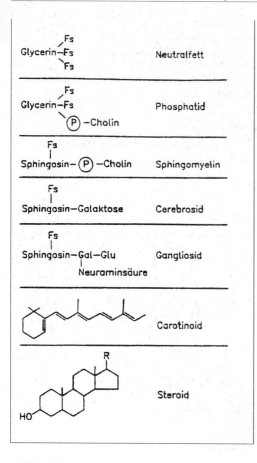

H90 F88

Frage 3.2: Lösung B

Triacylglycerine, früher Neutralfette oder Triglyceride genannt, sind wesentliche Energiespeicher und finden sich im Fettgewebe, aber auch im Unterhautfettgewebe zur thermischen Isolierung. Da diese Triacylglycerine völlig unpolar sind (D), können sie nicht zum Membranaufbau dienen, bei dem nur amphipathische Lipide Verwendung finden ((B) ist falsch).

Der Schmelzpunkt eines Fettes ist niedrig, wenn das Fett viele ungesättigte (C) oder kurzkettige Fettsäuren enthält.

Alle aus dem Darm resorbierten Nahrungsfette, egal ob mit gesättigten oder ungesättigten Fettsäuren, werden von der Darmwandzelle als Chylomikronen in die Lymphe bzw. das Blut abgegeben (E).

Der im Kalorimeter bestimmbare Energiegehalt von Triglyceriden liegt mit 37 kJ/g sehr viel höher als der von Eiweiß (23 kJ/g) und Kohlenhydraten mit 18 kJ/g (A).

Für die Biochemie wichtiger als die hier angesprochenen kalorimetrischen Brennwerte sind die physiologischen Brennwerte, für die andere Zahlen gelten. Für Kohlenhydrate und Proteine rechnet man hier mit 17 kJ/mol, was darauf beruht, dass bei Proteinnahrung ein Teil der Energie mit dem Ausscheidungsprodukt Harnstoff für den Organismus verloren geht.

H99

Frage 3.3: Lösung*** Diese Frage wurde aus der Wertung genommen.

Ungesättigte Fettsäuren sind Ölsäure, Linolsäure, Linolensäure und Arachidonsäure.

In Membranlipiden und im Speicherfett liegen die Doppelbindungen in der cis-Konfiguration vor, die Kohlenwasserstoffkette ist an der Doppelbindung abgeknickt. Nur beim Abbau von Fettsäure-CoA in der β-Oxidation liegt die α-β-ungesättigte Fettsäure trans-konfiguriert vor.

(B) ist falsch, denn in mehrfach ungesättigten Fettsäuren liegen die Doppelbindungen nicht konjugiert, sondern isoliert vor, d.h. sie sind durch mindestens zwei Einfachbindungen getrennt.

(C) ist falsch, wenn unter Linolensäure die essentielle α-Linolensäure (9, 12, 15-Octadecatriensäure), eine dreifach ungesättigte C_{18}-Fettsäure der ω-3-Familie verstanden wird. Diese kann nur von Pflanzen gebildet werden. Säugetiere können allerdings auch weitere Doppelbindungen in Fettsäuren einbauen, aber nur an den C-Atomen zwischen der Carboxylgruppe und der ersten Doppelbindung. So entsteht aus der essentiellen Linolsäure die halbessentielle γ-Linolensäure (6, 9, 12-Octadecatriensäure), die durch Kettenverlängerung und Einführung einer weiteren Doppelbindung in die halbessentielle 4-fach ungesättigte C_{20}-Fettsäure Arachidonsäure (5, 8, 11, 14-Eicosatetraensäure) umgewandelt werden kann.

Auch Triglyceride im Speicherfett können ungesättigte Fettsäuren enthalten, diese senken den Schmelz- und Siedepunkt der Fette, d.h. sie machen das Fett flüssiger, Öl-artiger ((D) ist falsch).

Beim Abbau der nicht-essentiellen, einfach ungesättigten C_{18}-Fettsäure (Ölsäure) wird in der β-Oxidation die cis-Doppelbindung durch eine NADP-abhängige 2,4-Dienoyl-CoA-Reduktase beseitigt, sodass ausschließlich Acetyl-CoA entsteht ((E) ist falsch). Succinyl-CoA entsteht beim Abbau der seltenen ungeradzahligen Fettsäuren.

Fettsäuren

Fettsäure werden aus C_2-Einheiten (Acetyl-CoA) aufgebaut, besitzen also eine gerade Anzahl von C-Atomen.
Die kürzeste in Lipiden vorkommende Fettsäure ist Buttersäure (C_4), die häufigsten Fettsäuren besitzen 16 C-Atome (Palmitinsäure) und 18 C-Atome (Stearinsäure). Buttersäure, Palmitinsäure und Stearinsäure sind gesättigte Fettsäuren, d.h. es kommen ausschließlich Kohlenstoffketten mit Einfachbindungen vor ($-CH_2-$). Eine Desaturase des endoplasmatischen Reticulums (ER) des Menschen kann in die Stearinsäure oxidativ eine Doppelbindung einführen, es entsteht die einfach ungesättigte Ölsäure ($C_{18}:1$). Von besonderer Bedeutung für den Menschen sind die mehrfach ungesättigten, sog. essentiellen Fettsäuren, deren wichtigste die 2-fach ungesättigte Linolsäure ($C_{18}:2$) ist. Der Mensch benötigt ca. 7 g Linolsäure pro Tag, die tägliche mitteleuropäische Durchschnittsnahrung enthält 12–14 g.
Linolsäure kann im ER in die dreifach ungesättigte γ-Linolensäure ($C_{18}:3$) und diese mit Acetyl-CoA in die 4-fach ungesättigte ($C_{20}:4$) Arachidonsäure (= Eicosatetraensäure) umgewandelt werden. Da sie aus der essentiellen Linolsäure gebildet werden können, sind γ-Linolen- und Arachidonsäure „halbessentiell".
In den mehrfach ungesättigten Fettsäuren sind die Doppelbindungen nie konjugiert, sondern stets isoliert, d.h. durch mindestens 2 Einfachbindungen getrennt.
Die ungesättigten Fettsäuren weisen an den Doppelbindungen stets cis-Konfiguration auf. Bei unsachgemäßer Margarineherstellung oder in Frittierfetten können durch Umlagerung ungesättigte trans-Fettsäuren entstehen, die gesundheitsschädlich sind.
Linolsäure und Arachidonsäure kommen in großer Menge in Lipiden der Zellmembran vor, sie erhöhen deren Fluidität. Auch in Triglyceriden des Fettgewebes werden der Siedepunkt und der Schmelzpunkt durch Doppelbindungen herabgesetzt. Doppelbindungen und kurze Fettsäuren machen ein Lipid flüssig („Öl"), gesättigte Fettsäuren und lange Ketten machen ein Lipid fest („Talg").
Aus Membranlipiden durch Phospholipase A_2 freigesetzte Arachidonsäure (= Eicosatetraensäure) wird durch die Cyclooxygenase zu Prostaglandinen, Prostacyclinen und Thromboxanen umgesetzt. Diese Eicosanoide (Gewebehormone oder Mediatoren) spielen bei Schmerz-, Entzündungs-, Fieber- und Gerinnungsreaktionen eine Rolle.

ω-6-Familie der ungesättigten Fettsäuren (letzte Doppelbindung 6 C-Atome vom Methylende entfernt)

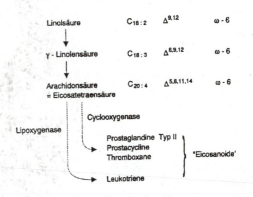

ω-3-Familie der ungesättigten Fettsäuren (letzte Doppelbindung 3 C-Atome vom Methylende entfernt)

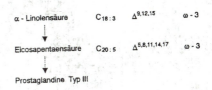

Durch Salizylate (z.B. Aspirin) kann die Cyclooxygenase gehemmt und damit die Entstehung von Prostaglandinen, Prostacyclinen und Thromboxanen unterdrückt werden. Eine vierte Gruppe von Eicosanoiden stellen die Leukotriene dar, diese sind nicht zyklisch (nicht durch Cyclooxygenase entstanden und also nicht durch Salizylate hemmbar) und entstehen aus Arachidonsäure durch die Lipoxygenase.

Frage 3.4: Lösung D

Siehe Lerntext III.2.
Wie in allen mehrfach ungesättigten Fettsäuren sind die Doppelbindungen isoliert, d.h. durch mehr als eine Einfachbindung getrennt. Typische konjugierte Doppelbindungen besitzen die Carotinoide.

Frage 3.5: Lösung B

Siehe Lerntext III.2.
Nicht die Bildung der Arachidonsäure aus Linolsäure wird durch Salizylate gehemmt, sondern über die Hemmung der Cyclooxygenase die Umwandlung der Arachidonsäure in Prostaglandine, Prostacycline und Thromboxane.

Die Umwandlung der Arachidonsäure zu den Leukotrienen durch die Lipoxygenase wird durch Salizylate (z. B. Aspirin) nicht gehemmt.

---**Phospholipide und Glykolipide**----------------**III.3**---

Phospholipide und Glykolipide besitzen einen hydrophoben und einen hydrophilen Molekülanteil und werden daher als amphipathe oder amphiphile Lipide bezeichnet. In wässrigem Milieu bilden sie Mizellen (eine kleinsttropfige Verteilung) oder eine bimolekulare Lipiddoppelschicht (wie bei den biologischen Membranen). Bei beiden Strukturen sind die hydrophoben Fettsäurereste nach innen und die hydrophilen Reste nach außen gerichtet.
Zu den **Phospholipiden** gehören Glycerophosphatide (Lecithine, Kephaline, Inositphosphatide) und Sphingosinphosphatide wie Sphingomyelin, dessen schematischer Aufbau im Lerntext III.1 dargestellt ist. Die **Glycerophosphatide** enthalten 2 Fettsäuren in Esterbindung am Glycerol, an der dritten Alkoholgruppe ist in einer Phosphorsäurediesterbindung ein Aminoalkohol gebunden. Die vorkommenden Aminoalkohole sind Cholin (im Lecithin), Ethanolamin und Serin bei den sog. Kephalinen.
Bei den Inositphosphatiden ist als P-Diester der sechswertige ringförmige Alkohol Inositol gebunden.
Neben ihrer Funktion als Membranbaustein dienen Glycerophosphatide als Substrate für die Eicosanoid-Synthese. Durch die Phospholipase A_2 wird die β-ständige Arachidonsäure freigesetzt, aus der dann Prostaglandine, Prostacycline, Thromboxane und Leukotriene gebildet werden können (vergl. Lerntext III.2). Weiterhin dienen Inositolphosphatide als Substrate für die Bildung von „second messenger". Durch Phospholipase C wird Phosphatidylinositolbisphosphat in Inositoltrisphosphat und Diacylglycerol gespalten. Beide Spaltprodukte wirken als intrazelluläre Botenstoffe. Für die **Sphingolipide** ist der langkettige 2-wertige, ungesättigte Aminoalkohol Sphingosin charakteristisch. An die Aminogruppe des Sphingosins ist eine Fettsäure säureamidartig zum Ceramid gebunden. In den Sphingophosphatiden ist das Ceramid als P-Diester mit Aminoalkoholen wie Cholin verbunden. Die so aufgebauten **Sphingomyeline** kommen besonders reichlich in den Myelinscheiden der Nerven vor.
In den **Glykolipiden** ist das Ceramid (Sphingosin-Fs) O-glykosidisch mit Hexosen verbunden: bei den **Cerebrosiden** mit einem Zuckerrest (meist Galaktose), bei den **Gangliosiden** mit einem Oligosaccharid (3 bis 6 Reste). Charakteristisch ist dabei das Vorkommen von N-Acetylneuraminsäure (NANA). Der Abbau von Glykolipiden und Phospholipiden erfolgt meist in den Lysosomen, es werden dazu verschiedene Phospholipasen und Glykosidasen (β-Galaktosidase, Neuraminidase u. a.) benötigt. Angeborenes Fehlen einzelner dieser Enzyme führt zu jeweils typischen sog. lysosomalen Speicherkrankheiten (Lipidosen).

F92

Frage 3.6: Lösung E

Siehe Lerntext III.3.

F00

Frage 3.7: Lösung A

Phosphoglyceride sind am Glycerin verestert mit 2 Fettsäuren und einer Phosphorsäure, die als Diester verbunden ist mit Cholin zum Lecithin, mit Serin oder Ethanolamin zu den Kephalinen und mit dem zyklischen sechswertigen Alkohol Inositol zu den Inositphosphatiden.
Die gesuchte Falschaussage ist (A), denn Galaktose und Galaktosamin kommen nicht in Glycerophosphatiden vor, sondern in Gangliosiden (Sphingosinglykolipiden).

F01

Frage 3.8: Lösung B

Die membranständigen Phospholipide werden durch verschiedene Phospholipasen abgebaut. Die Phospholipase A_1 spaltet die endständige Fettsäure ab, während die Phospholipase A_2 die Fettsäure am mittleren C-Atom des Glycerols abspaltet. Diese Fettsäure ist meistens die ungesättigte Arachidonsäure (B). Der zurückbleibende Rest enthält die freie Alkoholgruppe und wird als Lysophospholipid bezeichnet, weil er zur Auflösung der Zellmembran führen kann. Die Phospholipase C spaltet die Phosphorsäure-Diesterbindung zwischen dem Diacylglycerin und der Phosphorsäure; frei wird ein Diglycerid und der phosphorylierte Aminoalkohol bzw. bei dem Inositphosphatiden das Inositoltrisphosphat, ein Second messenger (A).

F01

Frage 3.9: Lösung A

Siehe Kommentar zu Frage 3.8.

F01

Frage 3.10: Lösung A

Phospholipide sind Membranbestandteile, die aus Glycerin, ungesättigten Fettsäuren wie Arachidonsäure, und aus Phosphorsäure aufgebaut sind,

3.9 (A)

wobei die Phosphorsäure als Diester mit Aminoalkoholen wie Cholin oder mit Inositol verbunden ist. Gespalten werden die Phospholipide an den Esterbindungen durch verschiedene Phospholipasen. Aus der Arachidonsäure können dann Prostaglandine gebildet werden (B), die Phospholipase C setzt die Second messenger Inositoltrisphosphat (C) und Diacylglycerin aus Phospholipiden frei. Wird der Aminoalkohol aus der Diesterbindung an der Phosphorsäure freigesetzt, nennt man den übrig bleibenden Rest aus Glycerin, verestert mit zwei Fettsäuren und einer Phosphorsäure, Phosphatidsäure (E).
Die gesuchte Falschaussage ist (A), denn die Interleukine sind keine Lipide, sondern Proteine, die als Wachstumsfaktoren von Lymphozyten, Makrophagen, Fibroblasten und manchen Tumorzellen gebildet werden.

F98

Frage 3.11: Lösung C

In die Gruppe der Sphingolipide gehören die Sphingomyeline, die Cerebroside und die Ganglioside. Sie enthalten statt des Glycerins den langkettigen Aminoalkohol Sphingosin, damit ist (C) die gesuchte Falschaussage. Die Sphingomyeline enthalten Phosphorylcholin (E), die Cerebroside Galaktose (A) und die Ganglioside einen Oligosaccharidrest aus Galaktose, Glucose (D) und N-Acetylneuraminsäure (B). Siehe auch Lerntexte III.1 und III.3.

F87

Frage 3.12: Lösung C

Siehe Lerntexte I.2, III.2 und III.3.
Dargestellt ist ein Sphingomyelin, die gesuchte Falschaussage ist (C), denn die Alkoholgruppe im Sphingosinrest ist sekundär.

F99

Frage 3.13: Lösung B

Cardiolipin ist ein Phosphoglycerolipid, das zuerst aus dem Herzmuskel isoliert wurde und später dann in Mitochondrienmembranen aller Säugetierzellen nachgewiesen wurde. Im Cardiolipin sind zwei Diacylglycerinphosphate (Phosphatidsäuren) jeweils mit den endständigen Alkoholgruppen eines Glycerinmoleküls über Phosphorsäurediestergruppen miteinander verbunden.

H00

Frage 3.14: Lösung C

Cardiolipin ist ein Diphosphatidylglycerin und gehört zu den komplexen Lipiden; es ist aufgebaut aus 3 Molekülen Glycerin, 2 Phosphorsäuren und 4 langen Fettsäuren. Es hat also mit Neuraminsäure, Sphingosin oder Cholesterol nichts zu tun. Cardiolipin findet man vorwiegend in den Membranen der Mitochondrien, – nicht der Plasmamembran ((B) falsch).

F98

Frage 3.15: Lösung C

Phospholipasen sind Enzyme, die Glycerinphosphatide, z.B. Phosphatidylcholin (Lecithin), abbauen. Als Produkte entstehen dabei 2 freie Fettsäuren, Glycerin, Phosphorsäure und ein meist komplizierter Alkohol. Alle zu spaltenden Bindungen sind Esterbindungen.

F96

Frage 3.16: Lösung C

Siehe Lerntexte III.1 und III.3.
Die unter (3) genannte Glutaminsäure kommt in Lipiden überhaupt nicht vor. Das unter (2) aufgeführte Phosphatidylcholin ist Lecithin, also ein Glycerophosphatid, und kommt in Gangliosiden (= Glykosphingolipiden) nicht vor.

F90

Frage 3.17: Lösung A

Phospholipide wie Lecithin spielen als Bestandteil des Surfactants eine wichtige Rolle in den Lungenalveolen, wo der Surfactant von Typ-2-Pneumozyten gebildet wird. Damit ist (A) die gesuchte Falschaussage. Die Surfactant-Funktionen sind unter (B) – (E) aufgeführt.

H92

Frage 3.18: Lösung E

Siehe Lerntext III.4.
Bei der Gallensäuresynthese aus Cholesterin bleibt die OH-Gruppe an C-3 erhalten. An C-7 und evtl. C-12 werden zusätzliche Alkoholgruppen eingeführt und die Seitenkette an C-17 wird oxidativ um 3 C-Atome verkürzt und zur Carbonsäure oxidiert.
Eine Oxidation der Alkoholgruppe an C-3 führt zu 3-Ketosteroiden (z.B. Cortisol, Aldosteron und Testosteron).

Cholesterol und Cholesterolderivate — III.4

Der Körper des Erwachsenen enthält insgesamt ca. 150 g **Cholesterol** (= **Cholesterin**), hauptsächlich als Bestandteil aller biologischen Membranen. Zum Teil entstammt das Cholesterin der Nahrung (0,3 – 1 g/Tag), der größte Teil (2 g/Tag) wird aber endogen aus Acetyl-CoA synthetisiert. Wichtige Zwischenprodukte sind Acetoacetyl-CoA, β-Hydroxy-β-methyl-glutaryl-CoA (HMG-CoA) und aktives Isopren. Regulatorisches Schrittmacher-Enzym der Cholesterinbiosynthese ist die HMG-CoA-Reduktase.
Das Ringsystem (Steran) des Cholesterins kann vom menschlichen Organismus nicht abgebaut

werden, ca. 200 mg Cholesterin werden unverändert und ca. 2 g nach oxidativer Umwandlung zu Gallensäuren über die Galle ausgeschieden. In der Galle wird das hydrophobe Cholesterin in einer Konzentration von ca. 0,5 g/dl durch einen Überschuss von Phospholipiden (ca. 1,5 g/dl) und vor allem durch die **Gallensäuren** (ca. 9 g/dl) vor dem Ausfallen (Gallensteinbildung!) bewahrt.

Das Cholesterin besitzt 8 Chiralitätszentren. Die Stellung der Substituenten wird auf die Methylgruppe an C-10 bezogen. So zeigt die Alkoholgruppe an C-3 in dieselbe Richtung wie die Methylgruppe an C-10, was als β-ständig bezeichnet wird.

In den meisten Steranderivaten sind die Ringe B und C sowie die Ringe C und D trans-verknüpft.

Das in einer Konzentration von ca. 180 mg/dl im Blutplasma gesunder Menschen enthaltene Cholesterin wird zu ca. 80% in Form der β-Lipoproteine (LDL) transportiert. Etwa $1/5$ des Plasma-Cholesterins findet sich in den α-Lipoproteinen (HDL), die zu ca. 20% aus Cholesterin bestehen.

Hohes LDL-Cholesterin begünstigt die Entstehung von Atherosklerose und koronarer Herzkrankheit, hohes HDL-Cholesterin stellt dagegen einen Schutzfaktor gegenüber der Atherosklerose dar. Das HDL besitzt das Enzym Lecithin-Cholesterin-Acyl-Transferase (LCAT), das vom Lecithin eine Fettsäure auf die Alkoholgruppe an C-3 des Cholesterins überträgt. Das Serum- bzw. Plasmacholesterin liegt beim Menschen zur Hälfte als völlig wasserunlöslicher Cholesterinester vor.

In den biologischen Membranen und in der Galle dagegen kommt Cholesterin ausschließlich als freier Alkohol vor.

Aus Cholesterin gebildetes 7-Dehydrocholesterin kann in der Haut durch UV-Licht in Vit. D_3 umgewandelt werden. Durch das Proteohormon ACTH aus dem Hypophysenvorderlappen wird in der Nebennierenrinde die Bildung der Glucocorticoide (z.B. Cortisol) aus Cholesterin angeregt, durch Renin- und Angiotensin die Bildung von Mineralocorticoiden (z.B. Aldosteron). Durch Gonadotropin des Hypophysenvorderlappens wird in den Keimdrüsen aus Cholesterin die Synthese von Sexualhormonen (Progesteron, Oestrogen und Testosteron) stimuliert.

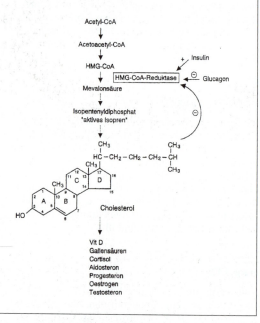

Kommentare aus Examen Herbst 2001

[H93]

Frage 3.19: Lösung B

Siehe Lerntext III.4.
Nur die Aussagen (2) und (5) sind zutreffend.
(1) ist falsch, denn Cholesterin wird zwar aus Acetyl-CoA gebildet, kann aber nicht zu Acetyl-CoA abgebaut werden, sondern lediglich zu Gallensäuren.
(3) ist falsch, da in biologischen Membranen nur freies (nicht-verestertes) Cholesterol vorkommt.
(4) ist falsch, denn pro 100 ml Galle ist nicht Cholesterin mit 0,5 g ein Hauptbestandteil, sondern Phospholipide (1,5 g) und Gallensäuren (9 g).

[H01]

Frage 3.20: Lösung A

Einfach und mehrfach ungesättigte Fettsäuren liegen im Organismus in den Membranlipiden als cis-Isomere vor; (A) ist die gesuchte richtige Aussage. In mehrfach ungesättigten (essenziellen) Fettsäuren sind die Doppelbindungen nicht konjugiert, sondern isoliert, d.h. sie sind durch mehr als eine Einfachbindung voneinander getrennt ((B) ist falsch). Die essenzielle Linolsäure kann im Organismus in die Arachidonsäure, nicht aber in die Linolensäure umgewandelt werden ((C) ist falsch).
Der Anteil ungesättigter Fettsäuren bestimmt den Schmelz- und Siedepunkt der natürlich vorkommenden Fette; auch in den Fettzellen enthalten

die Triglyceride ungesättigte Fettsäuren ((D) ist falsch). Beim Abbau der geradzahligen Fettsäuren, auch der ungesättigten Ölsäure, entsteht Acetyl-CoA, niemals jedoch Succinyl-CoA ((E) ist falsch).

4 Chemie der Nucleotide und Nucleinsäuren

Nucleoside und Nucleotide — IV.1

Als Bestandteile von Nucleosiden, Nucleotiden und Nucleinsäuren kommen zwei Purinbasen und drei Pyrimidinbasen vor.

Purine: Adenin, Guanin

Pyrimidine: Cytosin, Uracil, Thymin

Die Basen können N-glykosidisch mit Pentosen zu **Nucleosiden** verbunden sein, mit Ribose zu Ribonucleosiden und mit 2-Desoxyribose zu Desoxyribonucleosiden.
Nucleoside können mit Phosphorsäure zu **Nucleotiden** (Ribonucleotiden und Desoxyribonucleotiden) verestert sein. Die Nucleosidphosphate (Nucleotide) können als Monophosphate (mit einer energiearmen Esterbindung), als Diphosphate (mit einer energiereichen Phosphorsäureanhydridbindung) und als Triphosphate (mit zwei energiereichen Bindungen) vorkommen.

Nomenklatur der Nucleoside

Base	Ribonucleosid	Desoxyribonucleosid
Adenin	Adenosin	Desoxyadenosin
Guanin	Guanosin	Desoxyguanosin
Cytosin	Cytidin	Desoxycytidin
Uracil	Uridin	–
Thymin	–	Desoxythymidin

Bei der Hydrolyse einer Phosphorsäureanhydridbindung wird eine Energie von 30 kJ (= 7 kcal) pro Mol frei. Wenn Nucleinsäuren (Polynucleotide mit P-Diesterbindungen) gebildet werden, wird pro eingebautem Nucleotid eine Energiemenge von 60 kJ benötigt. Alle einzubauenden Nucleotide müssen als Triphosphate vorliegen

und Pyrophosphat (bzw. daraus entstehend 2 anorg. Phosphate) wird abgespalten.
Für endergone (= Energie verbrauchende) Prozesse (Bewegung, aktiver Transport, Biosynthesen; vgl. auch Lerntext VI.1) wird im Stoffwechsel die Energie durch die Hydrolyse von ATP zu ADP und anorganischem Phosphat geliefert. ADP wird durch Atmungskettenphosphorylierung (95%) und durch Substratkettenphosphorylierung (5%) wieder zu ATP rückverwandelt.

Base–Zucker = Nucleosid
B–Z–P = Nucleosidphosphat = Nucleotid
Nucleosid-monophosphat
Nucleosid-diphosphat (B–Z–P~P)
Nucleosid-triphosphat (B–Z–P~P~P)

F97
Frage 4.1: Lösung C

UMP ist ein in der RNA vorkommendes (D) Pyrimidinderivat (A), das Ribose-5-phosphat in N-glykosidischer Bindung enthält (E). Es entsteht durch Decarboxylierung aus Orotidinphosphat (B).
Die Falschaussage ist (C), denn zur Bildung von dTMP reagiert dUMP (nicht UMP!) mit Methylentetrahydrofolsäure (nicht Methylendihydrofolat).

F97
Frage 4.2: Lösung C

Das unter (A) genannte Inosin ist ein Hypoxanthinribosid und ist, ebenso wie die unter (B) und (E) genannten seltenen Basen, Bestandteil der t-RNA. Die gesuchte Falschaussage ist (C), denn in allen Nucleinsäuren der Natur werden nur Ribose oder 2-Desoxyribose als Zuckerbestandteil gefunden.

F98
Frage 4.3: Lösung D

Unter den mutationsauslösenden Stoffen spielen die **Nitrite** (Salze der salpetrigen Säure) eine bedeutende Rolle: In primär aliphatischen (nicht ringförmigen) Aminen werden bei Behandlung mit HNO_2 Aminogruppen durch Hydroxylgruppen ersetzt. Diese Umwandlung, $R-NH_2$ zu $R-OH$, findet sich nur bei dem Stoffpaar (D): Cytosin wird zu Uracil.

Nucleinsäuren — IV.2

Nucleinsäuren sind Polynucleotide, in denen die einzelnen Nucleotide durch 3′,5′-P-Diesterbindungen miteinander verknüpft sind. Das Grundgerüst sowohl der Ribonucleinsäuren (RNA) als auch der Desoxyribonucleinsäuren (DNA) stellen Pentosen, verbunden durch P-Diesterbindungen von C-3 nach C-5, dar. An C-1 der Zucker, aus der Kette herausragend, sind N-glykosidisch Pyrimidin- und Purinbasen gebunden. Die Basen Adenin (A), Guanin (G) und Cytosin (C) kommen in DNA und RNA vor. Uracil (U) kommt ausschließlich in RNA und Thymin (T) ausschließlich in DNA vor.
Nucleinsäuren werden durch eine Sequenz aus jeweils 4 Basen charakterisiert:

Ribonucleinsäuren (RNA)

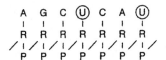

Desoxyribonucleinsäuren (DNA)

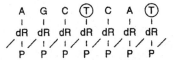

Die DNA liegt als Doppelhelix vor, die beiden Einzelstränge sind gegenläufig (antiparallel) umeinander gewunden. Die Basen stehen senkrecht zur Zuckerphosphatkette ins Innere der Doppelwendel und halten über H-Brücken die beiden Stränge zusammen. Da jeweils ein A mit einem T über 2 H-Brücken (A = T) und jeweils ein G mit einem C über 3 H-Brücken (G≡C) verbunden ist, sind die beiden Stränge einander komplementär, d.h. bei Kenntnis der Sequenz des einen Stranges lässt sich die Sequenz des anderen ableiten.
Bei der Basenpaarung liegen Cytosin, Guanin und Thymin in der Ketoform vor. Es reagiert jeweils eine Pyrimidinbase mit einer Purinbase, sodass in der DNA das Verhältnis Pyrimidine zu Purinen immer 1 ist. Auch A und T sowie C und G kommen immer in äquimolarem Verhältnis vor.

Die DNA liegt als Doppelstrang vor:

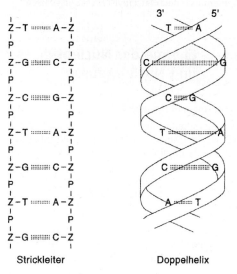

Strickleiter · Doppelhelix

	Art und Vorkommen	Funktion
DNA	Kern, Mitochondrien	genetisches Material
RNA	ribosomale (r-)RNA	Ribosomenstruktur
	transfer-(t-)RNA	Adapter zur Aminosäureaktivierung
	messenger-(m-)RNA	Übertragung der genetischen Information aus dem Kern ins Cytoplasma zur Proteinsynthese

RNA liegt praktisch immer als Einzelstrang vor, sodass sich feste Basenverhältnisse nicht ergeben. Allerdings können sich durch Rückfaltung des Einzelstranges H-Brücken zwischen bestimmten, einander komplementären Strangabschnitten mit Paarung C≡G und A=U ergeben, die dann zur äußeren Form (Konformation) der RNA beitragen.
Die DNA der Bakterien (Prokaryonten) liegt ohne Protein („nackt") zu einem Ring geschlossen vor. Bei kernhaltigen Zellen (Eukaryonten) liegt saure DNA im Kern als Komplex mit basischen Proteinen (durch Ionenbindung stabilisiert) vor. Diese Kernproteine (Histone) sind reich an Lysin und Arginin. Der DNA-Protein-Komplex wird **Chromatin** genannt. Die Grundeinheit des Chromatins ist das **Nucleosom**, aufgebaut aus 4 verschiedenen Histo-

nen (H2A, H2B, H3 und H4), die im Nucleosom jeweils doppelt vorkommen und so ein Octamer bilden, um das die DNA in einer Länge von 146 Basenpaaren in knapp 2 Windungen gewickelt vorliegt. Über sog. linker-DNA sind viele Nucleosomen perlschnurartig zu einer langen höheren Struktur (Chromosom) aufgereiht.
Das Chromatin der Eurkaryonten (DNA + Protein) wird vor der Zellteilung in der S-Phase (Synthesephase) des Zellzyklus verdoppelt.

H95

Frage 4.4: Lösung D

Siehe Lerntext IV.2.
O-glykosidische Bindungen kommen weder in RNA noch in DNA vor, ausschließlich N-glykosidische Bindungen verknüpfen die Basen mit dem C-1 der Pentosen.
Die Esterbindungen kommen als P-Diester zwischen den Zuckern und am Ende der Kette auch als P-Monoester vor.

F96

Frage 4.5: Lösung D

Die jeweils für ihre Aminosäuren spezifischen t-RNA-Moleküle enthalten an ihrem 3'-Ende einen Adenyl-Rest, an dessen 2'-Hydroxyl-Rest der endständigen Ribose die zu aktivierende Aminosäure in Esterbindung übertragen wird.
Die gesuchte Falschaussage ist (D), denn in sekundären Aminen sind zwei Wasserstoffe des NH_3 durch andere Reste ersetzt. Eine derartige Struktur (R—NH—R) ist in der dargestellten Formel nicht vorhanden. Der Stickstoff kommt als primäres Amin (R—NH_2) und als tertiäres Amin (R—N=R) vor.

H97

Frage 4.6: Lösung B

Die doppelsträngige DNA-Helix enthält, bedingt durch ihre Entstehung über eine semikonservative Replikation, immer die durch Wasserstoffbrücken verbundenen Basenpaare G und C bzw. A und T. Wenn einer der beiden Stränge 70% Guanin und 30% Cytosin enthält, so finden sich im komplementären Strang 70% Cytosin und 30% Guanin.
Siehe Lerntext IV.2.

F01   H98

Frage 4.7: Lösung C

In Eukaryonten und Prokaryonten liegt die DNA in einer Doppelhelixstruktur vor: Die Basen Adenin und Thymin bzw. Guanin und Cytosin sind in den parallel liegenden Strängen jeweils durch Wasserstoffbrücken miteinander verbunden. Diese Anordnung ist eine Voraussetzung für die Replikation, die Transkription und eventuelle DNA-Reparatur. RNA-Strukturen liegen normalerweise als Einzelstrang vor; in tRNA-Molekülen und während der Translation gibt es aber auch Basenpaarungen zwischen RNA-Strängen: (A) ist falsch. Wie die nachfolgende Skizze zeigt, müssen die sauerstoffhaltigen Basen Guanin, Thymin, Cytosin (und auch Uracil) in der Laktam-(Keto-)Form vorliegen, damit der Ringstickstoff als H-Donor und der benachbarte Sauerstoff als H-Akzeptor dienen können.

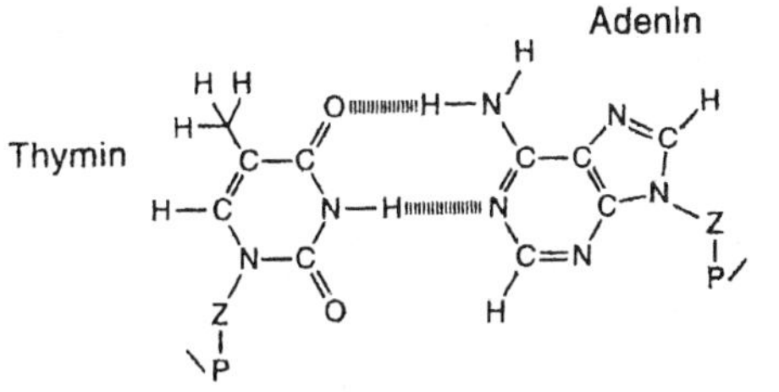

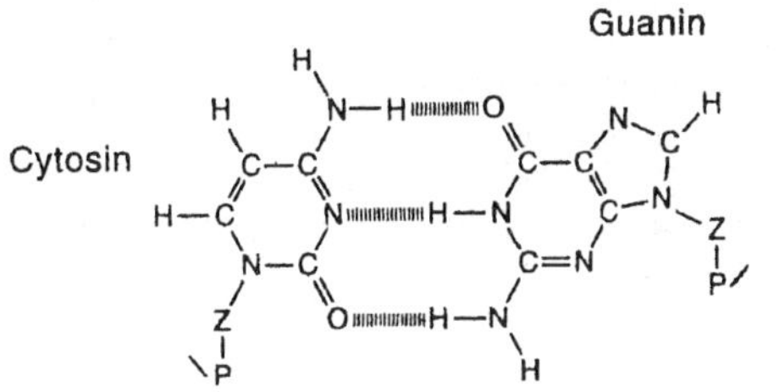

F98

Frage 4.8: Lösung E

Die DNA-Doppelhelix hat eine „antiparallele" Struktur, d.h. ein Strang beginnt mit dem 3'-, der andere mit dem 5'-Ende, damit ist (1) richtig und (2) falsch. Die rechtsgewundene Struktur mit 10 Basenpaaren pro Windung wird als B-Form bezeichnet (4). Eine parakristalline, weniger hydratisierte Form mit 11 Basenpaaren pro Windung wird A-Form genannt. Durch Erwärmen können die beiden Stränge getrennt werden (3), die jeweiligen „Schmelztemperaturen" bzw. „Schmelzkurven" steigen an, wenn viel G und C mit ihren 3 Wasserstoffbrücken vorliegen.
Siehe auch Lerntext IV.2.

H93

Frage 4.9: Lösung C

Siehe Lerntext IV.2.
Das gesamte Chromatin ist aus Nucleosomen aufgebaut. Der Nucleolus (Kernkörperchen) ist ein besonderer Bereich des Kerns, in dem durch die RNA-Po-

lymerase I ribosomale RNA synthetisiert und mit ribosomalen Proteinen zu Ribosomenuntereinheiten zusammengesetzt wird.

F95

Frage 4.10: Lösung B

Siehe Lerntext IV.2.
Histone besitzen keine Enzymwirkung, haben also auch kein katalytisches Zentrum. Viele Enzyme wirken nach dem Prinzip der Säure-Basen-Katalyse, wobei die Imidazolringe von Histidinresten im aktiven Zentrum als Protonendonatoren und Protonenakzeptoren fungieren.

H99

Frage 4.11: Lösung C

Nucleosomen finden sich im Chromatin aller Eukaryonten. Es handelt sich um oktamere Aggregate aus vier verschiedenen basischen Proteinen, den Histonen, um die sich die negativ geladene DNA jeweils zweimal windet, immer mit 146 Basenpaaren.
Ribosomen entstehen innerhalb des Zellkerns im Nucleolus ((A) ist falsch). Die bei der Translation aus einer mRNA aufgereihten Ribosomen bezeichnet man als Polysomen ((B) ist falsch). Bei der Prozessierung der eukaryotischen mRNA werden snRNA-Protein-Partikel (snurps) benötigt, diese haben aber mit den Nucleosomen nichts zu tun: (E) ist falsch.

5 Vitamine und Coenzyme

Definition und Einteilung der Vitamine — V.1

Vitamine sind organische Substanzen, die als solche oder als Vorstufen („Provitamine") mit der täglichen Nahrung in µg bis mg-Mengen aufgenommen werden müssen und die dann, meist nach geringfügiger Modifizierung ihrer Struktur, im Intermediärstoffwechsel als **Coenzyme** fungieren.
Es gibt 9 wasserlösliche und 4 fettlösliche Vitamine, die mit großen Buchstaben (z. B. A, B, C) und manchmal zusätzlich mit Indexzahlen (z. B. B_1, B_{12}, D_3) bezeichnet werden. Außerdem sind Trivialnamen in Gebrauch, die Beziehung zur Struktur (z. B. Thiamin), Funktion (Retinol) oder zu Mangelkrankheiten (Ascorbinsäure) erkennen lassen.

Wasserlösliche Vitamine		Fettlösliche Vitamine	
B_1	Thiamin	A	Retinol
B_2	Riboflavin	D	Calciferol
B_3	Niacinamid	E	Tocopherol
B_6	Pyridoxin	K	Phyllochinon
B_{12}	Cobalamin		
Folsäure			
Pantothensäure			
C	Ascorbinsäure		
H	Biotin		

Einige Buchstaben oder Ziffern fehlen in der Auflistung, weil früher postulierte Vitamine später aus verschiedenen Gründen gestrichen werden mussten.
Die meisten Vitamine finden sich in der Natur im Tier- und Pflanzenbereich so weit verbreitet, dass bei gemischter Nahrung eine ausreichende Versorgung des Menschen gewährleistet ist. Mangelzustände treten unter abnormen Lebensumständen auf: z. B. der Vitamin B_1-Mangel Beriberi bei ausschließlicher Ernährung mit poliertem Reis, der Vitamin C-Mangel Skorbut bei langfristigem Obst- und Gemüsemangel. Störungen in der intestinalen Resorption führen zum „sekundären Vitaminmangel".

5 Vitamine und Coenzyme

[H99] [H96]

Frage 5.1: Lösung E

Zur intestinalen Resorption der sog. fettlöslichen Vitamine A, D, E und K ist eine Voraussetzung die intakte Fettresorption mit Mizellenbildung im Duodenum.
Vitamin B_2, Riboflavin (E), gehört zu den wasserlöslichen Vitaminen.

[H98]

Frage 5.2: Lösung E

Einige Derivate von fettlöslichen Vitaminen wirken hormonartig in Verbindung mit Rezeptorproteinen bei der Kontrolle der Genexpression. Retinol wird durch zweifache Dehydrierung zur Retinsäure und kontrolliert nach Anlagerung an einen nukleären Rezeptor die Transkription spezifischer Gene.
Cholecalciferol wird durch 2 Hydroxylierungsschritte zum Vitamin D-Hormon 1,25-DHCC (Calcitriol) und bewirkt die Induktion eines Calcium resorbierenden Proteins im Darm.
Das wasserlösliche Cobalamin hat mit der Genexpression nichts zu tun, und auch vom fettlöslichen Phyllochinon kennt man bisher nur seine Wirkung auf eine Carboxylase, die Glutamat-Seitenketten der Blutgerinnungsfaktoren II, VII, IX und X in γ-Carboxyglutamat verwandelt.

[H91]

Frage 5.3: Lösung D

Als prosthetische Gruppe bezeichnet man ein kovalent mit dem Enzymprotein verbundenes Coenzym (B). Viele Vitamine werden nach ihrer Aufnahme geringfügig verändert und ergeben prosthetische Gruppen (A). Aminosäuredecarboxylasen enthalten, wie auch die Transaminasen, enzymgebundenes Pyridoxalphosphat (E). Aussage (C) ist nur eingeschränkt richtig: Zwar enthalten einige Transferasen prosthetische Gruppen, andere aber, wie die Kinasen, arbeiten mit frei dissoziablen Cofaktoren, und noch andere, z.B. Glykosyl-Transferasen, sind aktiv ohne Coenzym.
Eindeutig falsch aber ist die Aussage (D): Cytochrome kommen in der Atmungskette und bei der Biotransformation, nicht aber in Hydrolasen vor; Hydrolasen haben weder Coenzyme noch prosthetische Gruppen.

[F98]

Frage 5.4: Lösung D

Coenzym bei der Methylierung von dUMP zu dTMP ist Methylentetrahydrofolsäure. Thiamindiphosphat, aus Vitamin B_1 gebildet, ist Coenzym bei der oxidativen Decarboxylierung von α-Ketosäuren (E) wie Pyruvat zu Acetyl-CoA (B) und α-Ketoglutarat zu Succinyl-CoA (C). Beim Abbau der Glucose im Pentosephosphatweg ist Thiamindiphosphat Coenzym der Transketolase (A).
Siehe auch Lerntexte V.2 und XVI.1.

Thiamin (Vit. B_1) — V.2

Vit B_1 = Thiamin = Aneurin

Bedarf: 1–2 mg/Tag
Funktion: Coenzym: Thiaminpyrophosphat (TPP) = Thiamindiphosphat (TDP)
1. oxidative Decarboxylierung von α-Ketosäuren:
   – Pyruvat $\rightarrow$ Acetyl-CoA
   – α-Ketoglutarat $\rightarrow$ Succinyl-CoA
2. Transketolase im Pentosephosphatweg

Mangel: Polyneuritis, Beriberi

Thiamin, das wasserlösliche Vitamin B_1, besitzt einen Pyrimidin- und einen Thiazolring sowie eine Ethanolseitenkette. Durch Pyrophosphorylierung wird Thiamin zum Coenzym Thiamindiphosphat (TDP), das α-Ketosäuren zur Decarboxylierung anlagern kann. Danach finden sich, am C-2 des TDP gebunden, „aktivierte Aldehyde". TDP ist die prosthetische Gruppe der Pyruvatdehydrogenase, der Ketoglutaratdehydrogenase (Citratcyclus) und der Transketolase (Pentosephosphatcyclus). Thiamin ist in den in Europa üblichen Nahrungsmitteln (Ausnahme: polierter Reis) ausreichend vorhanden; der Tagesbedarf des Menschen ist etwa 1 mg. Bei ausschließlicher Ernährung mit poliertem Reis kommt es zu einer Beriberi genannten Muskel- und Nervenerkrankung, die durch Thiamin verhindert oder geheilt werden kann.

[H00]

Frage 5.5: Lösung A

Siehe Lerntext V.2.
Die zu suchende Falschaussage ist (A), denn Thiaminpyrophosphat (TPP) enthält nicht das in vielen anderen Coenzymen vorkommende AMP. Im Thiamin kommen zwei Ringstrukturen vor: ein Pyrimidin- und ein Thiazolring. Nach der Aufnahme in den Organismus wird das Vitamin B_1 an seiner Ethanolseitenkette unter ATP-Verbrauch pyrophosphoryliert. Das Coenzym TPP kann „aktivierte Aldehyde" binden, z.B. Glykolaldehyd bei der Transketolase

[H98]

Frage 5.6: Lösung E

Biotin (Vitamin H) wirkt als Coenzym (kovalent gebunden als prosthetische Gruppe) von Carboxylasen, die unter ATP-Verbrauch CO_2 einbauen: Acetyl-CoA → Malonyl-CoA und Pyruvat → Oxalacetat. Thiamin wirkt in Form von Thiaminpyrophosphat bei der oxidativen Decarboxylierung von α-Ketosäuren (Pyruvat → Acetyl-CoA und α-Ketoglutarat → Succinyl-CoA) und bei der Transketolasereaktion im Pentose-P-Weg.

[H98]

Frage 5.7: Lösung A

Siehe Kommentar zu Frage 5.6.

Riboflavin (Vit. B_2) — V.3

Riboflavin

Bedarf: 1–2 mg/Tag
Funktion: Coenzyme: FMN und FAD
Mangel: Dermatitis, Glossitis

Riboflavin ist zusammengesetzt aus einem trizyklischen Heterocyclus und dem C_5-Alkohol Ribit,- und NICHT der Pentose D-Ribose! Aus dem in unserer Nahrung weit verbreiteten Vitamin (spezifische Mangelerscheinungen sind nicht bekannt!) entstehen zwei wichtige Coenzyme: Veresterung mit Phosphorsäure ergibt das FMN (Flavinmononucleotid), eine Veresterung mit ADP führt zum FAD (Flavinadenindinucleotid). Beide Coenzyme sind Bestandteil von Flavoproteinen, die als Dehydrogenasen wirken. Riboflavin, auch Vitamin B_2 genannt, ist hitzestabil; mit anderen hitzestabilen und wasserlöslichen Vitaminen wird es zur Vitamin B_2-Gruppe zusammengefasst.

[F99]

Frage 5.8: Lösung E

Flavoproteine, Enzyme mit FMN oder FAD als prosthetischer Gruppe, katalysieren zahlreiche oxidative Prozesse. Bei oxidativen Prozessen (katalysiert durch z. B. Monoaminoxidase und Aldehydoxidase) wird oft molekularer Sauerstoff als Cosubstrat eingesetzt, was zur Bildung von H_2O_2 führt. Die FAD-abhängige Dehydrierung kennt man von der β-Oxidation oder der Succinatdehydrogenase des Citratzyklus.
Die gesuchte Falschaussage ist (E), denn Transaminasen sind immer Pyridoxalphosphat-abhängig; sie katalysieren auch keine Redox-Prozesse.

[F96]

Frage 5.9: Lösung A

Siehe Lerntext V.4.
Die Formel zeigt Niacinamid und nicht das Alkaloid Nicotin.

Niacinamid (Vit. B_3) — V.4

Niacin = Niacinamid = Nicotinsäureamid
= Nicotinamid = Vit B_3

Bedarf: 1 mg/Tag (evtl. aus 60 mg Tryptophan)
Coenzym: NAD^+ und $NADP^+$ (für Oxidoreduktasen)
Mangel: Pellagra

Das Pyridinderivat Niacinamid wurde früher Nicotinsäureamid genannt. Vitamin B_3 wird in das Coenzym NAD^+ eingebaut; diese NAD^+-Synthese erfolgt im Nucleolus des Zellkerns.
Niacinamid kann aus der essentiellen Aminosäure Tryptophan in einer mehrstufigen Reaktion gebildet werden; Tryptophan ist also ein „Provitamin B_3".
NAD^+ hat die Struktur Adenin-Ribose-Phosphorsäure-Phosphorsäure-Ribose-Niacinamid. Das sehr ähnlich aufgebaute Coenzym $NADP^+$ unterscheidet sich vom NAD^+ durch eine zusätzliche Phosphatgruppe an der Adenin-nahen Ribose; diese Phosphorylierung erfolgt durch eine ATP-abhängige NAD-Kinase. In ihren physikalischen Eigenschaften sind NAD(H) und NADP(H) identisch (Redoxpotential; UV-Spektrum); die Wasserstoff übertragenden Oxidoreduktasen zeigen aber bezüglich ihres Coenzyms (NAD oder NADP) eine ausgeprägte Spezifität.

5 Vitamine und Coenzyme

Fehlen des Vitamins B_3 führt zur Pellagra (Symptome: Dermatitis, Diarrhö, Demenz), die bis in die 30er Jahre bei der Mais essenden, armen Bevölkerung auf dem Balkan, in Italien und den südlichen USA weit verbreitet war. Der Grund: Mais enthält kaum Tryptophan, aus dessen Indolring das Niacin gebildet werden kann.

[H00]
Frage 5.10: Lösung E

$NADP^+$ steht für das Coenzym Niacinamid-adenin-dinucleotid-phosphat. Zusätzlich zu den schon im NAD^+ vorhandenen zwei Nucleotidphosphaten enthält es noch eine weitere Phosphorsäureestergruppe in der 2'-Position des Adenosin (B). Das vorwiegend aus dem Pentosephosphatweg (C) stammende NADPH wirkt als Reduktionsmittel bei vielen Biosynthesen, vor allem bei der Fettsäurebiosynthese und der Cholesterolsynthese (A). $NADP^+$/NADPH entsprechen in den spektralen und den Redoxeigenschaften (D) weitgehend dem Paar NAD^+/NADH. Enzyme sind aber recht spezifisch auf NAD^+ oder $NADP^+$ eingestellt: das Glykolyseenzym Glycerinaldehydphosphat-Dehydrogenase kann nur NAD^+ reduzieren: damit ist (E) die zu suchende Falschaussage.

[F01]
Frage 5.11: Lösung D

Die richtige Antwort ist (D), denn das Coenzym Nikotinamid-Adenin-Dinucleotid wird vom Organismus aus dem Vitamin B_3 (Nikotinsäureamid) oder aus einem Nebenabbauprodukt der Aminosäure Tryptophan, der Nikotinsäure, synthetisiert. Zu den falschen Aussagen: Coenzym der Glukose-6-Phosphat-Dehydrogenase ist nicht NAD, sondern NADP (A). NADH und NADPH haben fast identische photometrische Absorptionsspektren und können daher nicht photometrisch unterschieden werden (B). Die Glycerinkinase hat mit dem NAD nichts zu tun, sondern phosphoryliert das Glycerin unter Verwendung von ATP (C). NAD ist nicht kovalent mit Dehydrogenasen verbunden, sondern kann von den Enzymen abdissoziieren (E).

[H00]
Frage 5.12: Lösung D

Siehe Lerntexte V.4 und VI.6.
Die gesuchte Falschaussage ist (D), denn das NAD^+ bzw. das $NADH + H^+$ als Coenzym vieler Dehydrogenasen ist nicht kovalent als prosthetische Gruppe an das Enzym gebunden, sondern dissoziabel als Cosubstrat. Das bedeutet, dass das NAD^+/NADH Wasserstoff von einem Enzym an ein anderes Enzym übertragen kann.

[F96] [F93] [H90] [F85]
Frage 5.13: Lösung B

Wenn man bei der im Lerntext VI.6 besprochenen Glucosebestimmung statt des ATP Glucose im Überschuss in die Küvette gibt, kann man mit demselben System auch ATP (begrenzte Menge mit der Probe zusetzen) bestimmen.

Vitamin-unabhängige Coenzyme — V.5

Einige Coenzyme kann der tierische Organismus vollständig aus eigenen Bausteinen synthetisieren

Coenzym	Funktion
Cytochrom b	Atmungskette
c	Atmungskette
a	Atmungskette
Ubichinon	Atmungskette
Liponsäure	Oxidative Decarboxylierung
Adenosintriphosphat (ATP)	Energietransfer
Adenosylmethionin	Methylierung
Phosphoadenosylsulfat (PAPS)	Sulfateinbau
Cytidintriphosphat (CTP)	Phospholipidsynthese
Uridintriphosphat (UTP)	Glykosidsynthese

Pyridoxin (Vit. B_6) — V.6

Pyridoxal — Pyridoxamin — Pyridoxol

Bedarf: 1–2 mg/Tag
Funktion: als Pyridoxalphosphat Coenzym für Synthese, Interkonversion und Abbau von Aminosäuren
Mangel: unspezifische schwere Stoffwechselbeeinträchtigungen (kein typisches Krankheitsbild)

Unter der Bezeichnung Pyridoxin werden mehrere Pyridin-Derivate (Pyridoxol, Pyridoxal und Pyridoxamin) zusammengefasst, die für Mensch und Tier als Vitamin B_6 wichtig sind. Als Pyridoxal-5-phosphat werden sie zur prosthetischen Gruppe von über 40 Enzymen des Aminosäurestoffwechsels: bei Transaminasen, Aminosäuredecarboxylasen, Umwandlungen der Aminosäureseitenketten und bei Aminosäure einbauenden Synthesen. Das Vitamin ist in den hier üblichen Nahrungsmitteln weit verbreitet; der Tagesbedarf liegt bei 1 mg; spezifische Avitaminosen sind nicht bekannt.

F99

Frage 5.14: Lösung D

Pyridoxal-P ist das Coenzym für die Synthese, den Abbau und die Umwandlung von Aminosäuren. Unter (A) und (B) ist eine Transaminierung durch die Glutamat-Oxalacetat-Transaminase (GOT) beschrieben, unter (C) der erste Schritt der Porphyrinsynthese und unter (E) die Biosynthese von Serotonin. Die gesuchte Falschaussage ist (D), denn die oxidative Decarboxylierung von α-Ketosäuren (Pyruvat und α-Ketoglutarat) benötigt nicht Pyridoxalphosphat, sondern CoASH, Thiamindiphosphat, Liponsäure, FAD und NAD.

H00 H96

Frage 5.15: Lösung C

Siehe Lerntext V.6.
Pyridoxal-P verbunden mit der α-Aminogruppe der Aminosäuren als Schiff'sche Base ist das zentrale Coenzym für die Transaminierung, Decarboxylierung und direkte Desaminierung durch Dehydratasen. Die gesuchte Falschaussage ist C, denn die Glutamatdehydrogenase ist ein mitochondriales Enzym, das oxidativ mit NAD^+ Glutamat in α-Ketoglutarat und NH_3 + $NADH_2$ umwandelt und kein Pyridoxalphosphat benötigt.

F96

Frage 5.16: Lösung A

Die Bildung der δ-Aminolaevulinsäure aus Glycin und Succinyl-CoA ist PLP-abhängig. Dies ist die erste Reaktion auf dem Weg der Häm-Synthese. Bei Vitamin B_6-Mangel ist also die Hämoglobinbildung gestört, eine hypochrome Anämie ist die Folge.

H96

Frage 5.17: Lösung B

Siehe Lerntext V.7.
Das Transportprotein im Plasma heißt Transcobalamin.

H99

Frage 5.18: Lösung A

Vitamin B_{12}-Coenzyme sind Adenosylcobalamin und Methylcobalamin. Adenosylcobalamin ist Coenzym bei der Umlagerung von verzweigten Kohlenstoffketten (A), so z.B. beim Abbau ungeradzahliger Fettsäuren, wo durch die Adenosylcobalamin abhängige Methylmalonyl-CoA-Mutase Succinyl-CoA entsteht. Beim Vitamin B_{12}-Mangel wird Methylmalonsäure im Urin ausgeschieden.
Methylcobalamin ist Coenzym bei der Remethylierung von Homocystein zu Methionin, Methylgruppendonator ist dabei Methyltetrahydrofolsäure.

Cobalamin (Vit. B_{12}) ─────────────── V.7

Vit. B_{12} = extrinsic factor = Cobalamin
Formel: substituiertes Tetrapyrrol (Corrin), mit Co als Zentralatom.
Bedarf: ca. 1 µg/Tag
Resorption: nur mit Hilfe von „intrinsic factor", einem Glykoprotein aus Belegzellen des Magens.
Funktion:
1. Methylcobalamin für Homocystein → Methionin
2. als Adenosylcobalamin für Methylmalonyl-CoA → Succinyl-CoA

Mangel: Perniziöse Anämie (Megaloblastenanämie), Neuritis mit Demyelinisierung

---

Cobalamin oder Vitamin B_{12} ist ein ringförmiger Tetrapyrrolfarbstoff mit Kobalt als Zentralatom; da zwischen dem dritten und vierten Pyrrolring die Methinbrücke fehlt, heisst der Ring Corrin, nicht Porphyrin. Vom Vitamin B_{12} abgeleitete Coenzyme sind wichtig für die Kohlenstoffketten-Isomerisierung Methylmalonyl-CoA ↔ Succinyl-CoA und für die Methylierung Homocystein → Methionin.
Cobalamin wird nur von Mikroorganismen gebildet. Vitamin B_{12} findet sich gespeichert in der Leber (Gesamtmenge 1 mg) und in kleinen Mengen in der Muskulatur; im Pflanzenreich kommt es nicht vor. Der Tagesbedarf für den Menschen beträgt ca. 1 µg; Voraussetzung für seine Resorption ist aber, dass es im Magen auf ein von den Belegzellen gebildetes Glykoprotein, den „intrinsic factor", trifft. Mit diesem verbindet es sich und kommt dann im unteren Ileum zur Resorption. Fehlen des Cobalamins führt zur lebensgefährlichen **perniziösen Anämie**.

F00

Frage 5.19: Lösung C

Siehe Lerntext V.7.
Cobalamin ist ein ringförmiges Tetrapyrrol, das als Zentralatom nicht Eisen, sondern Kobalt enthält ((A) ist falsch).
Vitamin B_{12} als „extrinsic factor" wird im Magen mit einem Protein, dem „intrinsic factor", verbunden,

die Resorption erfolgt aus diesem Komplex im Ileum.
Als Coenzym dient Desoxyadenosylcobalamin bei der Umlagerung von Alkylresten (C). Methylcobalamin wirkt als Coenzym bei der Remethylierung vom Homocystein zu Methionin.

F99

Frage 5.20: Lösung B

Vitamin B_{12} (Cobalamin) wirkt als prosthetische Gruppe bei der Reaktion Methylmalonyl-CoA → Succinyl-CoA und bei der Remethylierung von Homocystein zu Methionin (B).
Die Methylierungsschritte bei der Adrenalinsynthese aus Noradrenalin und der Cholinsynthese aus Ethanolamin benutzen SAM (S-Adenosyl-methionin) als Methyldonor. Die bei der Thyminsynthese übertragene Methylgruppe ist Tetrahydrofolat-aktiviert.

F01

Frage 5.21: Lösung D

Cobalamin, das wasserlösliche Vitamin B_{12}, wirkt als prosthetische Gruppe bei zwei Typen von Enzymen: bei Kohlenstoffketten-Isomerasen und bei Methylierungen. Eine typische Reaktion des zweiten Typs ist die Methylierung von Homocystein zu Methionin, wobei die zu übertragende Methylgruppe von einem Tetrahydrofolat-Träger kommt (Aussage (D) ist richtig).
Auch bei der unter (C) genannten Cholinbildung und der Thyminbildung (E) sind Tetrahydrofolat-gebundene C_1-Reste beteiligt; die Enzyme sind hier aber nicht Cobalamin-abhängig. Bei den zu Kreatin (A) und Adrenalin (B) führenden Methylierungen ist S-Adenosylmethionin (SAM) der Methyldonator; Cobalamin spielt für diese Reaktionen keine Rolle.

— Pantothensäure —————————— V.8 —

$$HO-\overset{O}{\overset{\|}{C}}-CH_2-CH_2-\overset{H}{\overset{|}{N}}-\overset{O}{\overset{\|}{C}}-\overset{H}{\overset{|}{\underset{OH}{C}}}-\overset{CH_3}{\overset{|}{\underset{CH_3}{C}}}-CH_2OH$$

Bedarf: ca. 10 mg/Tag
Funktion: CoASH und ACP zur Aktivierung von Carbonsäuren
Mangel: beim Menschen nicht bekannt

Dieses Vitamin mit der Struktur einer α,γ-Dihydroxy-β,β-dimethyl-buttersäure, als Säureamid verbunden mit β-Alanin, dient zum Aufbau des Coenzyms A, das sich ohne Formelbild etwa so beschreiben lässt:

Adenin – Ribose – Phosphorsäure – Phosphorsäure – Pantothensäure – Cysteamin-SH.
Durch Esterbildung an der endständigen Thiolgruppe können viele Säuren des Stoffwechsels aktiviert werden (z.B. Essigsäure, Propionsäure, Fettsäuren, Acetessigsäure, Malonsäure, Bernsteinsäure, Gallensäuren). Vor der Thioesterbildung wird die entsprechende Säure mit ATP unter Bildung eines Acyladenylats aktiviert.
ATP-unabhängig entstehen Acyl-SCoA-Verbindungen bei der oxidativen Decarboxylierung der α-Ketosäuren (Beispiel: Pyruvatdehydrogenase) und bei der thiolytischen Spaltung (Beispiel: Thiolasereaktion in der β-Oxidation).
Pantothensäure ist in den üblichen Nahrungsmitteln weit verbreitet; spezifische Mangelerscheinungen sind nicht bekannt.

H99

Frage 5.22: Lösung A

Pantothensäure ist Teil des Vitamin B-Komplexes, sie wird für die Aktivierung von Carbonsäuren zum Coenzym A (CoASH) umgewandelt und bildet als Pantethein einen Teil des Acylcarrier-Proteins der Fettsäuresynthase.
Pyridoxin (Vit. B_6) ist als Pyridoxalphosphat das Coenzym für Transaminasen und Aminosäuredecarboxylasen.
Die HMG-CoA-Reduktase ist das geschwindigkeitsbestimmende Enzym der Cholesterinbiosynthese und benötigt NADPH. Die Glutamatdehydrogenase verwendet NAD/NADH und NADP/NADPH für die Freisetzung und Fixierung von NH_4^+.
Die Glutaminase hydrolysiert Glutamin zu Glutamat und Ammoniak, sie benötigt kein Coenzym.

H99

Frage 5.23: Lösung C

Siehe Kommentar zu Frage 5.22.

F00

Frage 5.24: Lösung E

Pantothensäure ist ein Vitamin des B-Komplexes und wird zum Aufbau des Coenzyms A (CoASH) und als Bestandteil der Fettäuresynthase benötigt. Die gesuchte Falschaussage ist (E), denn bei der Bildung von Cholesterolestern in den High-Density-Lipoproteinen (HDL) liefert nicht Acyl-CoA den Fettsäurerest, sondern das Lecithin, aus dem dabei Lysolecithin wird. Katalysiert wird die Reaktion von dem HDL-Enzym Lecithin-Cholesterin-Acyl-Transferase (LCAT).

5 Vitamine und Coenzyme

F01

Frage 5.25: Lösung C

Siehe Lerntext V.8.
Pantothensäure ist ein Vitamin des B_2-Komplexes, dass zum Aufbau des Coenzyms A (CoASH) und des Acyl-Carrier-Proteins (ACP) nötig ist. Sowohl CoASH als auch ACP dienen der Aktivierung von Carbonsäuren.
Die gesuchte Falschaussage ist (C), denn die Carboxylierung des Pyruvats erfordert aktiviertes CO_2; hierbei ist nicht eines der genannten Pantothensäurederivate beteiligt, sondern das Biotin.

Folsäure — V.9

[Strukturformel der Folsäure]

Bedarf: 0,2–0,4 mg/Tag
Funktion: als Tetrahydrofolsäure (THF) im C_1-Stoffwechsel
Mangel: megaloblastische Anämie und allg. unspezifische Stoffwechselstörungen

Organische Gruppe	Derivat der Tetrahydrofolsäure	Anwendungsbeispiel im Stoffwechsel
H—COOH	N^{10}-Formyl-FH_4	Aktivierung von C-2 und C-8 bei der Purinsynthese
N—CHO	N^5,N^{10}-Methenyl-FH_4	→ Formimino-FH_4, Histidinstoffwechsel
CH_3OH	N^5,N^{10}-Methylen-FH_4	Glycin ⇔ Serin; Thyminsynthese
—CH_3	N^5-Methyl-FH_4	Synthese von Cholin u. Methionin

Folsäure ist aus 3 Komponenten aufgebaut: einem Heterocyclus Pteridin, der p-Aminobenzoesäure und L-Glutaminsäure. Das in Pflanzen weit verbreitete Vitamin („Blättersäure") kann von Bakterien synthetisiert werden, wenn ihnen p-Aminobenzoesäure zur Verfügung steht. Die Darmflora trägt zur Folsäureversorgung des Menschen bei.
Durch zwei NADPH-abhängige Reduktionen am Pteridin wird das Vitamin zum Coenzym Tetrahydrofolsäure, das C_1-Einheiten aktiviert, wobei der Kohlenstoff alle Oxidationsstufen von Methylgruppen über Methanol und Formaldehyd

bis zur Ameisensäure einnehmen und diese durch Enzymeinwirkung auch ändern kann. Solche aktivierten C_1-Einheiten sind wichtig für diverse Stoffwechselreaktionen.
Folsäure-Antivitamine werden in der Krebstherapie eingesetzt, wo sie die Dihydrofolatreduktase hemmen und damit den Nachschub an Nucleinsäurebasen blockieren. Die antibakteriellen Sulfonamide stören kompetitiv die von der para-Aminobenzoesäure ausgehende Folsäuresynthese der Bakterien.

H98

Frage 5.26: Lösung C

Folsäure ist ein wasserlösliches Vitamin der B_2-Gruppe (A). Seine Struktur enthält 3 Bausteine: ein Pteridin, die p-Aminobenzoesäure (B) und die L-Glutaminsäure. Durch zwei NADPH-abhängige Reduktionsschritte wird aus dem Vitamin das Coenzym Tetrahydrofolat, verantwortlich für viele C_1-übertragende Reaktionen im Stoffwechsel von Aminosäuren, Purinen und Thymin (E). Amethopterin (Methotrexat) ist ein synthetisches Antivitamin, das die Reduktion der Dihydrofolsäure zu Tetrahydrofolsäure (FH_4) hemmt (D).
Die gesuchte Falschaussage ist (C), denn die Bildung von N^5-Methyl-FH_4 ist nicht abhängig von S-Adenosyl-methionin. Das Methylderivat entsteht vielmehr durch enzymatische Reduktion von Methylen-FH_4, wobei die C_1-Einheit vom Serin stammt.

F00

Frage 5.27: Lösung D

Folsäure ist ein wasserlösliches Vitamin der B_2-Gruppe, aufgebaut aus den drei Bausteinen Pteridin + p-Aminobenzoesäure + L-Glutaminsäure. Durch zwei NADPH-abhängige Reduktionsschritte entsteht daraus im Körper das Coenzym Tetrahydrofolsäure, wichtig für die Aktivierung von C_1-Einheiten in verschiedenen Oxidationsstufen. Die zu suchende Falschaussage ist (D), denn mit mikrosomalen Hydroxylierungen hat Tetrahydrofolat nichts zu tun; hier spielt Cytochrom P_{450} eine wichtige Rolle.

F95

Frage 5.28: Lösung A

Siehe Lerntext V.9.
Das Pyrimidinderivat UMP wird FH_4-frei gebildet (A), bei seiner Methylierung zum TMP (C) wird aber N^5,N^{10}-Methylen-FH_4 benötigt.

5 Vitamine und Coenzyme

F99

Frage 5.29: Lösung A

Aus dem Vitamin Folsäure entsteht das für den C_1-Stoffwechsel wichtige Coenzym Tetrahydrofolsäure. Folsäureantagonisten werden als Antimetabolite in der Tumortherapie eingesetzt. Sie hemmen die Dihydrofolsäurereduktase (A), wodurch Folsäure nicht mehr zum Coenzym Tetrahydrofolsäure umgewandelt werden kann.

Der dadurch entstehende Mangel an Methylentetrahydrofolsäure führt zu einer Störung der Purin- und Pyrimidinbiosynthese, was sich besonders in sich schnell teilenden Tumorzellen auswirkt.

Die Serin-Hydroxymethyl-Transferase (B) setzt mit Tetrahydrofolsäure Serin zu Methylentetrahydrofolsäure und Glycin um.

Die Methylentetrahydrofolat-Reduktase (C) stellt Methyltetrahydrofolat für die Umwandlung von Homocystein in Methionin bereit.

Die Methylentetrahydrofolat-Dehydrogenase (D) bildet Methenyltetrahydrofolat für die Purinsynthese.

Die Thymidylat-Synthase (E) überträgt aus Methylentetrahydrofolsäure eine CH_3-Gruppe auf Desoxyuridinmonophosphat. Sie wird nicht durch Folsäure-Antagonisten, sondern durch Fluoruracil gehemmt.

den kann. Wegen seiner Endiol-Struktur kann das Vitamin durch Oxidation oder durch Erhitzen zerstört werden. Ascorbinsäure ist gut wasserlöslich und wird zum größten Teil unverändert im Harn ausgeschieden. Das Vitamin wirkt stark reduzierend und kann z.B. Methämoglobin zu Hämoglobin reduzieren. Ascorbinsäure wirkt als Coenzym vieler Hydroxylasen. Von besonderer Bedeutung ist es für den Steroidstoffwechsel und die Kollagensynthese (posttranslationale Bildung von Hydroxyprolin und Hydroxylysin).

Die typische Vitamin C-Mangelkrankheit ist der Skorbut, früher von Seefahrern sehr gefürchtet. Dabei kommt es zu Blutungen (besonders an den Unterschenkeln), Schleimhautentzündungen im Mund, Zahnausfall und evtl. Tod. Vor Skorbut schützen frisches Gemüse und Obst. Nur Menschen, Primaten und Meerschweinchen müssen die Substanz regelmäßig mit der Nahrung aufnehmen, da ihnen in der Synthesekette D-Glucose → D-Glucuronsäure → L-Gulonsäure → L-Ascorbinsäure das letzte Enzym, die L-Gulonolakton-Oxidase, fehlt.

Skorbut kann beim Menschen durch Zufuhr von 75 mg Vit. C/Tag verhindert werden, höhere Ascorbinsäure-Dosen, bis in den Grammbereich, werden zuweilen empfohlen.

Ascorbinsäure (Vit. C) — V.10

[Strukturformel Ascorbinsäure]

Vit C = Ascorbinsäure = L-Gulonolacton

Bedarf: 75 mg/Tag

Funktion:
Ascorbat ⇌ Dehydroascorbat (H_2)

reversibles Redoxsystem für Hydroxylierungen: Bildung von Hydroxyprolin u. Hydroxylysin im Kollagen Steroidhydroxylierungen

Mangel: Skorbut

Vitamin C, die L-Ascorbinsäure, ist ein zuckerähnliches C_6-Molekül, das von Pflanzen und den meisten Tieren aus D-Glucose gebildet wer-

F85

Frage 5.30: Lösung D

Siehe Lerntext V.10.

Biotin (Vit. H) — V.11

[Strukturformel Biotin]

Bedarf: 0,1–0,3 mg/Tag, Darmbakterien synthetisieren eine mehrfache Menge

Funktion:

[Strukturformel: aktiviertes CO_2 für Carboxylasen, HOOC–N...NH...S...C(=O)–Carboxylase]

Mangel: nur bei oraler Antibiotikatherapie möglich (Ausfall der bakteriellen Synthese) oder nach Bindung von Biotin an Avidin im rohen Hühnereiweiß (20 rohe Hühnereier); dann unspezifisch: Anaemien, Muskelentzündung, Hautentzündung, nervöse Störungen.

Biotin, auch Vitamin H genannt, besteht aus 2 heterocyclischen Fünfringen und hat eine Seitenkette mit einer Carboxylgruppe. Über diese wird das Vitamin als prosthetische Gruppe an einen Lysinrest verschiedener Carboxylasen gebunden. Als prosthetische Gruppe bindet es jetzt unter ATP-Verbrauch CO_2, das „aktivierte Kohlendioxid" kann auf organische Moleküle übertragen werden (z.B. Pyruvat → Oxalacetat; Acetyl-CoA → Malonyl-CoA).
Bei einem Mangel an Vitamin H kommt es zu Störungen an Haut und Haar. Biotin kommt in vielen tierischen und pflanzlichen Nahrungsmitteln vor; es wird außerdem von Mikroorganismen (die Darmflora trägt wesentlich zur Biotinversorgung bei) gebildet. Im Eiklar des rohen Hühnereis findet sich das Protein Avidin, das Biotin stark bindet und so unresorbierbar macht (→ „raw egg disease"); gekochte oder gebratene Hühnereier sind in dieser Hinsicht ungefährlich.

F99

Frage 5.31: Lösung B

Biotin, auch Vitamin H genannt, bildet als prosthetische Gruppe von Carboxylasen die „aktivierte Kohlensäure": Anorganisches CO_2 kann so in organische Moleküle als Carboxylgruppe -COOH eingebaut werden. Wichtige Beispiele für diesen Mechanismus sind die Bildung der Oxalessigsäure (A) bei der Gluconeogenese, die Bildung des Malonyl-CoA (B) bei der Fettsäurebiosynthese und die Bildung von Methylmalonyl-CoA (E) beim Abbau des Propionyl-CoA.
Im Zusammenhang mit der Blutgerinnung entdeckte man noch einen anderen Carboxylierungsmechanismus: Einige Blutgerinnungsproteine, Faktor II, VII, IX und X, werden ohne Biotinbeteiligung Vitamin K-abhängig an bestimmten Glutamatseitenketten carboxyliert. Damit ist die Aussage (3) falsch, ebenso wie (4), denn Biotin ist nicht beteiligt an der oxidativen Decarboxylierung von Pyruvat zu Acetyl-CoA.

F01

Frage 5.32: Lösung A

Biotin, auch Vitamin H genannt, wirkt als prosthetische Gruppe vieler Carboxylasen, die CO_2 in organische Verbindungen einbauen. Die richtige Antwort ist hier (A): Bei der Biosynthese von Fettsäuren wird Acetyl-CoA zu Malonyl-CoA carboxyliert, bevor es zur Verlängerung des Alkylrestes der Fettsäure kommt.
Die Carbamoylphosphat-Synthetase (B) verwendet bei ihrer Synthese anorganisches Bicarbonat, bei der Häm-Synthese (C) wird das Glycin mit Pyridoxalphosphat aktiviert.
Die von Glycin ausgehende Serin-Synthese (D) verwendet ein tetrahydrofolatgebundenes C_1-Derivat, und bei der Cholesterol-Synthese aus Acetyl-CoA (E) gibt es keine Carboxylierungen.

H97

Frage 5.33: Lösung D

Siehe Lerntext V.11.
Biotin, auch Vitamin H genannt, ist ein Molekül mit 2 heterozyklischen Fünfringen, das über die Carboxylgruppe seiner Seitenkette an die ε-Aminogruppe einer Lysin-Seitenkette gebunden wird. So wird Biotin zur prosthetischen Gruppe verschiedener Carboxylasen. Carboxybiotin dient als CO_2-Lieferant für die Pyruvatcarboxylase (2), die Acetyl-CoA-Carboxylase (3) und die Propionyl-CoA-Carboxylase (4).
Die Carboxylierung von Glutamat-Seitenketten in den Gerinnungsfaktoren II, VII, IX und X erfolgt durch Dihydrophyllochinon ohne Beteiligung von Biotin: (1) ist falsch.
Auch die Bildung von Carbamylphosphat erfolgt ohne Biotin; in dieser Reaktion wirkt N-Acetylglutamat als Coenzym ((5) ist falsch).

H99

Frage 5.34: Lösung D

Biotin ist der Trivialname des wasserlöslichen Vitamins H. Es dient, kovalent an eine Lysin-Seitenkette eines Enzyms gebunden, als prosthetische Gruppe von Carboxylasen, die CO_2 als Carboxylgruppe in organische Moleküle einbauen. In der Glykolyse (A), bei der Ketonkörperbildung (C) und im Citratcyclus (E) gibt es derartige Reaktionen nicht. Die Gluconeogenese beginnt zwar mit einer Biotin-abhängigen Carboxylierung, die Oxalacetat liefert. In den hier angesprochenen Folgereaktionen, vom Oxalacetat bis zur Glucose (B), gibt es dann aber keine weitere Carboxylierung.
Die hier gesuchte richtige Aussage ist (D): Im Aminosäureabbau und bei der β-Oxidation ungeradzahliger Fettsäuren entsteht Propionyl-CoA, das zur Umwandlung in Succinyl-CoA zunächst unter Biotin-Beteiligung zu Methylmalonyl-CoA carboxyliert wird.

Retinol (Vit. A) — V.12

Vit. A = Retinol = Axerophthol
= Epithelschutzvitamin

Bedarf: 1,5–2,0 mg/Tag, meist als Provitamin β-Carotin (auch in Megadosis nicht toxisch)
Funktion: Sehvorgang, Epithelschutz, Mucopolysaccharidsynthesen, antioxidative Wirkungen.
Mangel: Haut- und Schleimhautschäden, Xerophthalmie, Keratomalazie, Nachtblindheit.

Bei dem Vitamin A handelt es sich um ein C_{20}-Isoprenoid, das in verschiedenen Oxidationsstufen wirksam ist: als Retinol für Epithelschutz, als Retinal für den Sehvorgang und als Retinsäure für die Genaktivierung. Das Vitamin findet sich nur in tierischen Geweben; in der Leber findet sich ein für zwei Jahre ausreichender Vorrat. Als Provitamin A wirksame Carotine sind in pflanzlichen Nahrungsmitteln weit verbreitet; durch sie wird der Tagesbedarf des Menschen gut gedeckt. Eine gestörte Fettresorption bewirkt eine sekundäre Avitaminose.
Epithelschutz: Vitamin A-Mangel bewirkt Schleimhautschäden. Ein Versiegen der Tränendrüsen bewirkt die Keratomalazie (Hornhauttrübung nach Austrocknung und Infektion); ein Versagen der Vaginaldrüsen kann zur Sterilität führen.
Sehvorgang: Enzymatische Oxidation der HO-Gruppe des Retinols ergibt das all-trans-Retinal, das durch eine Isomerase in 11-cis-Retinal umgewandelt wird. Dieses verbindet sich mit dem Protein Opsin zum Sehpurpur Rhodopsin. Bei Belichtung wird die cis-Doppelbindung unter Freisetzung eines Nervenimpulses in die trans-Stellung rückverwandelt; das Retinal löst sich vom Protein, wird nach erneuter Isomerisierung zum cis-Retinal aber wieder von Opsin gebunden.
Retinsäure: Sie wirkt regulierend auf die Genexpression. Als Medikament wird Retinsäure gegen die Akne vulgaris eingesetzt, ist aber fetotoxisch und soll möglicherweise kanzerogen sein.
Bei einem Überangebot an Vitamin A (nicht von Carotin, dem Provitamin A!) kommt es zu toxischen Erscheinungen: Bewusstlosigkeit, Haarausfall, Hautabstoßung, Knochenbrüche.

F97

Frage 5.35: Lösung B

β-Carotin ist ein in der Pflanzenwelt weit verbreitetes Isoprenoid mit 40 C-Atomen, dessen Spaltung im Darm des Menschen durch eine Dioxygenase 2 Moleküle Retinal ergibt (A). Reduktion der Aldehydgruppe führt zum Retinol, das als Vitamin A im Blut in Bindung an ein Retinol-Bindungsprotein transportiert (E) und in der Leber gespeichert wird.
Als 11-cis-Retinal wird Vitamin A Bestandteil des Sehpurpurs (C). Die vom Retinol abgeleitete Retinsäure hat Auswirkungen auf die Gen-Expression.
Falsch ist die Aussage (B), denn die Retinolspeicherung erfolgt als Palmitinsäureester in der Leber.

H00

Frage 5.36: Lösung*** Diese Frage wurde aus der Wertung genommen.

Vitamin A (Retinol) findet sich in der Natur in therapeutisch interessanter Menge nur in Leber, besonders im Fischlebertran. Mensch und Tier nehmen Retinol mit der Nahrung vorwiegend in Form des pflanzlichen Provitamins β-Carotin auf (A); bei der intestinalen Resorption wird das Carotin durch eine Carotinase zu Vitamin A gespalten. Zu den Vitamin A-Mangelsymptomen gehört eine Epithelverhornung, was sich am Auge im Versiegen der Tränensekretion und in einer Cornea-Trübung äußert (E). Das zum Aufbau des Sehpurpurs vorgesehene Retinol muss oxidiert und dann zum 11-cis-Retinal isomerisiert werden (D).
Die gesuchte Falschaussage wäre (B), denn Retinol wird zum Transport im Blut nicht an Serumalbumin, sondern an ein spezifisches Retinol-Bindungsprotein angelagert.
Dem Kommentator ist nicht klar, warum diese Frage für ungültig erklärt wurde.

H87

Frage 5.37: Lösung E

Siehe Lerntext V.12.
Retinal leitet sich von Vitamin A ab, das der menschliche Organismus nicht selbst bilden kann.

H00

Frage 5.38: Lösung B

Beim Sehvorgang wird im Rhodopsin (11-cis Retinal + Opsin) durch Licht das 11-cis in all-trans-Retinal umgewandelt, dadurch erfolgt eine Konformationsänderung des Rhodopsins, über eine Bindung an das G-Protein Transducin wird durch Phosphodiesteraseaktivierung cGMP gesenkt, wodurch Na^+-Kanäle geschlossen und die Zellen hyperpolarisiert werden. In der sog. Dunkelreaktion wird all-trans-Retinal wieder enzymatisch in 11-cis-Retinal rückverwandelt.

Calciferol/Vitamin D-Hormone — V.13

Cholecalciferol = Vit. D_3 = Calciol = Calciferol

Bedarf: 10 µg/Tag,
Eigensynthese:

Cholesterol
↓
7-Dehydrocholesterol
↓ ← UV-Licht
Vit. D_3

tägliche Zufuhr ab 100 µg toxisch: D-Hypervitaminose
Funktion: als Calcitriol = 1,25-Dihydroxycalciferol = Vit. D-Hormon. Regulation des Calcium- und Phosphat-Haushalts.
Mangel: Osteomalazie, Rachitis

Das fettlösliche Vitamin D oder Calciferol findet sich u. a. in Fisch (v. a. im Lebertran), Milch, Eiern und Pilzen. Es gibt zwei wichtige Provitamine, die durch UV-Bestrahlung Calciferol bilden. Pflanzliches Ergosterin, vor allem in Pilzen, wird industriell UV-bestrahlt und geht dabei in Vitamin D_2 über, das als Vigantol therapeutisch eingesetzt wird. Menschliche Haut enthält mit dem 7-Dehydrocholesterin ein Provitamin D_3; bei Sonnenbestrahlung der Haut entsteht unter Öffnung des B-Ringes im Sterin Cholecalciferol. Daher muss man Vitamin D nicht mit der Nahrung aufnehmen; der Körper kann es bei UV-Bestrahlung der Haut selbst bilden, – daher die Bezeichnung als Vitamin-D-Hormon. Der Tagesbedarf an Calciferol liegt bei 10 µg. Mangel im Kindesalter führt zur Rachitis.
Cholecalciferol erhält erst durch zwei Hydroxylierungsschritte seine Wirksamkeit als Hormon: In der Leber entsteht 25-Hydroxy-cholecalciferol (25-HCC), aus dem die Niere dann 1,25-Dihydroxy-cholecalciferol (1,25-DHCC) bildet. Für dieses Hormon ist der Name Calcitriol in Gebrauch. Dieses Hormon induziert im Darm die Bildung eines Calcium resorbierenden Proteins.

F93
Frage 5.39: Lösung E

Siehe Lerntext V.13.
In der gezeigten Formel des Vitamin D-Hormons DHCC erkennt man 3 OH-Gruppen, es ist also ein dreiwertiger Alkohol (A). Die am C-25 stehende Alkoholgruppe ist tertiär, weil C-25 mit 3 anderen C-Atomen in Bindung steht (B). Seine 3 Doppelbindungen sind konjugiert, d.h. durch jeweils eine C–C-Einfachbindung getrennt (C). An der Verbindungslinie der Ringe C und D stehen 2 Substituenten (–H und –CH_3); aus deren räumlicher Anordnung kann man die trans-Verknüpfung der beiden Ringe ableiten (D).
(E) ist falsch, denn mit 2 Methylsubstituenten kann C-25 kein chirales Zentrum sein.

F92
Frage 5.40: Lösung E

Siehe Lerntext V.13.
Cholesterin ist der Ausgangsstoff für die Cholecalciferol-Synthese. Es wird aus Acetyl-CoA synthetisiert.

H85
Frage 5.41: Lösung E

Bei den fettlöslichen Vitaminen (A, D, E und K) führt eine Überdosierung häufig zu einer Hypervitaminose mit u. U. ernsten Krankheitserscheinungen. So kommt es nach einer Überdosierung von Vitamin D (z. B. wenn in Notzeiten Lebertran als Fettersatz eingenommen wird) zu Kalkablagerungen in der Niere, dem Herzmuskel und in den Herzklappen (4). Calcium- und Phosphatkonzentration im Blut sind erhöht ((2), (3)), und beide Substanzen werden auch über die Niere vermehrt ausgeschieden (1).

Phyllochinon (Vit. K) — V.14

Vit. K = Phyllochinon = Antihaemorrhagisches Vitamin

R = Phytyl : K_1
R = Difarnesyl : K_2
R = H : Menadion = K_3

Bedarf: 70 µg/Tag, Synthese auch durch Darmbakterien
Funktion: Carboxylierung Ca^{++}-bindender Proteine an Glutaminsäureresten, z. B. Gerinnungsfaktoren

Mangel: bei Fettresorptionsstörungen und bei Behandlung mit Vit. K-Antagonisten: Gerinnungsstörungen, Haemorrhagie.

Phyllochinon ist ein fettlösliches Vitamin, dessen Fehlen zu Störungen der Blutgerinnung führt. Das von Pflanzen und Bakterien (auch Darmflora!) synthetisierte Vitamin K ist ein 2-Methyl-1,4-aphthochinon mit einer Polyisoprenseitenkette in der 3er-Position. Die reduzierte Hydrochinonform des Phyllochinons wirkt als Coenzym bei der posttranslationalen Modifikation mehrerer Gerinnungsfaktoren: In den von der Leber synthetisierten Gerinnungsproteinen werden mehrere spezifische Glutaminsäureseitenketten zu **γ-Carboxyglutaminsäure** carboxyliert, was für die spätere Wechselwirkung mit Kalziumionen wichtig ist. Die von der Modifikation betroffenen Faktoren sind II (Prothrombin), VII (Proconvertin), IX (Christmas-Faktor) und X (Stuart-Prower-Faktor). Danach wurde schon wiederholt gefragt, wobei jeweils ein nicht von dieser Umwandlung betroffener Faktor gesucht werden musste.
Zahlreiche synthetische Gerinnungshemmstoffe (z. B. Marcumar®, Warfarin®) leiten sich vom Antivitamin Dicumarol ab.

non wirkt bei der Carboxylierung mehrerer Blutgerinnungsproteine; neben dem unter (2) erwähnten Prothrombin (Faktor II) sind auch die Gerinnungsfaktoren VII, IX und X erst nach Modifikation ihrer Glutamat-Seitenketten funktionsfähig. Vitamin K-Antagonisten sind das natürliche Dicumarol und synthetische Substanzen wie Marcumar® und Warfarin®; sie führen zu einer Verlängerung der Gerinnungszeit (4).

H96

Frage 5.44: Lösung C

Siehe Lerntext V.14.

F86

Frage 5.45: Lösung E

Siehe Lerntext V.14.
Phyllochinon (oder Vitamin K) ist ein fettlösliches Vitamin, das vorwiegend mit der pflanzlichen Nahrung aufgenommen wird. Auch in Leber finden sich erwähnenswerte Mengen dieses Vitamins (0,2 mg in 100 g). Der Fleischgehalt der Nahrung spielt keine Rolle für die Versorgung mit Vitamin K ((1) ist falsch). Als extrem lipidlöslicher Stoff kann das mit der Nahrung aufgenommene Vitamin nur resorbiert werden, wenn die Nahrung gleichzeitig Fett enthält; Fettmangel oder eine Störung der Lipidresorption führen zum „sekundären Vitamin-K-Mangel" (4). Ein Teil der täglich zur Resorption gelangenden Vitamin-K-Menge stammt aus der Biosynthese durch die Darmflora; die Versorgung entfällt, wenn über längere Zeit Breitbandantibiotika oral verabreicht werden (3). Eine Thrombose-Prophylaxe durch Gabe von Vitamin-K-Antagonisten aus der Cumarinklasse führt zu einem funktionellen Vitamin-K-Mangel: Vorhandenes Vitamin kommt durch Überschuss des Antagonisten nicht zur Wirkung (2).

F00

Frage 5.42: Lösung E

Phyllochinon ist der Name des fettlöslichen Vitamin K, das in grünen Pflanzen vorkommt, aber auch von Bakterien (Darmflora!) gebildet wird. Im Rahmen einer posttranslationalen Modifikation werden die Blutgerinnungsproteine II, VII, IX und X an spezifischen Glutamylseitenketten carboxyliert.
Die gesuchte Falschaussage ist (E): mit der Cobalaminstruktur haben Phyllochinone nichts zu tun.

F98

Frage 5.43: Lösung D

Phyllochinon ist ein Trivialname für das fettlösliche Vitamin K. Vitamine können von der Leber nicht gebildet werden ((1) und (3) sind falsch). Phyllochi-

F94

Frage 5.46: Lösung E

Siehe Lerntext V.15.
Riboflavin wirkt als prosthetische Gruppe (FMN oder FAD) an Dehydrogenasen (Flavoproteine).

Stoffwechselfunktionen der Vitamine — V.15

Wirkungen der Vitamine als Coenzym-Bausteine

Vitamine und ihre Umwandlung zum Coenzym

Vitamin	Modifikation	Coenzym	Wirkung
A (Retinol)	Dehydrierung und Isomerisierung	11-cis Retinal	Bestandteil des Sehpurpurs
B_1 (Thiamin)	Phosphorylierung	Thiamindiphosphat	Aktivierung von Aldehyden
B_2 (Riboflavin)	Phosphorylierung oder ADP-Bindung	FMN FAD	Wasserstoffübertragung
B_3 (Niacinamid)	ADP-Ribosylierung	NAD, NADP	Codehydrase
B_6 (Pyridoxin)	Phosphorylierung	Pyridoxal-5-P	Aminosäure-umwandlungen
B_{12} (Cobalamin)	Bindung von Desoxyadenosin oder —CH_3	B_{12}-Coenzyme	Kohlenstoffkettenisomerisierung
Folsäure	Reduktion	Tetrahydrofolat	C_1-Transfer
Pantothensäure	Einbau	Coenzym A	Aktivierung von Säuren
C (Ascorbinsäure)	–	Ascorbat	Hydroxylierungen
D (Calciferol)	Hydroxylierung	1,25-DHCC	Calciumstoffwechsel
E (Tocopherol)	Hydrolyt. Ringöffnung	Tocopherol-Hydrochinon	Redox-System
H (Biotin)	Proteinbindung	Biocytin	CO_2-Aktivierung
K (Phyllochinon)	Reduktion	Dihydro-Vit. K	Carboxylierung

Die meisten Carboxylierungen sind Biotin-abhängig; Avidin ist hier ein effektiver Hemmstoff. Bei den Blutgerinnungsfaktoren kennt man die Phyllochinon-abhängige Carboxylierung von Glutaminsäureseitenketten. Ohne Beteiligung eines Vitamin-abhängigen Coenzyms erfolgt die Bildung von Carbamoylphosphat, bei der Ammoniak und Bicarbonat unter ATP-Verbrauch vereint werden.

Thiamindiphosphat ist Coenzym bei der oxidativen Decarboxylierung von α-Ketosäuren. Pyridoxalphosphat-abhängig verlaufen die Decarboxylierungen der Aminosäuren, wobei biogene Amine gebildet werden.

Frage 5.47: Lösung E

Diese Frage ist kompliziert! Im Stoffwechsel (β-Oxidation ungeradzahliger Fettsäuren, Abbau der verzweigtkettigen Aminosäuren) anfallendes Propionyl-CoA wird unter Mitwirkung von Biotin (A) zu Methylmalonyl-CoA carboxyliert und danach B_{12}-abhängig (C) zu Succinyl-CoA isomerisiert. Tetrahydrofolsäure trägt die Methylgruppe bei zur Überführung von dUMP in Thymidylat (B). Die Noradrenalin liefernde Hydroxylierung von Dopamin erfolgt Vitamin C-abhängig (D).
Falsch ist (E), denn Pyridoxalphosphat ist das Coenzym bei der Porphyrinsynthese. Thiamindiphosphat wirkt bei der Pyruvatdehydrogenase und als prosthetische Gruppe der Transketolase im Pentosephosphatcyclus.

Coenzym-Spezifität der Enzyme — V.16

Bei den Enzymen, die eine prosthetische Gruppe kovalent gebunden enthalten, ist die Coenzym-Zuordnung eindeutig. Frei dissoziierende Coenzyme, wie NAD^+ oder ATP, können wechselweise mit verschiedenen Enzymen reagieren; so überträgt die Laktatdehydrogenase den von der Glycerinaldehyd-P-Dehydrogenase stammenden NADH-Wasserstoff auf das Pyruvat. Umgekehrt aber haben die einzelnen Enzyme eine eindeutige Coenzym-Spezifität: Die LDH arbeitet immer mit NAD, die Glucose-6-P-Dehydrogenase immer mit $NADP^+$.

F98

Frage 5.48: Lösung E

Zahlreiche Coenzyme enthalten als endständiges Element AMP (Adenin-Ribose-Phosphat). Das trifft zu für
Coenzym A: AMP-P-Pantothensäure
FAD: AMP-P-Riboflavin
NAD: AMP-P-Ribose-Niacinamid
NADPH: AMP-P-Ribosylphosphat-Niacinamid
Die gesuchte Falschaussage ist (E), denn im FMN ist Riboflavin am C-5 des Ribits nur mit Phosphorsäure verestert:
FMN: P-Riboflavin.

H94

Frage 5.49: Lösung E

Viele Coenzyme werden unter ATP-Verbrauch synthetisiert; häufig wird dabei Adenylsäure (AMP) und damit ein Nucleotid Bestandteil des Coenzyms. Coenzym A, NAD^+, NADP und FAD enthalten Adenin. Keinen AMP-Bestandteil findet man im FMN (Riboflavin und Phosphorsäure).

F95

Frage 5.50: Lösung E

Monosaccharide, die als Bausteine für Makromoleküle verwendet werden sollen, sind häufig durch Bindung an ein Nucleosiddiphosphat aktiviert: UDP-Glucose ist Glykogenbaustein, GDP-Mannose dient zum Aufbau von Glykoproteinen, und UDP-Glucuronsäure ist wichtig bei der Biotransformation.
Bei der Synthese komplexer Lipide werden häufig CDP-aktivierte Bausteine verwendet: Lecithin (1) entsteht aus Diacylglycerin + CDP-Cholin, Sphingomyelin (2) aus Ceramid + CDP-Cholin. Cardiolipin (3), der Struktur nach ein Bisphosphatidylglycerin, entsteht aus Glycerin + 2 CDP-Diacylglycerin. Bei allen hier aufgeführten Reaktionen wird CMP freigesetzt, ein Phosphat wird also mit übertragen.
Auch die N-Acetyl-neuraminsäure wird unter CTP-Verbrauch als CMP-N-Acetyl-neuraminsäure aktiviert und zur Synthese von Glykoproteinen (4) und Glykolipiden eingesetzt.

F98

Frage 5.51: Lösung D

Sulfotransferasen mit Phosphoadenosylphosphosulfat (PAPS) als Coenzym überführen Gifte und Wirkstoffe als Schwefelsäureester in eine unwirksame und ausscheidungsfähige Form. Anionische Proteoglykane (saure Mucopolysaccharide) wie Chondroitinsulfat und Heparin enthalten gebunden als Ester oder als Aminsulfat Schwefelsäurereste, die von PAPS übertragen werden.

Die gesuchte Falschaussage ist (D), denn das saure Heteroglykan Hyaluronsäure besteht aus Glucuronsäure und N-Acetylglucosamin und enthält keine Schwefelsäure. Siehe auch Lerntext I.17.

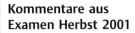

Kommentare aus Examen Herbst 2001

H01

Frage 5.52: Lösung D

Pyridoxalphosphat ist das wichtigste Coenzym für den Aminosäurestoffwechsel, hauptsächlich bei Decarboxylierungen zu biogenen Aminen (A), bei Transaminierungen (C) und bei der Synthese von Aminolävulinsäure aus Succinyl-CoA und Glycin (E). Daneben wirkt Pyridoxalphosphat auch als Coenzym der Phosphorylase (B).
Die gesuchte Falschaussage ist (D), denn die oxidative Decarboxylierung des Pyruvats zu Acetyl-CoA erfordert nicht Pyridoxalphosphat als Coenzym, sondern die fünf Coenzyme, die benötigt werden, sind Thiaminpyrophosphat, Liponsäure, Coenzym A, FAD und NAD.

H01

Frage 5.53: Lösung B

Pantothensäure ist Bestandteil des Coenzym A und des Acylcarrierproteins: Durch beide Verbindungen werden Acylreste (Essigsäure, Malonsäure u.a.) als Thioester aktiviert (B).
Das wasserlösliche Vitamin Folsäure wird durch NADPH-abhängige Reduktion in das Coenzym Tetrahydrofolsäure umgewandelt und kann dann im Intermediärstoffwechsel C_1-Fragmente von unterschiedlichem Oxidationsgrad für Synthesen beisteuern. Ein Beispiel dafür wäre die enzymatische Umwandlung von dUMP in dTMP (D).

H01

Frage 5.54: Lösung D

Siehe Kommentar zu Frage 5.53.

H01

Frage 5.55: Lösung E

Phyllochinone, wie das Vitamin K, sind fettlöslich und tragen eine Seitenkette aus Isopreneinheiten (A). Sie werden von Bakterien (C) und grünen Pflanzen gebildet (D). Die wichtigste Funktion des Vitamin K ist die posttranslationale Carboxylierung von Glutaminsäure-Seitenketten in den Blutgerinnungsfaktoren II, VII, IX und X, aber auch von bestimmten anderen Calcium-bindenden Proteinen.

Die gesuchte Falschaussage ist (E), denn im wasserlöslichen Vitamin B_{12} (Cobalamin) kommen keine Phyllochinon- und Isopren-Strukturen vor.

H01

Frage 5.56: Lösung A

Das vom Vitamin Folsäure abstammende Coenzym Tetrahydrofolat ist an vielen Reaktionen des Nucleotid- und Aminosäure-Intermediärstoffwechsels beteiligt. Synthetisch hergestellte, geringfügig modifizierte Folsäurestrukturen wirken als Hemmstoff bei diesen Reaktionen. Das unter (A) genannte Aminopterin hemmt die Reduktion der FH_2 zu FH_4, die immer nötig ist, wenn dUMP unter Verwendung von Methylen-FH_4 zu dTMP methyliert wurde.
Die unter (B)–(E) genannten Umsetzungen laufen ohne Beteiligung eines Tetrahydrofolat-Derivates.

H01

Frage 5.57: Lösung B

Carotinoide sind gelbe Pflanzenfarbstoffe, die in Form von β-Carotin die wichtigsten Prohormone für das Vitamin A darstellen. β-Carotin wird in zwei Moleküle Vitamin A gespalten (A); das Vitamin kann als Alkohol, Retinol, als Aldehyd Retinal oder als Säure Retinoat vorliegen, die alle wasserunlöslich sind und daher im Blut an ein Transportprotein gebunden transportiert werden müssen. Vitamin A wird auch als Hautschutzvitamin bezeichnet; seine Wirkung an allen Epithelien und auch an anderen Zellen beruht auf einer Aktivierung spezifischer Gene (D). Der Aldehyd ist als Retinal Bestandteil des Sehpurpurs (C). Die gesuchte Falschaussage ist (B), denn die Speicherung von A-Vitaminen und auch der Vorstufe β-Carotin erfolgt im Fettgewebe und in der Leber, ohne dass diese Moleküle verändert werden müssen. Eine Glucuronidierung kommt nicht vor.

H01

Frage 5.58: Lösung A

Die gesuchte Falschaussage ist (A), denn Cobalamin kommt im Pflanzenreich nicht vor. Cobalaminmangel führt zur perniziösen Anämie. Das wasserlösliche Vitamin verbindet sich im Magen mit dem von den Belegzellen gebildeten intrinsic factor, einem Glykoprotein; dieser Komplex aus Vitamin B_{12} und intrinsic factor wird im unteren Ileum resorbiert. Im Blut wird es zum Transport an ein spezielles Protein, Transcobalamin II genannt, gebunden.

6 Enzyme

H96

Frage 6.1: Lösung D

Enzyme sind katalytisch wirkende Proteine (Biokatalysatoren), die spezifisch für ihr jeweiliges Substrat (Substratspezifität) dieses in einer bestimmten Weise zu einem Produkt umsetzen (Wirkungsspezifität). Abhängig von der jeweiligen Enzymmenge und der molekularen Aktivität bestimmen Enzyme die Richtung und die Intensität der Stoffwechselumsetzungen. Einige wenige Reaktionen laufen im Stoffwechsel unkatalysiert, d.h. spontan, ab.
Im Falle des Hämoglobins erfolgen die O_2-Anlagerung in der Lunge und die O_2-Abgabe im Gewebe (4) spontan. Hämoglobin unterliegt außerdem einer spontanen Glykosylierung (1), deren Ausmaß von der Blutzuckerkonzentration und der Einwirkungszeit abhängig ist. Die Bestimmung der Konzentration des glykosylierten Hb ist von Bedeutung in der Diabetes-Überwachung.
β-Ketosäuren sind instabile Verbindungen und werden spontan decarboxyliert. Beispiele sind die Reaktionen Acetessigsäure → Aceton + CO_2 (2) aus dem Ketonkörperstoffwechsel, aus dem Citratcyclus die Reaktion Oxalsuccinat → α-Ketoglutarat + CO_2 und aus dem Pentosephosphatweg die Reaktion β-Keto-6-P-gluconat → Ribulose-5-P + CO_2.
Das Redoxpaar NAD/NADH ist Coenzym vieler Dehydrogenasen, der Übergang von Wasserstoff (3) erfolgt dabei immer enzymkatalysiert.

Thermodynamik und Kinetik — VI.1

Alle chemischen Reaktionen sind prinzipiell reversibel und verlaufen auf einen natürlich vorgegebenen **Gleichgewichtszustand** zu, der durch die jeweilige **Gleichgewichtskonstante** K beschrieben wird.

$$A \leftrightarrow B \qquad K = \frac{[B]}{[A]}$$

$$A + B \leftrightarrow C + D \qquad K = \frac{[C] \times [D]}{[A] \times [B]}$$

Bei der Reaktion auf das Gleichgewicht hin wird Energie frei (exergone Reaktion, ΔG negativ), bei Reaktionen vom Gleichgewicht weg muss Energie zugeführt werden (endergone Reaktion, ΔG positiv). Die **Standardenergie** ΔG° (freie Reaktionsenthalpie) (Reaktionsablauf von links nach rechts) ist mit der Gleichgewichtskonstanten K verknüpft: $\Delta G° = -R \times T \times \ln K$, d.h. umso größer als 1 die Konstante K ist, desto mehr Energie wird frei, wenn 1 mol Substrat zu 1 mol Produkt unter Standardbedingungen (1-molare Konzentration aller Reaktionsteilnehmer, also auch der Produkte) umgesetzt wird. Bei K = 1 ist das System unter Standardbedingungen bereits im Gleichgewicht und ΔG° ist gleich 0, d. h. die Reaktion kann keine Arbeit leisten. Bei K < 1 ist ΔG° positiv, d. h. die Reaktion ist endergon. Für beliebige Konzentrationen von Substraten und Produkten lässt sich der tatsächliche Energiezustand ΔG aus der Standardenergie ΔG° berechnen:

$$\Delta G = \Delta G° + RT \ln \frac{[C] \times [D]}{[A] \times [B]}$$ (tatsächlicher Energiezustand)

Daraus folgt, dass auch eine Reaktion mit positivem ΔG° (also eine eigentlich endergone Reaktion) ablaufen kann (= Energie liefern kann), wenn die Substratkonzentrationen (A und B) hoch oder die Konzentration der Produkte (C und D) sehr niedrig gehalten werden, in dem man z. B. die Produkte entfernt oder in einer zusätzlichen Reaktion umwandelt.

Eine weitere Möglichkeit, endergone Reaktionen ablaufen zu lassen, besteht in der **energetischen Kopplung** einer endergonen mit einer stärker exergonen Reaktion:

1. A → B + C   ΔG° = + 20 kJ/mol
2. B → D   ΔG° = – 30 kJ/mol

Kopplung 1 und 2:
A → C + D   ΔG° = – 10 kJ/mol

Im Stoffwechsel liefert meist die Hydrolyse der endständigen Phosphorsäureanhydridbindung des ATP die Energie für die endergonen Reaktionen:

ATP + H$_2$O → ADP + P   ΔG° = – 30 kJ/mol

Im lebenden Organismus bzw. in lebenden Zellen stellen sich nie echte chemische Gleichgewichtszustände ein – das System könnte dann keine Arbeit leisten und wäre tot –, sondern die Zelle stellt ein offenes System im **Fließgleichgewicht** dar. Die Zellen stehen im Stoff- und Energieaustausch mit der Umgebung, sie nehmen energiereiche Substrate auf und führen die energiearmen Produkte mit gleicher Geschwindigkeit ab. Dazwischen liegen die verschiedenen Metabolite der Stoffwechselketten in stationären Konzentrationen des dynamischen Fließgleichgewichts vor.

Die Geschwindigkeit der Gleichgewichtseinstellung und auch der Umsatz im Fließgleichgewicht werden durch die Kinetik beschrieben.

Viele exergone Reaktionen laufen bei normalem Druck und normaler Temperatur praktisch überhaupt nicht ab. Damit diese Reaktionen ablaufen, muss zunächst eine sogenannte **Aktivierungsenergie** zugeführt werden. Die Aktivierungsenergie wird im ersten Schritt der Reaktion zugeführt und wird dann sofort wieder frei, tritt also thermodynamisch nicht in Erscheinung, d. h. sie beeinflusst die Energieausbeute (ΔG) der Reaktion nicht. Je kleiner die Aktivierungsenergie, desto schneller kann eine Reaktion ablaufen. Katalysatoren (z. B. Enzyme) setzen die Aktivierungsenergie herab, ohne die Gleichgewichtskonstante K oder ΔG zu beeinflussen.

Die Geschwindigkeit einer Gleichgewichtseinstellung wird durch die Geschwindigkeitskonstanten der Hinreaktion (k_{+1}) und der Rückreaktion (k_{-1}) bestimmt.

$$A + B \underset{k_{-1}}{\overset{k_{+1}}{\rightleftharpoons}} C + D$$

Es gilt für die Anfangsgeschwindigkeit der Hinreaktion

$$\frac{dC_A}{dt} = k_{+1} [A] \times [B]$$

und für die Rückreaktion

$$\frac{dC_D}{dt} = k_{-1} [C] \times [D]$$

Im Gleichgewichtszustand sind Hin- und Rückreaktion gleich schnell, d. h. der Nettostoffumsatz ist gleich 0. Die Geschwindigkeitskonstanten sind daher auch mit der Gleichgewichtskonstanten verknüpft:

$$\frac{k_{+1}}{k_{-1}} = K$$

F90

Frage 6.2: Lösung C

Im Gleichgewichtszustand verlaufen die Hinreaktion und die Rückreaktion gleich schnell, sodass kein Nettoumsatz stattfindet.

Nach dem Massenwirkungsgesetz ist die Gleichgewichtskonstante unter (3) richtig definiert als der Quotient aus dem Produkt der molaren Konzentrationen der Produkte und der Substrate. Die Gleichgewichtskonstante ergibt sich aus dem Quotienten der hier bimolekularen kinetischen (Geschwindigkeits-) Konstanten der Hinreaktion (k_{+1}) und der Rückreaktion (k_{-1}), was unter (1) richtig dargestellt ist.

Frage 6.3: Lösung E

Siehe Lerntext VI.1.
Beide dargestellten Reaktionen weisen denselben Unterschied zwischen dem Ausgangsenergiegehalt und dem Endenergiegehalt auf (B). Da die Aktivierungsenergie im Energiediagramm 1 niedriger ist, läuft diese Reaktion schneller ab als Reaktion 2.
Die gesuchte Falschaussage ist (E), denn eine identische Reaktionsenthalpie sagt nichts aus über das Substrat oder den Reaktionstyp und damit auch nichts über den benötigten Katalysator.

Frage 6.4: Lösung D

Durchschnittlich benötigt der erwachsene Mensch 70 kg ATP pro Tag. Jede Zelle muss das benötigte ATP selbst gewinnen; das gebildete ATP wird sofort (Sekunden bis Minuten!) für Bewegung, Biosynthesen und aktive Transportprozesse verbraucht. 95% des benötigten ATP entsteht durch Atmungskettenphosphorylierung, wobei die F_0/F_1-ATPase den Protonengradienten zur ATP-Bildung nutzt (A). Ca. 5% des ATP wird durch Substratkettenphosphorylierung gewonnen; in der Glykolyse sind dabei die Phosphoglyceratkinase (B) mit der Reaktion 1,3-Bis-P-Glycerat + ADP → 3-P-Glycerat + ATP und die Pyruvatkinase (C) mit der Reaktion PEP + ADP → Pyruvat + ATP beteiligt.
Im Muskel kann durch die Adenylatkinase (E) auch die energiereiche P-Anhydridbindung des ADP zur ATP-Bildung verwendet werden; die Reaktion lautet ADP + ADP → ATP + AMP. Die gesuchte Falschaussage ist (D), denn durch die Phosphofructokinase wird nicht ATP aus ADP regeneriert, sondern es wird ATP verbraucht, um aus Fructose-6-P mit ATP Fructose-1,6-bis-P zu bilden.

Frage 6.5: Lösung B

Zur ATP-bildenden Phosphatübertragung auf ADP kommen nur energiereiche Phosphat-Verbindungen infrage. Die hier unter (A), (C), (D) und (E) angeführten Substanzen enthalten alle nur energiearme Esterbindungen. Lediglich das unter (B) angesprochene 1,3-Bisphosphoglycerat enthält neben dem in 3-Stellung stehenden Esterphosphat in der 1-Position ein energiereiches gemischtes Säureanhydrid aus Glycerinsäure und Phosphorsäure. Diese Verbindung liefert mit ADP im Glykolyse-Ablauf ATP; das dabei notwendige Enzym ist die 3-Phosphoglycerat-Kinase.

Frage 6.6: Lösung A

Die freie Energie nach Gibbs, auch freie Enthalpie, gibt an, ob ein chemischer Prozess spontan ablaufen kann. Von freier Standardenergie ΔG^0 spricht man, wenn die Reaktionspartner zu Beginn in der Konzentration von 1 mol/Liter vorliegen und ein Umsatz von 1 mol erzielt wird.
Für biologische Zwecke wird die Änderung der freien Energie meist bei pH 7 gemessen und dann als $\Delta G^{0'}$ bezeichnet. Reaktionen laufen nur spontan ab, wenn ΔG negativ, die Reaktion also exergon ist.
Die hier gesuchte Falschaussage ist (A), weil die Reaktionsgeschwindigkeit nicht von ΔG abhängig ist.

Frage 6.7: Lösung D

Siehe Lerntext VI.1.
Grundsätzlich können Enzyme nur Gleichgewichtseinstellungen beschleunigen, also Reaktionen mit negativem ΔG. Reaktionen mit positivem ΔG, weg vom Gleichgewichtszustand, können nur erfolgen, wenn entweder durch energetische Kopplung mit der ATP-Hydrolyse ein negatives ΔG erreicht wird, oder wenn durch Weiterreaktion ein Produkt aus der Reaktion entfernt wird.

Frage 6.8: Lösung B

Die gesuchte Falschaussage ist (B), denn in dem Schema ist ein offenes System dargestellt. Die Zelle tauscht in einem Fließgewicht (A) mit der Umgebung Substrate und Produkte und damit Energie (D) aus und vermag so Arbeit (osmotisch, mechanisch oder in Form von Biosynthesen) zu leisten (C).

― Energiereiche Bindungen ─────── VI.2 ─

Energie wird im Organismus für mechanische Arbeit (Muskelkontraktion), für Transportprozesse und Biosynthesen benötigt. Die Energie der Nahrungsstoffe kann nicht unmittelbar für diese Prozesse verwendet werden, sondern Adenosintriphosphat (ATP) ist als Energieüberträger zwischengeschaltet. Die hydrolytische Spaltung der Säureanhydridbindung des ATP zu ADP und anorganischem Phosphat ($\Delta G^0 = -7$ kcal) liefert unmittelbar die Energie für alle Prozesse. Maximal 40% der Energie der Nahrungsstoffe können zur ATP-Synthese verwendet werden. Durchschnittlich benötigt ein Erwachsener pro 24 Stunden 70 kg ATP.
Als energiereiche Phosphorbindungen werden Phosphoanhydride, Enolphosphate und Phosphoramide bezeichnet, wenn bei ihrer Hydro-

lyse mehr als 30 kJ/mol frei werden, dies entspricht 7 kcal/mol. Derartige Bindungen können zur Synthese von ATP verwendet werden.

Gruppenübertragungspotenzial
(angegeben als ΔG der Hydrolyse)

	kJ/mol
Phosphoenolpyruvat (PEP)	– 62
1,3-Diphosphoglycerat	– 50
Creatinphosphat	– 42
Acetyl-CoA	– 32
ATP	– 30
Saccharose	– 27
Glucose-1-phosphat	– 22
Glucose-6-phosphat	– 14
Glycerinphosphat	– 9

(„energiereich" umfasst PEP bis ATP)

Das alleinige Ziel des katabolen, Energie liefernden Stoffwechsels aller lebenden Zellen ist es, möglichst viel ATP zu gewinnen. Über 60% der Energie der Brennstoffe gehen aber meist als Wärme verloren. Interessant ist der hohe Energiegehalt der Glucosidbindung der Saccharose (Rohrzucker). Die in dieser Glucosidbindung enthaltene Energie wird von Bakterien im Mund verwendet, um die kariesbegünstigenden Polysaccharide (Dextrane) zu bilden.

[H90] [F90] [F87]

Frage 6.9: Lösung C

Siehe Lerntext VI.1.
Die Phosphatreste aus ATP und Glucose-6-phosphat können hydrolytisch (A) in exergonen (negat. ΔG) Reaktionen (B) abgespalten werden. Wird der Phosphatrest von ATP auf Glucose übertragen (z.B. durch die Hexokinase), ergibt sich ein ΔG von – 30,5 minus – 13,8 = – 16,7 kJ/mol, also ist diese Reaktion ebenfalls exergon und damit thermodynamisch möglich (D).
Die gesuchte Falschaussage ist (C): Im ATP wird in der Reaktion (1) keine Esterbindung, sondern eine Phosphorsäure-Anhydridbindung gespalten.

[F89]

Frage 6.10: Lösung C

Siehe Lerntext VI.1.

[F93]

Frage 6.11: Lösung A

Siehe Lerntext VI.3.
Bei Reaktionen erster Ordnung (bzw. pseudo-erster Ordnung) ist die Umsatzgeschwindigkeit (ausgedrückt als v oder $\frac{dc}{dt}$) direkt proportional zur Substratkonzentration, was hier für den Kurvenabschnitt a zutrifft.

[F99]

Frage 6.12: Lösung D

Die Michaelis-Konstante (K_M-Wert) gibt diejenige Substratkonzentration in mol/l an, bei der ein Enzym seine halbmaximale Umsatzgeschwindigkeit erreicht, also zur Hälfte mit Substrat gesättigt ist.

Reaktionsordnung — VI.3

Chemische und damit auch alle biochemischen Reaktionen können linear, also unabhängig von der Konzentration der Substrate verlaufen, man nennt dies eine Reaktion 0. Ordnung. Nach einer Reaktion 0. Ordnung verlaufen alle Enzymreaktionen unter Standardbedingungen.
Andere Reaktionen zeigen eine mehr oder minder ausgeprägte Reaktionsverzögerung, d.h., die Konzentration der noch vorhandenen Substratmoleküle bestimmt die Geschwindigkeit. Aus dem Verlauf dieser Reaktion lässt sich durch die Differentialgleichung der Kurven eine bestimmte Reaktionsordnung bestimmen. Die Konstante k ist die spezifische Geschwindigkeit, eine Naturkonstante mit einem Wert größer als 0. Der Exponent, mit dem die Konzentration der verbleibenden Substratmoleküle zu der jeweiligen Reaktionszeit die Geschwindigkeit der Reaktionen bestimmt, markiert die Reaktionsordnung.
Eine zweite Betrachtung der Reaktionsordnung geht vom tatsächlichen Reaktionsmechanismus aus. Bei einer Reaktion 1. Ordnung bestimmt die Konzentration eines Substratmoleküls die Geschwindigkeit, bzw. es ist nur ein Substratmolekül an der Reaktion beteiligt. Bei einer Reaktion zweiter Ordnung reagieren zwei Substratmoleküle miteinander und bestimmen mit ihrer jeweiligen Konzentration die Geschwindigkeit, bei einer Reaktion 3. Ordnung sind es drei Substratmoleküle.

Kinetik = Reaktionsgeschwindigkeiten (Menge/Zeit)

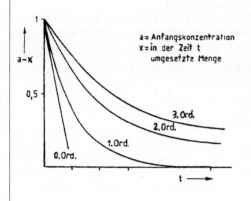

v	0. Ordnung	1. Ordnung	2. Ordnung	3. Ordnung
$\frac{dx}{dt}$	$k(a-x)^0$	$k(a-x)^1$	$k(a-x)^2$	$k(a-x)^3$

Reaktionsmechanismen

Enzym-katalysiert	0. Ordnung (pseudonullter Ordnung)
A → P	1. Ordnung
A + B → P	2. Ordnung
A + B + C → P	3. Ordnung

Verlaufen Reaktionen im tatsächlichen Versuch, z. B. bei der Enzymkatalyse, im Umsatz-Zeit-Diagramm nach einer niedrigeren Reaktionsordnung als dem tatsächlichen Reaktionsmechanismus entspricht, so spricht man häufig von einer „Pseudoordnung". Alle Enzymreaktionen verlaufen also streng genommen unter Standardbedingungen nach einer Reaktion Pseudo-0.-Ordnung, denn es sind im tatsächlichen Ablauf mindestens ein, zwei oder auch drei Substratmoleküle beteiligt.

Michaelis-Kinetik — VI.4

Die Enzymaktivität (v) ist in charakteristischer Weise von der Substratkonzentration [S] abhängig: Bei doppelt linearer Auftragung v gegen [S] ergibt sich eine rechtwinklige Hyperbel, d. h. bei Erhöhung der Substratkonzentration [S] nähert sich die Kurve asymptotisch der Maximalaktivität (V_{max}):

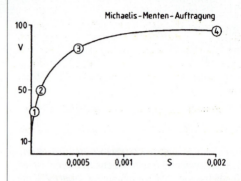

V_{max} ist in dem dargestellten Beispiel 100, die halbmaximale Geschwindigkeit $\frac{V_{max}}{2}$ beträgt 50 und wird bei der Substratkonzentration von 1×10^{-4} mol/l erreicht. Die Substratkonzentration für halbmaximale Geschwindigkeit wird als Michaelis-Konstante (K_M) des Enzyms für das jeweilige Substrat bezeichnet. Je kleiner der K_M-Wert, desto größer ist die Affinität zwischen Enzym und Substrat. Die Zusammenhänge gibt die Michaelisgleichung wieder:

$$v = \frac{V_{max} \cdot S}{K_M + S}$$

V_{max} ist direkt proportional der Enzymkonzentration. K_M ist dagegen von der Enzymkonzentration unabhängig. Mit der Michaelisgleichung kann bei Kenntnis von V_{max} und K_M für jede beliebige Substratkonzentration v ausgerechnet werden, z. B. bei einem V_{max} von 100 und einem K_M von 10^{-4} mol/l ergibt sich

[S] in mol/l	v
5×10^{-5}	33
1×10^{-4}	50
5×10^{-4}	83
2×10^{-3}	95
1×10^{-2}	99

In der Enzymologie spricht man von Substratsättigung, wenn alle Enzymmoleküle durch Anlagerung von Substrat in einen Enzymsubstratkomplex ES überführt sind:

$$E + S \underset{k_{-1}}{\overset{k_{+1}}{\rightleftharpoons}} ES \xrightarrow{k_{+2}} E + P$$

$$K_M = \frac{k_{-1} + k_{+2}}{k_{+1}}$$

$$v = k_{+2} \times ES$$

$$v_{max} = (E + ES) \times k_{+2}$$

Ist die Substratkonzentration sehr viel größer als K_M ($S \gg K_M$), wird v zu V_{max} und direkt proportional zur Enzymkonzentration. Ist die Substratkonzentration sehr viel kleiner als K_M ($S \ll K_M$), ist v direkt proportional zur Substratkonzentration.

Bei doppelt reziproker Auftragung nach Lineweaver-Burk $\frac{1}{[S]}$ gegen $\frac{1}{V}$ ergibt sich eine Gerade, deren Steigung $\frac{K_M}{V_{max}}$ entspricht.

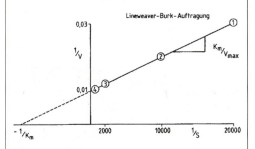

Der Schnittpunkt mit der Ordinate ergibt $\frac{1}{V_{max}}$, sozusagen extrapoliert auf die Substratkonzentration ∞, weil $\frac{1}{\infty} = 0$. Der Schnittpunkt mit der Abszisse ergibt $-\frac{1}{K_M}$.

Ein **kompetitiver Inhibitor** konkurriert mit dem Substrat um das aktive Zentrum des Enzyms, in Gegenwart des Inhibitors erhöht sich K_M, während V_{max} (bei $[S] = \infty$) unverändert bleibt. An Verzweigungspunkten in Stoffwechselketten konkurrieren zwei oder mehr Enzyme um ein Substrat. Die Hauptmenge des Substrats wird dann von dem Enzym mit dem niedrigsten K_M (also der höchsten Affinität zum Substrat) und der höheren Aktivität (V_{max}) umgesetzt.

H99 F96

Frage 6.13: Lösung C

Siehe Lerntext VI.4.
K_M wird in mol/l angegeben (1), je niedriger K_M, desto höher die Affinität zwischen Enzym und Substrat (4). K_M ist unabhängig von der Enzymkonzentration und der Substratkonzentration.

F92 F90

Frage 6.14: Lösung C

Siehe Lerntext VI.4.
Die Michaeliskonstante ist unabhängig von der Enzymkonzentration.

F00

Frage 6.15: Lösung A

Siehe Lerntext VI.4.
Der K_M-Wert gibt die Substratkonzentration in mol/l an, bei der die halbmaximale Geschwindigkeit eines Enzyms mit dem jeweiligen Substrat erreicht wird. Der K_M-Wert ist unabhängig von V_{max} und damit unabhängig von der Enzymmenge ((C) ist falsch). Wenn ein spezifisches Enzym in unterschiedlichen genetisch determinierten molekularen Formen gleichzeitig im selben Organismus vorkommt, spricht man von Isoenzymen. Diese haben meistens unterschiedliche K_M-Werte ((E) ist falsch). Beispiele für Isoenzyme mit unterschiedlichen K_M-Werten für die jeweiligen Substrate sind die Lactatdehydrogenase und die Creatinkinase.
Unter (B) ist nicht die Einheit der Michaeliskonstanten, sondern die der molekularen Aktivität (Wechselzahl) eines Enzyms angegeben.
Durch kompetitive Inhibitoren wird K_M erhöht ((D) ist falsch) und V_{max} bleibt unverändert.

F01

Frage 6.16: Lösung C

Siehe Lerntext VI.4.
Die Michaelis-Konstante (K_M) gibt diejenige Substratkonzentration in mol/l an, bei der ein Enzym seine halbmaximale Geschwindigkeit (½ V_{max}) entwickelt. Der K_M-Wert ist ein Maß für die Affinität zwischen Enzym und Substrat; ein kleiner K_M-Wert bedeutet eine hohe Affinität, ein hoher K_M-Wert eine niedrige Affinität zwischen Enzym und Substrat. Isoenzyme haben häufig für dasselbe Substrat unterschiedliche K_M-Werte; ein Beispiel hierfür sind die fünf Isoenzyme der Lactatdehydrogenase. Während kompetitive Hemmstoffe zu einer scheinbaren Erhöhung des K_M-Wertes für das Substrat führen, sind nicht-kompetitive Hemmstoffe ohne Einfluss auf den K_M-Wert ((B) ist falsch). Unter (D) ist die Enzymaktivität definiert und die unter (E)

erwähnte molekulare Aktivität beschreibt, wie viele Substratmoleküle von einem Enzymmolekül pro Zeiteinheit umgesetzt werden; diese Wechselzahl sagt nichts über den K_M-Wert eines Enzyms aus.

[H96]

Frage 6.17: Lösung D

Siehe Lerntext VI.4.

Die Steigung der Geraden im Lineweaver-Burk Diagramm entspricht $\frac{K_M}{V_{max}}$.

U pro mg bezeichnet die spezifische Aktivität eines Enzympräparates; je größer dieser Wert ist, umso weniger Fremdprotein enthält das Präparat, d.h. desto reiner ist es.

[H96]

Frage 6.18: Lösung A

Siehe Lerntext VI.4.
V_{max} wird bei Substratsättigung erreicht, also theoretisch bei unendlich hoher Substratkonzentration (im Lineweaver-Burk-Diagramm am Schnittpunkt der Geraden mit der Ordinate). In der praktischen Enzymologie nimmt man die Substratsättigung schon bei 10- bis 100-fachem K_M-Wert als gegeben an, obwohl dabei erst 90% bzw. 99% von V_{max} erreicht werden. Der K_M-Wert ist von der Enzymkonzentration – und damit von V_{max} – unabhängig.

[H98] [H95] [F95]

Frage 6.19: Lösung C

Siehe Lerntext VI.4.
Die Enzymkonzentration hat keinen Einfluss auf den K_M-Wert. Der K_M-Wert gibt diejenige Substratkonzentration in mol/l an, bei der eine vorgegebene Enzymkonzentration ihre halbmaximale Umsatzgeschwindigkeit entwickelt, bei der also die eine Hälfte der Enzymmoleküle als Enzym-Substrat-Komplex (ES) und die andere Hälfte als freies Enzym (E) vorliegen.

[F90] [H83]

Frage 6.20: Lösung C

Siehe Lerntext VI.4.
Konkurrieren 2 verschiedene Enzyme an einem Verzweigungspunkt einer Stoffwechselkette um dasselbe Substrat, dann lagert das Enzym mit dem niedrigsten K_M-Wert, also der höchsten Affinität, das Substrat bevorzugt an, wenn es die höhere Aktivität entwickelt, wird es also die Hauptmenge des Substrat umsetzen.

[F92] [H86]

Frage 6.21: Lösung D

Die Wechselzahl („turn-over-number") eines Enzyms gibt an, wieviel Substratmoleküle von einem Enzymmolekül in einer Minute umgesetzt werden. 5 µg eines reinen Enzyms mit einem MG von 50 000 sind 5 : 50 000 = 0,0001 µmol. Wenn diese pro 1 min 10 µmol Substrat umsetzen, ist die molekulare Aktivität (Wechselzahl 10 : 0.0001) = 100 000.

[H00]

Frage 6.22: Lösung A

Die Wechselzahl (turn-over-number = molekulare Aktivität) eines Enzyms gibt an, wieviel Substratmoleküle von einem Enzymmolekül pro Zeiteinheit umgesetzt werden. Eines der langsamsten Enzyme ist das Lysozym, bei dem 1 Enzymmolekül pro Minute 30 Substratmoleküle umsetzt. Eines der schnellsten Enzyme ist die Carboanhydrase, bei der von einem Enzymmolekül pro Minute 36.000.000 Substratmoleküle umgesetzt werden.

Oxidoreduktasen — VI.5

Oxidations- und Reduktionsreaktionen (Redox-Reaktionen) werden durch Oxidoreduktasen katalysiert. Im katabolen Stoffwechsel wirkende Dehydrogenasen haben meist NAD oder FAD als Coenzyme, das übernommene H_2 wird dann über die Atmungskette (Flavoproteine-Ubichinon-Cytochrom b, c und a) auf Sauerstoff übertragen. Den letzten Schritt, die Bildung des Oxidationswassers, katalysiert die Cytochromoxidase (= Warburg-Atmungsferment = Cytochrom a/a_3). Die Cytochromoxidase wird durch Blausäure (Cyanidionen, CN^-) gehemmt.
Wird im anabolen Stoffwechsel Wasserstoff für Biosynthesen benötigt, stammt dieser meist vom NADPH + H^+, das wiederum vorwiegend im Pentosephosphatweg (direkte Glucoseoxidation) gebildet wird.
Mehr als 99% des täglich aufgenommenen O_2 (ca. 500 l) werden von der Cytochromoxidase der Atmungskette verbraucht. Sauerstoff kann aber auch durch andere Oxidoreduktasen umgesetzt werden. Oxidasen übertragen H_2 aus Substraten auf O_2, wobei H_2O_2 (Wasserstoffsuperoxid) entsteht. Prosthetische Gruppen sind FMN oder FAD, z.T. wirken Schwefeleisen und Molybdän als Cofaktoren. Ein Beispiel ist die Xanthinoxidase:

Xanthin + H_2O + O_2

↓ Xanthinoxidase

Harnsäure + H_2O_2

Die Hemmung der Xanthinoxidase durch Allopurinol hat klinische Bedeutung bei der Behandlung der Hyperurikämie bzw. der Gicht. Weitere Oxidasen sind die Aldehydoxidase und die Aminosäureoxidasen. Das entstehende H_2O_2 wird durch die Katalase ($2 H_2O_2 \rightarrow O_2 + 2 H_2O$) und durch die Peroxidase ($SH_2 + H_2O_2 \rightarrow S + 2 H_2O$) umgesetzt.
Beide Enzyme enthalten Haemin (Fe-Porphyrin) als prosthetische Gruppe.
Dioxygenasen führen O_2 in Substrate ein, Beispiele sind die Carotinase (β-Carotin + $O_2 \rightarrow$ 2 Retinal) und die Tryptophanpyrrolase (Tryptophan + $O_2 \rightarrow$ Formylkynurenin). Dioxygenasen enthalten Häm als prosthetische Gruppe.
Monooxygenasen führen aus dem O_2-Molekül ein O-Atom unter Bildung einer Alkoholgruppe in das Substrat ein. Das zweite O-Atom wird zu H_2O, wobei meist NADPH als Wasserstoffdonator fungiert. Monooxygenasen werden deshalb auch als Hydroxylasen oder misch-funktionelle Hydroxylasen bezeichnet, sie enthalten FMN (oder FAD) und Häm. Beispiele für Monooxygenasen sind die verschiedenen Steroidhydroxylasen und die Phenylalaninhydroxylase (Phenylalanin + O_2 + Tetrahydrobiopterin $\rightarrow$ Tyrosin + Dihydrobiopterin + H_2O). Ebenfalls zu den Monooxygenasen gehören die verschiedenen Cytochrom P_{450}-Enzyme, die das mikrosomale System der Hydroxylierung von körpereigenen Wirkstoffen (z. B. Steroidhormonen) und Fremdstoffen (Arzneimitteln und Giften) bilden. Durch die Hydroxylierung und die dann mögliche Kopplung mit Glucuronsäure werden die Substanzen inaktiviert und wasserlöslich, sodass sie über den Harn oder die Galle ausgeschieden werden können.
Besonders reaktive Sauerstoffmetabolite entstehen in den Phagosomen und Peroxisomen von neutrophilen Granulozyten. Durch eine NADPH-Oxidase können sehr reaktive Superoxidanionen (O_2^-) gebildet werden.
Durch Superoxiddismutase können 2 Superoxidanionen zu O_2 + H_2O_2 umgewandelt werden, H_2O_2 kann durch die Myeloperoxidase mit Cl^- zu Hypochlorit (OCl^-) umgewandelt werden. Superoxidanionen (O_2-Radikale), Hypochlorit und H_2O_2 können phagozytierte Bakterien durch Peroxidation abtöten.

F96
Frage 6.23: Lösung D

Die Xanthinoxidase enthält nicht NAD^+ als prosthetische Gruppe, sondern FAD, Molybdän und Schwefeleisen.

H92 F92 H84
Frage 6.24: Lösung A

Siehe Lerntext VI.5.
Monooxygenasen, auch Hydroxylasen oder mischfunktionelle Oxygenasen genannt, bewirken den Einbau eines Sauerstoffatoms aus O_2 in das Substrat; das andere Sauerstoffatom wird unter Verbrauch eines Reduktionsmittels zu Wasser reduziert. Nur die unter (A) beschriebene Reaktion erfüllt diese Kriterien: Tetrahydrobiopterin ist ein (ungewöhnliches) Reduktionsmittel.
Die unter (E) angesprochene Tryptophanoxidation erfolgt durch eine Dioxygenase; beide Sauerstoffatome finden sich eingebaut im Produkt. Xanthinoxidase (C) ist eine weit verbreitete aerobe Dehydrogenase, die ebenso wie die Reaktion (D) katalysierende D-Aminosäureoxidase FAD als prosthetische Gruppe enthält.
Unter (B) ist die nichtenzymatisch ablaufende Oxidation des Vitamins C beschrieben.

F00
Frage 6.25: Lösung E

Mono- und Diaminooxidasen (MAO bzw. DAO) bewirken den Abbau biogener Amine. Da Dopamin nur eine Aminogruppe enthält, erfolgt sein Abbau durch MAO ((E) ist die gesuchte Falschaussage).

F99
Frage 6.26: Lösung C

Cytochrome sind Häm-haltige Proteine, die an Redoxprozessen teilnehmen. Nach ihren spektralen Eigenschaften werden sie in Klassen eingeteilt und mit kleinen Buchstaben (a, b, c) und evtl. zusätzlichen Nummern bezeichnet. In der Atmungskette menschlicher Zellen kennen wir ein Zusammenspiel der Cytochrome a, a_3, b, c und c_1.
Die gesuchte Falschaussage ist (C), denn das Cytochrom P_{450} hat mit der Atmungskette nichts zu tun. Cytochrom P_{450}-Enzyme finden sich im endoplasmatischen Retikulum. Es sind Monooxygenasen, die unter Verwendung von molekularem Sauerstoff OH-Gruppen einführen. Solche Reaktionen sind besonders wichtig für den Teil I der Biotransformation und für die Synthese von Steroidhormonen.
Ungewöhnlich ist ihre starke Induzierbarkeit: Barbiturate, zur Beruhigung und gegen Schmerzen beliebt, können zu einem 25-fachen Anstieg der Aktivität dieser Enzyme führen.

[F96]
Frage 6.27: Lösung D

Siehe Lerntext VI.5.
Das Octapeptid Ocytocin wird im Hypothalamus aus einem hochmolekularen Protein gebildet, aus dem beim axonalen Transport proteolytisch Ocytocin abgespalten wird. Es gelangt dann angelagert an das Carrierprotein Neurophysin I in den Hypophysenhinterlappen.
Bei der Ölsäuresynthese aus Stearinsäure wird mikrosomal durch eine Monooxygenase mit O_2 und NADPH eine OH-Gruppe eingeführt, durch Wasserabspaltung entsteht daraus die einfach ungesättigte Ölsäure (B). β-Carotin wird durch die Dioxygenase („Carotinase") gespalten (E). Wenn Cholesterol zu Glucocorticoiden (A) und Gallensäuren (C) umgewandelt wird, katalysieren Dioxygenasen mit O_2 die Verkürzung der Seitenkette ab C_{17} und Monooxygenasen (Steroidhydroxylasen) führen mit O_2 und $NADPH_2$ OH-Gruppen in das Sterangerüst ein.

[F90]
Frage 6.28: Lösung C

Leitenzyme kommen nur in einem Zellkompartiment vor.
Nur in den Mitochondrien kommen die Succinatdehydrogenase (1) als Teil des Citratzyklus und der Atmungskette, die Glutamatdehydrogenase (2) und der Pyruvatdehydrogenasekomplex (4) vor.
Die Malatdehydrogenase (3) und die Aspartataminotransferase (5) kommen beide sowohl im Mitochondrium als auch im Zytoplasma vor, sie bilden ein wichtiges Transportsystem für Wasserstoff vom Zytoplasma in die Mitochondrien.

[H96]
Frage 6.29: Lösung E

In den neutrophilen Granulozyten können phagozytierte Bakterien oxidativ abgetötet werden. Die Aussagen (1)–(4) beschreiben richtig die daran beteiligten Enzyme.

[F96]
Frage 6.30: Lösung E

Proteinasen (Proteasen) sind Hydrolasen, die Peptidbindungen in Proteinen spalten.
Kallikrein (1) ist eine im Blutplasma vorkommende Protease, die aus Praekallikrein durch den aktivierten Hageman-Faktor (Faktor XII der Gerinnung) freigesetzt wird. Weiterhin können Plasma-Kallikrein und Gewebe-Kallikrein (z.B. aus dem Pankreas) aus dem Plasmaprotein Kininogen die Peptide Bradykinin und Kallidin abspalten, die als Entzündungsmediatoren wirken. Die Protease Plasmin (2) entsteht aus Plasminogen und spaltet das Fibrin (Fibrinolyse), wodurch Thrombin aufgelöst und thrombotisch verschlossene Gefäße rekanalisiert werden können.
Thrombin (3) setzt proteolytisch Fibrinogen zu Fibrin um.
Enterokinase (4) ist eine Protease aus der Dünndarmschleimhaut; sie aktiviert Trypsinogen zu Trypsin.

[F01]
Frage 6.31: Lösung B

An der Enzymaktivierung durch limitierte Proteolyse (z.B. Trypsin mittels Enterokinase), bei der Insulinbildung aus Proinsulin, bei der Fibrinbildung aus Fibrinogen oder der Kollagen-Reifung sind Proteinasen mit gezieltem Angriff beteiligt.
Falsch ist Aussage (B), denn bei Umwandlung von Koproporphyrinogen in Protoporphyrin ist eine Proteinase nicht beteiligt. Zur Protoporphyrinbildung werden durch zwei Oxidasen 2 Kohlendioxid- und 2 Wassermoleküle und 6 Wasserstoffatome abgespalten.

[H00]
Frage 6.32: Lösung A

Die früher übliche Einteilung der Proteinasen in Endo- und Exoproteinasen ist heute, nach Aufklärung der Enzymstrukturen, verbessert worden: Man unterscheidet nach dem jeweiligen aktiven Zentrum zwischen Serin-Proteasen (B), Cystein-Proteinasen, Aspartat-Proteinasen und Metall-Proteinasen. Die genannten Aminosäuren beziehen sich also nicht auf die Angriffspunkte am Substrat ((A) ist falsch), sondern auf die Struktur des Enzyms.
Zu den Serin-Proteinasen gehören Trypsin, Thrombin (C) und Plasmin (D). Der als Nervengift bekannte Inhibitor DFP hemmt außer der Acetylcholinesterase auch all diese Serin-Proteinasen (E).

[H96]
Frage 6.33: Lösung E

Während Endopeptidasen (z.B. Pepsin, Trypsin, Kathepsin, Thrombin) Peptidketten zu Peptidbruchstücken spalten, wirken Exopeptidasen hydrolysierend auf die endständigen Aminosäuren am Carboxylende (Carboxypeptidasen) und am Aminoende (Aminopeptidasen) und setzen so einzelne Aminosäuren frei. Auch die Dipeptidasen haben als Produkt freie Aminosäuren. Die gesuchte Falschaussage ist (E), denn die Enterokinase ist eine Endopeptidase und hydrolysiert Trypsinogen zu Trypsin und Inhibitorpeptiden.

Frage 6.34: Lösung B

Die in den Formeln dargestellte Reaktionsfolge zeigt, wie in der Leber freies Glycerin über Glycerinaldehyd-3-phosphat in die Glykolyse eingeschleust werden kann. Glycerin (1) wird (nur in der Leber!) durch eine Kinase (A) zum Phosphorsäureester (D) Glycerophosphat (2), dessen Oxidation (B) Dihydroxyacetonphosphat (3) ergibt.
Die Umwandlung von Dihydroxyacetonphosphat (3) in das isomere Glycerinaldehydphosphat (4) erfolgt durch die Triosephosphat-Isomerase.
Die gesuchte Falschaussage ist (B). Hier wird behauptet, eine Epimerase sei für die Isomerisierung verantwortlich. Epimerasen ändern bei Zuckern mit mehreren chiralen Zentren die konfigurative Anordnung an einem (!) dieser C-Atome.

Frage 6.35: Lösung B

Isoenzyme katalysieren dieselbe Reaktion (identische Substrat- und Wirkungsspezifität), weisen aber geringe Unterschiede in ihrer Primärstruktur auf, d.h. werden von verschiedenen Genen codiert. Von Isoenzymen spricht man nur, wenn unterschiedliche Formen eines Enzyms gleichzeitig nebeneinander in einem Organismus vorkommen. Die in der Evolution aufgetretenen unterschiedlichen Enzyme bei den verschiedenen Arten der Lebewesen sind keine Isoenzyme!

Optischer Test mit NAD — VI.6

Für viele Oxidoreduktasen ist Nicotinamid-Adenin-Dinucleotid (NAD) ein Coenzym. Es übernimmt zwei Elektronen und ein Proton vom Substrat (Stöchiometrie). Durch die Anlagerung ändern sich die Bindungsverhältnisse im Nicotinsäureamidring des Coenzyms und damit die optischen Eigenschaften.

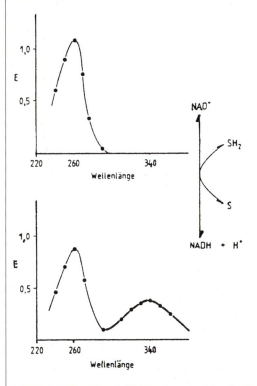

NADH$_2$ hat wie NAD im ultravioletten Spektralbereich (260 nm Wellenlänge) eine charakteristische Absorption, zusätzlich hat es ein weiteres Absorptionsmaximum bei 340 nm. So kann bei 340 nm die Wasserstoffaufnahme durch NAD im Photometer direkt verfolgt werden. Hierauf beruht der sog. „optische Test" nach Warburg.
Wenn durch die Lactatdehydrogenase (LDH) ausgehend vom Lactat NAD zu NADH$_2$ reduziert wird, kann dies in Abhängigkeit von der Enzymaktivität durch die lineare Extinktionszunahme im Photometer nachgewiesen werden.

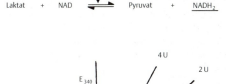

Laktat + NAD $\rightleftharpoons^{LDH}$ Pyruvat + NADH$_2$

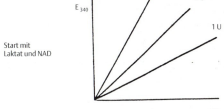

Ausgehend von Pyruvat und NADH$_2$ zeigt sich die LDH-Aktivität durch einen linearen Extinktionsabfall bei 340 nm.

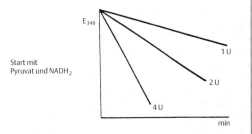

Mit demselben System kann über die optischen Eigenschaften des NADH bei 340 nm eine enzymatische Substratbestimmung vorgenommen werden. Durch einen großen Überschuss an zugegebener LDH-Aktivität ergibt jedes Lactatmolekül stöchiometrisch (1:1) NADH$_2$. In einer Eichkurve dargestellt: Je mehr Laktat im Test vorliegt, desto größer ist die NADH$_2$-bedingte Extinktionszunahme bei 340 nm (E$_{340}$).

Laktatbestimmung:

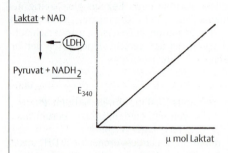

Auch Pyruvat wird mit Lactatdehydrogenase enzymatisch in einem analogen Ansatz nachgewiesen. Die Eichung mit steigenden Konzentrationen Pyruvat gibt hier einen linearen Extinktionsabfall.

Pyruvatbestimmung:

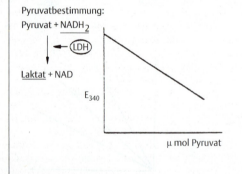

Bei der zusammengesetzten enzymatischen Blutzuckerbestimmung wird die Glucose zunächst durch die Hexokinase mit ATP phosphoryliert. Das entstehende Glucose-6-phosphat wird durch ein Enzym aus dem Pentosephosphat-Weg, die Glucose-6-phosphat-dehydrogenase (G-6-PDH), mit NADP zu 6-Phosphogluconsäure und NADPH$_2$ dehydriert. Je mol Glucose in der zu messenden Blutprobe entsteht so 1 mol NADPH$_2$, das genau wie NADH$_2$ bei 340 oder 365 nm gemessen werden kann.

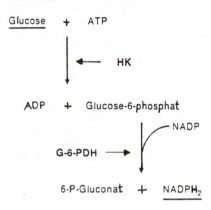

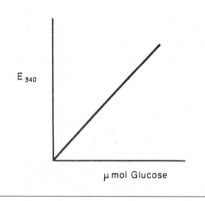

Frage 6.36: Lösung C

Die Lactatdehydrogenase (LDH) ist ein in tierischen Organen weitverbreitetes Enzym, das, aus 4 Untereinheiten aufgebaut, eine Quartärstruktur besitzt (1). Dabei haben die Untereinheiten der Skelettmuskel-LDH eine andere Struktur (M$_4$) als diejenigen der Herzmuskulatur (H$_4$). Die beiden Proteine M bzw. H sind genetisch unterschiedlich (3) und können auch gemischt auftreten, sodass 5 verschiedene Isoenzyme der LDH existieren.
Alle Isoenzyme der LDH haben unterschiedliche elektrophoretische Mobilität; das Enzym LDH-1 wandert am schnellsten, LDH-5 am langsamsten zur Anode (2).
Der K$_m$-Wert der einzelnen LDH-Isoenzyme ist unterschiedlich ((4) ist falsch); außerdem setzt das Herzenzym außer Lactat auch α-Hydroxybutyrat um, nicht hingegen das Muskelenzym. So hat man außer der Elektrophorese auch in der Aktivitätsbestimmung mit Lactat bzw. α-Hydroxybutyrat eine Möglichkeit zur Bestimmung der Enzymherkunft aus verschiedenen Organen.

Frage 6.37: Lösung B

Alle Verbindungen mit einer Purinstruktur, die also den kondensierten Pyrimidin-Imidazol-Heterozyklus enthalten, absorbieren Licht im UV-Bereich mit einem Maximum bei der Wellenlänge 260 nm.
Hierzu gehören die freien Purinbasen Adenin und Guanin sowie auch die entsprechenden Nucleoside, Nucleotide und Nucleinsäuren (RNA und DNA). Auch die beim Abbau entstehenden Purine Hypoxanthin, Xanthin und Harnsäure können bei 260 nm quantifiziert werden. Das Dinucleotid NAD enthält einen Adeninrest, sodass sowohl NAD wie auch $NADH_2$ bei 260 nm gemessen werden können. Der hydrierte (reduzierte) Nicotinamidring im NADH absorbiert zusätzlich noch bei 340 nm, also kann nur bei dieser Wellenlänge zwischen NAD und NADH unterschieden werden.
Die gesuchte Falschaussage ist (B), denn im Unterschied zum Flavin-Adenin-Dinucleotid (FAD) enthält das Flavin-Mononucleotid (FMN) keinen Purinring. Der Isoalloxazin-Ring in den Flavoproteinen absorbiert im Bereich von 400 nm, also im sichtbaren Bereich. Flavoproteine erscheinen gelb (lat. flavus).

Frage 6.38: Lösung B

Siehe Lerntext VI.6.
Mit NAD^+ und Lactatdehydrogenase kann man in einer Probe (z.B. Serum) bei 340 nm die Konzentration von Lactat bestimmen.

Frage 6.39: Lösung C

Siehe Lerntext VI.6.
Die verbreitetste Methode zur Blutzuckerbestimmung beruht auf dem Umsatz der Glucose mit ATP zu Glucose-6-phosphat (G-6-P). Das entstehende Produkt G-6-P wird der ersten Reaktion durch die G-6-P-Dehydrogenase sofort entzogen, sodass ein quantitativer Umsatz der freien Glucose auch erfolgen würde, wenn die Hexokinase-Reaktion nicht irreversibel wäre (2). Die G-6-PDH-Reaktion muss allerdings irreversibel sein, damit alle Glucose vollständig zu $NADPH_2$ umgewandelt wird. Dazu muss natürlich das Cosubstrat NADP im Überschuss zugegeben werden (3). Falsch ist die Aussage (4): Enzyme unterliegen keinem Verbrauch, sie gehen unverändert aus einem katalytischen Kreisprozess hervor.

Frage 6.40: Lösung B

Im aktiven Zentrum vieler Enzyme ist Histidin als Protonendonator und Protonenakzeptor (A) über den Imidazolring wirksam.
Bei manchen Esterasen und Peptidasen ist Serin bei der Substratbindung (E) und bei der Hydrolyse selbst beteiligt, indem es intermediär mit der Säure des Esters bzw. des Peptids einen Ester bildet (D), Beispiele hierfür sind das Trypsin und die Acetylcholinesterase. Ein Thiohalbacetal wird von der Glycerinaldehydphosphat-Dehydrogenase in der Glykolyse gebildet, es reagieren dabei die Aldehydgruppe des Substrats und ein Cystein im aktiven Zentrum des Enzyms.
Die gesuchte Falschaussage ist (B), denn die Guanidinogruppe des Arginins ist positiv geladen und kann daher keine positiv geladenen Gruppen des Substrats binden, sondern nur negativ geladene.

Frage 6.41: Lösung D

Durch begrenzte (= kontrollierte = limitierte) Proteolyse werden extrazellulär Vorläuferproteine aktiviert. Beispiele hierfür sind die Faktoren der Blutgerinnung, der Fibrinolyse und des Komplementsystems (C) im Blutplasma.
Auch bei der Kollagenbiosynthese werden extrazelluläre Peptidenden des Prokollagens durch begrenzte Proteolyse abgespalten (E). Peptidhormone werden intrazellulär als inaktive Prohormone oder Präprohormone gebildet und vor der Sekretion begrenzt proteolytisch aktiviert (A).
Alle Sekretionsproteine werden zunächst mit einer hydrophoben Signalsequenz synthetisiert, die der Ausschleusung ins endoplasmatische Retikulum dient und dann dort abgespalten wird (B).
Die gesuchte Falschaussage ist (D), denn die Glykogenphosphorylase wird durch kovalente Phosphorylierung und Dephosphorylierung reguliert. Diese Umwandlung ist im Gegensatz zur begrenzten Proteolyse umkehrbar.

Frage 6.42: Lösung D

Proteine in extrazellulären Aktivierungskaskaden, wie z.B. bei der Blutgerinnung oder im Komplementsystem, erhalten ihre Wirksamkeit häufig erst durch eine Aktivierungsreaktion. Diese besteht häufig in einer limitierten Proteolyse. – Eine Ubiquitinylierung (A) markiert ein überaltetes Protein zum Abbau; die Phosphorylierung durch Tyrosin-spezifische Proteinkinasen (B) betrifft immer intrazelluläre Proteine.

Frage 6.43: Lösung C

Die limitierte Proteolyse (begrenzte Proteolyse) wird durch sehr spezifische Proteasen katalysiert. Sie spielt intrazellulär eine wichtige Rolle bei allen sekretorischen Proteinen zur Abspaltung der Signalsequenz bei der Ausschleusung in das endoplasmatische Retikulum. Dies trifft zu für Albumin (A), Immunglobuline (B) und Glukagon (D).
Extrazellulär werden durch begrenzte Proteolyse die Verdauungsproteasen, die Blutgerinnung (E), die Fibrinolyse und das Komplementsystem aktiviert. Die gesuchte Falschaussage ist (C), denn die endothelständige Lipoproteinlipase, die die Triglyceride der VLDL und der Chylomikronen hydrolysiert, wird nicht durch begrenzte Proteolyse, sondern durch Apolipoprotein CII aktiviert.

Frage 6.44: Lösung D

Kompetitive Inhibitoren von Enzymen weisen häufig eine ähnliche Struktur auf wie die natürlichen Substrate. Sie können in einer reversiblen Reaktion an das aktive Zentrum des Enzyms angelagert werden (3) und konkurrieren hier mit dem Substrat (kompetitiv soll heißen „im Wettstreit mit dem Substrat"). Dies hat zur Folge, dass das Ausmaß der Hemmung davon abhängt, wie viele Substratbindungsstellen (aktive Zentren des Enzyms) durch den Inhibitor besetzt werden bzw. ob sie unter Umständen durch eine höhere Substratkonzentration aus dieser Bindung wieder verdrängt werden (2): Durch ein sehr großes Übergewicht der Substratmoleküle (im Extremfall: bei unendlich hoher Substratkonzentration) werden alle Inhibitormoleküle verdrängt und die ursprüngliche Maximalgeschwindigkeit bleibt unverändert (1).
Die unter (4) gegebene Feststellung ist absolut falsch: Da die Substratmoleküle den Inhibitor verdrängen müssen, wird eine Halbsättigung des Enzyms (K_m-Wert) erst bei höheren Substratkonzentrationen erreicht, man spricht in Gegenwart eines kompetitiven Inhibitors von einem ansteigenden „scheinbaren" K_m-Wert.

Regulationstypen der Enzymaktivität — VI.7

Jede einzelne Zelle und letztlich auch der Gesamtorganismus stellen ein offenes System dar, das mit der Umgebung Stoffe und Energie austauscht. Der Organismus stellt dabei nie echte Gleichgewichte zwischen den einzelnen Reaktionspartnern (Substrate und Produkte) her, sondern bildet Fließgleichgewichte. Die Geschwindigkeit des Substratflusses und damit die stationäre Konzentration der einzelnen Substrate wird durch die Aktivität der beteiligten Enzyme bestimmt. Die Enzymaktivität ist daher der Angriffspunkt für die Stoffwechselregulation.
An Verzweigungspunkten des Stoffwechsels konkurrieren verschiedene Enzyme um das gleiche Substrat und bestimmen damit die Richtung des Substratflusses. Ein Beispiel hierfür ist Glucose-6-P, von dem ausgehend die Phosphatase den Reaktionsweg zur Bildung von freier Glucose katalysiert, die Isomerase die Glykolyse, die Dehydrogenase den Pentose-P-Weg und die Mutase die Glykogensynthese. Ein weiterer wichtiger Verzweigungspunkt ist das Acetyl-CoA, das Ausgangspunkt für Citratcyclus, Fettsäuresynthese, Ketonkörperbildung und Cholesterinsynthese ist.
Unter Grobkontrolle versteht man die Veränderung der Menge von Enzymprotein. Durch Regulation der Genaktivität kann die Synthesegeschwindigkeit adaptiver Enzyme verändert werden. Durch Induktoren wird sie stimuliert, durch Repressoren gehemmt. Auch der Abbau der Enzyme durch Proteolyse beeinflusst natürlich die stationäre Menge an Enzymprotein.

Einige Enzyme können durch chemische Modifikation in ihrer Aktivität verändert werden; wichtige Beispiele derartiger enzymkatalysierter Enzymumwandlungen sind die Glykogenphosphorylase und die Glykogensynthetase sowie die Triglyceridlipase des Fettgewebes. Diese Enzyme können über cAMP-Proteinkinasen phosphoryliert werden.
Sehr häufig ist es im Stoffwechsel so, dass das Produkt einer Synthesekette ein geschwindigkeitsbestimmendes Enzym am Anfang der Kette im Sinne negativer Rückkopplung (negative feedback) hemmt. Ein Beispiel ist die Phosphofructokinase, die durch ATP als Endprodukt des katabolen, Energie liefernden Stoffwechsels allosterisch gehemmt wird.
Zahlreiche Zellen enthalten gleichzeitig Enzyme anaboler und kataboler Stoffwechselwege, somit sind Regulationsmechanismen nötig, um unsinnige Reaktionsabläufe zu verhindern.
Manche dieser Kontrollen werden sofort wirksam, andere laufen langsam an und werden erst mit Verzögerung wirksam.
Zum letztgenannten Typ gehört die Induktion, bei der ein Derepressor einen Angriff am Genom vermittelt: Hier wird dann eine Proteinneusynthese in Gang gebracht.
Bei der allosterischen Regulation genügt das Auftreten kleinmolekularer Effektoren, die am regulatorischen Zentrum des betreffenden Enzyms angreifen und die Enzymaktivität sofort stimulieren oder inhibieren.

Auch eine Regulation über die Substratkonzentration wirkt sofort: Enzyme mit hohem K_m-Wert, z.B. die Glucokinase der Leber, nehmen ihre Tätigkeit erst (dann aber sofort!) richtig auf, wenn die Substratkonzentration einen kritischen Wert übersteigt.
Enzymgesteuerte chemische Modifikationen arbeiten sofort mit Verstärkerwirkung, häufig sogar in mehrstufiger „Kaskade" (Beispiele: Blutgerinnung, Glykogensynthese und -abbau).

Grobkontrolle (variable Enzymmenge)		Feinkontrolle (konstante Enzymmenge)
Enzym-synthese Enzymabbau	1) Induktion 2) Repression	Substratangebot (K_m) Allosterie Enzym katalysierte Enzymumwandlung

Eine Grobkontrolle des Stoffwechsels erfolgt über eine Veränderung der Menge an Enzymprotein. Eine Feinkontrolle verändert die katalytische Aktivität des vorhandenen Enzymproteins.

F97

Frage 6.45: Lösung C

Für den Fortbestand des Lebens wichtige Prozesse wie die Blutgerinnung werden oft durch eine Enzymkaskade eingeleitet, bei der Enzyme das jeweils nachgeschaltete Enzym in einen aktivierten Zustand bringen, was zu einer lawinenartigen Verstärkung des Ausgangsreizes führt. Bei der Blutgerinnung (1) sind über 10 Faktoren hintereinander geschaltet, wobei die Aktivierung meist durch limitierte Proteolyse geschieht. Ähnlich sind die Verhältnisse bei der unspezifischen Abwehr durch das Komplementsystem (2). Bei der durch Glucagon ausgelösten Glykogenolyse erfolgt die Enzymaktivierung durch Interkonversion, d.h. durch die Phosphorylierung spezifischer Serin-Seitenketten (3).
Keine kaskadenartige Aktivierung von Enzymketten findet man bei der Glykolyse in der Muskulatur: (4) ist falsch. Hier bewirkt cytosolisches ATP eine allosterische Hemmung des Schrittmacherenzyms Phosphofructokinase. Auch die durch Steroidhormone bedingte Enzyminduktion arbeitet ohne sequenzielle Verstärkung: (5) ist falsch. Hierbei dringt der Hormonagonist in die Zelle ein, verbindet sich dort mit dem spezifischen Rezeptorprotein und führt im Zellkern zu einer gesteigerten Gen-Expression.

Kooperativität und Allosterie — VI.8

Es gibt Enzyme, die, aus Untereinheiten aufgebaut, das Substrat nicht hyperbol (Michaelis-Kinetik), sondern in einer S-förmigen Bindungskurve anlagern und umsetzen (sigmoide Kinetik). Diese Substratbindung wird kooperativ genannt und findet sich in ausgeprägter Weise bei der Anlagerung des Sauerstoffs an die Quartärstruktur des Hämoglobins.
Viele dieser kooperativen Enzyme oder Proteine besitzen zusätzlich zum aktiven Zentrum noch ein sog. allosterisches Zentrum (allos = anders, sterisch = räumlich), an dem eine niedermolekulare Substanz regulatorisch als sog. allosterischer Effektor angelagert werden kann. Die Anlagerung eines derartigen Effektors verändert die Form (Konformation) des gesamten Moleküls und beeinflusst so die Form des aktiven Zentrums und damit sowohl die Anlagerung des Substrats als auch dessen Umsatz zum Produkt.

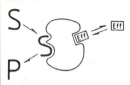

Bei Allosterie vom K-Typ (K steht für Bindungs-Konstante) erniedrigt ein negativer Effektor am regulatorischen Zentrum die Affinität von Enzym und Substrat, die Bindungskurve des Substrats wird nach rechts verschoben. Ein positiver Effektor vom K-Typ erhöht die Affinität zwischen Substrat und aktivem Zentrum, die Bindungskurve verschiebt sich nach links zu niedrigeren Substratkonzentrationen.

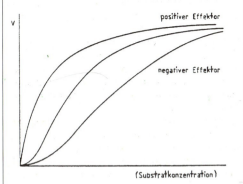

Allosterie K-Typ

Beispiel	positiver Effektor	negativer Effektor
P-Fruktokinase	AMP, ADP F-2,6-BP	ATP Citrat
Pyruvatkinase	F-1,6-BP	

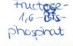

Bei konstanten Substratkonzentrationen im Bereich der Halbsättigung des Enzyms in vivo wird bei negativem Effektor weniger Enzym mit Substrat gesättigt. Die Geschwindigkeit der Enzymreaktion wird also herabgesetzt. Bei Anlagerung eines positiven allosterischen Effektors steigt die Aktivität an. Die Phosphofructokinase, das langsamste und damit geschwindigkeitsbestimmende Enzym der Glykolyse, wird so durch ATP und Citrat gehemmt, durch ADP, AMP und F-2,6-BP allosterisch stimuliert.

Bei Allosterie vom V-Typ (V steht für Geschwindigkeit) verändert die durch die Effektoranlagerung bewirkte Konformationsänderung des Enzymproteins die Maximalaktivität des Enzyms. Auch hier sind Schrittmacherenzyme bestimmter Stoffwechselwege als Beispiel angeführt. Pyruvatcarboxylase und Fructosephosphatase sind Schrittmacher der Zuckerneubildung (Gluconeogenese). Die Acetyl-CoA-Carboxylase ist das geschwindigkeitsbestimmende Enzym der Fettsäurebildung.

Allosterie V-Typ

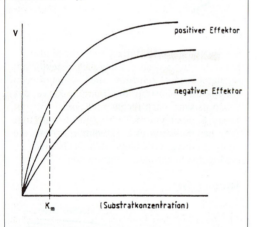

Beispiel	positiver Effektor	negativer Effektor
Pyruvatcarboxylase		Acetyl-CoA
Fruktose-1,6-bisphosphatase	ATP	AMP
Acetyl-CoA-Carboxylase	Citrat	Acyl CoA

Frage 6.46: Lösung A

Allosterisch regulierte Enzyme besitzen auf ihrer Oberfläche neben dem katalytischen Zentrum ein regulatorisches Zentrum, an dem positive oder negative Effektoren binden und dadurch die Enzymaktivität modulieren. Bei der allosterischen Kontrolle unterscheidet man den V-Typ (K_m konstant, V_{max} verändert) vom K-Typ (K_m ändert sich, V_{max} konstant). Bei oligomeren allosterisch kontrollierten Enzymen verändert die Bindung eines Liganden die Affinität der anderen Untereinheiten für die Effektor-Bindung (wie O_2 bei Hämoglobin). Falsch ist Aussage (A), denn die Enzymsubstrate und die Effektoren sind meist von völlig anderer Struktur – sie können aber auch identisch sein (z.B. ATP bei Phosphofruktokinase).

Frage 6.47: Lösung C

Siehe Lerntext VI.8.

Frage 6.48: Lösung E

Bei der allosterischen Enzymregulation wird ein Effektor an ein allosterisches Zentrum, eine Bindungsstelle außerhalb des aktiven Zentrums, gebunden.
2,3-Bisphosphoglycerat ist ein negativer allosterischer Effektor vom K-Typ für die O_2-Bindung an Hämoglobin (A).
ATP reguliert negativ allosterisch an der Phosphofructokinase (K-Typ) die Geschwindigkeit der Glykolyse (B).
Die Pyruvatkinase wird positiv allosterisch (Vorwärtsregulation der Glykolyse) durch Fructose-1,6-bis-P nach dem K-Typ reguliert.
Die Pyruvatcarboxylase wird positiv allosterisch als V-Typ reguliert und bestimmt so die Geschwindigkeit der Gluconeogenese.
Die gesuchte Falschaussage ist (E): Zwar wird der Pentosephosphatcyclus an der Glucose-6-P-DH durch die Konzentration des $NADPH_2$ reguliert, doch greift diese Regulation direkt am aktiven Zentrum an (Produkthemmung, kompetitive Hemmung, isosterische Hemmung).

Frage 6.49: Lösung D

Siehe Lerntext VI.8.
Aus enzymkinetischen Messdaten gewinnt man wesentliche Erkenntnisse durch die graphische Auftragung von v gegen [S]. Während „normale" Enzyme einen hyperbolischen Kurvenverlauf zeigen, etwa wie unter „2" dargestellt, ergibt sich bei kooperativ arbeitenden Enzymen, die immer aus mehreren Untereinheiten aufgebaut sind, ein sigmoider Kurvenverlauf, wie er unter „3" wiedergegeben ist. Mediziner kennen diesen Kurvenverlauf aus der Physiologie, wo die O_2-Sättigungskurve so aussieht, – bedingt durch das kooperative Verhalten bei der Sauerstoffbeladung bei 4 Untereinheiten des Hämoglobins.

Enzym katalysierte Enzymmodifikation —— VI.9

Eine Möglichkeit zu einer schnell wirkenden Anpassung an eine veränderte Stoffwechselsituation besteht in der reversiblen chemischen Modifikation von Enzymen. Ein hierbei sehr häufig beobachteter Mechanismus besteht in der enzymatischen Phosphorylierung der Enzyme durch Proteinkinasen und in einer Dephosphorylierung durch spezifische Phosphoproteinphosphatasen. Manche der so regulierten Enzyme sind in der phosphorylierten, andere in der dephosphorylierten Form aktiv.

Zahlreiche Hormone, die im Stoffwechselgeschehen in niederer Konzentration als wirksame Signalstoffe aktiv sind, haben Rezeptoren, die auf der Zelloberfläche im Erfolgsorgan sitzen. Beladung der Zelloberfläche mit dem spezifischen Hormon führt im Zellinneren zur Aktivierung einer Adenylatcyclase, das durch sie gebildete cAMP setzt über Proteinkinasen Enzymumwandlungen in Gang.

Enzym	phosphoryliert	dephosphoryliert
Glykogenphosphorylase	aktiv	inaktiv
Phosphorylasekinase	aktiv	inaktiv
Hormon-abhängige Lipase	aktiv	inaktiv
Glykogensynthase	inaktiv	aktiv
HMG-CoA-Reduktase	inaktiv	aktiv
Acetyl-CoA-Carboxylase	inaktiv	aktiv
Pyruvatdehydrogenase	inaktiv	aktiv
Fructosebisphosphatase	aktiv	inaktiv
Pyruvatkinase	inaktiv	aktiv

F97

Frage 6.50: Lösung D

Im Rahmen der Stoffwechselregulation können „Schlüsselenzyme" mittels verschiedener Mechanismen aktiviert und inhibiert werden. Die hier gefragte reversible Phosphorylierung der interkonvertierbaren Enzyme (D) führt zur aktiven a-Form oder zur inaktiven b-Form des betreffenden Enzyms.
Auch die anderen vorgeschlagenen Mechanismen dienen der Stoffwechselkontrolle. Durch Induktion oder Repression wird durch hormonelle Kontrolle der Gen-Expression mehr oder weniger Enzym gebildet. Bei der Allosterie bewirkt die An- oder Abwesenheit bestimmter Effektoren am regulatorischen Zentrum eine Aktivierung oder Hemmung des Enzyms. Isosterie ist eine z.B. bei der Hexokinase zu beobachtende Produkthemmung.

H99

Frage 6.51: Lösung E

Proteinkinasen werden durch Bindung von Hormonen an extrazelluläre Rezeptoren über intrazelluläre second messenger, z.T. über Enzymkaskaden, aktiviert. Sie phosphorylieren Effektorenzyme an Serinresten, aber auch an Tyrosin- und Threoninresten. Je nach Enzym führt die Phosphorylierung zu einer Aktivierung oder zu einer Hemmung.
Siehe auch Lerntext VI.9.

F97

Frage 6.52: Lösung C

Die Gruppe der interkonvertierbaren Enzyme umfasst etwa 25 Proteine, die durch enzymatische Phosphorylierung bzw. Dephosphorylierung in ihrer Aktivität schlagartig an- oder abgestellt werden können. Die Phosphorylierungen geschehen, meist durch ein Hormonsignal über einen second messenger ausgelöst, durch Proteinkinasen. Eine cAMP-abhängige Proteinkinase A phosphoryliert und aktiviert damit die Leber-Phosphorylasekinase (A), die Fettgewebslipase (D) und die NNR-Cholesterolesterhydrolase (E). Die Leber-Glykogensynthase (B) wird auch durch dieses Enzym phosphoryliert, damit aber in ihrer Aktivität gehemmt.
Die gesuchte Falschaussage ist (C): Die intramitochondrielle Pyruvatdehydrogenase des Herzmuskels kann auch phosphoryliert und damit abgeschaltet werden; hierbei kommt eine spezifische, durch ATP aktivierbare Kinase ohne cAMP-Beteiligung zum Einsatz.

H97

Frage 6.53: Lösung C

Siehe Lerntexte VI.9 und XIII.2.
cAMP ist der second messenger vieler Hormone. Das aus ATP gebildete cAMP aktiviert eine cytosolische Proteinkinase A, die dann ATP-abhängig spezifische Serin-Seitenketten an sogenannten interkonvertierbaren Enzymen phosphoryliert. Die Phosphorylasekinase (A) und die Fettgewebslipase (D) werden durch diese Phosphorylierung aktiviert; die Glykogensynthase (B) und die Phosphofructokinase-2 (E) sind nach der Phosphorylierung inaktiviert.
Die gesuchte Falschaussage ist (C), denn der Fettsäuresynthase-Multienzymkomplex ist selbst nicht interkonvertierbar. Die Fettsäurebiosynthese wird auf der Stufe der Acetyl-CoA-Carboxylase reguliert: Eine Phosphorylierung führt bei diesem Enzym zur Hemmung.

[F01]
Frage 6.54: Lösung E

Der Glycogenabbau in Leber und Muskulatur durch die Phosphorylase wird durch eine Enzymkaskade der reversiblen Phosphorylierung und Dephosphorylierung („Enzym katalysierte Enzymumwandlung") reguliert. Das durch die Bindung von Adrenalin oder Glukagon an den Rezeptor intrazellulär erhöhte cAMP führt zu einer Aktivierung einer Proteinkinase, die die Phosphorylasekinase phosphoryliert (A); diese wiederum phosphoryliert mit ATP die Phosphorylase (D), wodurch diese aktiviert wird. In der Skelettmuskulatur gibt es zusätzlich noch eine schneller wirkende allosterische Aktivierung der Glykogenolyse. Diese erfolgt einmal bei massivem ATP-Verbrauch, indem das entstehende AMP allosterisch die dephosphorylierte Phosphorylase aktiviert (C). Außerdem erfolgt in der Skelettmuskelzelle durch den Calciumanstieg zur Auslösung der Muskelkontraktion eine allosterische Aktivierung der dephosphorylierten Phosphorylasekinase (B), sodass mit der Auslösung der Muskelkontraktion auch der Glykogenabbau zur Bereitstellung von Glukose in Gang gesetzt wird.
Die gesuchte Falschaussage ist (E), denn die Phosphorylase wird aktiviert durch Phosphorylierung mit ATP, wobei ADP frei wird. Eine ADP-Ribosylierung durch NAD erfolgt bei manchen bakteriellen Enzymen. Eine solche ADP-Ribosylierung wird auch durch das Diphtherietoxin und das Choleratoxin an entsprechenden Zielproteinen bei diesen Infektionskrankheiten katalysiert.

[H95]
Frage 6.55: Lösung B

Die Pyruvatkinase katalysiert die unter in-vivo-Bedingungen irreversible (unidirektionale) Umwandlung von Phosphoenolpyruvat + ADP zu Pyruvat + ATP. Neben der Phosphofructokinase ist die Pyruvatkinase Schrittmacherenzym der Glykolyse. Durch Insulin wird die Pyruvatkinase vermehrt gebildet (Induktion). Daneben ist Fructose-1,6-bisphosphat im Sinne einer „feed-forward"-Regulation ein wichtiger allosterischer Aktivator der Pyruvatkinase und beschleunigt so die glykolytische Umwandlung von Glucose in Pyruvat (2).
Fructose-1,6-bisphosphat wirkt auf die Pyruvatkinase positiv allosterisch vom K-Typ. Das heißt, es lagert sich nicht an das aktive Zentrum, sondern an das allosterische Zentrum an (Aussage (1) ist falsch), und durch die Bindung von Fructose-1,6-bisphosphat wird die Konformation so verändert, dass die Affinität für Phosphoenolpyruvat erhöht wird, also der K_M-Wert gesenkt wird (Aussage (3) ist falsch).

[H94]
Frage 6.56: Lösung A

Siehe Kommentar zu Frage 6.57.

[H94]
Frage 6.57: Lösung D

Fructose-2,6-bisphosphat ist ein vor kurzem entdeckter Regulator der Glykolyse und Gluconeogenese: Der erstgenannte Stoffwechselweg wird durch Aktivierung der Phosphofructokinase PFK-1 gefördert, die Gluconeogenese durch Hemmung der FBPase gleichzeitig gehemmt. An beiden Enzymen wirkt das F-2,6-BP durch Wechselwirkung mit einem regulatorischen Zentrum des Proteins (A); es kommt nicht zu einer kovalenten Modifikation der betroffenen Enzyme ((E) ist falsch).
Das Glucocorticoid Cortisol wirkt, wie alle Steroidhormone, auf die Genexpression: Es dringt in die Zellen des Zielorgans ein, verbindet sich mit einem zytosolischen Rezeptorprotein und induziert z. B. in der Leber die vermehrte Bildung der Schlüsselenzyme der Gluconeogenese.

[H94]
Frage 6.58: Lösung D

Die Pyruvatkinase katalysiert die Reaktion Phosphoenolpyruvat (PEP) + ADP → Pyruvat + ATP, also die Reaktion, die zur 2. Substratkettenphosphorylierung in der Glykolyse führt. Damit ist (D) die gesuchte Falschaussage, denn dort ist die Reaktion von Pyruvat zu PEP, also die Startreaktion der Gluconeogenese, erwähnt, die durch die Pyruvatcarboxylase und die PEP-Carboxykinase katalysiert wird.
Die Pyruvatkinase der Leber wird wie die Glucokinase durch Insulin induziert (B) und hat damit im Hunger, bedingt durch das niedrige Insulin, eine verminderte Aktivität (E).
Glukagon hemmt über cAMP-abhängige Proteinkinasen die Pyruvatkinase (A). Im Sinne einer „feed-forward-Regulation" stimuliert Fructose-1,6-bisphosphat allosterisch die Pyruvatkinase (C).

[F01]
Frage 6.59: Lösung A

Fructose-2,6-bisphosphat ist ein allosterischer Effektor, mit dem Glykolyse und Glukoneogenese gegensätzlich reguliert werden. Die Glykolyse wird beschleunigt, indem F-2,6-BP allosterisch das Schrittmacherenzym Phosphofructokinase stimuliert; gleichzeitig wird durch F-2,6-BP der Schrittmacher der Glukoneogenese, die Fructose-1,6-bisphosphatase, allosterisch gehemmt (D). Der allosterische Effektor F-2,6-BP entsteht durch die Fruc-

tose-6-Phosphat-2-Kinase aus Fructose-6-Phosphat und ATP (B). Diese PFK-2 kann in der Leber unter Wirkung von cAMP durch eine PFK-2-Kinase phosphoryliert werden; sie wird dann zu einer Phosphatase, die den Second messenger abbaut (E).
Die gesuchte Falschaussage ist (A), denn die Leber-Aldolase spaltet nicht Fructose-2,6-bisphosphat, sondern Fructose-1,6-bisphosphat.

H00

Frage 6.60: Lösung A

PEP-Carboxykinase ist ein Schrittmacherenzym der Gluconeogenese mit der Reaktion:
Oxalacetat + GTP → PEP + CO_2 + GDP.
PEP-Carboxykinase wird durch Cortisol und durch Glucagon vermehrt synthetisiert (Induktion).
Die Phosphofructokinase ist das Schrittmacherenzym der Glykolyse und wird allosterisch reguliert: positive allosterische Effektoren sind Fructose-2,6-bisphosphat und AMP, negative Effektoren sind ATP und Citrat.

H00

Frage 6.61: Lösung B

Siehe Kommentar zu Frage 6.60.

F00

Frage 6.62: Lösung E

Durch eine cAMP-abhängige Phosphorylierung werden etwa 20 verschiedene „interkonvertierbare" Enzyme reversibel aktiviert oder gehemmt. Die Glykogenphosphorylase und die Phosphorylasekinase (A) sowie die hormonabhängige Lipase des Fettgewebes (D) sind nach Phosphorylierung aktiv; die Glykogensynthase (B) wird durch die Phosphorylierung „abgeschaltet". Bei der Gluconeogenese (C) ist die cAMP-Wirkung nicht direkt: cAMP bewirkt eine Aktivierung der Fruktose-2,6-bisphosphatase und damit die Zerstörung des allosterischen Inhibitors der FBPase. – Die gesuchte Falschaussage ist (E), denn bei den 15 zum AMP bzw. GMP führenden Reaktionen gibt es kein cAMP-abhängiges Enzym.

F00   H92

Frage 6.63: Lösung B

Ein im Stoffwechsel von Prokaryonten und Eukaryonten weit verbreitetes Regulationsprinzip ist die negative Rückkopplung, auch Endprodukt-Hemmung genannt. Dabei wird die erste für einen Stoffwechselweg spezifische Enzymreaktion durch das Endprodukt gehemmt, wenn sich von diesem ein Überschuss anhäuft. Beispiel für dieses Phänomen ist der Glykolyseablauf, der am Schlüsselenzym Phosphofructokinase unterbrochen wird, wenn sich ATP anhäuft (A). Die Hemmung eines früheren Glykolyseenzyms wäre unzweckmäßig, weil sich vom G-6-P Stoffwechselwege zum Glykogen, zur Galaktose und zum Pentosephosphatcyclus abzweigen: Vom F-6-P nimmt die Bildung der Aminozucker ihren Ausgang.
Das Purinnucleotid IMP hemmt den ersten Schritt der Purinbiosynthese (C), Häm die ALA-Synthese als ersten Schritt des Weges zu den Porphyrinen (D). Gallensäuren hemmen die Umwandlung des Cholesterins in Cholsäure (E).
Falsch ist die Aussage (B), denn die Pyruvatcarboxylase wird durch Acetyl-CoA nicht gehemmt, sondern aktiviert.

Kommentare aus Examen Herbst 2001

H01

Frage 6.64: Lösung E

Die Michaelis-Konstante (K_M) gibt die Substratkonzentration in mol/l an, bei der die vorhandenen Enzym-Moleküle zur Hälfte als Enzym-Substrat-Komplexe (ES) vorliegen, also die Enzyme ihre halbmaximale Geschwindigkeit entwickeln. Die Einstellung des Fließgleichgewichtes zum ES erfolgt sehr schnell; geschwindigkeitsbestimmend ist daher die langsamere Umwandlung des Substrats zum Produkt (P) im aktiven Zentrum des Enzyms ((C) ist falsch).
Bei der „S-zu-P-Reaktion" – und nicht bei der Bildung von ES – kann bei manchen Enzymreaktionen eine kovalente Bindung auftreten ((B) ist falsch).
Während K_M unabhängig von der Enzymmenge ist, ist V_{max} direkt proportional zur Enzymmenge ((D) ist falsch).
Neben den Enzymproteinen gibt es auch einige Ribonucleinsäuren mit bestimmten katalytischen Eigenschaften; sie werden Ribozyme genannt ((A) ist falsch).

H01

Frage 6.65: Lösung D

Enzyme beschleunigen als Biokatalysatoren die Einstellung des thermodynamisch vorgegebenen Gleichgewichts einer Reaktion. Die hier vorgeschlagenen Modifikationen wie längere Reaktionszeit, Vergrößerung der Enzymmenge oder Enzymaktivierung durch chemische Enzymmodifikation bzw. durch positive Effektoren bringen da keine Änderung. Eine vollständige Umsetzung des Substrats in das Produkt kann nur erreicht werden, wenn das Produkt durch eine Hilfsreaktion ständig entfernt wird (D).

Frage 6.66: Lösung D

Hier werden 5 Enzyme vorgestellt und es soll geprüft werden, ob die daneben stehenden Reaktionsprodukte bei ihrem Einsatz gebildet werden. Bei der Fettspaltung durch die Triacylglycerinlipase (E) des Fettgewebes entstehen Fettsäuren. Durch die Phospholipase A_2 wird aus Lecithin eine Fettsäure, häufig Arachidonsäure, freigesetzt (A). Die Phospholipase C zerlegt Phosphatidylinositolbisphosphat in Inositoltrisphosphat (B) und Diacylglycerin. Durch die LCAT (C) wird die im Lecithin an der sekundären Alkoholgruppe des Glycerins stehende Fettsäure auf Cholesterin übertragen; das Lecithin wird dabei zum Lysolecithin.
Die zu suchende Falschaussage ist (D), denn die im Fettgewebe endothelgebundene Lipoproteinlipase hydrolysiert hier die durch Chylomikronen oder VLDL antransportierten Fette zu Glycerin und Fettsäuren. Das falsch vorgegebene Apolipoprotein C ist ein Strukturprotein der VLDL und HDL. Apolipoprotein C II aktiviert die Lipoproteinlipase.

Frage 6.67: Lösung D

Bei der Porphyrinbiosynthese entsteht das Zwischenprodukt Aminolävulinsäure aus Glycin und Succinyl-CoA (D).
Das Phosphoenolpyruvat entsteht in der Glykolyse aus 2-Phosphoglycerinsäure und bei der Gluconeogenese aus Oxalacetat (E).

Frage 6.68: Lösung E

Siehe Kommentar zu Frage 6.67.

Frage 6.69: Lösung E

Die gesuchte Falschaussage ist (E), denn die Bakterienzellwände werden im Organismus extrazellulär durch das Lysozym und durch das Komplementsystem durchlässig gemacht, wodurch die Bakterien unschädlich gemacht werden können. Monooxygenasen sind hierbei nicht beteiligt. Wenn Bakterien durch Phagozytose von Makrophagen aufgenommen worden sind, sind Superoxidanionen, die durch eine NADPH-Oxidase gebildet werden, beteiligt. Die Superoxidanionen werden durch eine Dismutase, durch die Katalase oder durch eine Peroxidase umgesetzt.

Frage 6.70: Lösung A

Durch Glukagon und Catecholamine wird in der Leberzelle über cAMP eine Proteinkinase aktiviert, die durch eine Phosphorylierung die Fructose-2,6-bisphosphatase stimuliert (A). Diese Fructose-2,6-bisphosphatase hydrolysiert und inaktiviert den allosterischen Schrittmacher der Glykolyse, das Fructose-2,6-bisphosphat. Hierdurch wird die Glykolyse gehemmt und die Gluconeogenese überwiegt.
Die Proteinkinase A und die Lipoproteinlipase können nicht phosphoryliert und dephosphoryliert werden. Die Glykogensynthase und die Pyruvatdehydrogenase werden durch Phosphorylierung nicht aktiviert, sondern gehemmt.

7 Ernährung, Verdauung, Resorption

Energieversorgung — VII.1

Die Energie liefernden Grundstoffe der menschlichen Nahrung sind Kohlenhydrate, Eiweiß und Fette, die im Stoffwechsel zu Acetyl-CoA abgebaut und dann im Citratcyclus und in der Atmungskette zu CO_2 und H_2O oxidiert werden. Den Energiegehalt der verschiedenen Nahrungsmittel kann man mit dem Calorimeter bestimmen; man misst den Temperaturanstieg eines Wassermantels nach der Substratverbrennung in Sauerstoffatmosphäre. So erhält man die folgenden, jeweils auf 1 Gramm bezogenen Brennwerte.

Brennstoff	Physikalischer Brennwert	Biologischer Brennwert
Kohlenhydrat	17 kJ/g oder 4,1 kcal/g	17 kJ/g oder 4,1 kcal/g
Eiweiß	23 kJ/g oder 5,3 kcal/g	17 kJ/g oder 4,1 kcal/g
Fett	37 kJ/g oder 9,3 kcal/g	37 kJ/g oder 9,3 kcal/g

Bei Proteinen ergibt sich eine Differenz zwischen dem physikalischen und dem **biologischen Brennwert**, da der vom Körper ausgeschiedene Harnstoff noch Verbrennungsenergie enthält.
Hinsichtlich ihres Brennwerts können sich die einzelnen Nährstoffklassen gegenseitig vertreten; als gesunde Mischkost wird aber eine Nahrung empfohlen, die (auf Energiebasis) etwa 60% Kohlenhydrate, 15% Proteine und 25% Lipide enthält. Bei dem Proteinanteil ist darauf zu achten, dass er die 8 essentiellen Aminosäuren in ausreichender Menge beiträgt; der kalorische Wert von Nahrungseiweiß wird dadurch aber nicht beeinflusst.

[F93] [F86]
Frage 7.1: Lösung D

Siehe Lerntext VII.1.

[H92]
Frage 7.2: Lösung D

Siehe Lerntext VII.1.
Unter dem kalorischen Äquivalent versteht man die für 1 Liter verbrauchten Sauerstoff freigesetzte Wärmemenge. Sein Wert liegt bei der Verbrennung aller normalen Nährstoffe (Kohlenhydrat, Fett und Eiweiß) bei etwa 20 kJ (5 kcal). Der unter (1) angegebene Zahlenwert von 39 kJ (9,3 kcal) bezieht sich auf die bei der Verbrennung von 1 g Fett freigesetzte Energiemenge: (1) ist also falsch. Die Aussagen (2) und (3) sind richtig: Der respiratorische Quotient (Verhältnis von gebildetem Kohlendioxid zu verbrauchtem Sauerstoff) beträgt bei reiner Fettverbrennung 0,7. Der Fettanteil in der bei uns üblichen Nahrung liegt, energetisch gesehen, bei 20 bis 50 %, was einer täglichen Fettaufnahme von 65 bis 160 g entspricht.

[H90] [H85]
Frage 7.3: Lösung B

Siehe Lerntext VII.1.
Der biologische Brennwert von Proteinen hat mit der Proteolyse und der Resorption im Darm nichts zu tun. Als spezifisch-dynamische Wirkung bezeichnet man eine Wärmebildung, die nach Nahrungsaufnahme durch die Verdauungsvorgänge hervorgerufen wird. Gibt man etwa einem Menschen unter Grundumsatzbedingungen Eiweiß im Energiewert von 100 kJ, so wird der Energieumsatz um 30 kJ gesteigert. Die spezifisch-dynamische Wirkung beträgt für Eiweiß 30%, für Kohlenhydrat und Fett etwa 5%.

[H92]
Frage 7.4: Lösung E

Siehe Lerntext VII.1.
90 g Fett = 90 × 39 kJ = 3500 kJ; 3500 kJ : 17 kJ = 205 g Eiweiß.

[F98]
Frage 7.5: Lösung C

Siehe Lerntext VII.2.
Die gesuchte Falschaussage ist C, denn die parenterale (intravenöse) Ernährung darf niemals mit Proteinen erfolgen, dies könnte zu einem allergischen anaphylaktischen Schock führen. Stattdessen werden Gemische freier Aminosäuren infundiert.

Der biologische Brennwert der Proteine beträgt 17 kJ/g, der physikalische 23 kJ/g (A). Der geringere biologische Brennwert ist durch die energieaufwendige Harnstoffsynthese bedingt. Das vollständige Fehlen auch nur einer einzigen essentiellen Aminosäure bewirkt, dass das Protein zwar zur Energieversorgung abgebaut werden kann, nicht aber zum Wachstum bzw. zur Aufrechterhaltung einer ausgeglichenen Stickstoff-Bilanz ausreicht, seine Wertigkeit ist dann gleich null (B).

── **Eiweißbedarf** ──────────────── VII.2 ─

Etwa 15 % der zugeführten Energie sollte aus Protein bestehen. Eine andere wichtige Faustregel: Der Proteinanteil der Nahrung soll 0,8 g pro kg Körpergewicht pro 24 Stunden betragen, damit die 8 essentiellen Aminosäuren in ausreichender Menge (je etwa 1 g pro Tag) zur Verfügung stehen. Alle essentiellen Aminosäuren müssen gleichzeitig vorhanden sein; wenn auch nur eine, z. B. Tryptophan, fehlt, ist eine Proteinsynthese nicht möglich. Es gibt im tierischen Körper kein als Nahrungsreserve dienendes Speicherprotein. Alle überschüssigen Aminosäuren werden desaminiert und der Energiegewinnung zugeführt.
Bei der geforderten Eiweißzufuhr von 0,8 g/kg KG/Tag ist die Tatsache berücksichtigt, dass manche pflanzlichen Proteine biologisch nicht so hochwertig sind wie tierisches Eiweiß. Es gibt aber auch tierische Proteine von minderer Qualität; z. B. fehlen dem Kollagen die schwefelhaltigen Aminosäuren und das Tryptophan.
Bei einem Eiweißüberangebot in der Nahrung werden die Aminosäuren zu Harnstoff und Acetyl-CoA abgebaut. Letzteres kann zur Energiegewinnung verbrannt werden, kann aber auch zur Neubildung von Fett verwendet werden.

[H90] [H86]
Frage 7.6: Lösung E

Siehe Lerntext VII.2.

[H92]
Frage 7.7: Lösung B

Siehe Lerntext VII.2.

Respiratorischer Quotient — VII.3

Unter dem respiratorischen Quotienten (RQ) versteht man das Verhältnis von ausgeatmetem Kohlendioxid zu aufgenommenem Sauerstoff. Wird ein Organismus nur mit Kohlenhydraten ernährt, so kommt es zu deren vollständiger Oxidation:

$C_6H_{12}O_6 + 6\,O_2 \rightarrow 6\,CO_2 + 6\,H_2O$

Das Verhältnis von CO_2 zu O_2 beträgt 6:6, der RQ = 1,00.
Ausschließliche Fettverbrennung, wobei hier als Beispiel Tripalmitylglycerin angeführt sei, führt zu einem RQ von 0,70.

$C_{51}H_{98}O_6 + 72,5\,O_2 \rightarrow 51\,CO_2 + 49\,H_2O$.

Die für Aminosäureverbrennung errechneten Werte liegen bei 0.85.

[F91]

Frage 7.8: Lösung C

Siehe Lerntext VII.3.
Eine übermäßige Fettzufuhr führt im Rahmen der intestinalen Resorption zu vermehrter Chylomikronenbildung (3). Fettverbrennung senkt den RQ auf 0,7, bei der Bildung (2) und Ausscheidung von Ketonkörpern sinkt der RQ noch tiefer (O_2-Verbrauch ohne entsprechende CO_2-Freisetzung). Die Prostaglandinbildung (4) wird durch erhöhte Fettzufuhr nicht gesteigert.

[H92]

Frage 7.9: Lösung B

Siehe Lerntexte VII.4 und II.3.

[H89]

Frage 7.10: Lösung A

Siehe Lerntexte VII.2 und VII.4.
Die 8 für den Menschen essentiellen Aminosäuren müssen im Gegensatz zu den nicht essentiellen aufgenommen werden, weil die ihnen entsprechenden α-Ketosäuren im Stoffwechsel des Menschen nicht vorkommen. Deren Zufuhr von außen könnte den Bedarf an der entsprechenden Aminosäure unnötig machen.

[F92]

Frage 7.11: Lösung D

Parenterale Ernährung: Unter gewissen Umständen müssen Menschen vorübergehend unter Umgehung des Verdauungstraktes ernährt werden. Man führt dann eine Nährstofflösung über eine venöse Infusion zu. Zucker und Polyole haben den Vorteil der großen Wasserlöslichkeit. Statt einer Eiweißzufuhr, die anaphylaktische Reaktionen zur Folge hat, infundiert man Aminosäuregemische; der Bedarf an essentiellen Aminosäuren kann im Krankheitsfall gesteigert sein. Fette müssen wegen ihrer Wasserunlöslichkeit gut emulgiert sein.
Die Falschaussage ist (D), denn 1 Liter einer 5%igen Glucoselösung enthält nur 850 kJ und deckt damit bei weitem nicht den Grundumsatz (ca. 8000 kJ).

Essentielle Nahrungsbestandteile — VII.4

Essentielle Nahrungsbestandteile	Tagesbedarf
8 essentielle Aminosäuren	je ca. 0,5–1,0 g
mehrfach ungesättigte Fettsäuren, hauptsächlich Linolsäure	8 g
Vitamine	je im µg- bis mg-Bereich
Mineralien Na^+, K^+, Ca^{++}, Mg^{++}, Cl^-, PO_4^{3-}	je im g-Bereich
Spurenelemente Fe, Cu, Co, J, Zn, Cr, Se, Mn, Mo	je im ng- bis mg-Bereich

Die zur Energiegewinnung bestimmten Nahrungsbestandteile können sich äquikalorisch vertreten (s. Lerntext VII.1). Gewisse Nahrungsbestandteile sind aber essentiell, d.h. sie müssen Tag für Tag mit der Nahrung zugeführt werden. Hierzu gehören die 8 essentiellen Aminosäuren (s. Lerntext II.3) und die mehrfach ungesättigten Fettsäuren (s. Lerntext III.2), von denen 5 bis 8 g/Tag benötigt werden. Essentielle Kohlenhydrate gibt es nicht, da alle Zucker aus D-Glucose gebildet werden können; notfalls kann selbst die Glucose durch Gluconeogenese gebildet werden. Vitamine und Mineralstoffe müssen mit der Nahrung zugeführt werden.

Verdauungsorgane und Sekrete — VII.5

Als Energieträger zugeführte Nahrungsstoffe müssen vor der Resorption im Verdauungstrakt in die monomeren Grundbausteine zerlegt werden. Dazu werden von den Verdauungsorganen enzymhaltige Sekrete abgegeben, – zusammen etwa 8 Liter pro Tag.

Organ	Sekret	Tagesmenge	Inhaltsstoffe
Mundspeicheldrüsen	Speichel	1,5 Liter	Amylase, Mucine
Magen	Magensaft	1,5 Liter	Pepsinogen Salzsäure (HCl) intrinsic factor
Leber	Galle	1 Liter	Gallensäuren Gallenfarbstoffe Cholesterin
Pankreas	Bauchspeichel	1 Liter	Natriumbicarbonat Amylase Lipase Trypsinogen Chymotrypsinogen Procarboxypeptidase Proaminopeptidase RNase, DNase
Dünndarm	Darmsaft	2 Liter	Natriumbicarbonat Disaccharidasen Dipeptidasen

Im unteren Dünndarm beginnt die Wasserresorption, nur etwa 1 Liter Wasser tritt noch ins Colon über.
Die inaktiven Vorstufen der Pankreasproteasen werden erst im Duodenallumen durch limitierte Proteolyse aktiviert.

F98

Frage 7.12: Lösung E

Das aus 14 Aminosäuren aufgebaute Peptidhormon Somatostatin unterdrückt die Bildung anderer Hormone. Hypothalamisches Somatostatin unterdrückt die Bildung von Wachstumshormon im Hypophysenvorderlappen; das Somatostatin aus den D-Zellen der Langerhans-Inseln hemmt die Sekretion von Insulin und Glucagon.
(E) ist die gesuchte Falschaussage, denn auch die Gastrinbildung in den G-Zellen der Magenwand wird durch Somatostatin gehemmt.
Die Gallensekretion lässt sich durch orale Aufnahme von Gallensäuren steigern (A). Unter (C) wird richtig bemerkt, dass Sekretin über den second messenger cAMP wirksam wird. Das unter (D) erwähnte GIP stellt den wirksamsten Reiz für eine Insulin-Ausschüttung aus den β-Zellen der Pankreasinseln dar.

H00

Frage 7.13: Lösung B

Siehe Lerntexte VII.8 und VII.9.
Die im Pankreas gebildeten Proteasevorstufen gelangen in den Dünndarm, wo eine von der Darmschleimhaut gebildete Enteropeptidase (Enterokinase) Trypsinogen durch begrenzte Proteolyse zu Trypsin aktiviert. Trypsin aktiviert dann proteolytisch Chymotrypsinogen und die Procarboxypeptidase.
Einen enterohepatischen Kreislauf gibt es für die Verdauungsenzyme nicht, dieser existiert nur für Gallensäuren und für Gallenfarbstoffe.
Wenn die α-Amylase Stärke und Glykogen abbaut, ist das Produkt nicht Glucose, sondern Maltose. Maltose (α-Glucosido-1,4-glucose) und Isomaltose (α-Glucosido-1,6-glucose) sind die Endprodukte.

F92

Frage 7.14: Lösung E

Die täglich durch Essen und Trinken aufgenommene Wassermenge beträgt ca. 1,5 l. Mit den Verdauungssekreten gelangen dazu ca. 7,5 l in den Magen-Darm-Trakt. Im Dünndarm werden von der Gesamtmenge von ca. 9 l Flüssigkeit durch osmotische Wirkung 8,5 l abhängig von der Na/K-Resorption (C) oder der Glucose- und Aminosäureresorption rückresorbiert. Nicht resorbierbare niedermolekulare Stoffe, z. B. Lactulose, verhindern die osmotische Resorption und können sogar zu einem Wassereinstrom in das Lumen führen (B). Dasselbe kann bei allen entzündlichen Magen-Darm-Erkrankungen eintreten, die so zur Diarrhoe mit z.T. extremen Wasserverlusten mit lebensbedrohlicher Austrocknung (Exsikkose) des Organismus führen können.
Die gesuchte Falschaussage ist (E), denn im Kolon werden nur 0,5 bis 1 l Wasser resorbiert. Der tägliche Stuhl enthält dann insgesamt nur noch etwa 0,1 l Wasser.

H99 F97

Frage 7.15: Lösung D

Die vom Menschen produzierten Proteinasen des Verdauungssystems werden zum Schutz vor Selbstverdauung als inaktive Vorstufen (Pepsinogen im Magen, Trypsinogen u.a. im Pankreas) gebildet und gespeichert; aktiviert werden diese Enzyme nach der Sekretion durch begrenzte Proteolyse (A). Carboxypeptidasen setzen am C-terminalen Ende ihres Substrats sequenziell einzelne Aminosäuren frei (B). Die α-Amylase (im Mundspeichel und Pankreassaft) spaltet Stärke weitgehend zum Disaccharid Maltose (C). Das Peptidhormon GIP wird nach Aufnahme kohlenhydratreicher Nahrung im Duodenum freigesetzt und bewirkt eine Insulin-Sekretion (E).

Falsch ist die Aussage (D): Zur Mizellenbildung im Duodenum werden nicht Triacylglycerine, sondern die durch Lipaseeinwirkung entstandenen β-Monoglyceride und Fettsäuresalze zusammen mit Gallensäuren verwendet.

― Mundspeichel ――――――――――――― VII.6 ―

Gesamtvolumen: 0,5–1,5 l pro Tag
　　　　　　　　hypoton, pH 5,5 bis 7,5
Glandula submandibularis: seromukös,
　　　　　　　　überwiegend serös
Glandula sublingualis: Mucin-reich, viskös,
„mukös"
Glandula parotis: Amylase-reich, „serös"

Der Mundspeichel wird in einer Tagesmenge von gut einem Liter von 3 paarigen Drüsen sezerniert. Der in den Azinusdrüsen gebildete Primärspeichel ist blutisoton, während der Ruhesekretion werden Na^+ und Cl^- resorbiert, die Osmolarität sinkt; K^+ und Bicarbonat steigen durch Sekretion an. Bei hohen Sekretionsraten bleiben Na^+ und Cl^- im Speichel nahe den hohen Blutwerten. Der pH-Wert des Ruhespeichels ist leicht sauer; starke Sekretion fördert leicht alkalischen Speichel. An Enzymen ist nur die Amylase erwähnenswert; Maltase, Lipase und Proteasen kommen nicht vor. Eine Sekretionssteigerung wird über den Parasympathikus bewirkt (ausgelöst durch Acetylcholin; Atropin wirkt als kompetitiver Hemmstoff). Der Sympathikus fördert die Mucinabgabe, ist aber von geringem Einfluss auf die Sekretmenge.

F92

Frage 7.16: Lösung C

Siehe Lerntext VII.6.
Die Amylase im Mundspeichel hat wegen der kurzen Verweildauer der Speisen im Mund keine sehr große Bedeutung; hier noch ungespaltene Polysaccharide werden im Duodenum durch die Pankreasamylase zu Disacchariden gespalten.

― Magensaft ――――――――――――― VII.7 ―

Volumen 1–3 l/d, nüchtern: schwach sauer,
　　　　　　　　nach Nahrungsaufnahme:
　　　　　　　　pH 0,8–1,5
Hauptzellen: Pepsinogen, etwas Lipase
Belegzellen: HCl, intrinsic factor
Nebenzellen: Mucin
Oberflächenzellen: Mucin und Bicarbonat

Der Magensaft wird in einer Tagesmenge von 1 bis 3 Litern von den Drüsenschläuchen der Magenwand gebildet. Hier unterscheidet man Hauptzellen (→ Pepsinogen), Belegzellen (→ Salzsäure und ein Glykoprotein namens intrinsic factor) und Nebenzellen (→ Mucin). Die Sekretion wird gesteigert durch den cholinergen N. vagus, durch Dehnung der Magenwand, durch Saftlocker (Coffein, Peptone), durch Histamin und das Peptidhormon Gastrin. Sekretionshemmend wirkt das Peptidhormon Sekretin.
Für die HCl-Bildung ist das Enzym Carboanhydrase von großer Bedeutung: Es bewirkt die Umsetzung von CO_2 und H_2O zu H_2CO_3 mit sofortiger Dissoziation in H^+ und HCO_3^-. Das so gebildete Bicarbonat wird im Austausch gegen Chlorid ans Blut abgegeben. Die von den Belegzellen sezernierte HCl ist 0,17 molar; dazu müssen die Protonen mehr als 10^5-fach konzentriert werden. Die Magensalzsäure hat zwei wichtige Aufgaben: Sie stellt das für die Pepsinwirkung wichtige pH-Optimum her und hält den Mageninhalt keimfrei. Nahrungsbestandteile werden durch die HCl nicht hydrolysiert.
Die Proteasevorstufe Pepsinogen wird durch den sauren pH-Wert im Magenlumen zum aktiven Pepsin umgewandelt (durch limitierte Proteolyse).

F00

Frage 7.17: Lösung D

Das von der Magenmukosa sezernierte Peptidhormon Gastrin fördert die Magensaftsekretion, wozu die Pepsinogenfreisetzung in den Hauptzellen ebenso gehört wie die Salzsäurefreisetzung in den Belegzellen. Das schon lange als Sekretionsstimulans bekannte Histamin wird nach Acetylcholin oder Gastrin von ECL-Zellen freigesetzt und stimuliert direkt die Belegzellen; (D) ist die gesuchte Falschaussage.

7 Ernährung, Verdauung, Resorption

[F99]
Frage 7.18: Lösung D

Bei der Salzsäurebildung in den Belegzellen der Magenwand kommt der Carboanhydrase (C) eine wichtige Rolle zu: CO_2 aus der Verbrennung wird zu H_2CO_3 umgesetzt, das spontan HCO_3^- und H^+ ergibt. Das Bicarbonat wird basolateral im Austausch gegen Cl^- ins Blut gegeben (A); über einen Chloridkanal gelangt das Chlorid dann ins Lumen. (D) ist die gesuchte Falschaussage, denn es gibt keine Chlorid-ATPase. Eine H^+/K^+-ATPase (B) schafft die H^+-Ionen ins Lumen: die dabei im Antiport aufgenommenen K^+-Ionen können über einen luminalen Kaliumkanal (E) wieder abfließen.

[H97] [H95] [F93] [F90]
Frage 7.19: Lösung A

Siehe Lerntext VII.7.
Die Protonen entstehen durch die Carboanhydrase in den Belegzellen. Die H^+/K^+-ATPase arbeitet bei der Salzsäuresekretion auf der luminalen Seite der Belegzellen.

[H90]
Frage 7.20: Lösung E

Siehe Lerntext VII.7.

[H98]
Frage 7.21: Lösung C

Die Salzsäurekonzentration kann im Magen auf etwa 0,1 mol/l (pH 1) ansteigen; dazu müssen die Belegzellen H^+ gegen einen Konzentrationsgradienten von 1 : 1 000 000 sezernieren.
H^+ wird aus CO_2 und H_2O durch die Carboanhydrase produziert (A), das entstehende HCO_3^- wird gegen Cl^- aus dem Blut ausgetauscht (E). Cl^- wird zusammen mit K^+ aus der Belegzelle in das Lumen passiv transportiert, die H^+-Sekretion erfolgt dann aktiv unter ATP-Hydrolyse im Antiport gegen K^+ (B). Diese Protonenpumpe kann durch Omeprazol bei der Therapie von Magengeschwüren gehemmt werden.
Die gesuchte Falschaussage ist (C), denn nicht ein elektrochemischer Gradient für K^+ treibt die aktive H^+-Sekretion, sondern die ATP-Hydrolyse.

[F96]
Frage 7.22: Lösung E

Siehe Lerntext VII.7.
Die gesuchte Falschaussage ist (E), denn Histamin ist ein effektiver Reizstoff zur Auslösung der Magensaftsekretion. Als Hemmstoffe der Magensaftsekretion wirken das Sekretin (A), das die Gastrinfreisetzung hemmt, und das im Duodenalbereich produzierte GIP (D). Somatostatin (B) hemmt allgemein Sekretionsvorgänge im Intestinalbereich; die Neurotensinwirkung (C) ist noch unklar.

[F00]
Frage 7.23: Lösung E

Pankreassaft ist das wichtigste Verdauungssekret und enthält eine große Vielzahl hochwirksamer Hydrolasen. Die Elastase ist eine von vielen Proteinasen; Cholesterolesterase ist eines der Lipid-spaltenden Enzyme. Polysaccharide werden durch die Amylase zu Maltose und Isomaltose abgebaut; diese Disaccharide werden dann aber nicht durch Pankreasenzyme hydrolysiert, sondern durch die im Bürstensaum der Duodenalschleimhaut vorhandene Maltase ((E) ist die gesuchte Falschaussage) bzw. Isomaltase.

[F96] [F86]
Frage 7.24: Lösung E

Siehe Lerntext VII.8.

[F00]
Frage 7.25: Lösung A

Alle Verdauungsenzyme sind Hydrolasen, die keine Coenzyme benötigen, damit ist (A) die gesuchte Falschaussage.
Pyridoxalphosphat ist das Coenzym für den Stoffwechsel der Aminosäuren, z. B. bei der Aminosäuretransaminierung und Aminosäuredecarboxylierung.

[H94]
Frage 7.26: Lösung E

Siehe Lerntext VII.8.
Die Enterokinase wird im Duodenum gebildet und dient zur Aktivierung von Trypsinogen.

[F99]
Frage 7.27: Lösung B

Die Sekretion des exokrinen Pankreas wird stimuliert durch eine Vaguserregung über Acetylcholin (A). Auch das Darmschleimhauthormon Cholecystokinin (E) bewirkt wie Acetylcholin über die Second messenger IP_3 und DAG die Sekretion eines enzymreichen Pankreassekrets.
Die Darmschleimhauthormone Sekretin (D) und VIP (C) bewirken über cAMP die Sekretion eines Volumen- und bicarbonatreichen Pankreassekrets.
Die gesuchte Falschaussage ist (C), denn Glucagon stimuliert nicht die exokrine Pankreasfunktion, sondern wirkt, endokrin von den α-Zellen des Pankreas gebildet, vorwiegend auf die Leber und das Fettgewebe. Ein glucagonähnliches Hormon der Darm-

schleimhaut kann die Insulinsekretion des Pankreas stimulieren.

Pankreassaft — VII.8

Volumen 1–2 l/Tag, blutisoton
  pH 8,5, NaHCO$_3$ 50–150 mmol/l
  30 g Enzymprotein/Tag
Endopeptidasen: Trypsinogen, Chymotrypsinogen, Proelastase
Exopeptidasen: Procarboxypeptidase A und B, Proaminopeptidasen
Lipase
Phospholipase
Cholesterolesterase
Amylase
Ribonuclease
Desoxyribonuclease

Aktivierung der Peptidasen:

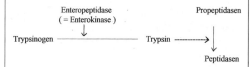

Der exokrine Teil des Pankreas bildet das wichtigste Verdauungssekret: Hier finden sich Enzyme zum Abbau aller Nahrungsbestandteile. Da der vom Magen durch den Pylorus in das Duodenum übertretende Speisebrei (Chymus) durch die Magensalzsäure stark sauer ist, muss der pH-Wert auf pH 8,5 angehoben werden, damit die Pankreasenzyme optimal arbeiten können; das geschieht durch Bicarbonat-Sekretion durch die Darmwand und das Pankreas. Die exokrine Bauchspeicheldrüse wird durch zwei Hormone stimuliert: Sekretin fördert die Abgabe eines volumen- und bicarbonatreichen Pankreassaftes; dagegen wird durch das Peptid PCK (Pankreozymin-Cholecystokinin) ein stark enzymhaltiger Bauchspeichel freigesetzt. Die wichtigsten pankreatischen Verdauungsenzyme sind mehrere Proteinasen (Trypsin, Chymotrypsin, Carboxypolypeptidase, Aminopolypeptidase, Elastase), Amylase, Lipase, Cholesterinesterase, Phospholipasen, RNase und DNase. Zum Schutz der Bauchspeicheldrüse vor Selbstverdauung werden alle Proteinasen in der Form inaktiver Vorstufen gebildet und gespeichert. Erst nach der Freisetzung werden die Enzyme dann durch limitierte Proteolyse im Duodenum aktiviert. Zunächst entsteht aktives Trypsin durch Enterokinase-Einwirkung auf das Trypsinogen; Trypsin aktiviert dann alle anderen Protease-Vorstufen.

H98

Frage 7.28: Lösung C

Carboxypeptidasen sind im Pankreassaft vorkommende Exopeptidasen, die proteingebundenes Zink enthalten und im Duodenallumen aus einer inaktiven Vorstufe (Procarboxypeptidase) durch Trypsin aktiviert werden. Ihr pH-Optimum liegt bei 7 bis 8. Die gesuchte Falschaussage ist (C), denn Pyridoxalphosphat ist als Coenzym bei vielen Umsetzungen der Aminosäuren (Transaminierung, Decarboxylierung, Seitenkettenumbau) beteiligt, hat aber keine Funktion bei der hydrolytischen Spaltung der Nahrungsproteine.

H97 F96 H92

Frage 7.29: Lösung B

Siehe Lerntext VII.8.
Die spezifisch wirkende Peptidase mit dem historischen Namen Enterokinase spaltet im Duodenum aus dem Trypsinogen ein Hexapeptid ab und schafft damit aktives Trypsin.

F98

Frage 7.30: Lösung D

α-Amylase aus der Parotis und aus dem Pankreas spaltet Amylose, Amylopektin und Glycogen zu Oligosacchariden, Maltotriose, Maltose und an den Verzweigungsstellen im Amylopektin und Glycogen zu Isomaltose. Disaccharidasen der Dünndarmschleimhaut, 1,4-Glucosidase und 1,6-Glucosidase, setzen dann Glucose frei.
Aussage (4) ist falsch, denn die Amylase wird in aktiver Form sezerniert. Einer proteolytischen Aktivierung unterliegen nur die Protease-Vorstufen, z. B. Pepsinogen, Trypsinogen und Chymotrypsinogen.

F96

Frage 7.31: Lösung A

Siehe Lerntext VII.9.
Wichtig ist, dass ein Anstieg der Glucosekonzentration die Freisetzung des Peptidhormons GIP bewirkt, das die Sekretion von Insulin veranlasst. Die gesuchte Falschaussage ist (A), denn bei der Amylaseeinwirkung auf Stärke entsteht vor allem das Disaccharid Maltose, das erst bei der Resorption im Duodenalbürstensaum gespalten wird.

Kohlenhydratverdauung — VII.9

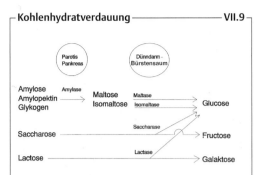

Stärke ist das häufigste Polysaccharid unserer Nahrung; ihr hydrolytischer Abbau beginnt in der Mundhöhle und wird dann im Duodenum durch die Pankreasamylase, eine α-1,4-Glucosidase, vollendet. Nicht Glucose, sondern das Disaccharid Maltose (neben Isomaltose) entsteht als Hauptprodukt der Amylaseeinwirkung auf das verzweigte Homoglykan. Die beiden genannten Disaccharide werden, ebenso wie Laktose und Saccharose, durch spezifische Disaccharidasen im Bürstensaum der Duodenalmucosa gespalten; die resultierenden Monosaccharide erscheinen dann im Blut. Bei der Glucoseresorption spricht man von einem Na$^+$-abhängigen sekundär aktiven Transport, weil zunächst Na$^+$ und Glucose im Symport ohne ATP-Verbrauch in die Zelle aufgenommen werden. ATP wird erst sekundär verbraucht, wenn das Natrium aus der Zelle entfernt werden muss.

Im Zusammenhang mit dem Lactosestoffwechsel ist ein nicht so seltenes Krankheitsbild zu erwähnen: die Lactoseintoleranz oder Milchunverträglichkeit. Ursache ist ein genetisch bedingtes Fehlen der duodenalen Lactase, einer β-Galaktosidase. Dieses Enzym ist nötig zur Hydrolyse der Lactose, bei der 1 Teil Galaktose und 1 Teil Glucose gebildet werden. Man kann bei Verdacht auf Milchunverträglichkeit eine orale Lactosebelastung durchführen. Bei einem Fehlen der Lactase unterbleibt der normalerweise folgende Anstieg der Blutglucose, weil das Disaccharid ungespalten nicht resorbiert werden kann und in das Colon weitergeleitet wird, wo es durch die Darmflora zersetzt wird. Es bilden sich organische Säuren und Gase und damit Durchfälle und Blähungen. Zur Therapie gibt man eine lactosefreie Diät.

H93 F88 H82
Frage 7.32: Lösung D

Weil α-Amylase an der mit dem Pfeil markierten Stelle nicht spalten kann, kommt es zur Bildung von Isomaltose (= α-Glucosido-1,6-glucose). Die Pankreasamylase spaltet nur α-1,4-glucosidische Bindungen, die mit dem Pfeil markierte Bindung ist aber α-1,6-glycosidisch.

H93 H90 H88 H84
Frage 7.33: Lösung C

Maltose kann durch Pankreasamylase nicht gespalten werden. Die Spaltung in Glucose erfolgt während der Resorption im Bürstensaum des Duodenums.

H96
Frage 7.34: Lösung C

Im menschlichen Organismus gibt es kein Enzym zur Spaltung der β-glycosidischen Bindungen der Zellulose, die deshalb für uns unverwertbar bleibt.

H92 H89
Frage 7.35: Lösung D

Die intestinale Resorption von Glucose erfordert für den Symport Na$^+$, das nicht durch K$^+$ ersetzt werden kann. Bei der Resorption in die Enterozyten (Darmwandzellen) müssen wir unterscheiden zwischen den Vorgängen an der luminalen (Darm) und an der basalen Membran (Blut). Luminal arbeitet ein Na$^+$-Glucose-Symport ohne ATP-Verbrauch. Den Na$^+$-Ausstrom besorgt eine Na$^+$/K$^+$-ATPase; die Zuckeraufnahme bezeichnet man als „sekundär aktiven" Transport. Die Glucose geht, einem Konzentrationsgefälle folgend, ins Blut über.

F00
Frage 7.36: Lösung D

Siehe Lerntexte VII.9 und VII.12.
Die wichtigsten Zielorgane für das Insulin sind die Muskulatur, das Fettgewebe und die Leber.
Die Verdauungsvorgänge und die Resorption aus dem Dünndarm sind insulinunabhängig, damit ist (D) die gesuchte Falschaussage.

Proteinverdauung — VII.10

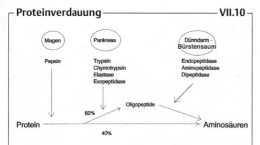

Nahrungsproteine werden im Magen durch den sauren pH-Wert denaturiert und durch das Pepsin, eine Endoprotease, in Polypeptide (Peptone) gespalten. Die Proteasen des exokrinen Pankreas werden in Form inaktiver Proenzyme gebildet und erst im Duodenum aktiviert (siehe Lerntext VII.8). – Trypsin und Chymotrypsin sind in der Kettenmitte angreifende Endopeptidasen, die Carboxypeptidase und die Aminopeptidase sind am C- bzw. N-Terminus mit der Spaltung beginnende Exopeptidasen.

F98
Frage 7.37: Lösung C

Siehe Lerntext VII.11.
Nahrungsfette werden im Intestinaltrakt (Duodenum) durch die Pankreas-Lipase hydrolysiert. Die zu 2 freien Fettsäuren und β-Monoglycerin aufgespaltenen Triacylglycerine vereinigen sich im Duodenallumen mit Gallensäuren zu Mizellen, die von der Duodenalmucosa absorbiert werden.

Fettverdauung — VII.11

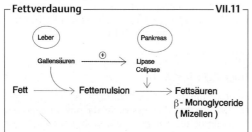

Die hydrolytische Spaltung der Nahrungsfette erfolgt im Duodenum unter Einwirkung der Pankreaslipase. Die den Hauptanteil unserer Nahrungsfette ausmachenden Triacylglycerine werden nur hier gespalten; die von manchen Autoren erwähnten Lipaseaktivitäten im Speichel oder Magensaft sind ohne Bedeutung.
Die durch Gallensäuren im wässrigen Nahrungsbrei emulgierten Fette werden durch die Pankreaslipase angegriffen und in β-Monoglycerid und 2 freie Fettsäuren gespalten. Diese Spaltstücke lagern sich zu Mizellen zusammen: Die lipophilen Alkylreste sind im Kugelinneren vereint, auf der Oberfläche finden sich hydrophile —OH und HOOC-Gruppen. Gallensäuren sind am Mizellenaufbau beteiligt. β-Monoglyceride und Fettsäuren kommen im Bürstensaum der Duodenalschleimhaut per Diffusion zur Aufnahme in die Enterozyten, wo sie zu Triacylglycerinen vereint und dann, als Chylomikronen verpackt, in das Lymphsystem abgegeben werden. Auf dem Blutweg gelangen sie zum speichernden Fettgewebe oder zu den Fettsäure abbauenden Organen (Skelettmuskel und Herzmuskel).

F89
Frage 7.38: Lösung D

Siehe Lerntext VII.11.
So ganz eindeutig ist die Aufeinanderfolge der 4 Verdauungsschritte nicht; die vom IMPP erwartete Reihenfolge ist: (3) Fetttröpfchen-Emulgierung – (1) Pankreaslipase – (4) Galle – (2) Mizellenbildung. Besser wäre 4 3 1 2.

H00
Frage 7.39: Lösung D

Im Rahmen der Fettverdauung finden in der Darmschleimhaut wichtige Umsetzungen statt.
Die bei der Lipaseeinwirkung im Duodenum entstandenen freien Fettsäuren werden durch eine Thiokinase zu Acyl-CoA aktiviert, das dann zur Veresterung der beiden freien HO-Gruppen des β-Monoacylglycerin dient (B). Auch der vom Glycerin-3-phosphat ausgehende Weg zum Triacylglycerin (C) kann in der Mucosazelle beschritten werden. Bei der Bildung der Chylomikronen kommt das Triacylglycerin dann in Kontakt mit dem Apolipoprotein B$_{48}$ (E).
Die zu suchende Falschaussage ist (D): eine durch LCAT katalysierte, Lecithin-abhängige Veresterung von Cholesterol findet nicht in Chylomikronen statt, sondern in den HDL.

F01
Frage 7.40: Lösung D

Die Lipiddoppelschicht biologischer Membranen kann von der sehr hydrophilen Glucose nur durchquert werden, wenn es in der Membran spezifische Glucosetransporter-Proteine (GLUT) gibt. In der Skelettmuskulatur und im Fettgewebe gibt es den insulinabhängigen „GLUT4", der sich im Ruhezustand als inaktives Dimer im Zytoplasma findet, unter Insulin-Einfluss aber in die Plasmamembran disloziert wird. In der Darmmucosa erfolgt die Glucoseaufnahme durch sekundär-aktiven Transport: auf der luminalen Seite mit einem Glucose-Na$^+$-

Symport, auf der basalen Seite durch erleichterte Diffusion der Glucose.
Falsch ist Aussage (D), denn auch die insulinunabhängige Diffusion in der Leber erfordert die Anwesenheit eines Glucosetransporters.

Nahrungsresorption im Dünndarm — VII.12

Zucker und Aminosäuren werden gegen einen Konzentrationsgradienten durch die Enterozyten aus dem Darmlumen (und auch durch die Nierentubuluszellen aus dem Primärharn) über sekundär aktiven Transport im Symport mit Na^+ resorbiert. Sekundär heisst dieses Verfahren, weil ATP-Energie nicht zum Zuckertransport, sondern erst später zum Auspumpen der Na^+-Ionen (Na^+/K^+-ATPase) an der basalen Seite benötigt wird. Die Resorption ist Insulin-unabhängig.
Die Zellen des Fettgewebes und der Skelettmuskulatur besitzen insulinabhängige Glucose-Carrier-Proteine; hier erfolgt der Glucosetransport passiv mit dem Konzentrationsgefälle als treibender Kraft. Die Erythrozytenmembran und die Wand der Leberzellen sind, auch über ein Translokatorprotein, für Glucose frei durchgängig, sodass innen und außen die gleichen Konzentrationen vorliegen („erleichterte Diffusion").

Darmschleimhautzelle

	Membran luminal	Membran basal (= contraluminal)	
Aminosäuren	sek. aktiv Na^+-Symport	erleichterte Diffusion	
Glucose Galaktose	sek. aktiv Na^+-Symport	erleichterte Diffusion	
Fructose	erleichterte Diffusion	erleichterte Diffusion	
Fettsäuren β-Monoglyceride	Diffusion	Resynthese Bildung von Chylomikronen	Exozytose

F94 F90
Frage 7.41: Lösung C
Siehe Lerntext VII.12.

H95
Frage 7.42: Lösung A
Siehe Lerntexte VII.9 und VII.12.
Im Speichel gibt es eine α-Amylase, deren Spaltprodukt die Maltose ist, nicht freie Glucose.

F96
Frage 7.43: Lösung B
Bei (1) ist vom Darm, bei (2) von der Niere die Rede; beide benutzen den aktiven Transport auch gegen ein Konzentrationsgefälle.
Im Fettgewebe (3) und in der Leber (4) erfolgt der Transport entsprechend dem Konzentrationsgefälle. Im Fettgewebe ist das Carrier-Protein Insulin-abhängig, in der Leber erfolgt die Glucoseaufnahme ohne Insulin.

F01
Frage 7.44: Lösung A
Die Michaelis-Gleichung beschreibt die hyperbole Anlagerung eines Liganden an ein Protein; dies findet u. a. statt bei der Anlagerung von Substraten an Enzyme, von Transmittern an Rezeptoren und von Molekülen an Transportproteine. Die klassische Michaelis-Gleichung lautet:

$$v = \frac{V_{max} \cdot [S]}{K_m + [S]}$$

Wenn beim Transportvorgang statt der Enzymgeschwindigkeit v die Transportrate J eingesetzt wird und statt der Substratkonzentration die extrazelluläre Konzentration des zu transportierenden Stoffes A als A_e eingesetzt wird, ergibt sich die Gleichung:

$$J_A = \frac{J_{max} \cdot [A_e]}{K_m + [A_e]}$$

H95
Frage 7.45: Lösung D
Praktisch alle für den Körper nutzbaren Nahrungsstoffe werden im oberen Dünndarm absorbiert; die Ausnahme ist Cobalamin (D), das in Bindung an das Glykoprotein „intrinsic factor" erst im unteren Ileum aufgenommen wird.

H90
Frage 7.46: Lösung E
Alle fettlöslichen Vitamine (A, D, E und K) hier vorgestellt unter (A) bis (D), erfordern für ihre Resorption eine intakte Fettresorption. Die gesuchte Falschaussage ist (E), denn Riboflavin (Vit. B_2) ist ein wasserlösliches Vitamin.

F94

Frage 7.47: Lösung D

Bei der Verdauung wirken zahlreiche Drüsensekrete im Gastrointestinaltrakt auf die Nahrung ein. Die Sekretfreisetzung ist u. a. gesteuert durch zahlreiche Hormone, deren Abgabe durch die Zusammensetzung der Nahrung bestimmt wird.

Fettsäuren und Peptide führen zur Freisetzung von CCK-PZ, das eine Gallenblasenentleerung und die Abgabe von enzymhaltigem Pankreassaft zur Folge hat (B). Die Gallensekretion der Leber lässt sich durch Cholagoga steigern, unter denen die Gallensäuren besonders wirksam sind (A). Im Duodenum muss der durch Magensaft stark saure Chymus neutralisiert werden; das geschieht durch Bicarbonatabgabe aus dem Pankreas, stimuliert durch das Peptidhormon Sekretin, das wiederum über den second messenger cAMP wirkt (C).

Somatostatin, ursprünglich als inhibitorisches Peptidhormon im Hypothalamus gefunden, wird auch an mehreren Stellen des Gastrointestinaltrakts gebildet und hemmt hier u. a. die Freisetzung von Gastrin im Magen (E).

Nicht richtig ist die Aussage (D): Cortisol hemmt die Mucinbildung in der Magenwand. Dadurch kann es unter einer Cortisoltherapie zu Magengeschwüren kommen.

F88 F86

Frage 7.48: Lösung A

Während alle anderen verwertbaren Bestandteile unserer Nahrung nach der Verdauung im Duodenum oder oberen Jejunum resorbiert werden, kommt der Komplex aus Cobalamin und intrinsic factor erst im unteren Ileum zur Resorption.

F91

Frage 7.49: Lösung E

Der menschliche Körper hat einen Eisenbestand von etwa 5 Gramm. Beim Gesunden geht täglich nur etwa 1 mg verloren und 1 mg wird zur Ergänzung aufgenommen, das sind etwa 5 % des Eisengehalts der normalen Nahrung. Bei gesteigertem Bedarf (nach Blutverlusten oder in der Schwangerschaft) können bis zu 30 % des Nahrungseisens resorbiert werden. Die Aussagen (A) bis (D) sind falsch: Ort der Eisenaufnahme ist das Duodenum, der intrinsic factor dient der Cobalamin-Aufnahme, und das Ausscheidungsprodukt Bilirubin enthält kein Eisen.

H88

Frage 7.50: Lösung C

Folsäure, Biotin und Phyllochinon werden von der Darmflora gebildet und ausgeschieden, sodass der menschliche Wirtsorganismus sie nutzen kann. Das mit der Galle ausgeschiedene Bilirubindiglucuronid wird durch intestinale Bakterien gespalten, der Tetrapyrrolfarbstoff reduziert ($\rightarrow$ Urobilinogen $\rightarrow$ Urobilin) und teilweise zu Dipyrrolen gespalten. Die das Colon passierende Zellulose wird von den Darmbakterien zwar unter Gasbildung angegriffen, das führt aber nicht zu für den Menschen nützlichen Produkten.

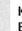

Kommentare aus Examen Herbst 2001

H01

Frage 7.51: Lösung D

Erkrankten Menschen müssen unter verschiedenen Indikationen manchmal Nahrungsstoffe parenteral, d. h. intravenös unter Umgehung des Gastrointestinaltrakts, zugeführt werden. Zu den häufiger infundierten Stoffen gehören Glucose, Aminosäuren, Vitamine und Spurenelemente.

Die gesuchte Falschaussage ist (D), denn hochpolymeres Kohlenhydrat kann vom Blut aus nicht resorbiert, unabgebaut aber auch nicht ausgeschieden werden.

H01

Frage 7.52: Lösung B

Die wichtigsten Energieträger der menschlichen Ernährung sind Stärke (A), Fette (C) und Proteine (D). In Deutschland trägt der Alkohol zu einem erheblichen Anteil (durchschnittlich 10–20 %!) zur Energieaufnahme bei. Alkohol wird in der Leber zu Acetyl-CoA abgebaut; die Stoffwechselfolgen entsprechen daher in etwa dem einer vermehrten Fettaufnahme. Die gesuchte Falschaussage ist (B), da Cholesterin nicht zur Energieversorgung beiträgt, denn es wird unverändert als Cholesterin oder in der Seitenkette verkürzt in Form von Gallensäuren über die Galle in den Darm ausgeschieden.

H01

Frage 7.53: Lösung D

Glucose kann durch zwei unterschiedliche Mechanismen durch Zellmembranen transportiert werden: Einmal an den luminalen Seiten der Dünndarm- und Nierentubulusepithelien durch sekundäraktiven Transport als Cotransport mit Natrium-

Ionen und zweitens in allen Zellen des Körpers durch erleichterte Diffusion durch Glukosetransporter, von denen die Isoformen 1–7 unterschieden werden. Alle Glukosetransporter sind integrale Membranproteine (A) und katalysieren als erleichterte Diffusion die Einstellung eines Gleichgewichtes zwischen der Außen- und Innenkonzentration von Glukose. Glut4 ist insulinabhängig und kommt hauptsächlich in den Skelettmuskelzellen und im Fettgewebe vor. Insulin ist hierbei nötig für den Einbau von Glut4 in die Plasmamembran der Fett- und Skelettmuskelzellen. Bei Muskelarbeit kann Glut4 auch in die Membran der Skelettmuskelzelle insulinunabhängig transloziert werden, was für die Insulineinstellung von Diabetikern von Bedeutung ist („Muskelarbeit spart Insulin"). Die gesuchte Falschaussage ist (D), denn im zentralen Nervensystem kommt nicht der insulinabhängige Glut4 vor, sondern der insulinunabhängige Glut3.

8 Abbau der Kohlenhydrate

Glykolyse-Bilanz — VIII.1

Die von den Zellen aufgenommene Glucose wird hauptsächlich glykolytisch abgebaut: in Gegenwart von O_2 zu 2 Pyruvat und 2 $NADH_2$, letzteres gibt den Wasserstoff dann in die Mitochondrien für die Atmungskette ab. Im Zytoplasma (Zytosol) werden hierbei schon durch die sog. Substratkettenphosphorylierung 2 mol ATP pro Mol Glucose (180 g) gewonnen. Zusätzlich liefern die 2 mol $NADH_2$ in der Atmungskette nochmals 6 mol ATP.

Glykolyse aerob

$C_6H_{12}O_6 \xrightarrow[2\ ADP]{2\ ATP} 2\ \begin{pmatrix} COOH \\ | \\ C=O \\ | \\ CH_3 \end{pmatrix} + 2\ NADH_2$ (Pyruvat)

Glykolyse anaerob

$C_6H_{12}O_6 \xrightarrow[2\ ADP]{2\ ATP} 2\ \begin{pmatrix} COOH \\ | \\ HO-CH \\ | \\ CH_3 \end{pmatrix}$ (Laktat)

Wird die Glucose anaerob, d.h. ohne Verwendung von Sauerstoff abgebaut, dann fungiert Pyruvat als Wasserstoffakzeptor, es entstehen aus 1 mol Glucose ($C_6H_{12}O_6$) 2 mol Laktat ($C_3H_6O_3$). Wegen der geringen ATP-Ausbeute ist der anaerobe Glucoseabbau nur für Zellen mit geringem Energiebedarf ausreichend, z.B. für Erythrozyten, weiße Muskelzellen und bestimmte Tumorzellen. Müsste der Mensch seinen gesamten ATP-Bedarf über die anaerobe Glykolyse decken, so müssten pro 24 Stunden 10 kg Glucose zu 10 l (10 kg) Milchsäure abgebaut werden. Die anaerobe Glykolyse liefert pro Mol Glucose eine Energiemenge von 36 kcal, von denen 14 kcal in Form von 2 ATP für den Energiebedarf gewonnen werden.
Der oxidative Glucoseabbau zu CO_2 und H_2O liefert insgesamt ca. 20-mal mehr Energie, sodass bei oxidativem Abbau mit 500 g Glucose schon ein Mindest-Energiebedarf des Menschen gedeckt werden könnte.

| H97 | H92 | H89 | F86 |

Frage 8.1: Lösung A

Glucokinase (GK) ist ein vor allem für die Leber bedeutendes Enzym, das nach kohlenhydratreichen Mahlzeiten in die Leber übergetretene Glucose zu G-6-P phosphoryliert. Die GK hat eine niedrige Affinität zur Glucose: $K_m = 10^{-2}$ M; dadurch erfolgt in der Leber die Glykogenspeicherung nur bei sehr hoher Glucosekonzentration im Blut. Die Skelettmuskulatur besitzt keine GK, sondern Hexokinase, deren K_m-Wert für Glucose bei 10^{-5} M liegt. Eine bei der Hexokinase zu beobachtende Produkthemmung durch G-6-P ist bei der GK nicht zu finden.
GK ist eines der 3 Schlüsselenzyme der Glykolyse (neben Phosphofructokinase und Pyruvatkinase); Insulin wirkt als Induktor bei der GK-Bildung. Hunger, bei dem Energiedepots geleert und nicht aufgefüllt werden müssen, bewirkt keine Aktivierung der GK.

| F99 | F97 |

Frage 8.2: Lösung D

Glucokinase und Hexokinase sind im menschlichen Organismus vorkommende Isoenzyme, die beide Glucose zu Glucose-6-phosphat phosphorylieren.

Glykolyse – Einzelreaktionen — VIII.2

In 3 Schritten wird Glucose in Fructose-1,6-bisphosphat umgewandelt

```
H–C=O              H–C=O                      H–C–OH              CH₂–O–Ⓟ
 |                  |                          |                    |
HC–OH              HC–OH                       C=O                  C=O
 |         ATP      |                          |          ATP       |
HO–CH     ────▶    HO–CH          ⇌           HO–CH      ────▶     HO–CH
 |       ↘  ↗       |                          |         ↘  ↗       |
HC–OH   ADP        HC–OH                       HC–OH     ADP        HC–OH
 |                  |                          |                    |
HC–OH              HC–OH    O                  HC–OH                HC–OH
 |                  |       ‖                  |                    |
CH₂OH              CH₂–O–P–O⁻                 CH₂–O–Ⓟ              CH₂–O–Ⓟ
                           |
                           O⁻
Glucose          Glucose-6-Phosphat          Fructose-6-P         Fructose-1,6-PP
```

Fructose-bis-Ⓟ wird durch eine Lyase in Dihydroxyacetonphosphat und Glycerinaldehydphosphat gespalten

```
CH₂–O–Ⓟ                        CH₂–O–Ⓟ
 |                               |
 C=O                             C=O
 |          Aldolase             |
HO–CH       ────▶               CH₂–OH      DHAP
 |           ↓  ↘                
HC–O⎤H                          H–C=O
 |  ⎦                            |
HC–OH                           HC–OH
 |                               |
CH₂–O–Ⓟ                        CH₂–O–Ⓟ
Fructose-1,6-PP                    GAP
```

Triosephosphatisomerase-Reaktion

```
       Ⓗ
       |
H–C–O–Ⓗ                        H–C=O
 |                               |
 C=O                        Ⓗ C–O–Ⓗ
 |                   ⇌           |
CH₂–O–Ⓟ                        CH₂–O–Ⓟ
  DHAP                            GAP
```

Die in die Zellen aufgenommene Glucose wird zunächst durch eine Phosphotransferase (Hexokinase) zu G-6-P phosphoryliert. Phosphatester diffundieren schlecht durch Membranen, sodass durch die Phosphorylierung die Glucose und die folgenden Zwischenprodukte (Metabolite) sowohl an die abbauende Zelle als auch an das Zellkompartiment Zytoplasma gebunden bleiben. Die Hexokinase ist ein relativ unspezifisches Enzym, das auch andere C_6-Zucker (Hexosen) phosphoryliert: Es hat eine hohe Affinität zum Zucker, kenntlich an einer niedrigen Michaelis-Konstante. In der Leber kommt eine spezifische Glucose-Kinase vor, die aufgrund ihres hohen K_m-Wertes erst bei hohen Glucosekonzentrationen diese an das aktive Zentrum anlagert und damit aktiv wird. Erst nach Kohlenhydrat-reichen Mahlzeiten gelangt so viel Glucose über die Pfortader in die Leber, dass hier die Glucose aufgenommen, phosphoryliert und abgebaut oder zu Glykogen und Fett umgewandelt wird.

Eine Isomerase wandelt das Glucose-6-phosphat um zu Fructose-6-phosphat. F-6-P wird durch eine P-Fructokinase zu F-1,6-bis-P phosphoryliert. Es werden also vor dem eigentlichen Abbau zur ATP-Gewinnung zunächst 2 mol ATP verbraucht, um die Hexose an beiden Enden zu phosphorylieren. Bei der dann folgenden Spaltung liegen daher beide Spaltprodukte als Phosphatester in der Zelle vor und können weder das Zytoplasma noch die Zellen verlassen.

Eine Lyase (Aldolase) spaltet die Hexose zwischen den C-Atomen 3 und 4. Die C-Atome 1 bis 3 werden zu DHAP und die C-Atome 4 bis 6 zu GAP.

Die beiden entstehenden Triosen können durch die Triosephosphatisomerase ineinander umgewandelt werden. Das Gleichgewicht dieser Reaktion liegt weit aufseiten des DHAP, der glykolytische Abbau erfolgt aber weitgehend über die Oxidation des Glycerinaldehydphosphats. Dadurch wird dem Gleichgewicht laufend der Aldehyd entzogen, sodass letztlich in der Bilanz ein Molekül Hexose zwei Moleküle der Triose Glycerinaldehydphosphat ergibt.

Am GAP erfolgt durch eine Oxidoreduktase unter Einlagerung von anorganischem Phosphat eine Oxidation zu 1,3-bis-Phosphoglycerat. Der Wasserstoff wird auf NAD zu $NADH_2$ übertragen. Im entstehenden 1,3-BPG ist der Phosphatrest am C_1 als Carbonsäure-Phosphorsäure-Anhydrid energiereich gebunden, an C_3 liegt ein energiearmes Esterphosphat vor.

Durch eine Phosphoglycerat-Kinase erfolgt eine Übertragung des energiereichen Phosphats auf ADP, bezogen auf Glucose (C_6) werden also auf der C_3-Stufe 2 ATP durch Substratkettenphosphorylierung gewonnen, sodass die Energiebilanz des Glucoseabbaus hier bereits ausgeglichen ist.

8 Abbau der Kohlenhydrate

Glycerinaldehydphosphat-Dehydrogenase (GAPDH)

GAP + H₃PO₄ →[GAPDH, NAD → NADH₂]→ 1,3-bis-P-Glycerat

1. Substratkettenphosphorylierung

1,3-bis-P-Glycerat →[ATP ← ADP]→ 3-P-Glycerat

▸ 3-P-Glycerat wird durch eine Phosphomutase zu 2-Phosphoglycerat umgewandelt. Durch die Lyase 2-P-Glyceratenolase entsteht durch H₂O-Abspaltung aus dem energiearmen Esterphosphat das sehr energiereiche Enolphosphat Phosphoenolpyruvat (14,3 kcal/mol).

3-P-Glycerat ⇌ 2-P-Glycerat →[−H₂O]→ Phosphoenolpyruvat PEP

2. Substratkettenphosphorylierung

PEP →[ATP ← ADP]→ Pyruvat

Durch die Pyruvatkinase erfolgt aus Phosphoenolpyruvat (PEP) die 2. der beiden Substratkettenphosphorylierungen der Glykolyse, die die zwei Netto-ATP-Gewinne bewirken. Hier wird zusätzlich viel Energie als Wärme frei, sodass dieser Schritt in vivo irreversibel ist, kenntlich an dem nur in eine Richtung zeigenden Reaktionspfeil.

Pyruvat →[NADH₂ → NAD]→ Lactat

Bei anaerober Stoffwechsellage, bei fehlenden Mitochondrien (z. B. in Erythrozyten) oder bei gestörtem Wassertransport durch die Mitochondrienmembran (z. B. in manchen Tumoren) ist die Verwendung von NADH₂ (aus der GAPDH-Reaktion) in der Atmungskette nicht möglich. In diesen Fällen entsteht zur Regeneration des NAD für die GAPDH-Reaktion mit Hilfe der LDH aus Pyruvat das Lactat. Das hier entstehende „natürliche" Lactat ist L-Lactat und dreht die Ebene des polarisierten Lichts nach rechts (+).

Glucose →[ATP]→ Glucose-6-P → Fructose-6-P →[ATP]→ Fructose-1,6-bis-P → Glycerinaldehyd-P ⇌ Dihydroxyaceton-P

Glycerinaldehyd-P →[P, NAD]→ 1,3-bis-P-Glycerat + NADH₂
→[ATP]→ 3-P-Glycerat → 2-P-Glycerat →[H₂O]→ Phosphoenolpyruvat →[ATP]→ Pyruvat ⇌ Lactat

[F89]
Frage 8.3: Lösung D

Siehe Lerntext VIII.2.
Fructose-1,6-bisphosphat entsteht nicht aus Fructose-1-phosphat, sondern aus Fructose-6-phosphat.

[H91]
Frage 8.4: Lösung E

Das Formelschema zeigt den Enyzm-Substratkomplex der Glycerinaldehydphosphat-Dehydrogenase (4): An die Thiolgruppe im aktiven Zentrum des Enzyms ist ein Glycerinaldehyd-3-P als Thiohalbacetal gebunden (1). Dieser Enzym-Substrat-Komplex wird nun NAD-abhängig dehydriert: 2 H vom C-1 werden auf das Coenzym übertragen, wobei enzymgebundene 3-Phosphoglycerinsäure (als Thioester) entsteht (2). Mit der Phosphoglyceratkinase hat die abgebildete Substanz nichts zu tun. Durch die Dehydrierung und anschließende phosphorolytische Spaltung entsteht daraus 1,3-Bisphosphoglycerat; diese Substanz ist dann das Substrat der ATP-bildenden Phosphoglyceratkinase ((3) ist falsch).

[H95] [H89]
Frage 8.5: Lösung C

Siehe Lerntext VIII.2.
Die Reaktion zeigt die Umwandlung von 2-P-Glycerat zu Phosphoenolpyruvat durch die Enolase. Die gesuchte Falschaussage ist (C), denn bedingt durch die beiden H-Atome am endständigen C-Atom des PEP sind cis/trans-Isomere nicht möglich.

[F98]
Frage 8.6: Lösung C

In der Glykolyse kommen 4 Kinasereaktionen vor, katalysiert durch die Glucokinase (A) (Leber) oder Hexokinase (extrahepatisch), die Phosphofructokinase (B), die Phosphoglyceratkinase (D) und die Pyruvatkinase (E). Die gesuchte Falschaussage ist (C), denn die Reaktion Glycerinaldehydphosphat zu 1,3-Bisphosphoglycerat wird nicht durch eine Kinase, sondern durch die Glycerinaldehydphosphatdehydrogenase katalysiert.
Siehe auch Lerntext VIII.2.

[F97]
Frage 8.7: Lösung B

Die im Cytosol ablaufende Reaktionsfolge (E) wird durch Insulin über die Induktion der drei Schlüsselenzyme stimuliert (A), auf der Stufe der Phosphofructokinase durch ATP allosterisch gehemmt (D) und liefert bei der Dehydrierung von Glycerinaldehyd-3-phosphat NADH (C).

Die Falschaussage ist (B), denn Fructose-2,6-bisphosphat ist ein die Phosphofructokinase-1 und damit die Glykolyse stimulierender Effektor.

[H99]
Frage 8.8: Lösung B

Pyruvat, d.h. das Salz der Brenztraubensäure, steht an einem wichtigen Kreuzungspunkt des Intermediärstoffwechsels. Durch Transaminasen wird es zum L-Alanin umgesetzt, durch die Pyruvatdehydrogenase oxidativ unter der Bildung von Acetyl-CoA decarboxyliert. Im Rahmen der anaeroben Glykolyse wird Pyruvat zum Laktat reduziert und damit das erforderliche NAD^+ regeneriert. Im Rahmen der Gluconeogenese wird Pyruvat durch Wirkung der Pyruvat-Carboxylase zum Oxalacetat.
Die gesuchte Falschaussage ist (B): Pyruvat kann durch das Enzym Pyruvatkinase nicht zu Phosphoenolpyruvat umgewandelt werden. Aus energetischen Gründen kann Phosphoenolpyruvat nur über den ATP, Biotin-CO_2 und GTP verbrauchenden Umweg über Oxalacetat gebildet werden.

[F00]
Frage 8.9: Lösung B

Siehe Lerntext VIII.2.
Etwa 95% des täglich benötigten ATP werden in den Mitochondrien durch oxidative Phosphorylierung (Atmungskettenphosphorylierung) gebildet, 5% durch Substratkettenphosphorylierung, vorwiegend in der Glykolyse.
Bei der Glycerinaldehydphosphatdehydrogenase-Reaktion entsteht intermediär ein energiereicher Thioester zwischen Phosphoglycerat und einem Cysteinrest im aktiven Zentrum der Dehydrogenase, Coenzym A ist nicht beteiligt. Damit ist (B) die gesuchte Falschaussage.

[F00]
Frage 8.10: Lösung B

Fruktose-2,6-bisphosphat entsteht durch enzymatische Phorphorylierung (PFK-2) aus Fruktose-6-phosphat und wirkt als allosterischer Aktivator der hepatischen Phorphofruktokinase (PFK-1) sowie als allosterischer Hemmstoff der FBPase. So wird die Glykolyse aktiviert und die Gluconeogenese gleichzeitig gehemmt. Das F-2,6-BP wird nicht durch eine Aldolase gespalten, sondern durch F-2,6-BPase in Fruktose-6-phosphat rückverwandelt. – Falsch ist auch die Aussage (E): F-2,6-BP führt nicht zu einer Linksverschiebung der O_2-Sättigungskurve des Hämoglobins; 2,3-Bisphosphoglycerat bewirkt eine Rechtsverschiebung der Sättigungskurve.

[H97] [F91] [H88] [H83]

Frage 8.11: Lösung B

Siehe Lerntext VIII.1.
Bei der anaeroben Glykolyse wird ein Molekül Glucose umgewandelt zu 2 Molekülen Milchsäure ($C_6H_{12}O_6 \rightarrow 2\,C_3H_6O_3$), wobei 2 ADP mit 2 anorg. Phosphaten durch Substratkettenphosphorylierung zu 2 ATP phosphoryliert werden, also Energie gewonnen wird.
In der Bilanz müssen also pro Mol Glucose 2 mol ADP + 2 mol P zugeführt werden.

[F96]

Frage 8.12: Lösung D

Siehe Lerntext VIII.2.
Unter in-vivo Bedingungen katalysieren 3 Enzyme der Glykolyse unidirektionale Reaktionen: die Hexokinase bzw. Glucokinase (1), die Phosphofructokinase (2) und die Pyruvatkinase (5). Bei der Gluconeogenese werden sie durch die Glucose-6-phosphatase des endoplasmatischen Reticulums und die cytosolische Fructose-1,6-bisphosphatase umgangen. Der Schritt Pyruvat → PEP wird durch die mitochondriale Pyruvatcarboxylase und die cytosolische PEP-Carboxykinase katalysiert.

[F95.] [H92]

Frage 8.13: Lösung A

Siehe Lerntexte VI.2 und VIII.2.
Unter den beim Glucoseabbau entstehenden phosphorylierten Metaboliten gibt es zwei „energiereiche" Verbindungen, die ihre Phosphatgruppe unter ATP-Bildung auf ADP übertragen können; man nennt das die Substratkettenphosphorylierung.
Im 1,3-Bisphosphoglycerat liegt das am C-1 stehende Phosphat als gemischtes Säureanhydrid vor. Es ist ebenso energiereich (2) wie das enolgebundene Phosphat im Phosphoenolpyruvat (4).
Im Fructose-1,6-bisphosphat und im 2,3-Bisphosphoglycerat stehen alle Phosphatgruppen in energiearmer Esterbindung ((1) und (3) sind falsch).

[H93]

Frage 8.14: Lösung C

Schon unter normalen Lebensbedingungen hat der Mensch einen enormen ATP-Bedarf, der bei 70 kg ATP in 24 h liegt. Da der ATP-Bestand des 70 kg-Menschen aber nur bei 50 g liegt, muss jedes ATP-Molekül nach der Spaltung zu ADP oder AMP mehr als 1000× pro Tag rephosphoryliert werden. Zum größten Teil geschieht das durch die oxidative Phosphorylierung in der Atmungskette; daneben gibt es aber auch die Substratkettenphosphorylierung: Einige Stoffwechselintermediärprodukte enthalten P in energiereicher Bindung, von der aus P mit ADP zu ATP reagieren kann. Hierzu gehören die unter (1), (3) und (5) genannten Verbindungen. (1) und (3) sind Zwischenprodukte der Glykolyse; Kreatinphosphat ist im Muskel in hoher Konzentration (4× höher als ATP) enthalten und kann so den gesamten ATP-Bestand mehrfach rephosphorylieren.

[F93]

Frage 8.15: Lösung E

Siehe Lerntext VIII.3.
Glucocorticoide induzieren nicht die Schrittmacherenzyme der Glykolyse, sondern die der Gluconeogenese. Die Glykolyseenzyme Glucokinase, Phosphofructokinase und Pyruvatkinase werden durch Insulin induziert.

[H00]

Frage 8.16: Lösung E

Durch den Effektor Fruktose-2,6-bisphosphat wird die Phosphofruktokinase-1 stimuliert: es kommt zur vermehrten Bildung von Fruktose-1,6-bisphosphat (A). Durch eine cAMP-abhängige Phosphorylierung des Enzymproteins wird aus der Fruktose-6-phosphat-2-kinase eine das Fruktose-2,6-BP hydrolysierende Phosphatase (B). Bei der Dehydrierung von Glycerinaldehyd-3-phosphat entsteht mit dem 1,3-Bisphosphoglycerat ein gemischtes Säureanhydrid (D), das in der Folgereaktion die erste ATP-Bildung der Glykolyse ermöglicht (C).
Die gesuchte Falschaussage ist (E), denn die Pyruvatkinase kann nicht Pyruvat in das energiereiche PEP(Phosphoenolpyruvat) umwandeln; aus energetischen Gründen kann die Reaktion nur unter ATP-Bildung vom PEP zum freien Pyruvat laufen.

[H99]

Frage 8.17: Lösung C

Bei Sauerstoffmangel ist die ATP-Bildung in der Atmungskette herabgesetzt, das ATP in den Zellen wird verbraucht zu ADP und AMP, die allosterisch das Schrittmacherenzym der Glykolyse, die Phosphofructokinase, aktivieren (C).
Die Glucose gelangt über erleichterte Diffusion mittels Transportproteinen in die Zelle. Es wurden gewebespezifisch 6 Typen unterschieden, die z.T. insulinabhängig sind (Muskel und Fettgewebe). Durch Hypoxie werden sie nicht beeinflusst (A).
Nicht zutreffend ist auch Aussage (B), denn die PFK-2 kommt vorwiegend in der Leber vor und wird durch hohe Glucosekonzentration aktiviert und durch Glucagon gehemmt. Das durch sie gebildete Fructose-2,6-bisphosphat stimuliert die Phosphofructokinase und hemmt die Gluconeogenese. Die Glykogenphosphorylase b wird nicht durch ATP, sondern durch AMP allosterisch aktiviert ((D) ist

falsch). Im Muskel wird die Phosphorylasekinase nicht durch einen Abfall, sondern durch eine Zunahme der Ca^{++}-Konzentration aktiviert (E).

F99
Frage 8.18: Lösung C

Phosphofruktokinase (PFK-1) ist das wichtigste Schlüsselenzym im Ablauf der Glykolyse. Zahlreiche Kontrollmechanismen greifen hier an, um den Glucoseabbau zu regulieren. Dazu gehören allosterische Kontrollen: ATP (C) und Citrat wirken hemmend; AMP, ADP und Fruktose-2,6-bisphosphat sind auch allosterische Effektoren, wirken aber aktivierend.
Fruktose-6-phosphat ist das Substrat der PFK.

Regulation der Glykolyse — VIII.3

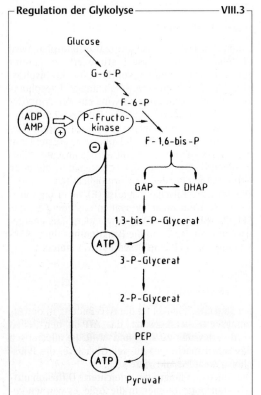

Das langsamste Enzym des gesamten Glykolyseweges ist die Phosphofructokinase, an der der Gesamtabbau der Glucose reguliert wird. Ist die ATP-Konzentration im Zytoplasma hoch, so geht es der Zelle vom energetischen Standpunkt aus gesehen gut, der Zuckerabbau kann eingeschränkt werden. Bei hohem Energieverbrauch sinkt ATP ab und ADP steigt an, aus 2 ADP kann über die Adenylatkinase-Reaktion zu ATP und AMP noch das zweite energiereiche Phosphat genutzt werden. ADP und das entstehende AMP stimulieren die Phosphofructokinase, um die ATP-Versorgung wieder zu verbessern. Neben dem zytoplasmatischen ATP kann auch Citrat die Phosphofructokinase hemmen.
Neben ADP und AMP ist Fructose-2,6-bisphosphat (F-2,6-BP) ein starker allosterischer Aktivator der Phosphofructokinase. F-2,6-BP wird aus Fructose-6-P durch die Phosphofructokinase-2 (PFK-2) gebildet. Durch Glukagon-cAMP-Proteinkinase wird die PFK-2 phosphoryliert und inaktiviert, das phosphorylierte Protein wirkt dann aber als Phosphatase, sodass die Konzentration des F-2,6-BP sinkt.
Im Sinne einer „feed-forward"-Regulation aktiviert Fructose-1,6-bisphosphat allosterisch die Pyruvatkinase.
Insulin induziert in der Leber eine vermehrte Synthese der Glucokinase, der Phosphofructokinase und der Pyruvatkinase.

F94
Frage 8.19: Lösung C

Fructose-2,6-bisphosphat ist ein erst vor kurzem entdeckter Effektor, der in der Leber die Aktivität der Glykolyse bzw. der Gluconeogenese reguliert. Die Phosphofructokinase PFK-1 der Glykolyse ist in Anwesenheit dieses Effektors aktiviert.
Gebildet wird das F-2,6-BP aus Fructose-6-phosphat durch die ATP-abhängige PFK-2, nicht durch Mutaseeinwirkung auf Fructose-1,6-bisphosphat! Das Enzymprotein der PFK-2 ist recht interessant, denn unter Einwirkung von Glukagon bzw. Adrenalin kommt es hier, über cAMP, zu einer enzymatischen Phosphorylierung einer Serin-Seitenkette. Damit ist die PFK-2-Aktivität dann „abgeschaltet" und das phosphorylierte Enzymprotein übernimmt eine neue enzymatische Aktivität, nämlich die einer Fructose-2,6-bisphosphatase. Die enzymatische Abspaltung des Phosphatrestes vom Enzym stellt die Aktivität der PFK-2 wieder her.

F98
Frage 8.20: Lösung E

Die Leber kann die aus dem Glykogenabbau stammende Glucose als Blutzucker freisetzen, kann sie aber auch zur Energiegewinnung glykolytisch abbauen: Glucose → 2 Milchsäure. Da in der Leber auch die Gluconeogenese, 2 Milchsäure → Glucose, ablaufen kann, sind zahlreiche Kontrollmechanismen zur Festlegung auf den gerade benötigten Weg vorhanden. Insulin induziert die Bildung der 3 Schlüsselenzyme der Glykolyse: Glucokinase (D), Phosphofructokinase und Pyruvatkinase. (E) ist die gesuchte Falschaussage, denn durch Glucocorticoide werden die Schlüsselenzyme der Gluconeogenese induziert. F-1,6-BP ist das Substrat der Aldolase, wirkt aber auch als Aktivator der Pyruvatkinase (C). F-2,6-BP ist ein Aktivator für die PFK-1 (A). Das die Proteinkinase A aktivierende cAMP bewirkt eine Phosphorylierung des Enzyms PFK-2, das durch diese Modifikation zur F-2,6-P-abbauenden Phosphatase wird (B).

F00
Frage 8.21: Lösung C
Siehe Lerntext VIII.4.
Der Pentose-P-Weg dient anabolen Reaktionen (Synthesen), er liefert NADPH z. B. für die Fettsäuresynthese und Pentosen für die Nucleinsäuresynthese und dient nicht der Energiegewinnung (ATP). Damit ist (C) die gesuchte Falschaussage.

H91
Frage 8.22: Lösung D
Der Pentosephosphatweg ist ein alternativer Weg zur Glucoseoxidation, der aber hauptsächlich wegen der Bildung von $NADPH_2$ und Ribose-5-phosphat beschritten wird. Ersteres ist wichtig für die Biosynthese von Fettsäuren (A): 9 Acetyl-CoA werden unter Verbrauch von 18 $NADPH_2$ zur Stearinsäure. Auch die Cholesterinbiosynthese (E) ist großer $NADPH_2$-Konsument. Manche von außen zugeführten Stoffe werden in der Leber durch Einführung von OH-Gruppen „entgiftet". Bei diesem auch Biotransformation genannten Prozess werden durch Monooxygenasen (Hydroxylasen) Hydroxygruppen eingeführt (B) nach der Gleichung

$R - H + O_2 + NADPH_2 \rightarrow R - OH + H_2O + NADP$.

Reduziertes Glutathion (GSH) ist ein wichtiges Reduktionsmittel, besonders im Erythrozyten findet sich dieses Redoxsystem in hoher Konzentration; bei seinem Einsatz entstandenes oxidiertes Glutathion (GSSG) wird $NADPH_2$-abhängig in GSH rückverwandelt (C).
Falsch ist die Aussage (D), denn die Methämoglobinreduktase ist ein $NADH_2$-abhängiges Enzym.

─ **Pentosephosphatweg** ─────────── **VIII.4** ─
Der Zyklus umfasst Reaktionen, die über oxidative Schritte, wahlweise aber auch nicht-oxidativ, vom Glucose-6-phosphat zu verschiedenen Pentosephosphaten führen. Wichtig von diesen ist das für die Nucleinsäuresynthesen erforderliche Ribose-5-phosphat. Bei der oxidativen Einleitung des Pentosephosphatzyklus werden pro Umlauf 2 NADPH gebildet, - wichtig für die Biosynthesen von Fettsäuren und Cholesterin. Der Pentosephosphatzyklus, in dem auch C_3-, C_4- und C_7-Zuckerphosphate gebildet werden, findet

sich in der höchsten Aktivität in Fett bildenden Organen, besonders in der laktierenden Brustdrüse.

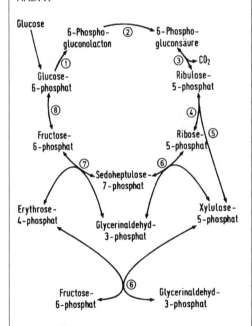

Aktivator des Pentosephosphatweges:
Insulin
Hemmstoff des Pentosephosphatzyklus:
NADPH

Enzyme des Pentosephosphatwegs
① Glucose-6-phosphat-Dehydrogenase
② 6-Phospho-gluconolacton-Lactonase
③ 6-Phosphogluconat-Dehydrogenase
④ Ribose-5-phosphat-Isomerase
⑤ Ketopentose-5-phosphat-Epimerase
⑥ Transketolase
⑦ Transaldolase
⑧ Hexosephosphatisomerase

8 Abbau der Kohlenhydrate

[H88]

Frage 8.23: Lösung D

Im Pentosephosphatzyklus kommen zehn verschiedene Zuckerphosphate vor. Da aber keiner dieser Phosphorsäureester in Bindung an ein Nucleosiddiphosphat vorliegt, ist auch keine Möglichkeit der Bildung von UDP-Glucuronsäure gegeben: (1) ist falsch. In der laktierenden Brustdrüse müssen vor der Sekretion der Milch große Mengen von Triacylglycerinen gebildet werden; die Fettsäurebiosynthese hat großen Bedarf an NADPH, das vorwiegend aus dem Pentosephosphatweg stammt: (2) ist richtig. Ein Anstau von NADPH führt zur Hemmung der den Pentosephosphatweg einleitenden G-6-PDH; dies ist ein wichtiger Regulationsschritt zur Kontrolle der ganzen Reaktionsfolge: (3) ist richtig.

[F84]

Frage 8.24: Lösung C

Das Coenzym NADPH ist ein für viele Biosynthesen benötigtes Reduktionsmittel, das u. a. in den Dehydrierungsreaktionen des Pentosephosphatzyklus gebildet wird, und zwar bei der Dehydrierung von Glucose-6-phosphat (1) und von Gluconsäure-6-phosphat (3).
Ribose-5-phosphat (2) wird nicht durch Dehydrierung umgesetzt, ebensowenig wie das unter (4) genannte Gluconsäurelacton-6-phosphat; vielmehr ist (4) das direkte Oxidationsprodukt des Glucose-6-phosphats; hydrolytische Öffnung des Lactonringes führt zum 6-Phosphogluconat.

[H94]

Frage 8.25: Lösung D

Die Glucose-6-phosphat-Dehydrogenase eröffnet die direkte Glucoseoxidation über den Pentosephosphatweg, dieser schafft $NADPH_2$ für Biosynthesen („Reduktionsäquivalente") bzw. Ribose-5-phosphat für die Nucleinsäurebiosynthese.
Hohe Aktivitäten der Pentosephosphatwegenzyme finden sich in der Nebennierenrinde (A) für die Steroidsynthese, in der Leber (B) und im Fettgewebe (E) für die Fettsäuresynthese sowie in den Erythrozyten für die Reduktion des Glutathions. Die Muskelzellen zeigen dagegen kaum Aktivität der Pentosephosphatwegenzyme.

[F89]

Frage 8.26: Lösung D

Schrittmacherenzym der direkten Glucoseoxidation ist die Glucose-6-P-Dehydrogenase (D). Die Glucose-6-phosphatase (A) bzw. -hydrolase (E) kommt in Leber und Niere vor und setzt Glucose frei, z. B. bei der Gluconeogenese und der Glykogenolyse.
Die Isomerase (B) eröffnet den glykolytischen Abbau und die Mutase (C) produziert Glucose-1-P, von dem aus Uridindiphosphat-Glucose (UDP-G) gebildet wird. UDP-G ist von Bedeutung für die Glykogensynthese, den Galaktosestoffwechsel und die Glucuronsäurebildung.

Fructosestoffwechsel — VIII.5

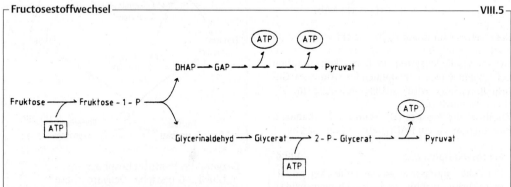

Fructose (Fruchtzucker, Lävulose) kann durch die Fructokinase zu Fructose-1-phosphat umgewandelt werden. Durch Spaltung mit Fructose-1-P-aldolase entsteht Dihydroxyacetonphosphat, das direkt in die Glykolyse eingeht. Die C-Atome 4–6 werden als Glycerinaldehyd zu Glycerinsäure oxidiert und dann mit ATP zu 2-P-Glycerat phosphoryliert. Erbliches Fehlen der Aldolase B (F-1-P-aldolase) führt zur hereditären Fructoseintoleranz.
Der Netto-Gewinn an ATP durch Substratkettenphosphorylierung beim Abbau von Fructose zu Pyruvat bzw. Lactat beläuft sich auf nur ein ATP, da die Substratkettenphosphorylierung auf der Stufe des 1,3-bis-Phosphoglycerats nur mit einer Hälfte des Moleküls durchgeführt werden kann.
Fructose kommt in hoher Konzentration in der Samenflüssigkeit vor. Sie entsteht in den Samenbläschen aus Glucose. Glucose wird dabei mit $NADPH_2$ an C-1 zu Sorbit (Sorbitol) reduziert, der dann mit NAD am C-2 zu Fructose oxidiert wird.

[H98] [F96]
Frage 8.27: Lösung B

Siehe Lerntext VIII.5.
Für die Synthese von Fructose in der Leber ist nicht die Hexokinase geschwindigkeitsbestimmend, sondern die Glucokinase. In den Samenbläschen sind zwei verschiedene Sorbitoldehydrogenasen für die Fructosesynthese geschwindigkeitsbestimmend.

[H93]
Frage 8.28: Lösung C

UDP-Glucose ist Ausgangssubstrat für die Synthese von Glykogen und Glucuronsäure. Zur Synthese von UDP-Glucose aus freier Glucose werden die Hexokinase mit ATP als Cosubstrat (1) zur Bildung von Glucose-6-P, die Phosphoglucomutase für die Bildung von Glucose-1-P und die UDP-Glucosepyrophosphorylase mit dem Cosubstrat UTP benötigt.

[F86]
Frage 8.29: Lösung B

Glucuronsäure ist eine von der D-Glucose abgeleitete Monocarbonsäure, bei der die primäre Alkoholgruppe am C-6 zur Carboxylgruppe oxidiert ist. Enzymatisch läuft dieser Prozess unter Reduktion von NAD ab; UDP-Glucose ist das Substrat (B), UDP-Glucuronsäure das Produkt der Reaktion. Glucose-6-phosphat kann nicht direkt zu Glucuronsäure umgewandelt werden, da die zu oxidierende Alkoholgruppe am C-6 als Phosphorsäureester vorliegt: (D) ist falsch.
Die bei den meisten tierischen Organismen mögliche Biosynthese der Ascorbinsäure aus Glucose verläuft über Glucuronsäure. Alle gesunden Menschen und Tiere können UDP-Glucuronsäure bilden: (E) ist falsch.
Bei Menschen, Primaten und Meerschweinchen kann der letzte Schritt der Ascorbinsäuresynthese nicht durchgeführt werden (deshalb „Vitamin C").

Es gibt keinen von der Ascorbinsäure zur Glucuronsäure führenden Reaktionsweg: (C) ist falsch.
Reaktion (A) beschreibt einen Ausschnitt aus dem Pentosephosphatweg; hier werden Xylulose-5-phosphat und der Glykolaldehyd zum Sedoheptulose-7-phosphat kondensiert; mit Glucuronsäure hat das nichts zu tun.

[H85]
Frage 8.30: Lösung D

Hier werden sehr unterschiedliche Aussagen zum Intermediärstoffwechsel der Monosaccharide zusammengefasst.
(A) ist richtig: Die Oxidation am C-6 der Glucose läuft ab, nachdem die oxidationsempfindliche Aldehydgruppe am C-1 durch Glykosidbindung an Uridindiphosphat geschützt ist. Da die Oxidation von einer primären Alkoholgruppe (über den Aldehyd) zur Carboxylgruppe erfolgt, werden in diesem Schritt 2 Moleküle NAD^+ reduziert.
Bei der Produktion des Seminalplasmas werden größere Mengen an freier Fructose benötigt, die in zweistufiger Reaktion aus Glucose gebildet wird. Durch eine NADPH-abhängige Aldosereduktase wird die Glucose zum sechswertigen Alkohol Sorbit, der dann durch eine NAD^+-abhängige Ketoreduktase zur Fructose oxidiert wird (B). Fructose-6-phosphat ist, wie unter (C) richtig bemerkt, die Ausgangssubstanz für die Biosynthese der Aminozucker Glucosamin und Galaktosamin.
Ganz falsch sind die unter (D) gemachten Angaben: Es gibt weder fructosehaltige Heteroglykane noch eine CDP-aktivierte Fructose. N-Acetylneuraminsäure ist ein häufiger Bestandteil von Glykolipiden, z.B. den Gangliosiden. Zu ihrer Synthese müssen die Monosaccharidbausteine aktiviert werden, was durch Bindung an Nucleosiddiphosphate oder, im Fall der Neuraminsäure, durch Bindung an CMP geschieht (E).

Lactose- und Galaktosestoffwechsel ─────────────────────── VIII.6

Für die Bildung des Milchzuckers (Lactose) wird UDP-Glucose zunächst in UDP-Galaktose epimerisiert und dann β-glykosidisch auf einen Glucoserest übertragen. Die Synthese dieses Disaccharids erfolgt ausschließlich in der laktierenden Brustdrüse.
Das Disaccharid Milchzucker (Lactose) ist für den Menschen ein wichtiger Nahrungsstoff, zugeführt mit frischen Milchprodukten. Nach Spaltung in Glucose und Galaktose wird die Galaktose über Galaktose-1-phosphat und eine Uridyltransferase in UDP-Galaktose überführt. UDP-Galaktose kann in UDP-Glucose umgewandelt werden. Der

Laktosestoffwechsel ist medizinisch interessant, weil hier drei Enzymdefekte beim Menschen vorkommen können, die nach erfolgter Diagnose durch eine Laktose-freie Diät sehr gut behandelt werden können. Bei der Lactoseintoleranz fehlt das Dünndarmenzym Laktase, der Milchzucker kann dadurch nicht verdaut und resorbiert werden, und so kommt es zu starken Gärungsdurchfällen, weil die Laktose von den Dickdarmbakterien massiv vergoren wird. Der Galaktosestoffwechsel selbst ist bei der Laktoseintoleranz normal.

Bei der Galaktosämie (Galaktose-Intoleranz) fehlt die Galaktose-1-P-uridyltransferase. Nach Aufnahme von Milchzucker kommt es zu einer Erhöhung der Galaktosekonzentration im Blut, es kommt zu Störungen der Glucoseregulation im Blut sowie zu einer Leberzirrhose und einer generalisierten Dystrophie. Auch das Fehlen der Galaktokinase kann zu einer Galaktosämie führen.

Galactose - Anabolismus

Glucose → G-6-P (ATP → ADP) → G-1-P → UDP-Glucose (UTP → P~P) → UDP-Galaktose → Laktose, Glykolipide, Mucopolysaccharide

Laktose - Katabolismus

Laktose → (Laktase) → Galaktose + Glucose
Galaktose → (Gal-Kinase) → Gal-1-P → (Uridyltransferase) → Glucose-1-P
UDP-Glucose ↔ UDP-Galaktose (Epimerase)

H93

Frage 8.31: Lösung E

Aus dem Milchzucker (Lactose) im Darm abgespaltene Galaktose wird in der Leber (3) verstoffwechselt. Durch die Galaktokinase entsteht zunächst Galaktose-1-P, das dann durch eine Uridyltransferase mit UDP-Glucose zu UDP-Galaktose und Glucose-1-P umgesetzt wird. UDP-Galaktose wird dann am C-Atom 4 durch die UDP-Gal-4-Epimerase in UDP-Glucose umgewandelt (1). Eine angeborene Galaktosämie ist meist bedingt durch einen Defekt der Uridyltransferase, in einem Drittel der Fälle durch einen Defekt der Galaktokinase. Ganz vereinzelt kommen auch Fälle mit einem Epimerasemangel vor.

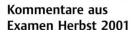

Kommentare aus Examen Herbst 2001

H01

Frage 8.32: Lösung D

Die heute PFK-1 genannte Phosphofruktokinase phosphoryliert Fruktose-6-phosphat ATP-abhängig, also exergon, zum Diester Fruktose-1,6-bisphosphat. Das Enzym ist ein wichtiges Schlüsselenzym der Glykolyse. Die zu suchende Falschaussage ist (D), denn die PFK-1-Reaktion ist irreversibel. Allosterisch wird die PFK-1 durch ATP und Citrat gehemmt, durch Fruktose-2,6-bisphosphat, AMP und ADP aber aktiviert.

Frage 8.33: Lösung D

Das wichtigste Schrittmacherenzym der Glykolyse ist die Phosphofruktokinase PFK-1, die allosterisch durch Fruktose-2,6-bisphosphat und AMP stimuliert wird. Insulin stimuliert die Glykolyse durch Induktion (Enzymneubildung), Fruktose-1,6-bisphosphat ist das Substrat der PFK-1.
Die zu suchende Falschaussage ist (D), denn Citrat ist nicht Aktivator, sondern allosterischer Inhibitor der PFK-1.

9 Abbau der Fettsäuren, Ketonkörper

Lipolyse und β-Oxidation — IX.1

Im Fettgewebe unterliegt die Freisetzung der gespeicherten Triacylglycerine hormoneller Kontrolle. Eine hormonabhängige Triacylglycerin-Lipase wird durch Adrenalin, Glucagon, ACTH oder Wachstumshormon aktiviert, indem das Enzym cAMP-abhängig phosphoryliert wird. Über eine Dephosphorylierung hemmen Insulin und Prostaglandin E_1 diese Lipase. Als Produkte der Lipolyse werden Glycerin und freie Fettsäuren ans Blut abgegeben und, letztere an Serumalbumin angelagert, den zur Verbrennung geeigneten Organen (Leber, Herz, Muskulatur) zugeführt.

Lipolyse im Fettgewebe

Fettsäuren unterliegen hier der mitochondrialen β-Oxidation. Zunächst erfolgt im Cytosol ATP-abhängig eine Aktivierung der Fettsäure, indem sich ein Thioester am CoASH bildet. Die Fettsäureübertragung in die Mitochondrienmatrix erfordert eine vorübergehende Übertragung auf den Transportmetaboliten Carnitin. In der Matrix unterliegt die CoAS-aktivierte Fettsäure den 4 sich mehrfach wiederholenden Reaktionen der β-Oxidation: (1) FAD-abhängig wird eine α,β-Doppelbindung gebildet, an die sich (2) Wasser anlagert zum β-OH-Acyl-CoA. Eine nächste, NAD-abhängige Dehydrierung (3) liefert β-Keto-Acyl-CoA, das (4) durch die Thiolase „thiolytisch" gespalten wird. Ein freies CoASH schiebt sich zwischen das α- und β-C-Atom, Acetyl-CoA wird freigesetzt und die um 2 C-Atome verkürzte Fettsäurekette tritt in den nächsten Zyklus ein. Jeder Durchgang liefert 1 $FADH_2$, 1 $NADH + H^+$ und 1 Acetyl-CoA. Die Palmitinsäure (C_{16}) liefert in 7 Umläufen 7 $FADH_2$, 7 $NADH + H^+$ und 8 Acetyl-CoA.

Die gesamte Fettsäurekette wird in Acetyl-CoA-Einheiten gespalten, die dem Citratzyklus zur weiteren Oxidation übergeben werden. Im seltenen Fall der Oxidation einer ungeradzahligen Fettsäurekette verbleibt nach der Abspaltung zahlreicher Acetyl-CoA-Einheiten zum Schluss ein Propionyl-CoA.

Palmityl-CoA + 7 FAD + 7 NAD^+ → 8 Acetyl-CoA + 7 $FADH_2$ + 7 NADH + 7 H^+

**Fettsäureaktivierung im Cytosol
Fs-Transport in die Mitochondrien**

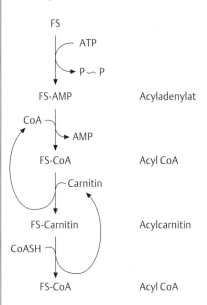

β-Oxidation

$$CoAS \sim \overset{O}{\underset{\parallel}{C}} - \overset{H}{\underset{\underset{(H)}{|}}{C}} - \overset{(H)}{\underset{H}{|}} \overset{H}{\underset{|}{C}} - \overset{H}{\underset{H}{|}} C \cdots \overset{H}{\underset{H}{|}} C - H$$

FAD ⟶
FAD(H₂) ⟵ Acyl CoA-DH

$$CoAS \sim \overset{O}{\underset{\parallel}{C}} - \overset{H}{\underset{H}{|}} C = \overset{H}{\underset{H}{|}} C - \overset{H}{\underset{H}{|}} C \cdots \overset{H}{\underset{|}{C}} - H$$

H₂O ⟶

$$CoAS \sim \overset{O}{\underset{\parallel}{C}} - \overset{H}{\underset{H}{|}} C - \overset{O(H)}{\underset{(H)}{|}} C - \overset{H}{\underset{H}{|}} C \cdots \overset{H}{\underset{|}{C}} - H$$

NAD⁺ ⟶
NADH + H⁺ ⟵

$$CoAS \sim \overset{O}{\underset{\parallel}{C}} - \overset{H}{\underset{H}{|}} C - \overset{O}{\underset{\parallel}{C}} - \overset{H}{\underset{H}{|}} C \cdots \overset{H}{\underset{|}{C}} - H$$

Thiolase ⟵ CoASH

$$CoAS \sim \overset{O}{\underset{\parallel}{C}} - \overset{H}{\underset{H}{|}} C - H \quad + \quad CoAS \sim \overset{O}{\underset{\parallel}{C}} - CH_2 \cdots CH_3$$

Acetyl CoA   Fs-CoA

F00

Frage 9.1: Lösung C

Unter der Wirkung von Adrenalin (bei Belastung) oder von Glucagon (im Hunger) wird über cAMP und Proteinkinasen die Lipolyse stimuliert (A). Die freigesetzten Fettsäuren werden an das Blut abgegeben (B) und vorwiegend in der Skelettmuskulatur (D) und im Herzmuskel abgebaut.

Bei Glucosemangel im chronischen Hunger synthetisiert die Leber aus Fettsäuren Ketonkörper (E), hauptsächlich β-Hydroxybuttersäure, die im chronischen Hunger in Nervenzellen als „Glucoseersatz" bis zu $2/3$ der benötigten Energie liefern kann.
Die gesuchte Falschaussage ist (C), denn Fettzellen enthalten keine Glycerinkinase. Wenn bei der Lipolyse Glycerin frei wird, muss dieses über das Blut zur Leber transportiert werden. Nur die Leberzellen können mit ihrer Glycerinkinase Glycerinphosphat aus freiem Glycerin und ATP herstellen. Fettzellen bilden das für die Fettbildung und Fettspeicherung benötigte Glycerinphosphat aus Glucose über die Reduktion von Dihydroxyacetonphosphat der Glykolyse.

F97

Frage 9.2: Lösung B

Die in der β-Oxidation abzubauenden Fettsäuren müssen zuvor aktiviert werden, d.h. unter ATP-Verbrauch mit Coenzym A verestert werden. Das geschieht im Cytosol (A), wo auch das zum Transport in die Mitochondrienmatrix verwendete Acyl-Carnitin entsteht: (B) ist die falsche Aussage.

H97   F91

Frage 9.3: Lösung D

Die Formel zeigt Palmityl-Carnitin (4), das durch Veresterung (1) aus Carnitin (oben) und Pamitinsäure (unten) gebildet wird. Es wird gebildet, wenn die Fettsäure aus cytosolischem Palmityl-CoA zur Oxidation in die Mitochondrienmatrix übertragen werden muss. Die Aussagen (2) und (5) sind falsch.

H90   F84

Frage 9.4: Lösung B

Richtig ist nur (B): Carnitin transportiert aktivierte Fettsäuren zur Oxidation in die Mitochondrien. Acyl-Carnitin entsteht nicht durch eine ATP-abhängige Reaktion aus Fettsäure und Carnitin, sondern durch Umesterung von Acyl-CoA ((A) ist falsch). Mit der Acyl-CoA bildenden Thiokinase und der Triglyceridsynthese hat Carnitin nichts zu tun ((C) und (E) sind falsch). Acyl-Carnitin überträgt den Fettsäurerest auf mitochondriales CoASH, das dann die β-Oxidation einleitet ((D) ist falsch).

F93

Frage 9.5: Lösung C

Da Carnitin cytosolisch aktivierte Fettsäuren zur β-Oxidation in die Mitochondrien bringt, ist bei Carnitinmangel eine verminderte Fettsäureoxidation zu erwarten.

F01

Frage 9.6: Lösung E

Siehe Lerntext IX.1.
Die β-Oxidation erfolgt im Matrixraum der Mitochondrien, die Fettsäuren werden in Form von Acyl-Carnitin in die Mitochondrien transportiert (A) und dort in zwei Schritten mit NAD und FAD oxidiert, wobei die Coenzyme ihren Wasserstoff in die Atmungskette in der inneren Mitochondrienmembran abgeben (D). Auch die eher selten vorkommenden Fettsäuren mit einer ungeradzahligen Anzahl von C-Atomen werden durch die β-Oxidation abgebaut (B); im letzten Durchgang der β-Oxidationsspirale wird dann statt Acetyl-CoA Propionyl-CoA frei, das über Succinyl-CoA in den Stoffwechsel eingeschleust wird.
Die gesuchte Falschaussage ist (E), denn die Enzyme der β-Oxidation unterliegen keiner Interkonversion. Der Fettabbau wird auf der Stufe der Lipolyse reguliert, hier kommt eine Interkonversion durch Phosphorylierung und Dephosphorylierung der Triglyceridlipase vor.

F00

Frage 9.7: Lösung A

(A) ist die gesuchte Falschaussage, denn um Fettsäuren zur β-Oxidation in die Mitochondrienmatrix zu bringen, ist die Aktivierung als Thioester am Coenzym A und die anschließende Umesterung auf den Transportmetaboliten Carnitin erforderlich.

H00

Frage 9.8: Lösung D

Die gesuchte Falschaussage ist (D), denn bei der β-Oxidation der Fettsäuren kommt Substratkettenphosphorylierung nicht vor. Substratkettenphosphorylierung kommt an zwei Stellen in der Glykolyse vor, wenn von 1,3-bis-Phosphoglycerat und von PEP je eine Phosphatgruppe auf ADP übertragen und so direkt ATP gewonnen wird. Ca. 5% des vom Menschen gebildeten ATP entstehen so, 95% werden durch Atmungskettenphosphorylierung gewonnen.

F94 F89

Frage 9.9: Lösung A

Acyl-CoA entsteht ATP-abhängig mittels Thiokinase und nicht durch Umesterung mit Succinyl-CoA. Letzteres wird gebraucht, wenn Acetessigsäure vor ihrer Oxidation aktiviert werden muss; siehe Lerntext IX.3.
Richtig ist Aussage (E): Die cis-Konfiguration der natürlich vorkommenden ungesättigten Fettsäuren muss vor ihrem Abbau in die trans-Form umgewandelt werden.

H98

Frage 9.10: Lösung A

Die in der Nahrung und im Fettgewebsspeicher vorwiegend vorkommenden geradzahligen Fettsäuren werden zur Energiegewinnung in verschiedene Organe (Ausnahmen: Gehirn, Nierenmark und Erythrozyten) transportiert. Hier werden sie mittels ATP zum Acyladenylat (B) und dann als Thioester an CoASH gebunden. Zur Überführung in die Mitochondrien müssen sie vorübergehend auf Carnitin umgeestert werden (C). Die nachfolgende β-Oxidation zerlegt die Fettsäurekette in Acetyl-CoA, das dann im Citratcyclus (D) zu CO_2 oxidiert wird. Energetisch am bedeutendsten ist die Atmungskette, in der unter Beteiligung von Eisen-Schwefelproteinen (E) der Coenzym-gebundene Wasserstoff zu H_2O oxidiert wird.
Die gesuchte Falschaussage ist (A), denn Biotin ist an dem geschilderten langen Reaktionsweg nicht beteiligt.

H92 H89 H86

Frage 9.11: Lösung C

Siehe Lerntext IX.1.
Es gibt in der β-Oxidation keine Reaktion, die mittels Substratkettenphosphorylierung ATP liefert.
ATP entsteht hier in der Atmungskette nach Elektronentransport über Multienzymkomplexe.

H99

Frage 9.12: Lösung B

Die β-Oxidation freier Fettsäuren findet zum großen Teil in den Mitochondrien der Leber statt. Da bei jedem Umlauf der β-Oxidationsspirale je ein FAD und ein NAD^+ reduziert werden, nimmt das Verhältnis von $NADH/NAD^+$ und von $FADH_2/FAD$ zu ((A) ist richtig; (B) ist die gesuchte Falschaussage). Das bei der Fettsäureoxidation reichlich anfallende Acetyl-CoA führt zur Ketonkörperbildung (E). Der hohe NADH-Druck bewirkt, dass Oxalacetat zu Malat reduziert wird (C) und dass über das Schlüsselenzym Isocitratdehydrogenase der Citratcyclus allosterisch gehemmt wird.

F92

Frage 9.13: Lösung C

Siehe Lerntext IX.1.
Falsch ist die Aussage (3): Aus Propionyl-CoA wird durch eine Carboxylierung Methylmalonyl-CoA, und nicht durch eine Decarboxylierung Acetyl-CoA. Die Konsistenz der Fette wird durch die Chemie der veresterten Fettsäuren beeinflusst: Ungesättigte und kurzkettige Fettsäuren bewirken bei einem Fett einen erniedrigten Schmelz- und Siedepunkt.

9 Abbau der Fettsäuren, Ketonkörper

Frage 9.14: Lösung B

Bei chronischem Hunger und bei Insulinmangel (z. B. bei Diabetes) kann die Leber aus langkettigen Fettsäuren Ketonkörper bilden (A). Der erste gebildete Ketonkörper ist Acetoacetat, aus dem durch Decarboxylierung spontan Spuren von Aceton entstehen können; der größere Anteil wird durch eine Oxidoreduktase reduziert zu β-Hydroxybuttersäure (C). Muskelzellen können Ketonkörper unter Energiegewinnung abbauen, unter den Bedingungen des chronischen Hungers ist auch das zentrale Nervensystem hierzu in der Lage (D). Der Abbau wird eingeleitet durch eine Aktivierung mit Succinyl-CoA (E).
Die gesuchte Falschaussage ist (B), denn Acetoacetat entsteht nicht aus Acetoacetyl-CoA, sondern aus HMG-CoA durch HMG-CoA-Lyase.

Frage 9.15: Lösung D

Die 2. Reaktion, die spontane Decarboxylierung einer β-Ketosäure, hier Acetessigsäure zum Aceton, ist nicht umkehrbar.

Frage 9.16: Lösung A

Siehe Lerntext IX.2.
Die Ketogenese wird nicht durch Insulin, sondern durch Insulinmangel (Fasten und Diabetes mellitus) gesteigert.

Ketonkörper: Definition und Ketogenese — IX.2

Unter der Bezeichnung „Ketonkörper" fassen die Mediziner 3 Substanzen zusammen: Acetessigsäure, β-Hydroxybuttersäure und Aceton. Alle drei erscheinen meist gemeinsam; Acetessigsäure ist die Stammsubstanz, aus der durch enzymatische Reduktion β-Hydroxybuttersäure und durch spontane Decarboxylierung (labile β-Ketosäure!) Aceton entstehen.
Die Bildung der Ketonkörper geschieht in den Mitochondrien der Leber im sogenannten HMG-CoA-Cyclus. Aus 3 Acetyl-CoA entsteht über Acetoacetyl-CoA ein β-Hydroxy-β-methylglutaryl-CoA, das durch eine HMG-CoA-Lyase in Acetessigsäure und Acetyl-CoA gespalten wird. Mit denselben Reaktionen entsteht cytosolisches HMG-CoA, das dann aber mittels NADPH Mevalonsäure ergibt und die Cholesterin-Biosynthese einleitet.

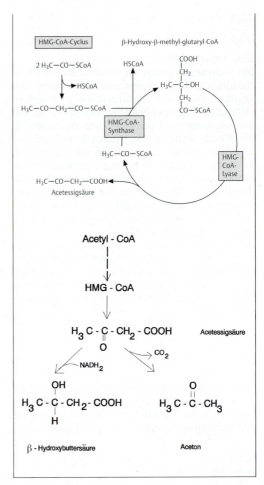

Ketonkörperverwertung — IX.3

Die nur in der Leber aus Fettsäuren gebildeten Ketonkörper können von diesem Organ selbst nicht verwertet werden; sie werden über das Blut (Normalwert 1–2 mg/dl) im Körper verteilt. Vom Herzen und der Skelettmuskulatur werden sie als normaler Brennstoff angenommen und oxidiert. Das zur Aktivierung der Acetessigsäure nötige Enzym katalysiert die Reaktion

Acetacetat + Succinyl-CoA → Acetacetyl-CoA + Succinat.

In den genannten Organen und im Gehirn ist das Enzym mit ausreichender Kapazität vorhanden. Für das Gehirn ist Glucose der normale Brennstoff; dieser Zucker wird hier zu CO_2 und H_2O oxidiert.
Bei reduzierter Nahrungszufuhr (Insulinmangel!) und auch beim Diabetes mellitus (ebenfalls Insulinmangel) werden Fettreserven des Körpers

mobilisiert; es kommt zu starker Ketonkörperbildung: Ketonämie (vorwiegend β-Hydroxybutyrat) und Ketonurie sind die Folgen. Oft ist die **pathologische Ketoacidose** von Bewusstlosigkeit (Coma diabeticum) begleitet. Anders ist es bei der **physiologischen Ketoacidose** in Folge einer „Nulldiät": Bei Wegfall der normalen Glucosezufuhr werden zunächst Proteinabbau und Gluconeogenese gesteigert, bald aber dominieren Fettabbau und Ketogenese, und nach einer Umstellungsphase von etwa 8 Tagen bestreitet auch das Gehirn seinen Energieumsatz bis zu 60% aus der Ketonkörperverbrennung.

```
                β-OH-Buttersäure
                      │
                      ├── NAD
                      │
                      └─▶ NAD(H₂)
                      │
                  Acetessigsäure
                      │
                      ├── Succinyl-CoA
                      │
                      └─▶ Succinat
                      │
                  Acetacetyl-CoA
                      │
                      ├─▶ Co ASH
                      │
                            O
                            ‖
                  2 H₃C — C — SCoA
      Citrat ◀─────────────────▶ Oxalacetat
                      (CO₂)
                      (H₂)
```

tosol, wo es für die Cholesterinsynthese wichtig ist. Freies Cholesterin hemmt nicht die HMG-CoA-Synthase, sondern die NADPH-abhängige HMG-CoA-Reduktase. So kommt die Cholesterinneubildung durch Mevalonsäure-Mangel zum Erliegen.

F97

Frage 9.19: Lösung C

Bei längerem Fasten ist der Körper darauf bedacht, die für einige Organe lebenswichtige Glucose bereitzustellen. Zu den Umstellungen gehört die Unterdrückung der Glykolyse (A) und der Lipogenese (E). Die gesteigerte Lipolyse führt zu gesteigerter Ketogenese (D); anfangs noch vorhandene Glykogenvorräte werden über Aktivierung der Glykogenphosphorylase (B) mobilisiert.
Die Falschaussage ist (C), denn unter Fastenbedingungen ist die Bildung von Malonyl-CoA gehemmt.

F90

Frage 9.20: Lösung C

Im Hunger bildet die Leber Ketonkörper (Acetoacetat, β-Hydroxybutyrat und Aceton). β-Hydroxybutyrat stellt über 80% der Masse der Ketonkörper dar und wird zum überwiegenden Teil von Nervenzellen als „Glucoseersatz" oxidativ abgebaut.
Ein kleiner Teil erscheint im Urin und macht die Ketonkörperprobe positiv.
Nahrungsaufnahme hemmt die Ketonkörperbildung, sodass die β-OH-Buttersäurekontrolle im Urin eine gute Methode zur Überwachung einer Nulldiät darstellt.
Im Hunger sind Harnstoff und Glucose sowohl im Blut als auch im Urin erniedrigt.

F99

Frage 9.21: Lösung C

Ketonkörper (Aceton, Acetessigsäure, β-Hydroxybuttersäure) entstehen beim Abbau von ketoplastischen Aminosäuren und in der Leber aus Fettsäuren bzw. Acetyl-CoA beim Hunger und beim Diabetes mellitus.
Acetessigsäure und β-Hydroxybuttersäure können in der Muskulatur und beim chronischen Hunger auch im Gehirn unter ATP-Gewinn zu CO_2 und H_2O abgebaut werden.
Die β-Hydroxybuttersäure wird von den Muskelzellen bzw. Nervenzellen aufgenommen und mit NAD zu Acetessigsäure oxidiert, dies geschieht nicht bereits im Blut. Die Acetessigsäure wird in den Mitochondrien mit Succinyl-CoA zu Acetacetyl-CoA und Succinat umgesetzt ((C) ist die richtige Antwort).
Acetacetyl-CoA wird dann durch eine Thiolase mit CoASH zu zwei Molekülen Acetyl-CoA gespalten, die dann über Citratcyclus und Atmungskette zu CO_2 und H_2O abgebaut werden.

H96

Frage 9.17: Lösung E

Siehe Lerntext IX.2.
Die Ketogenese wird durch Insulin nicht stimuliert, sondern gehemmt.

H90

Frage 9.18: Lösung A

Siehe Lerntext IX.3.
Man muss unterscheiden zwischen mitochondrialem und cytosolischem HMG-CoA. Ersteres ist Zwischenprodukt bei der Ketogenese (s. Abb. im Lerntext IX.2). Viele Zellen enthalten HMG-CoA im Cy-

10 Aminosäurestoffwechsel

Transaminierung — X.1

Glutamat-Pyruvat-Transaminase (GPT)
= Alanin-Aminotransferase (ALAT)

$$\begin{array}{c}\text{COOH}\\|\\\text{H}_2\text{N}-\text{CH}\\|\\\text{CH}_3\end{array} \;+\; \begin{array}{c}\text{COOH}\\|\\\text{C}=\text{O}\\|\\\text{CH}_2\\|\\\text{CH}_2\\|\\\text{COOH}\end{array}$$

Alanin   α-Ketoglutarat

↓ GPT

$$\begin{array}{c}\text{COOH}\\|\\\text{C}=\text{O}\\|\\\text{CH}_3\end{array} \;+\; \begin{array}{c}\text{COOH}\\|\\\text{H}_2\text{N}-\text{CH}\\|\\\text{CH}_2\\|\\\text{CH}_2\\|\\\text{COOH}\end{array}$$

Pyruvat   Glutamat

Glutamat-Oxalacetat-Transaminase (GOT)
= Aspartat-Aminotransferase (ASAT)

$$\begin{array}{c}\text{COOH}\\|\\\text{H}_2\text{N}-\text{CH}\\|\\\text{CH}_2\\|\\\text{COOH}\end{array} \;+\; \begin{array}{c}\text{COOH}\\|\\\text{C}=\text{O}\\|\\\text{CH}_2\\|\\\text{CH}_2\\|\\\text{COOH}\end{array}$$

Aspartat   α-Ketoglutarat

↓ GOT

$$\begin{array}{c}\text{COOH}\\|\\\text{C}=\text{O}\\|\\\text{CH}_2\\|\\\text{COOH}\end{array} \;+\; \begin{array}{c}\text{COOH}\\|\\\text{H}_2\text{N}-\text{CH}\\|\\\text{CH}_2\\|\\\text{CH}_2\\|\\\text{COOH}\end{array}$$

Oxalacetat   Glutamat

Aus dem Nahrungseiweiß freigesetzte Aminosäuren können, wenn sie nicht für Proteinsynthesen benötigt werden, in die entsprechende α-Ketosäure umgewandelt werden. Umgekehrt können α-Ketosäuren zu den entsprechenden α-Aminosäuren umgesetzt werden. In beiden Fällen ist die aus Aminosäure und Pyridoxalphosphat (PLP) bzw. Ketosäure und Pyridoxaminphosphat gebildete Schiff-Base das obligatorische Zwischenprodukt.
Die gleiche Verbindung wird gebildet, wenn es darum geht, Aminosäuren zur Bildung biogener Amine zu decarboxylieren.
Pyridoxalphosphat ist die vom Vitamin B$_6$, Pyridoxin, abgeleitete Coenzymform, die Protein gebunden als prosthetische Gruppe von Transaminasen und Aminosäuredecarboxylasen auftritt.

Für 15 der 20 proteinogenen Aminosäuren wird der Abbau durch eine Transaminierung eingeleitet; es gibt im menschlichen Körper zahlreiche PLP-haltige Transaminasen, die die Aminogruppe der Aminosäure auf die Ketogruppe von α-Ketoglutarat bzw. Oxalacetat übertragen. So werden Glutaminsäure und Asparaginsäure zum Sammelbecken des gesamten Eiweiß-Stickstoffs. Ausgehend von diesen beiden Aminosäuren erfolgt dann die Harnstoffbildung als Voraussetzung zur Stickstoffausscheidung.

F90

Frage 10.1: Lösung B

Siehe Lerntext X.1.
Die Schiffbase aus PLP und Alanin kommt im Laufe der Pyruvat-Dehydrogenase-Reaktion nicht vor.

F98

Frage 10.2: Lösung B

Der katabole Stoffwechsel der meisten Aminosäuren beginnt mit einer Transaminierung, was zur Bildung der entsprechenden α-Ketosäuren führt. So entsteht die Oxalessigsäure (A) aus Asparaginsäure, die α-Ketoglutarsäure (C) aus Glutaminsäure, die

Brenztraubensäure (D) aus Alanin und die Phenylbrenztraubensäure (E) aus Phenylalanin.
Die gesuchte Falschaussage ist (B), denn die α-Ketobuttersäure ist das Transaminierungsprodukt der α-Aminobuttersäure und gehört nicht zu den proteinogenen Aminosäuren.

F92

Frage 10.3: Lösung B

Siehe Lerntext X.1.
Die Transaminierung von Glutamat (2) liefert Ketoglutarat, die von Aspartat (4) liefert Oxalacetat; beides sind Intermediärprodukte im Citratcyclus.

H92

Frage 10.4: Lösung E

Siehe Lerntext X.1.
Die SAM (S-Adenosylmethionin)-abhängige Methylierung des Noradrenalins ist PLP-unabhängig.

H94

Frage 10.5: Lösung B

Siehe Lerntext X.1.
Die Transaminierung von Phenylalanin zu Phenylpyruvat kommt im Normalstoffwechsel nicht vor, denn der Phenylalaninabbau läuft über Tyrosin und Homogentisinsäure zu Acetessigsäure und Fumarsäure. Im Falle eines Mangels an Phenylalanin-Hydroxylase, typisch für das Krankheitsbild der Phenylketonurie, PKU, wird das Phenylalanin aber PLP-abhängig zu Phenylpyruvat abgebaut.

F01

Frage 10.6: Lösung C

Glutamin ist das Amid der Glutaminsäure und wird aus Glutamat und Ammoniak durch eine Synthetase gebildet (B). Diese Reaktion dient der Entgiftung des Ammoniaks und des Transports des Ammoniaks zur Leber (A) und zur Niere. In der Niere kann aus Glutamin Ammoniak freigesetzt werden und in den Harn ausgeschieden werden zur Neutralisation von Säure bzw. zur Einsparung von Natriumionen (D). Das Kohlenstoffgerüst des Glutamins ist in der Niere das bevorzugte Substrat für die Gluconeogenese (E).
Die gesuchte Falschaussage ist (C), denn nicht Glutamin ist in Glykoproteinen glykosyliert, sondern das Amid der Asparaginsäure, das Asparagin.

Harnstoffsynthese ———————————— X.2

Die dem Menschen mit der Eiweißnahrung zugeführten Aminosäuren müssen, wenn sie nicht zum Proteinaufbau Verwendung finden, abgebaut werden. Dabei werden zunächst die Aminogruppen durch Transaminierung entfernt (siehe Lerntext X.1). Der Stickstoff des gesamten Eiweißabbaus kommt in Form der Aminosäuren Glutamat und Aspartat in der Leber zusammen und wird dort, weil Ammoniak sehr toxisch ist, zur Synthese von Harnstoff verwendet.
Harnstoff ist ein neutral reagierendes, sehr gut wasserlösliches Molekül, das chemisch als das Diamid der Kohlensäure bezeichnet werden kann.

HO—CO—OH   HO—CO—NH_2
Kohlensäure   Carbaminsäure
H_2CO_3 Kohlensäure-monoamid

H_2N—CO—NH_2
Harnstoff
Kohlensäure-diamid

Die Harnstoffbildung ist ein in der Leber ablaufender Kreisprozess. In den Mitochondrien wird Ammoniak (entstanden durch die Glutamatdehydrogenase aus Glutaminsäure oder durch Glutaminase aus Glutamin) mit Bicarbonat unter Verbrauch von 2 ATP zum Carbamoylphosphat vereint. N-Acetylglutamat dient bei dieser Reaktion als Aktivator.

$$NH_4 + HCO_3^- \xrightarrow[\text{Carbamoylphosphatsynthetase}]{2\,ATP \quad\quad 2\,ADP}$$
$$H_2N-CO-OPO_3H^- + H_2PO_4^-.$$

Der Carbamylrest wird auf Ornithin, eine nichtproteinogene Aminosäure, übertragen und liefert dabei Citrullin.
Die Aminosäure Citrullin tritt aus den Mitochondrien ins Cytosol über. Dort lagert sich, unter Wasserabspaltung und ATP-Verbrauch, Asparaginsäure an; das Produkt heißt Argininosuccinat. Durch Fumarsäure-Abspaltung entsteht daraus Arginin, das in hydrolytischer Spaltung Isoharnstoff freisetzt, der sich aber sofort zum Harnstoff umlagert. Das bei der Arginasereaktion entstandene Ornithin kehrt zum nächsten Zyklusumlauf in die Mitochondrien zurück.
Die **Harnstoff-Tagesmenge** ist abhängig von der Menge der aufgenommenen Eiweißnahrung; werden 70 g Protein zugeführt, so führt das zur Ausscheidung von **25 g** Harnstoff.
Der **Energiebedarf** der Harnstoffsynthese beträgt 3 Mol ATP pro Mol Harnstoff, – aber vier

energiereiche Phosphatbindungen werden gespalten! 2 ATP werden durch die Carbamoylphosphatsynthetase verbraucht. Ein drittes ATP wird durch die Argininosuccinat-Synthetase verbraucht, und dieses wird gespalten in AMP und 2 anorganische Phosphatreste.

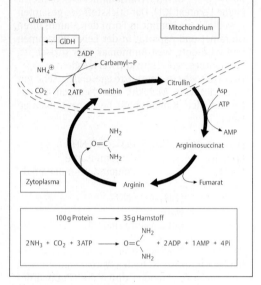

Frage 10.7: Lösung E

Bei der Proteolyse von Muskelprotein anfallende Aminosäuren unterliegen in der Muskelzelle vorwiegend einer Transaminierung mit Pyruvat, wobei Alanin entsteht (B). Das benötigte Pyruvat entstammt der Glykolyse aus Glucose bzw. Glykogen (C). Ein Teil des Alanins wird mittels der Glutamat-Pyruvat-Transaminase zu Glutamat umgewandelt. Glutamat reagiert mit Ammoniak (NH_4^+) unter ATP-Verbrauch zu Glutamin. Alanin und Glutamin werden ins Blut abgegeben.

Die gesuchte Falschaussage ist (E), denn Glutamin ist nicht in der Leber das bevorzugte Gluconeogenese-Substrat, sondern in der Niere.
Außerdem wird Glutamin in vielen Zellen als NH_4-Donor für Synthesen verwendet.

Frage 10.8: Lösung D

Siehe Lerntext X.2.
Die Harnstoffsynthese findet in den Leberzellen im Mitochondrium und im Cytosol statt. Die dabei auftretenden intermediären Metabolite Ornithin und Citrullin müssen durch die Mitochondrienmembran transportiert werden (B). Im Mitochondrium selbst findet die Synthese von Carbamoylphosphat aus NH_4 und CO_2 statt. Das Carbamoylphosphat wird dann auf Ornithin übertragen und das entstehende Citrullin wird über ein Transportprotein ins Cytosol ausgeschleust. Mit Asparaginsäure entsteht dann Arginin, aus dem der Harnstoff freigesetzt wird (C). Mehrere Defekte der Enzyme des Harnstoffzyklus sind beschrieben worden; allgemein kann man sich merken, dass bei Stoffwechseldefekten die Metabolite vor dem Defekt ansteigen und nach dem Defekt in ihrer Konzentration abfallen (E).
Die gesuchte Falschaussage ist (D), denn der Harnstoffzyklus ist ein endogener Prozess, der durch die Hydrolyse von vier energiereichen Phosphatbindungen aus ATP aufrecht erhalten wird; derartige Reaktionen sind nicht reversibel.

Frage 10.9: Lösung D

Die Harnstoffbildung ist ein leberspezifischer Vorgang. Nach der intramitochondrialen Bildung von Carbamylphosphat und Citrullin wird letzteres ins Cytosol transportiert, wo die Synthesen von Argininosuccinat und Arginin erfolgen, ebenso wie die durch Arginase bewirkte Harnstoff-Abspaltung. Somit erscheint Harnstoff nie innerhalb der Mitochondrien: (D) ist die gesuchte Falschaussage.

Frage 10.10: Lösung C

Die vollständige Harnstoffsynthese findet ausschließlich in der Leber statt. Harnstoff wird im Cytosol durch die Arginase hydrolytisch aus Arginin freigesetzt, das übrigbleibende Ornithin wird in die Mitochondrien aufgenommen und reagiert mit Carbamylphosphat zu Citrullin, das ins Zytosol übertritt und über Argininosuccinat Arginin ergibt. Da praktisch alle Zellen des Körpers geringe Aktivitäten Arginase enthalten, kann aus Arginin auch extrahepatisch Harnstoff gebildet werden.
Aussage (3) ist falsch, denn Acetylglutamat stimuliert allosterisch die Carbamylphosphatsynthese und nicht die Arginasereaktion.
Siehe auch Lerntext X.2.

Frage 10.11: Lösung A

Siehe Lerntext X.2.
Zu den Glucocorticoidwirkungen (1) gehört eine verstärkte Proteolyse in der Muskulatur. Harnstoff ist nur zur renalen Ausscheidung bestimmt; es gibt im menschlichen Körper keine Harnstoff verwertenden Reaktionen ((3) ist falsch). Harnsäure ist ein aus dem Nucleinsäureabbau stammendes Purin, das keine Beziehungen zum Harnstoff hat.

[F98]
Frage 10.12: Lösung D

Siehe Lerntext X.2.
Harnstoff, $H_2N-CO-NH_2$, ist das in der Leber gebildete Diamid der Kohlensäure. Bei seiner Synthese wird, ausgehend von Ammoniak, in den Lebermitochondrien Carbamylphosphat, $H_2N-CO-O-PO_3H_2$, gebildet und nach Verknüpfung mit der Aminosäure Ornithin als Citrullin ins Cytosol geleitet. Hier erfolgt die Anlagerung des zweiten N-Atoms für den späteren Harnstoff; N-Donor ist das Aspartat (D).

[H99]
Frage 10.13: Lösung E

Carbamoylphosphat wird unter Verbrauch von 2 ATP (A) in den Lebermitochondrien (B) zur Harnstoffsynthese aus NH_3 und CO_2 synthetisiert. Im Cytosol aller Zellen wird Carbamoylphosphat für die Synthese der Pyrimidinnucleotide aus Glutamin und CO_2 unter Verbrauch von 2 ATP gebildet.
Die gesuchte Falschaussage ist (E), denn Carbamoylphosphat kann wie alle P-Verbindungen nicht durch biologische Membranen diffundieren und ein Transportsystem für Carbamoylphosphat existiert in der Mitochondrienmembran nicht.

[F99]
Frage 10.14: Lösung B

Der Harnstoffzyklus beginnt im Mitochondrium mit Carbamoylphosphat und Ornithin, die zu Citrullin reagieren. Dieser Metabolit wird aus dem Mitochondrium ins Cytosol transportiert (3), wo in der nächsten Reaktion Argininsuccinat gebildet wird. Die Arginin-liefernde Fumarat-Abspaltung wie auch die Harnstoffbildung mittels Arginase verlaufen ebenfalls im Cytosol. Übrig bleibt dabei Ornithin, das zur Aufnahme eines neuen Zyklus jetzt wieder in das Mitochondrium gebracht werden muss (1).

[H97]
Frage 10.15: Lösung E

Siehe Lerntext X.2.
Citrullin ist eine nicht proteinogene Aminosäure (2), die in den Lebermitochondrien im Harnstoffzyklus aus Ornithin und Carbamylphosphat gebildet wird (3). Nach Ausschleusung aus dem Mitochondrium wird sie im Cytosol mit Aspartat zu Argininsuccinat (4) kondensiert. Der Signalstoff Stickstoffmonoxid entsteht aus Arginin, das nach der Oxidation und NO-Abspaltung zum Citrullin umgewandelt wird.

[H96]
Frage 10.16: Lösung B

Siehe Lerntext X.2.

[H98]
Frage 10.17: Lösung B

Die gesuchte Falschaussage ist (B), denn Citrullin ist keine proteinogene Aminosäure, sondern ein Metabolit im Harnstoffzyklus ((A, (C) und (D)) und bei der Stickstoffmonoxidbildung aus Arginin (E) in Endothelien, Nervenzellen und Makrophagen.

[F94]
Frage 10.18: Lösung D

Die gesuchte Falschaussage ist (D), denn Arginase setzt aus Arginin Harnstoff und nicht NH_4^+ frei. Histidase (E) ist das den Histidinabbau einleitende Enzym, das die α-Aminogruppe als NH_3 unter Schaffung einer α,β-Doppelbindung abspaltet.

[H00]
Frage 10.19: Lösung A

Siehe Lerntext X.2.
Bei einem genetisch bedingten Mangel an Argininosuccinatlyase kommt es nicht zum Anstau des vor dem Stoffwechselblock liegenden Substrats Argininosuccinat, da dieses mit dem Harn ausgeschieden wird. Die hinter dem Block liegenden Substanzen, Arginin und Ornithin, sind in ihrer Konzentration erniedrigt; als Folge kommt es zu einer vermehrten Harnausscheidung von Ammoniak.

Abbau einzelner Aminosäuren — X.3

Aminosäuren, deren Abbau Pyruvat oder Intermediärprodukte des Citratcyclus ergibt, können über Oxalacetat in die Gluconeogenese eingeschleust werden und gelten deshalb als glucoplastisch.
Glucoplastische Aminosäuren sind: Alanin, Arginin, Asparaginsäure, Asparagin, Cystein, Glutaminsäure, Glutamin, Glycin, Histidin, Methionin, Prolin, Serin, Threonin und Valin. Aminosäuren, deren Abbau Acetessigsäure oder Acetoacetyl-CoA liefert, heißen ketoplastische Aminosäure; es sind Leucin und Lysin. Außer diesen beiden gibt es noch 4 Aminosäuren, die sowohl glucoplastisch als auch ketoplastisch sind; hierzu gehören Isoleucin, Phenylalanin, Tyrosin und Tryptophan.
Auftreten von Propionsäure (ein Abbauprodukt des Threonins) führt zu Aktivierung zum Propionyl-CoA, das dann zum Methylmalonyl-CoA carboxyliert wird, welches durch Isomerisierung Succinyl-CoA liefert.

Aminosäuren, bei deren Abbau Propionsäure oder Propionyl-CoA auftritt, sind also glucoplastisch.

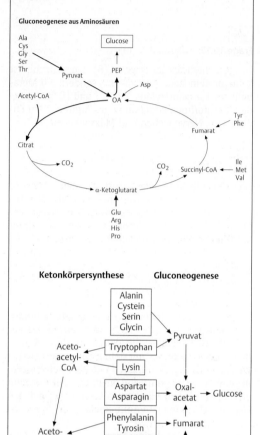

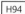

Frage 10.21: Lösung E

Das nicht essenzielle (1) Glycin ist einer der 20 wichtigen Proteinbausteine, erfüllt aber darüber hinaus noch zahlreiche Aufgaben im Intermediärstoffwechsel: Glycin ist ein inhibitorischer Neurotransmitter und führt als Ligand zur Öffnung von Cl-Kanälen (2). Im ersten Schritt der Häm-Synthese reagiert Glycin mit Succinyl-CoA zur δ-Aminolaevulinsäure (3). Als Bestandteil des Glutathions (4) kann Glycin auch in Leukotrienen erscheinen (5).

Aminosäuren als Gruppendonatoren ────X.4

Nach einer Aktivierung wird **Methionin** als SAM (S-Adenosylmethionin) zum Methyldonor, z.B. bei der Synthese des Lecithins. **Glutamin** ist der häufigste Aminogruppen-Donor im Intermediärstoffwechsel, ein Beispiel ist die Bildung der Aminozucker aus Fructosephosphat. Auch **Aspartat** kann als Aminierungsreagenz verwendet werden, z.B. bei der Bildung von Argininosuccinat (Harnstoffzyklus) oder in der Reaktion IMP → AMP.

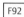

Frage 10.22: Lösung A

Siehe Lerntext X.4.
Bei der Synthese der Aminozucker kommen die NH_2-Gruppen vom Glutamin. Tryptophan kann nach Hydroxylierung in der 5-Position decarboxyliert werden und ergibt dann den Neurotransmitter Serotonin (5-Hydroxytryptamin).

Frage 10.23: Lösung A

Lysin ist eine für den Menschen essentielle Aminosäure und kann nicht aus Metaboliten eines Stoffwechselzyklus gebildet werden.

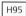

Frage 10.24: Lösung D

Die Aminosäure L-Serin (1) ergibt in PLP-abhängiger Decarboxylierung Ethanolamin (2), das als Baustein von Kephalinen oder Ausgangsstoff für die Bildung von Cholin verwendet wird.

Frage 10.25: Lösung E

An das Lipid Leukotrien wird Glutathion angelagert, sodass die Aminosäuren Cystein, Glycin und Glutamat hier gefunden werden können. Leucin kommt nicht als Leukotrien-Bestandteil vor.

F87

Frage 10.20: Lösung D

Siehe Lerntext X.3.
Coenzym A hat mit der Übertragung von Aminogruppen nichts zu tun ((4) ist falsch).

10 Aminosäurestoffwechsel

[F93]

Frage 10.26: Lösung D

Die C_4-Seitenkette des Lysins kann mit ihrer zweiten Aminogruppe gut zu Polypeptid-Vernetzungen verwendet werden. Im Kollagen (1) werden durch eine Lysyloxidase einige dieser Aminogruppen in Aldehydgruppen umgewandelt, was die Verknüpfungen erleichtert. Im Elastin (5) bilden jeweils 4 Lysinendgruppen einen heterocyclischen Desmosinring. Bei der Fibrin-Polymerisation (3) reagieren Lysinseitenketten mit Glutaminresten unter Ammoniak-Abspaltung.

Phenylalanin-Stoffwechsel und seine Störungen — X.5

Phenylalanin
① ↓ → Thyroxin
Tyrosin
↓ → DOPA → Dopamin, Noradrenalin, Adrenalin
Homogentisinsäure
② ↓   ③ → Melanin
Maleylacetacetat
↙ ↘
Acetoacetat   Fumarat

Angeborene Enzymdefekte:
① Phenylketonurie (PKU)
② Alkaptonurie
③ Albinismus

Die essentielle Aminosäure Phenylalanin erfüllt neben ihrer Aufgabe als Proteinbaustein zahlreiche Funktionen im Intermediärstoffwechsel. In einer Tetrahydrobiopterin-abhängigen Hydroxylierungsreaktion wird Phenylalanin in Tyrosin umgewandelt; auch der Phenylalanin-Katabolismus läuft über diese Reaktion! Die Skizze zeigt, Tyrosin als Ausgangspunkt für die Biosynthese der iodierten Schilddrüsenhormone, der vom Melanin abgeleiteten Körperpigmente und der Catecholamine.

Aus der Skizze ist auch der normale Abbauweg für Phenylalanin und Tyrosin erkennbar: Das Tyrosin ergibt bei der Transaminierung p-Hydroxy-phenylpyruvat, das von einer Dioxygenase zur Homogentisinsäure umgewandelt wird. Hier greift nochmals eine Dioxygenase an, das Ringsystem wird geöffnet und schließlich hydrolytisch in Fumarat und Acetacetat zerlegt.

Auf dem Gebiet der Phenylalanin-Umsetzungen wurde Anfang des Jahrhunderts das wichtige Phänomen genetisch bedingter, angeborener Stoffwechselkrankheiten erkannt und definiert. Eine Einschränkung der Homogentisin-Oxidation führt zur Alkaptonurie, bei der ein dunkel gefärbtes Produkt im Harn, sowie in Knorpel und Knochen erscheint.

Fehlen einer das Dopa oxidierenden Phenol-Oxidase verhindert die nachfolgende Melaninbildung; Träger dieses angeborenen Defekts leiden an Albinismus, bilden lokal oder generalisiert keine Pigmente und müssen sich vor Lichtschäden schützen.

Bei dem seltenen Krankheitsbild der **Tyrosinosis** kann p-Hydroxyphenylpyruvat nicht oxidiert werden und wird mit dem Harn ausgeschieden. Am häufigsten und für den Träger am schwerwiegendsten ist die **Phenylketonurie (PKU)**, bei der Phenylalanin nicht hydroxyliert, also nicht in Tyrosin umgewandelt werden kann. Tyrosin wird dadurch für diese Kranken zur essentiellen Aminosäure. Unbehandelt zeigen die Betroffenen hohe Phenylalaninkonzentrationen im Blut, was im Kindesalter zur Degeneration des wachsenden Gehirns führt und einen nicht mehr zu behebenden Schwachsinn mit I.Q.-Werten um 50 bedingt. Eine bald nach der Geburt einsetzende phenylalaninarme Diät kann diese Hirnfehlbildung verhindern. Als Folge der hohen Phenylalaninwerte und des versperrten Abbauwegs über Tyrosin kommt es zur sonst nicht üblichen Transaminierung von Phenylalanin und als Folge zur Harnausscheidung von Phenylpyruvat und Phenylacetat.

[F96]

Frage 10.27: Lösung E

Siehe Lerntext X.5.

[H97]

Frage 10.28: Lösung A

Siehe Lerntext X.5.

[H96] [F87]

Frage 10.29: Lösung D

Siehe Lerntext X.4.

Methylgruppen von L-Methionin werden bei der Biosynthese von Phosphatidylcholin (Lecithin) verwendet. Lysin, Leucin und Tryptophan sind essentielle Aminosäuren und können ebenso wie Thiamin (Vit. B_1) vom Menschen nicht synthetisiert werden.

> F97

Frage 10.30: Lösung B

Lysin ist eine essentielle Diaminomonocarbonsäure, deren Decarboxylierung das Diamin Cadaverin ergibt; es hat keine Bedeutung als Neurotransmitter: (B) ist die Falschaussage.
Der Abbau des Kohlenstoffskeletts von Lysin kann Acetessigsäure ergeben; neben Leucin ist Lysin damit die zweite ketogene Aminosäure (C). Bei physiologischen pH-Werten tragen die Lysinseitenketten positive Ladungen (D). Richtig ist auch (E): In Faserproteinen, wie Kollagen oder Fibrin, werden die Endgruppen der Lysinseitenketten zur kovalenten Kettenverknüpfung verwendet. In einer frühen Phase der Kollagensynthese werden Lysin-Seitenketten posttranslational zur nachfolgenden Zuckeranhängung hydroxyliert (A).

> F86

Frage 10.31: Lösung C

Cystein ist eine C_3-Monoaminomonocarbonsäure mit HS-Substituent. Zwei nahegelegene Protein gebundene HS–CH$_2$-Seitenketten können oxidativ zu einem Disulfid, –CH$_2$–S–S–CH$_2$–, verknüpft werden. Die Vereinigung der beiden Cysteinreste führt zur „neuen" Aminosäure Cystin, einer C_6-Verbindung (D). Der beim Abbau des Cysteins freiwerdende Schwefel wird zur Sulfatgruppe oxidiert und verlässt den Körper als Salz oder Ester über die Niere (E). Cystein ist Bestandteil des biologisch wichtigen Redoxsystems Glutathion (Tripeptid Glu-Cys-Gly) (B). Die Biosynthese des Cysteins erfolgt aus Serin und Homocystein über Cystathionin.
Die gesuchte Falschaussage ist (C): Nicht Cystein, sondern sein Decarboxylierungsprodukt Cysteamin ist Bestandteil von Coenzym A.

── **Glutaminsäure und Glutamin** ──────── X.6 ──

Im Lerntext X.1 wurde gezeigt, dass Glutaminsäure durch den Transaminase-Einsatz zum Sammelbecken des Eiweiß-Stickstoffs wird. Glutamat kann in ATP-abhängiger Reaktion an seiner γ-Carboxylgruppe Ammoniak anlagern und wird dadurch zur neutralen Aminosäure Glutamin. Dieses Glutamin hat unter allen im Blut transportierten Aminosäuren die höchste Konzentration. Glutamin wirkt als Eiweißbaustein, aber auch als Aminogruppendonor, was wichtig ist für diverse Biosynthesen und für die manchmal nötige Neutralisierung zu sauren Harns in der Niere.
Glutaminsäure ergibt durch PLP-abhängige Decarboxylierung den Neurotransmitter GABA. Da Glutamat durch Transaminierung Ketoglutarat ergibt, wird es im Citratcyclus zu Oxalacetat und damit zu einem Metaboliten der Gluconeogenese: Glutamat ist glucogen.

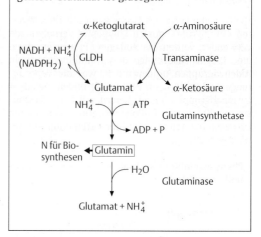

> F93

Frage 10.32: Lösung D

Siehe Lerntext X.6.
Prolin (3) ist ein cyclisches C_5-Molekül, das aus Glutamat gebildet werden kann und dessen Abbau über Glutamat läuft.

> F97

Frage 10.33: Lösung B

Glutamin ist Donor von Aminogruppen. So werden die Nucleinsäurebausteine GMP aus IMP (2) und CTP aus UTP (3) unter Verwendung von Glutamin gebildet. Das gleiche gilt für den aus Fructose-6-phosphat gebildeten Aminozucker Glucosamin-6-P (4).
Falsch sind die Aussagen (1) und (5), denn GABA (1) entsteht durch Decarboxylierung aus Glutamat, und bei der Sphingosin-Biosynthese werden Palmityl-CoA und die Aminosäure Serin verknüpft, sodass hier eine nachfolgende Aminierung nicht nötig ist.

── **Biogene Amine** ──────────────── X.7 ──

Bei der enzymatischen Decarboxylierung der Aminosäuren entstehen Produkte, die meist als Hormon oder Neurotransmitter selbst biologische Aktivitäten aufweisen oder die als Strukturbestandteil biochemisch wichtiger Moleküle eingesetzt werden. Zur Decarboxylierung werden die Aminosäuren als Schiff-Base am enzymgebundenen Pyridoxalphosphat (PLP) angelagert. Die folgende Tabelle zeigt einige wichtige Beispiele aus der Reihe der biogenen Amine.

Aminosäure	Produkt	Funktion
Serin	Ethanolamin	Kephaline
Threonin	Propanolamin	Cobalamin-Aufbau
Cystein	Cysteamin	Coenzym A-Aufbau
Asparaginsäure	β-Alanin	Coenzym A-Aufbau
Glutaminsäure	γ-Aminobuttersäure	Neurotransmitter
Lysin	Cadaverin	„Leichengift"
Ornithin	Putrescin, Spermin	Zellzyklus-Kontrolle
Histidin	Histamin	Gewebshormon
Tryptophan	Serotonin, Melatonin	Transmitter, Hormon
Tyrosin	Dopamin, Adrenalin	Transmitter, Hormon

F97

Frage 10.34: Lösung C

Die folgenden Decarboxylierungen proteinogener Aminosäuren sind hier richtig beschrieben: Serin → Ethanolamin, Tyrosin → Tyramin und Glutaminsäure → GABA.
Die beiden letzten Angaben sind falsch, denn Dopamin entsteht aus DOPA (Dihydroxyphenylalanin), und Serotonin entsteht bei der Decarboxylierung von 5-Hydroxytryptophan, – beide sind nicht Proteinbausteine.

H98

Frage 10.35: Lösung E

Biogene Amine sind Decarboxylierungsprodukte von Aminosäuren und haben als Bausteine oder Signalstoffe vielfach Bedeutung. Das aus Serin entstandene Ethanolamin (B) findet Verwendung zum Aufbau von Membranlipiden; Tryptamin (A) aus Tryptophan und GABA (C) aus Glutaminsäure sind Signalstoffe im Zentralnervensystem. Das aus Histidin gebildete Histamin (D) wirkt u.a. als Signal für die Salzsäuresekretion der Belegzellen im Magen.
Die gesuchte Falschaussage ist (E): Das Dopamin ist zwar auch ein durch Decarboxylierung aus Dihydroxyphenylalanin (Dopa) entstandenes biogenes Amin, Dopa ist jedoch nicht proteinogen.

F98

Frage 10.36: Lösung B

Zahlreiche normalerweise für den Proteinaufbau verwendete Aminosäuren können durch eine geringfügige Modifikation ihrer Struktur zu wichtigen Signalmolekülen werden (Hormon, Neurotransmitter). Beispiele sind die Tryptophanumwandlung (Hydroxylierung und Decarboxylierung) in Serotonin sowie die Umwandlung von Glutamat in GABA durch Decarboxylierung.
Die drei unter (C), (D) und (E) genannten Verbindungen Trijodthyronin, Tyramin und Noradrenalin sind Umwandlungsprodukte des Tyrosins, – hier also nicht gefragt.

F98

Frage 10.37: Lösung A

Siehe Kommentar zu 10.36.

H98

Frage 10.38: Lösung A

Histamin ist ein wichtiges biogenes Amin, das physiologisch als Transmitter, wie z.B. unter (C) genannt, und pathologisch bei allergischen Reaktionen wie Asthma (D) und anaphylaktischem Schock beteiligt ist. Inaktiviert wird Histamin durch eine Diaminoxidase (E) zu Imidazolacetat. Die gesuchte Falschaussage ist (A), denn Histamin entsteht aus Histidin nicht durch Transaminierung, sondern durch eine Pyridoxalphosphat-abhängige Decarboxylierung.

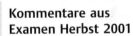

Kommentare aus Examen Herbst 2001

H01

Frage 10.39: Lösung D

Um im Intermediärstoffwechsel ein Substrat durch Anhängung einer Methylgruppe zu modifizieren, muss diese CH_3-Gruppe zuvor durch ein Coenzym aktiviert werden. Dafür sind zwei Möglichkeiten vorgesehen: Die Methylgruppe der Aminosäure L-Methionin kann durch eine Reaktion mit ATP, bei der S-Adenosylmethionin entsteht, labilisiert und dann übertragen werden; dieser Mechanismus kommt zum Einsatz bei der Methylierung von Guanidinoessigsäure zu Kreatin (A), von Noradrenalin zu Adrenalin (B), von Ethanolamin zu Cholin (C) oder bei der Modifizierung von Cytosinresten in der DNA (E).
Die hier gesuchte Falschaussage ist (D), denn durch die Thymidylatsynthase wird dUMP mit Methylen-

tetrahydrofolat zu dTMP und Dihydrofolat umgesetzt. Hier und bei vielen anderen Methylierungsreaktionen wird ein Derivat des Coenzyms Tetrahydrofolsäure eingesetzt.

| H01 |

Frage 10.40: Lösung D

Aminosäuren sind in erster Linie die monomeren Bausteine der hochmolekularen Proteine. Darüber hinaus erfüllen aber auch zahlreiche der proteinogenen Aminosäuren zusätzliche Aufgaben: Glycin dient als Vorstufe bei der Biosynthese der Purine (A) und des Porphyrins (C); Asparaginsäure wird bei der Biosynthese der Pyrimidinbasen (B) und der Purine verwendet; das Hormon-ähnliche Stickstoffmonoxid (E) entsteht durch einen Abbau des Arginins. Die gesuchte Falschaussage ist (D), denn das Biotin, für den Menschen ein Vitamin, enthält in seiner Struktur kein erkennbares Aminosäurederivat.

| H01 |

Frage 10.41: Lösung A

Die Harnstoffsynthese erfolgt teils mitochondrial, teils cytosolisch in der Leber; NH_2-Lieferanten sind Glutamat und Aspartat. Die Synthese startet in den Mitochondrien mit Carbamoylphosphat und Ornithin, wobei Citrullin entsteht. Damit ist (A) die gesuchte Falschaussage. Das Argininosuccinat entsteht im Cytosol aus Citrullin und Aspartat. Bei Defekten von Enzymen des Harnstoffzyklus muss man sich merken, dass die Metabolite nach dem Enzymdefekt sowohl intrazellulär als auch im Blut erniedrigt sind, während die Metabolite, die vor dem Defekt auftreten, in der Regel erhöht sind. Damit führt ein Mangel an Argininosuccinatlyase zu erhöhten Konzentrationen von Argininosuccinat, Citrullin, Ornithin und auch von Ammoniak (E).

| H01 |

Frage 10.42: Lösung E

Histamin entsteht durch Pyridoxalphosphat-abhängige Decarboxylierung der Aminosäure Histidin. Mastzellen setzen nach Kontakt mit IgE-Antikörpern gespeichertes Histamin frei, was für allergische und anaphylaktische Reaktionen verantwortlich ist (E). Freigesetztes Histamin führt zu einer Kontraktion der Bronchialmuskulatur (z. B. beim Asthmaanfall) (C). An Endothelzellen fördert Histamin durch H_1-Rezeptoren die Freisetzung von NO, wodurch es zu einer Weitstellung und Durchlässigkeit der Gefäße kommt. Die gesuchte Falschaussage ist (E), denn an den Belegzellen des Magens wirkt Histamin nicht antagonistisch zum Gastrin, sondern führt zu einer starken Stimulierung und damit zu einer vermehrten HCl-Sekretion.

11 Citratcyclus und Atmungskette

Pyruvatdehydrogenase — XI.1

Damit das beim Abbau der Nahrungskohlenhydrate in der Glykolyse anfallende Pyruvat im Citratcyclus verarbeitet werden kann, muss es zunächst durch oxidative Decarboxylierung zu Acetyl-CoA abgebaut werden. Diesen Vorgang katalysiert ein mitochondrialer Multienzymkomplex, die Pyruvatdehydrogenase (PDH), aufgebaut aus drei verschiedenen Enzymproteinen unter Beteiligung der 5 nachfolgend aufgeführten Coenzyme. Der bei der Pyruvatdecarboxylierung entstehende Acetaldehyd wird an Thiamindiphosphat (prosthetische Gruppe am Enzym E-1) gebunden. H— und —OC—CH$_3$ werden auf die oxidierte Liponsäure übertragen. Der sich hierbei bildende Thioester der Essigsäure reagiert mit CoASH zum Acetyl-CoA. Die jetzt reduziert vorliegende Liponsäure muss mittels FAD und NAD$^+$ reoxidiert werden. – Die Bilanz der PDH-Reaktion lautet: Die PDH ist ein interkonvertierbares Enzym, dessen Aktivität durch enzymatische Phosphorylierung ab- und durch Dephosphorylierung angeschaltet werden kann. Außerdem greift an der PDH eine allosterische Kontrolle an: Acetyl-CoA, ATP und NADH hemmen als negative Effektoren die PDH, durch ADP wird die PDH aktiviert.

$$CH_3-CO-COOH \xrightarrow[\text{CoASH}]{NAD^+ \quad NADH + H^+} CH_3-CO-SCoA + CO_2$$

H97

Frage 11.1: Lösung D

Siehe Lerntext XI.1.
Die oxidative Decarboxylierung von Pyruvat zu Acetyl-CoA, CO_2 und $NADH_2$ erfolgt in der Mitochondrienmatrix durch den Multienzymkomplex der Pyruvatdehydrogenase mit 5 Coenzymen: Thiamindiphosphat, Liponsäureamid, Coenzym A, FAD und NAD.
Der PDH-Komplex wird durch Endprodukthemmung und durch Phosphorylierung/Dephosphorylierung (Interkonversion) reguliert. In dephosphorylierter Form ist der Komplex aktiv, durch Phosphorylierung mit ATP wird er gehemmt. Die PDH-Phosphatase ist Teil des PDH-Komplexes, sie wird durch Ca^{2+} aktiviert. Auch die PDH-Kinase ist Teil des PDH-Komplexes; sie wird durch NADH und Acetyl-CoA stimuliert; die dadurch erfolgende Phosphorylierung des PDH-Komplexes führt zu dessen Hemmung. Damit ist (D) die gesuchte Falschaussage.

H98 H96 H92

Frage 11.2: Lösung E

Der Pyruvatdehydrogenasekomplex (PDH) in den Mitochondrien katalysiert die irreversible Reaktion Pyruvat → Acetyl-CoA und benötigt 5 Coenzyme: TPP (A), NAD^+ (B), Liponsäure, CoASH und FAD. Durch eine Proteinkinase wird der PDH-Komplex phosphoryliert und damit inaktiviert, durch Dephosphorylierung mittels Phosphoproteinphosphatase wird der PDH-Komplex aktiviert (D).
Die PDH wird durch Insulin, das bei hohem Glucoseangebot vermehrt sezerniert wird, aktiviert (C). Die gesuchte Falschaussage ist (E): ADP hemmt die Dephospho-PDH-Kinase, sodass es zu einem Überwiegen der aktiven PDH kommt.

Reaktionen des Citratcyclus — XI.2

Im Citronensäurecyclus wird das aus unserer Nahrung gebildete Acetyl-CoA nach der Gleichung

$CH_3-CO-SCoA + 3 H_2O \rightarrow$
$2 CO_2 + CoASH + 8 [H]$

oxidiert.

Der an die Coenzyme NAD^+ bzw. FAD gebundene Wasserstoff [H] wird unter ATP-Gewinn in der Atmungskette verbrannt.

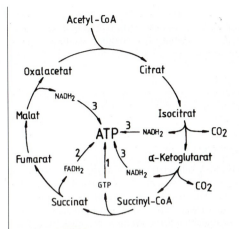

Oxalessigsäure muss zum Start als Akzeptormolekül für die aktivierte Essigsäure vorhanden sein. Die Oxalessigsäure entsteht im Cyclus durch die (reversible) Dehydrierung aus Äpfelsäure (Malat), – kann aber auch durch Carboxylierung aus Pyruvat neu gebildet werden. Bei der Reaktion von Oxalacetat mit Acetyl-CoA entsteht die Citronensäure, eine C_6-Tricarbonsäure, die unter Wasserabspaltung die Aconitsäure bildet. Wasseranlagerung an die Doppelbindung ergibt die Isocitronensäure, die an der sekundären Alkoholgruppe oxidiert wird zu Oxalbernsteinsäure. Diese verliert als β-Ketosäure spontan CO_2 und wird zur α-Ketoglutarsäure.
Diese α-Ketosäure wird durch die Ketoglutaratdehydrogenase oxidativ decarboxyliert, wobei die gleichen 5 Coenzyme im Einsatz sind wie bei der im Lerntext XI.1 beschriebenen Pyruvatdehydrogenase; als Produkt erscheint Succinyl-CoA. Bei der Spaltung dieses energiereichen Thioesters wird im Rahmen der Substratkettenphosphorylierung ein Molekül GTP aus GDP und Phosphorsäure gebildet. Die entstandene Bernsteinsäure wird durch die FAD-abhängige Succinatdehydrogenase zu Fumarsäure oxidiert. Wasseranlagerungen an deren Doppelbindung ergibt Äpfelsäure, deren NAD^+-abhängige Dehydrierung das Ausgangsmolekül Oxalessigsäure ergibt.

F98

Frage 11.3: Lösung D

Siehe Lerntext XI.1.
Als Pyruvatdehydrogenase (PDH) bezeichnet man einen Multienzymkomplex in der Mitochondrienmatrix, der die oxidative Decarboxylierung (A) von Pyruvat katalysiert. Der intermediär gebildete, „aktive Acetaldehyd" kann als Hydroxyethyl-Thiamindiphosphat bezeichnet werden; durch seine Reak-

tion mit oxidierter Liponsäure entsteht Acetyl-lipoat (B). Die nun reduzierte Liponsäure muss nach Abgabe des Acetylrestes reoxidiert werden, was mit Hilfe von FAD geschieht (C). Durch NADH, ATP und Acetyl-CoA wird die PDH allosterisch gehemmt (E). Die gesuchte Falschaussage ist (D), denn die PDH ist ein interkonvertierbares Enzym, dessen Phosphorylierung eine Enzymhemmung bewirkt.

F99
Frage 11.4: Lösung E

Acetyl-CoA (aktivierte Essigsäure) bildet den sog. C_2-Pool des Stoffwechsels. Es entsteht aus Fetten (A), Kohlenhydraten und Proteinen u.a. über die oxidative Decarboxylierung von Pyruvat (B) in der Mitochondrienmatrix. Wenn Acetyl-CoA im Cytosol für die Fettsynthese benötigt wird, wird es zunächst im Mitochondrium mit Oxalacetat zu Citrat, das ausgeschleuste Citrat wird im Cytosol unter ATP-Verbrauch durch eine Lyase zu Acetyl-CoA und Oxalacetat gespalten (C). Freie Essigsäure, z.B. aus dem Abbau von Ethanol oder aus Nahrungsessig, kann mit ATP und CoASH aktiviert werden (D). Die gesuchte Falschaussage ist (E), denn die Steroide werden im Säugetier zwar aus Acetyl-CoA gebildet, aber das Sterangerüst kann nicht zu Acetyl-CoA abgebaut werden, sondern nur zu Gallensäuren.

F98
Frage 11.5: Lösung B

Die meisten mitochondrialen Dehydrogenasen arbeiten mit NAD^+ oder FAD als Coenzym (Beispiele sind die Pyruvatdehydrogenase, Enzyme des Citratcyclus und der β-Oxidation). Gefragt wird hier nach Enzymen, die ihren FAD-gebundenen Wasserstoff zur Reduktion von NAD^+ verwenden, was wegen der Redoxpotenziale eine sehr ungewöhnliche Reaktion ist. Durch die Multienzymkomplexe der α-Ketosäure-Dehydrogenasen (2) und (3) wird diese Reaktion aber ermöglicht. Die membrangebundene Succinat-Dehydrogenase gibt ihren $FADH_2$-Wasserstoff über Eisen-Schwefel-Proteine an Ubichinon weiter: (1) ist falsch. Da auch bei der Acyl-CoA-Dehydrogenase der Wasserstoff zum Ubichinon übertragen wird, ist auch (4) falsch.

H97
Frage 11.6: Lösung E

Die Succinatdehydrogenase ist ein Enzym des Citratcyclus, das Succinat zu Fumarat oxidiert, wobei der Wasserstoff auf FAD übertragen wird. Das membrangebundene Enzym steht auch im funktionellen Zusammenhang mit der Atmungskette, wo es als Bestandteil des Komplexes II den $FADH_2$-Wasserstoff zur Oxidation einbringt.
Alle Aussagen sind richtig.

F98
Frage 11.7: Lösung E

Die Succinat-Dehydrogenase wird durch Malonat nicht aktiviert, sondern kompetitiv gehemmt. Die Succinatdehydrogenase der inneren Mitochondrienmembran ist gleichzeitig Teil des Citratcyclus und der Atmungskette. Siehe auch Lerntexte XI.2 und XI.6.

H92
Frage 11.8: Lösung B

Siehe Lerntext XI.2.
GTP wird im zweiten Schritt des Zyklus bei der Reaktion α-Ketoglutarat → Succinat aus dem Zwischenprodukt Succinyl-CoA gebildet.

H99
Frage 11.9: Lösung D

Succinyl-CoA ist der Thioester aus CoASH und Bernsteinsäure. Es entsteht im Citratzyclus bei der oxidativen Decarboxylierung von α-Ketoglutarat, ist aber kein Substrat der α-Ketoglutarat-Dehydrogenase ((5) ist falsch). Das Enzym des nächsten Schritts im Zyclus heisst Succinyl-CoA-Synthase (2), obwohl es nur die Rückreaktion, nämlich Succinyl-CoA → Succinat, katalysiert. Die Succinat-Dehydrogenase, die Succinat zu Fumarat oxidiert, setzt Succinyl-CoA nicht um ((1) ist falsch). Die unter (3) angeführte 5-Aminolaevulinsäure-Synthase verbindet zu Beginn der Porphyrin-Biosynthese Succinyl-CoA mit Glycin. Die 3-Ketoacyl-CoA-Transferase (4) ist das für die Ketonkörperverwertung wichtige Enzym, das freies Acetacetat mit Succinyl-CoA zu Acetacetyl-CoA aktiviert.

Regulation des Citratcyclus — XI.3

Die NAD-abhängige Isocitratdehydrogenase ist das wichtigste Schrittmacherenzym des Citratcyclus: Durch intramitochondriales NADH und durch ATP wird dieses Enzym und damit der Citratcyclus gehemmt, ADP wirkt hier als allosterischer Aktivator.

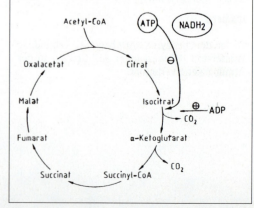

11 Citratcyclus und Atmungskette

[F99]

Frage 11.10: Lösung D

Acetylgruppen des Acetyl-CoA werden im Citratcyclus zu CO_2 oxidiert; die dabei anfallenden Reduktionsäquivalent (drei NADH und ein $FADH_2$) werden zur Verbrennung an die Atmungskette weitergegeben. Das unter (C) erwähnte Liponamid ist eines der an der oxidativen Decarboxylierung von Ketoglutarat zu Succinyl-CoA (E) beteiligten Coenzyme.
Falsch ist die Aussage (D) zum cis-Aconitat, denn bei der Umwandlung von Citrat in cis-Aconitat und von cis-Aconitat in Isocitrat wird erst Wasser abgespalten und in der zweiten Reaktion wieder angelagert; eine Oxidation findet nicht statt.

[H98]

Frage 11.11: Lösung C

Succinyl-CoA entsteht im Citratcyclus bei der oxidativen Decarboxylierung von α-Keto-glutarat. Im Citratcyclus folgt darauf die Umsetzung zur freien Bernsteinsäure; die Energie der Thioester-Hydrolyse ermöglicht die Synthese von 1 GTP aus GDP und Phosphat. Succinyl-CoA kann aber auch zur Einleitung verschiedener Synthesewege entnommen werden: Der erste Schritt der Porphyrinsynthese lautet Succinyl-CoA + Glycin → Aminolaevulinsäure + CO_2; bei der Verwertung von Ketonkörpern wird Acetessigsäure durch Umesterung mit Succinyl-CoA aktiviert. Propionyl-CoA, das beim Abbau bestimmter Aminosäuren und bei der β-Oxidation ungeradzahliger Fettsäuren anfällt, wird nach Carboxylierung zu Methylmalonyl-CoA zu Succinyl-CoA isomerisiert.
Die gesuchte Falschaussage ist (C), denn die β-Oxidation der C_{18}-Ölsäure liefert nur Acetyl-CoA.

[F00]

Frage 11.12: Lösung D

Der Citratzyklus dient im Katabolismus vorwiegend der Oxidation von Acetyl-CoA zu CO_2, 3 NADH und 1 $FADH_2$. Intermediärprodukte können aber auch abgezogen werden für Synthesen, damit hat der Citratcyclus auch anabole Funktionen. Hierzu gehört eine Beteiligung bei der Fettäuresynthese insofern, als dass das im Mitochondrium entstandene Acetyl-CoA nur als Citrat in das Cytosol transportiert werden kann (A).
Auch die Bereitstellung von α-Ketoglutarat für die Glutaminsäuresynthese (B) erfolgt durch den Citratzyklus.
Für die Porphyrinsynthese aus Glycin und Succinyl-CoA wird letzteres aus dem Citratzyklus abgezogen (E).

Problematisch sind bei dieser Frage die Aussagen (C) und (D): Die Bildung von Oxalacetat für die Gluconeogenese dient der Bildung von Glucose aus den glucoplastischen Aminosäuren, die Ketoglutarat, Succinyl-CoA und Fumarat liefern (eine Aufgabe des Citratzyklus). Für die Gluconeogenese aus Aspartat, Cystein, Glycin, Serin und Threonin trifft dieses nicht zu. Auch die Gluconeogenese aus Lactat benötigt keine Stoffwechselschritte des Citratzyklus. Zudem trifft die Aussage (C) nur für die Leber und die Niere zu, ist also alles in allem mit Einschränkungen richtig.
Die vom IMPP als falsch einzustufende Aussage ist problematisch: Wenn im Cytosol Acetyl-CoA für die Cholesterolsynthese benötigt wird, so entsteht dieses intramitochondrial in der β-Oxidation und durch die Pyruvatdecarboxylase, also nicht durch Reaktionen des Citratzyklus. Andererseits kann die Ausschleusung in das Cytosol genauso wie für die Fettsäuresynthese (A) nur in Form von Citrat erfolgen.
Die Einstufung als Falschaussage ist dann mehr philologischer Natur und beruht auf dem Wort „Bildung". Wäre die Formulierung „Bereitstellung von Acetyl-CoA für die Cholesterolsynthese", dann wäre auch Aussage (D) zutreffend.

[F99]

Frage 11.13: Lösung C

Succinyl-CoA, die aktivierte Bernsteinsäure, entsteht im Citratcyclus bei der oxidativen Decarboxylierung der Ketoglutarsäure. Im Citratcyclus entsteht aus dem Succinyl-CoA unter Bildung eines GTP die freie Bernsteinsäure.
Succinyl-CoA kann aber auch aus dem Cyclus entnommen werden: zur Bildung von Delta-Aminolaevulinsäure (der erste Schritt der Porphyrinsynthese) oder zur Aktivierung der Acetessigsäure.
Valin und Isoleucin sind essenzielle Aminosäuren und können vom Menschen nicht gebildet werden. Bei der Fettsäurebiosynthese werden von Tier, Pflanze und den meisten Bakterien nur geradzahlige Fettsäuren synthetisiert (Acetyl-CoA mit C_2 als universeller Baustein). Bei der Synthese der Pyrimidine dienen Carbamylphosphat und Aspartat als Bausteine.

[H99]

Frage 11.14: Lösung B

Der Citratcyclus hat neben der Oxidation von Acetyl-CoA auch zahlreiche anabole Aufgaben: Zwischenprodukte wie Succinyl-CoA oder Oxalacetat dienen als Substrate wichtiger Synthesewege. Damit der Citratcyclus durch solche Entnahmen nicht „austrocknet", müssen Zwischenprodukte von außen ergänzt werden. Die wichtigste Rolle spielt dabei das Oxalacetat, das aus dem immer und überall vorhandenen Pyruvat durch die Pyruvat-Carboxylase (B) oder durch Transaminierung aus der Asparaginsäure gebildet wird. Die anderen vier genannten Enzyme sind nicht an anaplerotischen, d. h. den Zyklus mit Zwischenprodukten auffüllenden Reaktionen beteiligt.

---- Anabole Reaktionen des Citratcyclus ──── XI.4 ─

Unter dem Begriff anabol versteht man hier die Verwendung von Metaboliten des Citratcyclus als Startmaterial für wichtige Synthesewege. Eine Neubildung von Häm ist nur möglich, wenn Succinyl-CoA für die Synthese von Aminolaevulinsäure zur Verfügung steht und auch Ketonkörper können zur Energiegewinnung nur oxidiert werden, wenn sie initial mit Succinyl-CoA aktiviert werden. Für die Fettsäure- oder Cholesterin-Biosynthese nötiges cytosolisches Acetyl-CoA steht nur zur Verfügung, wenn zuvor mitochondriales Citrat ins Cytosol gebracht wurde. Transaminasen können Oxalacetat zur Synthese von Aspartat verwenden und Ketoglutarat zur Bildung von Glutamat.

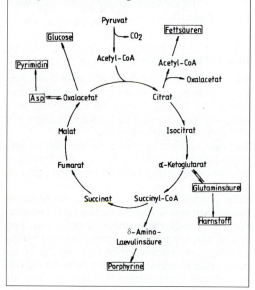

H97

Frage 11.15: Lösung B

Siehe Lerntext XI.4.
Außer der Oxidation von Acetyl-CoA obliegen dem Citratcyclus anabole Aufgaben, d. h. Zyklusmetabolite werden als Substrate zur Einleitung wichtiger Synthesen entnommen. Cytosolisches Acetyl-CoA entsteht durch Spaltung des aus den Mitochondrien ausgeschleusten Citrats (A). Benötigt wird dieses Acetyl-CoA für die Fettsäure- und die Cholesterin-Biosynthese, nicht aber für die Gluconeogenese ((B) ist die gesuchte Falschaussage). Im tierischen Stoffwechsel gibt es keine Enzyme bzw. Stoffwechselwege, die Acetyl-CoA in Glucose umwandeln können. – Richtig sind die anderen Aussagen: Succinyl-CoA dient der Hämsynthese (C) sowie der Aktivierung von Acetessigsäure vor deren Abbau. Die α-Ketosäuren Oxalacetat (D) und Ketoglutarat (E) können durch Transaminierung in Aspartat bzw. Glutamat umgewandelt werden.

H97

Frage 11.16: Lösung B

Siehe Lerntext XI.3.
Die meisten Stoffwechselwege sind mit einem (oder mehreren) Schrittmacherenzym(en) ausgestattet, dessen Aktivität allosterisch oder durch Induktion, Repression oder Interkonversion verändert werden kann. Im Citratcyclus trifft das für die Isocitrat-Dehydrogenase zu, die allosterisch durch ATP und NADH gehemmt und durch ADP aktiviert wird (A). Da auch für die Citrat-Synthase in vitro eine Aktivitätsminderung durch die Anwesenheit von ATP gemessen werden kann, ist die Lösung (B) richtig. Unter physiologischen Bedingungen, in vivo, wird aber keine ATP-Hemmung gefunden. In der Frage geht es um die Regulation „in der Zelle", sodass die Lösung (A) auch richtig sein sollte.
Für die anderen 3 erwähnten Enzyme des Citratzyklus ist eine Aktivitätsbeeinflussung durch ATP/ADP nicht gefunden worden.

H96

Frage 11.17: Lösung D

Siehe Lerntext XI.3.
Die mitochondriale Isocitratdehydrogenase benötigt NAD⁺ als Coenzym; sie wirkt als Schrittmacherenzym für den Citratcyclus und wird allosterisch durch positive (ADP) und negative (NADH, ATP) Effektoren reguliert.

---- Atmungskette ────────────── XI.5 ─

In der inneren Membran der Mitochondrien finden sich Multienzymkomplexe, mit deren Hilfe der coenzymgebundene Wasserstoff (NADH$_2$ und FADH$_2$), der vor allem aus dem Citratcyclus stammt, oxidiert wird. Die Energie aus dieser stark exergonen Reaktion wird schrittweise freigesetzt und kann zu 40% in Form von ATP konserviert werden. (Wirkungsgrad 0,4)
Damit auch der bei Dehydrierung im Cytosol anfallende Wasserstoff zum ATP-Gewinn beitragen kann, muss er in die Mitochondrien gebracht werden. Da NADH die Mitochondrienwand nicht passieren kann, wird er substratgebunden

über den Malat-Aspartat- oder den Glycerinphosphat-Cyclus importiert. Beim Malat-Aspartat-Cyclus reduziert cytosolisches NADH Oxalacetat zu Malat, das über einen Carrier im Austausch gegen α-Ketoglutarat in die Mitochondrienmatrix gebracht wird. Dort wird NAD$^+$ reduziert, das hierbei entstehende Oxalacetat wird durch Transaminierung zum Aspartat, das über einen anderen Transporter, im Austausch gegen Glutamat, ins Cytosol gelangt und dort wieder Oxalacetat ergibt.

H98

Frage 11.18: Lösung A

Vier der hier aufgeführten Substratpaare sind durch Redoxreaktionen miteinander verbunden: Glucose-6-P/Gluconolacton-6-P stellt die erste NADP-abhängige Reaktion des Pentosephosphat-Weges dar; 2 GSH/GSSG + 2 H zeigt die Reduktionskraft des Glutathions an; Malat/Oxalacetat ist eine der 11 Reaktionen im Citratcyclus, und Laktat/Pyruvat gibt den letzten Schritt der anaeroben Glykolyse wieder.
Die gesuchte Falschaussage ist (A): Glutamat/Glutamin gehen nicht durch eine Redox-Reaktion ineinander über, sondern durch eine Amidierung/NH$_3$-Abspaltung.

F99

Frage 11.19: Lösung C

In Eisen-Schwefel-Proteinen sind Komplexe von Eisen und anorganischem Schwefel über Cysteinreste locker mit Proteinen verbunden, sie sind am Elektronentransport beteiligt. Zu den mitochondrialen FAD-abhängigen Dehydrogenasen gehören die Succinatdehydrogenase (Citratzyklus und Komplex II der Atmungskette), die mitochondriale Glycerophosphatdehydrogenase (Verwertung des im Cytosol angefallenen und in die Mitochondrien transportierten Wasserstoffes) und Fettsäure-CoA-Dehydrogenase (β-Oxidation). Diese Enzyme übertragen über Schwefel-Eisen-Proteine Elektronen auf das Ubichinonsystem. Auch die Atmungskettenkomplexe I und III enthalten Schwefel-Eisen-Proteine.

F97 H88

Frage 11.20: Lösung D

Siehe Lerntext XI.2.
Die Succinatdehydrogenase reduziert FAD.

H99

Frage 11.21: Lösung C

In der inneren Membran der Mitochondrien gibt es zahlreiche Multienzymkomplexe, die als „Atmungskette" zusammenarbeiten. Durch Ultraschallbehandlung erhält man fünf definierte Bruchstücke, die als Komplex I bis V bezeichnet werden. Komplex I (NADH-Ubichinon-Oxidoreduktase) enthält FMN als Elektronen- und Wasserstoff-Carrier (A). Komplex III (Ubichinol-Cytochrom c-Reduktase) enthält u.a. Cytochrom b (B). Der Komplex IV, die Cytochrom c-Oxidase, pumpt Protonen in den Intermembranraum (D), die dann über den Komplex V (F_1/F_0-ATPase/ATP-Synthase) in die Mitochondrienmatrix zurück gelangen (E).
Die gesuchte Falschaussage ist (C), denn durch den Komplex II (Succinat-Ubichinol-Oxidoreduktase) werden keine Protonen in den Intermembranraum gepumpt, – auch nicht unter ATP-Verbrauch.

F97

Frage 11.22: Lösung D

Cyotchrom c und Cytochrom b finden sich im Multienzymsystem der Atmungskette, dem Komplex III, sie sind dort zusammen mit Nicht-Häm-Eisen-Proteinen am Elektronentransport (A) von Ubichinon zum Komplex IV beteiligt (E). Das Eisen im Zentrum des dem Cytochrom c angehörenden Porphyrinringes wird koordinativ von einer Methionin- und 2 Cysteinseitenketten des Proteins gehalten (C). Dabei ist das Eisen so durch das Protein abgeschirmt, dass es nicht von äußerst giftigen Cyanidionen erreicht werden kann: (D) ist die gesuchte Falschaussage. Cyanid entfaltet seine tödliche Wirkung durch Bindung an die Cytochromoxidase, wodurch die Atmungskette völlig ausgeschaltet wird.

H95

Frage 11.23: Lösung C

Siehe Lerntext XI.6.
Das gezeigte Häm-System ist nicht an die Cytochrom-Oxidase gebunden, sondern an das Cytochrom c (A).

Elektronenfluss in der Atmungskette — XI.6

Um den gewaltigen, bei der Wasserstoffoxidation freiwerdenden Energiebetrag (Knallgas-Reaktion!) unter Kontrolle zu bekommen und für die ATP-Gewinnung nutzbar zu machen, ist das oxidative Geschehen kaskadenartig auf mehrere Stufen verteilt. Die nachfolgende Zeichnung erläutert das stark vereinfachend.

Der an NAD^+ gebundene Wasserstoff wird auf ein Flavoprotein und von dort auf ein Chinon (Ubichinon oder Coenzym Q) übertragen. Auch FAD gebundener Wasserstoff kann zur Reduktion dieses Chinons führen; wie aus dem Schema erkennbar, kommt es dann bei der weiteren Oxidation nur noch zur Bildung von 2 ATP. Auf das Ubichinon folgt eine Reihe von Cytochromen, die unter Wertigkeitswechsel ihres zentralen Eisens Elektronen weiterreichen. Diese Cytochrome, in der Folge b, c, a/a_3, stellen Hämproteine dar, die das Häm kovalent gebunden enthalten. An mehreren Stellen (der initialen NADH-Ubichinon-Reduktase, der $FADH_2$-abhängigen Succinat-Ubichinon-Reduktase und der Ubichinon-Cytochrom c-Reduktase) sind Eisen-Schwefel-Proteine in noch nicht genau definierter Funktion mit im Einsatz; dieses Nicht-Häm-Eisen fehlt in der Cytochrom c-Oxidase (= Cytochrom a/a_3), die dafür aber proteingebundene Kupferatome verwendet.

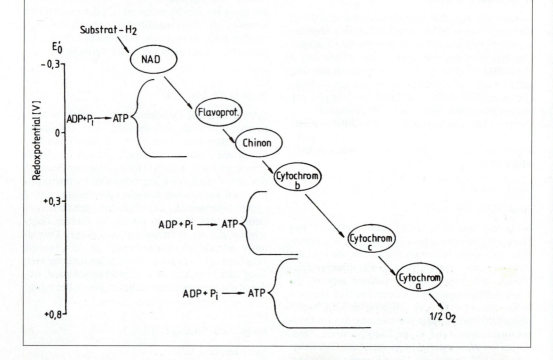

Frage 11.24: Lösung D

Siehe Lerntext XI.6.
Die Cytochrom-c-Oxidase (anderer Name: Cytochrom a/a_3) benutzt Kupferatome bei der Elektronenweitergabe; alle anderen genannten Enzymkomplexe haben Schwefel-Eisen-Proteine in ihrer Struktur.

Chemiosmotische Theorie der oxidativen Phosphorylierung — XI.7

Seit etwa 30 Jahren erklärt man die Wirkung der Atmungskette damit, dass während des Wasserstoff- und Elektronentransports durch die verschiedenen Multienzymkomplexe Protonen vom Matrixraum in den Intermembranraum der Mitochondrienwand gepumpt werden. Der sich so aufbauende Protonengradient wird dann über einen Protonenkanal im Komplex V (siehe Lerntext XI.9) ausgeglichen, was mit einer ATP-Bildung einhergeht.

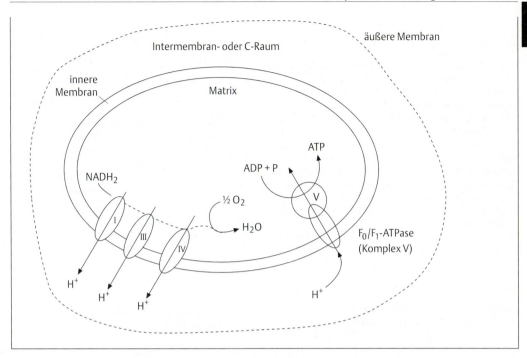

Komplexe der Atmungskette — XI.8

Wenn man Mitochondrien einer Ultraschallbehandlung unterwirft, so erhält man Bruchstücke, die funktionell zusammengehörige Bestandteile der Atmungskette gemeinsam enthalten. Fünf typische Fragmente werden unterschieden und mit römischen Zahlen bezeichnet.

Komplex I: NADH-Ubichinon-Oxidoreduktase
Komplex II: Succinat-Ubichinon-Oxidoreduktase
Komplex III: Ubichinon-Cytochrom c-Oxidoreduktase
Komplex IV: Cytochrom c-Oxidase
Komplex V: F_0/F_1-ATP-Synthase

Die letztgenannten Partikel sind elektronenmikroskopisch auffällig, weil sie einen in die Mitochondrienmatrix hineinragenden Knopf besitzen; die Komplex V-Partikel enthalten einen Protonenkanal, an dessen innerem Ende die ATP-Synthese aus ADP + P erfolgt.

H00

Frage 11.25: Lösung D

Die ATP/ADP-Translokase in den Mitochondrien sorgt dafür, dass für jedes exportierte ATP ein ADP eingeschleust wird. Bei einer Hemmung dieses Systems kann die NADH-Oxidation durch ADP-Mangel zum Erliegen kommen (D).
Alle anderen zur Atmungskette gemachten Aussagen sind falsch. Die ATP/ADP-Translokase kann durch Atractylosid, nicht aber durch das am Komplex IV angreifende Cyanid gehemmt werden. Durch die Succinatdehydrogenase werden pro oxidierter Bernsteinsäure 2 ATP gebildet,- nicht 3 ! Durch Entkoppler wird die pro 2 H erhaltene ATP-Ausbeute von 3 reduziert, im Extremfall auf Null. Die Succinatdehydrogenase ist ein Enzym der inneren (nicht der äußeren !) Mitochondrienmembran.

F00

Frage 11.26: Lösung C

In der inneren Mitochondrienmembran sind die NADH-Ubichinon-Oxidoreductase (Komplex I), die Ubichinon-Cytochrom-c-Oxidoreductase (Komplex III) und die Cytochrom-c-Oxidase (Komplex IV) Protonenpumpen. Die Succinat-Ubichinon-Oxidoreductase wirkt als Komplex II sowohl in der Atmungskette als auch im Citratcyclus bei der Umwandlung von Succinat in Fumarat. Der Komplex wirkt nicht als Protonenpumpe.

Frage 11.27: Lösung D

Die chemiosmotische Theorie (Mitchell 1963) fasst viele experimentelle Befunde zur oxidativen Phosphorylierung in Mitochondrien zu einem Bild zusammen. Wasserstoff-Oxidation und ATP-Bildung sind über einen Protonengradienten gekoppelt. Wenn Elektronen durch die in der inneren Mitochondrienmembran liegende Atmungskette fließen, werden Protonen aus der Mitochondrienmatrix in den Intermembranraum gepumpt. Es entsteht ein H^+-Gradient. Der H^+-R[uuml]ckfluss erfolgt über den membranständigen ATP-Synthase-Komplex, bestehend aus Protonenkanal und ATP-synthetisierender Einheit.
Falsch ist Aussage (D), denn die protonenmotorische Kraft hält H^+ nicht im Intermembranraum zurück, sondern drängt sie zurück in die Matrix.

P : O-Quotient — XI.9

Während des vom NADH ausgehenden Wasserstoff-/Elektronentransports durch die Atmungskette werden 12 Protonen aus dem Matrixraum in den Intermembranraum gepumpt. Der sich so aufbauende Gradient ist die treibende Kraft für die ATP-Bildung.
Jeweils ein Proton wird gebraucht, wenn anorganisches Phosphat aus dem Cytosol in die Mitochondrienmatrix gepumpt wird. Ein anorganisches Phosphat vereinigt sich dann mit ADP zu ATP, wenn 3 weitere H^+ durch den Kanal der ATP-Synthase (Komplex V) in den Matrixraum zurückströmen.
Wenn $FADH_2$-gebundener Wasserstoff über den Komplex II in die Atmungskette eingeschleust wird, ist die Anzahl der in den Intermembranraum verbrachten Protonen geringer als bei der im Komplex I beginnenden Oxidation von NADH. So erklärt sich, dass pro oxidiertem NADH + H^+ 3 ATP, pro oxidiertem $FADH_2$ aber nur 2 ATP gebildet werden. Diese hier auf 2 H bezogene Rechnung gilt auch für 1 O, da 2 H + ½ O_2 → H_2O ergeben. Für 1 O werden im Falle des NADH 3 Phosphat in ATP eingebaut (P : O-Quotient = 3); für $FADH_2$ ist der P : O-Quotient = 2. Durch Entkoppler der Atmungskette (s. Lerntext XI.10) wird die ATP-Ausbeute verringert und erreicht bei völliger Entkopplung den Wert null.

Hemmstoffe und Entkoppler der Atmungskette — XI.10

Eine Ausschaltung der Atmungskette führt zum sofortigen Tod. Man kennt mehrere Hemmstoffe mit verschiedenen Angriffspunkten: Cyanide und Schwefelwasserstoff blockieren das Atmungsferment (= Cytochrom a/a_3 = Cytochrom c-Oxidase), das Antibiotikum Antimycin hemmt die Kette zwischen den Cytochromen b und c, und schließlich hemmt das Barbiturat Amytal zwischen FMN und Ubichinon.
Das Glykosid Atractylosid hemmt die ADP/ATP-Translokase, die ADP aus dem Cytosol im Tausch gegen ATP in die Mitochondrien pumpt. Das Oligomycin ist ein Hemmstoff der ATP-Synthase (Komplex V).
In Gegenwart eines Entkopplers (Beispiele: 2,4-Dinitrophenol, Valinomycin, Thyroxin) läuft die Wasserstoffoxidation ungehemmt oder sogar beschleunigt weiter, aber durch Zusammenbruch des Protonengradienten ist die ATP-Synthese eingeschränkt: Der P:O-Quotient sinkt von 3 evtl. bis auf null.

Inhibitor	Angriffsort	Hemmung von
Amytal Rotenon	Komplex I	Wasserstofftransport
Antimycin	Komplex III	Elektronentransport
Blausäure Schwefelwasserstoff Kohlenmonoxid	Komplex IV	Elektronentransport
Oligomycin	Komplex V	ATP-Synthese
Atractylosid	ATP/ADP-Translocase	ATP-Ausschleusung
Entkoppler	Wirkung	
Dinitrophenol Valinomycin Arsenat Thyroxin	bewirken den Rückfluss von H^+ in den Matrixraum (Zusammenbruch des Protonengradienten) keine ATP-Bildung: P/O-Quotient = 0 O_2-Verbrauch und Elektronenfluss gesteigert: Energie wird als Wärme frei.	

Frage 11.28: Lösung E

Beim Wasserstoff- bzw. Elektronentransport über die 4 Multienzymkomplexe der Atmungskette wirken die Komplexe I, III und IV als Protonenpumpen, die H^+ aus dem Matrixraum in den Intermembranraum pumpen. Der Protonengradient wirkt als Antrieb für die ATP-Synthese (Atmungskettenphosphorylierung) am Komplex V, der F_0/F_1-ATPase. Der Komplex II (Succinat-Ubichinon-Reduktase) ist identisch mit der Succinatdehydrogenase des Citratcyclus und wirkt nicht als Protonenpumpe.

H96

Frage 11.29: Lösung C

Siehe Lerntext XI.10.
Durch die Cytochrom-Reduktase werden Reduktionsäquivalente vom Ubichinon auf Cytochrom b übertragen und nicht umgekehrt.
(ETF = electron transforming flavoprotein).

F97

Frage 11.30: Lösung C

In den Multienzymkomplexen (Komplex I – III) der Atmungskette findet man Schwefel-Eisen, das nicht zu Cytochromstrukturen gehört (C). In der Cytochromoxidase (Komplex IV) gibt es kein solches Nicht-Häm-Eisen, stattdessen sind hier Kupferatome an der Elektronenleitung beteiligt.

F97

Frage 11.31: Lösung D

Während des Wasserstoff- bzw. Elektronentransports durch die Atmungskette werden Protonen aus der Mitochondrienmatrix in den Intermembranraum gepumpt. Der sich dabei aufbauende Protonengradient dient nach der chemiosmotischen Theorie zur ATP-Synthese aus ADP und P.
Protonenpumpen finden sich in den Komplexen I, III und IV – nicht aber in dem im Seitenschluss liegenden Komplex II.

H95

Frage 11.32: Lösung D

Siehe Lerntexte XI.6 und XI.10.
Entkoppler der Atmungskette haben kein hohes Redoxpotenzial; sie bewirken keine Umkehr des Elektronenflusses in der Atmungskette, sondern bringen den Protonengradienten zum Zusammenbruch, wodurch trotz maximalen O_2-Verbrauchs kein ATP gebildet wird.

F96

Frage 11.33: Lösung E

Siehe Lerntext XI.8.
Aussage (E) ist falsch, denn die in die innere Membran integrierte ATP-Synthase hydrolysiert nicht ATP. Wenn die Membran allerdings durch Ultraschallbehandlung desintegriert wird, wirken die F_0/F_1-Partikel tatsächlich als äußerst aktive ATPase,
die aber auch dann an die Matrixseite der inneren Membran gebunden ist.

H99

Frage 11.34: Lösung B

Siehe Lerntext XI.10.
Entkoppler der Atmungskette sind Protonophoren, Dinitrophenol, Phenylhydrazone u.a., sie führen zu einer vermehrten Wärmebildung (B). Der Sauerstoffverbrauch wird erhöht ((A) ist falsch), der Protonentransport durch die innere Mitochondrienmembran steigt, ohne dass ATP gebildet wird ((C) und (D) sind falsch). Die Cytochromoxidase wird nicht durch Entkoppler gehemmt, sondern durch HCN, CO, SH_2.

H95

Frage 11.35: Lösung B

Der oxidative, katabole Stoffwechsel wird unter Entkopplereinfluss beschleunigt. Anabole, d.h. ATP-verbrauchende Stoffwechselwege wie Gluconeogenese, Harnstoffbildung und Fettsäurebiosynthese sind verlangsamt.

F94

Frage 11.36: Lösung D

Siehe Lerntext XI.10.
Die Cytochrom c-Oxidase enthält Cytochrom a/a_3, ihr Häm-Eisen ist der Angriffspunkt für die Hemmstoffe HCN, CO und H_2S.

H93

Frage 11.37: Lösung D

Cyanide, z.B. KCN, sind extrem giftig; schon 50 bis 100 mg töten den erwachsenen Menschen in kurzer Zeit. Der Angriff des Cyanids erfolgt am Ende der Atmungskette: Die Cytochromoxidase bindet CN^- an ihr zentrales Eisen, womit jede weitere Oxidation des Substratwasserstoffs unmöglich wird (D).
Bei der Glykolyse, der Pyruvatdehydrogenase und der ATP-Synthase gibt es keine eisenhaltigen und damit cyanidempfindlichen Proteine ((B), (C) und (E) sind falsch).
Das zweiwertige Eisen des Hämoglobins bindet nicht Cyanid, wohl hingegen das Fe^{3+}-haltige Methämoglobin, das aber durch die Wirkung der NADH-abhängigen Methämoglobin-Reduktase nur in sehr kleiner Menge vorliegt ((A) ist falsch). Bei der Hämoglobin-Bestimmung nach Sahli wird das Hb der zu analysierenden Blutprobe erst in Methämoglobin und dann in das stabile, braungefärbte Cyano-Met-Hb überführt und photometrisch bestimmt.

[H92]

Frage 11.38: Lösung D

Siehe Lerntext XI.10.
Oligomycin ist ein Antibiotikum, das in der Atmungskette den Komplex V und damit die ATP-Bildung hemmt. Ein Hemmstoff der RNA-Polymerase (Transkription) ist z.B. Rifampicin.

[H94]

Frage 11.39: Lösung C

Bei der aeroben Glucoseverwertung kommt es zur ATP-Bildung. Das bei der Dehydrierung von Glycerinaldehydphosphat anfallende NADH kann selbst nicht in die Mitochondrien eingeschleust werden; über den Malat-Aspartat-Cyclus oder den Glycerophosphat-Shuttle kommt der Wasserstoff aber in die Mitochondrien und führt dort u.a. auch zur Reduktion von Cytochrom c.

[F01]

Frage 11.40: Lösung B

Die gesuchte Falschaussage ist (B), denn reaktive Sauerstoffradikale entstehen durch Reduktion des molekularen Sauerstoffs und nicht durch Oxidation. Die Sauerstoffradikale sind sehr gefährlich, da sie viele Bestandteile der lebenden Zellen oxidativ schädigen: Membranlipide werden zerstört, in der DNA kommt es zu Mutationen. Granulozyten stellen bactericide Superoxidradikale mit ihrer membranständigen NADPH-Oxidase her und benutzen sie für ihre Abwehraufgaben. Enzymatische (z.B. Glutathion-S-Transferasen) und nicht enzymatische Antioxidantien bewahren den Organismus vor Schäden.

12 Glykogenstoffwechsel, Gluconeogenese

[F00]

Frage 12.1: Lösung E

Der Glykogenabbau erfolgt in Leber und Muskulatur durch eine Phosphorylase, die durch Phosphorylierung mittels Phosphorylasekinase in einen aktivierten Zustand gebracht wird. Bei dem dann folgenden phosphorolytischen Abbau entsteht Glucose-1-phosphat, das eine Mutase in Glucose-6-phosphat umwandelt. Nur in der Leber wird der Phosphatrest abgespalten und die Glucose als Blutzucker freigesetzt. – Bei der Glykogenbildung ist UDP-Glucose das Substrat der Glykogensynthase, die ein lineares Polymer mit α-1,4-glykosidischen Bindungen schafft. Die Umwandlung in das verzweigte Glykogen erfolgt sekundär durch das „branching enzyme" (B).

[H00]

Frage 12.2: Lösung C

Siehe Lerntext XII.4.
Die gesuchte Falschaussage ist (C), denn die Regulation des Glykogenstoffwechsels erfolgt nicht am Verzweigungsenzym, sondern durch Phosphorylierung und Dephosphorylierung der Glykogensynthase und der Glykogenphosphorylase.

[F89]

Frage 12.3: Lösung D

Im Überschuss aufgenommene Glucose wird von der Leber und vielen anderen Organen des menschlichen Körpers in Form von Glykogen gespeichert. Für diese Umwandlung sind mehrere enzymatische Schritte notwendig: Durch Glucokinase (3) entsteht in ATP-abhängiger Reaktion Glucose-6-phosphat, das durch Phosphoglucomutase (1) in Glucose-1-phosphat umgelagert wird. Dieser „Cori-Ester" wird mittels UTP und Enzym (2), der UDPG-Pyrophosphorylase, in UDPG umgewandelt. UDPG ist das Substrat für die Polysaccharid bildende Glykogensynthetase (5). Die durch dieses Enzym gebildeten langen α-1,4-Stränge werden durch die Transglucosidase (4) zum verzweigten Polysaccharid umgebaut.
(D) gibt die richtige Enzymreihenfolge an.

[H90]

Frage 12.4: Lösung C

Glykogen wird nach kohlenhydratreichen Mahlzeiten vorwiegend von 2 Organen gespeichert: der Leber und der Muskulatur. Die Leber kann bis zu 10% ihres Feuchtgewichts an Glykogen einlagern, im Skelettmuskel beträgt der Glykogengehalt maximal 1%. Das Glykogen hat in den beiden Organen unterschiedliche Bedeutung: Die Leber dient als Glucostat, sie ergänzt den Blutzucker auf die übliche Konzentration von 4 bis 5 mM und stellt somit Brennstoffe für die Glucose-abhängigen Organe Gehirn und Erythrozyten bereit. Muskelglykogen kann diese Funktion nicht erfüllen, da in diesen Zellen die G-6-Pase fehlt. In die Muskelzelle eingedrungene Glucose bleibt diesem Organ erhalten ((1) ist falsch).
Der Glykogenabbau in der Muskelzelle wird durch Katecholamine stimuliert (2), – in der Leber aber durch Glukagon ((3) ist falsch). Im Skelettmuskel gibt es noch eine andere Aktivierung des Glykogenabbaus: Calciumionen, auch in Bindung an Calmodulin, bewirken eine Glykogenolyse ((4) ist richtig).

12 Glykogenstoffwechsel, Gluconeogenese

H97

Frage 12.5: Lösung C

Siehe Lerntext XII.1.
Die Glykogenphosphorylase spaltet unter Einlagerung von anorganischem Phosphat die α-1,4-Glykosidbindung der endständigen Glukosereste der sog. äußeren Verzweigungen des Glykogenbaumes (nicht-reduzierende Enden), wobei Glukose-1-phosphat entsteht.
Freie Glucose entsteht intrazellulär aus Glykogen nur aus den 1,6-Verzweigungen durch Hydrolyse mittels des „debranching enzymes".
Durch Fleisch und Leber mit der Nahrung zugeführtes Glykogen wird durch die Pankreasamylase hydrolytisch zu Maltose und Isomaltose abgebaut, die durch die Darmschleimhautenzyme Maltase und Isomaltase zu freier Glucose hydrolysiert werden.

H98

Frage 12.6: Lösung E

Der Glykogenabbau wird stimuliert unter der Wirkung von Glukagon (Hunger) und Adrenalin („fright–fight–flight") über cAMP und Proteinkinasen durch Phosphorylierung der Glykogenphosphorylase. Im arbeitenden Muskel kann die Phosphorylierung dieses Enzyms auch durch Ca^{++}-Ionen stimuliert werden. AMP ist ein allosterischer Aktivator der Phophorylase.
Die gesuchte Falschaussage ist (E), denn aus ATP wird durch die Phosphorylasekinase nicht ADP mit Phosphorylase verbunden, sondern Phosphat, und das ADP wird frei.

Glykogenabbau — XII.1

Am Glykogenabbau sind drei Enzyme beteiligt. Eine Phosphorylase spaltet phosphorolytisch, d.h. unter Einlagerung von anorganischem Phosphat (P_i), endständige Glucosereste (von den nicht reduzierenden Enden) aus der 1,4-Bindung als Glucose-1-phosphat (G-1-P) ab. Die Phosphorylase arbeitet sich nur bis auf vier Glucosereste an eine 1,6-Verzweigungsgabel heran. Eine 1,4–1,4-Glucantransferase überträgt dann ein Trisaccharid aus dem einen Schenkel der Verzweigung auf den anderen, wodurch die Phosphorylase wieder weiterarbeiten kann. Der 1,6-gebundene Glucoserest wird durch das „debranching enzyme" hydrolytisch als freie Glucose abgespalten.
Die Reihenfolge der Enzyme beim Glykogenabbau ist also 1. Phosphorylase, 2. 1,4–1,4-Glucantransferase, 3. Phosphorylase, 4. debranching enzyme. Hauptsächliches Endprodukt dieses Abbaus ist Glucose-1-phosphat, freie Glucose entsteht nur aus einem einzigen Rest jeder Verzweigung durch das „debranching enzyme".

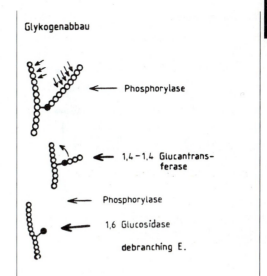

Glykogen — XII.2

Die für die Glykogenspeicherung wesentlichen Organe sind Leber (Glykogen bis zu 10% ihres Feuchtgewichts) und die Muskulatur (Glykogen maximal 1%). Bei diesen beeindruckend differierenden Zahlen enthält die Muskulatur (25 kg) eines wohlgenährten Menschen (70 kg) insgesamt mehr Glykogen (250 g) als die 1,5 kg schwere Leber (150 g).
Auch funktionell wirken Leberglykogen und Muskelglykogen unterschiedlich. Die Leber besitzt das Enzym Glucose-6-phosphatase und kann damit beim Abbau des Glykogens freie Glucose produzieren und diese zur Versorgung der peripheren Organe an das Blut abgeben.
Die Muskelzellen besitzen keine Glucose-6-phosphatase, können also aus Glykogen keine freie Glucose produzieren. Erst das aus Glucose-6-phosphat gebildete Pyruvat bzw. das Lactat kann die Muskelzellen verlassen und in der Leber über die Gluconeogenese Glucose liefern.

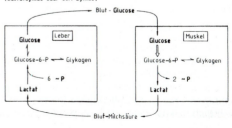

Kooperation von Leber und Muskulatur im Glucosestoffwechsel (Lactatzyklus oder Cori-Zyklus)

Glykogensynthese — XII.3

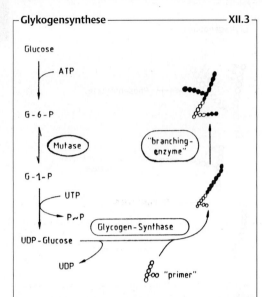

Die Glykogenbildung findet hauptsächlich in der Leber und in der Muskulatur statt. Dazu wird über Glucose-1-phosphat Uridindiphosphat-Glucose (UDP-G) gebildet. Aus dieser sog. aktivierten Glucose kann durch die Glykogensynthase der Glucoserest auf Glykogen übertragen werden.

Zum Glykogenaufbau aus UDP-Glucose sind zwei Enzyme erforderlich. Zunächst wird für die Synthese ein Startermolekül („primer") benötigt; hierbei handelt es sich um ein α-glykosidisch verbundenes Oligosaccharid, möglicherweise ist sogar eine Peptidstruktur, verbunden mit Zuckerresten, als Startermolekül notwendig. Durch die Transferase Glykogensynthase wird aus UDP-Glucose zunächst eine lange, unverzweigte 1–4-Glucosekette aufgebaut. Durch ein Verzweigungsenzym („branching enzyme"), eine intramolekulare Transferase, wird dann ein Hexasaccharid aus der 1,4-Bindung in eine 1,6-Bindung nach vorn im Molekül umgehängt. Der systematische Name des Verzweigungsenzyms ist 1,4-Glucan-1,6-transferase.

H99

Frage 12.7: Lösung A

Im Glykogenstoffwechsel werden Synthase und Phosphorylase gegensinnig reguliert. Durch die cAMP-abhängige Phosphorylierungskaskade wird die Phosphorylase aktiviert und die Synthase gehemmt (B). Die dephosphorylierte Phosphorylase, eigentlich inaktiv, kann durch AMP allosterisch ak-

tiviert werden (E). In Muskelzellen können Ca^{++}-Ionen die Phosphorylierung der Synthase (Hemmung) und Phosphorylasekinase (Aktivierung) nach Bindung an Calmodulin auslösen ((C) und (D) sind richtig).

Die gesuchte Falschaussage ist (A), denn Glucose-6-phosphat stimuliert nicht die Phosphorylase, sondern kann die phosphorylierte, inaktive Synthase (Synthase D) allosterisch aktivieren.

F99 H96 F96

Frage 12.8: Lösung A

In den Muskelzellen wird der Glykogenstoffwechsel durch Adrenalin (über G-Proteine, cAMP und Proteinkinasen) und durch das die Muskelkontraktion auslösende Ca^{2+} (über Ca/Calmodulin) reguliert.

Über die Enzymkaskade der cAMP-abhängigen Phosphorylierung werden die Phosphorylase-Kinase und die Phosphorylase aktiviert ((A) ist die gesuchte Falschaussage), durch P-Proteinphosphatasen werden sie inaktiviert. Die dephosphorylierte (inaktive) Phosphorylase-Kinase kann durch Ca/Calmodulin aktiviert werden, die dephosphorylierte Phosphorylase allosterisch durch AMP.

F98 H90

Frage 12.9: Lösung D

Das beim Hunger erhöhte Glucagon stimuliert den Glykogenabbau vorwiegend in der Leber, die Glykogenolyse in der Muskulatur wird durch Adrenalin und durch Calcium-Calmodulin stimuliert.

Regulation des Glykogenstoffwechsels — XII.4

Die Glykogen-Synthase ist ein interconvertierbares Enzym: Durch eine Adrenalin-/Glukagonabhängige Proteinkinase wird das Enzymprotein phosphoryliert und damit in die inaktive b-Form überführt. Eine Insulin-abhängige Phosphatase spaltet die Phosphorsäurereste vom Enzym ab und schafft damit die aktive a-Form der Synthase. Aktivierung der Glykogensynthese: Insulin,
Hemmung der Glykogensynthese: Adrenalin, Glukagon.

Die inaktive „Phosphorylase b" kann hormonabhängig (Adrenalin bzw. Glukagon) in einer kaskadenförmigen Reaktionsfolge phosphoryliert und damit umgewandelt werden zur „Phosphorylase a".

Durch eine Phosphatase wird diese Aktivierung umkehrbar.

Inhibitor des Glykogenabbaus: Insulin,
Aktivatoren: Adrenalin, Glukagon (über cAMP); Calcium-Ionen (in der Muskulatur); Glucose-6-phosphat.

Synthese und Abbau von Glykogen werden gegensinnig reguliert

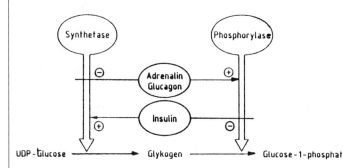

Frage 12.10: Lösung B

Im menschlichen Organismus gibt es wenige Organe, deren Stoffwechsel absolut Glucose-abhängig ist (Erythrozyten, Gehirn, Nebenhoden). Um deren Glucoseversorgung auch in Perioden des Fastens oder kohlenhydratfreier Ernährung sicherzustellen, gibt es den Stoffwechselweg der Gluconeogenese, mit dem aus C_3-Substraten (Lactat, Pyruvat, Alanin, Glycerin) und C_4-Substraten (Oxalacetat) Glucose gebildet werden kann. Das unter (E) angeführte Glykogen hat als Hauptaufgabe die Konstanthaltung der Blutglucose; ohne Zuckerzufuhr reicht dieser Speicher aber höchstens für einen Zeitraum von 24 Stunden.

---Glykogenosen------------------------XII.5---

Als Glykogenosen werden erbliche Enzym-Defekte des Glykogenstoffwechsels bezeichnet. Es sind schwere Stoffwechselstörungen („inborn errors of metabolism"), die meist bereits in der Kindheit zum Tode führen. Es werden je nach Enzym-Defekt und Organprädilektion neun Typen unterschieden.
Am bekanntesten ist der Typ 1 (von Gierke), der auf dem Fehlen der Glucose-6-phosphatase-Aktivität in der Leber beruht. Die betroffenen Kinder können die in die Leber aufgenommene und phosphorylierte Glucose nicht wieder als freie Glucose abgeben, da Phosphatester wie Glucose-6-phosphat nicht durch die Zellmembran transportiert werden können. Die Regulation des Blutzuckers bei den betroffenen Kindern ist gestört, die Kinder neigen zu hypoglykämischen Anfällen: Durch das plötzliche Abfallen des Blutzuckers wird die Energieversorgung des Gehirns unterbrochen, es kann zu Krämpfen und Bewusstlosigkeit kommen. Die Leber lagert bei der Glykogenose Typ 1 vermehrt Glykogen ein, es tritt eine Vergrößerung des Organs von normal 1–1,5 kg auf bis zu 10 kg auf. Eine Behandlung ist derzeit noch nicht möglich, man kann lediglich durch eine glucosearme Diät das fatale Ende etwas hinauszögern.

Frage 12.11: Lösung C

Die gesuchte Falschaussage ist (C), denn die Phosphofructokinase ist nur an der Glykolyse und nicht an der Gluconeogenese beteiligt; das gilt auch für die Glucokinase, die Hexokinase und die Pyruvatkinase. Die anderen Enzyme der Glykolyse werden aber auch für die Rückreaktion, also die Gluconeogenese, verwendet. Ausschließlich bei der Gluconeogenese wirken die Pyruvatcarboxylase (A), die PEP-Carboxykinase (B) und die Hexosephosphatasen (D) und (E).
Siehe auch Lerntext XII.6.

---Gluconeogenese------------------------XII.6---

Ende des vorigen Jahrhunderts wurde bereits von Physiologen, z.T. in Selbstversuchen, festgestellt, dass sich der Mensch langfristig völlig zuckerfrei ernähren kann. In der Ethnologie bildet die traditionelle Ernährungsweise der Eskimos ein eindrucksvolles Beispiel für Kohlenhydrat-freie Ernährung von Menschen, praktisch ausschließlich mit Protein und Fett. Da das menschliche Gehirn aber auf kontinuierliche Zufuhr von Glucose in einer Menge von ca. 100 g pro 24 Stunden angewiesen ist, muss Glucose aus Nicht-Kohlenhydrat-Vorstufen synthetisiert werden, dieser Vorgang wird Gluconeogenese genannt.
Die Gluconeogenese findet hauptsächlich in der Leber statt, daneben auch in der Nierenrinde. Die Gluconeogenese ist ein Energie verbrauchender Biosyntheseweg (Anabolismus), die notwendige Energie wird durch ATP und GTP geliefert.
Ausgangssubstrate für die Gluconeogenese sind glucoplastische Aminosäuren, Glycerin, Lactat und Pyruvat.
Lactat ist ein Gluconeogenesesubstrat, da es aber fast ausschließlich anaerob aus Glucose entsteht, trägt es nicht zur Netto-Glucoseneubildung bei.

Die Gluconeogenese verläuft über weite Strecken, von identischen Enzymen katalysiert, als Umkehrung der Glykolyse. Wo die Umkehrreaktionen energetisch ungünstig oder unmöglich sind, sind spezielle Enzyme als Gluconeogenese-Schrittmacher eingesetzt. An vier Stellen der Gluconeogenese sind zusätzliche Enzyme notwendig. Die Pyruvatcarboxylase und die Phosphoenolpyruvatcarboxykinase ermöglichen den Schritt vom Pyruvat zum Phosphoenolpyruvat. Beim ersten Schritt zum Oxalacetat wird ATP benötigt, beim zweiten Schritt vom Oxalacetat zum Phosphoenolpyruvat wird GTP verbraucht. Auf der Stufe der Hexosephosphate werden für die Gluconeogenese zusätzlich zwei Phosphohydrolasen benötigt Es sind dies die Fructose-1,6-bis-phosphathydrolase und die Glucose-6-phosphathydrolase, die jeweils die Esterphosphate hydrolytisch spalten.

Die Gluconeogenese als endogener (Energie verbrauchender) Anabolismus benötigt unterschiedliche Mengen energiereicher Phosphate. Ausgehend von Lactat und C_3-liefernden Aminosäuren werden durch den Weg über Pyruvat pro Mol Glucose (180 g) 6 mol energiereiches Phosphat verbraucht.
C_4-Aminosäuren werden direkt in Oxalacetat umgewandelt und sind als Ausgangssubstrate für die Gluconeogenese energetisch günstiger, sie verbrauchen vier energiereiche Phosphate zum Aufbau eines Mols Glucose. Ein sehr wichtiges Gluconeogenese-Substrat ist das beim Abbau der Fette freiwerdende Glycerin, das durch eine einzige Phosphorylierung bereits Anschluss an Glycerinaldehydphosphat und Dihydroxyacetonphosphat findet, somit sind nur zwei ATP pro Mol Glucose nötig. Die Gluconeogenese aus Glycerin ist insbesondere bei langfristigem Hunger von quantitativer Bedeutung.
Werden Lactat und C_3-Aminosäuren über Pyruvat zur Gluconeogenese verwendet, so läuft die Synthese vom Pyruvat zum Oxalacetat zunächst in den Mitochondrien ab; in Form von Malat wird das Oxalacetat in das Zytoplasma transportiert, wo die nächsten Schritte ablaufen. Malat ist als Transportmetabolit durch die Mitochondrien-Membran („malate-shuttle") besonders günstig, da so auch Wasserstoff ($NADH_2$) für die Reduktion zum Glycerinaldehydphosphat durch die zytoplasmatische Malat-Dehydrogenase zur Verfügung gestellt wird.

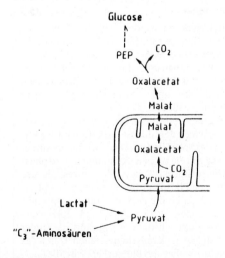

[H98] [H95]
Frage 12.12: Lösung D

Mittels der Gluconeogenese kann der menschliche Organismus aus kleinen Molekülen Glucose aufbauen. Hauptsächliche Ausgangsprodukte sind dabei die C_3-Verbindungen Lactat, Pyruvat, Alanin und Glycerin – nicht verwendet werden kann hier das Acetyl-CoA! Da die Pyruvatkinase-katalysierte Reaktion PEP → Pyruvat nicht umkehrbar ist, wird ein Umweg beschritten: Aus Pyruvat entsteht durch Pyruvat-Carboxylase Oxalacetat (A), das dann durch die PEP-Carboxykinase mit GTP zum PEP umgesetzt wird. Auf dem katabolen Weg Glucose → 2 Pyruvat werden netto 2 ATP gewonnen; für die Glucose-Synthese aus Pyruvat werden 6 ATP verbraucht (B). Die an der Gluconeogenese beteiligten Glykolyseenzyme finden sich im Cytosol, die Pyruvatcarboxylase findet sich in den Mitochondrien und die nur in der Leber vorhandene G-6-Pase im endoplasmatischen Retikulum (C). Das die Glykolyse an der PFK-1 aktivierende Fruktose-2,6-bisphosphat ist ein Hemmstoff der FBPase (Gluconeogenese-Schlüsselenzym!). Nicht durch Insulin ((D) ist falsch), sondern durch Cortisol und die Catecholamine werden die Schlüsselenzyme der Gluconeogenese induziert.

[H00]
Frage 12.13: Lösung A

Siehe Lerntext XII.6.
Die Gluconeogenese kann aus 18 glucoplastischen Aminosäuren, aus Glycerol, aus Propionat und aus Lactat erfolgen.
Die gesuchte Falschaussage ist (A), denn geradzahlige Fettsäuren werden nach Aktivierung mit CoASH in der β-Oxidation zu Acetyl-CoA abgebaut; und beim Menschen existiert kein Stoffwechselweg von Acetyl-CoA zu Pyruvat bzw. Oxalacetat, den Ausgangsmetaboliten für die Gluconeogenese.

[H91] [H85]
Frage 12.14: Lösung D

Im Muskel wird beim Eiweißabbau anfallendes Ammoniak an Pyruvat gebunden; so entstandenes Alanin wird ans Blut abgegeben und in der Leber über die Gluconeogenese in Glucose-6-phosphat rückverwandelt (2); zuvor wird hier das Alanin durch eine Transaminierung wieder zum Pyruvat (3). Die C_3-Kette des Alanins bleibt als Baustein für die Glucose erhalten: Aussage (4) ist falsch. Da aus Alanin auf dem angesprochenen Weg Glucose entsteht, gehört Alanin zu den glucoplastischen Aminosäuren (1).

[F99]
Frage 12.15: Lösung D

Der nicht zutreffende Stoffwechselweg ist (D), denn Muskelzellen besitzen keine Glucose-6-phosphatase. Da Zuckerphosphate die Zellmembran nicht passieren können, kann die Muskelzelle keinen Zucker in das Blut abgeben.

[F96]
Frage 12.16: Lösung C

Pyruvat kann direkt reversibel durch Transaminierung (GPT) in Alanin (3) und durch die Lactatdehydrogenase in Lactat (2) umgewandelt werden. Die Pyruvatcarboxylasereaktion (1) mit ATP und Biotin-CO_2 ist unidirektional. Vom Acetyl-CoA gibt es keinen Weg zum Pyruvat, weswegen im Säugetier z. B. Fettsäuren nicht in Glucose umgewandelt werden können. Cholesterin kann aus Acetyl-CoA gebildet werden, das Sterangerüst kann aber vom Säugetier nicht wieder abgebaut werden.

[H94]
Frage 12.17: Lösung D

Von den aufgeführten Glykolysereaktionen sind die Reaktion (1) – katalysiert durch die Hexokinase bzw. die Glucokinase – und die Reaktion (5) – katalysiert durch die Pyruvatkinase – unter in-vivo-Bedingungen unidirektional, d. h. irreversibel. Sie werden also in der Gluconeogenese durch andere Enzyme katalysiert: Reaktion (1) durch die Hydrolase Glucose-6-phosphatase und die Reaktion (5) durch die beiden Enzyme Pyruvat-Carboxylase (vom Pyruvat zum Oxalacetat) und PEP-Carboxykinase (vom Oxalacetat zum Phosphoenolpyruvat). Die Hexosephosphatisomerase (Reaktion (2)), die Glyceroladehydphosphatdehydrogenase (Reaktion (3)) und die 3-Phosphoglyceratkinase (Reaktion (4)) sind sowohl an der Glykolyse als auch an der Gluconeogenese beteiligt.

[F97]
Frage 12.18: Lösung D

Die gesuchte Falschaussage ist (D), denn Insulin wirkt als Induktor für die Bildung mehrerer Glykolyseenzyme und unterdrückt gleichzeitig die Bildung der Schlüsselenzyme der Gluconeogenese. Diese werden unter Cortisol vermehrt gebildet (E). Glukagon (B) und Adrenalin (C) bewirken über cAMP eine Aktivierung der Fructose-2,6-Bisphosphatase und damit eine Unterdrückung der Glykolyse. Bei Nahrungsentzug (A) wird die Gluconeogenese genutzt, um aus Glycerin und Aminosäuren die für einige Organe lebenswichtige Glucose aufzubauen.

F00

Frage 12.19: Lösung C

Die Pyruvat-Carboxylase (PC) ist das erste Enzym des Stoffwechselweges vom Pyruvat zum Glucose-6-phosphat. Die mitochondrial gelegene PC ist kein interkonvertierbares Enzym, d. h. ihre Aktivität wird nicht durch Phosphorylierung bzw. Dephosphorylierung gesteuert (Aussage (C) ist die gesuchte Falschaussage). Hingegen wird die Biotin-haltige PC durch Acetyl-CoA allosterisch aktiviert, und Cortisol induziert ihre vermehrte Bildung.

Kommentare aus Examen Herbst 2001

H01

Frage 12.20: Lösung C

Die Glucose-6-phosphatase ist ein wichtiges Enzym für die Gluconeogenese in der Leber und in der Niere; ihr Produkt ist freie Glucose und das Enzym ist gebunden an das glatte endoplasmatische Reticulum (C).
Die beiden anderen wichtigen Enzyme für die Gluconeogenese: Die Pyruvatcarboxylase ist mitochondrial ((A) ist falsch) und die Fructose-1,6-bisphosphatase ist cytosolisch.
Bei der Gluconeogenese wird das mitochondrial entstandene Oxalacetat nicht durch einen spezifischen Carrier in das Cytosol transportiert, sondern in Form von Malat. Erst die cytosolische Malatdehydrogenase stellt dann wieder Oxalacetat für die weiteren Reaktionen her ((D) ist falsch).
Das Gluconeogeneseenzym PEP-Carboxykinase kommt nicht mitochondrial, sondern cytosolisch vor; auch erfolgt seine Regulierung nicht durch Phosphorylierung, sondern wird unter cAMP-Wirkung induziert und durch Insulin reprimiert; beide Begriffe beziehen sich auf die Synthese des Enzyms.

H01

Frage 12.21: Lösung B

Der Glykogenabbau durch die Glykogenphosphorylase wird allosterisch durch AMP aktiviert (A). Neben der allosterischen Aktivierung gibt es eine Verstärkerkaskade der Aktivierung der Glukogenphosphorylase durch Proteinkinasen und darauf folgende Phosphorylierung (C). Hier eingeschaltet ist in der Verstärkerkaskade auch eine Phosphorylasekinase (D). In der Muskulatur wird bei Aktivierung der Kontraktion durch Calcium die Phosphorylasekinase allosterisch durch Calcium-Calmodulin aktiviert (E). Ausgelöst wird der Glykogenabbau durch Catecholamine und durch Glukagon. Die gesuchte Falschaussage ist (B), denn durch Insulin wird die Glykogenphosphorylase nicht aktiviert, sondern gehemmt.

13 Biosynthese der Fettsäuren, Lipogenese

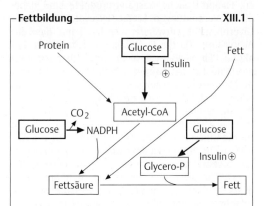

Fettbildung — XIII.1

Dem Menschen zugeführte und über seinen Energiebedarf hinausgehende Nahrung wird in Form von Fett gespeichert. Glucose wird dazu über Pyruvat zu Acetyl-CoA abgebaut, das auch aus überschüssiger Eiweißnahrung gebildet wird.
Da sich die Fettsäuresynthase im Cytosol befindet, muss das in den Mitochondrien entstehende Acetyl-CoA dorthin transportiert werden. Dazu reagiert Acetyl-CoA mit Oxalacetat zum Citrat, das über einen Carrier ins Cytosol gelangt. Hier erfolgt durch eine ATP-abhängige Citratlyase eine Aufspaltung in Acetyl-CoA und Oxalacetat; letzteres wird zu Malat reduziert und in die Mitochondrien zurückgebracht.
Die Umwandlung von Kohlenhydrat in Fett ist beim Menschen irreversibel, weil die C_2-Verbindung Acetyl-CoA nicht in Pyruvat (C_3) oder einen anderen Ausgangsstoff für die Gluconeogenese rückverwandelt werden kann.
Zu den Reaktionen der Fettsäurebildung s. Lerntext XIII.2.

F01

Frage 13.1: Lösung D

Die Fettzellen speichern Fett, indem sie Fettsäuren aus dem Blut aufnehmen oder aber aus Kohlenhydraten selbst synthetisieren (A). Um die Fettsäuren mit Glycerin zu verestern, muss Glycerinphosphat bereitgestellt werden. Da die Fettzellen im Unterschied zur Leber keine Glycerokinase enthalten, muss unter Insulinwirkung Glukose aus dem Blut aufgenommen werden und bis zur Stufe der Triosephosphate über die Glycolyse abgebaut werden. Durch Reduktion entsteht aus den Triosephosphaten Glycerophosphat, mit dem dann die Synthese des Speicherfetts erfolgen kann (B). Durch Insulin wird sowohl die Bereitstellung des nötigen Glycerophosphats stimuliert als auch die Neusynthese von Fettsäuren in der Fettzelle selbst (C). Der Fettabbau (Lipolyse) wird durch Glukagon und Adrenalin stimuliert.

Die gesuchte Falschaussage ist (D), denn die Fettzellen können Neutralfette (Triacylglycerine) aus dem Blut nicht aufnehmen; die Triglyceride der Chylomikronen und VLDL müssen vorher durch eine endothelständige Lipoproteinlipase zu Fettsäuren und Glycerin abgebaut werden. Nur die Fettsäuren werden durch Diffusion in die Fettzellen aufgenommen.

H95

Frage 13.2: Lösung B

Siehe Lerntext XIII.1.
Kohlenhydrat-reiche Kost (2) führt zur Freisetzung von Insulin, das die hormonabhängige Lipase im Fettgewebe und damit die Lipolyse hemmt.
Ein gesteigerter Fettabbau (4) setzt im Fettgewebe Fettsäuren und Glycerin frei, letzteres führt in der Leber zu erhöhter Gluconeogenese.

F95

Frage 13.3: Lösung C

Siehe Lerntext XIII.1.
Die Bildung langer Fettsäuren aus Acetyl-CoA erfolgt vor allem in der Leber, aber auch im Fettgewebe und der laktierenden Brustdrüse.
Die gesuchte Falschaussage ist (C), denn nicht Glucagon, sondern Insulin fördert die Fettbildung.

H00

Frage 13.4: Lösung C

Mit der Nahrung im Überschuss aufgenommene Glucose wird im Körper in Fettsäuren umgewandelt und als Lipid gespeichert. Aus dem bei der Glykolyse gebildeten Pyruvat macht die Pyruvatdehydrogenase (A) Acetyl-CoA, das im Citratcyclus durch die Citratsynthase (E) mit Oxalacetat kondensiert wird. Das Citrat muss dann ins Cytosol gebracht werden, wo es die ATP-Citrat-Lyase (B) in cytosolisches Acetyl-CoA umwandelt, das durch die Acetyl-CoA-Carboxylase (D) zu Malonyl-CoA wird.
Die gesuchte Falschaussage ist (C), denn die PEP-Carboxykinase hat als Gluconeogeneseenzym mit der Fettsäurebiosynthese nichts zu tun.

F01 F99

Frage 13.5: Lösung E

Die zur zytosolischen Fettsäuresynthese unter (A) – (D) gemachten Aussagen sind richtig. Zum Synthesebeginn wird einmal Acetyl-CoA benötigt; für alle nachfolgenden Verlängerungsreaktionen werden immer Malonyl-Reste benutzt. Die Produktfolge β-Keto-acyl-, β-Hydroxy-acyl- und α,β-Dehydro-acyl- ist eine Umkehr der Folge bei der β-Oxidation; wichtig aber ist, dass hier alle Metaboliten als Thioester an das Enzym gebunden sind und für alle Reduktionen NADPH als Coenzym benutzt wird.
Die gesuchte Falschaussage ist (E), denn Carnitin ist ein Transportmetabolit im katabolen Stoffwechsel der Fettsäuren, der vom Coenzym A aktivierte Fettsäuren übernimmt und sie zur β-Oxidation in die Mitochondrienmatrix transportiert; es wäre unsinnig, wenn die von der Fettsäure-Synthase gerade neugebildeten Fettsäuren zur β-Oxidation gebracht würden. Neugebildete Fettsäuren werden von der Synthase auf CoASH übertragen.

F00

Frage 13.6: Lösung E

Die Fettsäurebiosynthese läuft im Zytosol ab, im Gegensatz zur β-Oxidation, die in der Mitochondrienmatrix stattfindet. Vor dem Start muss Acetyl-CoA zu Malonyl-CoA carboxyliert werden; die nachfolgenden Syntheseschritte verlaufen dann aber CoA-frei in Bindung an zwei Thiolgruppen der Fettsäuresynthase. Die Fettsäuresynthase liefert vorwiegend Palmitinsäure (C_{16}) und Stearinsäure (C_{18}). Die gesuchte Falschaussage ist (E), denn zur Reduktion kommt nur NADPH zum Einsatz.

H99

Frage 13.7: Lösung C

Der im Cytosol vorkommende Fettsäuresynthase-Komplex bildet aus Acetyl-CoA C_{16}- und C_{18}-Fettsäuren (E). Dabei werden nach dem ersten Acetyl-CoA die folgenden Acetyl-CoA-Reste erst nach Aktivierung zu Malonyl-CoA eingebaut (A). Der Wasserstoff wird in Form von NADPH bereitgestellt, etwa $2/3$ stammen aus dem Glucoseabbau im Pentose-P-Weg, etwa $1/3$ liefert die Malatdehydrogenase (B). Die Geschwindigkeit der Fettsäuresynthese wird durch cytosolisches Citrat stimuliert; es bewirkt, dass mehr Acetyl-CoA bereitgestellt wird. Acyl-CoA hemmt die Fettsäuresynthese, indem es die Carboxylierung von Acetyl-CoA allosterisch hemmt.
Die gesuchte Falschaussage ist (C), denn Flavinnucleotide werden für die Fettsäuresynthese nicht verwendet, sondern ausschließlich NADPH.

H96

Frage 13.8: Lösung E

Siehe Lerntext XIII.2.
Die Fettspeicherung ist einer der vom Insulin veranlassten anabolen Vorgänge; unter Wirkung dieses Hormons wird die Acetyl-CoA-Carboxylase aktiviert. Die gesuchte Falschaussage ist (E), denn die Fettsäuresynthase ist kein interkonvertierbares Enzym. Unter einer derartigen Kontrolle steht aber die Acetyl-CoA-Carboxylase; sie wird durch eine cAMP-abhängige Phosphorylierung (nach Adrenalin oder Glukagon) gehemmt.

Biosynthese der Fettsäuren — XIII.2

Langkettige Fettsäuren können vom Menschen aus Acetyl-CoA synthetisiert werden. Die erforderliche Fettsäuresynthase ist ein im Cytosol gelegener Multienzymkomplex.

Das Ausgangsmaterial, Acetyl-CoA, muss aus der Mitochondrienmatrix herangeführt werden: Citronensäure passiert die Mitochondrienmembran und wird im Cytosol unter ATP-Verbrauch durch die Citratlyase in Acetyl-CoA und Oxalacetat gespalten; letzeres geht nach Reduktion zu Malat zurück in die Mitochondrien.

Das für die Synthese bestimmte Acetyl-CoA muss durch Carboxylierung zu Malonyl-CoA reaktionsfreudiger gemacht werden. Als Schlüsselenzym der Fettsäuresynthese ist die biotinhaltige Acetyl-CoA-Carboxylase interconvertierbar, die Dephosphoform ist aktiv.

Der Multienzymkomplex Fettsäure-Synthase hat zwei funktionell wichtige HS-Gruppen: Eine periphere, die bei Reaktionsbeginn einen Acetylrest bindet, und eine zentrale phosphopantetheinhaltige, die bei Synthesebeginn eine Malonsäure als Thioester bindet. Beide Acylreste werden vom Coenzym A auf die Thiolgruppe des Enzyms übertragen; CoASH spielt danach keine Rolle mehr bei der Fettsäuresynthese, da in der Folge das Substrat immer als Thioester am Enzym gebunden bleibt. Bei der Kondensation der beiden Acylreste wird CO_2 freigesetzt. Für jede C_2-Verlängerung werden 2 NADPH benötigt. So entstehen nacheinander Fettsäuren mit C_4, C_6 usw. bis zur Freisetzung von Palmitinsäure (C_{16}).

Glucose, Aminosäuren ---→ Acetyl - CoA
↓ CO_2 - Biotin, ATP
Malonyl - CoA
↓ Acetyl - CoA, CO_2
β - Ketoacyl - S - Enzym
Glucoseoxidation über Pentosephosphatweg --→ $NADPH_2$
↓
β - Hydroxyacyl - S - Enzym
↓ H_2O
α - β - unges. Acyl - S - Enzym
$NADPH_2$ ↓
Acyl - S - Enzym

Biosynthese von Triacylglycerinen — XIII.3

Jede Bildung von Triacylglycerin oder Triglycerid beginnt mit einem Glycerinphosphat, das je nach Organ auf einem der beiden folgenden Wege gebildet werden kann. Eine Glycerinkinase phosphoryliert freies Glycerin mit Hilfe von ATP und Mg^{++}; dieses Enzym gibt es in der Leber, im Herzmuskel und in den Enterozyten (Darmwand). Im Fettgewebe und im Skelettmuskel gibt es keine Glycerinkinase, hier wird das Glycerinphosphat aus dem Glucoseabbau gewonnen. Das Glykolyse-Produkt Dihydroxyacetonphosphat kann enzymatisch mit NADH und einer Glycerinphosphatdehydrogenase gewonnen werden.

Die für die Veresterung vorgesehenen Fettsäuren müssen ATP-abhängig über Acyladenylat zu Acyl-SCoA aktiviert werden. Aus Glycerinphosphat und 2 Acyl-CoA entsteht die Phosphatidsäure: Ein Glycerin ist mit 2 Fettsäuren und einer Phosphorsäure verestert. Durch Abspaltung der Phosphorsäure entsteht **Diacylglycerin**, das dann mit einem weiteren Acyl-CoA zum Triacylglycerin reagiert.

Glycero-P →(2 Acyl-CoA, Fs)→ Glycerin–Fs/P (Phosphatidsäure) →(H_2O, P, Fs)→ Glycerin–Fs/OH (Diacylglycerin) →(Acyl-CoA, Fs)→ Glycerin–Fs/Fs (Triglycerid)

13 Biosynthese der Fettsäuren, Lipogenese

Frage 13.9: Lösung E

Aus der Linolsäure ($C_{18:2}$) mit 2 Doppelbindungen kann auch im Menschen die Linolensäure ($C_{18:3}$) gebildet werden. Die Reaktionsgleichung zeigt, dass O_2 und NADPH als Cofaktoren nötig sind. Das spricht für eine Monooxygenase: Ein Sauerstoffatom wird in die Linolsäure eingebaut, das andere als Wasser freigesetzt. Wasserabspaltung aus der Hydroxylinolsäure ergibt dann die Linolensäure mit 3 Doppelbindungen. Wegen des NADPH-Verbrauchs kann der Reaktionsverlauf im optischen Test bei 366 nm verfolgt werden.

Frage 13.10: Lösung A

Die einfach-cis-ungesättigte C_{18}-Fettsäure namens Ölsäure kann in der Leber aus der gesättigten C_{18}-Fettsäure gebildet werden. Diese Stearinsäure selbst entsteht mittels der Fettsäuresynthase aus Malonyl-CoA; anschließend wird in ihrer Kettenmitte durch eine Desaturase, mit Cytochrom b_5 als prosthetischer Gruppe, die Doppelbindung eingeführt.
Falsch ist Aussage (A), denn Propionyl-CoA ist keine Vorstufe bei der Biosynthese der normalen, geradzahligen Fettsäuren.

Frage 13.11: Lösung C

Die Bildung langkettiger Fettsäuren geschieht an einem cytosolischen Multienzymkomplex (B). Diese Synthese benötigt als Substrate Acetyl-CoA und Malonyl-CoA und das Reduktionsmittel NADPH. (C) ist die gesuchte Falschaussage, denn bei der Fettsäure-Oxidation anfallende Coenzyme $FADH_2$ und NADH sind bei der FS-Synthese nicht brauchbar.
Da im regulären Stoffwechsel Acetyl-CoA nicht cytosolisch anfällt, muss das Substrat für die FS-Synthese aus mitochondrialem Citrat gewonnen werden. Citrat wird nach der Ausschleusung ins Cytosol durch eine ATP-abhängige Citratlyase in Acetyl-CoA und Oxalacetat zerlegt. Die FS-Synthase hat 2 funktionell wichtige HS-Gruppen; an eine davon ist die wachsende FS-Kette als Thioester gebunden (D). Wenn eine Kettenlänge von C_{16} oder C_{18} erreicht ist, wird das Produkt vom Enzym freigesetzt.

Frage 13.12: Lösung B

Die gesuchte Falschaussage ist (B), denn Glycerinphosphat ist kein Zwischenprodukt der Glykolyse, kann aber aus dem Glykolysemetaboliten Dihydroxyacetonphosphat und NADH gebildet werden. Diese Reaktion ist im Fettgewebe der einzige Weg, um Glycerinphosphat für die Triglycerid-Synthese bereitzustellen, während die Leber Glycerinphosphat auch aus freiem Glycerin und ATP mittels Glycerokinase bilden kann.
Das Redoxsystem Dihydroxyacetonphosphat/Glycerophosphat dient außerdem dem Transport von cytosolischem Wasserstoff in die Mitochondrien, man spricht vom Glycerophosphat-shuttle.

Frage 13.13: Lösung B

Siehe Lerntext XIII.3.
Die Triacylglycerin-Synthese beginnt mit Glycerinphosphat, das in der Leber durch eine ATP-abhängige Glycerinkinase gewonnen wird. Im Fettgewebe wird es jedoch durch die Glycerinphosphat-Dehydrogenase aus Dihydroxyacetonphosphat (DHAP) durch eine Reduktion mittels NADH gebildet. Da Glycerinkinase im Fettgewebe nicht vorkommt, ist (B) die gesuchte Falschaussage.
Hexokinase (A), PFK (C) und Aldolase (D) sind Enzyme der Glykolyse; das durch die Aldolase geschaffene DHAP wird durch die Glycerinphosphat-Dehydrogenase (E) reduziert.

Frage 13.14: Lösung B

Siehe Lerntext XIII.3.
Die gesuchte Falschaussage ist (B), denn freies Glycerin ist für die Lipogenese nicht erforderlich; das benötigte Glycerinphosphat kann aus der Glykolyse gewonnen werden.
In der Darmmukosa gebildete Triglyceride sind aus den Fettsäuren der Nahrung aufgebaut; die Fettsäuren der in der Leber gebildeten Triglyceride stammen aus der de-novo-Synthese (3) (s. Lerntexte XIII.1 und XIII.2).

Biosynthese komplexer Lipide — XIII.4

Zu den komplexen Lipiden rechnet man die Glycerinphosphatide und die Sphingolipide; beide spielen als Membranbausteine eine wichtige Rolle. Für den Aufbau dieser Lipide werden manche Bauelemente durch Anlagerung an Cytidindiphosphat aktiviert. Hierfür sind wichtige Beispiele: CDP-Cholin, CDP-Ethanolamin, CDP-Diacylglycerin.

Frage 13.15: Lösung D

Durch die cytosolische HMG-CoA-Reduktase wird HMG-CoA in NADPH-abhängiger Reaktion in Mevalonsäure überführt (2). Dieser C_6-Metabolit wird dann zum aktivierten Isopren (Prenylpyrophosphat

13 Biosynthese der Fettsäuren, Lipogenese

bzw. Isoprenylpyrophosphat) und findet Verwendung bei der Biosynthese von Cholesterin (3) und Dolichol (4), einem Zucker übertragenden Polyisoprenoid. Falsch ist die Aussage (1), denn bei der Acetessigsäuresynthese wird HMG-CoA in den Mitochondrien durch eine HMG-CoA-Lyase gespalten – nicht aber durch die oben erwähnte Reduktase umgesetzt.

F95

Frage 13.16: Lösung C

Siehe Lerntext XIII.5.

F96

Frage 13.17: Lösung D

Siehe Lerntext XIII.5.

Cholesterin – Biosynthese — XIII.5

Das wichtigste Sterin im tierischen Stoffwechsel ist das Cholesterin, ein wasserunlöslicher C_{27}-Alkohol. Der Körper eines 70 kg schweren Menschen enthält etwa 150 g Cholesterin, das z.T. aus der Nahrung stammt, zum Teil aus der de-novo-Synthese. Zum Aufbau eines Cholesterinmoleküls werden 18 Acetyl-CoA verwendet. Ort der Cholesterinsynthese ist das Cytosol; die Synthese ist nicht auf ein bestimmtes Organ beschränkt. Zunächst werden 3 Acetyl-CoA zu β-Hydroxy-β-methyl-glutaryl-CoA vereint. Die gleiche Reaktionsfolge wurde im Lerntext IX.2 schon im Rahmen der mitochondrialen Ketogenese beschrieben; die hier besprochene Synthese läuft im Cytosol ab.

Das cytosolische HMG-CoA wird durch eine HMG-CoA-Reduktase mit NADPH reduziert, wobei das CoASH abgespalten wird und die bisher als Thioester gebundene Carboxylgruppe zum Aldehyd reduziert wird. Das Reaktionsprodukt hat 6 C-Atome und heisst Mevalonsäure. Als Schlüsselenzym der Cholesterinsynthese wird die HMG-CoA-Reduktase durch Cholesterin allosterisch gehemmt.

Zwei Arten des „aktivierten Isoprens" mit 5 C-Atomen werden gebildet: das Isopentenylpyrophosphat und das Dimethylallylpyrophosphat. Aus diesen C_5-Einheiten entstehen lineare C_{10}-, C_{15}- und C_{30}-Moleküle. Der C_{30}-Kohlenwasserstoff Squalen wird durch Ringschluss zum C_{30}-Lanosterin, das unter Verlust von 3 Methylgruppen zum Cholesterin wird.

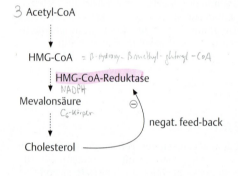

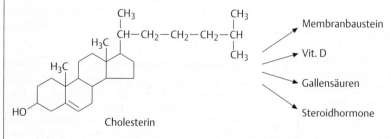

Cholesterin

→ Membranbaustein
→ Vit. D
→ Gallensäuren
→ Steroidhormone

Lipoproteine — XIII.6

Da alle Lipide wasserunlöslich sind, kommt es zur Bildung von Lipoproteinen, in denen sich Lipide mit Proteinen und Phospholipiden zu wasserverträglichen Transporteinheiten vereinen. Verschiedene Typen von Lipoproteinen übernehmen spezielle Transportaufgaben im Blut.

Die Fettverdauung durch die Pankreas-Lipase liefert im Duodenum β-Monoglyceride und freie Fettsäuren, die sich zu Mizellen vereinigen und dann über den Bürstensaum in die Darmmukosa aufgenommen werden. Hier erfolgt die Resynthese von Triacylglycerinen, die dann zu großen Chylomikronen verpackt und über das Lymphsystem in den Blutkreislauf gelangen. So kommen die Nahrungsfette zum Fettgewebe, wo ihre Triglyceride durch eine Lipoproteinlipase in Fettsäu-

ren und Glycerin gespalten werden. Die Fettsäuren werden von den Adipozyten aufgenommen; die Reste aus den Chylomikronen („remnants") und das Glycerin gelangen auf dem Blutweg zur Leber.
VLDL transportieren die aus Nahrungsüberschuss in der Leber gebildeten Triacylglycerine auf dem Blutweg zum Fettgewebe, wo auch ihr Neutralfettanteil von der Lipoproteinlipase hydrolysiert wird. Die Fettsäuren werden von den Adipozyten aufgenommen; der VLDL-Rest wird zu LDL umgewandelt und bleibt in der Blutzirkulation. Der hohe Cholesteringehalt macht die LDL zum Lieferanten für Cholesterin-abhängige Organe, die sich durch einen LDL-Rezeptor zu erkennen geben; Ligand für die Bindung ist das Apolipoprotein B_{100}. Die LDL können auch Cholesterinablagerungen in Blutgefäßen (Koronararterien, Aorta) bewirken und gelten deshalb als prognostisch ungünstig. HDL wirken im Gegensatz zu den LDL antiatherogen; ein hoher HDL-Gehalt gilt deshalb prognostisch als günstig.

Lipoprotein-Klasse	Chylomikronen	VLDL (very low density lipoproteins)	LDL (low density lipoproteins)	HDL (high density lipoproteins)
Dichte (g/ml)	0,9	0,94–1,00	1,00–1,06	1,06–1,21
Zusammensetzung (%):				
Protein	1	10	20	50
Triglycerid	90	50	10	1–5
Cholesterin	5	19	45	18
Phospholipid	4	18	23	30
Syntheseort	Darmmukosa	Leber	Blut (aus VLDL)	Leber
Elektrophorese-Fraktion	keine Wanderung	Prä-β	β	α
Typische Apolipoproteine	A, B, C II, E	C II, B100	B100	A

Frage 13.18: Lösung C

Cholesterol ist mit 27 C-Atomen trotz seiner Alkoholgruppe wasserunlöslich. Es wird vom tierischen Organismus als Membranbaustein und – strukturell verändert – zum Aufbau von Gallensäuren oder Steroidhormonen benötigt. Zum Teil stammt es aus der Nahrung, zum Teil wird es aus Acetyl-CoA über HMG-CoA und Isopreneinheiten aufgebaut. Cholesterolabhängige Gewebe erhalten ihr Cholesterol auf dem Blutweg durch das Lipoprotein LDL zugeführt.
Die gesuchte Falschaussage ist (C), denn die VLDL haben die Aufgabe, in der Leber gebildetes Triacylglycerol zum Fettgewebsspeicher zu transportieren. Da das Vierring-System der Sterine vom Menschen nicht abgebaut werden kann, wird Cholesterol mit der Galle ausgeschieden: in kleiner Menge unverändert, meist aber modifiziert als wasserlösliche Gallensäure. Gallensäuren wirken als Detergens und halten im Darm Fettsäuren und in der Galle Cholesterin in wässriger Umgebung in Lösung.

Frage 13.19: Lösung B

Siehe Lerntext XIII.6.
Chylomikronen sind die größten Lipoproteinartikel, die die Nahrungstriglyceride aus dem Dünndarm über die Lymphe in das Blut transportieren. Im Blut werden die Fette der Chylomikronen durch eine endothelständige Lipoproteinlipase abgebaut (B). Die in der Leber aus Kohlenhydraten gebildeten Triglyceride (endogene Triglyceride) werden nicht von den Chylomikronen transportiert, sondern von den VLDL ((D) ist falsch). Die aus dem Fettgewebe durch Lipolyse freigesetzten freien Fettsäuren werden nicht durch die Chylomikronen, sondern locker an Albumin gebunden transportiert ((A) ist falsch).

Frage 13.20: Lösung B

Chylomikronen sind sehr große Lipoproteine, die in der Darmschleimhaut gebildet werden und das dort absorbierte Nahrungsfett (A) über Lymph- und Blutstrom zum Speicherorgan Fettgewebe transportieren. Sie bestehen zu etwa 95% aus Triacylglycerin und je 2% aus Protein, Phospholipid und Cholesterol

(D). Am Fettgewebe angekommen werden sie durch die endothelständige Lipoproteinlipase abgebaut zu freien Fettsäuren, Glycerin und den Remnants (E). Im Unterschied zu den anderen Lipoproteinfraktionen wandern Chylomikronen in der Elektrophorese nicht; sie bleiben am Start liegen ((B) ist die gesuchte Falschaussage).

H98
Frage 13.21: Lösung D

Chylomikronen sind die größten und leichtesten (B) Lipoproteine. Sie transportieren die in den Mucosazellen des Darms resynthetisierten Nahrungsfette aus dem Darm zu den Organen bzw. zum Fettgewebe, wo sie durch die endothelständige Lipoproteinlipase zu Fettsäuren, Glycerol und Remnants (E) abgebaut werden.
Die gesuchte Falschaussage ist (D), denn das Apolipoprotein B_{100} kommt nicht in den Chylomikronen vor, sondern enthalten in den LDL und den VLDL. Chylomikronen enthalten die Apo-LP CII, E, A und B_{48}.

F97
Frage 13.22: Lösung C

Chylomikronen sind in der Darmmukosa gebildete Lipoproteine, die die Triacylglycerine der Nahrung auf dem Blutweg zur Speicherung ins Fettgewebe bringen. Sie enthalten etwa 95% Neutralfett, die durch die Lipoproteinlipase des Fettgewebes hydrolysiert werden (3). Der Cholesteringehalt der Chylomikronen liegt bei 1% ((1) ist richtig). Wenn Nüchternblut zur Elektrophorese eingesetzt wird, findet man im Pherogramm keine Chylomikronen. Sind nach einer fettreichen Mahlzeit Chylomikronen im Blut vorhanden (4), so bleiben sie bei der Elektrophorese im Startbereich liegen ((2) ist falsch).

F94
Frage 13.23: Lösung D

Siehe Lerntext XIII.6.
Da die Chylomikronen nie in die Fettzellen gelangen, können sie dort auch nicht lysosomal abgebaut werden.

F93
Frage 13.24: Lösung D

Siehe Lerntext XIII.6.
Chylomikronen enthalten zu 90% Triglyceride.

H96
Frage 13.25: Lösung C

Siehe Lerntext XIII.6.
Die Leber gibt nie unveresterte Fettsäuren ab; bei Lipolyse nimmt sie diese zur Verbrennung auf.

Hohe HDL-Konzentrationen im Blut führen nicht zur Cholesterinablagerung an Gefäßwänden; solche Ablagerungen werden durch HDL verhindert.

F93
Frage 13.26: Lösung E

Lipoproteine sind zum Transport wasserunlöslicher Lipide im wässrigen Blutplasma dienende Partikel. Bei den aus der intestinalen Fettresorption stammenden Chylomikronen ist der Fettanteil sehr hoch. Chylomikronen enthalten nur 1 bis 2% Protein; bei den VLDL, LDL und HDL steigt der Proteingehalt mit der Partikeldichte an und macht bei den HDL über 50% aus. Der Aufbau der unterschiedlichen Apo-Lipoproteine, bezeichnet als A, B, C oder E, ist von Bedeutung für die Funktion der Lipoproteine.
Die in der Leber gebildeten, hepatogene Lipide transportierenden VLDL besitzen zunächst nur Apo-B. Erst im Blut übernehmen sie von den HDL Apo-E und Apo-C; Letzteres ist nötig zur Erkennung durch die Lipoproteinlipase (C), die die Neutralfettanteile der VLDL spaltet. Die freigesetzten Fettsäuren werden zur Speicherung von den Fettzellen aufgenommen. Nach Abgabe der Triglyceride heißen die VLDL jetzt LDL (A).
Falsch ist Aussage (E): Nahrungscholesterin wird nicht durch HDL, sondern durch Chylomikronen transportiert. HDL können aber an den Gefäßwänden deponiertes Cholesterin aufnehmen und zum Abbau in die Leber transportieren.
In den HDL vorhandenes freies Cholesterin wird durch Apo-A-aktivierte LCAT verestert, wobei die mittelständige, meist ungesättigte Fettsäure eines Lecithins übertragen wird. LDL-Partikel können über ihren Apo-B-Anteil Kontakt mit LDL-Rezeptoren aufnehmen (B). Die LDL werden dann in die rezeptorhaltigen Zellen aufgenommen und lysosomal abgebaut, wobei frei werdendes Cholesterin der Zelle zur Verfügung steht.

F96
Frage 13.27: Lösung A

Siehe Lerntext XIII.6.
Nahrungsfette werden ausschließlich durch Chylomikronen vom Darm zum Fettgewebe transportiert.

F00
Frage 13.28: Lösung A

Siehe Lerntext XIII.6.
Im Blut werden Lipide in Form von Lipoproteinen transportiert. Man unterscheidet Chylomikronen, VLDL, LDL und HDL. Alle Lipoproteinklassen bestehen aus Phospholipiden, Cholesterol, Triglyceriden und spezifischen Proteinen (Apolipoproteinen),

wobei der Anteil der einzelnen Komponenten der Lipoproteine für jede Klasse unterschiedlich ist.

Es gibt ca. 30 verschiedene Apolipoproteine (ApoLP). Die wichtigsten sind das ApoA der HDL und das ApoB100 der LDL.

Die gesuchte Falschaussage ist (A), denn Albumin kommt in keinem Lipoprotein vor. Die hohe Dichte der HDL ist durch den hohen Anteil an ApoAI und ApoAII bedingt.

H00

Frage 13.29: Lösung B

Die LCAT wird von der Leber gebildet und ins Blut sezerniert (A), wo sie ausschließlich an HDL (α-Lipoproteine) gebunden wird (C).

Wenn HDL Cholesterol aufnehmen, verestert die LCAT, aktiviert durch ApoA$_1$, das Cholesterol zu hydrophoben Cholesterolestern, die im Inneren der jetzt größeren HDL$_2$-Partikel gespeichert werden, damit ist (B) die gesuchte Falschaussage.

Donator für die zu übertragende Fettsäure ist Lecithin, das dabei zu Lysolecithin wird und aus den HDL abgegeben wird, wodurch sich deren Gehalt an Phosphoglyceriden vermindert (D).

F98 F90

Frage 13.30: Lösung C

Chylomikronen stellen die Transportform des Nahrungsfettes dar, sie werden von den Enterozyten gebildet (A) und mit der Lymphe über den Ductus thoracicus dem Blutkreislauf zugeführt. VLDL transportieren das endogen aus Kohlenhydraten in der Leber synthetisierte Fett. Wie Chylomikronen übernehmen auch VLDL im Blut aus HDL das Apolipoprotein CII. Apo CII aktiviert die endothelständige Lipoproteinlipase (B), die die Triglyceride hydrolysiert. Aus VLDL gehen dabei die LDL hervor (E). In den LDL überwiegt das Cholesterin, sie sind atherogen, d. h. sie verursachen Atherosklerose. Die Zellen enthalten LDL-Rezeptoren, mit denen sie LDL aufnehmen (D). Die Rezeptordichte wird über die Konzentration des intrazellulären Cholesterins reguliert.

Die gesuchte Falschaussage ist (C): Durch cAMP und Proteinkinasen wird nicht die endothelständige Lipoproteinlipase, sondern die Triglyceridlipase der Fettzellen reguliert.

F98

Frage 13.31: Lösung D

Lipoproteine wie Chylomikronen (Transport des Nahrungsfettes aus dem Darm) und VLDL (Transport des in der Leber gebildeten endogenen Fettes) können nicht von den Zellen aufgenommen werden. Eine endothelständige Lipoproteinlipase spaltet die in ihnen enthaltenen Triglyceride in Fettsäuren (zur Aufnahme in die Zellen) und Glycerol, das ausschließlich von der Leber verwertet werden kann. Die Lipoproteinlipase wird durch das Apo C$_{II}$ der Chylomikronen und VLDL aktiviert. Apo B der LDL vermittelt die Aufnahme der LDL in die Leberzellen durch deren Apo B-Rezeptor.

Die LCAT kommt in den HDL vor und verestert das Cholesterin mit langkettigen Fettsäuren.

Siehe auch Lerntext XIII.6.

H99

Frage 13.32: Lösung B

Apolipoproteine sind die lipidfreien Proteinanteile von Lipoproteinen; man teilt sie ein in die fünf Klassen ApoA, ApoB, ApoC, ApoD und ApoE, von denen Untergruppen existieren.

Das in den HDL vorkommende A I ist ein Aktivator der LCAT (Lecithin-Cholesterin-Acyl-Transferase), die Cholesterinester bildet (A). Die gesuchte Falschaussage ist (B), denn A II ist wie B 48 (C) nur ein Strukturelement und hat keine enzymregulatorische Wirkung.

Das die Lipoproteinlipase des Fettgewebes aktivierende C II findet sich in Chylomikronen und in VLDL; beide Fraktionen liefern Fettsäuren für die Fettsynthese in den Fettzellen (E). Das Apolipoprotein B 100 ist ein Ligand des LDL-Rezeptors und sorgt dafür, dass die cholesterinreichen LDL-Partikel von Geweben mit LDL-Rezeptor aufgenommen werden (D).

H99

Frage 13.33: Lösung D

LDL enthalten die Hauptmenge des Cholesterins im Blutplasma und sind wesentlich an der Entstehung der Atherosklerose beteiligt. LDL entstehen aus den von der Leber gebildeten Triglycerid-reichen VLDL, die nach Hydrolyse des Fettes zu IDL (intermediate density lipoprotein) und durch Aufnahme von Cholesterolestern zu LDL werden (A).

Viele Zellen binden über spezifische Apo B$_{100}$-Rezeptoren LDL (B), nach Endozytose werden die Cholesterolester lysosomal gespalten (E).

Die gesuchte Falschaussage ist (D), denn die wesentliche Funktion der LDL ist die Versorgung der peripheren Gewebe mit Cholesterol.

Kommentare aus Examen Herbst 2001

[H01]

Frage 13.34: Lösung B

LDL entstehen im Blut, wenn die Lipoproteinlipase des Fettgewebes aus den in der Leber gebildeten VLDL den Hauptteil der Triacylglycerine hydrolysiert. Hauptproteinbestandteil der LDL wie auch der VLDL ist das Apolipoprotein B_{100}. Die sehr cholesterinreichen LDL werden von cholesterinbedürftigen peripheren Zellen durch Apolipoprotein B_{100}-Rezeptoren erkannt und durch Endozytose aufgenommen. Die internalisierten LDL-Partikel werden durch lysosomale Enzyme abgebaut und setzen dabei ihr Cholesterin frei. Das exogene Cholesterin hemmt das Schlüsselenzym der zelleigenen de-novo-Cholesterin-Biosynthese, die NADPH-abhängige HMG-CoA-Reduktase, und verhindert so die unnötige Cholesterinneubildung.
Falsch und hier gesucht ist die Aussage (B), denn das Enzym LCAT katalysiert die Veresterung von Cholesterin bei den HDL und nicht, wie hier vorgeschlagen, bei den LDL.

[H01]

Frage 13.35: Lösung C

VLDL transportieren die in der Leber aus Kohlenhydraten synthetisierten Triglyceride, so genannte endogene Fette, von der Leber in die Peripherie. Die Kapilarendothelien der Peripherie, hauptsächlich in Muskulatur und Fettgewebe, enthalten eine Lipoproteinlipase, die aktiviert durch das Apo CII die Triglyceride in den VLDL zu drei Fettsäuren und freiem Glycerol spalten. Die freien Fettsäuren werden dann von den Zellen aufgenommen, das freigesetzte Glycerol wird von den Leberzellen aufgenommen und metabolisiert. Damit ist (C) die gesuchte Falschaussage, denn nicht die Lipoproteinpartikel werden von den Fettzellen aufgenommen, sondern nur die aus ihren Triglyceriden freigesetzten Fettsäuren.

[H01]

Frage 13.36: Lösung E

Die hier zu suchende Falschaussage ist (E), denn ein Glucuronid des wasserunlöslichen Cholesterins gibt es nicht. Die für die Ausscheidung notwendige Wasserlöslichkeit wird erreicht, indem das Cholesterin in Gallensäuren umgewandelt wird: Die auf 5 C verkürzte Seitenkette endet mit einer –COOH-Gruppe und in der 7- bzw. 12-Position des Sterins werden weitere –OH-Gruppen eingeführt.

Richtig ist, dass die HMG-Reduktase das Schrittmacherenzym der Cholesterinbiosynthese ist (B), die Isopentenylpyrophosphat-Synthese ATP benötigt (A), die Cholesterinbildung durch freie Gallensäuren gehemmt wird (C) und dass die 3-OH-Gruppe des Cholesterins mit einer vom Lecithin abstammenden Fettsäure verestert werden kann (D).

14 Mineral- und Elektrolythaushalt

Wasser — XIV.1

Die Bruttozusammensetzung eines menschlichen Organismus ist relativ konstant. Den größten Anteil eines 70 kg schweren, normalgewichtigen Menschen bildet das Wasser mit ca. 60%. Beim Säugling hat das Wasser sogar einen Anteil von 75%. Beim durchschnittlichen Erwachsenen findet man 28 l intrazelluläres gegenüber 13 l extrazellulärem Wasser.
Unter den Funktionen des Wassers ist in erster Linie an die eines Lösungsmittels zu denken; praktisch alle biologischen Reaktionen finden mit und an gelösten Molekülen statt. Eine zweite Funktion des Wassers besteht darin, dass es Endprodukt des abbauenden, Energie liefernden Stoffwechsels ist. Als Endprodukt produziert der normalgewichtige Erwachsene pro Tag im Durchschnitt 600 ml H_2O. Die dritte Funktion des Wassers besteht darin, dass es in Verbindungen eingebaut wird, wozu täglich 300 ml verbraucht werden. Durch Zusammenfassung der beiden letztgenannten Posten ergibt sich ein Nettogewinn von 0,3 l Wasser. Diese Menge reicht bei weitem nicht aus, um andere Stoffwechselendprodukte in gelöster Form über den Urin auszuscheiden bzw. über den Schweiß der Wärmeabführung zur Temperaturregulation zu dienen.
So ist der Mensch täglich auf die Zufuhr von 1 bis 2 l Wasser mit der Nahrung angewiesen; bei extremer Hitze, Trockenheit oder sehr starker körperlicher Leistung kann die so benötigte Wassermenge auf über 10 l ansteigen. Nicht ersetzte starke Wasserverluste führen zu einer Austrocknung (Exsikkose) des Körpers und stellen einen akut lebensbedrohenden Zustand dar.

[H91]

Frage 14.1: Lösung E

Der Wassergehalt des menschlichen Körpers liegt bei etwa 60%; dieser Wert erniedrigt sich im Laufe des Lebens um etwa 10%. Weibliche Personen haben wegen ihres erhöhten Fettgehaltes etwas niedrigere Wasseranteile. In den meisten Organen beträgt der Wassergehalt 75 bis 80%; das gilt auch für die unter (A) bis (D) genannten Organe Lunge, Leber, Muskulatur und Gehirn; sogar das Gesamtblut macht hier keine Ausnahme. Es gibt aber Organe mit extremen Wassergehalten: im Zahnschmelz gibt es nur 0,2% Wasser, im Skelett 20% und im Fettgewebe (E) 30%. Sehr hohe Wassergehalte findet man im Blutplasma (91%) und im Glaskörper des Auges (99%!).

Puffersysteme — XIV.2

Die Puffergleichung nach Henderson-Hasselbalch lautet:

$$pH = pK + \log\frac{[Salz]}{[Säure]}$$

Das wichtigste Puffersystem im Blut ist das System aus Natriumbicarbonat ($NaHCO_3$) und Kohlensäure (H_2CO_3).
Durch die **Carboanhydrase** der Erythrozyten steht das gasförmige CO_2 im Gleichgewicht mit H_2CO_3.

$$CO_2 + H_2O \rightleftharpoons H_2CO_3$$

Der Säureanteil des Bicarbonatpuffers kann damit über den CO_2-Partialdruck (35–45 mm Hg) angegeben werden und wird über die Atmung reguliert („offenes Puffersystem"). Der Bicarbonatanteil wird über die Nieren angepasst: Na^+ kann vermehrt ausgeschieden oder rückresorbiert werden. Die Na^+-Rückresorption erfolgt im Austausch gegen H^+. Die **Normalwerte des Säure-Basen-Status** im Blut sind:

pH	7,36–7,44
pCO_2	35–45 mm Hg
aktuelles Bicarbonat	22–26 mmol/l

An der **Gesamt-Pufferkapazität** des Blutes sind beteiligt:

Bicarbonat	53%
Hämoglobin	35%
Plasmaproteine	7%
Phosphat	5%

[F89]

Frage 14.2: Lösung A

Siehe Lerntext XIV.2.
Der Bicarbonatpuffer stellt im Blut mit über 50% der Pufferkapazität das wichtigste Puffersystem dar. „Offen" ist das Bicarbonatpuffersystem in dem Sinne, dass der Säureanteil H_2CO_3 über das Enzym Carboanhydrase im Gleichgewicht mit CO_2 steht:

$$H_2CO_3 \leftrightarrow CO_2 + H_2O.$$

Die CO_2- und damit die H_2CO_3-Konzentrationen können innerhalb von Sekunden über die Atmung verändert werden.
Hydrogenphosphat und Dihydrogenphosphat (1) puffern zwar auch gut bei pH 7,4, bilden aber kein offenes System. Ammoniak, NH_3 und das Ammoniumion NH_4^+ sind Basen und als solche noch kein Puffersystem, das immer aus Salz und Säure besteht.
Carbonat mit dem Säureanteil Hydrogencarbonat bildet ein wirksames Puffersystem, aber nicht für pH 7,4, sondern pH 11–13 und ist darüber hinaus auch nicht offen.

Azidose — XIV.3

Eine Azidose kann bedingt sein durch
eine Erhöhung des pCO_2 = **respiratorische Azidose**
oder durch eine Erhöhung organischer Säuren:
Milchsäure (Lactazidose)
Acetessigsäure, β-Hydroxybuttersäure (Ketoazidose) bzw.
eine Erniedrigung des $NaHCO_3$ =
metabolische Azidose

[H91]

Frage 14.3: Lösung B

Siehe Lerntext XIV.3.
Glucose-Bildung aus Leberglykogen schafft keine Säureäquivalente ((3) ist falsch).
Übersteigerte Bicarbonatverluste über das Pankreas, wie sie bei Durchfällen, Erbrechen oder bei Vorliegen einer Pankreasfistel vorliegen, führen zu einer Subtraktionsazidose, also einem Nettosäureüberschuss ((4) ist richtig).

Alkalose — XIV.4

Als Alkalose bezeichnet man einen Anstieg des Blut-pH, der bedingt sein kann:
durch eine Erniedrigung des pCO_2 =
respiratorische Alkalose oder
durch einen Anstieg des $NaHCO_3$ =
metabolische Alkalose

[F92]

Frage 14.4: Lösung C

Siehe Lerntext XIV.4.
Zu einer metabolischen Alkalose kann es auch bei Hyperaldosteronismus (nicht Aldosteronmangel, (E) ist falsch) kommen, bei dem es zu einer Na^+-Erhöhung und damit zu einem Anstieg der Bicarbonatkonzentration kommt.

Kompensationsmechanismen bei Azidose und Alkalose — XIV.5

Einfach zu merken ist folgendes Prinzip: Metabolische Störungen werden respiratorisch kompensiert und umgekehrt.
Also:

Eine metabolische Azidose
  führt kompensatorisch zu
  respiratorischer Alkalose.

Eine metabolische Alkalose
  führt kompensatorisch zur
  respiratorischen Azidose.

Die respiratorische Azidose
  führt kompensatorisch zur
  metabolischen Alkalose.

Die respiratorische Alkalose
  führt kompensatorisch zur
  metabolischen Azidose.

[F92]

Frage 14.5: Lösung C

Bei einer Behinderung der Atmung kommt es zu einer respiratorischen Azidose durch den Anstieg von CO_2 (4) im Blut. Der Organismus kann diesen Zustand durch eine Erhöhung der Pufferbasen über die Niere partiell kompensieren, indem er vermehrt Na^+ im Austausch gegen H^+ rückresorbiert. Dadurch steigt die Bicarbonatkonzentration an (1); es resultiert ein positiver Basenüberschuss.

[H92]

Frage 14.6: Lösung B

Kalium-Ionen finden sich, im Gegensatz zum Na^+, mit 160 mM vorwiegend intrazellulär; extrazellulär, also auch im Blutplasma, liegt der K^+-Normalwert bei 3,5–5 mM. Für dieses physiologische Ungleichgewicht ist eine Na^+/K^+-ATPase verantwortlich. Außerdem greifen hier auch Hormone steuernd ein: Aldosteron fördert die Natriumrückresorption und die Kaliumausscheidung in den Nieren; gesteigert treten diese Effekte bei Hyperaldosteronismus auf ((3) ist falsch). Die Wirkungen des Insulins werden meist hinsichtlich der Nahrungsstoffe diskutiert; dieses Hormon steigert aber in den meisten Geweben auch die Kaliumaufnahme ((4) ist falsch).

Eine Kaliumabgabe aus den Zellen wird durch Katecholamine und Glukagon gefördert.
Bei metabolischer Azidose werden vermehrt vorhandene Protonen zu einem beträchtlichen Teil von Zellen aufgenommen, die dafür zur Elektroneutralität K^+ in das Blut abgeben (1). Schwere körperliche Arbeit geht einher mit einer Energiemobilisierung durch Katecholamine und Glukagon sowie extrem hohem ATP-Verbrauch; nach dem vorher Gesagten wirken alle diese Aktionen in Richtung einer Kaliumanhäufung im Blut (2).

[F83]

Frage 14.7: Lösung C

Vom Gesamtphosphorbestand des Erwachsenen (ca. 1000 g) liegen über 80% im Skelettsystem vor, der Rest ist organisch gebunden (z. B. ATP, Zuckerphosphate, Nucleinsäuren, Phosphatide) oder ist anorganisches Phosphat.
Anorganisches Phosphat (P_i) ist Substrat der Phosphorylase: Glykogen + P_i → Glucose-1-P,
der Succinatthiokinase:
Succinyl-CoA + GDP + P_i → Succinat + GTP + CoASH
und der Glycerinaldehydphosphatdehydrogenase:
GAP + NAD + P_i → 1,3-Disphosphoglycerat + $NADH_2$.
Der Phosphatrest im Phosphoenolpyruvat (PEP) bei der Gluconeogenese stammt aus dem GTP.

[F98] [H88] [H85]

Frage 14.8: Lösung E

Magnesium gehört zu den lebenswichtigen Elementen. In Pflanzen ist es das Zentralatom im grünen Tetrapyrrolfarbstoff Chlorophyll (D), der für den Menschen die Hauptquelle der Versorgung mit Magnesium darstellt. Der Magnesiumbestand des menschlichen Körpers (70 kg) beträgt etwa 30 g, die tägliche Aufnahme etwa 0,3 g. Viele, vor allem ATP-abhängige Enzymreaktionen, benötigen Mg^{2+} als Cofaktor, da ein ATP-Mg^{++}-Komplex vorhanden sein muss (A). Der intrazelluläre Magnesiumgehalt liegt bei etwa 25 mval/kg Gewebe; die Mg^{++}-Konzentration des Bluts beträgt nur etwa $1/10$ dieses Wertes (C). Ribosomen menschlicher Zellen zerfallen bei Abfall der Magnesiumkonzentration unter den physiologischen Wert in leichte 40 S- und schwere 60 S-Untereinheiten (B).
Falsch ist die Aussage (E): Insulin kann als Zn^{++}-, aber nicht als Mg^{++}-Komplex vorliegen.

[F92]

Frage 14.9: Lösung B

Siehe Lerntext XIV.6.
Ca^{++} bildet mit dem Gegenion Phosphat wasserunlösliches Calciumphosphat (Skelett); intrazellulär findet man als Gegenion HCO_3^- und Proteinat.

[H95]
Frage 14.10: Lösung E

Extrazellulär findet man, wie im Blut, etwa 10^{-3} M, intrazellulär etwa 10^{-8} M Calcium.

[H98]
Frage 14.11: Lösung E

Die zytosolische Ca^{++}-Konzentration beträgt 10^{-8} bis 10^{-7} mol/l gegenüber einer extrazellulären von etwa 10^{-3} molar. Durch Einstrom von außen nach Öffnung von Calciumkanälen und durch Freisetzung aus intrazellulären Speichern kann die zytosolische Calciumkonzentration kurzfristig auf 10^{-5} molar ansteigen, z. B. bei der Erregung der Muskelzellen.
Die gesuchte Falschaussage ist (E), denn die Ca^{++}-ATPasen der Plasmamembran führen nicht zu einer Erhöhung der zytosolischen Calciumkonzentration, sondern sie senken diese durch aktiven Transport von Ca^{++} aus der Zelle heraus.

[H94]
Frage 14.12: Lösung E

Siehe Lerntext XIV.6.
Das den Ca^{++}-Spiegel erhöhende Parathormon mobilisiert Knochensubstanz durch Aktivierung der Osteoklasten; an der Niere kommt es zu gesteigerter Calciumrückresorption bei erhöhter Phosphaturie.

Calcium — XIV.6

Schon seiner Menge wegen spielt das Calcium für den Menschen eine große Rolle: Im Körper eines 70 kg schweren Menschen finden sich etwa 1,5 kg Calcium, zum größten Teil als wasserunlösliches Calciumphosphat (Apatit) im Skelett. In der Nahrung, besonders in Milch, ist Calcium reichlich vorhanden, kann aber aus dem Darm nur resorbiert werden, wenn das Vitamin D-Hormon, 1,25-Dihydroxy-cholecalciferol, DHCC (s. Lerntext V.13) die Bildung eines Ca^{++}-bindenden Darmproteins induziert. Als lipophiles Hormon kann DHCC in die Zellen eines Zielorgans eindringen und sich dort mit einem intrazellulären Rezeptorprotein verbinden. Außer dem DHCC sorgen noch zwei weitere Hormone für die Konstanthaltung des Calciumspiegels im Blut (das Parathormon erhöht, das Calcitonin senkt die Calciumkonzentration im Blut (s. Lerntext XVII.5)).
Freie Calcium-Ionen erfüllen im Organismus wichtige Aufgaben: So ist Ca^{++} ein Faktor des Blutgerinnungssystems, es wirkt bei der Muskelkontraktion, durch Ca^{++} werden unter Einschaltung des Calcium bindenden Proteins Calmodulin Enzyme aktiviert (Wirkung als second messenger) und im Nervensystem ist es beteiligt an der Neurotransmitterfreisetzung.

Bestand: 1500 g
Tagesbedarf: 0,5–1 g

Homöostase
1. Resorption aus dem Darm
2. Harnausscheidung

Regulation
1. Parathormon
2. Calcitonin
3. Calcitriol

Funktion
1. Apatit (Knochen, Zähne)
2. Cofaktor
   – Enzyme
   – Blutgerinnung
3. Signalstoff
   – Muskelkontraktion
   – intrazellulärer second messenger

Eisen — XIV.7

Zu den Hauptaufgaben der eisenhaltigen Proteine zählen der Sauerstofftransport (Erythrozyten), die O_2-Speicherung (Myoglobin) und die Sauerstoffverwertung (Cytochrome).

Gesamtbestand: 3–5 g

Funktionseisen
– Hb   2,6 g
– Myoglobin   0,4 g
– Cytochrome   0,007 g

Speichereisen
– Ferritin   0,8 g
– Hämosiderin   0,2 g

Transporteisen
– Transferrin   0,004 g

Nahrungszufuhr 10–20 mg/Tag

Resorption   1–2 mg/Tag

„Ausscheidung"
(Blutungen und
Epithelverluste) 1–2 mg/Tag
Mangel: Anämie
Überladung: Hämosiderose

Der Eisenbestand des 70 kg schweren Erwachsenen beträgt etwa 5 Gramm, wovon die Hauptmenge an die Sauerstoff bindenden Proteine Hämoglobin (2,6 g) und Myoglobin (0,4 g) gebunden ist. Etwa 1 g Eisen findet sich in den Speicherproteinen Ferritin und Hämosiderin in Leber und Milz. Im Gesamtblut (5 Liter) findet man nur 4 mg freies Eisen, gebunden an das Transportprotein Transferrin, ein auch Siderophilin genanntes Glykoprotein der β-Globulin-Fraktion. Eisenbedürftige Organe entwickeln spezielle Transferrin-Rezeptoren auf ihrer Oberfläche; eisenbeladenes Transferrin dockt hier an, wird mit dem Rezeptorprotein internalisiert und das Eisen dann nach Übertragung auf intrazelluläres Ferritin freigesetzt. Das Transferrin kehrt zurück ins Blut. Einen größeren Eisenvorrat (150 mg) gibt es noch im Blut bildenden Knochenmark.

Das zu den Übergangsmetallen gehörende Eisen kommt auch im lebenden Organismus in zwei- oder dreiwertiger Form vor, wobei die jeweilige Wertigkeit für seine biologische Funktion von großer Bedeutung ist. Die Sauerstoff bindenden Proteine erfordern, auch im Zustand der Oxygenation, 2-wertiges Eisen; Oxidation schafft hier funktionsloses Methämoglobin. Bei der Resorption aus dem Darm wird vorwiegend 2-wertiges Eisen transportiert. Hingegen ist das im Blutplasma an Transferrin gebundene Eisen 3-wertig, ebenso wie das im Ferritinspeicher befindliche.

H95

Frage 14.13: Lösung E

Siehe Lerntext XIV.7.
Hämoglobin bleibt auch bei Anlagerung von Sauerstoff (A) oder Kohlenstoffmonoxid (D) zweiwertig. Methämoglobin (E) ist das Oxidationsprodukt mit Fe^{3+}.

F98

Frage 14.14: Lösung A

Der Eisenbestand des erwachsenen Menschen liegt bei 3000 bis 5000 mg; durch ständige Wiederverwertung wird er sehr konstant gehalten. Es gibt keine physiologische Eisenausscheidung! Physiologische Eisenverluste von etwa 1 mg/Tag werden durch intestinale Resorption ausgeglichen, wozu weniger als 10% des Eisengehalts der normalen Nahrung ausreichen. Da zweiwertiges Eisen besser resorbiert wird als Fe^{3+}, gibt man zur Resorptionserhöhung gern Reduktionsmittel wie Vitamin C zur Nahrung (1). Enthält die Nahrung viel Phosphat, so ist das als Eisenphosphat gebundene Eisen der Resorption nicht zugänglich (2).
Die unter (3) und (4) gemachten Aussagen sind falsch: Der intrinsic factor dient zur Aufnahme von Cobalamin im Ileum; Ferritin ist ein in der Leber und der Milz vorkommendes Eisenspeicherprotein.

H95

Frage 14.15: Lösung C

Siehe Lerntext XIV.7.
Das im Ferritin in dreiwertiger Form gespeicherte Eisen muss zur Mobilisierung reduziert, dann aber zur Bindung an das Transportprotein Transferrin durch Caeruloplasmin zu Fe^{3+} reoxidiert werden. Am Bestimmungsort bindet dann das eisenbeladene Transferrin an einen membranständigen Rezeptor. Die Aufnahme in die Zelle erfolgt per Internalisierung.

F01

Frage 14.16: Lösung D

Ferritin ist ein intrazelluläres Eisenspeicherprotein, das insbesondere in der Leber und in den Stammzellen des Knochenmarks vorkommt (D). Spuren von Ferritin kommen im Blutplasma vor, obwohl Ferritin hier keine Funktion hat. Ferritin im Plasma ist besser geeignet als das Eisen als Indikator für den Körpereisenbestand ((E) ist falsch) und ist bei einem Eisenmangel im Plasma erniedrigt ((A) ist falsch). Ferritin besteht aus 24 Proteinuntereinheiten, die eine Hohlkugel bilden, in deren Inneren bis zu 4000 Eisenatome in Form von Eisenoxydphosphat gespeichert werden können ((B) ist falsch). Den Hämoglobin synthetisierenden Zellen wird das Eisen nicht an Ferritin gebunden zugeführt, sondern über das spezifische Eisentransportsystem im Blutplasma – das Transferrin ((C) ist falsch).

H99

Frage 14.17: Lösung C

Siehe Lerntext XIV.7.
Eisen ist ein für oxidative Vorgänge wichtiges Element. Über die Hälfte des Eisenbestandes (etwa 3 g beim 70 kg-Menschen) ist an der Sauerstoffübertragung durch Hämoglobin (C) beteiligt. Myoglobin (E) erfüllt ähnliche Aufgaben, ist aber in geringerer Menge vorhanden. Auch die in Leber und Milz vorkommenden Eisen-Speicherproteine Ferritin (A) und Hämosiderin (D) sind mengenmäßig weniger vertreten. Das Eisen-Transportprotein des Bluts, Transferrin (B), bindet nur wenige mg Eisen.

H97

Frage 14.18: Lösung E

Siehe Lerntext XIV.7.
Der menschliche Körper enthält ca. 3–5 g Eisen, mehr als $2/3$ davon im Hämoglobin. Von täglich ca. 10 mg Nahrungseisen wird nur durchschnittlich 1 mg (10%) im Duodenum (A) als Fe^{2+} resorbiert. Ein nicht genau aufgeklärter Mechanismus sorgt dafür, dass nicht zuviel Nahrungseisen resorbiert wird und so zur Eisenüberladung führt, man spricht

vom Mucosablock. Bei Bedarf, z. B. in der Schwangerschaft und nach Blutverlusten, können statt normal 10% mehr als 50% des Nahrungseisens resorbiert werden. Im Blut wird das resorbierte Eisen durch das kupferhaltige Cäruloplasmin (Ferrioxidase) zum Fe^{3+} oxidiert und an Transferrin gebunden (B). Von den Zielzellen wird das eisenbeladene Transferrin durch Endozytose aufgenommen. Nicht als Funktionseisen gebrauchtes Eisen wird als Ferritin (D) gespeichert oder als Hämosiderin abgelagert. Die gesuchte Falschaussage ist (E), denn es gibt praktisch keine Eisenausscheidung, weswegen bei der Resorption im Duodenum eine Eisenüberladung des Organismus (Hämosiderose) verhindert werden muss. Täglich 1 mg Eisen gehen durch okkulte Blutungen und durch Abschilferung von Epithelien (Haut, Magen-Darmtrakt und Urogenitaltrakt) verloren.

H92

Frage 14.19: Lösung A

Siehe Lerntext XIV.7.
Die Hauptmenge des menschlichen Gesamteisens findet sich im Hämoglobin und Myoglobin. Transferrin ist normalerweise zu etwa $1/3$ mit Eisen beladen. Als totale Eisenbindungskapazität bezeichnet man die Summe von beladenem und unbeladenem Transferrin, ausgedrückt in μg Fe/100 ml Plasma.

H98

Frage 14.20: Lösung D

Ferritin dient in Hepatozyten und in Knochenmarkszellen der Eisenspeicherung. Ferritin bildet eine Art Hohlkugel aus 24 Proteinuntereinheiten, im Inneren können bis zu 4000 Atome Eisen (meist als Eisenhydroxyphosphat) gespeichert sein. Bei Eisenmangel fällt das Serum-Ferritin in seiner Konzentration ab, bei Eisenüberladung des Organismus steigt es an.
Das Ferritin hat im Serum keine physiologische Funktion, es ist aber ein diagnostisch wichtiger Parameter. Dem Eisentransport im Serum dient das Transferrin.

F99

Frage 14.21: Lösung C

Transferrin ist das Eisentransportprotein im Blutplasma, das in fünf Litern Blut nur 4 mg Eisen gebunden enthält. Es steht jedoch in ständigem Kontakt mit den Eisenspeichern der Milz, wo im Ferritin und Siderophilin 1000 mg Fe lagern. Bei gesunden Erwachsenen ist die Eisenbindungskapazität des Ferritins nur zu 30% mit Eisen belegt. Eisenbedürftige Zellen nehmen das eisenbeladene Transferrin durch Endocytose auf.

Die gesuchte Falschaussage ist (C), denn das Transferrin transportiert dreiwertiges Eisen.

Kupfer — XIV.8

Kupfer ist ein für den menschlichen Organismus wichtiges Spurenelement. Der Gesamtkupferbestand des 70 kg-Menschen liegt bei 100 mg. Kupfer ist Bestandteil vieler Oxidasen (z. B. Cytochromoxidase, Lysyloxidase, Katalase, Monoaminoxidase, Superoxiddismutase). Im Blutplasma gibt es ein blaugefärbtes Kupfercaeruloplasmin, das als Ferrioxidase wirkt. Bei einem Mangel an diesem Transportprotein kommt es zur Wilson-Krankheit mit Kupferablagerungen in der Leber und im Gehirn. Viele Zellen enthalten im Cytosol ein Metallothionein genanntes, cysteinreiches Protein, das Metalle wie Kupfer, aber auch Quecksilber und Cadmium als Komplex binden kann.

Bestand: 0,1 g

Funktion:
Cofaktor von Oxidasen
– Cytochromoxidase
– Superoxiddismutase
– Katalase
– Ferrioxidase

Bedarf: 3 mg/Tag

Transport im Blut:
Albumin
Transcuprein
Cäruloplasmin

Mangel: Anämie und unspezifische Störungen

Überladung: Wilson'sche Erkrankung = hepatolentikuläre Degeneration

F00 H96

Frage 14.22: Lösung A

Das Spurenelement Kupfer wird täglich in einer Menge von etwa 3 mg benötigt. Es wirkt als Cofaktor von Enzymen, die mit O_2 und H_2O_2 reagieren: Cytochromoxidase, Superoxiddismutase, Katalase und Ferrioxidase.

H97

Frage 14.23: Lösung E

Siehe Lerntext XIV.8.
Freie Cu-Ionen sind ähnlich wie freie Eisen-Ionen toxisch, Kupfer kommt daher im Organismus nur an Protein gebunden vor.
Im Blut wird Kupfer an Albumin (A), an Transcuprein und an Cäruloplasmin (Ferrioxidase) gebunden.

Beim autosomal rezessiv vererbten Cäruloplasminmangel (Wilson'sche Erkrankung) kommt es zu Kupferablagerungen in der Leber, im Linsenkern des Gehirns und in der Kornea (Kayser-Fleischer-Kornealring); die Cu-Ausscheidung erfolgt dabei vermehrt über die Niere (C), statt wie üblich über die Galle (B). Die gesuchte Falschaussage ist (E), denn nicht das Cytochrom c enthält Kupfer, sondern die Cytochrom-Oxidase (Komplex IV der Atmungskette = Warburgsches Atmungsferment).
Andere Cu-haltige Enzyme sind die Superoxid-Dismutase (C), die Monoaminoxidase, die Tyrosinase, die Katalase und die Lysyloxidase.

H99

Frage 14.24: Lösung C

Siehe Lerntext XIV.8.
Der menschliche Organismus enthält ca. 60–100 mg Kupfer. Kupferhaltige Enzyme sind u.a. die Cytochromoxidase, die Phenoloxidase, die Lysyloxidase und die Superoxiddismutase, sie gehören sämtlich in die Klasse der Oxidoreduktasen.

H99

Frage 14.25: Lösung A

Der menschliche Organismus enthält ca. 2–4 g Zink. Etwa 300 Enzyme benötigen Zn als Cofaktor, so auch die Carboanhydrase (B). Auch bei der Regulation der Transkription spielt Zn eine Rolle, hier sind Zn-Ionen an Zinkfinger regulatorischer Proteine angelagert ((C) und (E) sind richtig).
Die gesuchte Falschaussage ist (A), denn die Proteine binden die Zn-Ionen nicht über Valin- oder Leucinreste, sondern über Cystein- und Histidinreste.

F01

Frage 14.26: Lösung C

Mehrere hundert Proteine sind beschrieben, in denen Zink koordinativ an mehrere Aminosäuren gebunden ist. Hierzu zählen die unter (A), (B) und (E) genannten Enzyme ebenso wie die Steroidrezeptoren (D).
Die gesuchte Falschaussage ist (C): Zink hat keine Bedeutung für die Xanthinoxidase; hier sind Eisen und Molybdän am katalytischen Geschehen beteiligt.

Mineralstoffe und Spurenelemente —————— XIV.9

Unter Spurenelementen versteht man für den lebenden Organismus essenzielle Stoffe, die beim erwachsenen 70 kg-Menschen in Mengen von 1 mg bis zu wenigen Gramm vorkommen. Die meisten dieser Substanzen finden sich als funktionell wichtige Bestandteile von Enzymen. Für manche Elemente ist die Notwendigkeit vermutet, aber noch nicht erwiesen.
Natrium ist das wichtigste extrazelluläre Kation, verantwortlich für den osmotischen Druck und die Aktionspotenziale.
Chlorid ist das entsprechende extrazelluläre Anion.
Kalium ist das wichtigste intrazelluläre Kation, verantwortlich für das Ruhepotenzial an Zellmembranen.
Na^+, K^+ und Cl^- werden durch das Renin-Angiotensin-Aldosteron-System reguliert.
Phosphat ist neben dem Apatitaufbau als Diester Bestandteil von Lipiden und Nucleinsäuren, Energieüberträger (ADP + P $\rightleftharpoons$ ATP) und Puffersystem.
Kobalt (Co) ist Zentralatom im Vitamin B_{12}, der Bedarf wird über die Vitaminzufuhr gedeckt.
Jod ist Bestandteil der Schilddrüsenhormone T_3 und T_4. Die mit der Nahrung täglich zuzuführende Menge von 100–150 µg wird in der Bundesrepublik häufig nicht erreicht. Seesalz, Seefische oder jodiertes Kochsalz werden empfohlen, um Schilddrüsenunterfunktionszuständen vorzubeugen.
Fluor wird als Fluorapatit in Knochen und Zahnschmelz eingebaut und erhöht deren Festigkeit. Fluorzufuhr dient zur Prophylaxe von Osteoporose und Karies.
Magnesium kommt eingebaut in die Apatitstruktur des Knochens vor. Mg^{++}-Ionen, zu 95% intrazellulär, sind als Cofaktor an allen Enzymreaktionen mit ATP beteiligt. Mg^{++} ist an der Erregungsübertragung in Synapsen beteiligt. Mg^{++}-Mangelzustände äußern sich vorwiegend durch nervöse Störungen und Muskelkrämpfe.

Die übrigen Spurenelemente sind überwiegend als Cofaktoren für Enzyme wirksam:
Zink (Zn): Alkoholdehydrogenase, Carboanhydratase, Glutamatdehydrogenase u.a.
Molybdän (Mo): Xanthinoxidase, Aldehydoxidase u.a.
Mangan (Mn): Pyruvatcarboxylase, Glykosidtransferasen u.a.
Selen (Se): Glutathionperoxidase

[F91]

Frage 14.27: Lösung E

Cadmium gilt generell als Schadstoff; man kennt keine Reaktion, bei der Cadmium bei Lebensprozessen positiv wirkt.

[H93]

Frage 14.28: Lösung C

Phosphor findet sich im erwachsenen Menschen in einer Menge von einigen hundert Gramm, vorwiegend als Bestandteil des Skelettbausteins Apatit, daneben als wichtige Puffersubstanz im Blut und in anderen Körperflüssigkeiten.

[H91]

Frage 14.29: Lösung A

Siehe Lerntext XIV.6.
Calcium ist unter den hier genannten Elementen dasjenige, das nicht zu den Spurenelementen zählt, denn bei einem Gesamtkörper-Bestand an Calcium von 1,5 kg beträgt allein der Tagesbedarf etwa 600 mg.

[F99]

Frage 14.30: Lösung C

Selen ist ein wichtiges Spurenelement, das als Selenocystein in die Glutathionperoxidase eingebaut wird. Glutathionperoxidase spielt eine wichtige Rolle beim Abbau schädlicher Peroxide.

[F99]

Frage 14.31: Lösung E

Kupfer ist u.a. Teil des antioxidativen Schutzsystems, indem es in die Superoxyddismutase eingebaut wird.
Weitere kupferhaltige Enzyme sind die Cytochrom-c-Oxidase („Atmungsferment"), die Monoaminooxidase (MAO), die Ferrioxidase I (Coeruloplasmin) und die Lysyloxidase, die ein Schlüsselenzym der Kollagenbiosynthese ist.

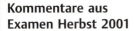

Kommentare aus Examen Herbst 2001

[H01]

Frage 14.32: Lösung E

Über 30 verschiedene Enzyme enthalten Zink als gebundenen Cofaktor. Die gesuchte Falschaussage ist (E), denn die Elektronentransportsysteme, wie z.B. die Atmungskette, enthalten als Spurenelemente nicht Zink, sondern Eisen und Kupfer.

15 Subzelluläre Strukturen

Biologische Membranen — XV.1

Biomembranen sind beim Aufbau aller lebenden Organismen beteiligt. Sie bilden die äußere Zellmembran (= Plasmamembran) und umhüllen alle Organellen wie Zellkern, Mitochondrien, Lysosomen, und sie durchziehen das Cytoplasma in Gestalt eines endoplasmatischen Retikulums. Alle Membranen bestehen aus einer Lipiddoppelschicht, an die Membranlipide werden besondere Anforderungen gestellt: Sie müssen amphipathisch (= amphiphil) sein, d.h. sie müssen in ihrer Struktur einen lipophilen (= hydrophoben) und einen hydrophilen (= lipophoben) Anteil enthalten.
Die für Membranen typische Doppelschicht ist immer so aufgebaut, dass die Moleküle beider Schichten ihre lipophilen Pole zur Membranmitte hin ausgerichtet haben. Die hydrophilen Teile zeigen, von der Membran aus gesehen, nach außen, – was bei der Plasmamembran bedeutet, in das Cytosol hinein bzw. in die Zellumgebung.

Lipiddoppelschicht 7–10 nm

Membran	Proteingehalt (%)	polare Lipide (%)	Cholesterol (%)
Myelin	20	65	15
Plasma	50	34	16
Golgi-Apparat	45	52	3
ER	50	48	2
Kern	55	41	4
Lysosomen	50	41	9
Mitochondrien			
– äußere	50	47	3
– innere	80	19	0,6

Oligosaccharide: als Glykolipide und Glykoproteine an der Außenseite der Plasmamembran und an der Lumenseite des ER.

Zellmembranen sind immer asymmetrisch aufgebaut, d.h. innere und äußere Schicht haben unterschiedliche Bausteine. Die sogenannten integralen Membranproteine ragen auf der Innen- und Außenseite aus der Lipidschicht heraus; sie stellen häufig spezifische Carrier oder Signaltransduktionsproteine dar. Solche Proteine haben an ihren Oberflächen, die in Nachbarschaft zu den lipophilen Membranbezirken stehen, vorwiegend hydrophobe Aminosäuren. Andere Proteine sind nur partiell in die Membran ein- oder angelagert und durch einen in die Membran eintauchenden Lipidanker gehalten. Die Membranbestandteile können sich, wie in einem See, in der Lipidschicht lateral hin- und herbewegen; diese Fluidität der Membran ist je nach ihrer chemischen Zusammensetzung größer oder kleiner. Auf der Außenseite (nur dort!) finden sich manchmal, an die Lipide oder an Membranproteine angelagert, Oligosaccharide.

F00
Frage 15.1: Lösung C

Biomembranen bestehen aus einer Lipiddoppelschicht mit eingelagerten Proteinen. Die Lipide können in ihrer jeweiligen Schicht lateral diffundieren bzw. ausgetauscht werden, ein Austausch zwischen Außen- und Innenschicht ist sehr selten.
Die gesuchte Falschaussage ist (C), denn Glykolipide kommen ausschließlich in der Außenschicht vor.

H94 F90
Frage 15.2: Lösung B

Siehe Lerntext XV.1.
Besonders die in die Plasmamembran eingelagerten Hormonrezeptor-Proteine zeigen auf ihrer cytosolischen Seite häufig biochemische Aktivität, z.B. als Adenylcyclase oder als Tyrosinkinase (C). Die gesuchte Falschaussage ist (B), denn das für aktiven Transport nötige ATP wird in den Mitochondrien (Atmungskettenphosphorylierung) und im Cytosol (Substratkettenphosphorylierung, z.B. bei der Glykolyse) gebildet.

F94
Frage 15.3: Lösung E

Siehe Lerntext XV.1.
In den sogenannten komplexen Lipiden (s. Lerntext III.3) gibt es Zucker, Aminosäuren und andere spezielle Bausteine. Galaktose findet man im Sphingolipidtyp der Cerebroside, Cholin im Sphingomyelin und im Lecithin, Inositol im Phosphatidylinosit und Serin in den Kephalinen.
Die gesuchte Falschaussage ist (E), denn Glycin ist nie ein Lipidbaustein.

F95
Frage 15.4: Lösung D

Siehe Lerntext XV.1.
Das sehr lipophile Cholesterin wird durch seine 3-OH-Gruppe zum amphipathischen Molekül, das zum Membranaufbau Verwendung findet; eine Veresterung der OH-Gruppe führt zum Wegfall der hydrophilen Gruppe: Cholesterolester sind für den Membranaufbau ungeeignet.

H92
Frage 15.5: Lösung A

Siehe Lerntext XV.1.
Phosphatidylinositol, Phosphatidylethanolamin und Cardiolipin sind amphipathische Moleküle und zum Membranaufbau gut geeignet; in Plasmamembranen allerdings findet Cardiolipin keine Verwendung ((3) ist falsch).
Cholesterinester (4) und Triglyceride (5) sind nicht amphipathisch, also keine Membranbausteine.

F91
Frage 15.6: Lösung E

Siehe Lerntext XV.1.
Die Membranfluidität wird durch Cholesterin (2) verringert, durch den Gehalt an ungesättigten Fettsäuren erhöht. Membranproteine mit Bindung an intrazelluläre Aktinfilamente (4) sind in ihrer lateralen Beweglichkeit eingeschränkt.

F92
Frage 15.7: Lösung E

Siehe Lerntext XV.1.
Die apolaren Aminosäuren Leucin (2), Isoleucin (3) und Valin (4) sind besonders geeignet, Proteine in die Lipide der Membran zu integrieren.

Rezeptoren und Signal-Substrate in der Membran — XV.2

Da die vom endokrinen Drüsensystem an das Blut übergebenen Hormone in der Mehrzahl nicht in die Zellen ihrer Zielorgane eindringen können, finden sich auf der Außenseite dieser Zellen in der Plasmamembran Hormonrezeptoren. Eine Ligandenbindung bewirkt eine Konformationsänderung des Membranproteins, gefolgt von der Freisetzung eines second messengers im Zellinneren.
Oft wirkt hier eine Adenylatcyclase, die ATP in cAMP umwandelt, seltener eine Guanylcyclase mit der Umwandlung von GTP in cGMP. Als Signalverstärker ist hierbei häufig ein G-Protein zwischengeschaltet.
Von anderen Hormonrezeptoren wird im Cytosol eine Phospholipase C aktiviert, die dann aus dem Membranlipid Phosphatidylinositol-4,5-bisphosphat zwei second messenger freisetzt: das Inositol-trisphosphat und das Diacylglycerin.
Ausnahmen von dieser Signalübermittlung finden sich bei den lipophilen Steroidhormonen und den iodierten Schilddrüsenhormonen, die

die Plasmamembran durchdringen können und dann im Cytosol ihr Rezeptorprotein finden. Durch eine Phospholipase A$_2$ kann aus dem Membranbaustein Phosphatidylcholin Arachidonsäure, die Stammsubstanz der Eikosanoide, freigesetzt werden.

Frage 15.8: Lösung C

Siehe Lerntext XV.2.
Aus membrangebundenen Phospholipiden setzt die Phospholipase C das Inositoltrisphosphat und Diacylglycerin, die Phospholipase A$_2$ die Arachidonsäure frei.
cAMP entsteht aus ATP, nicht aus einem Membranlipid ((5) ist falsch), und Interleukin-2 ist ein Peptid ((4) ist falsch).

Frage 15.9: Lösung D

Siehe Lerntext XV.2.
Membranproteine bilden nicht-kovalente Wechselwirkungen aus zwischen ihren hydrophoben Aminosäuren im Membranbereich und den hydrophoben Anteilen der Membranlipide ((1) und (2)). Ein in der Lipidschicht haltender Lipid-Anker könnte z.B. aus einer Isopren-Seitenkette bestehen (4). Falsch ist die Aussage (3), denn N-glykosidisch gebundene Zuckerkette gibt es zwar auf der Membranaußenseite, diese haben aber nichts mit der Membranhaftung von Proteinen zu tun.

Transportvorgänge — XV.3

Eine aus zwei Lipidschichten aufgebaute Biomembran kann mittels **nichtionischer Diffusion** nur von wenigen Substanzen durchquert werden: von H$_2$O, O$_2$, CO$_2$ und von NH$_3$. Alle Ionen, alle geladenen Moleküle (z.B. Säuren, Nucleotide) und ungeladene hydrophile Moleküle (z.B. Glycerin, Glucose) benötigen hier spezifische Katalysatoren (Carrier oder Translokator). Diese **katalysierte Diffusion** (oder **passiver Transport**) erreicht eine Maximalgeschwindigkeit, wenn alle Bindungsstellen des Transportsystems besetzt sind. Nach diesem Prinzip erfolgt die konzentrationsgetriebene Glucoseaufnahme in Erythrozyten und Hepatozyten; da Glucose allein transportiert wird, spricht man von **Uniport**.
Soll eine Substanzaufnahme gegen einen Konzentrationsgradienten erfolgen (Beispiele: Glucose- und Aminosäureresorption vom Darmlumen in die Darmmukosa), so kann das nur über einen Energie verbrauchenden **aktiven Transport** geschehen. In den eben genannten Beispielen, der Glucose- und Aminosäureaufnahme, können die Substrate nur mit Na$^+$-Ionen zusammen im **Symport** aufgenommen werden. Da die Aufnahme von Glucose und Na$^+$ primär ohne ATP-Verbrauch erfolgt, ATP aber zum Auspumpen der Na$^+$-Ionen benötigt wird, spricht man hier vom sekundär aktiven Transport. Wird bei aktivem Transport ein Membranpotenzial aufgebaut, so spricht man von **elektrogenem Transport**; Beispiele hierfür sind die Protonenpumpen der Atmungskette oder die Na$^+$/K$^+$-ATPase, die unter ATP-Verbrauch 3 Na$^+$ nach außen und 2 K$^+$ nach innen transportiert. **Antiport** heißt ein System, das zwei Substanzen im Gegentausch transportiert, z.B. kann ATP die Mitochondrien nur verlassen, wenn äquimolar ADP importiert wird.

Frage 15.10: Lösung B

Siehe Lerntext XV.3.

Frage 15.11: Lösung D

Wie Enzymreaktionen verlaufen katalysierte Transportprozesse bei Substratsättigung mit konstanter Geschwindigkeit. Man spricht von Reaktionen 0. Ordnung oder pseudonullter Ordnung (s. Lerntext VI.3).
Nicht-katalysierter Transport erfolgt immer nur in Richtung zu niedrigeren Konzentrationen. Die Geschwindigkeit ist u.a. direkt abhängig vom Konzentrationsunterschied und verläuft als eine Reaktion 1. Ordnung. Die Diffusion von O$_2$, CO$_2$ und NH$_3$ durch Zellmembranen unterliegt einem solchen Transport.
Katalysierte Transportprozesse werden in erleichterte Diffusion und aktiven Transport unterschieden.
Bei der erleichterten Diffusion erfolgt der Transport einer Substanz (z.B. Glucose in Muskeln, Leber und Fettgewebe) angelagert an ein Transportprotein (Carrier) nur in Richtung niedrigerer Konzentrationen, ist also „passiv".
Beim aktiven Transport erfolgt der Transport einer Substanz „bergauf" (gegen einen Konzentrationsgradienten). Treibende Kraft ist beim aktiven Transport direkt oder indirekt die Hydrolyse von ATP.

Frage 15.12: Lösung E

Zum Transport der stark hydrophilen Glucose durch biologische Membranen sind spezielle Carrier nötig, die eine „erleichterte Diffusion" bewirken. Sie wer-

den als Glucosetransporter zusammengefasst und, je nach Lokalisation und Aufgabe, in die Klassen GLUT1 bis GLUT6 eingeteilt.
Die gesuchte Falschaussage ist (E), denn der Glucosetransporter GLUT4 kommt nicht in der Intestinalmukosa vor, sondern in Muskel und Fettgewebe. Zum Teil liegt er wirkungslos in intrazellulären Membranvesikeln vor (C) und wird unter Insulin-Einfluss in die Plasmamembran verlagert (D), was zur vermehrten Glucoseaufnahme führt.
Im Darm und den Tubulusepithelien der Niere erfolgt die Glucoseaufnahme durch „sekundär aktiven Transport", einen Cotransport mit Na^+-Ionen.

F98
Frage 15.13: Lösung A

Die Glucoseübertragung aus dem Darmlumen in die Darmmucosa (1) und die Glucosereabsorption aus dem Primärharn in die Nierentubuluszellen (2) erfolgen nach dem Prinzip des „sekundär aktiven Transports". Glucose und Na^+ werden im Symport gemeinsam aufgenommen; unter ATP-Verbrauch muss dann das Na^+ wieder aus der Zelle ausgepumpt werden.
Die Glucoseaufnahme in das Fettgewebe (3) ist ebenso wie die in die Leber (4) ein Carrier-gebundener Diffusionsvorgang ohne Na^+-Verschiebungen und ohne ATP-Verbrauch.

H96
Frage 15.14: Lösung B

Siehe Lerntext XV.3.
Weder freie Diffusion noch Pinozytose-Aufnahme von Stoffen durch bläschenförmige Einstülpung der Zellmembran spielt für die Glucose eine Rolle ((1) und (4) sind falsch).

H90
Frage 15.15: Lösung A

Siehe Lerntexte XV.1 und XV.3.
Zu (D): Alle ATP oder ADP umsetzenden Enzymreaktionen benötigen Mg^{++}-Ionen.

H91
Frage 15.16: Lösung C

In Speichervesikeln bereit gehaltene Stoffe wie Hormone, Enzyme, Neurotransmitter oder Immunglobuline werden per Exozytose freigesetzt. Die gesuchte Falschaussage ist (C), denn Glucose ist nie in Vesikeln verpackt.

Endoplasmatisches Retikulum — XV.4

Der Raum zwischen der Kernmembran und der Plasmamembran ist mit zahlreichen Subzellulärstrukturen angefüllt, unter anderem mit dem lamellenartigen endoplasmatischen Retikulum (ER) und dem Golgi-Apparat. Man unterscheidet ein glattes ER von einem mit Ribosomen besetzten rauhen ER; Letzteres ist zuständig für die Synthese der Sekretproteine, einiger Membranproteine und der lysosomalen Enzyme. Besonders stark ausgeprägt ist das ER der Leber, wo zahlreiche Stoffwechselvorgänge mit am ER gebundenen Enzymen ablaufen. So finden sich hier zahlreiche Enzyme aus dem Bereich der Biotransformation sowie die den (aus Glykogenolyse oder Gluconeogenese stammenden) Blutzucker liefernde Glucose-6-phosphatase.
Die am rauhen ER ablaufende Proteinbiosynthese bietet auch einige Besonderheiten. Die hier gebildeten Proteine tragen an ihrem N-terminalen Ende, mit dem die Synthese beginnt, ein aus etwa 25 vorwiegend hydrophoben Aminosäuren aufgebautes Signalpeptid. Dieses wird von einem Signalpeptid-Erkennungs-Protein erkannt, was dazu führt, dass das am Ribosom wachsende Polypeptid noch vor Abschluss der Translation durch einen speziellen Kanal in die Lamellen des ER übertritt. Hier wird das Signalpeptid durch eine spezielle Peptidase entfernt. Das Protein wird anschließend im ER und im Golgi-Apparat prozessiert, was vor allem die Anheftung komplizierter Oligosaccharide bedeutet. Diese haben eine Adressenfunktion, die darüber entscheidet, ob das neue Protein gleich zur Sekretion kommt oder in Speichervesikeln oder in Lysosomen verpackt wird.

F00
Frage 15.17: Lösung B

Das glatte endoplasmatische Retikulum durchzieht das Zytosol vom Zellkern bis zur Plasmamembran; viele Enzyme der Leber sind an dieses Netz angelagert. Das gilt für die Enzyme der Biotransformation ((A) und (E)), die den Häm-Abbau einleitende Bildung von Biliverdin (C) und die die Gluconeogenese beendende Glucose-6-phosphatase (D). Eine Spaltung des kurzlebigen Signalstoffes NO gibt es aber nicht: (B) ist die gesuchte Falschaussage.

H93
Frage 15.18: Lösung E

Siehe Lerntext XV.4.
Die Kreatinkinase ist ein cytosolisches Muskelenzym.

[H92]
Frage 15.19: Lösung D

Siehe Lerntext XV.4.
Der Proteintransport ins ER ist nicht ATP-abhängig.

[F98]
Frage 15.20: Lösung A

Jede Proteinbiosynthese erfordert die Anwesenheit von Ribosomen: Nur das ribosomenbesetzte rauhe endoplasmatische Retikulum (ER) kann Proteine, z.B. Serumalbumin, synthetisieren: (A) ist die Falschaussage.
Das glatte ER, dessen Lamellen das gesamte Cytosol durchziehen, ist der Ort wichtiger anderer Synthesen, wie z.B. der Prostaglandine und Phospholipide ((B) und (E)).
Im glatten ER der Leber findet sich eine G-6-Pase, die im Rahmen der Gluconeogenese für Blutzucker-Homöostase sorgt (C). Bei der Biotransformation sind am ER Cytochrom P_{450}-abhängige Monooxygenasen beteiligt. Siehe Lerntext XX.3.

[H99] [H95]
Frage 15.21: Lösung C

Siehe Lerntext XV.4.
Das Signalpeptid wird abgebaut und nicht im Golgi-Apparat glykosyliert. Letzteres passiert mit dem neu gebildeten Protein.

[F99]
Frage 15.22: Lösung E

Am Aminoanfang der Sekretproteine wird zunächst ein hydrophobes Signalpeptid synthetisiert, durch das das Protein in die Kanäle des endoplasmatischen Retikulums geschleust wird. Anschließend wird das Signalpeptid abgespalten und zu Aminosäuren abgebaut.
Die gesuchte Falschaussage ist (E), denn nicht das Signalpeptid, sondern das zu sezernierende Protein wird im endoplasmatischen Retikulum glykosyliert.

Lysosomen — XV.5

Lysosomen sind in allen Zellen zu findende kleine kugelförmige Gebilde, die voll gepackt sind mit sauren (pH-Optimum!) Hydrolasen für fast alle Zellbestandteile. Sie haben die Aufgabe, endogene (zelleigene) oder phagozytierte Makromoleküle abzubauen bzw. nach dem Zelltod einer Wiederverwertung zuzuführen. Ein vorzeitiges Aufbrechen dieser „suicide bags" ist für den Weiterbestand der Zelle sehr kritisch.

[H94]
Frage 15.23: Lösung C

Siehe Lerntext XV.5.
Die hormonabhängige Lipase und die Lipoproteinlipase sind wichtig für die Fettspeicherung und die Lipolyse im Fettgewebe; mit Lysosomen haben sie nichts zu tun ((3) und (4) sind falsch).

[H97]
Frage 15.24: Lösung D

Die Lysosomen enthalten saure Hydrolasen für praktisch alle Stoffe im Organismus (Polysaccharide, komplexe Lipide, Proteine und Nucleinsäuren). Durch die lysosomalen Enzyme werden zelleigene und durch Phagozytose oder Pinozytose aufgenommene Stoffe abgebaut. Die lysosomalen Enzyme werden am rauhen endoplasmatischen Retikulum synthetisiert und dort Dolicholphosphat-abhängig glykosyliert. Im Golgi-Apparat werden sie über ihre Mannosephosphatreste an einen Mannosephosphatrezeptor gebunden, der als Vesikel abgeschnürt die lysosomalen Enzyme zu den Lysosomen transportiert.
Die gesuchte Falschaussage ist (D), denn die Abspaltung von N-Acetylglucosamin dient nicht der Aktivierung der lysosomalen Enzyme, sondern der Phosphorylierung der endständigen Mannosereste. Auf diese wird zunächst aus UDP-N-Acetylglucosamin ein N-Acetylglucosaminphosphatrest, gebunden über eine P-Brücke, übertragen; daraus wird der N-Acetylglucosaminrest abgespalten und es verbleiben die phosphorylierten Mannosereste an den Enzymen.

[H99]
Frage 15.25: Lösung E

Lysosomen sind Subzellulärpartikel, die zahlreiche Hydrolasen (A) mit saurem pH-Optimum (B) enthalten. Da eine Freisetzung dieser Enzyme zur Zellzerstörung führen kann, werden die Lysosomen im Englischen als „suicide bags" bezeichnet. Am intrazellulären Proteinumsatz sind die Lysosomen z.B. beteiligt (D), wenn LDL-Partikel zur Versorgung der Zelle mit Cholesterol aufgenommen wurden; die LDL-Apoproteine werden dann lysosomal abgebaut.
Die gesuchte Falschaussage ist (E), denn die H_2O_2-zerstörende Katalase findet sich nicht in den Lysosomen, sondern in den Peroxisomen.

[H93]

Frage 15.26: Lösung C

Siehe Lerntext XV.6.
Falsch sind die Aussagen (2) und (3), denn die Reaktionen der Biotransformation laufen am endoplasmatischen Retikulum der Leber ab, die Fettsäuresynthese erfolgt im Cytosol. Im Rahmen der mitochondrialen Proteinsynthese gibt es auch eine mitochondriale RNA-Synthese (4).

Mitochondrien — XV.6

Mitochondrien sind sehr stoffwechselaktive Partikel, die vor allem mit der Energiegewinnung in der Zelle zu tun haben. In ihnen sind einige Hauptstoffwechselwege zusammengefasst, wie die β-Oxidation der Fettsäuren, der Citratcyclus, die Atmungskette und die Umwandlung von Pyruvat in Acetyl-CoA.

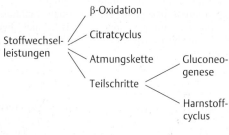

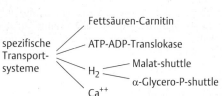

Man nimmt an, dass die Mitochondrien als Mikroorganismen vor langer Zeit in tierische Organismen eingewandert sind; im Laufe der Evolution wurden sie dann aus Symbionten zu festen Bestandteilen aller tierischen Zellen. Mehrere Befunde sprechen für diese Theorie: Als einzige Organellen haben die Mitochondrien eigene DNA, die wie bei Prokaryonten ein zum Ring geschlossener DNA-Doppelstrang ist. Die zur Proteinsynthese verwendeten Ribosomen sind, wie bei Prokaryonten, vom 70 S-Typ (nicht 80 S, wie sie der Wirtsorganismus besitzt).
Die Menge mitochondrialer DNA ist relativ klein, sodass über 90 % der Mitochondrienproteine in Abhängigkeit von Kern-DNA im Cytosol gebildet und dann in die Mitochondrien importiert werden.

[H00]

Frage 15.27: Lösung C

Einige Stoffwechselabläufe, so der Citratcyclus, die Ketogenese und die β-Oxidation der Fettsäuren, gibt es nur in den Mitochondrien. Alle an diesen Stoffwechselfolgen beteiligten Enzyme finden sich in der Mitochondrienmatrix.
In einigen Fällen werden hierbei vorkommende Enzymaktivitäten auch im cytosolischen Stoffwechsel benötigt; so muss z. B. im Aspartatcyclus des Cytosols Malat zu Oxalacetat oxidiert werden. Auch diese Malatdehydrogenase ist NAD^+-abhängig, unterscheidet sich aber von dem Mitochondrienenzym, wie bei Isoenzymen üblich, in ihren kinetischen Parametern (z. B. K_m-Wert).

[H90]

Frage 15.28: Lösung D

Siehe Lerntext XV.6.
Über 90 % der Mitochondrienenzyme sind im Zellkern kodiert.

[F99] [F97] [H90]

Frage 15.29: Lösung B

Über Carrier-Proteine in der inneren Mitochondrienmembran wird der Stoffaustausch zwischen dem Cytosol und der Mitochondrienmatrix gesteuert: ATP kann die Membran im Austausch gegen ADP passieren (A). Für den Citrattransport (wichtig für die cytosolische Fettsäuresynthese aus Acetyl-CoA) und für Malat (wichtig für den Wasserstofftransport in die Mitochondrien) existieren spezielle Transportproteine ((C) und (E)). Phosphat (D) wird in den Mitochondrien zur ATP-Bildung ständig benötigt; es wird im Symport mit einem Proton aufgenommen. Nicht membrangängig ist NADH; sein Wasserstoff wird in Bindung an die Transportmetaboliten Dihydroxyacetonphosphat oder Oxalacetat durchgeschleust ((B) ist die gesuchte Falschaussage).

[H99]

Frage 15.30: Lösung C

In den Mitochondrien laufen vollständig ab die Atmungskette, der Citratcyclus (D) und die β-Oxidation (E). Bei der Harnstoffsynthese erfolgt die Carbamylphosphatbildung und daraus die Citrullinsynthese in den Mitochondrien (B). Bei der Gluconeogenese erfolgt die Carboxylierung von Pyruvat zu Oxalacetat in den Mitochondrien (A).
Die gesuchte Falschaussage ist (C), denn die direkte Glucoseoxidation über den Pentosephosphatweg ist ein cytosolischer Stoffwechselweg.

15 Subzelluläre Strukturen

[F99]

Frage 15.31: Lösung A

Die gesuchte Falschaussage ist (A), denn die Ketonkörperbildung findet nicht im Zytosol, sondern in den Mitochondrien der Leberzellen statt.

[F94]

Frage 15.32: Lösung B

Durch die Kompartimentierung des Stoffwechsels (Zuweisung zu bestimmten Subzellulärbereichen) müssen Metabolite manchmal die Mitochondrienmembran durchqueren, gegebenenfalls auch in beide Richtungen.
Die Häm-Biosynthese (A) beginnt in den Mitochondrien: Succinyl-CoA wird hier dem Citratcyclus entnommen; durch Reaktion mit Glycin entsteht die Aminolaevulinsäure. Die nachfolgenden Syntheseschritte verlaufen alle cytosolisch.
Bei der Gluconeogenese (C) aus Lactat wird letzteres zunächst zytosolisch dehydriert. Entstehendes Pyruvat wird in die Mitochondrien geschleust, dort zu Oxalacetat carboxyliert und dieses dann (als Malat) zur weiteren Umsetzung wieder ins Cytosol gebracht.
Bei der Fettsäuresynthese aus Glucose (D) laufen zunächst die Glykolysereaktionen bis zum Pyruvat ab, das dann in den Mitochondrien zum Acetyl-CoA umgewandelt wird. Als Citrat wird es zur Fettsäurebiosynthese ins Cytosol transportiert.
Die ersten beiden Reaktionen der Harnstoffsynthese (Bildung von Carbamylphosphat und Citrullin) laufen intramitochondrial ab (E), die weiteren Umsetzungen des Citrullins erfolgen im Cytosol. Nicht verbunden mit einem mitochondrialen Membrantransport ist die vor allem im Fettgewebe und in der Leber ablaufende Triacylglycerin-Synthese (B), die ausschließlich im Cytosol abläuft.

[H96]

Frage 15.33: Lösung D

Die zur Biotransformation benötigte UDP-Glucuronyl-Transferase findet sich am endoplasmatischen Retikulum der Leber und nicht in den Lysosomen.

[F97]

Frage 15.34: Lösung A

Peroxisomen sind Subzellulärpartikel, in denen sauerstoffabhängige Substratoxidationen ablaufen, besonders im Fettsäure- und Aminosäurestoffwechsel (4). Das bei diesen Reaktionen gebildete und für manche Körperbestandteile gefährliche Wasserstoffperoxid wird durch Katalase (1) in Wasser und Sauerstoff zerlegt.
Cytochromoxidase (2) ist Bestandteil der mitochondrialen Atmungskette und kommt in Peroxisomen nicht vor. Die Glutathionperoxidase (3) ist ein Glied im antioxidativen Schutzsystem; sie beseitigt Lipidperoxide und damit entstandene Membranschäden; ihr Vorliegen in Peroxisomen ist beschrieben worden, in der vom IMPP erwarteten Lösung aber nicht vorgesehen.

[H00]

Frage 15.35: Lösung C

Colchicin, das Gift der Herbstzeitlosen, ist ein Mitosehemmer. Colchicin bindet sich an Tubulindimere und verhindert so die Bildung der Mikrotubuli des Cytoskeletts. Therapeutisch wird Colchicin bei der Behandlung des akuten Gichtanfalls eingesetzt.

[F00]

Frage 15.36: Lösung D

Der Zellkern ist Ort wichtiger Reaktionen, so z.B. der Replikation und der Transkription; aus der zunächst entstandenen hnRNA müssen die Introns entfernt und das 3'-Ende mit einem Poly-A-Schwanz versehen werden. Die von der RNA-Polymerase III synthetisierte prä-tRNA reift durch RNase-Einwirkung und Anheftung des 3'-CCA-Endes. Die für den Nucleosomenaufbau benötigten Histonproteine werden im Zytosol synthetisiert und dann durch Kernporen in den Zellkern hineintransportiert; damit ist (D) die zu suchende falsche Aussage. – Auch die ribosomalen Proteine werden im Zytoplasma synthetisiert und dann in den Kern transportiert; die unter (C) abgefragte Bildung der ribosomalen Untereinheiten erfolgt im Nucleolus, gefolgt von deren Freisetzung ins Zytosol.

[H00]

Frage 15.37: Lösung D

Durch die Kernporen gelangen die im Zytosol synthetisierten ribosomalen Proteine und Histone in den Zellkern hinein und mRNA und ribosomale Untereinheiten aus dem Zellkern, ihrem Syntheseort, heraus. Die Kernporen sind aus vielen Proteinen aufgebaute komplexe Strukturen mit einem Molekulargewicht von vielen Millionen.

[H00]

Frage 15.38: Lösung B

Proteasomen sind im Cytosol verteilte, Proteinasen enthaltende Subzellulärpartikel, die zuvor mit Ubiquitin (einem Protein aus 76 Aminosäuren) markierte Proteine abbauen. Diese Spaltungen sind ATP verbrauchend; die bei der Hydrolyse erzeugten Peptide werden zur immunologischen Identifizierung zusammen mit MHC-I auf der Zelloberfläche präsentiert. Die gesuchte Falschaussage ist (B), denn die Proteasomenwirkung erfasst nicht vorwiegend durch Endozytose aufgenommene Fremdproteine.

F01

Frage 15.39: Lösung B

Proteasomen sind komplizierte Zellorganellen aus ungefähr 20 Proteinen für den intrazellulären Proteinabbau. Abgebaut werden zelleigene, vorher mit Ubiquitin markierte Proteine, andererseits werden auch von Makrophagen phagozytierte Fremdproteine abgebaut und zusammen mit dem MHC-Komplex als Antigen auf der Zelloberfläche präsentiert. Die gesuchte Falschaussage ist (B), denn die sauren Proteinasen kommen nicht im Proteasom vor, sondern in den Lysosomen.

Kommentare aus Examen Herbst 2001

H01

Frage 15.40: Lösung C

Damit eine Substanz X aus dem Extrazellulärraum in eine Zelle eindringen kann, ist ein substanzspezifisches Transportsystem, Carrier oder Translokator genannt, erforderlich. Der Transport folgt einer Sättigungskinetik, wie sie von Michaelis und Menten für Enzyme beschrieben wurde. Wie bei den Enzymen ist der K_m-Wert unabhängig von der Konzentration des Katalysators ((E) ist falsch); bei der Substratkonzentration $[X] = K_m$ ist die Transportrate halb-maximal ((B) ist falsch). Bei niederen Substratkonzentrationen besteht ein linearer Zusammenhang zwischen der Substratkonzentration und der Transportrate ((C) ist richtig; (D) ist falsch). Auch (A) ist falsch, denn selbst bei der Substratkonzentration $[X] = 1\ K_m$ ist der Carrier erst zu 50% gesättigt.

H01

Frage 15.41: Lösung E

Bei der Translation beginnt die Synthese des neuen Proteins mit dem N-terminalen Ende. Manchmal ist diesem Proteinanfang noch eine kurze hydrophobe Peptidsequenz, ca. 15 Aminosäuren lang, vorangestellt; das ist das Signalpeptid, das bewirkt, dass das noch in Bildung befindliche Protein in das Lumen des endoplasmatischen Reticulums eingeschleust wird. Das Signalpeptid wird gleich nach dieser Einfädelung abgespalten und abgebaut, das neue Protein aber wird durch den Golgi-Apparat geleitet und dort eventuell glykosyliert. Weitere Signalsequenzen können am C-Terminus oder sogar inmitten der Proteinkette liegen und den Einsatzort des Proteins bestimmen: Speichervesikel, Sekretion ins Plasma, Speicherung in den Lysosomen. Die gesuchte Falschaussage ist (E): Das Signalpeptid selbst wird früh hydrolysiert und enthält nie einen Zuckersubstituenten.

16 Nucleinsäuren, genetische Information, Molekularbiologie

Biosynthese der Pyrimidinnucleotide — XVI.1

Der 2 Stickstoffatome tragende Pyrimidinring ist ein wesentliches Bauelement der Nucleinsäuren. In der DNA kommt er vor in Gestalt der Basen Cytosin und Thymin, in der RNA als Cytosin und Uracil. Alle 3 Pyrimidinderivate werden auf einem anfangs gemeinsamen Reaktionsweg synthetisiert.

Ausgangsprodukt für diese im Cytosol stattfindende Synthese sind Carbamoylphosphat und die Aminosäure Aspartat. Cytosolisches Carbamoylphosphat entsteht, anders als das mitochondriale, aus Glutamin nach der Gleichung

Glutamin + HCO_3^- + 2 ATP →
$H_2N-CO-O-PO_3H^-$ + Glutamat + 2 ADP + P_i.

Durch Reaktion mit Aspartat entsteht, unter Wasser- und Phosphat-Abspaltung, die Dihydroorotsäure. Diese 3 Schritte (Carbamoyl-P-Synthese, Phosphatabspaltung und Ringschluss durch Wasserabgabe) katalysiert ein multifunktionelles Enzym.

Die Dihydroorotsäure wird zur aromatischen Orotsäure dehydriert, an die sich unter Verwendung von 5-Phospho-ribosyl-1-pyrophosphat (PRPP) Ribosephosphat anlagert. Das entstandene Nucleotid heisst Orotidinphosphat; es wird durch Decarboxylierung zur Uridylsäure (UMP).

UMP wird mit Hilfe von ATP zum **UTP** phosphoryliert; wenn dessen C-6-OH mittels Glutamin durch $-NH_2$ ersetzt wird, erhält man **CTP**. CTP ist ein allosterischer Hemmstoff für die initiale Aspartat-Transcarbamylase.

Etwas komplizierter ist der Weg zum DNA-Baustein **TTP**: Hierzu wird der Riboseanteil von UDP enzymatisch reduziert (s. Lerntext XVI.3) zum

2'-Desoxy-uridyl-diphosphat. Das dUDP wird hydrolysiert zum dUMP, das dann durch die Thymidylat-Synthase unter Verwendung von Methylen-tetrahydrofolsäure zum dTMP wird. dTTP entsteht dann durch Reaktion mit ATP.

F92

Frage 16.1: Lösung C

Siehe Lerntext XVI.1.
Das für die Pyrimidinbasen-Synthese benötigte Carbamoylphosphat wird im Cytosol gebildet ((1) ist falsch), wobei der Amid-Stickstoff von Glutamin ((3) ist falsch) verwendet wird.

H97

Frage 16.2: Lösung C

Siehe Lerntext V.9.
Die Bildung von dTMP erfolgt durch eine Tetrahydrofolsäure (FH$_4$) -abhängige Methylierung von dUMP (A); das β-C-Atom der Aminosäure Serin wird als Methylen-FH$_4$ (D) aktiviert und als Methylgruppe an den Pyrimidinring gebunden (B). Das Coenzym FH$_4$ wird bei dieser Reaktion als Dihydrofolsäure freigesetzt (E).
Die gesuchte Falschaussage ist (C), denn freie Folsäure oder Dihydrofolsäure kommen bei dem Reaktionsablauf nicht vor. Die Folsäure wird in zwei NADPH-abhängigen Schritten über Dihydrofolsäure zu Tetrahydrofolsäure reduziert.

H99

Frage 16.3: Lösung B

Durch die Thymidylatsynthase wird aus Uracil die DNA-Base Thymin synthetisiert. Dazu wird UDP zunächst reduziert zu dUDP und hydrolysiert zu dUMP, das dann methyliert wird (A). Die übertragene Methylgruppe stammt vom Methylentetrahydrofolat (C). Die gesuchte Falschaussage ist (B), weil S-Adenosylmethionin bei dieser Reaktion nicht zum Einsatz kommt. Bei der Methylierung wird das Coenzym Tetrahydrofolsäure zu Dihydrofolsäure oxidiert (D). 5-Fluor-uracil ist in seiner Molekülstruktur dem Thymin sehr ähnlich; es blockiert die Thymidylatsynthase (E) und kann deshalb zur Bekämpfung mancher Krebsarten eingesetzt werden.

Biosynthese der Purinnucleotide — XVI.2

Die DNA und die RNA enthalten beide die gleichen Purinderivate, nämlich Adenin und Guanin. Da das Puringerüst, verglichen mit dem Pyrimidin, komplizierter aufgebaut ist, verläuft die Biosynthese auch etwas komplizierter. Bis zur Fertigstellung der Inosinsäure (IMP) gibt es einen gemeinsamen Syntheseweg für Adenin und Guanin:
Die Synthese beginnt mit PRPP, dem aktivierten Ribose-5-phosphat, auf das vom Glutamin eine Aminogruppe übertragen wird. Von hier aus wird der Fünfring aufgebaut, wobei die Aminosäure Glycin vollständig eingebaut wird. Zwei C$_1$-Fragmente werden mittels Tetrahydrofolsäure übertragen, die zwei N-Atome des Sechsrings kommen von Glutamin bzw. Aspartat.
Das erste fertige Nucleotid ist die Inosinsäure mit der Base Hypoxanthin (6-Hydroxy-purin). IMP kommt selbst nicht als Nucleinsäurebase vor (Ausnahme: IMP als seltene Base in tRNA), kann aber leicht in die benötigten Nucleotide AMP (mit Aspartat) bzw. GMP (mit Glutamin) überführt werden.
Das Intermediärprodukt IMP ist ein allosterischer Hemmstoff für die Purinsynthese.

F01

Frage 16.4: Lösung E

Alle für die Nucleinsäuresynthesen benötigten Pentosen werden im Pentosephosphatweg aus Glucose-6-phosphat gebildet. Vor der weiteren Verwendung wird das Ribose-5-phosphat am C1 in einer ATP-abhängigen Reaktion durch Pyrophosphorylierung aktiviert (A). Der Weg der Purinbiosynthese beginnt mit PRPP und führt als erstes zum 5-Phosphoribosylamin. Im Salvage-Pathway werden die wiederzuverwertenden freien Purinbasen mittels PRPP zu Nucleotiden. In der Pyrimidinbiosynthese reagiert Orotsäure mit PRPP und führt so zum ersten Nucleotid, dem Orotidinphosphat.

Die hier zu suchende Falschaussage ist (E): Im Rahmen der mitochondrialen Harnstoffsynthese gibt es keine PRPP-abhängige Reaktion.

Frage 16.5: Lösung D

Siehe Lerntext XVI.2.
Falsch sind die Aussagen (3) und (5): N^{10}-Formyl-FH_4 kann nur den Formylrest, nicht aber Stickstoff übertragen, und Carbamoylphosphat trägt zum Pyrimidin-, aber nicht Purinaufbau bei.

Frage 16.6: Lösung A

Die gesuchte Falschaussage ist (A), denn Glutamin dient bei der Nucleotidsynthese nicht als Kohlenstoffdonator, sondern als Stickstoffdonator.
Bei der Pyrimidinnucleotidsynthese liefert Glutamin den Stickstoff für Carbamylphosphat und für die Umwandlung von UTP in CTP. Bei der Purinsynthese liefert Glutamin Stickstoff für Ribosylamin und für die Umwandlung von IMP zu GMP.
Siehe auch Lerntexte XVI.1 und XVI.2.

Frage 16.7: Lösung C

IMP, das Nucleotid mit der Purinbase Hypoxanthin, ist Substrat für die Bildung vom GMP (1) und von AMP. Seine de novo-Synthese ist im Lerntext XVI.2 beschrieben; außerdem kann IMP bei einer Reaktion der freien Base Hypoxanthin mit PRPP entstehen (4).
Falsch sind die Aussagen (2) und (3), denn aus dem Purin IMP kann nicht das Pyrimidin CTP werden und die Xanthinoxidase kann nur aus freiem Hypoxanthin Xanthin synthetisieren.

Frage 16.8: Lösung C

Der Pentosebedarf aller tierischen Organismen wird durch den Pentosephosphatcyclus gedeckt: Hier entsteht aus Glucose-6-phosphat das Ribose-5-phosphat, das dann vor dem weiteren Umsatz mittels ATP zu 5-Phosphoribosyl-1-pyrophosphat (PRPP) aktiviert wird. Dieses PRPP ist das Ausgangsmaterial für die Purinbiosynthese (E), bei der eine erste Reaktion mit Glutamin das 5-Phosphoribosylamin ergibt (D). Bei der Pyrimidinbiosynthese die phosphorylierte Ribose als PRPP erst später an das synthetisierte Pyrimidinderivat Orotsäure angelagert (A). Im salvage pathway werden die aus dem Nucleinsäureabbau oder aus der Nahrung stammenden Purinbasen mit PRPP in die entsprechenden Nucleotide überführt (B).

Die gesuchte Falschaussage ist (C), denn die beim Nucleinsäureabbau vorkommende Nucleosidphosphorylase bildet Ribose-1-phosphat, nicht aber PRPP.
Siehe auch Lerntexte XVI.1 und XVI.2.

Biosynthese der 2-Desoxyribose — XVI.3

Ribose-5-phosphat wird im Pentosephosphatcyclus aus dem immer vorhandenen Glucose-6-phosphat gewonnen. Durch ATP-abhängige Anhängung eines Pyrophosphatrestes an das glykosidische —OH am C-1 erhält man das sehr reaktionsfähige 5-Phosphoribosyl-1-pyrophosphat (PRPP), das sowohl bei den Pyrimidinen (s. Lerntext XVI.1) als auch bei den Purinen (s. Lerntext XVI.2) zur Nucleotidbildung eingesetzt wird. Die PRPP-Synthese wird durch AMP und GMP allosterisch gehemmt.

Die Reduktion der Ribose zur Desoxyribose geschieht im Nucelotidverband, und zwar können alle 4 Nucleosiddiphosphate (ADP, GDP, CDP und UDP) zu den entsprechenden Desoxyribonucleosiddiphosphaten (dADP, dGDP, dCDP und dUDP) reduziert werden. Für ein Desoxyuridin-Derivat ist eigentlich in der DNA kein Bedarf, aber aus dem dUDP wird dUMP, und dieses wird mittels Methylentetrahydrofolat durch die Thymidylatsynthase zum dTMP methyliert. Die Ribonucleosiddiphosphat-Reduktase arbeitet mit einem starken Reduktionsmittel, dem Protein Thioredoxin, dessen 2 Thiolgruppen mittels NADPH immer wieder regeneriert werden.

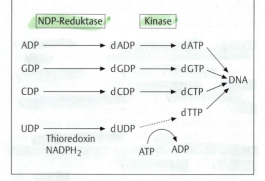

Frage 16.9: Lösung E

Siehe Lerntext XVI.3.
Die Desoxyribonucleotide für die DNA-Synthese werden durch die Ribonucleotid-Reduktase aus ADP, GDP, CDP und UDP gebildet. Die Bildung erfolgt nicht im Polynucleotidverband. Damit ist (E) die gesuchte Falschaussage.

16 Nucleinsäuren, genetische Information, Molekularbiologie

Frage 16.10: Lösung E

Die Biosynthese des Pyrimidinderivats UMP beginnt mit der ringbildenden Kondensation von Carbamylphosphat und Aspartat. Der entstandene Heterocyclus wird mit NAD^+ zur Orotsäure dehydriert, an die dann mittels PRPP die phosphorylierte Ribose angehängt wird. – Falsch ist die Aussage (E), denn Tetrahydrofolat wird auf dem Weg zum UMP nicht eingesetzt.

Wiederverwertung freier Purinbasen — XVI.4

Da die de novo-Synthese der Purinbasen sehr aufwendig ist (ca. 15 enzymatische Schritte), greift die Natur häufig auf einen alternativen Weg zurück, mit dem aus dem Nucleinsäureabbau oder aus der Nahrung stammende Purine wiederverwertet werden können (salvage pathway). Für den erwachsenen Menschen hat man berechnet, dass er in 24 Stunden 0,5 g Purine de novo bildet, aber 5 g Purinbasen über die Wiederverwertung nutzt. Zur Purinwiederverwertung wird die Base mit PRPP (5-Phosphoribosyl-1-diphosphat) unter Pyrophosphatabspaltung zum Nucleosid-monophosphat umgesetzt. Zwei Enzyme mit unterschiedlicher Spezifität, aber gleichem Wirkungsmechanismus sind hier bekannt: eine Adenin-phosphoribosyl-transferase und die Hypoxanthin-Guanin-phosphoribosyl-transferase (HGPRT); letztere wird durch GMP gehemmt.

Phosphoribosylpyrophosphat

```
P—P
|
Ribose   + Hypoxanthin  ⟶  IMP  + PPi
|
P        + Guanin       ⟶  GMP  + PPi
```
Hypoxanthin-Guanin-phosphoribosyl-transferase (HGPRT)

```
P—P
|
Ribose   + Adenin       ⟶  AMP  + PPi
|
P
```
Adenin-phosphoribosyl-transferase (APRT)

Frage 16.11: Lösung D

Siehe Lerntext XVI.4.

Frage 16.12: Lösung B

Siehe Lerntext XVI.4.
Das Enzym HGPRT setzt die freien Purinbasen Hypoxanthin oder Guanin mit PRPP um zu IMP bzw. GMP. Bei der Umsetzung wird Pyrophosphat frei.

Purinabbau zur Harnsäure — XVI.5

Adenin und Guanin werden hydrolytisch desaminiert. Dabei entstehen aus dem Adenin Hypoxanthin (6-Hydroxypurin) und aus dem Guanin das Xanthin (2,6-Dihydroxypurin). Hypoxanthin wird durch die Xanthinoxidase zu Xanthin oxidiert und das gemeinsame Abbauprodukt dann durch die Xanthinoxidase zum 2,6,8-Trishydroxypurin oxidiert. Diese meist Harnsäure genannte Verbindung ist das Endprodukt des Purinabbaus bei Menschen, Primaten und Vögeln.
Uricase ist ein beim Menschen nicht existierendes Enzym, mit dem aber die meisten Säuger ausgestattet sind. Uricase öffnet durch Oxidation und CO_2-Abspaltung den Sechsring der Harnsäure; das entstehende Allantoin ist bedeutend besser wasserlöslich.
Harnsäure ist in Wasser praktisch unlösbar; abhängig vom pH-Wert bilden sich aber Salze: Das Mononatriumurat ist erst beim Erwärmen löslich, das **Dinatriumurat** ist besser wasserlöslich und stellt das Hauptausscheidungsprodukt des Menschen dar; ein Trinatriumurat bildet sich im Organismus nicht.

```
Adenosin  ⟶  Inosin                    Guanosin
                ↓                          ↓
             Hypo-  ⟶  Xanthin  ⟶  Guanin
            xanthin
                            ↓
```

Ketoform ⇌ Enolform

Harnsäure
(2,6,8-Trihydroxypurin)

↓ ∥

Allantoin

Gicht ist eine mit überhöhten Harnsäurekonzentrationen im Blut einhergehende Stoffwechselkrankheit, bei der es zu schmerzhaften Harnsäureablagerungen in den Gelenken kommt. Gichtursachen können sein: (1) **verminderte Harnsäureausscheidung** durch die Niere, (2) vermehrte Neubildung von Purinen (meist nach Wegfall einer Rückkopplungshemmung) oder (3) erhöhter Purinabbau in der Leber durch die **Xanthinoxidase**. Zur Gichttherapie wird ein kompetitiver Xanthinoxidasehemmer, Allopurinol, eingesetzt. Die Harnausscheidung verteilt sich dann auf Hypoxanthin, Xanthin und Harnsäure.

H96 F88
Frage 16.13: Lösung E

Siehe Lerntext XVI.5.

F97
Frage 16.14: Lösung B

Die Xanthinoxidase ist eine O_2 verbrauchende und H_2O_2 bildende oxidative Dehydrogenase, die unter anderem bei der Harnsäurebildung eingesetzt ist: Hypoxanthin (1) und Xanthin (2) erhalten dabei die nötigen OH-Gruppen. Nucleoside und Nucleotide können durch die XOD nicht umgesetzt werden ((3) und (4) sind falsch).

H95
Frage 16.15: Lösung B

Siehe Lerntext XVI.5.
Hyperurikämie bedeutet ein Übermaß an Harnsäure im Blut (Ursache der Krankheit Gicht). Falsch ist Aussage (3), denn Uricase gibt es nicht bei Menschen.

H00
Frage 16.16: Lösung B

Siehe Lerntext XVI.5.
Die Purine Adenin und Guanin werden zu Harnsäure abgebaut. Adeninhaltige Nucleotide liefern über Inosin Hypoxanthin, das dann über Xanthin zu Harnsäure umgewandelt wird. Beide Schritte (Hypoxanthin zu Xanthin und Xanthin zu Harnsäure) werden durch die Xanthinoxidase katalysiert. Guanin liefert direkt Xanthin. Wird die Xanthinoxidase gehemmt, werden die gut wasserlöslichen Metabolite Hypoxanthin (B) und Xanthin anstelle der schwer löslichen Harnsäure vermehrt ausgeschieden. Uracil (C) ist ein Pyrimidinderivat und hat mit dem Purinstoffwechsel nichts zu tun. Allantoin entsteht durch Uricase hydrolytisch aus Harnsäure und ist bei den meisten Säugetieren das gut lösliche Endprodukt des Purinstoffwechsels. Der Mensch und die Menschenaffen haben keine Uricase.

H95
Frage 16.17: Lösung D

Siehe Lerntext IV.2.

H90
Frage 16.18: Lösung E

Siehe Lerntext IV.2.
Die hier von (A) bis (D) gemachten Aussagen erklären die Guanin-Cytosin-Basenpaarung in der DNA. Die gesuchte Falschaussage ist (E), denn zwischen G und C finden sich 3 Wasserstoffbrückenbindungen, – zwischen Adenin und Thymin gibt es nur zwei.

F93
Frage 16.19: Lösung D

Siehe Lerntext IV.2.
Jeder Polynucleotidstrang hat pro Phosphorsäurediester noch eine dissoziierende Säuregruppe, sodass jede Nucleinsäure ein Polyanion ist, das mit positiv geladenen Ionen neutralisiert werden muss. Innerhalb der Zelle lagern sich an die DNA-Stränge basische Proteine, Histone, mit vielen positiven Ladungen an. Diese Histonanlagerung ist aber keine Voraussetzung für die Ausbildung der Doppelhelix ((4) ist falsch), die auf der Struktur der sich paarenden Basen beruht.

F00
Frage 16.20: Lösung B

Die DNA der eukaryoten Organismen liegt in Form von Chromatin als Komplex aus Protein und Nucleinsäure vor. Die basischen Histone können durch Phosphorylierung und Acetylierung in ihrer

Konformation verändert werden, wodurch Heterochromatin zu Euchromatin für die Transkription umgewandelt wird.
Der Nucleolus wird durch viel Heterochromatin vom übrigen Zellkern abgegrenzt, enthält selbst aber relativ wenig Histone, damit ist (B) die gesuchte Falschaussage.

F01

Frage 16.21: Lösung E

Histone, kleine basische Proteine, sind Chromatinbestandteil in allen eukaryotischen Zellen. Häufig sind die basischen Aminosäureseitenketten modifiziert durch Acetylierung, Phosphorylierung, Methylierung oder ADP-Ribosylierung – nicht aber durch Glykosylierung: (E) ist die zu suchende Falschaussage.
Die Biosynthese der Histonproteine erfolgt in der S-Phase des Zellzyklus (S = Synthese), in der auch die Replikation erfolgt (D).

F01

Frage 16.22: Lösung D

Siehe Lerntext XVI.6.
Die Replikation der DNA durch die DNA-Polymerase beginnt zunächst mit einem kurzen Stück RNA, das dann als DNA fortgesetzt wird, es entsteht ein RNA-DNA-Hybrid (A). In Bakterien wird die DNA ausgehend von einer Initiationsstelle durch ein Enzymmolekül fortschreitend repliziert, während Eukaryonten die Replikation der Doppelhelix an vielen verschiedenen Replikationsaugen gleichzeitig vornehmen (B). Da die DNA-Doppelhelix antiparallel ist und die Replikation immer nur von dem 5'-Ende in Richtung 3'-Ende des neu zu synthetisierenden Stranges ablaufen kann, wird der eine Strang kontinuierlich und der andere in kleinen Teilstücken repliziert (C). Ein Einbau einer falschen Base durch die DNA-Polymerase III wird durch die DNA-Polymerase I bei Bakterien oder bei Eukaryonten durch die Polymerase β korrigiert.
Die gesuchte Falschaussage ist (D), denn das Antibiotikum Rifampicin (Rifamycin) ist kein Inhibitor der DNA-Replikation, sondern ein Inhibitor der bakteriellen RNA-Polymerase.

H96

Frage 16.23: Lösung C

Siehe Lerntext XVI.6.
Eine DNA-Verdoppelung ist vor Eintritt einer jeden Zellteilung erforderlich; sie erfolgt durch die semikonservative Replikation, bei der die beiden Elternstränge der DNA getrennt und jeweils mit einem komplementären Tochterstrang ergänzt werden, wobei die Regel gilt: A erfordert T (und umgekehrt), G erfordert C (und umgekehrt).

DNA-Replikation — XVI.6

Da bei den Eukaryonten jede Zelle das komplette DNA-Programm im Kern enthält, muss einer jeden Zellteilung eine identische DNA-Verdoppelung vorausgehen. Diesen Vorgang nennt man Replikation. Der DNA-Doppelstrang der Elternzelle wird in zwei Einzelstränge aufgeteilt, wobei wegen der Verdrillung Entwindungsenzyme (**Topoisomerasen**, Helicase) mitwirken.

Damit die beiden aufgetrennten Einzelstränge, die zueinander komplementäre Basenfolgen enthalten, nicht wieder zusammentreten, werden DNA-bindende Proteine (Zinkfinger-Proteine) angeheftet. Für die jetzt folgende DNA-Synthese müssen alle 4 DNA-Basen als Nucleosidtriphosphate bereit stehen. Das Enzym, eine DNA-abhängige (Matrize!) DNA-Polymerase, beginnt mit der Arbeit an dem Strang, der ein freies 3'-Ende hat und baut, mit dem 5'-Ende beginnend, einen neuen DNA-Tochterstrang. Alle Polymerasen können nur in der 5'→ 3'-Richtung arbeiten.
An dem zweiten Elternstrang, der mit einem 5'-Ende anfängt, kann die Polymerase nicht beginnen. So werden hier mehrere Teilstücke, Okazaki-Fragmente genannt, in der 5'→ 3'-Richtung synthetisiert. Jedes dieser Fragmente beginnt an seinem 5'-Ende mit einer kurzen RNA-Sequenz, die sich dann in DNA fortsetzt. Die Anfangsstücke werden später durch RNase hydrolysiert und mit einer Polymerase I durch DNA ersetzt; eine DNA-Ligase verbindet unter ATP-Verbrauch schließlich die Okazaki-Fragmente zum zweiten Tochterstrang.

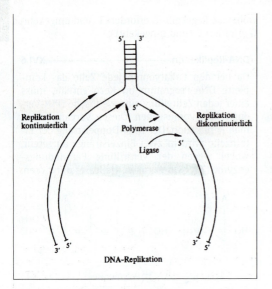

DNA-Replikation

[F95]

Frage 16.24: Lösung A

Hier wird nach Palindrom-Sequenzen gefragt, wie sie für die DNA-Spaltung durch bakterielle Restriktionsendonucleasen von Bedeutung sind. Ein Palindrom liegt dann vor, wenn die Basenfolge im Gegenstrang identisch ist mit der Folge auf dem Referenzstrang. Wenn man den Komplementärstrang zu (A) bildet und von rechts nach links (5'→3') abliest, so heißt die Folge -CCATGG-, wie in der Lösungsmöglichkeit (A).

[H91]

Frage 16.25: Lösung E

Basenpaarung zwischen 2 DNA-Strängen ist die Voraussetzung für die Replikation (3) und für die DNA-Reparatur (4), bei der ein schadhaftes Stück DNA entfernt wird; bei der Auffüllung der Fehlstelle gibt der intakte Gegenstrang die Information für die korrekte Ergänzung. Bei der Transkription (2) wird an einem DNA-Einzelstrang ein RNA-Strang (mRNA) neu gebildet. Bei der Translation kommt es zur Basenpaarung zwischen Codon (mRNA) und Anticodon (tRNA).

[F92]

Frage 16.26: Lösung E

Siehe Lerntext XVI.6.

[H88]

Frage 16.27: Lösung D

Siehe Lerntext XVI.7.

[H97]

Frage 16.28: Lösung A

Siehe Lerntext XVI.6.
DNA-Topoisomerasen sind in Bakterien und wahrscheinlich auch in allen Eukaryontenzellen vorkommende Enzyme, die DNA-Stränge spalten und verknüpfen können, was wichtig ist für die DNA-Entspiralisierung im Zusammenhang mit der Replikation und der Transkription. Die Typ I-Topoisomerasen spalten nur einen Einzelstrang unter Belassung des Komplementärstranges; durch die Topoisomerasen vom Typ II werden unter ATP-Verbrauch beide DNA-Stränge getrennt.

DNA-Reparatur — XVI.7

Die DNA jeder menschlichen Zelle hat, gedanklich zu einem gestreckten Faden ausgezogen, eine Länge von etwa 2 m. Deren Chemie muss unverändert an jede Zellgeneration weitergegeben werden. Nur so können über Transkription und Translation die für das Funktionieren wichtigen Proteine mit der richtigen Struktur gebildet werden. Schon die Veränderung einer einzigen DNA-Base (Mutation) kann den Einbau einer falschen Aminosäure bewirken, was häufig von einer Funktionseinbuße begleitet ist.
Mutationsauslösend wirken physikalische (UV-Licht, Röntgenstrahlen, Radioaktivität) und chemische (Nahrung, Umwelt) Einflüsse; die Umweltmedizin ist bemüht, solche Gefahren zu erkennen und vom Menschen fern zu halten.
Eingetretene Mutationen können aufgrund der Doppelhelix-Struktur der DNA vom Wirtsorganismus erkannt und häufig ausgebessert werden.
Evtl. werden die veränderten Basen (z. B. desaminiert oder methyliert) an ihrer N-glykosidischen Bindung gelöst. Die basenlose Stelle des Strangs oder der Ort einer durch UV-Strahlen entstandenen Dimerisierung benachbarter Thyminreste wird mit einigen benachbarten Nucleotiden durch eine Endonuclease geöffnet, die Fehlstelle durch eine Exonuclease entfernt und sofort mittels einer DNA-Polymerase I durch die richtige Basenfolge ersetzt. Die abschließende Strangverknüpfung durch eine Ligase stellt den Normalzustand wieder her.

Frage 16.29: Lösung C

Durch UV-Licht, z.B. durch intensive Sonnenbestrahlung, kann es zu einer Dimerisierung benachbarter Thyminbasen in einem DNA-Strang kommen. Dadurch sind dann die Replikation und die Transkription in diesem DNA-Bereich gestört. Im Rahmen der DNA-Reparatur kann der beschädigte Bezirk aber ausgeschnitten und durch ein DNA-Stück mit zwei einzelnen Thyminbasen ersetzt werden.

Frage 16.30: Lösung C

Bei der Transkription werden spezifische Segmente der im Kern befindlichen Doppelstrang-DNA (B) in eine einsträngige basenanaloge hn-RNA übersetzt. Die dabei tätige DNA-abhängige RNA-Polymerase (A) benötigt als Substrat alle 4 Ribonucleosidtriphosphate (D). Der vor den Protein codierenden Exons liegende RNA-Abschnitt enthält häufig eine als Promotor dienende TATA-Box (E).
Die gesuchte Falschaussage ist (C), denn die hier angeführte 5′, 3′-Exonuclease kommt bei der Replikation, nicht aber bei der Transkription zum Einsatz.

Transkription — XVI.8

Damit die in der DNA gespeicherte Information in Protein umgesetzt werden kann, muss im Zellkern eine Boten-RNA (mRNA) gebildet werden (Transkription), die den Kern verlässt und im Cytosol an den Ribosomen die Translation veranlasst.
Zur Transkription wird die DNA lokal (am aktivierten Gen) entfaltet. Am codogenen DNA-Strang erfolgt in 5′→ 3′-Richtung die Bildung einer komplementären RNA nach der Regel G → C, C → G, T → A und A → U; die Polymerase benötigt alle 4 Nucleosidtriphosphate als Substrat und die Einzelstrang-DNA als Matrize.

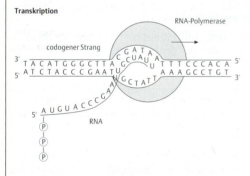

Bei Eukaryonten verläuft die Transkription komplizierter als bei Prokaryonten, da bei ihnen die informationstragende DNA (Exons) unterbrochen ist durch informationslose Bereiche (Introns). Die Gesamt-DNA wird zunächst einmal transkribiert, das Produkt heisst hnRNA (heterogene nukleäre RNA) oder Prae-mRNA. Dieses Rohprodukt muss prozessiert werden, es muss eine Reifung eintreten. Dazu gehört das Anbringen einer Cap-Struktur (7-Methyl-guanosintriphosphat) am 5′-Ende und das Ausschneiden der Intronsegmente.
Für das Herausschneiden wird durch Anlagerung von „small nuclear RNA" (snRNA) spezifisch das jeweilige Intron zu einer Schleife gelegt und so die angrenzenden Exons in Kontakt gebracht. Anschließend werden die Exons verbunden (Spleißen) und schließlich werden am 3′-Ende 100 bis 200 Adenylsäure-Reste angefügt, der sog. AMP-Schwanz. Jetzt ist die mRNA funktionsfähig und kann durch eine Kernpore ins Cytosol ausgeschleust werden.
Anders als bei den Prokaryonten gibt es in den Eukaryonten 3 verschiedene RNA-Polymerasen mit speziellen Aufgaben. Die oben geschilderte Synthese der mRNA wird erledigt von der RNA-Polymerase II. Dieses Enzym wird gehemmt durch das im Knollenblätterpilz vorhandene Peptid Amanitin, das akut zur Lebernekrose und zum Tode führen kann.
RNA-Polymerase I findet sich im Nucleolus und synthetisiert die Vorläufer der rRNAs.
RNA-Polymerase III bewirkt die Synthese von tRNA, snRNA (Kleine Kern-RNA) und der 5S-rRNA

Im Genom von Eukaryonten sind die exprimierten Regionen (Exons) durch intervenierende Regionen (Introns) getrennt

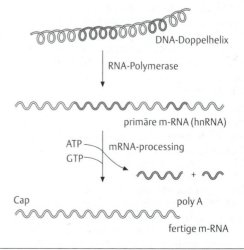

F01 F99
Frage 16.31: Lösung B

Bei Eukaryonten ist die RNA-Polymerase II das die m-RNA synthetisierende Enzym. Vor dem Startpunkt der Transkription befindet sich eine AT-reiche Sequenz, die TATA-Box (E); hier binden sich Transkriptionsfaktoren mit der RNA-Polymerase II zu einem oligomeren Komplex (C). Das im giftigen Knollenblätterpilz vorkommende Peptid α-Amanitin hemmt die RNA-Polymerase und führt damit zur Nekrose der Leber. Enhancer sind weit vor dem Transkriptionsstartpunkt gelegene DNA-Bereiche, an die Hormon-Rezeptor-Komplexe oder Medikamente binden und damit die Transkription eines speziellen Gens steigern.

Die hier zu suchende Falschaussage ist (B), denn die Entfernung der Introns aus der hn-RNA erfolgt nicht durch die Polymerase I, sondern durch das Zusammenspiel mehrerer snRNPs (small nuclear ribonucleoproteins).

H98
Frage 16.32: Lösung B

Zur Synthese von Nucleinsäuren, sowohl DNA wie RNA, müssen die einzubauenden Nucleotide als Triphosphate vorliegen. Unter Abspaltung von Pyrophosphat (P-P) wird das Nucleotidmonophosphat auf das 3'-Hydroxyl der wachsenden Kette unter Bildung einer P-Diesterbindung übertragen.

H99
Frage 16.33: Lösung B

Introns finden sich nur in der DNA der Eukaryonten ((C) ist falsch). In die DNA sind sie, selbst ohne Information, zwischen die informationstragenden Exons eingeschoben. Bei der Transkription entsteht zunächst eine Exons und Introns enthaltende hnRNA oder prä-mRNA ((E) ist falsch). Erst auf dieser Stufe kommt es zur Entfernung der Introns ((A) ist falsch), wobei die snRNA beteiligt ist (B). Die aus dem Zellkern ins Cytosol ausgeschleuste mRNA enthält keine Introns mehr, die also so auch nicht an die Ribosomen gelangen können ((D) ist falsch).

H97
Frage 16.34: Lösung D

Im Gegensatz zu Bakterien (Prokaryonten) ist bei kernhaltigen Zellen (Eukaryonten) die DNA aufgeteilt in Abschnitte, die für Aminosäuresequenzen kodieren (expressed regions = Exons) und in eingeschobene Abschnitte (intervening oder inserted regions = Introns), die keine genetische Information für die Proteinsynthese tragen. Introns und Exons werden zum primären Transkriptionsprodukt (hnRNA) durch die DNA-abhängige RNA-Polymerase abgeschrieben. Noch im Kern werden die Introns aus der hnRNA hydrolytisch herausgeschnitten und die verbleibenden Exons werden enzymatisch zur m-RNA verspleisst.

H96
Frage 16.35: Lösung C

Siehe Lerntext XVI.8.
Introns trennen benachbarte Exons, die immer zum selben Gen gehören.

H00
Frage 16.36: Lösung A

Siehe Lerntext XVI.9.
Die gesuchte Falschaussage ist (A), denn die als Adapter für die proteinogenen Aminosäuren wirkenden, für jede Aminosäure spezifischen t-RNA werden mit ihren jeweiligen Aminosäuren nicht am 5'-Ende, sondern am 3'-Ende verestert. Die aktivierenden Enzyme sind die verschiedenen hochspezifischen Aminosäure-tRNA-Ligasen.

H96
Frage 16.37: Lösung A

Siehe Lerntext XVI.8.
Alle 4 genannten Reifungsprozesse laufen im Kern ab.

H99
Frage 16.38: Lösung B

Transkription bezeichnet die RNA-Synthese als Kopie des codogenen Strangs der DNA-Doppelhelix, die durch DNA-abhängige RNA-Polymerase katalysiert wird.
Bei Eukaryonten unterscheidet man 3 RNA-Polymerasen: RNA-Polymerase I für die Synthese ribosomaler RNA, II für die der messenger-RNA und III für transfer-RNA.
Durch das Knollenblätterpilz-Gift α-Amanitin wird vorwiegend in den Leberzellen die m-RNA-Synthese und damit die Proteinsynthese gehemmt (A), was zum akuten Zelluntergang und damit zum Tod führen kann.
Die gesuchte Falschaussage ist (B), denn die RNA-Polymerase I synthetisiert keine mRNA, sondern tRNA.
Siehe auch Lerntext XVI.8.

F96
Frage 16.39: Lösung C

Siehe Lerntext XVI.8.
Hormonabhängige Enhancer sind Bestandteile der DNA und werden nicht in die Struktur der mRNA eingefügt.

16 Nucleinsäuren, genetische Information, Molekularbiologie

[F98]

Frage 16.40: Lösung C

Eukaryote DNA enthält für die Proteinsynthese codierende Sequenzen (Exons), die durch nicht-codierende, sog. intervenierende Sequenzen (Introns) unterbrochen sind. Bei der Transkription zur heterogenen nucleären RNA (4) werden sowohl Exons als auch Introns abgeschrieben. Noch im Zellkern werden durch Enzyme die Introns herausgeschnitten und die Exons miteinander verknüpft. Für das Herausschneiden wird durch Anlagerung von „small nuclear RNA" (snRNA) (3) spezifisch das jeweilige Intron zu einer Schleife gelegt und die angrenzenden Exons in Kontakt gebracht.
Die Aussagen (1) und (2) treffen insofern nicht zu, als rRNA und tRNA nicht am Spleißvorgang beteiligt sind, sondern lediglich als Produkt eines Spleißvorgangs bezeichnet werden können.
Siehe auch Lerntext XVI.8.

[H94]

Frage 16.41: Lösung A

Siehe Lerntext XVI.8.
Alle Reifungsvorgänge an der mRNA laufen im Zellkern ab.

[F85]

Frage 16.42: Lösung B

Siehe Lerntext XVI.8.
1,0 A in der DNA bedeutet 1,0 U in der mRNA, somit ist (B) richtig.

[H95]

Frage 16.43: Lösung D

Siehe Lerntext XVI.8.
Im Zellkern werden die tRNA durch die RNA-Polymerase III, die rRNA durch die Polymerase I und die mRNA durch die Polymerase II synthetisiert. Auch die Prozessierung der zunächst größeren primären Transkripte findet im Zellkern statt ((A), (B), (E)).
Die großen und kleinen Ribosomenuntereinheiten werden im Kern aus verschiedenen rRNA-Molekülen und aus ribosomalen Proteinen zusammengesetzt (C). Allerdings werden die ribosomalen Proteine im Cytosol gebildet.
Die gesuchte Falschaussage ist (D), denn die Histone werden ausschließlich im Cytosol gebildet und gelangen dann erst in den Zellkern.

[H99]

Frage 16.44: Lösung D

Transfer-RNA oder tRNA ist nötig zur Aktivierung der Aminosäuren, die dann bei der Translation vom Ribosom an die wachsende Peptidkette angehängt werden. Vor der Bindung an ihre tRNA werden alle Aminosäuren unter ATP-Verbrauch in Aminoacyl-adenylat, ein gemischtes Säureanhydrid, überführt (D).
Von Aminoacyl-AMP aus werden die Aminosäuren als Ester an die Ribose des 3'-endständigen Adenosin in der tRNA gebunden ((A) und (B) sind falsch). Mit der Transkription hat die tRNA nichts zu tun ((C) ist falsch); eine ringförmige tRNA gibt es nicht.
Das Signal für die Beendigung der Proteinsynthese findet sich als Stop-Codon auf der mRNA, nicht auf einer spezifischen tRNA ((E) ist falsch).

[F01]

Frage 16.45: Lösung B

Siehe Lerntext XVI.9.
Für jede der 20 proteinogenen Aminosäuren wird eine spezifische Synthetase benötigt (A), die unter ATP-Verbrauch jede Aminosäure mit ihrer spezifischen tRNA esterartig am 3'-Ende (D) verbindet.
Die gesuchte Falschaussage ist (B), denn die Aminosäure wird intermediär von der Synthetase nicht an das Anticodon gebunden, sondern es entsteht ein Aminoacyl-AMP (C). Der Anticodonbereich der tRNA dient der Positionierung der beladenen tRNA auf der mRNA bei der Proteinbiosynthese.

[F99]

Frage 16.46: Lösung A

Bei der Proteinsynthese wird jede proteinogene Aminosäure mit ihrer spezifischen tRNA durch eine jeweils spezifische Aminosäure-tRNA-Ligase unter ATP-Verbrauch verbunden, dabei wirkt die tRNA über ihr Anticodon als Adapter für die Erkennung des Triplett-Codons auf der mRNA. Zunächst entsteht durch die Ligase mit ATP eine Aminosäure-AMP-Verbindung, wobei 2 anorganische Phosphatreste frei werden.
Aus der energiereichen Carbonsäure-Phosphorsäure-Anhydridbindung wird die Aminosäure dann auf das 2'-OH der Ribose eines endständigen Restes der tRNA übertragen.

[H98]

Frage 16.47: Lösung D

In Eukaryonten beginnt die Proteinsynthese mit Methionin (A), in Prokaryonten mit Formylmethionin.
Bei der Elongation durch die ribosomale Peptidyltransferase (B) wird für die Anlagerung der t-RNA und für das Weiterrücken (Translokation) des Ribosoms um ein Triplett jeweils 1 GTP (C) verbraucht.
Diphtherietoxin ist ein Enzym, das die Translocase durch Adenylierung mit NAD hemmt.

Die gesuchte Falschaussage ist (D), denn die Beendigung der Proteinbiosynthese erfolgt nicht durch das Ende der m-RNA, sondern durch ein „Stop-Codon", nämlich UAA, UGA oder UAG.

Aktivierung der Aminosäuren — XVI.9

Die einzelnen Aminosäuren müssen vor ihrem Einbau in Proteine aktiviert werden. In einer enzymatischen Reaktion mit ATP entsteht unter Pyrophosphat-Abspaltung Aminoacyl-adenylat. Die so aktivierten Aminosäuren werden durch eine Aminoacyl-tRNA-Ligase auf das 3′-Ende ihrer spezifischen tRNA übertragen, wo sie als Ester an der Ribose des endständigen Nucleotids (AMP) gebunden werden.

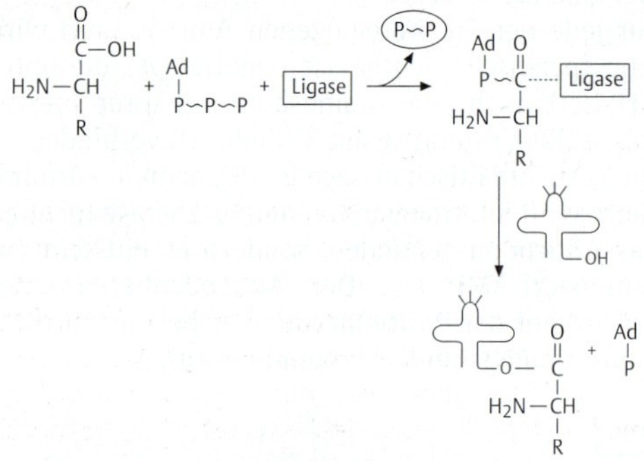

Transfer-RNA wirkt als Adapter für die Aminosäuren; es gibt über 30 verschiedene tRNAs, also mindestens eine spezifische für jede Aminosäure. tRNAs sind Stränge aus etwa 75 bis 90 Nucleotiden, die streckenweise eine Basenpaarung (A = U und G ≡ C) aufweisen und durch mehrfache Rückfaltungen eine sogen. Kleeblatt-Struktur einnehmen. Der Molekülpol, der der Aminosäurebindungsregion gegenüber liegt, trägt das Anticodon, ein Triplett, das mit den Codons der mRNA durch Basenpaarung Beziehung aufnimmt.

Auffällig an der tRNA-Struktur ist der hohe Gehalt (ca. 30%) an „**seltenen Basen**", d.h. sonst in RNA nicht vorkommenden Bausteinen (Beispiele: IMP, TMP, Dihydrouridin, Pseudouridin).

H00 F93

Frage 16.48: Lösung C

Peptidyltransferasen gibt es in der großen Ribosomenuntereinheit. Sie übertragen bei der Translation unter GTP-Verbrauch das neu gebildete, an tRNA hängende N-terminale Peptid auf die nachfolgende, ebenfalls an tRNA aktivierte Aminosäure.

Translation — XVI.10

Unter Translation versteht man die Übersetzung der in Nucleotidfolge geschriebenen Botschaft auf der mRNA in die Aminosäureschrift des neu zu bildenden Proteins. Da in der RNA nur vier Bauelemente (A, G, C und U) existieren, zur Peptidsynthese aber eine Auswahl von 20 Aminosäuren zu finden ist, erfolgt die Ablesung der mRNA in 3er-Gruppen (Triplett; Codon). Immer 3 aufeinanderfolgende Basen bezeichnen eine Aminosäure; die Bedeutung aller 64 möglichen Tripletts ist identifiziert: **genetischer Code**.

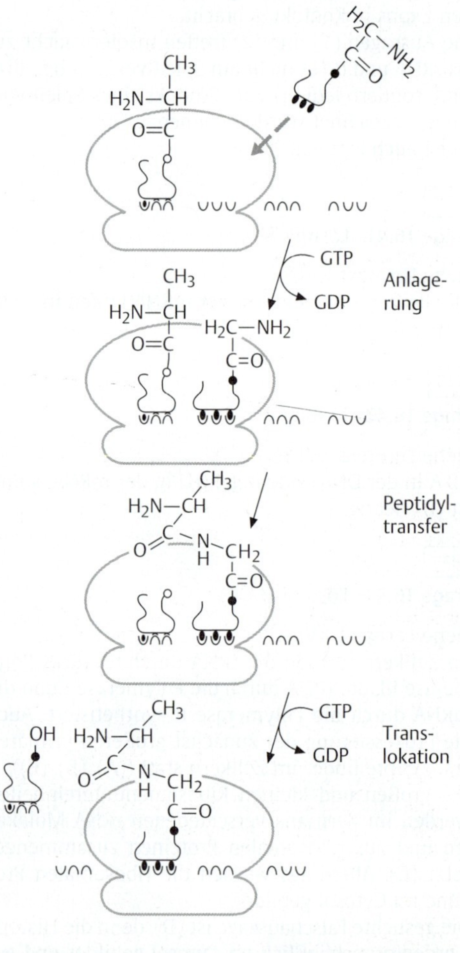

Ort der Proteinsynthese sind die **Ribosomen**, deren kleine und große Untereinheit sich um eine mRNA zusammenschließen. Die Basenfolge AUG wirkt dabei als Startcodon; zwei Tripletts finden Raum im Bereich des Ribosoms, und diese Codons lagern sich, durch Basenpaarung mit den Anticodons, zwei beladene tRNAs an. Die erste, später N-terminale Aminosäure AS-1 des neuen Proteins, wird nun unter GTP-Spaltung mit AS-2 zum noch tRNA-gebundenen Peptid vereint. Die tRNA-1, jetzt ohne AS, verlässt das Ribosom, die tRNA-2 bewegt sich zur Peptid-Bindungsstelle im Ribosom. An die jetzt freie AS-Bindungsstelle bindet die tRNA-3. Das Dipeptid wird von tRNA-2 auf die AS-3 übertragen; die tRNA-3 mit ihrem Tripeptid geht vor auf die P-Stelle, in die A-Position kommt die tRNA-4 mit ihrer AS, usw.

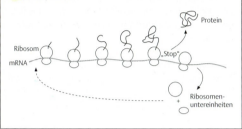

Frage 16.49: Lösung C

Die Ribosomen sind die Organellen für die Proteinbiosynthese. Etwa 25% der in einer Zelle vorhandenen Ribosomen sind frei im Cytosol verteilt und vereinen sich bei der Translation mit der mRNA zu Polysomen. Die restlichen 75% der Ribosomen finden sich in Bindung an das endoplasmatische Retikulum (ER), wo sie das rauhe ER bilden (D).
Die kleine und die große Ribosomenuntereinheit entstehen im Kern (Nucleolus) aus rRNA (Bildung im Nucleolus) und aus ribosomalen Proteinen (aus dem Cytosol importiert) (A). Die Vereinigung der kleinen und der großen Untereinheit erfolgt im Cytosol, wenn eine funktionsfähige mRNA vorhanden ist (B). Im Ribosom gibt es zwei Bindungsstellen für tRNAs: ein „Aminosäure-Bindungsort" und eine „Peptidyl-Bindungsstelle". Bei der Proteinbiosynthese wird eine GTP-abhängige Peptidyltransferase benötigt (E).
Die gesuchte Falschaussage ist (C), denn zur Bindung der Aminosäuren an tRNA werden die Aminosäuren als Aminoacyl-adenylat und nicht als CoA-Thioester aktiviert.

Frage 16.50: Lösung D

Die mRNA-abhängige Proteinbiosynthese bezeichnet man als Translation. An den Ribosomen werden tRNA-aktivierte Aminosäuren zum Aufbau des Polypeptids verwendet. Zur besseren Effizienz arbeiten viele Ribosomen gleichzeitig an einer mRNA. Im Elektronenmikroskop sieht man sie wie eine Perlenkette, Polysom genannt, dicht nebeneinander liegen, zusammengehalten durch die als Matrize dienende mRNA (D).

Frage 16.51: Lösung E

Die Translation von mRNAs für Proteine mit Spezialaufgaben erfolgt im rauen endoplasmatischen Retikulum ((E) richtig). Alle anderen Aussagen sind falsch: Die Translation von sekretorischen Proteinen beginnt, wie die aller Proteine, am N-terminalen Ende, nachdem die hnRNA prozessiert ist (Entfernung der Introns, Anhängen von „cap" und Poly-AMP-Schwanz). Das Antibiotikum Chloramphenicol ist ein Hemmstoff der Translation – aber nur an den Ribosomen von Prokaryonten. Sekretgranula speichern fertige Proteine; sie haben mit der Translation nichts zu tun.

Frage 16.52: Lösung D

Manche Proteine müssen, damit sie funktionsfähig werden, nach Abschluss der Translation und Ablösung vom Ribosom posttranslational modifiziert werden, was im endoplasmatischen Retikulum oder im Golgi-Apparat erfolgt. Häufige Modifikationen sind die Anheftung von Oligosacchariden an Serin- oder Threonin-Seitenketten. Zur Vorbereitung der Thyroxinsynthese werden in der Schilddrüse Thyreoglobulin-gebundene Tyrosinreste iodiert. Membranproteine können durch Anheftung einer Farnesylkette an Cystein in der Lipidschicht fixiert werden.
Die gesuchte Falschaussage ist (D): Das seltene Selenocystein gilt als proteinogene Aminosäure. Vor der Translation wird die tRNA mit Stopp-Codon UGA mit Serin beladen und dieses in ATP-abhängiger Reaktion mit einem Selenid in das Selenocystein umgewandelt.

Frage 16.53: Lösung D

Siehe Lerntext XVI.11.
Nach der Synthese am Ribosom (Translation) können viele Proteine durch Enzyme modifiziert werden in ihre eigentliche, biologisch aktive Form. Diese Modifikationen erfolgen an funktionellen Gruppen der Aminosäure-Seitenketten. Die CH_3-Seitengruppe des Alanin ist nie beteiligt, damit ist (D) die gesuchte Falschaussage. Lysin (A) kann im Elastin in Desmosin quervernetzt oder im Kollagen zu Hydroxy-Lysin oxidiert werden. Serin (B) und Tyrosin (C) können durch Proteinkinasen mit ATP phosphoryliert werden. Asparagin (E) kann in Glykoproteinen N-glykosidisch mit Kohlenhydraten verbunden werden.

H97

Frage 16.54: Lösung C

Siehe Lerntext XVI.12.
Einige Antibiotika wirken über eine Hemmung der Translation.
Die Peptidyltransferase (1) der großen Ribosomenuntereinheit wird durch Chloramphenicol gehemmt, die t-RNA-Bindung an die Ribosomen (4) durch Tetracycline.
Murein bildet die Bakterienzellwand, seine Synthese wird durch Penicillin gehemmt.
Gyrasen sind Enzyme, die bei der Verdichtung (Superhelix-Bildung) und bei der späteren Entfaltung von DNA wirksam sind. Zu den Gyrase-Hemmern gehört die Nalidixinsäure.

Posttranslationale Modifikation — XVI.11

In allen Proteinen der lebenden Natur findet man die gleichen 20 proteinogenen Aminosäuren. Weitere spezifische Aminosäuren ergeben sich beim Hydrolysieren gewisser Proteine. Dabei setzen z.B. Prothrombin und 3 andere Blutgerinnungsproteine γ-Carboxy-glutaminsäure frei, in Kollagen-Hydrolysaten findet man Hydroxylysin und Hydroxyprolin. Diese Aminosäuren stehen dem Translationsprozess nicht zur Verfügung; sie werden erst nachträglich, posttranslational, durch enzymatischen Umbau geschaffen.
Auch die limitierte Proteolyse, letzter Schritt bei der Bildung von Insulin, Trypsin und vielen anderen Proteinen, sowie Glykosylierungen und den Einbau prosthetischer Gruppen rechnet man zur posttranslationalen Modifikation.

Antibiotika und andere Hemmstoffe — XVI.12

Antibiotika sind vorwiegend aus Mikroorganismen, aber auch aus Pflanzen und aus tierischen Organismen isolierte Stoffe, die das Wachstum von Bakterien hemmen. Derartige Stoffe werden seit 50 Jahren zur Bekämpfung bakterieller Infektionen bei Mensch und Tier eingesetzt. Ihr Wirkungsmechanismus ist sehr unterschiedlich und wurde oft erst Jahre nach der Einführung in die Therapie aufgeklärt. Im Idealfall ist solch ein Heilmittel tödlich für die Bakterien und ohne Wirkung auf den Wirtsorganismus.
Die nachfolgende Tabelle gibt eine Übersicht über wichtige Hemmstoffe.

Hemmstoff	Wirkung bei Prokaryonten	Eukaryonten	Bewirkte Störung
Penicillin	+	O	Bakterien-Zellwand: Glykopeptide
Rifampicin	+	O	Bakterielle RNA-Polymerase
Actinomycin	+	+	Intercalation der DNA-Doppelhelix, RNA-Polymerase, DNA-Polymerase
Mitomycin	+	+	Verknüpfung der beiden DNA-Stränge
Cloramphenicol	+	O	Ribosomen-50 S, Peptidyltransferase
Streptomycin	+	O	Ribosomen-30 S, mRNA-Ablesung
Tetracyclin	+	O	Ribosomen-30 S, tRNA-Bindung
Erythromycin	+	O	Ribosomen-50 S, Translokase
Puromycin	+	+	Peptidkettenabbruch
Cycloheximid	O	+	Ribosomen-60 S, Peptidyltransferase
Sulfonamide	+	O	Folsäuresynthese der Bakterien
Aminopterin	+	+	Dihydrofolatreduktase
Gyrasehemmer	+	O	DNA-Entfaltung bei Bakterien
Amanitin	O	+	RNA-Polymerase II und III
6-Mercaptopurin	+	+	blockiert IMP → AMP
Cytosin-Arabinosid	+	+	DNA-Polymerase
Azido-Thymidin	+	+	DNA-Polymerase
Hydroxyharnstoff	+	+	Ribonucleotid-Reduktase

16 Nucleinsäuren, genetische Information, Molekularbiologie

[F00]

Frage 16.55: Lösung B

Siehe Lerntext XVI.12.
Das Antibioticum Streptomycin hemmt an der 30S-Ribosomenuntereinheit (kleine Ribosomenuntereinheit der Bakterien) die Ablesung der m-RNA für die Proteinsynthese. Damit ist (B) die gesuchte Falschaussage.

[H92]

Frage 16.56: Lösung B

Siehe Lerntext XVI.12.
Rifampicin ist ein Antibiotikum, das spezifisch die bakterielle RNA-Polymerase hemmt.

[H00]

Frage 16.57: Lösung C

Einige strukturell veränderte, synthetische Folsäure-Derivate (Aminopterin, Methotrexat) wirken als Antivitamin; sie hemmen die NADPH-abhängige Dihydrofolat-Reduktase und verhindern damit die Bildung des Coenzyms Tetrahydrofolat. Als Folge davon kommt es zu schweren Störungen in der Biosynthese verschiedener Nucleotide und im Aminosäure-Stoffwechsel. Die genannten Folsäure-Analogen sind wirksam bei der Behandlung gewisser Leukämie-Formen.

[H00]

Frage 16.58: Lösung E

5-Fluor-uracil hemmt die Thymidylat-Synthase und findet deshalb ebenfalls Verwendung als Cytostaticum in der Krebs-Therapie.

[H89] [H86]

Frage 16.59: Lösung B

Siehe Lerntext XVI.12.
Puromycin stört die Protein-Synthese. Seinem Aufbau nach ähnelt es der Struktur einer Phenylalanin-beladenen tRNA und führt so bei Prokaryonten und Eukaryonten zum Kettenabbruch von Peptiden während ihrer Synthese am Ribosom.

[F96]

Frage 16.60: Lösung E

Siehe Lerntext XVI.12.
Streptomycin hemmt nicht die Synthese der Bakterienzellwand (das bewirkt das Penicillin!), sondern induziert nach Anlagerung an die Ribosomen-30 S-Untereinheit Ablesefehler an der mRNA.

[F97]

Frage 16.61: Lösung B

Viele der klinisch einsetzbaren Antibiotika greifen in Prozesse der Molekularbiologie ein. Das ist nicht so beim Penicillin, das, wie unter (1) richtig beschrieben, die Zellwandsynthese von Bakterien stört. Tetracyclin (2) stört die Translation, weil es die Anlagerung der aminosäurebeladenen tRNA an das Ribosom verhindert. Rifampicin ist ein Hemmstoff der bakteriellen RNA-Polymerase (3).
Falsch ist die Aussage (4), denn Actinomycin hemmt die Replikation und die Transkription dadurch, dass es sich in die DNA-Doppelhelix einlagert.

[F96]

Frage 16.62: Lösung A

Siehe Lerntext XVI.12.
Gyrasehemmer sind synthetische Isochinolin-Derivate, die die Entwindung der bakteriellen DNA und damit Replikation und Transkription verhindern.

[H93]

Frage 16.63: Lösung D

Siehe Lerntext XVI.12.

[F94]

Frage 16.64: Lösung E

Amanitin ist ein im Knollenblätterpilz vorkommendes hochgiftiges Peptid, das durch Störung der RNA-Polymerase II zur Lebernekrose und zum Tod führt.

[F97]

Frage 16.65: Lösung A

Das wasserlösliche Vitamin Folsäure wirkt in Form von Tetrahydrofolsäure als Coenzym bei C_1-Übertragungen. Solch eine Reaktion findet statt, wenn dUMP zu dTMP methyliert wird (A). Die unter (B) bis (E) angesprochenen Reaktionen haben nichts mit C_1-Übertragungen zu tun.

[H97]

Frage 16.66: Lösung B

Siehe Lerntext XVI.13.
Plasmide sind ringförmige extrachromosomale DNA-Moleküle, die in Bakterien und Hefezellen vorkommen (A).
Die gesuchte Falschaussage ist (B), denn die Plasmid-DNA liegt in ihrer gesamten Länge als ringförmige Doppelhelix vor.
In Wildtypbakterien tragen Fertilitäts-Plasmide Gene für die Konjugation (D); solche Fertilitätsfaktoren können auch in das Bakterienchromosom integriert werden (C). Plasmide können unabhängig

Genetische Manipulation

Mit fortschreitender Aufklärung der molekularbiologischen Zusammenhänge stieß man auch zunehmend auf genetisch bedingte Krankheiten. Da man heute im Labor DNA- und RNA-Sequenzen chemisch oder enzymatisch synthetisieren kann, wird daran gedacht, defekte Nucleinsäurebereiche durch die richtigen Strukturen zu ersetzen. Man konnte bei Mikroorganismen, Pflanzen und auch Tieren genetisches Material durch Einbau fremder Gene erweitern, was dazu führt, dass Bakterien z.B. menschliche Hormone produzieren. So ist die industrielle Produktion von Humaninsulin, menschlichem Wachstumshormon, Blutgerinnungsfaktor VIII, Erythropoietin und Interferonen heute bereits ein wirtschaftlich und medizinisch sehr interessantes Feld geworden. Hier sollen einige der Grundlagen, die diese Entwicklungen ermöglicht haben, vorgestellt werden.

Manche Bakterien enthalten zusätzlich zu ihrem Genom, das aus einem ringförmigen DNA-Strang besteht, noch einen kleineren DNA-Ring, **Plasmid** genannt. Hier ist vor allem Information gespeichert, die den betreffenden Zellen eine Resistenz gegen gewisse Antibiotika verleiht. Man kann Bakterien in ihrer Kultur so behandeln, dass sie die Plasmidanzahl stark vermehren (bis auf 200 Plasmide pro Bakterium); durch Zellaufbruch und Dichtegradientenzentrifugation kann man zu reinen Plasmid-Präparationen kommen.

ebenfalls auf Informationen, die in der Plasmid-DNA gespeichert sind.

XVI.13

Nur in Bakterien vorkommende **Restriktionsenzyme** zerstören artfremde DNA, die in das Bakterium eingedrungen ist. Meist spalten die genannten Endonucleasen an sogen. Palindrom-Sequenzen. Palindrome sind Buchstabenfolgen (wie „Otto", „Anna"), die vorwärts oder rückwärts gelesen die gleiche Information ergeben. Auch in der DNA gibt es solche Bezirke, z.B.

5'---G-A-A-T-T-C---3'
3'---C-T-T-A-A-G---5'.

Durch ein aus E. coli isoliertes Enzym Eco R1 wird diese Sequenz gespalten in

5'---G-A-A-T-T-C---3'
3'---C-T-T-A-A   **und**   G---5'.

Die beiden Bruchstücke können in Lösung zueinander finden und sich, durch Wasserstoffbrücken stabilisiert, aneinander lagern. Amerikaner sprechen hier von „sticky ends", also klebrigen Enden. Wenn man so in ihrer Ringstruktur gespaltene Plasmide mit künstlichen DNA-Stücken, die dieselben sticky ends tragen, mischt, erhält man um die neue Struktur erweiterte Plasmide. Wenn man die veränderten Plasmide wieder in Bakterien einbringt, veranlassen sie diese dazu, das dem neuen DNA-Stück entsprechende Protein zu synthetisieren.

[H98]

Frage 16.67: Lösung *** Diese Frage wurde aus der Wertung genommen.

Plasmide sind bei Bakterien und Hefen neben dem Genom vorkommende, ringförmige Strukturen einer DNA-Doppelhelix. Diese DNA-Ringe, in denen oftmals Antibiotika-Resistenzen codiert sind, können unabhängig vom Genom vermehrt werden. Ein auf einem kleinen Plasmid befindlicher Fertilitätsfaktor kann durch Konjugation (in der Bakteriologie: Aneinanderlegen von Bakterien zum Zweck der DNA-Übergabe) übertragen werden.
Die gesuchte Falschaussage wäre (E), denn Bakteriophagen (bakterien-spezifische Viren) haben mit der Plasmidübertragung nichts zu tun.

[F98]

Frage 16.68: Lösung E

Siehe auch Lerntext XVI.13.
Restriktionsenzyme sind von Bakterien gebildete DNA-Endonucleasen. Sie spalten bevorzugt fremde, in die Bakterienzelle gelangte DNA an Palindromsequenzen. Gereinigte bakterielle Restriktionsendonucleasen sind ein wichtiges Werkzeug in der DNA-Analytik und in der Gentechnologie.

[F01]

Frage 16.69: Lösung E

Siehe Lerntext XVI.13.
Restriktionsendonukleasen sind bakterielle Enzyme, die das Bakterium gegen fremde DNA schützen, indem an Palindromsequenzen, z.B. Phagen-DNA, gespalten wird (E). Am Spleißen von hn-RNA sind kleine RNA-Moleküle (snRNA) beteiligt (A). Die transkripierte Retrovirus-DNA wird ins Genom der Wirtszelle nicht durch Restriktionsendonukleasen,

sondern durch sog. Integrasen eingebaut. Die gesamte prozessierte fertige mRNA wird durch Ribonucleasen abgebaut ((C) und (D)).

Frage 16.70: Lösung E

Restriktionsendonucleasen sind bakterielle Enzyme, die DNA-Doppelstränge an spezifischen Palindrom-Sequenzen spalten. Sie schützen damit die Bakterien gegen eingedrungene Fremd-DNA. In der zelleigenen DNA vorkommende Palindromsequenzen werden durch chemische Modifikation der Basen, z.B. Methylierung oder Acetylierung, geschützt. Besonders die „sticky ends" produzierenden Restriktionsenzyme sind im Labor für die genetische Manipulation von großem Interesse.

Frage 16.71: Lösung D

Nukleasen sind Enzyme, die Nucleinsäuren, und zwar spezifisch die RNA oder die DNA, an der Phosphodiesterbindung hydrolysieren (C). Im Pankreassaft gibt es zum Abbau der Nahrung eine RNase (A) und eine DNase. Restriktionsenzyme, meist Restriktionsendonucleasen genannt, sind nur in Bakterien vorkommende Endonucleasen (B). Deshalb ist (D) die gesuchte Falschaussage: Bakteriophagen besitzen keine Restriktionsenzyme.
RNA-Tumorviren, auch Retroviren genannt, bilden mit ihrer reversen Transkriptase eine zu ihrer viralen RNA komplementäre DNA. Der RNA-Anteil dieses DNA/RNA-Hybrids wird dann durch die Nukleaseaktivität der reversen Transkriptase hydrolysiert und durch einen zweiten DNA-Strang ersetzt (E).

Retroviren und reverse Transkriptase —— XVI.14

Man hat Viren gefunden, die als genetisches Material einen RNA-Einzelstrang enthalten. Infiziert ein solches Virus eine Zelle, so wird die virale RNA durch eine **reverse Transkriptase** entgegen dem klassischen Postulat DNA → RNA → Protein in DNA umgeschrieben: Das vom Virus mitgebrachte Enzym bewirkt die Bildung der komplementären cDNA, den hydrolytischen Abbau der RNA-Matrize und die Synthese eines zweiten DNA-Stranges. Diese neue DNA-Doppelhelix wird als **Provirus** in das Genom der Wirtszelle integriert; mitgespeichert sind hier die Informationen für die reverse Transkriptase, die Viruskapsel und das Hüllprotein. Eine Aktivierung des Provirus kann zur lytischen Infektion führen, bei der es zur Zerstörung der Zelle und zur Freisetzung zahlreicher neuer Viruspartikel kommt. Beispiele für Retroviren sind bestimmte Tumorviren und das AIDS auslösende HIV.

Frage 16.72: Lösung B

Siehe Lerntexte XVI.13 und XVI.14.
Das Wachstumshormon (Somatotrophes Hormon = STH = hGH) des Hypophysenvorderlappens weist eine für Hormone sonst ungewöhnliche Speziesspezifität auf. Ein STH-Mangel führt zu hypophysärem Zwergwuchs, zu dessen Behandlung früher keine ausreichende Menge des human Growth-Hormons (hGH) zur Verfügung stand, weil wirksames hGH nur aus den Hypophysen verstorbener Menschen extrahiert werden konnte. Erst durch die Einführung gentechnologischer Methoden kann jetzt zur therapeutischen Anwendung ausreichend hGH bereitgestellt werden. Das menschliche hGH-Gen kann nicht direkt in Bakterien zur Peptidsynthese verwendet werden, weil es wie fast alle tierischen Gene durch Introns unterbrochen ist. Tierische Zellen beseitigen aus dem primären Transkript (hnRNA) die Introns; in der fertigen mRNA sind nur noch die Exons vorhanden und werden zur Proteinsynthese verwendet. Bakteriengene sind nicht durch Introns unterbrochen, eine Bakterienzelle würde also aus einer nach menschlicher DNA gebildeten hnRNA die Introns nicht herausschneiden können und daher ein unsinniges Protein mit der Sequenz von Exons und Introns synthetisieren. Um in Bakterien tierische Proteine zu synthetisieren, benötigt man also eine in der Natur nicht vorkommende cDNA, die an der bereits prozessierten mRNA durch die reverse Transkriptase aus Retroviren gebildet wird (1). Diese cDNA wird in die ringförmige DNA bakterieller Plasmide eingebaut (2). Plasmide können unabhängig von der Zellteilung der Bakterien vermehrt werden und an andere Bakterien abgegeben werden. So kann u.U. in hoher Ausbeute in den Bakterien funktionsfähiges tierisches Protein synthetisiert werden. Aussage (3) ist nicht richtig, da Plasmide nicht durch Bakteriophagen übertragen werden können. Wenn allerdings cDNA in Bakteriophagen eingebaut wird, kann so rekombinantes Protein gentechnologisch in Bakterienkulturen produziert werden.

Frage 16.73: Lösung D

Die RNA des Retrovirus-Genoms kodiert auch für die reverse Transkriptase, die es ermöglicht, dass das Genom in Form einer DNA-Doppelhelix in das Genom der infizierten Wirtszelle integriert wird.
Die anderen Aussagen sind falsch: Viren haben keinen eigenen Energiestoffwechsel. Durch die Antigenität der Viren sind viele Schutzimpfungen gegen solche Infektionen wirksam.

[H98]

Frage 16.74: Lösung D

Retroviren besitzen als Genom eine einsträngige RNA; ein Glykoprotein ihrer Proteinhüllmembran bewirkt die spezifische Bindung des Virus an die Wirtszellmembran (E). Die gesuchte Falschaussage ist (D), denn nicht eine RNA-Verdopplung ist Voraussetzung für die Integration des viralen Genoms in die Wirts-DNA, sondern eine Umschreibung in DNA durch die viruseigene reverse Transkriptase (A) und eine anschließende DNA-Verdopplung.

In Retroviren gefundene Onkogene zeigen häufig Sequenzhomologie zu Genen des Wirtsorganismus, die dort an der Wachstumsregulation und Differenzierung beteiligt sind. Man nimmt an, dass die viralen Onkogene durch Übernahme aus dem Wirtsgenom entstanden sind (C).

[H97]

Frage 16.75: Lösung E

Siehe Lerntext XVI.14.
Retroviren sind einsträngige RNA-Viren, z. B. das HIV und manche Tumorviren. Befällt ein Retrovirus eine Zelle, dann wird zunächst durch die Virus-spezifische reverse Transkriptase an der viralen RNA ein komplementärer DNA-Strang gebildet (1). Die reverse Transkriptase hydrolysiert dann den RNA-Strang und synthetisiert zum DNA-Strang den komplementären DNA-Strang. Der neue DNA-Doppelstrang wird als Provirus-DNA in die zelleigene DNA integriert (Transformation einer Zelle nach Virusinfektion).

Zur Bildung neuer Viren muss die Provirus-DNA transkribiert werden (2) zu Virus-RNA und mRNA, welche für die Synthese der viralen Proteine reverse Transkriptase (3) und Hüllprotein (4) notwendig sind, die dann zu neuen Viruspartikeln assemblieren können.

[F97]

Frage 16.76: Lösung C

Retroviren, zu denen HIV gehört (1), haben ein aus RNA aufgebautes Genom; nach dem Eindringen in eine tierische Zelle wird durch die reverse Transkriptase (2) eine der Virus-RNA komplementäre DNA gebildet.
Dieses jetzt Provirus genannte Molekül wird in das Wirtsgenom eingebaut (3), was häufig zur Aktivierung eines dem Provirus benachbarten c-Onkogens des Wirtsgenoms führt.
Falsch ist die Aussage (4), denn eine RNA-Polymerase kann natürlich keine DNA-Synthese bewirken.

[F00] [H95]

Frage 16.77: Lösung B

Bei der DNA/RNA-Hybridisierung ist ein DNA-Einzelstrang über Wasserstoffbrückenbindungen mit einer komplementären RNA verbunden. Zu solchen Verbindungen kommt es im Rahmen der Transkription und auch bei der Aktion der reversen Transkriptase.

[F99]

Frage 16.78: Lösung B

Reverse Transkriptase ist ein für RNA-Viren typisches Enzym, denn die virusinfizierten Zellen produzieren mit seiner Hilfe eine zur Virus-RNA komplementäre DNA. Der RNA-Anteil dieser Hybridnucleinsäure wird durch die der reversen Transkriptase anhängende RNase-H hydrolysiert und durch DNA ersetzt; die neue Doppelstrang-DNA wird dann in das Genom der Wirtszelle eingebaut.

Die gesuchte Falschaussage ist (B), denn Streptomycin hemmt am 70S-Ribosom die Translation bei Prokaryonten und hat mit der reversen Transkriptase nichts zu tun.

[H00] [H96]

Frage 16.79: Lösung A

Siehe Lerntext XVI.14.
Die reverse Transkriptase ist in RNA-Tumorviren codiert und kann aus einsträngiger RNA eine komplementäre DNA (cDNA) herstellen. Das HIV-Virus enthält eine reverse Transkriptase. Durch die reverse Transkriptase wird zunächst ein zur RNA komplementärer DNA-Strang synthetisiert. An diesem RNA/DNA-Hybrid-Doppelstrang wird dann durch die reverse Transkriptase die RNA hydrolysiert und am DNA-Einzelstrang ein neuer komplementärer DNA-Strang zur doppelsträngigen cDNA synthetisiert.

Reverse Transkriptase wird zum Herstellen von cDNA-Banken aus mRNA eukaryonter Zellen verwendet.

Ein bakterielles Abwehrsystem (C) gegen fremde DNA bilden die Modifikations- und die Restriktionsenzyme (Restriktionsendonucleasen). Restriktionsendonucleasen spalten an Palindromsequenzen, die entstehenden „sticky ends" können zum Einbau von Genen in Plasmide dienen (D).

Puromycin (E) hemmt in Eukaryonten und Prokaryonten die Proteinsynthese durch Kettenabbruch.

[F01]

Frage 16.80: Lösung B

Reverse Transkriptase ist eine im Genom von RNA-haltigen Retroviren codierte, RNA-abhängige DNA-Polymerase ((B) richtig, (A) falsch). Sie setzt die in der Virus-RNA gefundene Basensequenz in DNA um, hydrolysiert die RNA-Matrize und ersetzt sie durch einen komplementären DNA-Strang; der neue DNA-Doppelstrang wird in das Wirtsgenom übertragen ((E) falsch).

F00   F96

Frage 16.81: Lösung A

(A) ist die gesuchte Falschaussage, denn die reverse Transkriptase ist kein mitochondriales, sondern ein in Retroviren codiertes Enzym, durch das das virale RNA-Genom in der Wirtszelle in eine DNA-Sequenz umgeschrieben wird. Diese RNA-abhängige DNA-Polymerase arbeitet, wie üblich, in der 3′-5′-Richtung.

F00

Frage 16.82: Lösung E

Penicillin enthält einen für seine Wirkung wichtigen β-Laktamring. Dessen Spaltung durch eine Laktamase macht das Antibiotikum unwirksam. Derartige Resistenzfaktoren sind bei den Bakterien meist nicht im Genom, sondern in der ringförmigen Plasmid-DNA codiert. Die anderen, unter (A) bis (D) genannten Antibiotika haben keine Beziehung zur β-Laktamase.

F00

Frage 16.83: Lösung A

Restriktionsendonucleasen sind bakterielle DNA-spaltende Hydrolasen, die fremde DNA an sog. Palindromsequenzen erkennen und spalten. GTP oder andere Cofaktoren werden hierfür nicht benötigt. Damit ist (A) die gesuchte Falschaussage.

Onkogene und Protoonkogene — XVI.15

Tumor-assoziierte Viren sind häufig RNA-Viren, die wegen ihres Infektionsmodus unter Verwendung der reversen Transkriptase auch Retroviren genannt werden. Manche Retroviren enthalten Tumorgene, die sich auf Wachstum und Stoffwechsel der Wirtszelle auswirken und malignes Wachstum hervorrufen können. Den viralen Onkogenen (v-onc) entsprechen zelluläre Gene (c-onc), die Mosaikstruktur (Aufbau aus Exons und Introns) aufweisen. Die Genprodukte dieser zellulären Onkogene (Protoonkogene) lassen sich in vier Klassen einteilen:
(1) Tyrosin-spezifische Proteinkinasen (Plasmamembran)
(2) Wachstumsfaktoren (extrazellulär)
(3) G-Proteine (Innenseite der Plasmamembran)
(4) Transkriptionsbeeinflussung (DNA-bindend, im Zellkern).

H98

Frage 16.84: Lösung D

Protoonkogene sind zelluläre Gene, deren Genprodukte die Steuerung der Zellproliferation mitbestimmen. Nach ihrer Funktion und Lokalisation kann man sie in 4 Klassen einteilen. Entweder bilden sie in der Plasmamembran G-Proteine (C) (z.B. ras) oder Tyrosin-spezifische Proteinkinasen (z.B. src), oder es kann im Zellkern (E) die Transkription beeinflusst werden (z.B. myc), oder es kommt zur Bildung von Wachstumsfaktoren (z.B. sis). Wie häufig bei Eukaryonten ist die Gensequenz von Introns unterbrochen (B).
Die gesuchte Falschaussage ist (D), denn Protoonkogene sind nicht selbst Tumor auslösend, sondern erst wenn durch eine Mutation oder fehlerhafte Genkontrolle (z.B. bei Chromosomen-Translokation) das Onkogenprodukt verändert oder vermehrt auftritt, kann es zur Tumorbildung kommen.

F01

Frage 16.85: Lösung D

Siehe Lerntext XVI.15.
Protoonkogene sind zelluläre Gene, deren Genprodukte die Steuerung der Zellproliferation mitbestimmen. Protoonkogene kann man nach ihrer Funktion in vier Klassen einteilen: solche, die für G-Proteine der Plasmamembran kodieren (C), solche für Tyrosin-spezifische Proteinkinasen, solche für Transkriptionsfaktoren und solche für Wachstumsfaktoren, sog. Kernproteine (E).
Die gesuchte Falschaussage ist (D), denn Protoonkogene sind nicht selbst Tumor auslösend, sondern erst, wenn durch eine Mutation oder fehlerhafte Genkontrolle das Onkogenprodukt verändert oder vermehrt auftritt, kann es zur Tumorbildung kommen.

H00

Frage 16.86: Lösung A

Siehe Lerntext XVI.15.
Protoonkogene der ras-Gruppe codieren für G-Protein-homologe Proteine, die an der Innenseite der Zellmembran lokalisiert sind (A).
Wachstumsfaktoren (B) werden von sis-Protoonkogenen codiert.
DNA-bindende Proteine werden von myc, fos, jun und tat – Protoonkogenen codiert (C).
Tyrosin-kinasen (E) und andere Wachstumfaktor-Rezeptoren (D) werden von src, abt, erb und anderen Protoonkogenen codiert.

Frage 16.87: Lösung A

Gene, die zur Tumorentstehung führen, werden als Onkogene bezeichnet. Es werden celluläre (c-Onkogene) und virale (v-Onkogene) Tumor auslösende Gene unterschieden. Beide leiten sich ab aus Genen, die in normalen Zellen für Wachstumsfaktoren, Hormonrezeptoren und ähnliche an Zellteilungen beteiligte Proteine codieren und die deswegen als Protoonkogene bezeichnet werden.
Die von Antionkogenen codierten Proteine hemmen als Tumorsuppressorgene die Wirkung der Onkogene.

Frage 16.88: Lösung A

Mit der Polymerase-Chain-Reaction (PCR) kann ein beliebiger DNA-Abschnitt in einer Probe spezifisch millionenfach vermehrt werden (A).
Man verwendet eine hitzestabile DNA-Polymerase aus einem thermophilen Bakterium, z.B. die taq-Polymerase aus Thermophilus aquaticus. Weiterhin benötigt man zwei synthetische Oligonucleotid-Primer, die jeweils komplementär sind zu den 3'-Enden des zu replizierenden DNA-Doppelhelix-Abschnitts. Alle vier Desoxyribonucleosidtriphosphate werden wie die beiden Primer dem Ansatz im Überschuss zugesetzt.
Durch Erhitzen auf 95 °C für 30 sec wird die DNA in der Probe in die Einzelstränge getrennt; beim Abkühlen lagern sich die Primer über Basenpaarung spezifisch an ihre Sequenz des jeweiligen Einzelstrangs an und die thermostabile Polymerase verlängert den jeweiligen Primer zum komplementären Doppelstrang.
Erhitzen auf 95 °C beendet diesen Vorgang und trennt die neuen Doppelstränge. Bei Abkühlung lagern wieder spezifisch die Primer an die Startpunkte an und es werden an den Einzelsträngen die komplementären Stränge gebildet. Erhitzen startet den nächsten Zyklus usw.. In wenigen Stunden können so durch 25–30 Erhitzungs-Abkühlungs-Zyklen DNA-Abschnitte spezifisch millionenfach vermehrt werden.
Die PCR ist in der Medizin von großer Bedeutung für die forensische Diagnostik (wenige Moleküle einer DNA können so z.B. einen Täter überführen), für die humangenetische Beratung und für den Nachweis von Infektionserregern.

Frage 16.89: Lösung E

Die gesuchte Falschaussage ist (E), denn für die DNA-Vermehrung mit der Polymerase-Chain-Reaction (PCR) werden nicht Ribonucleosidtriphosphate, sondern Desoxyribonucleosidtriphosphate benötigt, nämlich d-ATP, d-TTP, d-GMP und d-CTP. Als sequenzspezifische Erkennungsregion werden zwei Desoxyoligonucleotide (18–30 Nucleotide lang) als Primer benötigt. Thermostabile DNA-Polymerasen (z.B. taq-Polymerase), die den Hitzeschritt (95 °C) zur Trennung der zu vermehrenden Doppelhelix überstehen, werden eingesetzt. Nach Abkühlung auf ca. 55 °C werden die Primer gebunden und bei ca. 70 °C erfolgt dann die DNA-Verdopplung durch Verlängerung der Primer. Der PCR-Cyclus wird dann für die verdoppelte DNA durch Strangtrennung bei 95 °C neu gestartet.

Frage 16.90: Lösung E

Zur Durchführung der PCR verwendet man eine thermostabile DNA-Polymerase, die man aus in Heißwasser-Quellen vorkommenden Bakterien isoliert, so z.B. die aus dem Bakterium Thermophilus aquaticus gewonnene und nach ihm benannte Taq-Polymerase (E). DNA-Polymerase I katalysiert bei der Replikation die Hydrolyse des RNA-Primers und die DNA-Synthese in der entstandenen Lücke. Topoisomerasen wie die bakterielle Gyrase katalysieren die Verdrillung und Entdrillung von DNA. RNA-Polymerasen katalysieren die Transkription (DNA $\rightarrow$ RNA), RNA-Polymerase I bildet rRNA, RNA-Polymerase II mRNA und RNA-Polymerase III t-RNA.

Kommentare aus Examen Herbst 2001

Frage 16.91: Lösung C

Der Abbau der Purinnukleotide führt beim Abbau des Inosins durch die Nucleosidphosphorylase zu Hypoxanthin ((C) ist die gesuchte richtige Aussage) und zu Ribose-1-phosphat ((A) ist falsch).
Endprodukt des Purinabbaus beim Menschen ist die schlecht wasserlösliche Harnsäure; die meisten anderen Säugetiere können die Harnsäure weiter zum gut löslichen Allantoin abbauen.

Frage 16.92: Lösung C

Die langen DNA-Doppelhelixstränge im Zellkern sind um oktamere Proteine (Histone) aufgewickelt; über Verbindungsstrukturen sind viele solcher Nucleosome am Aufbau des Chromatins beteiligt ((C) ist die gesuchte richtige Antwort).

Die Ribosomen werden nicht im Nukleosom, sondern im Nukleolus gebildet, die mRNA mit darauf Protein-synthetisierenden verschiedenen Ribosomen wird als Polysom bezeichnet ((B) ist falsch). In das Genom inkorporierte Virus-DNA wird auch in die übliche Chromatinstruktur übernommen ((D) ist falsch).

H01

Frage 16.93: Lösung B

Molekulargewichte von Makromolekülen können, historisch bedingt, mit ihrer Sedimentationsgeschwindigkeit im Schwerefeld der Ultrazentrifuge verglichen werden. Die Maßeinheit ist dabei Svedberg (S). Für eukaryote Ribosomen erhält man den Wert von 80 S, zusammengesetzt aus zwei Untereinheiten mit 60 S bzw. 40 S.
Die hier zu suchende Falschaussage ist (B), wo gleich mehrere falsche Aussagen gemacht werden: Die für die Proteinbildung nötigen Aminoacyl-tRNA-Moleküle entstehen ohne GTP-Verbrauch aus der tRNA und Aminoacyladenylat; die Aminosäure ist dann über ihre Carboxylgruppe an die Ribose des Adenosin am 3'-Ende der tRNA gebunden.

H01

Frage 16.94: Lösung C

Mit verschiedenen Angriffspunkten hemmen Streptomycin, Puromycin, Tetracyclin und Chloramphenicol die Proteinsynthese am Ribosom.
Die gesuchte Falschaussage ist (C), denn das Antibiotikum Rifampicin hemmt nicht die Translation, sondern die Transcription, d.h. die RNA-Synthese im Zellkern.

H01

Frage 16.95: Lösung E

Peptide, die nach ihrer Synthese aus der Zelle ausgeschleust oder in die Zellmembran integriert werden sollen, enthalten an ihrem Aminoende ein hydrophobes Signalpeptid, das sie zur Ausschleusung in die Membran einfädelt. Aus dieser Vorstufe wird das Signalpeptid durch eine Peptidase abgespalten. Die gesuchte Falschaussage ist (E), denn das cytosolische Enzym Phosphofructokinase wird nicht ausgeschleust und daher nicht am endoplasmatischen Reticulum synthetisiert, sondern an freien Polysomen im Cytosol.

H01

Frage 16.96: Lösung E

Restriktionsendonucleasen sind bakterielle Enzyme, die spezifische Palindromseqenzen im bakteriellen DNA-Doppelstrang ((C) ist falsch) erkennen und spalten können (E). In Eukaryonten kommen diese Restriktionsenzyme nicht vor ((B) ist falsch).

H01

Frage 16.97: Lösung *** Diese Frage wurde aus der Wertung genommen.

Retroviren sind RNA-Viren, die an ihren Enden repetitive Sequenzen (LTR) enthalten (B). Zu ihrer Vermehrung werden sie durch die reverse Transkriptase in komplementäre DNA transkribiert (D); in dieser Form können sie in das Wirtsgenom eingebaut werden (E).
Die Frage wurde nicht gewertet, denn (A) **und** (C) sind Falschaussagen.
Eine Falschaussage ist (C), denn die Retroviren können Onkogene enthalten, nicht aber Protoonkogene, die stets zellulär vorkommen und von denen man annimmt, dass sie Vorläufer der viralen Onkogene sein können. Die zweite Falschaussage ist (A), denn die RNA der Retroviren ist einsträngig.

H01

Frage 16.98: Lösung E

Viele Bakterien enthalten außer dem ringförmig geschlossenen Genom (DNA-Doppelstrang) einen zusätzlichen kleinen DNA-Ring, Plasmid genannt. Dieses DNA-Stück ist nicht lebenswichtig, enthält aber lebensverbessernde Informationen, z.B. Gene für eine Antibiotica-Resistenz (E), z.B. für eine Penicillin-zerstörende β-Laktamase.
Alle anderen Aussagen sind falsch: Eine im Cytosol befindliche DNA muss nicht durch eine Lipidmembran geschützt werden, das Plasmid enthält keine RNA-haltigen Partikel; im Golgi-Apparat werden Proteine, aber keine DNA-Moleküle modifiziert; Plasmide haben keine GTPase-Aktivität.

17 Hormone

Hormone: Systematik und Wirkung — XVII.1

Hormone sind Signalstoffe, die von speziellen Zellen und Drüsen (endokrine Drüsen) gebildet und in das Blut bzw. die interstitielle Flüssigkeit abgegeben werden (innere Sekretion, „endokrin"). Sie gelangen auf dem Blut- und interstitiellen Flüssigkeitsweg zu ihren Zielzellen bzw. Zielorganen, wo sie an Rezeptoren gebunden werden.
Eine Systematik der verschiedenen Hormone kann erstens nach chemischen Substanzklassen erfolgen, wobei aufgeteilt wird in Peptide, Aminosäurederivate, Cholesterinderivate (Steroide)

und Arachidonsäuremetabolite (Eicosanoide). Zweitens können die Hormone nach Funktionen ebenfalls in vier Klassen eingeteilt werden:
1. „Releasing-Faktoren" (Liberine), die im Hypothalamus die Verbindung zwischen neuraler und endokriner Regulation herstellen
2. Glandotrope hypophysäre Hormone, die das periphere Hormonsystem steuern und aufeinander abstimmen und im Sinne der Rückkopplung eine Eigenregulation vornehmen
3. Periphere glanduläre Hormone, die in den spezifischen Hormondrüsen gebildet werden und dann die eigentlichen Hormonwirkungen auf die Zielgewebe ausüben
4. Gewebshormone, die weitgehend von diffus über die Organe verteilten Zellen gebildet werden und z. T. sehr komplexe Wirkungen im Entzündungs- und Allergiegeschehen haben.

Fast alle Peptidhormone und Amine binden außen an hochspezifische Rezeptoren der Zellmembran und setzen intrazellulär eine Signalkette in Gang, die zur Konzentrationsänderung eines Botenstoffes in der Zelle („second messenger") führt. Die hydrophoben Hormone (Schilddrüsenhormone T_3 und T_4; Steroidhormone) dringen in die Zellen ein und binden dort an einen intrazellulären Rezeptor, der entstehende Hormon-Rezeptor-Komplex wirkt spezifisch induzierend oder reprimierend auf die Expression bestimmter Gene.

	Peptide	Amine	Steroide	Fettsäurederivate
Hypothalamische Hormone	Liberine (Releasing-Hormone = RH) Statine			
Übergeordnete (glandotrope, hypophysäre) Hormone	Corticotropin (ACTH) Thyreotropin (TSH) Gonadotropin (FSH, LH)			
Periphere glanduläre Hormone	Somatotropin Parathormon Thyrocalcitonin Insulin Glukagon	Thyroxin Adrenalin Melatonin	Glucocorticoide Mineralocorticoide Androgene Oestrogene Gestagene	
Gewebshormone	Gastrointestinale Hormone Renin, Angiotensin Erythropoietin Kallidin Bradykinin	Serotonin Histamin	Hydroxycalciferol (Calcitriol)	Eicosanoide (Prostaglandine, Prostacycline, Thromboxane, Leukotriene)

H95

Frage 17.1: Lösung C

Siehe Lerntext XVII.1.
Das Schilddrüsenhormon Thyroxin (T_4) wird aus der Aminosäure Tyrosin synthetisiert. Die Prostaglandine werden aus Arachidonsäure gebildet, sie gehören zu den Eicosanoiden.

H93

Frage 17.2: Lösung E

Viele Hormone stimulieren spezifisch die Synthese von Proteinen (Induktion). Glucocorticoide wie Cortisol (1) induzieren in der Leber die Synthese von Schrittmacherenzymen der Gluconeogenese, wie z. B. der PEP-Carboxykinase. Insulin (2) induziert in den Endothelien die Bildung der Lipoproteinlipase und in der Leber die Glykolyse-Schrittmacherenzyme Phosphofructokinase und Pyruvatkinase. Testosteron (3) induziert in den Sertolizellen die Synthese von Spermaprotein, Trijodthyronin (4) ist Induktor für die Na/K-ATPase.

H92

Frage 17.3: Lösung B

Hormone sind Signalstoffe, die auf dem Blutweg („humoral") zur Verteilung kommen, so alle Körperbereiche erreichen, aber nur an den Zielorganen wirksam werden, die den für das jeweilige Hormon spezifischen Rezeptor besitzen. Wichtig ist, dass Hormone bald nach ihrer Signalübermittlung inaktiviert werden. Dazu gibt es zahlreiche Möglichkeiten. Proteohormone, wie z. B. das Insulin (A), werden hydrolytisch gespalten. Speziell beim Insulin tritt der Wirkungsverlust auch ein nach der reduktiven Spaltung der 3 Disulfidbrücken. Die Catecholamine Adrenalin und Noradrenalin werden durch die Monoaminoxidase oxidativ desaminiert (C), durch die Aldehydoxidase zur Säure oxidiert und dann durch die Catechol-O-methyl-transferase methyliert. Die entstehende Vanillinmandelsäure erscheint im Harn als Catecholamin-spezifisches Ausscheidungsprodukt. Falsch ist die Aussage (B), denn die COMT methyliert und bewirkt keine oxidative Demethylierung.

Thyroxin (E) kann dejodiert oder mit Glucuronsäure konjugiert werden; auch eine Sulfatierung der endständigen Phenolgruppe führt zur Inaktivierung. Steroidhormone wie das Cortisol (D) werden oft durch das Anhängen einer Glucuronsäure harngängig gemacht (D).

F01

Frage 17.4: Lösung D

Manche im Harn ausgeschiedenen Stoffwechselendprodukte erlauben Schlüsse auf die Vorläufer-Substanzen. So weist im Harn nachweisbare 5-Hydroxyindolessigsäure auf vermehrtes Vorkommen von Serotonin hin (D), und Vanillinmandelsäure findet sich bei vermehrter Catecholaminbildung (A).

F01

Frage 17.5: Lösung A

Siehe Kommentar zu Frage 17.4.

H92

Frage 17.6: Lösung B

Zahlreiche Steroidhormone (Gestagene, Corticoide, Androgene und Estrogene) werden ausgehend vom Cholesterin gebildet (D). Diese stark lipophilen Substanzen (E) binden in der Zielzelle nicht an auf der Zellmembran sitzenden Rezeptoren ((B) ist falsch), sondern finden ihr Rezeptorprotein im Cytoplasma (A). Der sich bildende Hormon-Rezeptor-Komplex dringt dann in den Zellkern ein und reguliert dort die Genexpression (C).

F95

Frage 17.7: Lösung D

Siehe Lerntext XVII.1.

H00

Frage 17.8: Lösung C

Die meisten Hormone im menschlichen Organismus können nicht aus dem Blut in die Zellen ihres Erfolgsorgans übertreten. Sie binden an spezifische Rezeptorproteine, die als integrale Proteine in der Plasmamembran vorliegen und veranlassen im Cytosol die Freisetzung eines Second Messenger. Das Adrenalin (B) und die unter (A), (D) und (E) genannten Proteohormone wirken nach diesem Mechanismus.

Die zu suchende Ausnahme ist der Calcitriolrezeptor (C) für das Vitamin D-Hormon, das wie andere lipophile Hormone (Steroide; iodierte Schilddrüsenhormone) durch die Plasmamembran in die Zelle geht und hier ein cytosolisches Rezeptorprotein findet. Bei diesen letztgenannten Hormonen kommt kein second messenger zum Einsatz.

H93

Frage 17.9: Lösung A

Das Octapeptidhormon Angiotensin II bindet außen an Zellmembranrezeptoren, wodurch die Konzentration von Inositolphosphat (IP_3) und Diacylglycerol als zweite Boten in der Zelle erhöht wird. Es kommt so in der Nebennierenrinde zur Aldosteronsekretion und in den Arteriolen zur Vasokonstriktion.

F00

Frage 17.10: Lösung C

Die hier zu suchende Falschaussage ist (C), denn cAMP überträgt sein Phosphat nicht auf Proteine. Vielmehr wird das cAMP durch eine Phosphodiesterase zu unwirksamem 5'-AMP hydrolysiert (D).

H00 F96

Frage 17.11: Lösung E

cAMP ist der am weitesten verbreitete und bekannteste intrazelluläre Botenstoff (second messenger). cAMP entsteht aus ATP durch die Adenylatcyclase unter Abspaltung von Pyrophosphat. Abgebaut wird cAMP durch eine Phosphodiesterase zu Adenosin-5'-monophosphat.

H00

Frage 17.12: Lösung D

Die gesuchte Falschaussage ist (D), denn die hauptsächlich in der Leber erfolgende Cholesterolsynthese wird nicht durch cAMP geregelt. Schrittmacherenzym der Cholesterolsynthese aus Acetyl CoA ist die HMG-CoA-Reduktase. Die Halbwertszeit dieses Enzyms ist sehr kurz, seine Synthese wird durch Nahrungscholesterol gehemmt. Auch Gallensäuren hemmen die Cholesterolsynthese. Die Gluconeogenese wird durch cAMP indirekt stimuliert: durch cAMP wird Fructose-2,6-bis-P gesenkt, wodurch die Glykolyse gehemmt und die Gluconeogenese stimuliert wird. Außerdem wird durch cAMP das Gluconeogenese-Schrittmacherenzym PEP-Carboxykinase vermehrt gebildet.

Frage 17.13: Lösung E

cAMP, der Second messenger vieler Hormone, kann die Gluconeogenese stimulieren, indem es die Transkription des Gens für die PEP-Carboxykinase stimuliert (E). Dieses Gen enthält in seiner Promotorregion einen cAMP-response element (CRE) genannten Enhancer.
Die anderen hier zum cAMP gemachten Aussagen sind falsch: Nicht die α_1-Rezeptoren der Catecholamine bewirken einen cAMP-Anstieg, sondern die β_1- und β_2-Rezeptoren. Das cAMP bewirkt eine Hemmung der Glykogensynthase; die Proteinkinase C wird durch Diacylglycerin, nicht aber durch cAMP aktiviert. Bei der cAMP-Inaktivierung entsteht durch eine Phosphodiesterase nicht Adenosin, sondern 5'-AMP.

Frage 17.14: Lösung C

cAMP ist der Second messenger vieler Hormone. Glucagon bewirkt einen cAMP-Anstieg in der Leberzelle; die Proteinkinase A wird aktiviert und phosphoryliert zahlreiche Enzyme. Bei der Glykogenphosphorylase führt das zur Aktivierung, bei der Glykogensynthase zur Hemmung. PEP-Carboxykinase wird vermehrt synthetisiert, denn cAMP wirkt über CREB (cAMP response element binding protein) und steigert die Transkription des spezifischen Gens.
Falsch ist Aussage (C), denn an der Fettsäuresynthase kennt man keine kovalente Modifikation.
Auch zu (A) gibt es keine eindeutige positive Aussage: Bei der Fructose-1,6-bisphosphatase kennt man als allosterische Effektoren ATP (aktivierend), AMP und Fructose-2,6-bisphosphat (beide hemmend). – Das cAMP aktiviert eine Fructose-2,6-bisphosphatase und zerstört damit den allosterischen Inhibitor F-2,6-BP: Von einer allosterischen Aktivierung der Fructose-1,6-bisphosphatase sollte da aber nicht gesprochen werden.

Frage 17.15: Lösung D

Phospholipasen sind Enzyme zum Abbau der Glycerinphosphatide. Je nach dem Angriff dieser Enzyme unterscheidet man die Typen A_1, A_2, B, C und D.
Die im Bienengift (auch im Gift von Wespen und Hornissen) und im Schlangengift reichlich vorhandene Phospholipase A_2 spaltet die am mittleren C des Glycerins in der Phosphatidsäure veresterte, meist ungesättigte Fettsäure (oft die für die Eikosanoid-Bildung wichtige Arachidonsäure) ab. Das danach verbleibende Lysolecithin bewirkt eine Durchlässigkeit der Membran sogar für Proteine. So verlieren die Erythrozyten nach Giftschlangenbiss ihr Hämoglobin, es kommt zur inneren Erstickung.

Frage 17.16: Lösung C

Phospholipase C löst die Bindung zwischen dem Diacylglycerin und der substituierten Phosphorsäure; aus dem Membranbaustein PIP_2 entsteht so der second messenger Inositol-trisphosphat.
Siehe auch Kommentar zu Frage 17.15.

Frage 17.17: Lösung E

Siehe Lerntexte XVII.2.
Hormonrezeptoren, die nach Bindung des Hormons G-Proteine aktivieren, sind besonders häufig. Aktiviert tauscht der G-Proteinkomplex GDP gegen GTP aus und die GTP beladene α-Untereinheit diffundiert in der Membran zu dem Enzym, das den second messenger erzeugt. Die α-Untereinheit des G-Proteins hat gleichzeitig GTPase-Aktivität, wenn das GTP gespalten ist, zum GDP lagert sie sich wieder an den Ursprungskomplex an. Weitere Aktivität erfolgt nur, solange außen der Rezeptor noch mit Hormon besetzt ist und intrazellulär noch GTP zur Verfügung steht. Außerdem wird der Abbau des zweiten Boten, z.B. des cAMP, durch die Phosphodiesterase zur Signal-Beendigung führen. Eine Peptidase ist in diesem System nicht beteiligt, (E) ist die gesuchte Falschaussage.

Frage 17.18: Lösung D

G-Proteine bilden eine große Proteinfamilie und sind regulatorisch an der Signaltransduktion beteiligt. Große G-Proteine bestehen aus drei verschiedenen Proteinen (Heterotrimer), sie regulieren die Adenylatcyclase (A) und die Phospholipase C bei der Bildung intrazellulärer second messenger (E).
Beim Sehvorgang wird beim Umspringen von 11-cis Retinal in 11-trans Retinal des Rhodopsins das G-Protein Transducin (B) aktiviert, wodurch eine Phosphodiesterase aktiviert wird.
Auch an der Transcription und an der Translation sind kleine G-Proteine beteiligt (C), sie wirken aber nicht als Enzym ((D) ist die gesuchte Falschaussage), sondern als Initiations- und Wachstumsfaktoren.

Frage 17.19: Lösung D

Wenn periphere Hormone an die Rezeptoren ihrer Zielzellen angelagert werden und z.B. cAMP als intrazellulärer Second messenger in der Zelle erhöht wird, dann wird die Adenylcyclase nicht direkt

durch die Konformationsänderung des Rezeptorproteins stimuliert, sondern G-Proteine dissoziieren vom Rezeptor ab, beladen sich mit GTP und aktivieren die Adenylatcyclase (A). Auch beim Sehvorgang wird die Konformationsänderung des Rhodopsins nach Belichtung durch G-Proteine als Signal auf die Nervenzellen übertragen. Auch die Proteinbiosynthese wird durch G-Proteine beeinflusst (C). Die Genprodukte mancher Protoonkogene bzw. Onkogene sind G-Proteine, die die Zellteilung beeinflussen können (E).
Die gesuchte Falschaussage ist (D), denn die RNA-Polymerasen enthalten keine G-Proteine, sondern die Transkription wird durch Bindung von Transkriptionsfaktoren an vorgeschaltete Genabschnitte (Promotoren, Operatoren) geregelt. Die Translation am fertigen messenger wird dann durch Initiationsfaktoren (IF) geregelt; diese Initiationsfaktoren gehören zu den G-Proteinen.

F00

Frage 17.20: Lösung C

Siehe Lerntext XVII.2.
Viele Signalstoffe (Hormone und Transmitter) gelangen nicht in ihre Zielzellen hinein, sondern binden außen an einen Rezeptor der Zellmembran, was intrazellulär eine Reaktionskaskade auslöst, an deren Ende die Phosphorylierung eines Proteins mit entsprechender Veränderung des Funktionszustandes steht. Durch Proteinkinasen werden dabei Serin oder Tyrosin im Protein phosphoryliert.

H96

Frage 17.21: Lösung D

Siehe Lerntexte XVII.1 und XVII.2.
Cortisol dringt in die Zellen ein und ein intrazellulärer Cortisol-Rezeptorkomplex bewirkt z. B. in der Leber die Induktion von Schrittmacherenzymen der Gluconeogenese und eine Repression von Glykolyseschrittmachern.

H91

Frage 17.22: Lösung D

Hormone sind Signalstoffe in einem mehrzelligen Organismus, die humoral, über den Blutstrom, verteilt werden und an den mit spezifischen Rezeptoren versehenen Zielzellen Stoffwechselumstellungen bewirken. Häufig findet das Hormon nur als extrazellulärer Ligand am Rezeptor Kontakt mit der Zielzelle, in deren Innerem dann aber neue Signalstoffe, sogenannte second messenger, auftauchen, z. B. cAMP, Inositoltrisphosphat oder Calciumionen. Glukagon führt zum Beispiel zum Anstieg von cAMP, die Bindung von Catecholaminen an α-Rezeptoren führt zur Erhöhung der intrazellulären Calcium-Konzentration (A).
Manche Hormone haben in unterschiedlichen Organen gegensätzliche Wirkungen: So wird z. B. durch Adrenalin die Durchblutung in den Baucheingeweiden durch eine Gefäßkonstriktion gedrosselt, während gleichzeitig die Durchblutung der Herz- und Skeletmuskulatur durch eine Gefäßerweiterung vermehrt wird. Solche Unterschiede können dadurch realisiert werden, dass es für den einen Effekt α- und für den anderen β-Rezeptoren gibt, die beide in den verschiedenen Organen in unterschiedlicher Zahl vorkommen (B).
Für zahlreiche Hormone des Menschen gibt es Regelkreise, die die Hypophyse einbeziehen. Betrachten wir das Beispiel der Estrogene: Im Blut zirkulierende Estrogene üben eine drosselnde Wirkung auf den Hypothalamus und den Hypophysenvorderlappen aus, wodurch die Ausschüttung glandotroper Hormone (Gonadoliberin und FSH) unterdrückt wird. Als Folge davon unterbleibt die weitere Estrogenfreisetzung („Endhormon") im Ovar (C). Die Existenz dieses Regelkreises nutzt man therapeutisch bei der Antibaby-Pille aus.
Wie unter (E) richtig dargestellt, können auch Nicht-Hormonstoffe die geregelte Größe sein; ein Beispiel hierfür ist die Konzentration der Glucose im Blut: Der postprandiale Glucoseanstieg im Pfortaderblut führt zur Insulinausschüttung, wodurch die Blutzuckerkonzentration gesenkt wird.
Falsch ist (D): Die Zellmembranen in den Zielorganen sind für die meisten Hormone überhaupt nicht durchlässig, – deshalb sind extrazelluläre Hormonrezeptoren notwendig. Lipophile Hormone, z. B. die Steroide, können aber tatsächlich alle (!) Zellmembranen durchdringen. Dass es nur in wenigen Zielorganen zu einer physiologischen Wirkung kommt, liegt daran, dass sich nur hier im Zellinneren die hormonspezifischen Rezeptoren finden.

F96

Frage 17.23: Lösung C

Siehe Lerntext XVII.2.
Das Tripeptid Glutathion wirkt in den Zellen nicht als second messenger, sondern als reversibles Redox-System zum Schutz von SH-Gruppen.

H95

Frage 17.24: Lösung E

Neben den lange bekannten humoralen Signalstoffen, den Hormonen, sind second messenger entdeckt worden, die die Hormonwirkung nach extrazellulärer Bindung des Liganden im Zellinneren in Stoffwechseleffekte umsetzen. Am bekanntesten ist das 1968 entdeckte cAMP. Das ihm ähnliche cGMP (A) ist bei weitem nicht so verbreitet, es ist aber ein wichtiger Überträger beim Sehvorgang und bei der Wirkung des Herzhormons ANF (atrialer natriuretischer Faktor). Calcium (B) hat in vielen Zellen Signalwirkung; in der Muskelzelle ist es wichtig für die Kontraktion und die Glykogenolyse. PIP_2 ist selbst kein Signalüberträger ((E) ist falsch), durch Einwirkung der Phospholipase C entstehen aber aus dem Membranbaustein PIP_2 gleich 2 second messenger: das Diacylglycerin (C) und das IP_3. Stickstoffmonoxid wird von Nerven- und Endothelzellen aus Arginin gebildet (D) und bewirkt eine Gefäßdilatation.

H99

Frage 17.25: Lösung A

Zyklisches Adenosinmonophosphat (cAMP) wird durch eine Adenylatcyclase unter Pyrophosphatabspaltung aus ATP gebildet (B) und dient dann zur Aktivierung der enzymphosphorylierenden Proteinkinase A (C). Das Signalmolekül cAMP wird inaktiviert durch hydrolytische Aufspaltung zum 5′-AMP (D).

Die hier gesuchte Falschaussage ist (A), denn Katecholamine führen bei Bindung an den α_1-Rezeptor zur Bildung der second messenger Inositoltrisphosphat und Diacylglycerin. Eine Katecholamin-Bindung an β-Rezeptoren führt zur cAMP-Bildung.

Second messenger — XVII.2

Viele Hormone, so die meisten Peptidhormone und die Catecholamine, dringen nicht in ihre Zielzellen ein, sondern werden außen an die spezifischen membranständigen Hormonrezeptoren gebunden.

Durch die Hormonbindung wird in der Membran eine Adenylatcyclase aktiviert, die aus ATP unter P-P-Abspaltung cAMP synthetisiert. Durch cAMP werden intrazellulär allosterisch Proteinkinasen aktiviert, die mit ATP bestimmte Proteine phosphorylieren und so in ihrer Aktivität modifizieren (aktivieren oder hemmen).

Signalbeendigung:
Sinkt der Spiegel des peripheren Hormons, wird der Rezeptor frei und das intrazelluläre Signal wird beendet durch hydrolytische Spaltung des cAMP zu AMP durch die Phosphodiesterase. Daraufhin werden die Phosphoproteine durch Phosphoproteinphosphatasen zu Proteinen und anorganischem Phosphat gespalten.

Über cAMP-Proteinkinasen wirken
- Adrenalin und Noradrenalin („Catecholamine")
- Glukagon
- Parathormon
- Vasopressin
- ACTH
- TSH
- FSH, LH („Gonadotropine")
- Thyreoliberin

Weitere intrazelluläre zweite Boten, z.T. in enger Wechselwirkung mit cAMP sind
- cGMP
- Ca^{++} und Ca-Calmodulin
- Inositoltrisphosphat (IP_3)
- Diacylglycerol

Funktionsänderung von Protein durch cAMP-induzierte Proteinphosphorylierung:

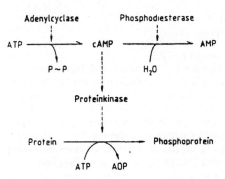

In die Signalkette sind meist zwischen den Membranhormonrezeptor und die Adenylcyclase (bzw. die Bildung oder Freisetzung der anderen second messenger) G-Proteine eingeschaltet. G-Proteine können GTP oder GDP binden. Sie liegen als trimere Proteine über GDP in Kontakt mit dem freien Membranrezeptor. Bindung des Hormons an den Rezeptor führt über Konformationsänderungen zum Austausch des GDP durch GTP an der α-Untereinheit, diese diffundiert mit GTP z.B. zur Adenylcyclase und aktiviert diese. Die α-Untereinheit besitzt GTPase-Aktivität, durch Hydrolyse des GTP zu GDP wird die Aktivierung der Adenylcyclase beendet.

Neben den stimulierenden G-Proteinen (G_s) gibt es auch hemmende G-Proteine (G_i).

[H98]
Frage 17.26: Lösung C

Die gesuchte Falschaussage ist (C), denn die Fettsäuresynthese wird nicht kovalent modifiziert. Die Fettsäuresynthese wird über das Ausschleusen des Acetyl-CoA aus dem Mitochondrium (Bildung von Citrat aus Acetyl-CoA und Oxalacetat durch die Citratsynthase) und durch die Phosphorylierung/Dephosphorylierung der Acetyl-CoA-Carboxylase im Zytosol zur Synthese des für die Fettsäuresynthese benötigten Malonyl-CoA reguliert.

Über cAMP und Proteinkinase A kommt es in der Leber zu einer Phosphorylierung der bifunktionalen Phosphofructose-2-Kinase/Fructose-2,6-bisphosphatase (PFK-2/F-2,6-bisPase). In dephosphorylierter Form wirkt dieses Enzym als Kinase und erhöht in der Leberzelle die Konzentration des allosterischen Effektors Fructose-2,6-bisphosphat. In phosphorylierter Form wirkt die PFK-2/F-2,6-bisPase als Phosphatase und senkt die Fructose-2,6-bis-phosphatkonzentration.

Fructose-2,6-bis-phosphat ist ein sehr wirksamer positiver allosterischer Effektor für die Phosphofructokinase (Schrittmacher der Glykolyse) und negativer allosterischer Effektor für die Fructose-1,6-bisphosphatase (Schrittmacher der Gluconeogenese).

cAMP führt zu einem Glykogenabbau (B) und einer Hemmung der Glykogensynthese (D). Durch cAMP-Proteinkinase kommt es zur Phosphorylierung eines Proteins, das dann im Kern die Transkription der PEP-Carboxykinase, eines weiteren wichtigen Schrittmacherenzyms der Gluconeogenese, auslöst (E).

[F94]
Frage 17.27: Lösung A

Das cyclische 3′,5′-Adenosinmonophosphat, cAMP, ist ein für viele Hormoneffekte wichtiger second messenger. Durch die Adenylatcyclase wird das cAMP aus ATP gebildet. Das cAMP ist eine Signalsubstanz, deren Wirkung zeitlich begrenzt erfolgen soll. Deshalb sorgt eine Phosphodiesterase für eine hydrolytische Spaltung des cAMP, wobei 5′-AMP gebildet wird (A), das dann wieder in ATP rückverwandelt werden kann. Die hier erwähnte Phosphodiesterase ist durch Koffein hemmbar.

[H99]
Frage 17.28: Lösung C

Die gesuchte Falschaussage ist (C), denn IP_3 ist ein intrazellulär freiwerdender und nur dort wirkender second messenger.

IP_3 entsteht durch Phospholipase C (B) aus dem Membranlipid Phosphatidylinositolbisphosphat (PIP_2), das in eukaryoten Membranen bis zu 8% aller Membranlipide ausmachen kann (A). Aus PIP_2 entstehen durch die Phospholipase C Diacylglycerin und IP_3, beide wirken intrazellulär als second messenger ((D), (E)).

[F98]
Frage 17.29: Lösung *** Diese Frage wurde aus der Wertung genommen.

Dargestellt ist Phosphatidylinositol-4,5-bisphosphat, das in der Zellmembran durch Phospholipase C nach äußerem Hormonreiz in die beiden second messenger (intrazelluläre Botenstoffe) Diacylglycerol (DAG) und Inositol-1,4,5-trisphosphat gespalten wird. Als Falschaussage wäre (E) am wahrscheinlichsten, denn Prostaglandine (und die anderen Eicosanoide Prostacycline, Thromboxane und Leukotriene) werden gebildet aus Arachidonsäure (Eicosatetraensäure, 4-fach ungesättigt), die durch Phospholipase A_2 aus Membranphospholipiden freigesetzt wird. Die dargestellte Verbindung enthält keine 4-fach ungesättigte C_{20}-Fettsäure.

[F99] [F98]
Frage 17.30: Lösung C

Siehe auch Lerntext XVII.2.
Das Schilddrüsenhormon T_3 dringt in die Zielzellen ein und bindet an einen intrazellulären Rezeptor, wodurch im Kern die Transkription bestimmter Gene, z. B. für ATPasen, stimuliert wird.

[H96]
Frage 17.31: Lösung D

Siehe Lerntext XVII.2.
Die trimeren G-Proteine dissoziieren nach Aktivierung des Membranrezeptors und Austausch des GDP durch GTP an der α-Untereinheit. Die mit GTP aktivierte α-Untereinheit wirkt auf die Bildung von second messengern, z. B. cAMP. Die α-Untereinheit besitzt gleichzeitig GTPase-Aktivität, nach Hydrolyse der GTP zu GDP ist die α-Untereinheit inaktiv.

[F97]
Frage 17.32: Lösung D

Bei Bindung des Hormons Insulin an den zellwandständigen Insulin-Rezeptor werden intrazellulär auf der β-Untereinheit befindliche Tyrosinkinasen aktiviert: Tyrosinreste des Rezeptorproteins werden ATP-abhängig phosphoryliert (D).

— Schilddrüse ———————————————————————————— XVII.3 —

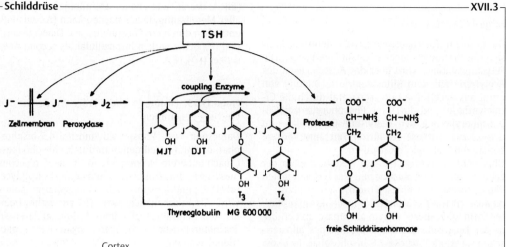

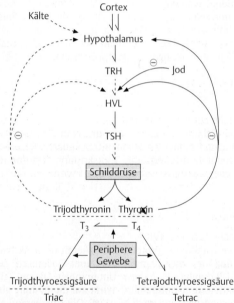

Unter der Wirkung des HVL-Hormons TSH (Thyreoidea-stimulierendes Hormon, Thyrotropin) nimmt die Schilddrüse Jodidionen auf, oxidiert sie zu elementarem Jod und baut dieses in Tyrosinreste eines Makroproteins ein. Durch ein Enzym werden jodierte Phenolreste auf jodierte Tyrosinreste im Peptidverband übertragen. Es entstehen so die Schilddrüsenhormone, eingebaut in den Peptidverband des Thyreoglobulins. Durch begrenzte Proteolyse werden die Schilddrüsenhormone Trijodthyronin (T_3) und Tetrajodthyronin (T_4, Thyroxin) freigesetzt.

T_3 als eigentliche Wirkform der Schilddrüsenhormone ist stärker, schneller und kürzer wirksam als T_4. Auch kann im Gewebe T_4 durch Dejodierung in T_3 überführt werden. T_4 wird daher manchmal als Prohormon des T_3 bezeichnet.

Die Regulation der Aktivität der Schilddrüse erfolgt mit TRH (Thyreotropin-releasing-Hormon, Thyroliberin) aus dem Hypothalamus über den Hypophysenvorderlappen, der mit Ausschüttung von Thyrotropin (TSH) reagiert. Freies T_4 hemmt den Hypophysenvorderlappen, freies T_3 hat eine weniger stark hemmende Wirkung auf den HVL.

Die Jodidkonzentration kann kurzfristig für wenige Tage den HVL hemmen, später überwiegt eine starke Stimulierung der T_3- und T_4-Produktion durch Jodidionen.

Die Inaktivierung der Schilddrüsenhormone erfolgt durch Dejodierung und Kopplung mit Glucuronsäure oder Schwefelsäure.

Im Blut werden die sezernierten Schilddrüsenhormone zu über 99,9% an insgesamt drei verschiedene Proteine gebunden: sehr spezifisch an TBG (Thyroxin-bindendes Globulin), weniger an ein Präalbumin und weitgehend unspezifisch an Albumin. Nur das freie Hormon ist regulierend wirksam.

Die Schilddrüse wirkt auf die Entwicklung des Organismus (Morphogenese), z.B. Organentwicklung, insbesondere des zentralen Nervensystems. Eine zweite Wirkung der Schilddrüsenhormone besteht auf die Intensität des Stoffwechsels praktisch aller Zellen, man spricht hier von einem kalorigenen Effekt der Schilddrüsenhormone.

Komplex wie die physiologischen Wirkungen der Schilddrüsenhormone T_3 und T_4, sind auch die klinischen Bilder, die sich bei gestörter Funktion (Dysfunktion) der Schilddrüse ergeben.

Eine Vergrößerung der Schilddrüse (Struma = Kropf) sagt nichts aus über den Funktionszustand des Organs, dieser kann auch bei vorliegender Struma normal sein, die Funktion kann aber auch vermindert oder erhöht sein. Andererseits kann

auch eine normal große Schilddrüse eine extreme Überfunktion oder Unterfunktion aufweisen.
Die Überfunktion der Schilddrüse (Hyperthyreose) bewirkt eine Stoffwechselsteigerung (meßbar als Grundumsatzerhöhung) bei verminderter körperlicher Leistungsfähigkeit. Die Kranken sind schwach, aufgeregt, haben Herzjagen und magern trotz gesteigerter Nahrungsaufnahme ab. Charakteristisch sind häufig die hervorquellenden Augäpfel (Exophthalmus) und die erweiterte Lidspalte. Die häufigsten Ursachen für eine Hyperthyreose sind der Morbus Basedow (Autoimmunerkrankung) und das autonome Adenom.
Bei der Unterfunktion, die bei Erwachsenen auftreten kann, kommt es zu einer allgemeinen Stoffwechselverminderung, die Kranken sind psychisch und physisch verlangsamt. In der Haut wird vermehrt ein Mucopolysaccharid abgelagert. Diese ödematös-teigige Infiltration der Haut führt zum charakteristischen aufgeschwemmten Aussehen der Patienten (Myxödem, myxos = Schleim, oedem = Schwellung).

Dysfunktion der Schilddrüse

Hyperfunktion ⟨ Basedow – Struma diffusa
heißer autonomer Knoten

Hypofunktion ⟨ praenatal: Kretinismus
postnatal: Myxoedem

Tritt bereits intrauterin ein Schilddrüsenhormonmangel auf, so kommt es zu schwersten körperlichen und geistigen Unterentwicklungen: Kretinismus. Jodmangel kann unter anderem ein Grund für bestimmte Formen der Unterfunktion sein.
Zusätzlich zu den eigentlichen Schilddrüsenhormonen T_4 und T_3 produziert die Schilddrüse in den hellen, sog. C-Zellen, ein Peptidhormon, das Calcitonin. Calcitonin senkt im Blut die Calcium- und Phosphatkonzentration, indem es den Einbau in den Knochen durch Stimulierung der Osteoblasten fördert.

F96

Frage 17.33: Lösung A

Siehe Lerntext XVII.3.
Die Schilddrüse bildet Thyroxin (T_4) und Trijodthyronin (T_3) als Derivate der Aminosäure Tyrosin. Daneben wird das den Calciumstoffwechsel regulierende Calcitonin (A) gebildet.
Calcitriol (B) wird aus Vit. D in 2 Schritten zunächst in der Leber und dann in der Niere gebildet. Parathyrin (C) stammt aus der Nebenschilddrüse.

Thyreoliberin (E) aus dem Hypothalamus und Thyreotropin (D) aus dem Hypophysenvorderlappen regulieren die T_4- und T_3-Bildung.

F97

Frage 17.34: Lösung B

Das im Blut als Jodid zirkulierende Spurenelement wird über aktiven Transport in der Schilddrüse angereichert (1). Die folgende Hormonsynthese unterliegt einer Kontrolle durch das glandotrope HVL-Hormon TSH (4). – Falsch sind die beiden Aussagen (2) und (3): Das molekulare Jod jodiert proteingebundene Tyrosinreste ohne deren vorherige Aktivierung, und das zur Schilddrüsensekretion anstehende Thyroxin bleibt im Thyreoglobulin gebunden, bis es durch limitierte Proteolyse freigesetzt wird. Eine Thyroxinspeicherung als Zink-Komplex gibt es nicht.

F00

Frage 17.35: Lösung A

Siehe Lerntext XVII.3.
Die Schilddrüsenhormone werden im Peptidverband des Thyreoglobulins gebildet, indem Tyrosinreste zu Monojodtyrosin und Dijodtyrosin jodiert werden. Durch eine Transferase (coupling enzyme) wird dann ein jodierter Phenolrest auf einen im Peptid benachbarten Jodtyrosinrest übertragen, wodurch dann eine T_4-Struktur bzw. T_3-Struktur im Peptid entsteht. Damit ist (A) die gesuchte Falschaussage. Freigesetzt werden T_3 und T_4 dann durch begrenzte Proteolyse.

H00

Frage 17.36: Lösung A

(A) ist die zu suchende Falschaussage, denn bei der Biosynthese der Schilddrüsenhormone ist die Tyrosin-Iodierung nicht GTP-abhängig, sondern erfolgt nicht-enzymatisch durch das molekulare I_2. Die Freisetzung der iodierten Hormone erfolgt durch Proteolyse des Thyreoglobulins (B). An den Zielorganen bewirkt das T_3 eine vermehrte Bildung der Na^+/K^+-ATPase (E). Bei dieser Aktivierung der Genexpression sind die den DNA-Einzelstrang stabilisierenden Zinkfinger-Proteine beteiligt (D).

H95

Frage 17.37: Lösung E

Die Schilddrüse bildet und sezerniert Trijodthyronin (T3) und Tetrajodthyronin (T_4 = Thyroxin). Die Synthese erfolgt im Peptidverband des Thyreoglobulins durch Jodierung und Kopplung von Tyrosinresten. T_4 und T_3 werden aus Thyreoglobulin durch begrenzte Proteolyse freigesetzt (1). Die Synthese und Freisetzung von T_3 und T_4 wird durch Thyreo-

tropin aus dem Hypophysenvorderlappen stimuliert (2), der Hypophysenvorderlappen wird dabei vom Hypothalamus durch Thyroliberin (Thyreotropin-releasing-Hormon = TRH) reguliert.
Im Rückkopplungssystem werden Hypophysenvorderlappen und Hypothalamus durch freies T_3 und T_4 im Blut gehemmt. Schilddrüsenhormone wirken in fast allen Zellen Stoffwechsel steigernd, u.a. durch eine Induktion der Na^+/K^+-ATPase (4). Die Wirkung wird vorwiegend durch Bindung von T_3 – schwächer auch von T_4 – an einen intrazellulären nucleären Rezeptor (3) vermittelt.

F01
Frage 17.38: Lösung E

Bei den Schilddrüsenhormonen werden Thyroxin (Tetraiodthyronin = T_4) und Triiodthyronin (T_3) unterschieden. Die wirksamere Form ist das T_3. Die Schilddrüsenhormone werden in die Zellen aufgenommen, binden an einen sog. Zinkfingerrezeptor und können in der Zelle die Transkription bestimmter Gene spezifisch aktivieren.
Die gesuchte Falschaussage ist (E), denn es gibt keine unterschiedlichen Rezeptoren für T_4 und T_3.

H99
Frage 17.39: Lösung B

Siehe Lerntext XVII.3.
Thyroxin (T_4) ist ein von der Schilddrüse gebildetes und ins Blut freigesetztes, iodhaltiges Hormon. Das als Spurenelement im Blut zirkulierende Iodidion wird von der Schilddrüse durch aktiven Transport aufgenommen (B). Nicht das Iodid, sondern das wasserunlösliche Thyroxin, wird im Blut an ein spezielles Transportprotein, TBP, gebunden ((A) ist falsch). Zur Iodierung proteingebundener Tyrosinreste werden nicht diese aktiviert ((C) ist falsch), sondern das Iodid wird enzymatisch zum reaktionsfreudigen, molekularen Iod oxidiert. Eine Hormonspeicherung als Zink-Komplex kennt man vom Insulin; Thyroxin ist im Thyreoglobulin gespeichert ((D) ist falsch). Thyroxin (T_4) kann in peripheren Geweben zu dem stärker wirksamen T_3 deiodiert werden; im Blut beträgt das Verhältnis von T_4 zu T_3 etwa 50 ((E) ist falsch).

F99
Frage 17.40: Lösung C

Die von der Schilddrüse gebildeten, iodierten Thyroninderivate T_3 und T_4 sind sehr lipophil und müssen zum Transport im Blut an Protein gebunden werden. In freier Form (A) sind sie zum Transport ungeeignet; unmittelbar nach der Sekretion kommen sie dort aber so vor. Die gesuchte Falschaussage ist (C), denn Thyreoglobulin ist das Protein im Kolloid der Schilddrüsenfollikel. Es ist zur Bildung und Speicherung der Schilddrüsenhormone wichtig, verlässt aber die Schilddrüse nie. Der wichtigste Transporter im Blut ist das Thyroxin-bindende Globulin, TBG, aber auch am Praealbumin und am Serumalbumin finden sich gebundene Schilddrüsenhormone.

H98
Frage 17.41: Lösung E

T_3 bewirkt im Organismus eine Steigerung des Grundumsatzes (D), wobei die durch T_3 induzierte Na/K-ATPase (A) und die mitochondriale Glycerinphosphatdehydrogenase (B) beteiligt sind. In der Achse Hypothalamus – Hypophysenvorderlappen – Schilddrüse hemmen T_3 und T_4 sowohl die TRH- (C) als auch die TSH-Sekretion.
Die gesuchte Falschaussage ist (E), denn T_3 bewirkt keine Hemmung des Hyaluronstoffwechsels der Haut, sondern eine Stimulierung durch Induktion einer lysosomalen Hyaluronidase.

H89   H86
Frage 17.42: Lösung E

Bei einer Hyperthyreose kommt es zu einem starken Eiweißabbau (Proteinkatabolismus). Hierdurch entsteht eine negative Stickstoffbilanz.

Calcium — XVII.4

Im Körper eines 70 kg schweren Menschen gibt es etwa 2,2 kg Apatit (Calciumphosphat). In allen Geweben besteht ein Calcium-Konzentrationsgradient: Durch eine Ca-ATPase wird die zytosolische Ca^{2+}-Konzentration mit 0,1 mM sehr niedrig gehalten; extrazellulär findet man etwa 2,5 mM Ca^{2+}. Intrazellulär wird Calcium im endoplasmatischen Retikulum, besonders im sarkoplasmatischen Retikulum der Muskulatur, und in den Mitochondrien gespeichert. Freigesetzt wird es hier durch den second messenger Inositol-trisphosphat, – Calciumionen werden dann selbst auch zum second messenger. In allen Zellen findet sich das Calcium-bindende Protein Calmodulin (Mol.gew. 17.000), das 4 Ca^{2+}-Bindungsstellen hat. Bei Anstieg der zytosolischen Calcium-Konzentration kommt es durch die Ligandenbindung zu einer Konformationsänderung des Proteins Calmodulin, das dann als Calcium-Calmodulin zur Aktivierung bestimmter Enzyme führt. Zum Beispiel wird so bei der Muskelkontraktion durch den Calcium-Anstieg die Phosphorylasekinase aktiviert und damit Glykogen in Glucosephosphat umgewandelt.

F97

Frage 17.43: Lösung C

Weil Calciferol, das Vitamin D, im Körper aus Cholesterin gebildet werden kann (A), wenn das in der Haut befindliche 7-Dehydrocholesterin mit UV-Licht (Sonne) bestrahlt wird (B), bezeichnet man die entstehenden Wirkstoffe heute als Vitamin-D-Hormon. Nach Hydroxylierungsschritten in der Leber und in der Niere wird 1,25-DHCC erhalten (D), das wie ein Hormon an einen intrazellulären Rezeptor bindet und die Gen-Expression steuert (E). Die gesuchte Falschaussage ist (C), denn Acetyl-Ester des Vitamins D sind nicht bekannt.

Parathormon, Calcitonin, Calcitriol ——— XVII.5

Die Nebenschilddrüse (Glandula parathyreoidea) besteht aus vier kleinen sog. Epithelkörperchen an der Rückseite der Schilddrüse. Die Nebenschilddrüsen produzieren das Peptid Parathormon. Dieses hat die Zielorgane Knochen, Niere und Darm. Durch Parathormon wird im Blut die Calciumkonzentration erhöht und die Phosphatkonzentration erniedrigt.
Bei Unterfunktion der Parathyreoidea kommt es zu einer Umkehrung dieser Situation und zu lebensgefährlichen tetanischen Calcium-Mangel-Krämpfen.
Bei Überfunktion der Parathyreoidea tritt eine Skelettentkalkung ein, und es treten vermehrt Calciumphosphatsteine in den Nieren und in der Blase auf.

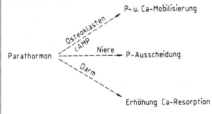

An der Regulation des Calcium- und Phosphatstoffwechsels sind neben den Antagonisten Thyreocalcitonin und Parathormon noch die Vitamin-D-Hormone, vorwiegend Calcitriol, beteiligt. Die D-Hormone greifen vorwiegend am Darm (Resorption) und an den Knochen (Calcifizierung) an.

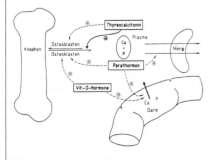

H97

Frage 17.44: Lösung C

Siehe Lerntext V.13.
Vitamin D (Calciferol) kann im Körper aus dem endogenen Provitamin 7-Dehydrocholesterin gebildet werden (A). Bei dem Übergang von 7-Dehydrocholesterin in Calciferol wird der B-Ring des Sterins aufgespalten (B). Die gesuchte Falschaussage ist (C), denn die Ringspaltung erfolgt photolytisch durch UV-Strahlen des Sonnenlichts und nicht durch die Einwirkung eines Cytochrom P_{450}-Enzyms. Das mit dem Vitamin D aus Fischlebertran identische Cholecalciferol wird durch zwei Hydroxylierungsschritte (D) in das Vitamin-D-Hormon, das 1,25-Dihydroxycholecalciferol oder Calcitriol, umgewandelt: Einer 25-Hydroxylierung in der Leber folgt eine 1-Hydroxylierung in der Niere.

H00

Frage 17.45: Lösung A

Siehe Lerntext XVII.5.
Parathyrin regelt zusammen mit Calcitriol (Vitamin D-Hormon) und Calcitonin den Calcium- und Phosphat-Haushalt. Parathyrin ist ein Peptid aus 84 Aminosäuren und wird von den Nebenschilddrüsen (Epithelkörperchen) aus einem inaktiven Prae-Pro-Parathyrin durch begrenzte Proteolyse freigesetzt, damit ist (A) die gesuchte Falschaussage.

H97

Frage 17.46: Lösung C

Die Hormone Glukagon und Adrenalin binden an Rezeptorproteine in der Plasmamembran ihrer Zielzellen; der Hormoneffekt wird nach Bildung des second messengers cAMP erkennbar. Lipophile Hormone, wie Trijodthyronin und Cortisol, durchqueren die Plasmamembran und treffen im Cytosol auf ihr spezifisches Rezeptorprotein.
Ein anderer Mechanismus erklärt die Wirkung des Insulins: Hier bindet das Hormon an ein in der Plasmamembran lokalisiertes Rezeptorprotein, was im Zellinneren zur Aktivierung einer dem Rezeptorprotein zugehörigen Tyrosinkinase führt. Auch die durch die Tyrosinkinase phosphorylierten Tyrosinseitenketten sind Bestandteile dieses Rezeptorproteins. Nach der Autophosphorylierung können hier cytoplasmatische Proteine andocken, die dann die intrazelluläre Signaltransduktion für das Insulin übernehmen.

Pankreas, Insulin, Diabetes mellitus — XVII.6

Die Bauchspeicheldrüse (Pankreas) ist ca. 80 Gramm schwer und enthält neben dem exokrinen Anteil etwa zwei Gramm Langerhans-Inseln, in deren α-Zellen Glukagon und in deren β-Zellen Insulin gebildet wird.

Zusätzlich wird in sogenannten δ-Zellen noch das 14er-Peptid Somatostatin gebildet, das sonst hauptsächlich im Hypothalamus gebildet wird und die Freisetzung des Wachstumshormons durch den Hypophysenvorderlappen hemmt. In den Inselzellen hemmt Somatostatin die Insulin- und Glukagonsekretion.

In den β-Zellen der Langerhans-Inseln wird zunächst ein sog. Proinsulin aus 84 Aminosäuren synthetisiert. Durch begrenzte Proteolyse erfolgt eine Freisetzung des Insulinmoleküls, indem das sog. Verbindungspeptid (C-Peptid) aus der Kette herausgeschnitten wird. Das freie Insulin besteht aus einer A-Kette aus 21 Aminosäuren und einer B-Kette aus 30 Aminosäuren, beide sind durch zwei Disulfidbrücken verbunden. In der A-Kette kommt eine dritte Disulfidbrücke vor. Die S-S-Brücken sind für die Wirkung des Insulins wichtig, das sezernierte Insulin (täglich 50 IE = 2 mg) wird mit einer Halbwertzeit von ca. 20 Minuten in der Leber durch reduktive Spaltung der Disulfidbrücken („Insulinase") inaktiviert.

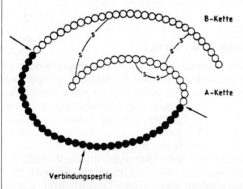

Verbindungspeptid

Insulin ist das wichtigste Hormon für die Speicherung und Verwertung von Brennstoffen. Wichtigste Zielorgane des Insulins sind Muskeln, Fettgewebe und die Leber.

In der Leber wird der Glucoseverbrauch stimuliert, die Glucosebildung (Gluconeogenese) gehemmt. Durch Insulin wird die Glucoseaufnahme in die Muskel- und Fettzellen stimuliert. Zusätzlich hat Insulin einen gewissen Protein-anabolen Effekt in Muskel- und Fettzellen. Entscheidend ist die Hemmung des Fettabbaus (Lipolyse) unter Insulin. Zwar ist die Wirkung des Insulins auf die Glucosekonzentration besser nachweisbar und besser bekannt („Zuckerkrankheit" als absoluter oder relativer Insulinmangel), doch ist die Wirkung auf den Fettstoffwechsel medizinisch mindestens genauso bedeutsam.

Mehrere Hormone haben direkt oder indirekt eine die Konzentration von Blutzucker und Blutfettsäuren steigernde Wirkung und werden daher als Insulin-Antagonisten bezeichnet.

Hormone mit blutzuckersteigernder Wirkung:
(Insulin-Antagonisten)
- Glukagon
- Adrenalin
- Noradrenalin
- Cortisol
- STH
- Thyroxin

Der Insulin-Antagonismus des Glukagons aus den α-Zellen der Pankreas-Inseln besteht in einer Erhöhung des cAMP in den Zielzellen der Leber und des Fettgewebes. Dadurch wird die Konzentration der freien Fettsäuren und der Glucose erhöht.

Die häufigste Stoffwechselkrankheit des Menschen stellt der Diabetes mellitus, die Zuckerkrankheit (Diabetes = Harnruhr, mellitus = honigsüß) dar. Die Zuckerkrankheit beruht auf einem absoluten oder relativen Insulinmangel. Der Typ-I-Diabetes (juveniler Diabetes) besteht in einem absoluten Insulinmangel, indem offenbar durch autoimmunologische Phänomene β-Zellen zerstört werden. Der juvenile Diabetes muss immer mit Insulininjektionen behandelt werden. Der Typ-II-Diabetes (Altersdiabetes) geht meist mit Übergewicht bei älteren Leuten einher, er kann häufig diätetisch durch Abmagerungskuren, durch Zucker-arme Diät und auch mit Tabletten behandelt werden.

Die Behandlung eines Diabetes ist immer nötig, da schwere Stoffwechselveränderungen durch absoluten oder relativen Insulinmangel eintreten. In dem Stoffwechselschema sind die bei Diabetes eintretenden Veränderungen durch dicke Pfeile dargestellt. Generell wirkt sich der Insulinmangel durch eine Steigerung des Katabolismus aus. Fett, Protein und Glykogen werden abgebaut. Anabol wird die Gluconeogenese aus Aminosäuren und aus Glycerin stimuliert. Da durch Lipolyse und β-Oxidation mehr Acetyl-CoA produziert als im Zitronensäurezyklus verbraucht (utilisiert) wird, kommt es zu einer erhöhten Produktion von Hydroxymethyl-glutaryl-CoA (HMG-CoA), aus dem vermehrt die Ketonkörper Aceton, Acetessigsäure und β-Hydroxybuttersäure gebildet werden. Aus dem HMG-CoA wird auch Cholesterin gebildet, obligates Symptom eines Diabetes bei schlechter Therapie ist eine Erhöhung des Serumcholesterins und ein vermehrtes Arterioskleroserisiko (Makroangiopathie).

Insulinangriffspunkte

	1. Proteinsynthese Transkription	2. Proteinsynthese Translation	3. Aktivierung/ Hemmung von Enzymen	4. Transportvorgänge
Muskelzelle		Einbau von ^{14}C-Aminosäuren in Proteine ↑	Hexokinase ↑ Glykogensynthase ↑ Glykogenphosphorylase ↓	„erleichterte Diffusion" ↑ D-Glucose D-Galaktose D-Xylose L-Arabinose
Fettzelle		Einbau von ^{14}C-Aminosäuren in Proteine ↑	Hexokinase ↑ Lipolyse ↓	L-Aminosäuren Nucleoside K$^+$ P$_i$
Leberzelle	*Induktion* Glucokinase Phosphofructokinase Pyruvatkinase Glykogensynthase *Repression* Pyruvatcarboxylase PEP-Carboxykinase Fructose-1,6-bis-phosphatase Glucose-6-phosphatase		Glykogenphosphorylase ↓ Glykogensynthase ↑	Glucose frei diffusibel *ohne* Insulin

Häufig kommt es bei einem schlecht behandelten Diabetes auch zu einer Störung des Stoffwechsels der Basalmembran der Kapillaren mit Diffusionsstörungen (Mikroangiopathie). Durch die Erhöhung der Glucose-Konzentration im Blut und in der Gewebsflüssigkeit beim Diabetes kann es zu einer Glucose-Bindung an Proteine kommen, es entstehen vermehrt glykosylierte Proteine, unter anderem auch glykosyliertes Hämoglobin. Der Nachweis dieser glykosylierten Hämoglobine lässt eine Bewertung der Diabetesbehandlung für die zurückliegenden zwei bis drei Monate zu und stellt heute eine wichtige diagnostische Maßnahme dar.

Diabetische Stoffwechselveränderungen

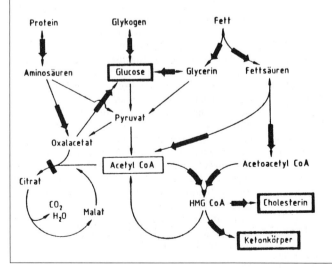

[H98] [H96] [H92]
Frage 17.47: Lösung D

Bei der Abgabe des Insulins wird das C-Peptid hydrolytisch durch begrenzte Proteolyse abgespalten und erscheint wie das Insulin im Blut: (D) ist die gesuchte richtige Aussage.
Das Signalpeptid des Praeproinsulins besteht aus 30 Aminosäuren am N-Terminus der B-Kette, seine Abspaltung setzt das Proinsulin frei ((A) ist falsch). Aussage (B) ist falsch, denn das C-Peptid verknüpft mit 2 Peptidbindungen die A- und B-Kette. Aussage (E) ist falsch, denn beim Diabetiker wird bei der Insulintherapie kein Proinsulin injiziert, sondern Insulin.

[F95]
Frage 17.48: Lösung D

Insulin liegt in den β-Zellen der Langerhans-Inseln, in Vesikeln verpackt, sekretionsbereit vor. Die Insulin-Sekretion wird gefördert durch einen Glucoseanstieg im Blut, besonders im Zusammenspiel mit Aminosäuren und Fettsäuren, sowie durch die bei Diabetes mellitus Typ II therapeutisch eingesetzten Sulfonylharnstoffe. Die Hormone Glukagon und GIP verstärken das Glucosesignal ((1) und (2) sind falsch). Somatostatin (3) und Adrenalin (4) hemmen die Insulin-Freisetzung: (D) ist die gesuchte Antwort.

[H95]
Frage 17.49: Lösung B

Insulin senkt die Blutzuckerkonzentration durch Induktion der Glykolyseschrittmacherenzyme in der Leber (2), gleichzeitig werden die Gluconeogeneseenzyme reprimiert.
Weiterhin wird der Blutzucker gesenkt durch Stimulation der Glykogensynthese und Hemmung des Glykogenabbaus ((3) ist falsch).
Nach Nahrungsaufnahme werden Fette aus dem Darm als Chylomikronen und in der Leber aus Glucose gebildete Fette als VLDL (prae-β-Lipoproteine) im Blut transportiert. Zur Aufnahme und Speicherung in den Fettzellen müssen sie durch Lipoproteinlipase der Endothelien zu freien Fettsäuren und Glycerin gespalten werden. Die Lipoproteinlipase wird durch Insulin induziert (4). In den Fettzellen wird durch Insulin die Synthese der Fette stimuliert und der Abbau (Lipolyse) gehemmt ((1) ist falsch). Durch Insulin werden die freien Fettsäuren gesenkt und indirekt dadurch die β-Oxidation herabgesetzt ((5) ist falsch).

[F94]
Frage 17.50: Lösung D

Insulin induziert in der Leber die Synthese der Glykolyseenzyme Glucokinase (2), Phosphofructokinase (3) und Pyruvatkinase (4). Die PEP-Carboxykinase (5) der Leber ist ein Enzym der Gluconeogenese, es wird durch Insulin nicht induziert, sondern reprimiert.
Die Lipoproteinlipase (1) kommt nicht in der Leber vor, sondern in Fettgewebsendothelien, dort allerdings wird sie auch durch Insulin induziert.

[H99] [F97]
Frage 17.51: Lösung D

Insulin fördert die Auffüllung von Energiespeichern, wozu die Glykogenbildung in Muskel (A) und Leber (C) ebenso wie die Fetteinlagerung in das Fettgewebe (E) gehört; die Lipolyse wird gehemmt (B).
Die gesuchte Falschaussage ist (D), denn zur Aktivierung der Adenylatcyclase führen die energiemobilisierenden Hormone Adrenalin oder Glukagon.

[H00]
Frage 17.52: Lösung D

Insulin ist das Hormon, das die Auffüllung der Energiedepots bewirkt. Die Aufnahme von Glucose in die Muskulatur und das Fettgewebe wird dadurch möglich, dass GLUT4-Transporter vermehrt in die Plasmamembranen dieser Zellen verlagert werden (A). Insulin stimuliert die Glykolyse und Bereitstellung von Acetyl-CoA für die Fettsäuresynthese. (D) ist die gesuchte Falschaussage, denn die Pyruvatdehydrogenase wird durch Insulin aktiviert, und nicht gehemmt.
Auch die nachfolgende Triacylglycerin-Synthese ist aktiviert (E); die zur Fett-Einspeicherung nötige Lipoproteinlipase wird durch Insulin induziert (B).

[H00]
Frage 17.53: Lösung D

Rezeptorproteine vom Typ I finden sich in der Plasmamembran und binden als Liganden das Insulin oder einen der zahlreichen Growth Factors. Insulin im Blut bewirkt in Muskelzellen und im Fettgewebe (E) die Aufnahme von Glucose. Die im Na^+-Kotransport erfolgende Glucoseaufnahme in die Darmwandzellen ist dagegen Insulin-unabhängig: (D) ist die zu suchende Falschaussage.
Der Insulinrezeptor besteht aus zwei die Plasmamembran durchquerenden Proteinketten „β", die an ihrem extrazellulären Anteil, Disulfid-gebunden, zwei Glykoproteine, „α-Ketten", angelagert haben. Das cytosolische Ende beider β-Ketten besitzt Tyrosinkinase-Aktivität (A), die durch die Ligandenbindung aktiviert wird. Ferner kommt es zu einer Dephosphorylierung und damit zur Aktivierung der Pyruvatdehydrogenase (B).

17 Hormone

Frage 17.54: Lösung C

Insulin ist das wichtigste Hormon für die Speicherung und Verwertung von Brennstoffen, hauptsächlich mit einer Wirkung auf den Kohlenhydratstoffwechsel und den Fettstoffwechsel. Die endothelständige Lipoproteinlipase wird durch Insulin induziert, d.h. vermehrt neu gebildet (A). In der Leber wird der Glukoseabbau durch Insulin beschleunigt, indem die Glukokinase (B), die Phosphofructokinase (D) und die Pyruvatkinase (E) als Schrittmacherenzyme der Glykolyse vermehrt synthetisiert werden.
Die gesuchte Falschaussage ist (C), denn das Schrittmacherenzym der Gluconeogenese, die Fructose-1,6-bisphosphatase, wird durch Insulin nicht induziert, sondern reprimiert.

Frage 17.55: Lösung D

Insulin wirkt vorwiegend auf Muskelzellen, Fettzellen und Leberzellen, indem es außen an die zwei α-Untereinheiten des tetrameren Insulinrezeptors der Zellmembran bindet (A).
Die α-Untereinheiten sind durch Disulfidbrücken mit β-Untereinheiten verbunden, die mit hydrophoben Bezirken die Zellmembran durchqueren. Nach Bindung von Insulin phosphorylieren sich die cytosolischen Anteile der β-Untereinheiten mit ATP selbst an Tyrosinresten (C).
Danach wird ein Insulinrezeptorsubstrat-Protein durch die phosphorylierten β-Untereinheiten phosphoryliert und wirkt dann auf andere Proteinkinasen (B) und die Translokation von Glucosetransportproteinen in die Zellmembran.
Die gesuchte Falschaussage ist (D), denn die Insulinresistenz wird nicht durch die Autophosphorylierung hervorgerufen, sondern durch Internalisierung des Insulin-Rezeptorkomplexes.

Frage 17.56: Lösung D

Der Typ I Diabetes mellitus (juveniler Diabetes) ist durch einen absoluten Insulinmangel gekennzeichnet. Der Mangel an Insulin führt zu einer vermehrten Aktivität der hormonabhängigen Triglyceridlipase (A), die freien Fettsäuren im Blut steigen an (B) und werden in der Leber vermehrt zu Acetyl-CoA abgebaut. Die Citratsynthase wird durch die freien Fettsäuren gehemmt ((D) ist falsch). Das überschüssige Acetyl-CoA wird zu HMG-CoA umgesetzt, aus dem Ketonkörper gebildet werden können (E), die zur Ketoazidose und zum Coma diabeticum führen.
Aus HMG-CoA wird auch vermehrt Cholesterin gebildet, langfristig kommt es daher beim Insulinmangel verstärkt zur Atherosklerose.

Frage 17.57: Lösung D

Von den hier aufgeführten 5 Stoffwechselwegen wird der Pentosephosphatweg durch Insulin aktiviert (zur Fettbildung und Auffüllung der Energiespeicher); dieser Weg ist also bei Insulinmangel gedrosselt. Die anderen Reaktionsfolgen sind bei Insulinmangel beschleunigt. Lipolyse, d.h. die Entleerung der Fettspeicher, hat gesteigerte β-Oxidation und Ketogenese zur Folge. Auch Eiweiß wird zur Energiegewinnung herangezogen, was dann von gesteigerter Harnstoffsynthese begleitet ist.

Frage 17.58: Lösung B

Siehe auch Lerntext XVII.6.
Nervenzellen können Glucose insulinunabhängig verwerten.

Frage 17.59: Lösung A

Siehe Lerntext XVII.6.
Im Unterschied zu Insulin besteht dessen Antagonist Glukagon nicht aus 2 durch Disulfidbrücken verbundenen Peptidketten, sondern ist eine aus 29 Aminosäuren aufgebaute Peptidkette, die keine Cysteinreste enthält.

Frage 17.60: Lösung E

Glukagon ist ein von den A-Zellen der Langerhans-Inseln im Pankreas, von der Intestinalmucosa und im Zentralnervensystem gebildetes Proteohormon (A) mit einer Peptidkette aus 29 Aminosäuren. Synthetisiert wird es am rauhen endoplasmatischen Retikulum (ER) als etwa 6-mal größeres Präproglukagon (B). Ein N-terminales Signalpeptid bewirkt seine Einschleusung in das Lumen des ER, wo durch Abspaltung des Signalpeptids das Proglukagon entsteht, aus dem durch limitierte Proteolyse Glukagon und zwei GLPs (glucagon like peptides) gebildet werden. Signal für eine Glukagonfreisetzung ist ein Abfall der Blutzucker-Konzentration (C). Von den D-Zellen der Pankreasinseln freigesetztes Somatostatin bewirkt parakrin eine Hemmung der Freisetzung von Glukagon (D) und Insulin.
Die gesuchte Falschaussage ist (E): Die Glukagon-Inaktivierung in der Leber erfolgt durch Proteolyse; das Hormon enthält keine SH-Gruppen!

Frage 17.61: Lösung B

Siehe Lerntext XVII.7.
Dargestellt ist das Noradrenalin. Die gesuchte Falschaussage ist (B), denn Noradrenalin enthält nur 1 Asymmetriezentrum.

Nebennierenmark — XVII.7

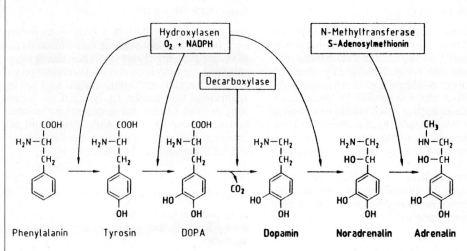

In den chromaffinen Zellen des Nebennierenmarks werden aus den Aminosäuren Phenylalanin und Tyrosin durch verschiedene mischfunktionelle Hydroxylasen über Dioxyphenylalanin (DOPA) die Catecholamine Dopamin, Adrenalin und Noradrenalin gebildet. Außer im Nebennierenmark werden Catecholamine (Noradrenalin und Dopamin) als Transmitter in bestimmten Neuronen des Nervensystems, z.B. im vegetativen Nervensystem im Bereich des Sympathikus, synthetisiert.

Catecholamine besitzen Stoffwechselwirkungen und Effekte auf das Herz-Kreislauf-System im Sinne einer Energie- und Leistungsmobilisation (ergotrope Wirkung) für Kampf oder Flucht, häufig ausgelöst durch Angst und Erregung („fright–fight–flight").

Catecholamine erzeugen über sogenannte β-Rezeptoren eine Erhöhung von cAMP hauptsächlich in der Leber und im Fettgewebe. Über die Proteinkinase und Phosphorylase kommt es zu einer Stimulierung des Glykogenabbaus (Glykogenolyse) mit Erhöhung des Blutzuckers. Über die Aktivierung der Triglycerid-Lipase steigen die freien Fettsäuren im Blut an. Damit werden der Muskulatur zum Fliehen oder Kämpfen die wichtigsten Brennstoffe zur Verfügung gestellt.

Die β-Rezeptoren können in $β_1$- und $β_2$-Rezeptoren unterschieden werden. Am Herzen erfolgt durch Catecholamine eine Steigerung der Frequenz (positiv chronotrope Wirkung), der Kontraktionskraft (positiv inotrope Wirkung) und der Überleitungsgeschwindigkeit (positiv dromotrope Wirkung) durch Stimulierung der $β_1$-Rezeptoren.

Wirkungen von Catecholaminen

Zielorgan	Rezeptor	Wirkung
Herz	β	Frequenzzunahme
	β	Coronardilatation
	β	Kontraktionskraft-Steigerung
Skelettmuskel	β	Gefäßkonstriktion
	β	Glykogenolyse
Leber	α	Gefäßdilatation
	β	Glykogenolyse
Fettgewebe	β	Lipolyse
Haut	α	Gefäßkonstriktion
	α	Schweißsekretion

Die Inaktivierung der vom Nebennierenmark freigesetzten Catecholamine erfolgt durch Monoaminoxidase (MAO), Aldehydoxidase und Methyltransferase. Eines der wichtigsten Ausscheidungsprodukte im Urin ist die Vanillinmandelsäure, ihre Bestimmung hat Bedeutung für die diagnostische Abklärung von Bluthochdruckursachen.

Die als Neurotransmitter abgegebenen Catecholamine Noradrenalin und Dopamin werden zur Wirkungsbeendigung hauptsächlich durch aktiven Transport wieder in die präsynaptische Nervenendigung aufgenommen und in den präsynaptischen Vesikeln gespeichert.

[F00]
Frage 17.62: Lösung C

Die vom Tyrosin ausgehende Biosynthese der Catecholamine ist mit (A) und (B) richtig kommentiert; zwei Syntheseschritte werden durch Glucocorticoide allosterisch aktiviert; damit ist (C) die gesuchte Falschaussage.
Der extraneurale Catecholaminabbau führt zur Vanillinmandelsäure und erfordert die Mitwirkung der Enzyme Catechol-O-methyltransferase, Monoaminoxidase und Aldehydoxidase.

[F97]
Frage 17.63: Lösung D

Die Hormone Adrenalin und Noradrenalin können unter der Bezeichnung Catecholamine zusammengefasst werden. Auf den Zelloberflächen ihrer Zielorgane finden sich spezifische, immer mit einem G-Protein gekoppelte Rezeptorproteine, die man heute nach dem Mechanismus ihrer Signaltransduktion unterscheidet in die Typen α_1-, α_2-, β_1-, β_2- und β_3-. Die α_1-Rezeptoren bewirken die Aktivierung einer Phospholipase C, was die Freisetzung von Inositoltrisphosphat und Calciumionen zur Folge hat (3). Die α_2-Rezeptoren bewirken eine Hemmung der Adenylatcyclase (4). Sie sorgen z. B. in den fettspeichernden Organen (z. B. weibliche Brustdrüsen) dafür, dass diese unempfindlich gegenüber der lipolytischen Wirkung von Catecholaminen sind. β_1-Rezeptoren stimulieren die Adenylatcyclase, führen also zum intrazellulären Anstieg von cAMP (1). Falsch ist die Aussage (2): Die β_2-Rezeptoren bewirken auch einen Anstieg von cAMP. β_2-Rezeptoren erhöhen über cAMP die Thermogenese im braunen Fettgewebe.

[H95]
Frage 17.64: Lösung E

Die auf dem Blutweg ausgelösten Stoffwechselwirkungen der Catecholamine werden über in den Erfolgsorganen membranständige α- und β-Rezeptoren vermittelt. Die Zellen der Zielorgane enthalten oft beide Rezeptortypen gleichzeitig. Die hohe Organ- und Wirkungsspezifität von Adrenalin und Noradrenalin wird durch das unterschiedliche Mengenverhältnis der beiden Rezeptorarten erreicht. Eine Aufgliederung in die Untertypen α_1, α_2, β_1 und β_2 beruht auf der unterschiedlichen Affinität dieser Rezeptoren zu pharmakologischen Substanzen. α_1-Rezeptoren (vorwiegend in der glatten Muskulatur) bewirken bei Hormonbindung eine Aktivierung der PIP_2-spaltenden Phospholipase C und haben IP_3 (und nachgeordnet Calciumionen) als second messenger (B). Bei den α_2-Rezeptoren bewirkt ein zwischengeschaltetes G_i-Protein eine Hemmung der Adenylatcyclase (C).
Beide Untertypen der β-Rezeptoren haben cAMP als second messenger (A). Catecholamine stimulieren die Gluconeogenese, wobei ein Angriffspunkt die unter cAMP vermehrte Transkription des PEP-Carboxykinase-Gens (D) ist (Schlüsselenzym!). Falsch ist (E): Tyrosinkinasen werden durch Insulin und verschiedene growth factors stimuliert.

[F93]
Frage 17.65: Lösung D

Adrenalin wird als kreislauf- und stoffwechselaktives Hormon vom Nebennierenmark freigesetzt; außerdem dienen Catecholamine (Noradrenalin, Dopamin) im Nervensystem als Neurotransmitter. In jedem Fall müssen die Signalstoffe bald nach ihrer Freisetzung beseitigt werden. Das kann durch die Zerstörung des Moleküls oder, wie im Nervensystem üblich, durch Wiederaufnahme in die sezernierende Zelle geschehen.
Für den Abbau von Catecholaminen ist das Zusammenspiel von 3 Enzymen erforderlich: Durch die COMT wird die meta-ständige Phenolgruppe mittels SAM methyliert (B). Oft geht dieser Methylierung eine oxidative Desaminierung voraus, wobei die nach Ammoniakabspaltung mittels MAO gebildete Aldehydgruppe durch Aldehydoxidase zur Säure oxidiert wird. MAO ist keine pyridinnukleotidabhängige Dehydrogenase, sondern ein Flavoprotein ((D) ist falsch).
Die Mandelsäure, auch α-Hydroxy-phenylessigsäure, ist die Grundstruktur für viele Abbauprodukte aus Catecholaminen (E).

Nebennierenrinde — XVII.8

Aus der Nebennierenrinde können über 50 verschiedene Steroide extrahiert werden. Sie werden aus Cholesterin gebildet. Die Hormone der Nebennierenrinde können eingeteilt werden in Glucocorticoide (wie Cortisol und Cortison), Mineralocorticoide (wie Aldosteron) und Sexualhormone.
Die Funktion der Nebennierenrinde wird durch das Hypothalamus-Hypophysenvorderlappen-System reguliert. Glieder dieses Regelkreises sind Corticoliberin (Corticotropin-releasing-Hormon (CRH)) und ACTH (Adrenocorticotropes Hormon, Corticotropin).
ACTH wirkt vornehmlich auf die Bildung und Freisetzung von Glucocorticoiden, diese hemmen im Sinne einer negativen Rückkopplung die CRH- und die ACTH-Freisetzung.
Exogene Belastung („Stress") kann das System stimulieren, gleichzeitig besteht eine Tagesrhythmik (diurnale Rhythmik) mit einem Maximum am Vormittag und einem Minimum um

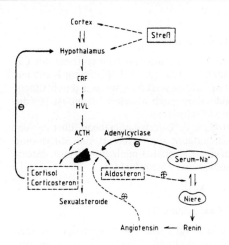

und Bindegewebe). In der Leber wird durch die Glucocorticoide die Synthese der Enzyme der Gluconeogenese vermehrt. Die Glucocorticoide unterdrücken die Produktion der Antikörper, sie wirken immunsuppressiv und auch entzündungshemmend. Sie werden deswegen bei verschiedenen Autoimmunerkrankungen und bei allergischen Erkrankungen therapeutisch eingesetzt.

Auf Lymphozyten wirken Glucocorticoide vermehrungshemmend; wegen dieser speziellen cytostatischen Wirkung können sie bei bestimmten Leukämieformen erfolgreich zur Behandlung eingesetzt werden.

Mineralocorticoide, wie Aldosteron, regulieren den Natrium- und Kaliumhaushalt. An der Niere, besonders im distalen Tubulus, fördern die Mineralocorticoide die NaCl-Rückresorption und stimulieren die Kaliumausscheidung. Auch die H^+- und NH_4^+-Ausscheidung wird im Austausch mit Na^+ stimuliert. Also steigt unter Aldosteron das Serum-Natrium an und das Serum-Kalium fällt ab. Ein totaler Ausfall der Nebennierenrindenfunktion ist akut tödlich, wofür der Aldosteronausfall mit der Störung des Elektrolyt-Stoffwechsels entscheidend ist.

Langsam erfolgende Zerstörung der Nebennierenrinde durch Autoimmunprozesse führt zur sogenannten Addison-Erkrankung. Wegen des Ausfalls der Rückkopplung durch Cortisol steigt das ACTH an. Die Aminosäuren 1–13 des ACTH-Moleküls haben eine Melanotropinwirkung, es kommt zu einer Braunfärbung der Haut (Hyperpigmentation). Die Patienten haben einen zu niedrigen Blutzucker (Hypoglykämie), sind kraftlos (adynamisch) und magern ab. Es tritt ein Abfall des Serum-Natriums und Anstieg des Serum-Kaliums ein (Hyponatriämie und Hyperkaliämie). Unbehandelt führt die Addison-Erkrankung zu vorzeitigem Altern und Tod. Bei Behandlung mit Stero-

Mitternacht. Diese Tagesrhythmik in der Glucocorticoid-Freisetzung ist u. a. verantwortlich für die Anpassungsschwierigkeiten bei Schichtarbeitsumstellungen (Tages- in Nachtschicht) und bei Fernreisen mit Zeitumstellung.

Die Freisetzung der Mineralocorticoide (z. B. Aldosteron) ist weitgehend ACTH-unabhängig, sie wird gehemmt durch hohe Serum-Natrium-Konzentrationen und stimuliert durch das Renin-Angiotensin-System; dies ist von Bedeutung für die Entstehung des renalen Bluthochdrucks. Die Wirkung der Glucocorticoide Cortisol und Cortison besteht in einer Stimulierung der Gluconeogenese aus Aminosäuren, wodurch es zu einer Erhöhung des Blutzuckers kommt. Die zur Gluconeogenese verwendeten Aminosäuren stammen aus der Muskulatur und aus dem Skelett-Bindegewebsapparat. Hier bewirken die Glucocorticoide eine Einschmelzung von Protein (Protein-katabole Wirkung der Glucocorticoide auf Muskulatur, Skelett

idtabletten als Dauertherapie können die Kranken praktisch „geheilt" werden, d. h., sie sind voll leistungsfähig.
Eine Erhöhung der Glucocorticoide führt zum Krankheitsbild der Cushing-Erkrankung. Die Erhöhung der Glucocorticoid-Konzentration kann bedingt sein 1. durch einen Tumor der Nebennierenrinde, 2. durch einen ACTH-produzierenden Tumor der Hypophyse oder 3. durch eine therapeutische Anwendung bei massiven allergischen Erkrankungen oder bestimmten Leukämien. Die Cushing-Erkrankung wird auch als Steroid-Diabetes mit Stammfettsucht bezeichnet. Knochen-, Muskel- und Bindegewebs-Proteine werden eingeschmolzen, es kommt zu einer charakteristischen Bindegewebsschwäche der Bauchdecken mit Durchscheinen der Gefäße, „striae", auch tritt eine Skelettentkalkung ein. Auffällig ist das runde Vollmondgesicht der Cushing-Kranken.

Dysfunktion der Nebennierenrinde
Unterfunktion: Morbus Addison
Hyperpigmentation
Adynamie
Abmagerung
vorzeitige Vergreisung
Elektrolyt-Störungen
Hypoglykämie

Überfunktion: Cushing-Syndrom
Hyperglykämie
Stammfettsucht
Striae distensae

F96
Frage 17.66: Lösung B

Siehe Lerntext XVII.8.
Corticotropin (ACTH) wird nicht in der Nebennierenrinde gebildet, sondern im Hypophysenvorderlappen.
ACTH stimuliert über cAMP die Glucocorticoid-Sekretion der Nebennierenrinde.

F98
Frage 17.67: Lösung D

Der Mensch bildet alle benötigten Steroidhormone ausgehend von Cholesterin, dessen C_8-Seitenkette zunächst auf C_2 verkürzt wird. Aus dem C_{21}-Oxidationsprodukt Pregnenolon (A) entsteht dann als erstes Hormon das Progesteron. Nachfolgend werden HO-Gruppen in die Seitenkette und das Sterangerüst eingeführt: Androgene, Estrogene und Cortisol enthalten eine HO-Gruppe am C-17 (C), Mineralo- und Glucocorticoide eine C-11-HO-Gruppe (E). Bei diesen Hydroxylierungen sind Cytochrom-P_{450}-Monooxygenasen beteiligt, die O_2 und NADPH als Substrate benötigen.
Die gesuchte Falschaussage ist (D), denn Androgenen (z. B. Testosteron) und Estrogenen fehlt mit der C-17-Seitenkette das hier angesprochene C-21; C-21-Hydroxylierungen gibt es bei der Synthese von Nebennierenrinden-Hormonen.

H99
Frage 17.68: Lösung A

Für die Synthese der Steroidhormone synthetisieren die Nebennierenrindenzellen Cholesterin aus Acetyl-CoA, nehmen zusätzlich aber auch Cholesterolester aus LDL auf. Die Cholesterolester werden zur Hormonsynthese durch eine Cholesterolesterase, die durch ACTH über cAMP und Proteinkinasen aktiviert wird, gespalten.
Die LCAT kommt in HDL vor, sie spaltet nicht Cholesterolester, sondern bildet sie, wobei Lecithin die Fettsäuren liefert ((B) ist falsch).
Endocytiert werden nicht VLDL, sondern LDL. VLDL werden durch Lipoproteinlipase abgebaut ((C) ist falsch).
Die Lipoproteinlipase spaltet Triglyceride und nicht Cholesterolester ((D) ist falsch).
Die Hydroxylierung des Sterangerüsts führt nicht zum Cholesterol, sondern vom Cholesterol zu den Steroidhormonen ((E) ist falsch).

H95
Frage 17.69: Lösung A

Die Zona fasciculata der Nebennierenrinde bildet, stimuliert durch ACTH, das Glucocorticoid Cortisol. Cortisol induziert in der Leber die Schrittmacherenzyme der Gluconeogenese wie PEP-Carboxykinase (B) und Pyruvatcarboxylase. In Bindegewebe, Skelett und Skelettmuskulatur wirkt Cortisol proteinkatabol (E), die freigesetzten Aminosäuren werden in der Leber zur Gluconeogenese verwendet.
Die entzündungshemmende Wirkung des Cortisols kommt u. a. durch eine Hemmung der Phospholipase A_2 zustande, wodurch weniger Arachidonsäure zur Synthese der Prostaglandine und anderer Eicosanoide bereitgestellt wird (C).
Die antiallergische und immunsuppressive Wirkung entfaltet Cortisol durch eine direkte Wirkung auf die Lymphozyten, u. a. hemmt es hier die Interleukin-2-Produktion (D).
Alle Steroidhormone, so auch das Cortisol, wirken über einen cytosolischen Rezeptor, der Cortisol-Rezeptor-Komplex wirkt dann im Zellkern auf die Transkription. Damit ist (A) die gesuchte Falschaussage.

Ein Membranrezeptor mit Tyrosinkinaseaktivität existiert für Insulin.

F97 H92
Frage 17.70: Lösung C

Das Glucocorticoid Cortisol wird in der Zona fasciculata der Nebennierenrinde gebildet und in Abhängigkeit vom Hypophysenvorderlappenhormon ACTH freigesetzt (1). Diese beiden Drüsen sind auch über einen negativen Rückkopplungsmechanismus funktionell miteinander verbunden: Im Blut zirkulierendes Cortisol hemmt über den Hypothalamus und den HVL die ACTH-Ausschüttung (2). Die Aussage (3) ist falsch, denn als lipophiles Steroid hat Cortisol keinen Rezeptor in der Plasmamembran und deshalb auch keinen second messenger. Vielmehr dringt das Cortisol in die Zellen des Zielorgans ein, bindet dort an ein zytosolisches Rezeptorprotein und steuert über dieses die Genexpression im Zellkern (4).

H00
Frage 17.71: Lösung E

Siehe Lerntext XVII.8.
Das wichtigste Glucocorticoid ist Cortisol, es wird in der Zona fasciculata der Nebennierenrinde nach Stimulation durch ACTH (Corticotropin) des Hypophysenvorderlappens gebildet. Die Stimulation unterliegt einer Tagesrhythmik (circadiane Rhythmik), das synthetisierte Cortisol wird nicht gespeichert, sondern an das Blut abgegeben, damit ist (E) die gesuchte Falschaussage.

F00
Frage 17.72: Lösung C

Das Glucocorticoid Cortisol hat im Bindegewebe, im Skelett und in der Muskulatur eine Protein abbauende (protein-katabole) Wirkung. In der Leber induziert Cortisol dagegen die Bildung der Gluconeogenese-Enzyme (B) und unterdrückt (reprimiert) die Glykolyse-Enzyme, besonders das Schrittmacherenzym Phosphofructokinase. Damit ist (C) die gesuchte Falschaussage. Die entzündungshemmende und die immunsuppressive Wirkung des Cortisols kommt durch eine Hemmung der Bildung von Zytokinen, Interferonen und durch eine Hemmung der Lymphocytenfunktion zustande.

F99
Frage 17.73: Lösung C

Glucocorticoide wie Cortisol erhöhen die Blutzuckerkonzentration durch Induktion der Gluconeogenese-Enzyme in der Leber bei gleichzeitiger Repression der Glykolyse-Enzyme. Auch die Glykogensynthese der Leber wird erhöht (D). Als Substrate der Glucose- und Glykogensynthese in der Leber dienen Aminosäuren aus der unter Cortisol gesteigerten Proteolyse in Muskulatur (B) und Bindegewebe sowie Glycerol aus der gesteigerten Lipolyse im Fettgewebe (E).
Cortisol wirkt antiallergisch, entzündungshemmend und immunsuppressiv, indem die Synthese und Freisetzung vieler Mediatoren gehemmt wird. So wird die Prostaglandinsynthese gehemmt, indem unter Cortisolwirkung gebildetes Lipocortin die Phospholipase A_2 hemmt, wodurch keine Arachidonsäure zur Eicosanoidsynthese mehr freigesetzt wird.
Die gesuchte Falschaussage ist (C), denn der Glut 2-Transporter der Leber ist cortisolunabhängig. Durch Cortisol wird die Glucoseaufnahme in Muskel, Lymphocyten, Fibrocyten und Adipocyten gehemmt.

F95 H90
Frage 17.74: Lösung A

Siehe Lerntext XVII.8.
Durch Cortisol wird die Gluconeogenese nicht gehemmt, sondern stimuliert.

F99
Frage 17.75: Lösung D

Alle Steroidhormone entstehen aus Cholesterol, wobei als gemeinsames Zwischenprodukt Progesteron vorkommt.
Die gesuchte Falschaussage ist (D), denn es führt kein Stoffwechselweg von Cortisol zum Androstendion, einem direkten Vorläufermolekül des Testosterons.

F98
Frage 17.76: Lösung B

Cortisol ist der Hauptvertreter der Glucocorticoide und führt in der Leber u.a. zur Induktion der Schlüsselenzyme der Gluconeogenese, z.B. der PEP-CK ((B) ist falsch).
Eine gesteigerte Proteolyse in der Skelettmuskulatur (C) geht einher mit einer Neubildung Aminosäure abbauender Enzyme in der Leber (A). Da Glucocorticoide die Phospholipase A_2 hemmen, gibt es nach Cortisolgabe vermindert Prostaglandine (D). Die Cortisol-abhängige Unterdrückung des Immunsystems geht einher mit verminderter IL-2-Freisetzung durch die T-Lymphozyten (E).

F91
Frage 17.77: Lösung C

Erhöhte Glucocorticoide (infolge eines ACTH-produzierenden Hypophysentumors, eines Nebennierenrindentumors oder therapeutisch verabreicht) führen zum Cushing-Syndrom. Dazu gehören

Stammfettsucht, Steroiddiabetes, Striae distensae der Bauchhaut u. a..
Kollagenabbau in Knochen (3) und Bindegewebe führt zu negativer N-Bilanz mit vermehrter Harnstoffproduktion (2). Das Kohlenstoffgerüst der freigesetzten Aminosäuren wird in der Leber zur Gluconeogenese verwendet, was zur Hyperglykämie führt. Der Pentosephosphatweg ist nicht gesteigert.

H95 F90

Frage 17.78: Lösung A

Beim Morbus Addison kommt es autoimmunologisch oder durch Tuberkulose zu einer Zerstörung von Zellen der Nebennierenrinde.
Es werden vermindert Glucocorticoide und Mineralocorticoide gebildet, dies führt zu weniger Steroidhormonmetaboliten im Urin (E). Der Glucocorticoidmangel bewirkt eine Hypoglykämie (C). Aldosteronmangel führt zu einem Anstieg der Kaliumkonzentration im Blut (B) mit Störungen der Erregungsbildung in Herz- und Skelettmuskulatur und als Folge zu Adynamie (Kraftlosigkeit). Weiterhin führt der Aldosteronmangel zu einer vermehrten Na^+-Ausscheidung über die Niere, es kommt zu Hyponatriämie mit Natriumbicarbonatmangel, also einer metabolischen Azidose und zu einer Kochsalzmangel-Exsikkose („Austrocknung"). Bei der Addison-Exsikkose handelt es sich um eine hypotone Dehydratation, damit ist die unter (A) genannte hypertone Hydratation genau das gegensätzliche Syndrom – z. B. bei Hyperaldosteronismus.

F98

Frage 17.79: Lösung C

Das Mineralocorticoid Aldosteron wird in der Zona glomerulosa der Nebennierenrinde (A) gebildet. Wie alle Steroidhormone wird es an intrazelluläre Hormonrezeptoren der Zielzellen gebunden und bewirkt im Kern die Transkription bestimmter Gene. Die Aldosteronfreisetzung wird über das Renin-Angiotensinsystem stimuliert. Aldosteron führt zu einer vermehrten Na^+-Rückresorption und K^+-Ausscheidung.
Die gesuchte Falschaussage ist (C), denn die renale Cl^--Ausscheidung wird durch Aldosteron nicht gesteigert, sondern vermindert.
Siehe auch Lerntext XVII.8.

H95

Frage 17.80: Lösung A

Siehe auch Lerntext I.2.
Im Aldosteron kommt keine tertiäre Alkoholgruppe vor, sondern an C-11 eine sekundäre und an C-21 eine primäre Alkoholgruppe. Beide Alkoholgruppen werden durch spezifische Steroidhydroxylasen eingeführt.

F99

Frage 17.81: Lösung E

Aldosteron ist das in der Zona glomerulosa der Nebennierenrinde gebildete Mineralcorticoid. Wie bei allen Steroidhormonen ist bei der mit Cholesterin beginnenden Synthese Progesteron ein Zwischenprodukt. Da im Aldosteron die am C-13 stehende Methylgruppe zum Aldehyd oxidiert ist, kann dort mit dem 11-OH ein inneres Halbacetal gebildet werden. – Die Bildung und Freisetzung wird, anders als beim Cortisol, nicht über das ACTH der Hypophyse gesteuert, sondern durch das Renin-Angiotensin-System.
Falsch ist die Aussage (E), denn wie alle Steroidhormone wirkt das Aldosteron nicht über einen Rezeptor in der Plasmamembran, sondern dringt in die Zelle ein und findet im Cytosol (oder im Zellkern?) sein spezifisches Rezeptorprotein.

H95

Frage 17.82: Lösung D

Siehe Lerntext XVII.8.

F00

Frage 17.83: Lösung E

Siehe Lerntext XVII.9.
Androgene (Testosteron und synthetische Testosteronderivate) und in etwas geringerem Ausmaß auch Oestrogene wirken extrahepatisch, besonders im Skelettsystem und in der Muskulatur, Protein-anabol, damit ist (E) die gesuchte Falschaussage.

F00

Frage 17.84: Lösung C

ACTH entsteht neben Endorphinen durch limitierte Proteolyse aus einem großen Protein, dem Proopiomelanocortin. (C) ist die gesuchte Falschaussage, weil der ACTH-Abbau keine weiteren Endorphine, wohl aber ein MSH freisetzt. Die ACTH-Bildung und -Freisetzung werden vom Hypothalamus über CRH gefördert. Außer der Cortisol-Freisetzung bewirkt ACTH in der Nebennierenrinde den Anstieg der Cholesterinesterase-Aktivität und die vermehrte Bildung von NADPH durch Glucose-6-phosphatdehydrogenase und Malatdehydrogenase.

F97

Frage 17.85: Lösung C

Das in den Leydigzellen und der Nebennierenrinde produzierte Testosteron wird nach reduktiver Umwandlung in 5-Dihydrotestosteron (A) wirksam.

FSH aktiviert die Spermatogenese in den Sertolizellen (D), aber LH stimuliert die Testosteronproduktion ((C) ist die gesuchte Falschaussage). Unter Androgenwirkung wird die über Sorbitol laufende Fructosebildung aus Glucose stimuliert (E). Zur Inaktivierung und Ausscheidung wird Testosteron in ein 17-Ketosteroid umgewandelt.

Sexualhormone — XVII.9

Die männlichen Sexualhormone (Androgene) sind ebenso wie die weiblichen Sexualhormone (Estrogene und Gestagene) sämtlich Steroide. Sie werden in den Keimdrüsen, den Nebennierenrinden und, wenigstens die beiden letztgenannten Gruppen, während der Schwangerschaft in der Plazenta gebildet. Die Biosynthese geht vom Cholesterin aus, aus dem zunächst Progesteron entsteht. Durch völlige Abspaltung der C-17-Seitenkette wird daraus Testosteron und aus diesem dann durch Aromatisierung des Ringes A und Demethylierung die Estrogene. Die Synthese der männlichen und weiblichen Hormone unterliegt einer Kontrolle durch die Hypophysenvorderlappenhormone FSH und LH.

Testosteron ist das wichtigste der Androgene; es erhält seine maximale Aktivität nach Reduktion zum 5-Dihydrotestosteron. Testosteron entsteht unter Einfluss von LH in den Leydigzellen des Hodens und in geringerer Menge in der Nebennierenrinde. Es bewirkt die Ausbildung der sekundären Geschlechtsmerkmale (Penis, Prostata, Kehlkopf, Behaarung). Wegen ihrer proteinanabolen Wirkung werden Testosteronderivative zur Förderung der Muskelbildung eingesetzt, – im Sport heute als Doping verboten. Da das Sterangerüst vom tierischen Organismus nicht abgebaut werden kann, werden die Androgene als 17-Ketosteroide im Harn ausgeschieden.

Das biologisch aktivste mehrerer **Oestrogene** ist das Estradiol. Gebildet in der Nebennierenrinde und im Ovar bewirkt es die Ausbildung der sekundären Geschlechtsmerkmale (Uterus, äußere Genitale, Körperbau, Behaarung); unter Estrogenen wird nach der Menstruation die Uterusschleimhaut regeneriert (Proliferationsphase).

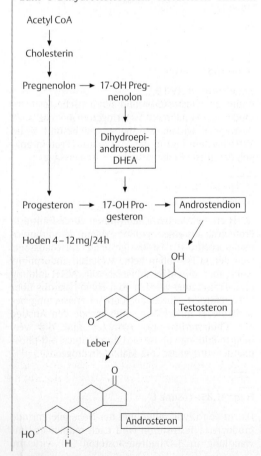

Oestron   Oestradiol

Bildungsort: Thecazellen der Graaf'schen Follikel

Wirkung: Proliferationsphase der Uterusschleimhaut

Ausbildung der sekundären weiblichen Geschlechtsmerkmale

Protein – anabol

Progesteron ist das wichtigste der Gestagene; es bewirkt die Sekretionsphase in der Uterusschleimhaut und die Ruhigstellung des schwangeren Uterus, weshalb es auch als Schwangerschaftsschutzhormon bezeichnet wird.

Da die Sexualsteroide über einen Rückkopplungsmechanismus mit dem Hypothalamus und der Hypophyse zusammenarbeiten, werden sie als Antikonzeptiva eingesetzt: Sehr kleine Gaben von Estrogen + Gestagen verhindern in der Hypophyse die Freisetzung von FSH und LH; dadurch unterbleibt die Follikelreifung im Ovar.

Progesteron

H94
Frage 17.86: Lösung A

Die beiden hier genannten HVL-Hormone FSH (3) und LH (4) spielen, wie ihr Name sagt, wichtige Rollen im Sexualzyklus der Frau, sind aber auch für den männlichen Organismus von großer Bedeutung. FSH bewirkt in den Sertoli-Zellen des Hodens die Bildung der Samenzellen; das LH, beim Mann oft ICSH genannt, sorgt für die Bildung des Testosterons in den Leydig-Zellen.
Das wichtigste Androgen ist das Testosteron (1), das in Spuren auch in der Nebennierenrinde weiblicher Organismen gebildet wird. Androstendion (2) liegt auf dem Syntheseweg der Sexualhormone. Aus Progesteron entstanden, ist es Ausgangsmaterial für die Bildung der Androgene und Estrogene.

H99 H87 F84
Frage 17.87: Lösung C

Die gesuchte Falschaussage ist (C). Nicht FSH, sondern LH (= ICSH) stimuliert die Androgenproduktion der Leydig-Zwischenzellen des Hodens. FSH stimuliert das Follikelwachstum bei der Frau und die Spermatogenese beim Mann. Im peripheren Gewebe wird Testosteron durch eine α-Reduktase zu Dihydrotestosteron aktiviert. Testosteron erhöht die Fructosekonzentration im Sperma. Abgebaut werden Androgene zu 17-Ketosteroiden.

F91 H88
Frage 17.88: Lösung D

Androgene, männliche Sexualhormone (z.B. Testosteron), werden hauptsächlich in den Leydig-Zellen des Hodens, aber auch in der Nebennierenrinde (B) gebildet. Bei ihrer Synthese aus Cholesterin ist das Gelbkörperhormon Progesteron (C) ein Vorläufer.
Androgene bewirken die Ausbildung der sekundären männlichen Geschlechtsmerkmale und haben eine proteinanabole Wirkung: Hauptsächlich an der Muskulatur bewirken Androgene eine vermehrte Proteinbildung aus Aminosäuren. Dadurch ist unter Androgenen die Harnstoff-Stickstoff-Ausscheidung im Urin herabgesetzt – (D) ist die gesuchte Falschaussage.
Über die Hälfte der Androgene werden in der Leber, der Rest in anderen Geweben abgebaut zu 17-Ketosteroiden (E), die z.T. mit Glucuronsäure (A) gekoppelt, z.T. als Schwefelsäureester, aber auch in freier Form, in den Harn ausgeschieden werden.

F01
Frage 17.89: Lösung C

Das Hypophysen-Peptid ACTH stimuliert die Cortisol-Biosynthese in der Nebennierenrinde; über einen Rückkopplungsmechanismus hemmt das Cortisol die ACTH-Freisetzung im Hypophysenvorderlappen. Das lipophile Cortisol kann im Zielorgan die Plasmamembranen durchqueren; es bindet dann an ein zytosolisches Rezeptorprotein und stimuliert danach im Kern die Transkription spezifischer Gene (z.B. Schlüsselenzyme der Gluconeogenese). Cortisol ist ein Inhibitor des Immunsystems; ferner hemmt es Entzündungsvorgänge. Letzteres beruht auf einem Arachidonsäuremangel, hervorgerufen durch eine Hemmung der Phospholipase A_2.
Die zu suchende Falschaussage ist (C): Mit Second messengern, hier als Vorschlag IP_3, hat Cortisol nichts zu tun.

F92
Frage 17.90: Lösung E

Progesteron ist zugleich Hormon und Hormonvorstufe für Glucocorticoide, Mineralocorticoide, Androgene und Estrogene. Es wird im Gelbkörper des Ovars, in der Nebennierenrinde und in der Plazenta gebildet.

F98
Frage 17.91: Lösung A

Die Bildung der weiblichen Sexualhormone (Estrogene und Progesteron) geschieht in Abhängigkeit vom Hypothalamus und Hypophysenvorderlappen. Der Hypothalamus setzt ein für beide Steroidklassen einheitliches Gonadoliberin (1) frei, das dann im HVL cyclusabhängig die Abgabe von FSH (2) bzw. LH (3) veranlasst. Trotz der auf den weiblichen Organismus zugeschnittenen Hormonnamen („follikelstimulierend" und „luteinisierend") werden alle drei hier genannten Hormone auch vom männlichen Organismus benötigt. Das LH, im männlichen Körper bisweilen ICSH (interstitial cell stimulating hormone) genannt, bewirkt die Freisetzung von Testosteron in den Leydig-Zellen. Durch FSH wird die Spermiogenese stimuliert.

[F93]
Frage 17.92: Lösung D

Progesteron, das im Corpus luteum des Ovars und später in der Plazenta gebildete Schwangerschaftsschutzhormon, sorgt auf vielfältige Weise für die Erhaltung der Schwangerschaft: Das befruchtete Ei wird in die in der Sekretionsphase befindliche Uterusschleimhaut eingelagert (A); die Uterusmuskulatur wird bis zum Ende der Schwangerschaft an der Kontraktion gehindert (B), was eine Frühgeburt verhindert. Das Zervixsekret wechselt cyclusabhängig seine Konsistenz: Zum Ovulationstermin ist es sehr dünn und optimal durchgängig für Spermien; in der 2. Cyclusphase, unter Progesteron, ist es zähflüssig und spermienabweisend (C). Die als Basaltemperatur frühmorgens gemessene Körpertemperatur einer geschlechtsreifen Frau schwankt cyclusabhängig und ist in der 2. Cyclushälfte progesteronbedingt höher (E). Falsch ist (D): Während der progesteronbeherrschten Schwangerschaft muss die Uterusmuskulatur natürlich stark wachsen, um dem sich schnell vergrößernden Foeten Raum zu bieten.

[H96]
Frage 17.93: Lösung E

Nicht das Estrogen Estradiol erhöht die Körpertemperatur, sondern das Progesteron, das in der zweiten Zyklushälfte erhöht ist.

[F92]
Frage 17.94: Lösung D

Die wichtigsten in den Granulosazellen des Ovars (A) gebildeten Estrogene sind Estron und Estradiol. Sie entstehen aus den Androgenen Androstendion und Testosteron (C) durch Aromatisierung des Rings A des Sterangerüstes.
Die gesuchte Falschaussage ist (D), denn wie alle Steroidhormone binden Estrogene nicht an einen Membranrezeptor, sondern werden in der Zelle an einen cytosolischen Rezeptor gebunden. Der Estrogen-Rezeptor-Komplex gelangt dann in den Zellkern und führt dort zur Transkription bestimmter Gene.

[H98]
Frage 17.95: Lösung A

Das aus 84 Aminosäuren aufgebaute Parathormon wird von den 4 Epithelkörperchen (Glandulae parathyreoideae = Nebenschilddrüse) gebildet. Es reguliert zusammen mit Calcitonin aus der Schilddrüse und Calcitriol (Vitamin-D-Hormon = Dihydroxycholecalciferol) den Calcium- und Phosphathaushalt. Parathormon wird in Abhängigkeit von der Serum-Ca^{++}-Konzentration und der Vitamin-D-Konzentration sezerniert, glandotrope Hypophysenhormone haben keinen Einfluss. Die Sekretion von T_3 (B) und T_4 wird durch Thyreotropin (TSH) stimuliert, die von Cortisol (C) durch ACTH (= Corticotropin) und die von Testosteron (D) und Progesteron (E) durch LH (= Lutropin).

[F01]
Frage 17.96: Lösung E

Das POMC genannte Protein besteht aus einer Kette mit 265 Aminosäuren; es findet sich vorwiegend im Mittellappen der Hypophyse, daneben auch in anderen Hirnteilen. Durch limitierte Proteolyse entstehen daraus β-Lipotropin, MSH und ACTH; Endorphine und kleinmolekulare Enkephaline, die wie körpereigenes Morphin wirken, entstehen durch weitere Peptidspaltungen aus dem β-LPH.
Die Falschaussage ist (E), denn Corticoliberin ist ein im Hypothalamus gebildetes Peptidhormon, das die Hypophyse zur ACTH-Bildung veranlasst.

[H94]
Frage 17.97: Lösung D

Manche Peptidhormone werden nicht durch Transkription und Translation neu geschaffen, sondern entstehen durch limitierte Proteolyse aus einem großen Vorläufer-Protein.
Ein sehr gut untersuchtes Beispiel dafür ist das in der Hypophyse gebildete Proopiomelanocortin (POMC) mit einem Molekulargewicht von ca. 30 000. Daraus entstehen bei einem ersten hydrolytischen Angriff mehrere Peptide, darunter das α-MSH (A) mit 11 Aminosäuren, das ACTH (B) mit 39 Aminosäuren und das Lipotropin (C) mit 92 Aminosäuren. Ein Endorphin mit 31 Aminosäuren entsteht wiederum durch Teilabbau des Lipotropins.
Nicht in diese Reihe der proteolyseabhängigen Hormonbildungen gehört das HVL-Hormon Thyreotropin ((D) ist falsch), das durch Zusammenlagerung von 2 Proteinuntereinheiten entsteht. Seine α-Untereinheit mit 92 Aminosäuren wird identisch eingesetzt zum Aufbau der HVL-Hormone FSH und LH. Die im TSH gefundene β-Untereinheit enthält 116 Aminosäuren.

Hypophysenvorderlappen-Hormone — XVII.10

Die Hypophyse, im Türkensattel des Schädelknochens gelegen und beim erwachsenen Menschen nur etwa 1,5 g schwer, ist ein wichtiges Steuerorgan für das endokrine System. Morphologisch und funktionell unterscheidet man einen Vorderlappen und einen Hinterlappen, – ein Mittellappen ist bei manchen Tierarten gut ausgeprägt, beim Menschen aber nur rudimentär.
Im Bereich des Vorderlappens werden 6 glandotrope Hormone gebildet, die ihrerseits wieder 6 peripher gelegene endokrine Organe stimulie-

ren; ein Ausfall des HVL kommt funktionell einer Exstirpation all dieser Drüsen gleich.
Folgende Hormone werden von den Zellen des HVL gebildet:
TSH thyreoideastimulierendes Hormon
FSH follikelstimulierendes Hormon Prolaktin
ACTH Adrenocorticotropes Hormon
LH Luteotropes Hormon
STH Somatotropin

Für das letztgenannte „Wachstumshormon" hatte man bis vor kurzem eine direkte Wirkung auf das Skelettwachstum angenommen. Heute weiß man, dass das STH hepatotrop wirkt, d.h. in der Leber werden spezifische Peptide, Somatomedine oder Insulin-like Growth Factors (IGF-I und IGF-II), freigesetzt, die dann wachstumsstimulierend wirken.

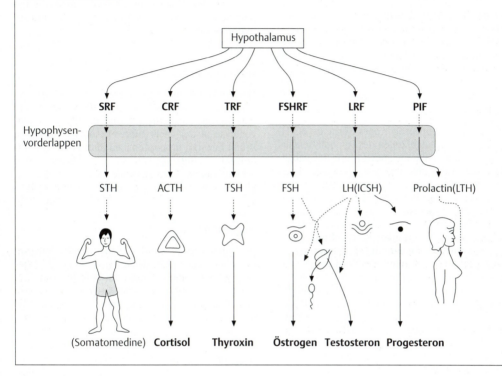

Frage 17.98: Lösung D

Prolaktin ist ein im Hypophysenvorderlappen gebildetes ((B) ist falsch) Glykoprotein ((A) ist falsch) mit einem Mol.-Gew. von 29000. Auch seine Ausschüttung wird durch das Hypothalamushormon TRH gefördert, was erklärt, dass es bei primärer Hypothyreose im Blut erhöht gefunden wird (D). Hierbei kommt es trotz hoher TRH- und TSH-Freisetzung nicht zur Sekretion der jodhaltigen Schilddrüsenhormone. Auch das Saugen an der Brustwarze ist ein starker Sekretionsreiz für das Prolaktin ((C) ist falsch). Die Blutplasmakonzentration von Prolaktin ist beim Mann fast so hoch wie bei der Frau ((E) ist falsch).

Frage 17.99: Lösung A

Prolaktin (laktotropes Hormon) wird im Hypophysenvorderlappen gebildet. Zusammen mit LH regt es die Gelbkörperbildung und dessen Progesteronsynthese an, in der Brustdrüse löst es die Laktation aus.
Zusammen mit LH stimuliert Prolaktin beim Mann die Testosteronbildung. Die Prolaktinsekretion wird stimuliert durch Endorphine und gehemmt durch ein hypothalamisches Peptid sowie durch Dopamin (A).

H84
Frage 17.100: Lösung D

Während Prolaktin (C) die Milchproduktion stimuliert, wird die Milchejektion durch das Hypophysenhinterlappenhormon Ocytocin (D) stimuliert.

H91
Frage 17.101: Lösung D

Die Gonadotropine sind nicht geschlechtsspezifisch. FSH bewirkt Follikelreifung sowie Spermatogenese und LH stimuliert die Sekretion der weiblichen Sexualhormone (Estrogene und Gestagene) sowie in den Leydig-Zellen die Testosteronsekretion.

H95
Frage 17.102: Lösung D

Corticotropin (adrenocorticotropes Hormon = ACTH) wird in den basophilen Zellen des Hypophysenvorderlappens aus Proopiomelanocortin (POMC) abgespalten und in das Blut abgegeben. Aussage (1) ist also falsch, der hier genannte Vorgang trifft für Vasopressin und Ocytocin zu. ACTH bindet an Rezeptoren der Zona fasciculata der Nebennierenrinde (2) und stimuliert die Freisetzung von Cholesterin (3), aus dem dann Glucocorticoide (Cortisol und Cortison) gebildet und in das Blut abgegeben werden.
Die ACTH-Bildung wird durch das Corticotropin-releasing-Hormon (CRH = Corticoliberin) des Hypothalamus stimuliert. Durch einen Regelkreis mit negativer Rückkopplung wird durch Cortisol im Hypothalamus die Corticoliberinfreisetzung (4) und im Hypophysenvorderlappen die ACTH-Bildung gehemmt.

H96
Frage 17.103: Lösung E

Siehe auch Lerntext XVII.10.
ACTH wird wie MSH, Enkephaline und Lipotropin aus Proopiomelanocortin durch limitierte Proteolyse freigesetzt (1). Die Sekretion unterliegt einer negativen Rückkopplung durch Cortisol (2). Über cAMP stimuliert ACTH in der NNR die Cortisolsekretion (3), dazu wird durch Aktivierung einer Cholesterolesterase (4) freies Cholesterol für die Cortisolsynthese produziert.

H90
Frage 17.104: Lösung E

Siehe auch Lerntext XVII.3.
Die T_4-Freisetzung wird durch TSH nicht gehemmt, sondern stimuliert.

H93
Frage 17.105: Lösung B

Somatotropin wird in den eosinophilen Zellen des HVL synthetisiert (A) und bewirkt in der Leber die Synthese der wachstumsfördernden Somatomedine, die aufgrund ihrer Ähnlichkeit zum Proinsulin auch „insulin-like-growth-factor" (IGF I und II) genannt werden (E).
Die Somatotropinausschüttung wird durch die hypothalamischen Hormone Somatostatin (C) und Somatoliberin (D) reguliert.

H93
Frage 17.106: Lösung E

Hypoglykämie führt zu einer vermehrten Freisetzung des Wachstumshormons (STH), das wiederum zur Glukagonausschüttung und damit zur Glykogenolyse in der Leber führt (1). Auch körperliche Arbeit bewirkt, proportional zu ihrer Dauer und Intensität, Freisetzung von STH (2). Ebenso gehen Schlafperioden, besonders die initialen Tiefschlafphasen, mit erhöhter STH-Freisetzung einher (3).

F87
Frage 17.107: Lösung A

Im Hypothalamus werden nicht die glandotropen Hormone, sondern die Releasing-Faktoren (RF, Liberine) gebildet und gelangen auf dem Blutweg (hypophysäres Wundernetz, eine Art Portalkreislauf) in den HVL. Auch für die Hormone des HVL, das STH und das FSH, existieren Liberine.

F92
Frage 17.108: Lösung C

Aus einem Vorläuferprotein wird im Hypothalamus das Tripeptid TRH (Thyroliberin) freigesetzt. Im HVL bewirkt TRH die Sekretion von TSH (Thyreoidea-stimulierendes Hormon = Thyrotropin). Somatostatin hemmt die Freisetzung von TSH und der anderen Hypophysenvorderlappenhormone.
Die gesuchte Falschaussage ist (C), denn nicht über axonalen Transport, sondern über den Blutweg des sog. hypophysären Wundernetzes gelangen TRH und alle anderen Liberine und Somatostatin aus dem Zwischenhirn zum Hypophysenvorderlappen.
Axonaler Transport spielt eine Rolle bei den Hypophysenhinterlappenhormonen Oxytocin und Vasopressin (Adiuretin), die auf diese Weise vom Hypothalamus zum Hypophysenhinterlappen gelangen, von wo sie ins Blut sezerniert werden.

F96

Frage 17.109: Lösung E

Durch Somatostatin wird die Insulinsekretion nicht stimuliert, sondern gehemmt.

F91

Frage 17.110: Lösung C

Die gesuchte Falschaussage ist (C): Somatostatin wird nicht aus der Neurohypophyse freigesetzt, sondern aus dem Hypothalamus (B) oder aus den D-Zellen der Langerhans-Inseln des Pankreas (A). Es hemmt in der Adenohypophyse die Ausschüttung des Wachstumshormons (D).

H94

Frage 17.111: Lösung E

Ein aus 14 Aminosäuren aufgebautes Peptid, das Somatostatin, wird als Release-Inhibiting-Hormon im Hypothalamus, in den δ-Zellen der Langerhans-Inseln des Pankreas und in der Schleimhaut von Magen und Dünndarm gebildet.
Im Hypophysenvorderlappen hemmt Somatostatin die STH-Freisetzung (C) und die TSH-Freisetzung (D). Dadurch wirkt es nur indirekt auf die Schilddrüse hemmend, sodass (E) die gesuchte Falschaussage ist.
Im Pankreas wird durch Somatostatin die Freisetzung sowohl von Insulin (A), als auch von Glukagon (B) gehemmt.

Hypophysenhinterlappen-Hormone — XVII.11

Im Hypophysenhinterlappen werden zwei sehr ähnlich gebaute Nonapeptide, Ocytocin und Vasopressin, gespeichert und freigesetzt. Gebildet werden die beiden in Form höhermolekularer Vorstufen im Hypothalamus; die Hormone werden dann in Bindung an spezifische Transportproteine (Neurophysin I bzw. II) durch axonalen Transport (Neurosekretion) zur Hypophyse gebracht.

Ocytocin wirkt bei der Frau auf die glatte Muskulatur von Uterus und Brustdrüse; es werden die Geburtswehen und die Ejektion der Milch eingeleitet.
Adiuretin (ADH), auch Vasopressin genannt, wirkt vor allem auf die Niere und die Blutgefäße. Es fördert die Wasserresorption im distalen Tubulus. Fehlen des Hormons führt zum Diabetes insipidus. Beide HHL-Hormone werden therapeutisch eingesetzt, wobei neben der Injektion eine Verabreichung als Nasenspray möglich ist.

$$H_2N-Cys-Tyr-\boxed{Phe}-Gln-Asn-Cys-Pro-\boxed{Arg}-Gly-C(=O)-NH_2$$
(mit Disulfidbrücke S–S zwischen den beiden Cys)

Vasopressin (Adiuretin)

$$H_2N-Cys-Tyr-\boxed{Ile}-Gln-Asn-Cys-Pro-\boxed{Leu}-Gly-C(=O)-NH_2$$
(mit Disulfidbrücke S–S zwischen den beiden Cys)

Ocytocin

F99 F98

Frage 17.112: Lösung A

Das im Hypothalamus gebildete Hypophysenhinterlappen-Hormon Adiuretin (B) ist, ebenso wie das Ocytocin, ein Nonapeptid ohne Kohlenhydrat-Komponente: (A) ist die gesuchte Falschaussage.
Die Adiuretin-Wirkung, eine vermehrte Wasserresorption in den Sammelrohren der Niere, kommt über den second messenger cAMP zustande (E). Da das Adiuretin den peripheren Gefäßwiderstand erhöht (C), wird das Peptid auch als Vasopressin bezeichnet.

H99

Frage 17.113: Lösung D

Adiuretin ist ein eine Disulfidbindung enthaltendes Octapeptid, das im Hypothalamus gebildet (B), über Neurosekretion (axonaler Transport) im Hypophysenhinterlappen gespeichert und bei erhöhtem osmotischen Druck sezerniert wird (C). An den distalen Tubuli und Sammelrohren steigert Adiuretin die Wasserrückresorption (E), außerdem stimuliert Adiuretin die glatte Muskulatur der Arteriolen und des Dünndarms. Adiuretin wirkt nach Bindung an einen Rezeptor der Plasmamembran über eine Erhöhung der intrazellulären cAMP-Konzentration, (D) ist die gesuchte Falschaussage.

> **Endokrine Funktionen der Niere — XVII.12**
>
> Die Niere produziert 3 endokrin wirksame Faktoren:
> 1. die Protease **Renin** (Renin-Angiotensin-Aldosteron-System)
> 2. **Erythropoietin**
> 3. **Calcitriol**
>
> Bei einem Abfall der Nierendurchblutung wird von den juxtaglomerulären Zellen der Niere eine spezifische Protease, das Renin, abgegeben. Renin spaltet durch begrenzte Proteolyse aus einem in der Leber gebildeten Plasmaglobulin, dem Angiotensinogen, ein 10er Peptid (Deka-Peptid), Angiotensin I, ab. Angiotensin I wird wiederum durch begrenzte Proteolyse durch das „converting enzyme" um zwei Aminosäuren verkürzt zum Oktapeptid Angiotensin II. Angiotensin II bewirkt eine Vasokonstriktion und damit eine Blutdruckerhöhung, gleichzeitig stimuliert es die Aldosteron-Sekretion und bewirkt damit eine Kochsalz- und Wasser-Retention mit Erhöhung des Blutvolumens. Beide Mechanismen sind für die Entwicklung des Bluthochdrucks von Bedeutung.
> Erythropoietin ist ein Glykoprotein (MG ca. 18 000), es wird bei ungenügender O_2-Versorgung der Niere gebildet und stimuliert die Stammzellen des roten Knochenmarks zur Erythrozytenbildung.
> Calcitriol (1,25-Dihydroxycholecalciferol) entsteht in der Niere aus 25-Hydroxycholecalciferol (Calcidiol), das in der Leber aus Vitamin D_3 gebildet wird. Die 1-Hydroxylase der Niere wird durch Parathormon stimuliert und durch freie Calciumionen gehemmt. Calcitriol erhöht die Calciumresorption im Dünndarm, in der Niere die Ca/P-Rückresorption und im Knochen den Ca/P-Einbau (Mineralisierung).

H98

Frage 17.114: Lösung A

Vasopressin (= Adiuretin = ADH) ist ein Octapeptid, das an der Niere durch cAMP (E) die H_2O-Permeabilität steigert und an glatten Gefäßmuskelzellen eine Kontraktion auslöst.
Bei einer Erhöhung des osmotischen Drucks im Blutplasma wird Vasopressin aus dem Hypophysenhinterlappen (HHL) freigesetzt.
Die gesuchte Falschaussage ist (A), denn Vasopressin wird nicht im HHL gebildet, sondern als Praeprovasopressin im Hypothalamus. Aus Praeprovasopressin entstehen durch limitierte Proteolyse Provasopressin und Neurophysin II. Das proteolytisch freigesetzte Vasopressin gelangt, angelagert an Neurophysin, durch axonalen Transport (Neurosekretion) in den HHL.

F98

Frage 17.115: Lösung D

Siehe Lerntext XVII.12.
Erythropoietin ist ein Proteohormon, das bei Sauerstoffmangel in der Niere vermehrt gebildet wird und das Knochenmark zur Erythrozytenbildung (Erythropoese) anregt. Gentechnisch hergestelltes Erythropoietin wird zur Therapie der beim chronischen Nierenversagen auftretenden Anämie verwendet.

H95

Frage 17.116: Lösung C

Die Endopeptidase Renin (A) wird von Zellen des juxtaglomerulären Apparats der Niere bei Blutdruckabfall, bei Na^+-Abfall im Serum (E) und bei erhöhtem Sympathikotonus in das Blut abgegeben. Renin spaltet aus dem aus der Leber stammenden α_2-Serumglobulin Angiotensinogen (B) das Decapeptid Angiotensin I ab, das durch das Angiotensin-Converting-Enzym (ACE) in das Octapeptid-Angiotensin II umgewandelt wird.
Angiotensin II erhöht den Blutdruck durch Vasokonstriktion und durch eine Erhöhung des Plasmavolumens durch Aldosteron-induzierte Na^+-Zunahme im Blutplasma (D).
Zur Hypertoniebehandlung werden heute ACE-Hemmer eingesetzt, durch sie wird die Angiotensin-II-Bildung gehemmt, der Blutdruck fällt, weil das Plasmavolumen verringert wird und eine Vasodilatation eintritt. Damit ist (C) die gesuchte Falschaussage.

F92

Frage 17.117: Lösung D

Angiotensin II ist ein Octapeptid ((A) ist falsch), das durch das „Angiotensin-converting enzyme" (ACE) aus Angiotensin I, einem Dekapeptid, proteolytisch durch Abspaltung von zwei Aminosäuren freigesetzt wird. Es hat eine vasokonstriktorische Wirkung auf die Arteriolen und stimuliert in der Nebennierenrinde die Synthese und Freisetzung von Aldosteron.
Angiotensin II hemmt nicht die Bildung des atrialen natriuretischen Faktors (ANF oder Auriculin), sondern die Reninfreisetzung und damit die Angiotensinproduktion.

17 Hormone

[H93]
Frage 17.118: Lösung E

Der atriale natriuretische Faktor wird in myoendokrinen Vorhofzellen des Herzens (A) bei Vorhofdehnung (B) freigesetzt. ANF erhöht in der Niere den cGMP-Spiegel (C) und führt so zu einer erhöhten Salz- und Wasserausscheidung. Dieser Effekt wird durch eine Hemmung der Aldosteronsekretion der NNR unterstützt.
Die gesuchte Falschaussage ist (E): Die Renin-Sekretion der Niere wird durch ANF nicht stimuliert, sondern gehemmt.

[F94]
Frage 17.119: Lösung C

ANF wirkt nicht synergistisch mit Angiotensin, sondern funktionell antagonistisch.

[H98]
Frage 17.120: Lösung C

Als Gastrin bezeichnet man einige unterschiedlich große Peptidhormone, die von den G-Zellen des Magen-Antrums (A) und im oberen Duodenum gebildet werden. Eine Gastrin-Freisetzung bewirkt eine Stimulation der Pepsinogen- (B) und Salzsäureabgabe. Die gesuchte Falschaussage ist (C), denn durch Gastrin wird die Histaminfreisetzung nicht gehemmt, sondern stimuliert. Die Gastrinwirkung geschieht über ein G-Protein und cAMP als second messenger (E).

[H98]
Frage 17.121: Lösung E

Die Phospholipase C spaltet das in die Zellmembran eingebaute Phosphatid Phosphatidylinositol-4,5-bisphosphat in Diacylglycerol (A) und Inositoltrisphosphat (B), beide Produkte wirken als second messenger. Diacylglycerol (DAG) aktiviert zusammen mit Ca^{++} in der Membran die Proteinkinase C. Inositoltrisphosphat (IP_3) setzt aus dem endoplasmatischen Reticulum Ca^{++} frei.
Die gesuchte Falschaussage ist (E), denn die Phosphodiesterase wird nicht durch DAG oder IP_3 aktiviert. Es gibt beim Sehvorgang eine cGMP-spezifische Phosphodiesterase, die durch eine Untereinheit eines Rhodopsin-aktivierten G-Proteins aktiviert werden kann.

[H93]
Frage 17.122: Lösung C

Die Magenentleerung wird durch das 22er Peptid Motilin (gebildet im oberen Dünndarm) beschleunigt. Auch die Dünndarmperistaltik wird durch Motilin angeregt.

[H94]
Frage 17.123: Lösung C

Das gastric inhibitory polypeptide (GIP) entsteht aus 43 Aminosäuren in der Dünndarmschleimhaut (1); Sekretionsreiz ist eine hohe duodenale Glucosekonzentration (2). Schon vor dem Anstieg der Blutzuckerkonzentration wird durch GIP bei Kohlenhydrat-reichen Mahlzeiten die Insulinsekretion stimuliert (Aussage (4) ist falsch). Das erklärt den klinischen Befund, dass ein oraler Glucosebelastungstest zu einer stärkeren Insulinfreisetzung führt als eine intravenöse Glucosebelastung. Im Magen hemmt GIP die HCl-Produktion und die Magenentleerung (3).

[F99]
Frage 17.124: Lösung C

Zu den Signalstoffen zählen Hormone, Transmitter und Gewebehormone (Mediatoren).
Aus der essenziellen Aminosäure Tryptophan werden Serotonin (5-Hydroxytryptamin) und das Epiphysenhormon Melatonin gebildet. Adrenalin entsteht aus Tyrosin und Stickstoffmonoxid (NO) aus Arginin.
Die gesuchte Falschaussage ist (C), denn die Eicosanoide (Prostaglandine, Prostacycline, Thromboxane, Leukotriene) entstehen nicht aus Aminosäuren, sondern aus der 4-fach ungesättigten C_{20}-Fettsäure Arachidonsäure (= Eicosatetraensäure).

[H00]
Frage 17.125: Lösung C

Viele Botenstoffe (Hormone; Gewebshormone; Neurotransmitter) entstehen durch eine Modifikation aromatischer Aminosäuren: so entstehen Serotonin und Melatonin aus dem Tryptophan; Dopamin und Noradrenalin werden aus Phenylalanin gebildet.
Die gesuchte Falschaussage ist (C): auch das Stickstoffmonoxid kann auf eine Aminosäure zurückgeführt werden; in diesem Fall ist aber das aliphatische Arginin die Stammsubstanz.

[F97]
Frage 17.126: Lösung B

Serotonin hat mit Serin nichts zu tun. Es entsteht vielmehr durch Pyridoxalphosphat-abhängige Decarboxylierung (A) aus 5-Hydroxytryptophan und wirkt im ZNS als Neurotransmitter (D) sowie bei Einleitung der Blutgerinnung (C). Der Abbau von Serotonin liefert HIES (Hydroxyindolessigsäure) (E).

Gastrointestinale Hormone — XVII.13

Im Darm werden von verschiedenen sogenannten Apud-Zellen (amin-precursor-uptake-and-decarboxylation) Proteohormone mit Wirkungen vorwiegend auf die Verdauungsvorgänge gebildet.

Gastrin besteht aus 17 Aminosäuren und wird in Pylorus-nahen Zellen gebildet. Gastrin stimuliert die HCl-Sekretion der Belegzellen des Magens, es wird bei der Magendiagnostik als Pentagastrin-Test eingesetzt. Gastrin kann zusätzlich die Insulin-Sekretion steigern. Kleine Gastrin-produzierende Tumoren können im Duodenum und im Pankreas vorkommen, sie führen zu maximaler HCl-Produktion und multiplen Magengeschwüren. Dieses Krankheitsbild wird als Zollinger-Ellison-Syndrom bezeichnet.

Enterogastron (GIP = gastric-inhibitory-polypeptide) besteht aus 43 Aminosäuren und ist im Magen ein Gastrin-Antagonist, es hemmt die HCl-Produktion. An den β-Zellen der Langerhans-Inseln im Pankreas stimuliert Enterogastron ähnlich wie Gastrin synergistisch die Insulinfreisetzung.

Cholecystokinin (= Pankreozymin) bewirkt eine Kontraktion der Gallenblase und führt so zu einer Gallensekretion, z.B. nach fettreichen Mahlzeiten, und erhöht den Enzymgehalt des Pankreassekretes.

Sekretin hemmt wie Enterogastron die HCl-Produktion und steigert die Bicarbonat-Sekretion des Pankreas und die Galle-Produktion der Leber.

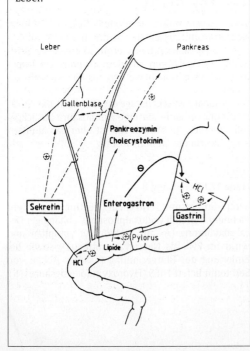

F99

Frage 17.127: Lösung E

Serotonin (5-Hydroxy-tryptamin; 5-HT) ist ein vom Tryptophan abstammendes biogenes Amin, das beim Menschen als Gewebshormon und als Neurotransmitter eingesetzt wird. Bei Freisetzung aus den Thrombozyten fördert es die Plättchenaggregation. Die gesuchte Falschaussage ist (E), denn die 5-HT-Inaktivierung erfolgt nicht durch O-Methylierung, sondern durch die Monoaminoxidase und Aldehydoxidase, wobei 5-Hydroxy-indolessigsäure (HIES) gebildet und im Harn ausgeschieden wird.

H00

Frage 17.128: Lösung B

Eikosanoide sind von der Arachidonsäure abgeleitete Gewebshormone, unter denen vier Typen zu unterscheiden sind: Prostaglandine, Prostacycline, Thromboxane und Leukotriene.

Die drei Erstgenannten entstehen in einer O_2-abhängigen Reaktion durch das Enzym Cyclooxygenase; die Leukotriene entstehen, auch O_2-abhängig, durch die Lipoxygenase (deshalb ist (B) die gesuchte Falschaussage). Sehr ähnlich gebaute Wirkstoffe bewirken oft gegensätzliche Reaktionen im Körper. So gibt es Blutdruck steigernde und Blutdruck senkende (C) Prostaglandine; Thromboxane fördern, Prostacycline hemmen die Thrombozytenaggregation.

H97

Frage 17.129: Lösung D

Siehe Lerntext III.2.

Als Eicosanoide bezeichnet man eine Gruppe von Wirkstoffen, die aus der Arachidonsäure (Eicosatetraensäure) gebildet werden.

Prostaglandine, Prostacycline und Thromboxane entstehen aus Arachidonsäure durch die Cyclooxygenase. Die Cyclooxygenase kann durch Aspirin (Acetylsalicylsäure) acetyliert und damit irreversibel gehemmt werden (C). Damit erklärt sich ein Teil der entzündungshemmenden und schmerzstillenden Wirkungen. Thromboxane werden vorwiegend aus Thrombozyten freigesetzt; sie bewirken eine Vasokonstriktion (A) und Thrombozytenaggregation. Ihre Gegenspieler sind die Prostacycline (B), die vorwiegend aus Endothelzellen freigesetzt werden. Unter Aspirin wird in beiden Zellarten die Cyclooxygenase irreversibel gehemmt. Da die Thrombozyten kein Protein synthetisieren können, wird in ihnen keine Cyclooxygenase neu synthetisiert, während in den Endothelzellen neue ungehemmte Cyclooxygenase gebildet wird. Es resultiert ein Überwiegen der Prostacycline mit einer verminderten Thrombozytenaggregation und verringerter Thrombenbildung (Thromboseprophylaxe). Leukotriene enthalten keine Ringstruktur; sie werden nicht durch die Cyclooxygenase gebildet, sondern durch eine Lipoxygenase. Häufig werden sie mit dem Tripeptid Glutathion verbunden. Sie lösen Entzündungsreaktionen aus und wirken bronchokonstriktorisch (E). Die gesuchte Falschaussage ist (D), denn nicht die gesättigte Eicosansäure ist Ausgangssubstrat für die Synthese der Eicosanoide, sondern die vierfach ungesättigte Eicosatetraensäure (= Arachidonsäure).

H98
Frage 17.130: Lösung A

Aus Arachidonsäure (Eicosatetraensäure) werden 4 Klassen von Gewebehormonen, sogenannte Eicosanoide, gebildet.
Prostaglandine, Prostacycline und Thromboxane entstehen unter der Wirkung der Cyclooxygenase, die durch Acetylsalicylsäure (Aspirin) gehemmt werden kann.
Leukotriene entstehen nicht über die Cyclooxygenase-Reaktion, sondern hier wirkt die Lipoxygenase, die bei den anderen drei Eicosanoiden nicht beteiligt ist; damit ist (A) die gesuchte Falschaussage.

F95 H87 H84
Frage 17.131: Lösung D

Unter dem Oberbegriff „Prostaglandine" werden zahlreiche Gewebshormone unterschiedlicher Struktur zusammengefasst, die sich aber alle auf mehrfach ungesättigte C_{20}-Fettsäuren zurückführen lassen (1). Zum Beispiel entsteht aus der Arachidonsäure in mehreren Reaktionsschritten Prostaglandin F:

<chemical structure: Arachidonsäure → X → Prostaglandin F>

Von dem hier mit „X" bezeichneten Zwischenprodukt aus führen andere Syntheseschritte zum teilweise gegensätzlich wirkenden Prostaglandin E, zum Thromboxan oder zum Prostacyclin.
Peroxisomen sind in der Leber entdeckte Subzellulärpartikel, reich an Katalase und aeroben Oxidasen; sie haben mit Prostaglandinen nichts zu tun (2).
Eine Beeinflussung der Adenylatcyclase und der Guanylatcyclase durch Prostaglandine wird diskutiert (3).
Die Stoffwechselwirkung der Prostaglandine ist schwierig zu beschreiben, da sich sehr ähnliche Prostaglandinstrukturen häufig durch gegensätzliche Effekte äußern (4).

F91
Frage 17.132: Lösung C

Leukotriene entstehen aus Arachidonsäure, sind also Eicosanoide wie die Prostaglandine, Thromboxane und Prostacycline.
Die zur Synthese notwendige Arachidonsäure wird aus Membranlipiden durch die Phospholipase A_2 (A) freigesetzt, dieses Enzym wird durch Cortisol gehemmt (D).
Mit Glutathion können bestimmte Leukotriene als Thioether mit Aminosäuren verknüpft werden (E).
Leukotriene sind Mediatoren bei Entzündungs- und Allergievorgängen. Sie erhöhen die Membranpermeabilität und führen zu einer Kontraktion der Bronchialmuskulatur (B).
Nicht-steroidale Antiphlogistica (Entzündungshemmer) wie Aspirin (Acetylsalicylsäure = ASS) hemmen die Cyclooxygenase, die die Arachidonsäure zu cyclischem Endoperoxyd umwandelt, aus dem dann Prostaglandine, Thromboxane und Prostacycline synthetisiert werden.
Leukotriene sind nicht-cyclisch, sie entstehen durch eine Lipoxygenase, die nicht durch ASS gehemmt wird. (C) ist also die gesuchte Falschaussage.

F97 H92
Frage 17.133: Lösung A

Von der 4 Doppelbindungen tragenden C_{20}-Arachidonsäure leiten sich zahlreiche Hormone unterschiedlicher Struktur ab. Da sie alle 20 C-Atome besitzen, bezeichnet man sie in ihrer Gesamtheit als „Eicosanoide" mit den Untergruppen Prostaglandine, Prostacycline, Thromboxane und Leukotriene.
Leukotriene sind also Derivate der Arachidonsäure, jedoch nicht Prostacyclin-Derivate ((A) ist falsch).
Die für die Leukotrien-Synthese benötigte Arachidonsäure kann durch die Phospholipase A_2 aus Glycerinphosphatiden freigesetzt werden (B). Im Leukotrien C_4 ist das Tripeptid Glutathion über seine SH-Gruppe kovalent gebunden (E). Leukotriene sind wichtig für die Auslösung des Entzündungsgeschehens (D); außerdem wirken sie stark bronchokonstriktorisch (C), was bei der Anaphylaxie und bei Asthma bronchiale zum Tragen kommt.

F95
Frage 17.134: Lösung C

Siehe Lerntext III.2.
Aspirin hemmt die Cyclooxygenase und damit die Synthese von Prostaglandinen, Prostazyklinen und Thromboxanen (C).
Die Freisetzung der Arachidonsäure aus Phospholipiden der Zellmembran durch die Phospholipase A kann durch steroidale Antiphlogistica (z. B. Cortisolderivate) gehemmt werden.

> H99

Frage 17.135: Lösung D

Bradykinin ist ein Nonapeptid, das im Blut durch limitierte Proteolyse aus dem α_2-Globulin Kininogen durch die Protease Kallikrein freigesetzt wird (A). Bradykinin führt zu einer Erschlaffung der Gefäßmuskulatur (C) und wirkt stark bronchokonstriktorisch, damit ist (D) die gesuchte Falschaussage. Bradykinin hat im Blut eine Halbwertszeit von 30 Sekunden (B), es wird durch Kininasen (E) hydrolysiert.

> H00

Frage 17.136: Lösung A

Die gesuchte Falschaussage ist (A), denn TNF wird nicht von Tumorzellen, sondern von Makrophagen, Fibroblasten, T-Lymphozyten und glatten Muskelzellen gebildet, es ist ein monomeres Protein (MG 17 000), das Tumor-cytolytische und chemotaktische Wirkungen hat. IL-1 wie auch andere Cytokine können Fieber auslösen (B). IL-1 wird von Makrophagen und T-Lymphozyten gebildet und stimuliert in T-Lymphozyten die Bildung von IL-2 (C), das seinerseits die Teilung (Proliferation) von T- und B-Lymphozyten stimuliert.
γ-Interferon wird von aktivierten T-Lymphozyten und Killerzellen gebildet und aktiviert Makrophagen.

> H96

Frage 17.137: Lösung A

Zu den Cytokinen gehören die Interleukine, die Interferone und die Tumornekrosefaktoren (TNF). Cytokine steuern das humorale und zelluläre Immungeschehen und sind an Entzündungs- und Fieberauslösung beteiligt.
Die gesuchte Falschaussage ist (A), denn Tumornekrosefaktoren werden von Makrophagen und T-Lymphozyten gebildet. Sie sind für das Entstehen der Tumorkachexie (extreme Auszehrung, Fieber usw.) verantwortlich.

> F97

Frage 17.138: Lösung B

Interleukin-1 ist ein Vertreter der ein Dutzend Peptide umfassenden Klasse von Interleukinen, die zu den Cytokinen gehören und als Modulatoren zwischen dem Hormon- und dem Immunsystem wirken. Die gesuchte Falschaussage ist (B): Nicht die Interleukine, sondern die Leukotriene gehören zu den sich von der Arachidonsäure ableitenden Eikosanoiden.

> H99

Frage 17.139: Lösung E

Interleukin-2, IL-2, ist ein von T-Lymphozyten (B) gebildetes Glykoprotein (A) mit einem Molekulargewicht von 15 000, das als Wachstumsfaktor für die T-Zellen wirkt (D) und auch zur Aktivierung der B-Zellen führt ((E) ist die gesuchte Falschaussage). Die zu den Cytokinen gehörende Substanz IL-2 kann gentechnisch hergestellt werden. Trifft ein T-Lymphozyt mit einem Antigen-präsentierenden B-Lymphozyten zusammen, so wird im T-Lymphozyten die IL-2-Bildung verstärkt und die Expression des IL-2-Rezeptors angeschaltet. Danach kommt es zur Wechselwirkung des von der T-Zelle produzierten IL-2 mit dem IL-2-Rezeptor auf derselben Zelle; man nennt das autokrine Stimulation (C).

> H96

Frage 17.140: Lösung E

NO wird von Endothelzellen, aktivierten Makrophagen und manchen Nervenzellen aus Arginin durch NO-Synthasen gebildet. NO diffundiert rasch in die umliegenden Gewebe. Es relaxiert die glatte Gefäßmuskulatur, fördert so die Durchblutung und senkt den Blutdruck. Hohe NO-Konzentrationen, z.B. aus den aktivierten Makrophagen, wirken zytotoxisch. Die gesuchte Falschaussage ist (E), denn das NO-Radikal ist außerordentlich instabil, seine Halbwertszeit beträgt wenige Sekunden.

Kommentare aus Examen Herbst 2001

> H01

Frage 17.141: Lösung C

Erythropoietin ist ein vorwiegend in der Niere gebildetes, das rote Blutbild förderndes Proteohormon, das bei Nierenschäden (C) vermindert gebildet wird.
Die anderen Aussagen sind falsch: Eisenmangel, Cobalaminmangel oder Hämolyse würden eher von einem Anstieg der Erythropoietin-Plasmakonzentration gefolgt sein.

> H01

Frage 17.142: Lösung E

Insulin ist erforderlich für die Blutzuckeraufnahme in Muskeln und Fettgewebe. Der glykolytische Abbau der Glucose im Fettgewebe bildet Dihydroxyacetonphosphat und daraus das für die Lipogenese wichtige Glycerinphosphat. Außerdem wird durch Insulin cAMP im Fettgewebe und in der

Leber hydrolysiert und die Lipolyse der Adipozyten sowie die Glykogenolyse der Hepatozyten dadurch gehemmt. In der Leber werden die Schlüsselenzyme der Glykolyse, hier vor allem die Glucokinase, vermehrt gebildet.
Falsch und hier gesucht ist Aussage (E): Die Glucoseresorption aus dem Darm ist nicht insulinabhängig.

Frage 17.143: Lösung C

Das Glucocorticoid Cortisol wirkt antiallergisch und entzündungshemmend und führt im Skelettsystem und in der Muskulatur zu einer Proteolyse (D). Die freigesetzten Aminosäuren werden in der Leber nach Transaminierung (A) zur Gluconeogenese verwendet; hierfür werden durch Cortisol die Schrittmacherenzyme der Gluconeogenese induziert (B). Die gesuchte Falschaussage ist (C), denn die Schrittmacherenzyme der Glykolyse werden in der Leber nicht aktiviert bzw. auch nicht induziert durch Cortisol, sondern ihre Synthese wird herabgesetzt (reprimiert).

Frage 17.144: Lösung C

Parathyrin (PTH) steigert über verschiedene Angriffspunkte die Ca^{2+}-Konzentration im Blut. So wird die Calcitriol-bildende 1-Hydroxylase der Niere aktiviert (C) und unter PTH fällt die renale Phosphatkonzentration durch Hemmung der tubulären Phosphatreabsorption ab ((D) ist falsch). Das aus den Nebenschilddrüsen stammende PTH ((A) ist falsch) steigert die renale Calcium-Reabsorption ((B) ist falsch); auf lysosomale Enzyme wirkt das PTH nicht ein.

Frage 17.145: Lösung B

Serotonin ist ein Trivialname für 5-Hydroxytryptamin, ein Abbauprodukt des L-Tryptophans. (B) ist hier die gesuchte Falschaussage, denn mit Serin hat Serotonin nichts zu tun. Im ZNS wirkt Serotonin als Neurotransmitter, im übrigen Körper als Gewebshormon mit diversen Aufgaben. Aus Thrombozyten und der verletzten Gefäßwand frei gesetztes Serotonin führt innerhalb von Sekunden zur Gefäßkonstriktion und vaskulären Blutstillung. Wie die meisten biogenen Amine wird Serotonin durch MAO (Monoaminoxidase) oxidativ desaminiert und dadurch inaktiviert.

Frage 17.146: Lösung B

Die Aktivierung von Membranrezeptoren wird häufig durch G-Proteine an die Erfolgsenzyme übertragen. Ein stimulierter Rezeptor führt dazu, dass an den trimeren G-Proteinen gebundenes GDP durch GTP ausgetauscht wird, wodurch die drei Untereinheiten dissoziieren; damit ist (B) die gesuchte Falschaussage. Auch das beim Sehvorgang beteiligte Transducin gehört zur Familie der G-Proteine; es aktiviert eine cGMP-Phosphodiesterase.

Frage 17.147: Lösung B

Nachdem das cAMP als erster und weit verbreiteter Second Messenger entdeckt worden war, hat man vermutet, dass aus GTP ein ähnlich wirksames cGMP entstehen könnte. Erst sehr spät wurde cGMP als Signalsubstanz nachgewiesen; sein Einsatz ist auf wenige spezifische Fälle beschränkt, – so bei der Wirkung des aus Arginin gebildeten NO oder des Herzvorhofhormons Atriopeptin. Beim Sehvorgang führt es in der Retina zu einer erhöhten Na^+-Leitfähigkeit, glatte Muskulatur wird durch cGMP entspannt.

Frage 17.148: Lösung D

Die Lipid-löslichen Steroid- und Schilddrüsenhormone wirken über einen intrazellulären Rezeptor als Transkriptionsfaktor. Die gesuchte Falschaussage ist (D), denn Vasopressin wirkt über einen membranständigen Rezeptor und setzt über G-Proteine aus Phosphoinositolbisphosphat Diacylglycerin und Inositolbisphosphat frei.

18 Immunchemie

Abwehrmechanismen — XVIII.1

Die Abwehrmechanismen gegen Mikroorganismen (Bakterien, Viren, Protozoen, Pilze etc.), Fremdzellen, fremde Organismen und gegen veränderte körpereigene Strukturen können in spezifische (B- und T-Lymphozyten) und unspezifische (Komplementsystem, Makrophagen, Lysozym etc.) unterteilt werden.
Spezifische Immunität wird erst nach Kontakt mit fremden Molekülstrukturen erworben und ist in der Regel ausschließlich gegen das auslösende Agens gerichtet. Die unspezifischen Mechanismen sind stets vorhanden, können aller-

dings häufig durch das spezifische System in Gang gesetzt werden.

Antigene (Ag) sind meist fremde Makromoleküle (Proteine, Polysaccharide, Lipide, Nucleinsäuren), die im Wirbeltier die Bildung von Antikörpern (Ak) hervorrufen (immunogene Wirkung). Sie können in einer Antigen-Antikörper-Reaktion spezifisch mit diesen Antikörpern reagieren.

Die Gruppen, die in einem Makromolekül als fremd erkannt werden und sich mit den Bindungsstellen des Antikörpers verbinden, werden Antigen-determinante Gruppen genannt. Sie bestehen meist aus nur 3–6 Monosaccharid- oder Aminosäureresten. In der Regel gilt, je größer eine Fremdstruktur, desto mehr Antigen-determinante Gruppen (entspricht der Zahl der Bindungsstellen für Antikörper) hat sie. Auf einem Makromolekül können viele sowohl identische als auch verschiedene antigendeterminante Gruppen vorkommen.

Zur Auslösung der Antikörper-Bildung ist immer ein makromolekularer Träger der Antigen-determinanten Gruppe nötig, sein Teilchengewicht muss mindestens 50 000 betragen. Die Antigen-Antikörper-Komplexe können auch mit kleineren Antigen-Molekülen gebildet werden, die dann Haptene (Halbantigene) genannt werden, weil sie erst nach Bindung an ein Trägerprotein imstande sind, die Immunantwort, d.h. die Antikörper-Bildung, in Gang zu bringen.

Wertigkeit verschiedener Antigene

Antigen	Molekulargewicht	Bindungsstellen für Antikörper
Ribonuclease	13 000	3
Albumin	69 000	6
γ-Globulin	160 000	7
Thyreoglobulin	700 000	40
Tabakmosaikvirus	40 000 000	650
Erythrocyt A_1		100 000

Der Mensch verfügt über 7 verschiedene Abwehrmechanismen

1	B-Lymphozyten	→ Immunglobuline	→	humorale Immunität
2	T-Lymphozyten	→ zellständige Ak	→	zelluläre Immunität
3	Killer-Lymphozyten	→ Immunglobulin-Zelle-Lymphoz.-Komplex	→	Zelltod
4	Komplement-System mit ca. 20 Faktoren	→ Ag-Ak-Aktivierung	→	Zell-Lyse
5	Makrophagen, Granulozyten	→ Phagozytose		
6	Lysozym	→ Mureinspaltung	→	Bakterien-Lyse
7	Interferon	→ Hemmung der Virusvermehrung		

H90

Frage 18.1: Lösung D

Siehe Lerntext XVIII.2.
Makrophagen bilden sich nicht aus Plasmazellen, sondern aus Monozyten. Makrophagen (Fresszellen) phagozytieren und prozessieren Antigene und präsentieren sie den T-Lymphozyten.

H99

Frage 18.2: Lösung E

Das Komplementsystem im Blutplasma besteht aus etwa 20 verschiedenen Proteinkomponenten. Es ist wesentlich gegen Fremdzellen, Bakterien, Viren und Protozoen gerichtet. Die Aktivierung erfolgt über Antigen/Antikörperkomplexe (klassischer Weg) oder über Bakterienoberflächen (alternativer Weg) (B).

Eine Schlüsselstellung in der Aktivierungskaskade nimmt der Faktor C3 ein. Er wird proteolytisch gespalten in C3a und C3b (A). Das kleinere C3a ist chemotaktisch wirksam, das größere C3b haftet an der Oberfläche der Fremdzellen (C) und aktiviert den Faktor C5. Die mit C3b behafteten Fremdzellen (Opsonierung) werden von Makrophagen erkannt (D) und phagozytiert.

Die gesuchte Falschaussage ist (E), denn B-Lymphozyten synthetisieren weder C3 noch hydrolysieren sie es zu C3b. C3 wird von der Leber synthetisiert, die Bildung von C3b erfolgt extrazellulär im Blut.

18 Immunchemie

F01

Frage 18.3: Lösung C

Das Komplement-System wird zu den unspezifischen Abwehrmechanismen gezählt, obwohl es ein Verstärker-Mechanismus der spezifischen humoralen Immunantwort ist. Die Komplement-Kaskade ist ein proteolytisches System im Blutplasma ähnlich dem Gerinnungssystem und der Fibrinolyse. Nach seiner Aktivierung führt es zur Lyse von Fremdzellen. Eingeleitet wird die Komplementkaskade durch eine Bindung des Faktors C1q an Antigen-Antikörper-Komplexe dr Fremdzellen (A). Die hintereinander geschalteten Serin-Proteasen (B) führen am Ende zu einer Aktivierung von Komplexen, die in der ellmembran der Fremdzelle zu einer Pore führen (D).
Die gesuchte Falschaussage ist (C), denn die Kaskade wird nicht durch IgE ausgelöst sondern durch Immunkomplexe mit IgG und IgM.

F00

Frage 18.4: Lösung A

Das Komplementsystem bildet eine Reaktionskaskade von Proteinen im Blutplasma, die nach einer entsprechenden Aktivierung zu einer Lyse von Fremdzellen im Blut, z. B. Protozoen, Bakterien, Erythrozyten fremder Blutgruppen, führt.
Im klassischen Weg der Komplementaktivierung ist die Besetzung der fremden Zelloberfläche mit Antikörpern der Auslöser. Beim hier abgefragten alternativen Weg lösen Kohlenhydratstrukturen auf der Zelloberfläche die Aktivierung aus. Damit ist (A) die gesuchte Falschaussage.

F99

Frage 18.5: Lösung B

Das Komplementsystem ist eine Plasma-Enzymkaskade aus ca. 20 Einzelfaktoren, durch die mit Antikörpern gebundene Fremdzellen lysiert werden können.
Der klassische Weg der Komplementaktivierung erfolgt über die C1-Komplement-Komponente nach Bindung an den Fc-Teil eines an eine Fremdzelle gebundenen Antikörpers. Beim alternativen Weg der Komplementaktivierung werden ohne Antikörpervermittlung die Faktoren C3, B, D und P an Fremdzellen gebunden. Auch sie verstärken die Enzymkaskade und führen so zur Zelllyse.
Die gesuchte Falschaussage ist (B), denn die Antigenprozessierung erfolgt in Makrophagen und B-Lymphozyten und wird nicht durch das Komplementsystem stimuliert.

H95 F91

Frage 18.6: Lösung D

Das im Serum der Säugetiere vorkommende Komplementsystem kann durch Immunkomplexe aktiviert werden, agglutiniert selbst aber weder Toxine noch Zellen; damit ist (D) die gesuchte Falschaussage.
Die Glykoproteine (A) des Komplementsystems werden von der Leber synthetisiert (E) und ins Blut abgegeben. Nach Aktivierung wird eine Verstärkerkaskade limitierter Proteolyse, ähnlich wie bei der Blutgerinnung, in Gang gesetzt und führt zur Auflösung (Lyse) von Fremdzellen (B).

H99

Frage 18.7: Lösung D

Interferone hemmen die Virusvermehrung in Virusbefallenen Zellen (D). Interferone sind Proteine eukaryonter Zellen und keine viralen (A) oder bakteriellen (B) Produkte. Makrophagen werden von Interferonen nicht inhibiert, sondern z. B. von γ-Interferon stimuliert.
Die Interferone sind Proteine, aufgebaut aus etwa 300 Aminosäuren. Nach ihrer Herkunft unterscheidet man 3 Interferontypen: α-Interferone stammen aus den Leukozyten, β-Interferone aus den Fibroblasten und γ-Interferone aus Lymphozyten.
Interferone werden von virusinfizierten tierischen Zellen produziert; schon sehr geringe Konzentrationen schützen dann die Nachbarzellen vor Virusbefall. Da Interferone die Natural-Killer-Zellen aktivieren, die für die Vernichtung von Fremdzellen und transformierten Zellen (Krebs, Virusinfektion) verantwortlich sind, werden Interferone zur Krebstherapie heute gentechnisch produziert. Da die Interferone nicht erregerspezifisch gebildet werden, rechnet man sie zur unspezifischen Immunabwehr.

F01

Frage 18.8: Lösung A

Interferone sind kleine, die Virusvermehrung hemmende Proteine (Zytokine). Interferon-α wird hauptsächlich von Leukozyten, Interferon-β von Fibroblasten gebildet. Bei Virusbefall können diese Stoffe aber anscheinend von allen Zelltypen unseres Organismus gebildet werden und wirken dann parakrin. Interferon-γ ist ein Produkt der T-Lymphozyten, Typ H_1. Interferonrezeptoren sind Transmembranproteine ohne Tyrosinkinase-Aktivität; nach der Zytokinbindung findet man im Zytosol und Zellkern aber tyrosinphosphorylierte Proteine, gebildet von JAKs (janusköpfigen Kinasen). STAT-Proteine werden phosphoryliert und dimerisiert; im Kern wirken sie dann als Aktivatoren der Transkription. Falsch ist (A), denn die verschiedenen Interferone können nicht ineinander umgewandelt werden.

F98

Frage 18.9: Lösung D

Makrophagen entstehen aus den Monozyten des Bluts bei ihrer Einwanderung in die Gewebe. Durch ihre Fähigkeit zur Erkennung, Phagozytose und Präsentation erfüllen sie eine Schlüsselstellung im Immunsystem. Sie stehen hauptsächlich mit T-Lymphozyten in Wechselwirkung.

Makrophagen besitzen F_c-Rezeptoren (4) und Rezeptoren für Komplementfaktoren. IgG-gebundene Antigene werden internalisiert (3), abgebaut und als Peptidbruchstücke mit MHC-II-Proteinen (2) in die Plasmamembran verlagert. Das führt zur Aktivierung von T-Lymphozyten, die freie Antigene nicht erkennen können. Makrophagen setzten IL-1 ((1) ist falsch) frei, was zur Aktivierung weiterer T-Lymphozyten führt. Diese setzen dann IL-2 frei, wodurch wiederum Makrophagen aktiviert werden.

Lymphozyten — XVIII.2

Die spezifische Immunität ist die Leistung von T- und B-Lymphozyten. Die B-Lymphozyten differenzieren sich im Bursa-Äquivalent (Lymphknoten, Milz, Peyer-Plaque, lymphatischer Rachenring) aus Knochenmarkstammzellen. Nach ihrer Stimulation durch das jeweilige Antigen und folgender Bildung einer Zellfamilie (Klon) bilden sie als Plasmazellen lösliche Antikörper (humorale Immunität). Bis zur Ausbildung der vollen Immunität dauert es ca. drei bis sechs Wochen. Eine zweite Antigen-Gabe nach drei Wochen kann die Antikörper-Bildung sehr verstärken, diesen Effekt macht man sich bei aktiven Schutzimpfungen zunutze („booster-effect", „Auffrischung").

Im Thymus differenzieren sich die Stammzellen zu T-Lymphozyten. Diese tragen zellständige Rezeptoren, die mit den Antigenen spezifisch reagieren können. T-Lymphozyten sind für die spezifische zelluläre Immunität verantwortlich, z.B. für die Transplantat-Abstoßung und die Tuberkulinreaktion.

Nach Überstehen bestimmter Infektionskrankheiten bildet sich eine zum Teil lebenslange Immunität aus, diese wird durch lösliche Antikörper vermittelt. Auch die Reaktion auf durch Injektion (parenteral) appliziertes Fremdprotein (Überempfindlichkeitsreaktion, Anaphylaxie, anaphylaktischer Schock) ist auf die Reaktion von humoralen Antikörpern zurückzuführen. Während die Bildung der humoralen Antikörper mit der Stimulierung der Lymphozyten, Klonbildung und Differenzierung zu Antikörper produzierenden Plasmazellen einige Wochen dauert, tritt die eigentliche Reaktion zwischen Antikörpern und Antigenen, die Ag/Ak-Reaktion, beim zweiten Kontakt sofort ein. Die Reaktion auf Extrakte von Tuberkel-Bakterien (Tuberkulin-Reaktion) und auf transplantiertes Fremdgewebe wird durch die mit spezifischen Rezeptoren versehenen T-Lymphozyten vermittelt, man spricht von zellulärer Immunität. Diese Reaktion der T-Lymphozyten tritt auch beim zweiten Kontakt verzögert im Verlauf einiger Tage ein.

Unterschiede zwischen T (Thymus) – und B (Bursa Fabricii) – Lymphozyten

	B-Lymphozyten	T-Lymphozyten
Antikörper	löslich	zellgebundene Rezeptoren
Immunantwort	humoral (sofort einsetzend)	zellulär (verzögert)
Differenzierung in	Lymphknoten Milz	Thymus
Lebensdauer	Tage bis Wochen, nach Umwandlung zu „Gedächtniszellen" auch länger	Monate bis Jahre

F98

Frage 18.10: Lösung E

Leukozyten bilden neben Antikörpern und Enzymen auch Signalsubstanzen, sog. Cytokine, die das Immunsystem und Entzündungsvorgänge regulieren. Cytokine sind hochwirksame Peptide bzw. Proteine.

Für neutrophile Granulozyten ist die lysosomale Elastase charakteristisch. Elastase spaltet Elastin und ist bei der Phagozytose beteiligt.

F98

Frage 18.11: Lösung C

T-Lymphozyten sind für die zelluläre Immunität verantwortlich, über Interleukin-2 stimulieren sie die Proliferation von B- und anderen T-Lymphozyten.

H98

Frage 18.12: Lösung E

Phagozyten (Monozyten, Gewebsmakrophagen und neutrophile Granulozyten) sind wichtig für die unspezifische Abwehr: Sie können eingedrungene Erreger aufnehmen und abbauen. Eine Anheftung der Fremdpartikel an die Phagozyten kann unspezifisch oder über Rezeptoren erfolgen: Rezeptoren gibt es für den F_c-Anteil von Immunoglobulinen (A) oder für den Komplementfaktor 3 b (C). Die Fremdpartikel werden dann ganz umschlossen und durch Sauerstoff-Metaboliten und Lysosomen abgebaut.
Die Makrophagen präsentieren die Oberflächenantigene der phagozytierten Zellen (D) zusammen mit MHC II-Proteinen (B) auf ihrer eigenen Zelloberfläche.
Die gesuchte Falschaussage ist (E), denn Makrophagen bilden nicht Interleukin-2, sondern Interleukin-1. IL-1 stimuliert die T-Lymphozyten zur Abgabe von Interleukin-2, was eine Proliferation von B- und T-Lymphozyten zur Folge hat.

H99

Frage 18.13: Lösung C

Die gesuchte Falschaussage ist (C), denn Monozyten entstehen nicht im Bindegewebe, sondern aus Stammzellen im Knochenmark. Monozyten können, zu Makrophagen umgewandelt, phagozytieren (A), besonders mit Antikörpern opsonierte Antigene werden über F_c-Rezeptoren endozytiert (E).
Über MHC-Komplexe können phagozytierte und partiell abgebaute Antigene den Immunzellen präsentiert werden (B).

H99

Frage 18.14: Lösung D

Antigen-präsentierende Zellen bauen antigene Proteine zu kleinen Peptiden ab ((A) ist falsch) und präsentieren diese Peptide auf ihrer Oberfläche mit Hilfe der Histokompatibilitätsproteine MHC-I (von allen kernhaltigen Zellen exprimiert) oder MHC II (auf Makrophagen und B-Lymphozyten) ((D) ist richtig). Es gibt keine Phosphorylierung dieser Peptide ((B) ist falsch). Eine Antigen-Erkennung ist bei den Antigen-präsentierenden Zellen nicht gefragt ((C) ist falsch). Da alle kernhaltigen Körperzellen MHC-exprimierend sind, kann man nicht sagen, dass sie zur Mehrzahl im Blut auftreten ((E) ist falsch).

F96

Frage 18.15: Lösung E

Siehe Lerntext XVIII.2.
Ein in den Organismus eingedrungenes Antigen wird von Makrophagen aufgenommen und nach lysosomalem Teilabbau über Klasse I MHC-Proteine der Makrophagenzellmembran den T-Zellen präsentiert. Nach Komplexbildung über T-Zell-Rezeptoren mit T-Zellen bildet der Makrophage Interleukin 1, das verschiedene T-Lymphozyten aktiviert. Die aktivierten T-Lymphozyten bilden Interleukin-2, das über Interleukin-2-Rezeptoren Makrophagen zur Proliferation und zur Synthese von Superoxiddismutase sowie T-Zellrezeptoren anregt. Auch andere T- und B-Lymphozyten werden durch Interleukin stimuliert.

H88

Frage 18.16: Lösung C

Die passive Immunisierung ist unter (C) richtig beschrieben. Die applizierten Immunglobuline könnten von vorher aktiv immunisierten Menschen stammen (homologe Ig) oder von aktiv immunisierten Tieren (heterologe Ig), bei der Tetanusprophylaxe z. B. von immunisierten Pferden.
Wichtig ist, dass bei der Gabe von tierischen Immunglobulinen der menschliche Organismus seinerseits Antikörper (Ig) gegen das tierische Immunglobulin bildet. Dieses darf deshalb kein zweites Mal gegeben werden, weil es bei erneuter Injektion zu einem lebensbedrohlichen anaphylaktischen Schock kommen würde.
Unter (A), (B) und (E) sind drei Möglichkeiten der aktiven Immunisierung richtig beschrieben.

F00

Frage 18.17: Lösung B

Siehe Lerntext XVIII.4.
Antigen und Antikörper reagieren sehr spezifisch in einer reversiblen Reaktion nach dem Massenwirkungsgesetz zu nicht-kovalenten Antigen-Antikörper-Komplexen. Damit ist (B) die gesuchte Falschaussage. Antigene und Antikörper können miteinander titriert werden. Nur in einem sog. Aequivalenzbereich fallen die Komplexe als quasi vernetzter Riesenkomplex („lattice") aus. Zugabe von Antigen im Überschuss oder von Antikörper im Überschuss kann das Präzipitat wieder auflösen.

F00

Frage 18.18: Lösung A

Siehe Kommentar zu Frage 18.19.

F00

Frage 18.19: Lösung C

B-Lymphozyten sind für die humorale Immunität (lösliche Antikörper) verantwortlich. Nach spezifischer Stimulation durch Antigene differenzieren sich die B-Lymphozyten zu Plasmazellen, die dann die löslichen Immunglobuline, z. B. IgM, IgG und IgA bilden und sezernieren.
T-Lymphozyten sind für die zelluläre Immunität verantwortlich, hierzu gehört u. a. die Abstoßungsreaktion von Transplantaten. T-Lymphozyten bilden und sezernieren außerdem Interleukine, z. B. das IL-2, das bei der klonalen Selektion zu einer Proliferation von T- und B-Lymphozyten führt.

H98

Frage 18.20: Lösung D

T-Lymphozyten besitzen einen membranständigen (A) Antigenrezeptor (TAR), der aus einer α- und einer β-Untereinheit aufgebaut ist (B). Der Rezeptor besitzt ähnlich wie die löslichen Antikörper konstante und sehr variable Domänen (C). Im Unterschied zu den löslichen Immunglobulinen bindet der T-Zell-Antigenrezeptor keine löslichen Antigene ((D) ist die gesuchte Falschaussage), sondern er bindet nur Antigen, wenn es zusammen mit dem Major-Histokompatibilitätskomplex von Makrophagen oder von CD4- oder CD8-Lymphozyten angeboten wird.

F99

Frage 18.21: Lösung A

T-Helfer-Lymphozyten enthalten auf ihrer Oberfläche den T-Zellrezeptor, der an das auf einem B-Lymphozyten befindliche MHC II-Protein mit gebundenem Fremdpeptid bindet. Der B-Lymphozyt differenziert danach zur Plasmazelle und bildet lösliche Antikörper.
Auch im T-Lymphozyten läuft eine Signalkette an: Wandständige Proteine des CD3-Komplexes verbinden sich mit einer cytosolischen Tyrosinkinase. Es kommt zur Aktivierung einer Phospholipase C, die, wie üblich, die Bildung von Inositoltrisphosphat und Diacylglycerin bewirkt. Dadurch steigt das cytosolische Ca^{2+} an, und am Ende kommt es zu einer vermehrten Bildung und Freisetzung von Interleukin-2.
Die gesuchte Falschaussage ist (A), denn cAMP tritt hierbei nicht als second messenger auf.

Antikörperstruktur — XVIII.3

Antikörper sind Proteine (Immunglobuline), die von Wirbeltieren nach Kontakt mit körperfremden Substanzen (Antigene) gebildet werden. Antikörper können spezifisch mit dem Antigen einen Antigen-Antikörper-Komplex bilden.
Antikörper sind Träger der spezifischen Immunität gegen Infektionen.
Als Hauptklassen werden die Immunglobuline IgG, IgA, IgD, IgE und IgM unterschieden. Die wichtigste Immunglobulinklasse bilden die IgG: Sie bestehen aus 4 Peptidketten, 2 identischen schweren = heavy = H-Ketten und 2 identischen leichten = light = L-Ketten.
Die Ketten sind durch Disulfidbrücken verbunden. Das Gesamtmolekül hat ein Molekulargewicht von etwa 150 000. Jeweils die Aminoenden einer L- und einer H-Kette bilden eine Bindungsstelle für das Antigen. Damit hat jedes IgG 2 identische, spezifische Antigenbindungsstellen, ist also 2wertig.

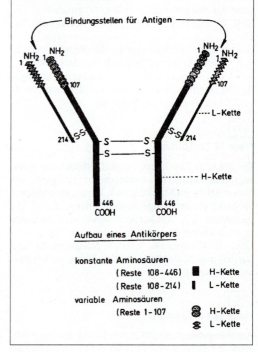

Aufbau eines Antikörpers

H98

Frage 18.22: Lösung D

Gezeigt ist die Y-artige Struktur (hier auf dem Kopf stehend!) eines Immunglobulins. Zentral finden sich, durch 2 Disulfidbrücken verknüpft, die beiden langen H-Ketten, an die im N-terminalen Bereich, auch durch Disulfidbrücken kovalent verbunden, jeweils eine kurze L-Kette angelagert ist. Zwei Antigenbindungsstellen befinden sich an den beiden unteren Polen, jeweils aus einem N-Terminus der V_L-Kette und der V_H-Kette gebildet. Die „Gelenk-Region" des Antikörpers findet sich dort, wo die H-Kette abknickt.

H98
Frage 18.23: Lösung B

Siehe Kommentar zu Frage 18.22.

H00
Frage 18.24: Lösung C

Siehe Lerntext XVIII.5.
Die gesuchte Falschaussage ist (C), denn monoklonale Antikörper können als IgG vorliegen mit 2 Ag-Bindungsstellen oder als IgM mit 10 identischen Ag-Bindungsstellen. Monoklonale Antikörper werden von einem Zellklon, in-vivo z.B. von einem Plasmozytom (hervorgegangen aus einer einzigen Plasmazelle) gebildet. In vitro werden monoklonale Antikörper aus einem Klon einer Zelle, die aus jeweils einer Immunzelle und einer Bindegewebszelle durch Fusion entstanden ist, gebildet. Die natürliche Immunantwort ist immer polyklonal, das heißt, es werden viele verschieden programmierte Lymphozyten zur Produktion unterschiedlicher Antikörper angeregt.

F01
Frage 18.25: Lösung D

Das kristallisierbare F_c-Fragment von Antikörpern wird erhalten, wenn man Immunglobuline mit der Proteinase Papain behandelt. Es repräsentiert den Stamm des Y-artigen Moleküls und umfasst die Regionen C_{H2} und C_{H3}, also den konstanten Teil der H-Ketten. Die Struktur der H-Kette ist bei den einzelnen Antikörperklassen unterschiedlich. Die zwei durch Disulfidbrücken zusammengehaltenen Polypeptidketten enthalten je ein verzweigtes Oligosaccharid. Die Ak-abhängige Komplementaktivierung wird durch den F_c-Bereich eingeleitet.
Falsch ist Aussage (D): Interleukin-2 wird nicht an Antikörper gebunden.

F98
Frage 18.26: Lösung C

Siehe Lerntext XVIII.3.
Bei der Spaltung eines IgG-Moleküls durch die pflanzliche Proteinase Papain wird das Y-förmige Molekül in den Stamm (F_c) und die zwei Zinken der Gabel (F_{ab}) gespalten, – wobei „ab" für „antigen binding" steht. Diese Teile des Immunglobulins werden vorwiegend durch die variablen Teile der L-Kette und der H-Kette gebildet ((1) ist falsch, (2) und (4) sind richtig).

Kohlenhydrat-Seitenketten finden sich am F_c-Fragment, dessen Proteinanteil aus den konstanten Bezirken der L- und H-Kette aufgebaut ist ((3) ist falsch).

H96
Frage 18.27: Lösung E

Siehe Lerntexte XVIII.3 und XVIII.4.
An der Bildung der Ag/Ak-Komplexe sind keine kovalenten Bindungen – also auch keine Disulfidbindungen – beteiligt, sondern die Ag werden dissoziabel nicht-kovalent gebunden.

F01
Frage 18.28: Lösung B

Die klassische Y-Struktur der Immunglobuline mit zwei Bindungsstellen für Antigene kommt in den IgM fünfmal vor und in den IgA zweimal (Dimer). Die Grundstrukturen werden in den IgA und in den IgM durch ein Cystein-reiches Joining-Peptid verbunden. Die sekretorischen IgA werden nicht von Epithelzellen gebildet, sondern von Plasmazellen ((C) ist falsch). Die IgA schützen zusammen mit dem Mucin die Schleimhautoberfläche vor einem Angriff von Bakterien und Viren.

F00
Frage 18.29: Lösung D

Die gesuchte Falschaussage ist (D), denn nicht die Immunglobuline vom Typ IgD sind die Aktivatoren des Komplementsystems, sondern die IgM.

H00
Frage 18.30: Lösung A

Humorale Antikörper (Immunglobuline) werden von B-Lymphozyten nach deren Differenzierung und Proliferation in Plasmazellen gebildet ((E) ist falsch). Immunglobuline kommen außer im Blut auch im Interstitium aller Gewebe, in der Lymphe und in Sekreten vor, so auch in der Milch (A). Besonders reich an Immunglobulinen ist die Kolostralmilch, die neugeborene Säugetiere mit Immunglobulinen der Mutter versorgt. Immunglobuline haben Molekulargewichte zwischen 160.000 (IgG u. IgA) bis 900.000 (IgM).

F99
Frage 18.31: Lösung A

IgA kommt in Körpersekreten (Tränenflüssigkeit, Speichel, Milch, Bronchialsekret, Darmsekret, Schweiß) vor. Es ist ein dimeres Immunglobulin, die beiden Antikörper werden durch ein cysteinreiches Verbindungsprotein miteinander verbunden. Damit ist (A) die gesuchte Falschaussage.
Ein pentameres Antikörpermolekül ist das IgM.

Antigen/Antikörper-Reaktion — XVIII.4

Die Bindungsstellen der Antikörper passen in einer der Enzym-Substrat-Bindung analogen Reaktion wie Schlüssel und Schloss auf die Antigen-determinanten Gruppen der Antigene.

Bei Antikörper-Überschuss ist nur jeweils eine Bindungsstelle mit einem Antigen verbunden, diese relativ niedermolekularen Antigen-Antikörper-Komplexe sind noch gut löslich.

Auch bei Antigen-Überschuss bilden sich lösliche niedermolekulare Komplexe, in denen jeweils zwei Antigene durch einen Antikörper verbunden sind.

Ag - Ak - Komplexe

Ak-Überschuß
lösliche Komplexe

Äquivalenzbereich

Präzipitat

Ag-Überschuß
lösliche Komplexe

Nur in einem, jeweils erst experimentell durch Verdünnung festzustellenden bestimmten Antigen-Antikörper-Verhältnis, dem sog. Äquivalenzbereich, bildet sich ein riesiges Netzwerk (Lattice) aus Antigen und Antikörper, das unlöslich ist und ausfällt (präzipitiert).

Monoklonale Antikörper — XVIII.5

Bei der normalen Immunantwort tragen die auslösenden Antigene verschiedene Antigen-determinante Gruppen. Außerdem können auf eine bestimmte Antigen-determinante Gruppe unter Umständen sehr verschiedene Antikörper „passen", ähnlich wie für ein bestimmtes Schloss verschiedene Schlüssel passen können. Daher ist die übliche Immunantwort polyklonal, d.h., durch ein Antigen werden viele verschiedene Lymphozyten stimuliert und bilden sich zu verschieden differenzierten Plasmazellen um, von denen jede ihren spezifischen Antikörper bildet. Wird dagegen durch einen Plasmazelltumor, der nur von einer Stammzelle ausgeht, z.B. bei einem Plasmozytom, ein Antikörper gebildet, so wird nur eine einzige Proteinart mit einer einzigen Spezifität freigesetzt. Man spricht in diesem Fall von einem monoklonalen Antikörper bzw. von einer monoklonalen Immunantwort.

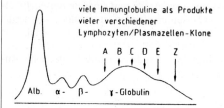

Normale Immunantwort:
viele Immunglobuline als Produkte vieler verschiedener Lymphozyten/Plasmazellen-Klone

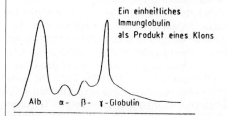

Monoklonale Immunantwort:
Ein einheitliches Immunglobulin als Produkt eines Klons

Da Lymphozyten und Plasmazellen in der Gewebskultur nicht zu vermehren sind, gelang es erst durch Zellfusion von Antigen-stimulierten Lymphozyten mit Tumorzellen, z.B. Myelomzellen, sog. Zellzwitter (Hybridzellen) herzustellen und aus Einzelzellen zu vermehren (Klonbildung). Diese Zellkulturen bilden jeweils nur eine Antikörperart. Mit diesen monoklonalen Antikörpern ist die immunologische Diagnostik extrem verfeinert worden, und es ist zu erwarten, dass derartige monoklonale Antikörper auch in der Therapie von Infektionskrankheiten und gegen Tumoren eine wichtige Rolle spielen werden.

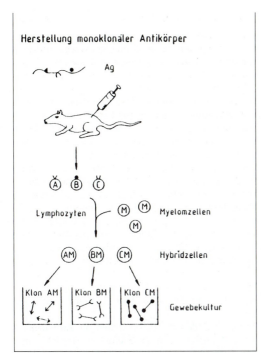

Herstellung monoklonaler Antikörper

| H97 |

Frage 18.32: Lösung A

IgM sind Makroglobuline (MG 900 000); sie bilden ein Pentamer mit 10 identischen Bindungsstellen für das Antigen. Nach der Immunisierung wird von den B-Lymphozyten der spezifische Antikörper zunächst als IgM gebildet (Primärantwort). Nach 1 bis 2 Wochen wird von denselben Lymphozyten dieser Antikörper dann in Form von IgG gebildet.

| H97 |

Frage 18.33: Lösung C

IgE sind häufig an Mastzellen gebunden; der Bindung des Antigens folgt eine Freisetzung der in Mastzellen gespeicherten biogenen Amine wie Serotonin und Histamin, was zu den Erscheinungen der Allergie führen kann. IgE sind weiterhin an der Parasitenabwehr beteiligt.

| H93 |

Frage 18.34: Lösung B

Monoklonale Antikörper werden von jeweils einem Klon genetisch identischer Plasmazellen gebildet (2). Sie sind gegen nur ein Epitop des Antigens gerichtet (1). Sie enthalten im variablen Teil der H- und der L-Kette eine konstante Struktur, die aber weiterhin zum v-Bereich gehört ((3) ist falsch). Als Bence-Jones-Protein bezeichnet man im Überschuss gebildete und über die Nieren in den Harn ausgeschiedene L-Ketten ((4) ist falsch) bei einem monoklonalen Plasmazelltumor.

| H94 |

Frage 18.35: Lösung E

Das Zusammentreten von einem Antigen (Ag) mit einem Antikörper (Ak) zum Ag-Ak-Komplex ist außerordentlich spezifisch (3) und kann zur Identifizierung von Ag oder Ak verwendet werden. Ag und Ak reagieren miteinander nach dem Massenwirkungsgesetz (2). Die dabei wirksam werdenden intermolekularen Kräfte sind die gleichen wie bei der Konformationsstabilisierung von Proteinen und anderen Makromolekülen: Wasserstoffbrücken, Ionenbindungen und hydrophobe Wechselwirkungen (4). Da Ag-Ak-Komplexe nicht kovalent gebunden sind, ist die Bindung reversibel (1).

| H00 |

Frage 18.36: Lösung E

MHC-Proteine der Klasse I finden sich auf der Oberfläche aller tierischen Zellen; sie helfen dort bei der Präsentation intrazellulär entstandener Peptide, wodurch die Lymphozyten körpereigene von fremden Zellen unterscheiden können. Die MHC-Proteine haben eine Transmembrandomäne. An den extrazellulären Peptidteil ist ein β_2-Mikroglobulin assoziiert. Die zu suchende falsche Aussage ist (E), denn die antigenen Peptide werden bei der extrazellulären Präsentation nicht vom β_2-Mikroglobulin, sondern von der MHC-I-α-Kette gebunden.

| H97 |

Frage 18.37: Lösung C

Durch die als MHC (major histocompatibility complex) bezeichneten DNA-Abschnitte werden MHC-Proteine (MHC-Antigene) codiert, die in zwei Hauptklassen unterteilt werden können. MHC-I-Proteine finden sich auf der Oberfläche aller kernhaltigen Zellen. Die die Plasmamembran durchquerenden MHC-I-Proteine halten an der Zelloberfläche, nicht-kovalent assoziiert, ein β_2-Mikroglobulin. MHC-II-Proteine findet man nur auf der Oberfläche von Makrophagen und B-Lymphozyten (D). Die gesuchte Falschaussage ist (C), denn die MHC-II-Proteine binden kein β_2-Mikroglobulin; stattdessen besteht das MHC-II-Protein selbst aus zwei integralen Membranproteinen (A), genannt α- und β-Kette (B). MHC-II-haltige Makrophagen präsentieren auf ihrer Oberfläche Antigene (E) und aktivieren damit T_H-Helferzellen. Durch die nachfolgende Freisetzung von Interleukin-1 (IL-1) und IL-2 werden T- und B-Lymphozyten aktiviert.

Klonale Selektion — XVIII.6

Der Mensch kann gegen ca. 10 Millionen verschiedene Antigene spezifische Antikörper bilden. Damit würden nahezu die gesamten Gene des Menschen nur für die Antikörper-Bildung benötigt. Tatsächlich aber kommt der Organismus mit einem kleinen Bruchteil an genetischer Information für die Antikörper-Bildung aus. So existiert jeweils nur ein Gen für die konstanten Aminosäuresequenzen der H- und der L-Ketten der Antikörper. Für die variablen Sequenzen beider Ketten existieren jeweils ca. 5000 Gene. Bei der Differenzierung der Lymphozyten wird zufällig (statistisch) jeweils nur ein Gen der 5000 variablen H-Ketten-Gene mit einem der 5000 variablen L-Ketten-Gene zu einem Antikörper-Gen kombiniert, wodurch sich 5000 · 5000 = 25 Millionen verschiedene Spezifitäten ergeben können.

Die variablen Gene (V-Gene) werden mit den konstanten Genen (C-Gene) durch somatische Translokation verknüpft.

Alle Lymphozyten mit Antikörper-Spezifitäten, die (zufällig!) gegen körpereigene Strukturen gerichtet sind, werden automatisch in der Embryonalphase zerstört, so entsteht die sog. immunologische Toleranz.

Die restlichen 1-10 Millionen genetisch verschiedenen Lymphozyten liegen in Bereitschaft und erwarten jeweils nur ihr spezifisches Antigen. Trifft eine entsprechende Antigen-determinante Gruppe den Antikörper-artigen Rezeptor auf den Lymphozyten, so ist dies ein auslösendes Signal, sich zu vermehren und identische Nachkommen dieser einzelnen Zellen zu bilden, man spricht von Klonbildung. Die vermehrten Lymphozyten wandeln sich um zu Plasmazellen, die dann alle denselben Antikörper produzieren und ins Blut sowie in die Gewebsflüssigkeit sezernieren. Es entsteht die humorale Immunität durch lösliche Antikörper.

Ein Lymphozyt bzw. eine Plasmazelle bildet nur einen bestimmten Antikörper definierter Spezifität.

Zunächst bilden die Plasmazellen die Antikörper als IgM, später, nach ca. 2 Wochen, werden von denselben Plasmazellen dieselben Antikörperspezifitäten in Form von IgG sezerniert.

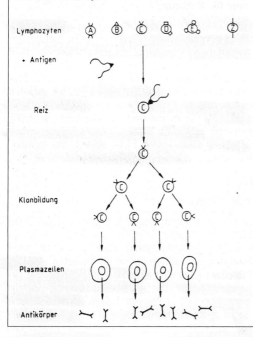

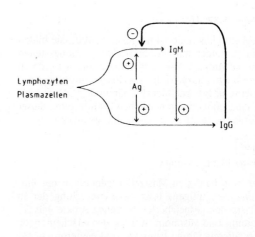

F97 H93

Frage 18.38: Lösung E

Höhere Organismen können zwischen körpereigenen und körperfremden Strukturen unterscheiden, wobei MHC-Proteine (major histocompatibility complex) auf der Oberfläche einer Zelle als „eigen" oder „fremd" ausweisen. Für diese Proteine ist ein starker Polymorphismus typisch: Man nimmt an, dass außer eineiigen Zwillingen nicht zwei Menschen mit identischem MHC-Besatz existieren. Es werden 2 Klassen von MHC-Proteinen unterschieden: MHC-Proteine der Klasse I finden sich auf den Oberflächen aller kernhaltigen Zellen (1). In der MHC-Klasse II findet man Immun-Antwort-Proteine, besonders ausgeprägt auf den Oberflächen von Makrophagen und B-Lymphozyten. Sie spielen eine Rolle für die Antigenpräsentation (2). Ein Komplex aus MHC und Antigen aktiviert die T-Helferzellen; hiermit wird die zelluläre Immunantwort der T-Lymphozyten eingeleitet (3).

> H98

Frage 18.39: Lösung D

Die gesuchte Falschaussage ist (D), denn die kernlosen Erythrozyten haben auf ihrer Oberfläche weder MHC I- noch MHC II-Proteine. MHC I-Proteine finden sich als integrales Membranprotein (A) auf allen kernhaltigen Zellen, besonders reichlich im hämatopoetischen System. Durch sie werden unter Beteiligung von β_2-Mikroglobulin Peptidfragmente zelleigener, in Proteasomen abgebauter Proteine präsentiert (E). Jede Körperzelle kann sich damit den T-Lymphozyten gegenüber als „körpereigen" identifizieren, wodurch Abbau- oder Abstoßungsreaktionen vermieden werden (C). Die Präsentation von Peptiden aus lysosomal fragmentierten Fremdproteinen erfolgt durch die MHC II-Proteine.

> F85

Frage 18.40: Lösung D

Bei Transplantationen und bei Autoimmunerkrankungen muss die Antikörperbildung unterdrückt werden (Immunsuppression). Immunsuppressiv können neben alkylierenden Substanzen und Antimetaboliten die Glucocorticoide (1) Cortisol und Cortison, Röntgenstrahlen (2) und Antilymphozytenserum (3) wirken.

Kommentare aus Examen Herbst 2001

> H01

Frage 18.41: Lösung C

Die Aktivierung der T-Lymphozyten erfolgt im Thymus und beruht auf Genumlagerungen und unterschiedlicher Expression von Oberflächenmolekülen. Bei der Umwandlung in die fertigen CD_4- oder CD_8-Lymphozyten geht der zuvor vorhandene CD_8- bzw. CD_4-Korezeptor verloren (B). Von den B-Lymphozyten gebundene Antigene werden im Inneren dieser Zellen prozessiert, d.h. zu Peptiden fragmentiert, die dann von MHC-Proteinen präsentiert werden (A). Erkennt ein T-Zell-Rezeptor-Komplex das für ihn zutreffende Antigenfragment, so wird in seinem Inneren eine Phospholipase C-γ aktiviert, was zu einem Anstieg der zytosolischen Calciumkonzentration führt (D). Dadurch wird die Calcineurin genannte Phosphoproteinphosphatase aktiviert, zytosolische Transkriptionsfaktoren können nach ihrer Dephosphorylierung in den Zellkern übertreten und die gesteigerte Expression von Interleukin-2 bewirken (E).
Die zu suchende Falschaussage ist (C), denn der T-Zell-Rezeptor wirkt nicht proteolytisch.

> H01

Frage 18.42: Lösung B

Die Antikörpermoleküle bestehen aus einer Y-Struktur, aus zwei H-Ketten und aus zwei L-Ketten. An der konstanten Region der H-Ketten (F_c-Fragment) findet sich die Komplement-Bindungsstelle (A).
Die Bindung eines Antigens erfolgt in den variablen Abschnitten der H- und der L-Kette, beide bilden zusammen auch mit helikalen Abschnitten die Antigenbindungsstelle; damit ist (B) die gesuchte Falschaussage. Die Bindung des Antigens erfolgt nicht kovalent, das Gleichgewicht gehorcht dem Massenwirkungsgesetz. Eine natürliche Immunantwort ist immer polyklonal, die gewonnenen Antiseren sind dann gegen mehrere antigene Strukturen des Antigens gerichtet (D). Die Bindungen vieler Antikörpermoleküle an verschiedene antigene Strukturen der Bakterienzelle bilden eine Proteinhülle um das Bakterium; man nennt dies Opsonieren (E).

> H01

Frage 18.43: Lösung A

Allen Immunglobulinen (Antikörpern) liegen Y-artige Grundelemente, aufgebaut aus jeweils zwei H-Ketten und zwei L-Ketten, zu Grunde. Die beiden Enden der Gabel tragen je eine Antigenbindungsdomäne; der Stamm des Y, genannt F_c-Region, hat an jeder H-Kette ein Oligosaccharid gebunden. Bei den IgA und den IgM treten die Y-Grundelemente als Dimer bzw. als Pentamer auf, wobei ein cysteinreiches Joining-Protein über Disulfidbrücken an den F_c-Teil gebunden ist. – Die gesuchte Falschaussage ist (A), denn bei IgE gibt es keine Oligomere.

> H01

Frage 18.44: Lösung D

Die MHC-Proteine (Major-Histo-Kompatibilität-Antigene, früher: HLA-Antigene = Human-Leukozyten-Antigene) sind hochpolymorphe Proteine (A), d.h. dass kaum zwei Menschen zu finden sind, die sich in diesen MHC-Proteinen vollständig gleichen; davon ausgenommen sind eineiige Zwillinge. Die MHC-Proteine der Klasse II werden auf Zellen des Immunsystems exprimiert (B); sie werden von den MHC-Proteinen der Klasse I unterschieden, die von allen Zellen gebildet werden und außen an der Zelle mit einem Mikroglobulin assoziiert sind (C). Die MHC-Proteine der Klasse I dienen der Präsentation der Antigene und setzen die Immunreaktion damit in Gang, womit (D) die gesuchte Falschaussage ist.

H01
Frage 18.45: Lösung C

Haptene sind kleine, selbst nicht immunogen wirkende Moleküle ((A) und (B) sind falsch), die aber zum Antigen werden, wenn sie an größere Trägermoleküle gebunden werden; daher kommt die Bezeichnung „Halbantigen". Das komplettierte Immunogen reagiert mit seinem Antikörper über die spezifische Antigen-Bindungsstelle (C) und nicht über den F_c-Anteil ((E) ist falsch).

19 Blut

H95
Frage 19.1: Lösung A

Erythrozytenvorstufen (z. B. Erythroblasten und Retikulozyten) weisen noch eine Proteinsynthese, Porphyrinbiosynthese und einen oxidativen Stoffwechsel auf. Dagegen besitzt der reife Erythrozyt im wesentlichen nur noch einen anaeroben glykolytischen Stoffwechsel (2) und eine NADPH-Bildung über den Glucoseabbau durch den Pentosephosphatweg. Die β-Oxidation von Fettsäuren kommt hauptsächlich in Muskulatur und Leber vor. Die Synthese von Phospholipiden (4) für die Zellmembran und die Synthese der Aminolävulinsäure (3) aus Glycin und Succinyl-CoA ist in vielen Zellen nachweisbar, so auch in den Erythrozytenvorstufen (s. o.). In reifen Erythrozyten kommen beide Stoffwechselleistungen aber nicht mehr vor. Die Ketonkörperbildung (5) findet ausschließlich in den Leberzellen statt.

F95
Frage 19.2: Lösung D

Reife Erythrozyten besitzen keinen Zellkern mehr; auch Mitochondrien und Ribosomen fehlen. Daher fehlen auch typische Stoffwechselleistungen der Mitochondrien wie die oxidative Decarboxylierung von Pyruvat zu Acetyl-CoA (3) und die Startreaktion der Porphyrinsynthese, die Kondensation von Succinyl-CoA und Glycin zu δ-Aminolävulinsäure (5). Typische Erythrozyten-Stoffwechselwege sind die anaerobe Glykolyse mit der Endreaktion Pyruvat zu Lactat (4), die direkte Glucoseoxidation über den Pentosephosphatweg (1) und die Synthese des Tripeptids Glutathion (2), die Ribosomen-unabhängig erfolgt. Glutathion wirkt in Erythrozyten als wichtiges Redoxsystem.

Blut — XIX.1

Die ca. 5 Liter Blut eines erwachsenen Menschen stellen ein flüssiges Gewebe mit einem Zellanteil von ca. 45% (Hämatokrit) dar.
Die Zellen lassen sich in die roten Blutkörperchen (Erythrozyten) für den Sauerstofftransport, die weißen Blutkörperchen (Leukozyten mit Abwehrfunktionen vorwiegend gegen Krankheitserreger) und in die Thrombozyten (für die Blutgerinnung) trennen.
Blut enthält 15% Hämoglobin als Bestandteil der Erythrozyten, insgesamt ca. 800 g. Die Blutflüssigkeit wird Blutplasma genannt, man erhält dieses durch Hemmung der Blutgerinnung und folgendes Abzentrifugieren der zellulären Bestandteile.
Das Blutplasma enthält 7% Proteine (7 g pro 100 ml Plasma).
Durch Immunelektrophorese, durch Polyacrylamidelektrophorese oder durch isoelektrische Focussierung können über 100 verschiedene Proteine im Plasma identifiziert werden. Die Umwandlung des löslichen Plasmaproteins Fibrinogen in das unlösliche Faserprotein Fibrin wird als Blutgerinnung bezeichnet. Das Blutserum enthält alle Proteine des Blutplasmas mit Ausnahme des Fibrinogens.
In der klinischen Routinediagnostik werden die Serumproteine durch Celluloseacetat-Elektrophorese in fünf Fraktionen getrennt.

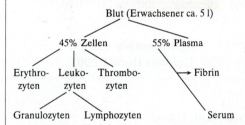

Die Erythrozyten besitzen keinen Kern und keine Mitochondrien mehr, haben also keinen oxidativen Stoffwechsel zur ATP-Bildung durch die Atmungskette. Erythrozyten haben damit einen sehr reduzierten Metabolismus, praktisch bestreiten sie ihren Energiehaushalt pro 24 Stunden ausschließlich durch glykolytischen Abbau von 20 g Glucose zu 20 g Milchsäure. Milchsäure wird als Endprodukt in das Blutplasma abgegeben und in der Leber unter ATP-Verbrauch wieder über die Gluconeogenese zu Glucose aufgebaut. Das durch die anaerobe Glykolyse gewonnene ATP dient vorwiegend Transportprozessen in der Erythrozytenmembran.
Aus der Glykolyse entsteht auch 2,3-Bisphosphoglycerat (2,3-BPG), das zur allosterischen Regulation der O_2-Bindung an das Hämoglobin

dient, dabei wird negativ allosterisch die O_2-Abgabe im Gewebe erleichtert.
Ein kleiner Teil der Glucose wird in den Erythrozyten über den Pentosephosphatweg abgebaut. Hierbei wird $NADPH_2$ gewonnen.
$NADPH_2$ dient zur Reduktion des Glutathions (GSH), mit dem SH-Gruppen in Enzymen und Membranproteinen stabilisiert werden. Das Schrittmacherenzym des Pentosephosphatweges ist die Glucose-6-phosphat-Dehydrogenase (G-6-PDH). Ein angeborener Mangel an diesem Enzym führt zu einer schweren hämolytischen Anämie.

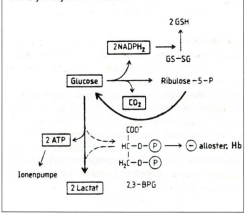

Bedeutung der Glucose für den Erythrozytenstoffwechsel

Frage 19.3: Lösung D

Reife Erythrozyten, kernlos und ohne Mitochondrien, besitzen einen sehr reduzierten Stoffwechsel, der sich im wesentlichen auf die Glykolyse (Lactatdehydrogenase) und den Pentosephosphatcyclus (Glucose-6-phosphat-Dehydrogenase) beschränkt. Das Enzym Glutathionperoxidase in Erythrozyten ist ein selenhaltiges Enzym, das H_2O_2 abbaut. Enzyme, die sich im Erythrozyten nicht finden, sind das typische Mitochondrienenzym Pyruvatdehydrogenase (oxidative Decarboxylierung) und die nur in Pflanzen und Mikroorganismen vorkommende Glucose-Oxidase.

Frage 19.4: Lösung C

In den Erythrozyten entsteht aus dem energiereichen, zur ATP-Bildung befähigten Glykolysemetaboliten 1,3-BPG zum Teil energiearmes 2,3-BPG, das die Sauerstoffbindung an Hämoglobin moduliert. Die gesuchte Falschaussage ist (C), denn die Bindung von 2,3-BPG ist nicht kovalent.

Frage 19.5: Lösung B

Da die Erythrozyten keine Mitochondrien und somit keinen Citratcyclus und keine Atmungskette zur Verfügung haben, sind sie hinsichtlich ihrer ATP-Versorgung auf die Substratkettenphosphorylierung bei der Glykolyse angewiesen. ATP benötigen die Erythrozyten z.B. zur DNA-unabhängigen Synthese des Tripeptids Glutathion, GSH (1). Da das GSH in Erfüllung seiner reduzierenden Wirkung selbst zum Disulfid, GS-SG, oxidiert wird, muss es danach wieder zu GSH reduziert werden. Das geschieht durch ein NADPH-abhängiges Enzym; NADH ist hierbei unwirksam ((3) ist falsch). Richtig ist die unter (4) gemachte Aussage: Die Methämoglobin-Reduktase ist ein NADH-abhängiges Enzym. Eine für die Triacylglycerin-Synthese nötige Glycerolkinase ist in Erythrozyten nicht vorhanden, Fett wird hier nicht gespeichert ((2) ist falsch). Auch findet in den roten Blutzellen keine Nucleinsäuresynthese statt, Ribose-5-phosphat wird nicht benötigt. Die unter (5) beschriebene Ribokinase spielt in allen tierischen Zellen keine Rolle, da sie ihr Ribose-5-phosphat aus dem Pentosephosphatcyclus beziehen können ((5) ist falsch).

Frage 19.6: Lösung A

Im Erythrozyten dient der Abbau der Glucose über den Pentosephosphatweg der Bereitstellung von NADPH für die Glutathionreduktase (1).
In anderen Geweben, nicht aber im Erythrozyten, dient der Pentosephosphatweg auch der Bereitstellung von Pentosen für die Nucleinsäuresynthese. Im reifen Erythrozyten findet keine Nucleinsäuresynthese mehr statt. Die Met-Hb-Reduktase benötigt nicht NADPH, sondern NADH.

Frage 19.7: Lösung D

Der hohe Sauerstoffgehalt der Erythrozyten führt dazu, dass kontinuierlich eine Oxidation von Erythrozytenbestandteilen stattfindet. Dem Schutz vor derartigem „oxidativem Stress" dienen verschiedene Enzyme. Die Methämoglobinreduktase (C) wandelt NADH-abhängig Methämoglobin in Hämoglobin um, indem das Fe^{3+} zu Fe^{2+} reduziert wird.
Die NADPH-abhängige Glutathionreduktase (B) stellt aus GSSG wieder 2 Moleküle GSH her, mit denen SH-haltige Enzyme wie Hexokinase, Glycerinaldehydphosphat-Dehydrogenase und Glucose-6-phosphat-Dehydrogenase in der aktiven SH-Form stabilisiert werden.
Im Erythrozyten entstehende aggressive Sauerstoffradikale werden durch die Superoxiddismutase (E)

mit H⁺ zu weniger gefährlichem Wasserstoffsuperoxid (H_2O_2) umgewandelt, das H_2O_2 wird dann durch die Katalase (A) zu H_2O und O_2 entgiftet.
Die gesuchte Falschaussage ist (D), denn die Cytochromoxidase kommt ausschließlich in Mitochondrien vor, sie ist dort das letzte Enzym der Atmungskette. Mitochondrien sind in Erythrozyten nicht vorhanden.

Hämoglobin XIX.2

Aus Bernsteinsäure-CoA und Glycin entstehen über Aminolaevulinsäure und Porphobilinogen die Tetrapyrrole (Porphyrine). Wichtig ist in allen Porphyrinen ein Metall als Zentralatom im Porphyrinkern. Meist handelt es sich um Eisen, aber auch Magnesium, z. B. im Chlorophyll, oder Kobalt, z. B. in Vitamin B_{12}, kommen vor.
In das Häm, als prosthetische Gruppe von Hämoglobin, Myoglobin und Cytochromen, wird zweiwertiges Eisen oxidativ auf der Stufe des Protoporphyrins durch das Enzym Ferrochelatase eingebaut.
Alle Porphyrine haben auf Grund der zahlreichen konjugierten Doppelbindungen intensiven Farbcharakter. Als „konjugiert" bezeichnet man Doppelbindungen, die durch nur eine Einfachbindung getrennt sind, also eine Sequenz doppelt-einfach-doppelt. Im Gegensatz dazu sind isolierte Doppelbindungen durch mindestens zwei Einfachbindungen getrennt. Ihre Funktion erfüllen die Porphyrine als kovalent gebundene Coenzyme (prosthetische Gruppen) von Enzymen, von Transport- und Speicherproteinen.
Im Hämoglobin ist das Häm durch eine Nebenvalenz mit dem Protein Globin (MG 16 800) verbunden. Vier derartige Moleküle bilden als Tetramer die Quartärstruktur des aktiven Hämoglobins. Die Eckpunkte in der Tetrapyrrolstruktur des Häms sind jeweils durch Seitenketten substituiert, danach ist das Häm zu beschreiben als 1,3,5,8-Tetramethyl-2,4-divinyl-6,7-dipropionsäureporphin.
In der Quartärstruktur (vier Proteinuntereinheiten) des Hämoglobins kommen immer zwei verschiedene Proteine vor. Insgesamt können vier verschiedene Globinketten beim Menschen gebildet werden, die als α-, β-, γ- und δ-Ketten bezeichnet werden. Alle Hämoglobine des Menschen enthalten zwei α-Ketten. Das normale Hämoglobin des Erwachsenen ist das HbA_1, das aus zwei α- und zwei β-Ketten aufgebaut ist.

Das fetale Hämoglobin hat eine höhere Affinität zum Sauerstoff, was einen Übergang des O_2 in der Plazenta vom mütterlichen Blut auf das kindliche Blut ermöglicht. Das fetale Hämoglobin (HbF) besteht aus zwei α- und zwei γ-Ketten.

HbA_1	$α_2β_2$	97,5%	
HbA_2	$α_2δ_2$	2,5%	Erwachsene
HbF	$α_2γ_2$	fetal 100%	
		bei Geburt 20–40%	

Hämoglobin lagert O_2 in Abhängigkeit von der O_2-Konzentration, hier aufgetragen als O_2-Partialdruck, in kooperativer Weise (sigmoide Bindungskurve), reversibel an.
Die O_2-Bindung an Hämoglobin kann negativ allosterisch beeinflusst werden, kenntlich an einer Rechtsverschiebung der Kurve zu höheren O_2-Konzentrationen, z. B. durch 2,3-bis-Phosphoglycerat (2,3-BPG). Auch CO_2 (bzw. H_2CO_3 oder H⁺) verschieben die O_2-Bindungskurve nach rechts, was die Sauerstoffabgabe in CO_2-produzierenden Geweben erleichtert. Man bezeichnet dies nach dem Entdecker als „Bohr-Effekt".

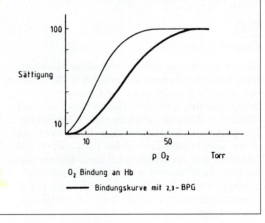

Frage 19.8: Lösung B

Bei der Sichelzellanämie ist nicht, wie bei der β-Thalassämie, die Synthese des gesamten β-Globins gestört ((1) ist falsch), sondern es liegt eine Punktmutation vor, bei der sich unter 146 Aminosäuren des β-Globins ein einziger Aminosäureaustausch findet (2): In der Position 6 ist ein Valin an Stelle der üblichen Glutaminsäure eingebaut.
Diese Mutation bewirkt klinisch eine Anämie, schützt den Träger aber gleichzeitig vor einer Malariaerkrankung (3). Der im Rahmen der Hb-Synthese erforderliche Eiseneinbau ist nicht gestört ((4) ist falsch).

Frage 19.9: Lösung B

Bei der Sichelzellanämie liegt eine Mutation im β-Globin in Position 6 vor, wo ein Glutaminsäurerest durch Valin ausgetauscht ist (B). Ein Defekt der Met-Hb-Reduktase führt zur familiären Methämoglobinämie (C). Ein G-6-P-dehydrogenase-Mangel ist Ursache einer familiären hämolytischen Anämie, bedingt durch $NADPH_2$-Mangel und damit ungenügender Reduktion von Glutathion (D).

Frage 19.10: Lösung C

Der pK-Wert ist der negative Logarithmus der Dissoziationskonstanten: $pK = -\log K$. Wenn die Dissoziationskonstante K für HbO_2 mit $2 \cdot 10^{-7}$ angegeben ist, so berechnet man daraus den pK-Wert zu $-\log(2 \cdot 10^{-7}) = -(\log 2 + \log 10^7) = -(0,3-7) = -(-6,7) = 6,7$. Auch der andere unter (A) angegebene pK-Wert ist richtig berechnet. Je kleiner der pK-Wert, desto stärker ist die Säure; also ist HbO_2 mit pK 6,7 eine stärkere Säure als Hb mit dem pK-Wert 8,2 (B). Bei der Oxygenierung des Hämoglobins ändert sich die Wertigkeit des Häm-Fe nicht, es liegt also keine Oxidation vor ((C) ist falsch). Die O_2-Anlagerung an Hämoglobin ändert dessen Proteinstruktur (D); ähnliches ist von vielen Enzymen bekannt, die bei der Substratanlagerung eine Konformationsänderung durchmachen. Da HbO_2 eine stärkere Säure ist als Hb, können nach Abgabe des Sauerstoffs Protonen besser gebunden werden (E).

Frage 19.11: Lösung D

Die gesuchte Falschaussage ist (D), denn Kohlenmonoxid (CO) lagert sich kompetitiv mit 300fach stärkerer Affinität als O_2 an das Häm an. An die NH_2-Gruppen des Häm kann sich z.T. CO_2 anlagern. Zu (E): Beim Abbau des Häm zu Biliverdin wird durch die mischfunktionelle Hämoxygenase die Methinbrücke zwischen den Ringen I und IV oxidativ mit O_2 als CO entfernt, wobei $NADPH_2$ verbraucht wird.

Frage 19.12: Lösung D

2,3-Bisphosphoglycerat ist ein Modulator der Sauerstoffbindung an das Hämoglobin im Erythrozyten. Gebildet wird das 2,3-BPG aus dem Glykolysemetaboliten 1,3-Bisphosphoglycerat (2). Durch Bindung an das Desoxyhämoglobin ((1) ist falsch) bewirkt es eine Rechtsverschiebung der O_2-Bindungskurve. Solch eine Rechtsverschiebung wird auch bei einer Acidose gefunden. Bei einer Alkalose ist 2,3-BPG zum Zweck der Kompensation der dann eintretenden Linksverschiebung vermehrt (3). Bei längerdauernder Erniedrigung des pO_2, z.B. bei einem Aufenthalt in größerer Höhe, kommt es auch zur 2,3-BPG-Vermehrung (4).

Frage 19.13: Lösung C

In fast allen Organen des menschlichen Körpers entsteht durch die Verbrennung von Nahrungsstoffen Kohlendioxid, das auf dem Blutweg zur Ausscheidung über die Lunge gelangt. CO_2 ist ganz gut wasserlöslich, sodass sich im Blutplasma eine Konzentration von 1,4 mmol/l an physikalisch gelöstem CO_2 findet. Die Konzentration an chemisch als Bicarbonat gebundenem CO_2 ist aber viel größer: Hier findet man 24 mmol/l ((C) ist richtig, (A) falsch). Eine CO_2-Anlagerung an das Hämoglobin-Eisen, wie beim O_2-Transport, gibt es nicht ((D) ist falsch). Allerdings findet sich ein kleiner Teil des CO_2, etwa 10%, in chemischer Bindung an die Globinketten des roten Blutfarbstoffs ((E) ist falsch). In Anlehnung an die Carbaminsäure, $H_2N-CO-OH$, nennt man dieses Proteinderivat $Prot-NH-CO-OH$, Carbaminoprotein.

Für die Bildung des im Blut gelösten Bicarbonats und auch für dessen Wiederaufspaltung in der Lunge (zu CO_2 und H_2O) sind die Erythrozyten unerlässlich. Das hier in hoher Konzentration vorhandene Enzym Carboanhydrase überführt das CO_2 in H_2CO_3, das dann sofort in H^+ und HCO_3^- dissoziiert. Der größte Teil des in den Erythrozyten gebildeten Bicarbonats verlässt die roten Blutzellen im Austausch gegen Chloridionen; der in den Erythrozyten verbleibende Anteil beträgt etwa 10% ((B) ist falsch).

Frage 19.14: Lösung C

Siehe Lerntext XIX.2.
Myoglobin und Hämoglobin sind sauerstoffbindende Eisenproteine mit Häm als identischer prosthetischer Gruppe (B). Die gesuchte Falschaussage ist (C), da das Myoglobin als Monomer keine Quartärstruktur aufweist. Diese findet sich aber beim Hämoglobin, das als Tetramer vorliegt und dadurch eine kooperative O_2-Bindung aufweist.

Frage 19.15: Lösung E

Hämoglobin hat neben dem O_2-Transport noch die Aufgabe, die an Kohlensäure abgegebenen H^+ anzulagern, d.h. abzupuffern (E).
35% der Gesamtpufferkapazität des Blutes wird durch Hb bewirkt, Plasmaproteine sind zu knapp 7% beteiligt.

Die γ-Globuline haben Abwehrfunktionen. Blutdruck und Albumin sind entscheidend für den Flüssigkeitsaustausch zwischen den Kapillaren und der interstitiellen Flüssigkeit.

|H87|

Frage 19.16: Lösung C

Das 3-wertige Eisen im Methämoglobin kann keinen Sauerstoff mehr transportieren (A).
Oxidationsmittel wie Wasserstoffsuperoxid, Sauerstoff und Nitrit können die MetHb-Bildung steigern (B).
Das normalerweise in Spuren dauernd in Erythrozyten entstehende und vorliegende MetHb (E) wird durch eine MetHb-Reduktase wieder in Hb reduziert. Fehlt dieses Enzym, kommt es zur „familiären Methämoglobinämie" (D).
Die gesuchte Falschaussage ist (C): Nicht oxidiertes, sondern reduziertes Glutathion kann gegen MetHb-Bildung schützen.

|H91|

Frage 19.17: Lösung E

Ein Porphyrin ist ein viele konjugierte Doppelbindungen enthaltendes Tetrapyrrol-Ringsystem, bei dem die einzelnen Pyrrolringe durch Methinbrücken miteinander verbunden sind und nach außen gerichtete Substituenten tragen. Meist steht im Zentrum des planaren Ringsystems ein kovalent und koordinativ gebundenes Metallatom: Eisen bei Hämoglobin, Myoglobin (C), Katalase (B), Peroxidase (D) und den Cytochromen (A); Magnesium im Chlorophyll; Kupfer im Turacin, einem roten Gefiederfarbstoff. – Im menschlichen Blut findet sich mit 5 g/l ein blaues Kupfer bindendes Protein, Coeruloplasmin genannt; in diesem Protein erfolgt die Kupferbindung ohne Porphyrin an Histidinseitenketten des Proteins ((E) ist falsch).

|H93|

Frage 19.18: Lösung C

Ausgangssubstrate für die Porphyrinbiosynthese sind Glycin (1) und Succinyl-CoA (5), wobei Glycin durch Pyridoxalphosphat gebunden wird.
Über 5-Aminolaevulinsäure entsteht dann der Pyrrolring Porphobilinogen, aus dem als erste Tetrapyrrol-Struktur Uroporphyrinogen entsteht.

|F01|

Frage 19.19: Lösung D

Erster Schritt der Häm-Biosynthese ist die Bildung von δ-Aminolaevulinsäure (ALA) aus Glycin und Succinyl-CoA; Störungen der Blutbildung treten auf, wenn das für diese Reaktion nötige Coenzym Pyridoxalphosphat fehlt (A). Durch freies Häm wird die ALA-Synthese gehemmt (B).
Beim Häm-Abbau wird der Tetrapyrrolring aufgespalten, indem eine Methinbrücke zu CO oxidiert und entfernt wird (C); das lineare Tetrapyrrol wird als Gallenfarbstoff Bilirubin mit der Galle ausgeschieden (E).
Die zu suchende Falschaussage ist (D), denn das beim Häm-Abbau anfallende Eisen wird an das Speicherprotein Ferritin gebunden und nicht an Hämopexin, das im Blutplasma anfallendes Häm binden soll.

|H00|

Frage 19.20: Lösung B

Siehe Lerntext XIX.3.
Die Hämbiosynthese beginnt in den Mitochondrien (A) mit der Pyridoxal-P-abhängigen (C) Aminolävulinat-Synthase (ALA-Synthase). Die ALA-Synthase bildet Aminolävulinsäure aus Glycin und Succinyl CoA und verwendet nicht Serin, damit ist (B) die gesuchte Falschaussage. ALA wird ausgeschleust ins Cytosol, wo über Porphobilinogen und Zwischenstufen Koproporphyrinogen III entsteht, das wieder aufgenommen in die Mitochondrien dort u. a. mit Ferrochelatase (D) zu Häm umgewandelt wird. Häm in negativer Rückkopplung reguliert die ALA-Synthase (E).

|H96|

Frage 19.21: Lösung B

Siehe Lerntext XIX.3.
δ-Aminolävulinsäure entsteht nicht durch eine Transaminierungsreaktion, sondern durch die Aminolävulinat-Synthase aus Glycin und Succinyl-CoA. Diese Reaktion ist der geschwindigkeitsbestimmende Schritt der Häm-Biosynthese.

|H96|

Frage 19.22: Lösung E

Siehe Lerntext XIX.4.

Biosynthese der Porphyrine — XIX.3

Die Synthese der Pyrrolkerne erfolgt über δ-Aminolaevulinsäure, die aus der Aminosäure Glycin (Glykokoll) und Succinyl-CoA, einem Metaboliten aus dem Citratzyklus, synthetisiert wird. Die Aminolaevulinat-Synthese braucht Pyridoxalphosphat als Coenzym.
Aus zwei Molekülen Aminolaevulinsäure wird durch die Porphobilinogen-Synthase unter Abspaltung von zwei Molekülen Wasser der 3fach substituierte Pyrrolkern Porphobilinogen.
Vier Porphobilinogenringe werden unter NH₃-Abspaltung durch zwei Enzyme, die Porphobili-

nogen-Desaminase und die Uroporphyrinogen-III-Synthase (= Cosynthase), zu einer Tetrapyrrolstruktur, dem Uroporphyrinogen III, verknüpft. Bei Porphyrinen vom Typ III sind die Substituenten am vierten Ring, Essigsäure und Propionsäure, gegenüber der Reihenfolge in den ersten drei Ringen vertauscht. Ist durch einen angeborenen Defekt der Uroporphyrinogen-III-Synthase (= Cosynthase = Isomerase) diese Synthese unterbrochen, so entstehen vermehrt Porphyrine vom Typ I, es kommt zu einer sehr schweren Erkrankung, der Porphyria erythropoetica.

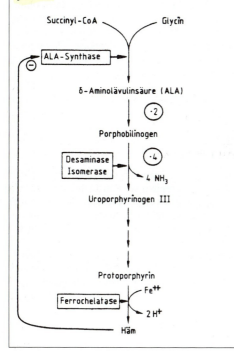

F98

Frage 19.23: Lösung D

Beim Abbau von Hämoglobin frei werdende Aminosäuren werden, ebenso wie das Eisen, wiederverwendet; das Porphyringerüst wird nach Abbau zu Gallenfarbstoffen ausgeschieden. Das Enzym Hämoxygenase ist verantwortlich für die Einleitung des Hämabbaus. Noch in Bindung an das Protein Globin wird die Tetrapyrrolstruktur zwischen den Pyrrolringen I und II angegriffen, wobei für ein Substratmolekül Häm (4) drei Sauerstoffmoleküle (1) und drei NADPH (3) benötigt werden. Reaktionsprodukte sind Biliverdin (mit je einem Sauerstoffsubstituenten an den beiden Enden), 3 Moleküle Wasser und ein freigesetztes Kohlenmonoxid. Wasserstoffperoxid (2) und Hämin (5) sind an diesem Abbauschritt nicht beteiligt.

H92

Frage 19.24: Lösung B

Erythrozyten haben eine Lebenszeit von etwa 120 Tagen. Der Abbau der roten Blutzellen erfolgt hauptsächlich in der Milz. Durch eine Sauerstoff- und NADPH-abhängige Monooxygenase, die am endoplasmatischen Retikulum sitzt (B), wird eine Methinbrücke des Häms als CO entfernt. Nach Abspaltung des Eisens und des Globinanteils wird das entstandene Biliverdin zu Bilirubin reduziert und gelangt dann, an Serumalbumin gebunden, auf dem Blutweg zur Leber, wo es glucuronidiert und mit der Galle ausgeschieden wird.

Gallenfarbstoffe — XIX.4

Erythrozyten haben eine durchschnittliche Lebensdauer von 120 Tagen. Erythrozyten werden im retikuloendothelialen System (RES) abgebaut. Die zyklische Tetrapyrrolstruktur wird zwischen den Ringen I und II oxidativ aufgespalten, der Methinbrücken-Kohlenstoff wird als Kohlenmonoxid abgespalten. Hier entsteht also, wenn auch nur in Spuren, das gefährliche Kohlenmonoxid in einer biologischen Reaktion. Aus dem entstehenden Verdoglobin, das eine grüne Farbe hat, wird das Eisen abgespalten und als Speichereisen an das Protein Ferritin gebunden. Das Protein Globin wird abgespalten und zu Aminosäuren abgebaut.

Das freie lineare Tetrapyrrol Biliverdin (grün) wird zu Bilirubin (rot) reduziert und von der Leber an den beiden Propionsäureseitenketten mit zwei Molekülen Glucuronsäure gekoppelt, die aus UDP-Glucuronsäure geliefert werden. Es entsteht so in der Leber das gut wasserlösliche, sog. „direkte" Bilirubin (Bilirubindiglucuronid), das mit der Galle in den Darm ausgeschieden wird.

Das indirekte, unkonjugierte, Bilirubin lässt sich im Unterschied zum direkten Bilirubin nur indirekt, d.h. nach Zusatz von z.B. Coffein oder Methanol, in einer Farbreaktion nachweisen. Durch die Darmbakterien wird die Glucuronsäure des direkten Bilirubins abgespalten, und durch verschiedene Bakterien kann das Bilirubin zu Urobilirubin, Mesobilirubinogen und Sterkobilin, dem braunen Kotfarbstoff, umgewandelt werden. Ein Teil dieser Umwandlungsprodukte kann resorbiert werden und über das Blut wieder zur Leber gelangen. Man bezeichnet dies als enterohepatischen Kreislauf. Einige der im enterohepatischen Kreislauf rückresorbierten Gallenfarbstoffe, so z. B. das Urobilin, können auch mit dem Urin ausgeschieden werden.

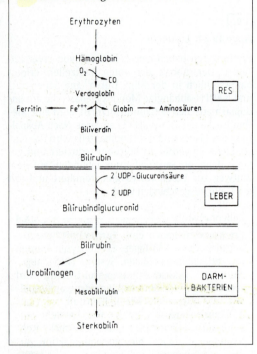

| H98 |

Frage 19.25: Lösung E

Beim Abbau des Hämoglobins im RES werden die Aminosäuren und das Eisen der Wiederverwertung zugeführt. Das Porphyrinsystem wird oxidativ gespalten, wobei es zur Freisetzung von CO kommt (A). Die jetzt lineare Tetrapyrrolstruktur bildet verschiedene Gallenfarbstoffe: Das zunächst entstandene Biliverdin wird zu Bilirubin reduziert (B). Dieses wird an Serumalbumin gebunden zur Leber transportiert (C) und dort im Rahmen der Biotransformation zu Bilirubindiglukuronid konjugiert (D). Die gesuchte Falschaussage ist (E), denn das Bilirubindiglukuronid wird durch aktiven Transport in die Galle ausgeschieden.

| H00 |

Frage 19.26: Lösung A

Unter der Bezeichnung HbA_{1c} versteht man denjenigen Anteil des roten Blutfarbstoffs (HbA), der am N-Terminus der Globinketten Glucose als Schiffbase angelagert hat. Diese Bindung kommt durch nichtenzymatische Glykosylierung zustande (A). Das Ausmaß der spontanen Glykosylierung wird durch die Glucosekonzentration und die Einwirkungszeit bestimmt. Der Normalwert beträgt 4–6% des Hämoglobins im Erythrozyten. Bei Diabetikern kann das HbA_{1c} etwa 2- bis 3-fach erhöht sein ((D) falsch); diese Erhöhung ist noch nach 1 bis 2 Monaten nachweisbar.
Die O_2-Übertragung wird durch die Zuckerbindung nicht gestört ((C) falsch).

| H00 |

Frage 19.27: Lösung C

Im Blut zirkulierende neutrophile Granulozyten sind ein wesentlicher Bestandteil der unspezifischen Abwehr: sie phagozytieren opsonierte, d. h. Oberflächen markierte (z. B. durch den Komplementfaktor 3 b) Bakterien (A) sowie Immunglobulin gebundene Antigene (B). Im Rahmen ihrer Abwehrtätigkeit produzieren die Granulozyten auch eine Myeloperoxidase (D). Durch Zytokine, z. B. Interleukin-8, können sie über Rezeptoren auf ihrer Oberfläche stimuliert werden (E).
Die gesuchte Falschaussage ist (C), denn die Granulozyten haben keine Antigen spezifischen Rezeptoren auf ihrer Zelloberfläche.

| F99 |

Frage 19.28: Lösung C

Die neutrophilen Granulozyten, Hauptvertreter der im Blut zirkulierenden weißen Blutzellen, gehören zum unspezifischen Abwehrsystem. Sie finden ihre Beute über chemotaktische Reize und sind mit vielen zellzerstörenden Enzymen ((D) und (E)) ausgestattet.
Die gesuchte Falschaussage ist (C), denn die Rezeptoren für die Antikörper der Klasse IgE finden sich auf Mastzellen und basophilen Granulozyten.

| F96 |

Frage 19.29: Lösung C

Thrombozyten haben nur eine mittlere Lebenszeit von 7 Tagen.

| F93 |

Frage 19.30: Lösung E

Die Aggregation von Thrombozyten ist ein wichtiger Vorgang bei der Blutstillung. Die Aggregation zum Thrombozytenpfropf wird stimuliert durch ADP, durch Kollagen, das durch Endothelverletzungen freigelegt wurde, und durch Faktor IIa (Thrombin). Thromboxan A_2 fördert ebenfalls die Thrombozytenaggregation, während das von den Endothelzellen gebildete Prostacyclin diese Reaktion hemmt.

| H98 |

Frage 19.31: Lösung B

Die intrinsische Gerinnungskaskade beginnt mit der Kontaktaktivierung des Faktors XII an rauhen Oberflächen, hier an geschädigtem Endothel. Es

folgt eine Enzymkaskade proteolytischer Aktivierungen der Faktoren XI, IX und VIII.
Die gesuchte Falschaussage ist (B), denn der Faktor III ist nicht Bestandteil des intrinsischen Systems, sondern steht am Beginn des extrinsischen Systems.

Blutgerinnung — XIX.5

Die Gerinnung des Blutes bzw. die Umwandlung von Plasma in Serum besteht darin, dass das lösliche globuläre Protein Fibrinogen durch begrenzte Proteolyse in das unlösliche Faserprotein Fibrin umgewandelt wird. Die begrenzte Proteolyse (Abspaltung bestimmter Peptidreste aus dem Fibrinogen) wird katalysiert durch die Protease Thrombin.
Aktives Thrombin seinerseits entsteht durch begrenzte Proteolyse aus der inaktiven Vorstufe Prothrombin, hierzu sind Calcium-Ionen als Cofaktor notwendig.

Klassisches Schema der Blutgerinnung

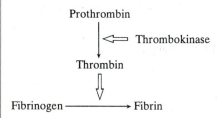

Das klassische Schema der Blutgerinnung ist zunehmend erweitert worden, es sind insgesamt mindestens 11 Plasmaproteine beteiligt. Die meisten dieser Faktoren werden in der Leber gebildet, für die Synthese der Faktoren II, VII, IX und X ist das Vitamin K als Cofaktor notwendig.

11 Plasmaproteine sind an der Blutgerinnung beteiligt

Faktor	Bezeichnung
I	Fibrinogen
II	Prothrombin
III	Gewebsthromboplastin
V	Proaccelerin
VII	Prokonvertin
VIII	Antihämophiles Globulin A
IX	Antihämophiles Globulin B (Christmas-F.)
X	Stuart-Prower-Faktor
XI	Thromboplastin-Antecedent
XII	Hageman-Faktor
XIII	Fibrinstabilisierender Faktor (Transglutaminase)

Die Gerinnung kann in das intrinsische System und extrinsische System unterschieden werden, beide Systeme münden in eine gemeinsame Endstrecke, die die Faktoren X, V, II und I umfasst.
Das extrinsische System geht von einem Gewebsfaktor III (Gewebsthromboplastin = Gewebsthrombokinase) aus und bewirkt den Verschluss eines verletzten Gefäßes von außen durch Gerinnung des ausgetretenen Blutes. Das intrinsische System wird ausgelöst durch verletzte Endothelien und dabei freiliegendes Kollagen. Es bewirkt den Verschluss eines verletzten Blutgefäßes durch Thrombusbildung von innen. Ein oberflächen-aktivierbares Protein, der Hageman-Faktor (XII), löst im intrinsischen System eine Enzymkaskade aus. Verstärkt wird diese Auslösung durch das Kallikreinsystem.
An der Gerinnungsauslösung und an den Einzelschritten sind Thrombozyten beteiligt. Fehlen einzelner Komponenten des Gesamtsystems führt zur Blutungsneigung, z.B. bei Faktor-VIII-Mangel zur Hämophilie A, bei Faktor-IX-Mangel zur Hämophilie B.
Auch ein Mangel an Vitamin K kann zu schwersten Blutungen (Hämorrhagie) führen. Eine vermehrte Gerinnung, z.B. am arteriosklerotisch veränderten Blutgefäß, führt zum Auftreten von Gerinnseln mit Gefäßverschlüssen: Thrombose. Derartige Gerinnsel können vom Blutstrom losgerissen und fortgeschwemmt werden und dann in entfernten kleineren Gefäßen zu einem Verschluss führen: Embolie.

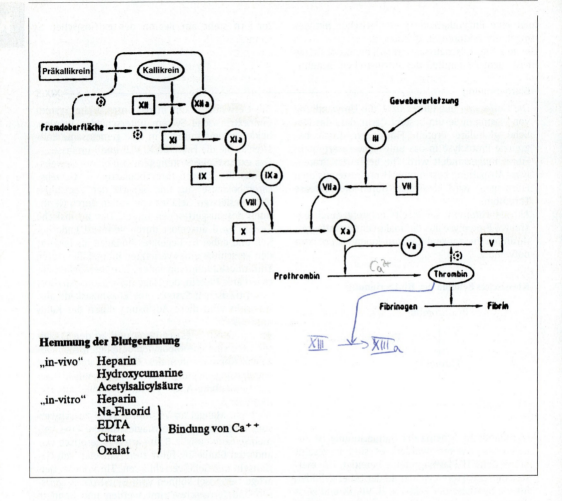

Hemmung der Blutgerinnung

„in-vivo" Heparin
Hydroxycumarine
Acetylsalicylsäure

„in-vitro" Heparin
Na-Fluorid ⎫
EDTA   ⎬ Bindung von Ca^{++}
Citrat   ⎪
Oxalat   ⎭

Frage 19.32: Lösung E

Prothrombin wird, wie viele Sekretproteine der Leber (C), als Glykoprotein freigesetzt und zirkuliert im Blut mit einer Halbwertszeit von 2 bis 3 Tagen. Das in der Leber synthetisierte Protein muss, damit es biologisch wirksam wird, posttranslational modifiziert werden: Etwa 10 Glutaminsäureseitenketten am N-terminalen Ende werden Vitamin-K-abhängig zur Gamma-Carboxyglutaminsäure carboxyliert (B). Erst danach hat das Protein die Fähigkeit, die für seine biologische Wirkung wichtigen Calciumionen zu binden. Durch die Gerinnungsfaktoren Va und Xa wird ein Proteinteil mit dem MG 38 000 abgespalten, der nach einer Konformationsänderung die aktive Proteinase Thrombin ergibt, die dann u.a. Fibrinogen zu Fibrin spaltet. Die abschließende Umwandlung des Fibrins$_s$ in das unlösliche Fibrin$_i$ erfolgt durch eine Transglutaminase, den Faktor XIIIa, und nicht durch Thrombin ((E) ist falsch).

Frage 19.33: Lösung E

Siehe Lerntext XVI.11.
Gewisse Proteine enthalten für ihre Funktion wichtige Aminosäuren, die unter den 20 proteinogenen Aminosäuren nicht zu finden sind. Sie werden erst nach Abschluss der Translation durch Seitenkettenmodifizierung gebildet. Beispiele hierfür sind Hydroxylierungen von Prolin und Lysin beim Kollagenaufbau oder die Vitamin-K-abhängigen Carboxylierungen, bei denen in den Gerinnungsfaktoren II, VII, IX und X spezielle Glutaminsäure-Seitenketten (E) in γ-Carboxyglutamatreste umgewandelt werden.

Frage 19.34: Lösung D

Thrombin ist eine durch Einwirkung des Faktors Xa ((A) falsch) aus dem Gerinnungsprotein Prothrombin gebildete Proteinase, die neben der Fibrinbildung aus Fibrinogen auch die Aktivierung des fibrinstabilisierenden Faktors XIII bewirkt ((D) richtig). Ca^{2+} wird nicht zur Fibrinogenspaltung durch Thrombin benötigt, wohl aber zur Thrombinbildung aus Prothrombin. Heparin ist ein Heteroglykan ohne proteolytische Eigenschaften; es hemmt die Umwandlung von Prothrombin in Thrombin und inaktiviert durch seine Anlagerung schon vorhandenes Thrombin.

F01
Frage 19.35: Lösung D

Richtig ist hier Aussage (D): Das extrinsische und das intrinsische Blutgerinnungssystem treffen sich in der Aktivierung des Faktors X zu Xa (Stuart-Prower-Faktor), was dann zur Thrombinbildung aus Prothrombin führt.
Die anderen vier Aussagen sind falsch: Bei einer Gewebeverletzung führt die Freilegung von Kollagenfasern zur Einleitung der Blutgerinnung. Auch das von Thrombozyten freigesetzte Thromboxan (NICHT: Prostacyclin!) leitet die Gerinnung ein. Eine Carboxylierung von Glutaminsäureseitenketten ist nötig bei Prothrombin (Faktor II) und den Gerinnungsfaktoren VII, IX und X, kommt aber nicht vor im Fibrinogen (Faktor I). An der abschließenden Fibrin-Polymerisation sind nicht Disulfidbildungen beteiligt; der stabilisierende Faktor XIIIa ist eine Transglutaminase.

H96
Frage 19.36: Lösung A

Siehe Lerntext XIX.5.
Der Hageman-Faktor (F. XII) steht am Anfang der intrinsischen Strecke der Blutgerinnung.

H00 F90
Frage 19.37: Lösung A

Bei der Blutgerinnung kommt es zu einem Zusammenspiel von über 20 Gerinnungsfaktoren; viele davon sind inaktive Proteinasen, die durch limitierte Proteolyse aktiviert werden müssen. Am Ende dieser Enzymkaskade steht das Gerinnungsprotein Fibrinogen, dessen begrenzte Proteolyse zum faserbildenden Fibrin führt. Fibrinogen (A) und Fibrin weisen selbst keine proteolytische Aktivität auf: (A) ist die gesuchte Falschaussage.

F97
Frage 19.38: Lösung E

Alle 4 hier aufgeführten Proteine sind Proteinasen, die durch eine limitierte Proteolyse ihrer spezifischen Substrate wichtige Folgereaktionen einleiten. Kallikrein (1) bewirkt im Blutplasma die Freisetzung von Kininen aus einem α_2-Globulin. Als Folge werden die Bronchial-, Darm- und Uterusmuskulatur kontrahiert bei gleichzeitiger Dilatation der kleinen Arterien. Auch die Aktivierung des Blutgerinnungsfaktors XII erfolgt so durch Kallikrein. Renin (2) leitet über die Angiotensin-Bildung die Aldosteronfreisetzung ein, Thrombin (3) die Fibrinbildung bei der Blutgerinnung. Plasmin (4) ist eine im Blut gebildete, für die Fibrinolyse wichtige Proteinase.

F00
Frage 19.39: Lösung C

Die Bildung von unlöslichem Fibrin erfolgt durch den Faktor XIIIa, den fibrinstabilisierenden Faktor, eine Transglutaminase. Das Protein C und das Protein S bilden einen regulatorischen Komplex, der im intrinsischen System dem Faktor VIIIa und in der gemeinsamen Endstrecke von extrinsischem und intrinsischem Weg den Faktor V inaktiviert. Damit ist (C) die gesuchte Falschaussage.

H94
Frage 19.40: Lösung B

Das Glykoprotein Antithrombin III ist ein Proteasehemmer, der sich im Blut an Gerinnungsproteasen wie Thrombin anlagert und so deren Aktivität hemmt.
Die gerinnungshemmende Wirkung des Heparins beruht darauf, dass es nach Anlagerung an Antithrombin III dessen Affinität zu Thrombin steigert. Die gesuchte Falschaussage ist (B); Antithrombin hat mit dem Immunsystem nichts zu tun.

H93
Frage 19.41: Lösung A

Antithrombin ist ein Proteasehemmer, der im Blutplasma zahlreiche Serin-Proteasen hemmt. Das Gewebsthromboplastin (Faktor III) wird durch Antithrombin nicht beeinflusst.

F01
Frage 19.42: Lösung D

Siehe Lerntext V.14.
Vitamin K ist notwendig für die posttranslationale Carboxylierung der Gerinnungsfaktoren II (B), VII (A), IX (C) und Faktor X. Wenn Vitamin-K-Antagonisten appliziert werden, wird natürlich die γ-Carboxylierung der genannten Faktoren herabgesetzt; gemessen wird dieses in der Klinik eingesetzte Verfahren über den Quickwert, der unter dieser Therapie erniedrigt wird (E).
Die gesuchte Falschaussage ist (D), denn die kompetitive Verdrängung des Vitamin K durch die Vitamin-K-Antagonisten ist nicht nach 30–60 min über den Quickwert zu messen, sondern erst, wenn die noch vorhandenen Gerinnungsfaktoren

abgebaut sind und sich durch die Teilhemmung mit dem Antagonisten der neue Wert eingepegelt hat. Üblicherweise geschieht dies nicht nach 30 bis 60 Minuten, sondern erst nach 12 Stunden, es kann bis zum endgültigen Wert aber auch 4 Tage dauern.

Fibrinolyse — XIX.6

Die normalen Eigenschaften des Blutes, das labile Gleichgewicht zwischen Thrombose/Embolie einerseits und Blutungsneigung (Hämorrhagie) andererseits, wird durch das der Gerinnung entgegengesetzte System der Fibrinolyse stabilisiert. Zu Gefäßverschlüssen führende Thromben oder Emboli, Mikrothromben und Fibrinstücke können durch spezifische Proteolyse durch das Enzym Plasmin aufgelöst werden. Plasmin spaltet vorzugsweise das unlösliche Fibrin zu löslichen Fibrinspaltprodukten. Plasmin entsteht aus dem inaktiven Plasminogen am Ort der Gerinnung durch einen Gewebsaktivator. Auch durch Kallikrein kann aus einem Plasmaproaktivator ein Plasmaaktivator entstehen, der Plasminogen zu Plasmin aktiviert.

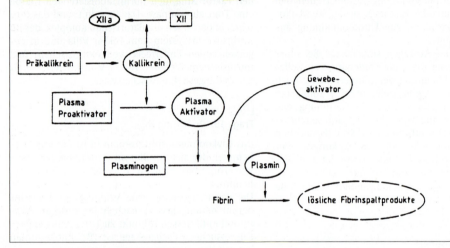

Hemmung der Blutgerinnung — XIX.7

Die Blutgerinnung kann durch ein Heteroglykan der Leber, das Heparin durch Inaktivierung von Thrombin und Hemmung der Prothrombin/Thrombin-Umwandlung gehemmt werden. Heparin kann auch zur Thrombose/Embolie-Prophylaxe und -Therapie eingesetzt werden.
Durch Antivitamin K (Hydroxycumarine) wird die Synthese der Gerinnungsfaktoren II, VII, IX und X herabgesetzt, was therapeutisch und prophylaktisch bei Thrombose und Embolie, beispielsweise beim Herzinfarkt, ausgenutzt wird. In sehr hohen Konzentrationen dienen Cumarinderivate auch als Rattengifte.
Aspirin (Acetylsalicylsäure) setzt die Gerinnung durch Hemmung der Prostaglandinsynthese in den Thrombozyten herab.
Zur Gerinnungshemmung in Blutkonserven und in Blutproben kann Heparin verwendet werden, meist erfolgt hier aber die Gerinnungshemmung durch Bindung von Calcium-Ionen. Die Calcium-Bindung ist natürlich therapeutisch nicht einsetzbar, da Calcium-Ionen in bestimmten Konzentrationen im Plasma, an Zellmembranen und intrazellulär absolut lebensnotwendig sind.

Nur in-vivo wirksam
– Cumarine
– Acetylsalicylsäure

Nur in-vitro anwendbar
– Citrat
– Oxalat
– Fluorid
– EDTA

In-vivo und in-vitro anwendbar
– Heparin

[H00]
Frage 19.43: Lösung C

Siehe Lerntext XIX.6.
Plasmin ist eine Protease, die Fibrin spaltet und so Blutgerinnsel (Thromben) auflöst. Plasmin entsteht begrenzt proteolytisch aus Plasminogen durch Streptokinase (E), die zu therapeutischen Zwecken aus haemolysierenden Streptokokken gewonnen wird, oder durch Urokinase. Ein u. a. von Endothelien gebildeter Gewebeaktivator (A) aktiviert proteolytisch Plasminogen speziell im Thrombus selbst. Die Fibrinolyse durch Plasminogenaktivierung wird bereits durch die endogene Gerinnungskaskade durch aktivierten Faktor XII (Hageman-Faktor) über das Kallikrein-System ausgelöst. Damit ist (C) die gesuchte Falschaussage, denn durch Kallikrein wird die Plasminbildung nicht gehemmt, sondern stimuliert.

[H92]
Frage 19.44: Lösung D

Heparin ist ein Heteroglykan, das die Umwandlung von Prothrombin in Thrombin verhindert und außerdem, zusammen mit Antithrombin III, auch schon aktiviertes Thrombin unwirksam macht. Es wird bei Thrombosegefahr therapeutisch eingesetzt. Auf die Blutparameter Hämoglobin, Erythrozytenzahl, osmotische Resistenz und Blutgruppenzugehörigkeit hat es keinen Einfluss, bewirkt aber pathologische Werte bei der Bestimmung der Thromboplastinzeit, genannt Quick-Test (D).

[F95]
Frage 19.45: Lösung E

Die Blutgerinnung und die Fibrinolyse sind proteolytische Enzymkaskaden. Erstere führt über Thrombin zu Fibrin, welches bei der Fibrinolyse durch Plasmin wieder aufgelöst wird (D). Plasmin entsteht aus Plasminogen proteolytisch durch Urokinase (C) oder durch Streptokinase. Thrombin kann durch den im Blutplasma vorkommenden Proteasehemmer Antithrombin III gehemmt werden (A). Heparin, ein Proteoglykan oder saures Mucopolysaccharid, wird von der Leber ins Blut abgegeben. Durch Bindung an Antithrombin III entsteht ein Komplex, der stärker an Thrombin bindet als das freie Antithrombin (B). Heparin ist hochwirksam zur Gerinnungshemmung in vitro und zur Thromboseprophylaxe in vivo. Bei bereits eingetretener Thrombose wird durch das Urokinase-Plasminogen-System das Fibrin aufgelöst, wobei durch Kombination mit Heparin die erneute Gerinnselbildung unterdrückt wird. Damit ist (E) die gesuchte Falschaussage, denn Heparin und Urokinase wirken nicht antagonistisch, sondern synergistisch.

[H91]
Frage 19.46: Lösung C

Siehe Lerntext XIX.7.
Heparin und Vitamin-K-Antagonisten lassen sich therapeutisch zur Thromboseprophylaxe und -therapie einsetzen. Heparin wirkt sofort, indem es die Affinität von Antithrombin zu den Serinproteasen der Gerinnungsenzymkaskade steigert.
Vitamin-K-Antagonisten (z. B. Dicumarole) wirken erst mit einer Latenz von etwa 1–4 Tagen, wenn die vorhandenen carboxylierten Faktoren II, VII, IX und X verbraucht sind. Calciumbindung durch Oxalat, Citrat, EDTA oder Fluorid ist nur in vitro zur Gerinnungshemmung anwendbar, da Ca^{++}-Mangel zu Tetanie führt.

[F97]
Frage 19.47: Lösung B

Ein Eindringen von Krankheitserregern in den menschlichen Organismus oder eine Organverletzung bewirkt eine Freisetzung von Interleukin-1 durch die Makrophagen. Dieses IL-1 hat zahlreiche Wirkungen: z. B. werden B- und T-Lymphozyten aktiviert. In der Leber (1) werden etwa 30 Akute-Phase-Proteine (4) vermehrt synthetisiert, was man durch eine Zunahme der Blutkörperchen-Senkung erkennt. Zu diesen Akute-Phase-Proteinen gehören das C-reaktive Protein, das α-Antitrypsin, ein Anti-Chymotrypsin, Fibrinogen und C3-Komplement.
Falsch sind die Aussagen (2) und (3), denn hier handelt es sich nicht um Antikörper, und eine Inaktivierung von pathologisch ins Blut übergetretenen Verdauungsenzymen steht auch nicht zur Diskussion.

[H91]
Frage 19.48: Lösung E

Menschliches Blutplasma enthält gelöste Proteine in einer Menge von etwa 70 g/l. Davon ist mit etwa 60% mengenmäßig am bedeutendsten das Serumalbumin, das in der Lage ist, freie Fettsäuren oder auch das wasserunlösliche Bilirubin zu Transportzwecken zu binden (2). Bei der unter Standardbedingungen (pH 8,6) durchgeführten Elektrophorese der Plasmaproteine wandert Albumin am schnellsten, nur noch überholt von einer kleinen, „Präalbumin" genannten Eiweißfraktion (1). Eine wichtige Aufgabe des Albumins ist neben den oben genannten Carrier-Aufgaben die Aufrechterhaltung des kolloidosmotischen Drucks, – auch onkotischer Druck genannt (4).

In der Fraktion der α_1- und der α_2-Globuline gibt es Proteasehemmer, wie α_1-Antitrypsin, α_1-Antichymotrypsin und Antithrombin III (3).

H91

Frage 19.49: Lösung E

Siehe Lerntext XIX.8.
Zu (1): Fettlösliche (hydrophobe) Stoffe werden im Blut als Lipoproteine (Triglyceride, Cholesterin, Phospholipide) oder gebunden an Albumin (freie Fettsäuren, Bilirubin) transportiert.
Zu (2): An der Pufferkapazität des Bluts sind Plasmaproteine mit ca. 7% beteiligt; entscheidend ist dabei die Aminosäure Histidin in den Proteinen.
Zu (3): Immunabwehr wird durch die IgG und IgM der γ-Globulinfraktion bewirkt.
Zu (4): Schutz vor interstitiellem Oedem bewirkt der kolloidosmotische Druck vorwiegend des Albumins.

F89

Frage 19.50: Lösung E

Neben der Aufrechterhaltung des kolloidosmotischen Drucks dient Albumin dem Transport von Ca^{++}-Ionen, freien Fettsäuren und indirektem Bilirubin im Blut.

Plasmaproteine — XIX.8

Das Blut enthält weit über 100 verschiedene Proteine. Diese werden in der Routinediagnostik elektrophoretisch in fünf Fraktionen getrennt, die als Albumine, α_1-, α_2-, β- und γ-Globuline bezeichnet werden.
In der γ-Globulinfraktion wandern die verschiedenen Immunglobuline.
Die Lipoproteine und die verschiedenen Enzymkaskaden kommen verteilt auf verschiedene Globulinfraktionen vor.

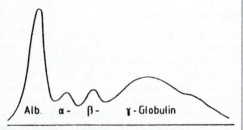

Der osmotische Druck der Körperflüssigkeiten und des Plasmas wird vorwiegend durch niedermolekulare Stoffe bestimmt. Von den ca. 300 Milliosmol osmotischen Druckes im Serum sind nur 0,9 Milliosmol durch Proteine bedingt, hieran sind vorwiegend die Albumine beteiligt. Dieser sog. kolloidosmotische Druck ist von großer Wichtigkeit für den Flüssigkeitsaustausch zwischen Kapillaren und Gewebswasser. Beim Abfall des Plasma-Albumins kommt es zu Oedemen, d.h. zu Wasseransammlungen im Gewebe.

Plasmaproteine
Albumin
α_1-Globuline
α_2-Globuline } Elektrophorese
β-Globuline
γ-Globuline

Lipoproteine
Gerinnungsproteine
Fibrinolyse-Proteine
Komplementsystem
Kallikrein-Kinin-System
Renin-Angiotensin

H96

Frage 19.51: Lösung D

Langkettige Fettsäuren, Bilirubin und Testosteron sind sehr hydrophob und liegen im Blut fast vollständig proteingebunden vor.
Calcium-Ionen liegen etwa zur Hälfte frei, zur anderen Hälfte proteingebunden vor. Kalium-Ionen liegen im Plasma praktisch vollständig frei vor.

H95

Frage 19.52: Lösung D

Haptoglobin ist ein Glykoprotein des normalen Blutplasmas; die Konzentration dieses Alpha$_2$-Globulins beträgt 0,7 bis 1,8 g/l. Es bildet mit freiem Hämoglobin einen festen Komplex mit einem Molekulargewicht von 150 000 und verhindert so, dass Hb in der Niere die Glomerula verstopft. Intravasal tritt Hämoglobin nur unter pathologischen Bedingungen frei auf!

H86

Frage 19.53: Lösung E

Im ABO-System werden die Eigenschaften A und B gleichwertig („kodominant") vererbt. 6 Genotypen sind möglich, je nachdem, ob und wie die Eigenschaften A bzw. B vorliegen, ergeben sich 3 Phänotypen.

Genotyp	Phänotyp
ao	A
aa	A
bo	B
bb	B
ab	AB
oo	0

Die Ak gegen A oder B (Isoagglutinine) werden erst nach der Geburt im 1. Lebensjahr gebildet, wenn durch ähnliche Ag-Strukturen von Darmbakterien eine Immunisierung stattfindet. Gegen körpereigene Ag, also auch die eigene Blutgruppe, werden keine Ak gebildet („Immuntoleranz"). Die Blutgruppen A und B können bei ihren Trägern auch in Sekreten nachgewiesen werden.

Blutgruppen — XIX.9

Für Blutübertragungen (Transfusionen) sind die antigen-determinanten Blutgruppen auf den Erythrozyten von Bedeutung. Es handelt sich bei den Blutgruppen-Antigenen der Erythrozyten um Oligosaccharidsequenzen mit relativ konstanter Grundstruktur. So ist die Blutgruppe 0 ein Trisacharid der Sequenz Acetylglucosamin, Galaktose und Fucose. Bei der Blutgruppe A ist an die Galaktose ein zusätzliches Galaktosamin angehängt, bei der Blutgruppe B eine zusätzliche Galaktose.
Gegen fremde Blutgruppen kann der Organismus präzipitierende (= agglutinierende) Antikörper bilden. Diese sog. Isoagglutinine gegen die Blutgruppen A und B werden durch Kontakt des Immunsystems mit Antigen-determinanten Gruppen aus bestimmten Darmbakterien gebildet.
Träger der Blutgruppe AB bilden diese Isoagglutinine nicht, die Träger der Blutgruppe 0 dagegen bilden sowohl Anti-A- als auch Anti-B-Isoagglutinine.

Blutgruppe		Isoagglutinine
A	40%	Anti B
B	16%	Anti A
AB	4%	keine
0	40%	Anti A und Anti B

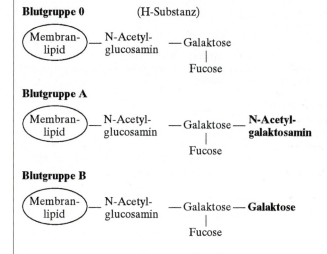

Frage 19.54: Lösung B

Siehe Lerntext XIX.9.

Frage 19.55: Lösung D

Die richtige Antwort ist (D): Die Eigenschaft Rh-positiv ist ein immunologisches ererbtes Merkmal der Erythrozytenmembran. 85% der europäischen Bevölkerung besitzen dieses Merkmal ((E) ist falsch). Gegen eigene Antigene produziert im Sinne der Immuntoleranz ein gesunder Organismus keine Antikörper ((C) ist falsch). Die 15% rh-negativen Europäer können nach entsprechender Immunisierung Antikörper gegen Rh-positive Erythrozyten bilden. Bei einer sensibilisierten rh-negativen Schwangeren mit einem Rh-positiven Feten können diese Antikörper diaplazentar in den fetalen Kreislauf gelangen und dort zu einer Zerstörung der Erythrozyten führen.

Frage 19.56: Lösung C

Außer den klinisch wichtigen menschlichen Blutgruppen-Substanzen aus dem ABO-System gibt es weitere Blutgruppenklassifizierungen, von denen das Rh-System (CDEcde) wegen nicht so seltener klinischer Komplikationen routinemäßig überwacht wird. Etwa 85% der Menschen besitzen das Rhesus-Antigen D, sind also Rh-positiv; bei den 15% rh-negativen Menschen fehlt dieses Antigen. Unter den Antikörpern im Rh-System sind die als Anti-D bezeichneten am häufigsten; sie gehören zur Klasse der IgG ((A) ist falsch). Rh-positive Träger des Antigens D haben keine Anti-D-Antikörper ((B) ist falsch). Zu einer Rh-Inkompatibilität kommt es, wenn eine rh-negative Mutter ein Rh-positives Kind bekommt: Die Anti-D-Antikörper werden aber nur von der Mutter, nicht vom Fetus gebildet ((D) ist falsch). Aussage (E) ist schlecht formuliert: rh-negative Menschen haben „in der Regel" keine Anti-D-Antikörper; sie bilden sie nach einer Übertragung von falschem Rh+-Blut und würden dann, bei einer erneuten Übertragung von falschem Rh+-Blut, mit Hämolyse reagieren.

Richtig ist Aussage (C): Das Risiko einer Rh-Inkompatibilität besteht, wenn eine rh-negative Mutter eine Schwangerschaft mit einem Rh-positiven Kind hat und gleichzeitig Antikörper gegen Rh-positive Erythrozyten bildet. Diese Antikörper können diaplazentar auf den Feten übertragen werden und führen dann zu einer Hämolyse der fetalen Erythrozyten (Morbus haemolyticus neonatorum). Das Risiko der Rhesus-Sensibilisierung einer rh-negativen Mutter durch einen Rh-positiven Feten steigt mit jeder Schwangerschaft, da unter der Geburt Spuren kindlicher Erythrozyten über die Plazenta in den mütterlichen Kreislauf gelangen. Daher wird zur Prophylaxe folgender (!) Schwangerschaften sofort nach der Geburt eines Rh-positiven Kindes der rh-negativen Mutter Anti-D-Immunglobulin injiziert, um eingedrungene kindliche Rh-positive Erythrozyten zu binden und als Antigen zu eliminieren.

Diese Frage überfordert Studenten mit normaler vorklinischer Ausbildung!

Kommentare aus Examen Herbst 2001

H01

Frage 19.57: Lösung B

Die Hämoxygenase ist ein Enzym, das in den Mikrosomen der Zellen des reticuloendothelialen Systems den Abbau der Porphyrine einleitet. Das Enzym benötigt O_2 und NADPH ((E) ist falsch) und es spaltet die Porphyrine zwischen den Ringen A und B, aus der Methinbrücke wird Kohlenmonoxid frei. Bilirubin entsteht erst später in der Abbaukette ((D) ist falsch). Protoporphyrin kommt nicht beim Abbau vor, sondern ist Metabolit bei der Biosynthese. Die gesuchte richtige Aussage ist (B), denn neben dem Hämoglobin, dem Myoglobin und den Cytochromen a, b und c ist auch das Cytochrom P_{450} aus den Biotransformationsreaktionen der Leber ein Substrat für den Abbau durch Hämoxygenase.

H01

Frage 19.58: Lösung A

Die zu suchende Falschaussage ist (A), denn Myoglobin ist ein Protein mit einem als prosthetischer Gruppe gebundenen Fe^{2+}-haltigen Tetrapyrrol. Im Gegensatz zum tetrameren Hämoglobin liegt es aber als Monomer vor. Damit das stationär gebundene Myoglobin den Sauerstoff vom mobilen Hämoglobin übernehmen kann, hat es eine höhere O_2-Affinität (C). Der Häm-Anteil des Myoglobins wird nach der Eisenabspaltung über Biliverdin zu Bilirubin (D). – Die rote Farbe mancher Muskelfasern entsteht durch einen besonders hohen Myoglobingehalt (E).

20 Leber

H95

Frage 20.1: Lösung E

Siehe Lerntext XX.1.
Glukagon wird in den A-Zellen der Langerhans-Inseln gebildet.

F92

Frage 20.2: Lösung E

Siehe Lerntext XX.1.
Die in der Leber gebildeten Ketonkörper können von der Leber nicht oxidiert werden.

H00

Frage 20.3: Lösung B

$β_2$-Mikroglobulin kommt in allen Zellmembranen als Baustein vor und ist kein Sekretprotein der Leber. $α_2$-Makroglobulin (A) ist ein Plasmininhibitor.
Haptoglobin bindet durch Haemolyse frei gewordenes Haemoglobin.
Auch Caeruloplasmin wird von der Leber sezerniert, es bindet Cu-Ionen und ist ein Eisen-oxidierendes Enzym (Ferrioxidase).
Haemopexin (E) kann freies Haemin binden.

F00

Frage 20.4: Lösung C

Die Insulin-like growth factors, IGF-I und IGF-II, früher Somatomedine genannt, sind Peptide und werden als Antwort auf das Wachstumshormon des Hypophysenvorderlappens in der Leber gebildet; sie bewirken dann an den Knochenepiphysen ein verstärktes Wachstum. – Das Peptidhormon CCK/PZ (A) wird vom Dünndarm, der Glucosetransporter

4 im Fettgewebe und in der Skelettmuskulatur gebildet. Apolipoprotein B_{48} ist ein Strukturelement der Chylomikronen und wird, wie diese, in der Duodenalmucosa gebildet. Lymphozyten bilden das Interferon.

F87 H83

Frage 20.5: Lösung D

Siehe Lerntext XX.1.
Kein Organ des menschlichen Körpers kann Glucose aus Fett bilden ((2) ist falsch).

Stoffwechselleistungen der Leber ────────────────────────────── XX.1

Die Leber, beim erwachsenen Menschen 1,5 kg schwer, vollbringt zahlreiche, für den Gesamtorganismus wichtige Stoffwechselleistungen.

Leistungen der Leber

Stoffwechselwege	Sekretion von	
Gluconeogenese	zahlreichen Plasmaproteinen	
	Albumin	
Ketogenese	Praealbumin	
	α-Globulinen	**Speicherung von**
Kohlenhydrat → Fett	β-Globulinen	Glykogen
	Transferrin	Retinol
Synthese von VLDL	Prothrombin	Cobalamin
	Fibrinogen	
Harnstoffbildung	Plasminogen	**Oxidation von**
	Proteasehemmern	Ethanol
Kreatinsynthese	Somatomedinen	Calciferol → 25-HCC
Gallensäurebildung		
Fructoseabbau		
Galaktoseabbau		
Biotransformation		

Nicht in der Leber ablaufende Reaktionen

Bildung von γ-Globulinen	Fettspeicherung
Bildung von Prokollagen	Oxidation von 25-HCC
Bildung von Calciferol	Oxidation von Ketonkörpern

H00

Frage 20.6: Lösung A

Die gesuchte Falschaussage ist (A), denn Cytochrom c_1 kommt nicht im endoplasmatischen Reticulum vor, sondern in der inneren Mitochondrienmembran im Komplex III der Atmungskette.

H98

Frage 20.7: Lösung E

Die gesuchte Falschaussage ist (E), denn die LDL werden nach Bindung an den Apo-B-100-Rezeptor durch Endozytose aufgenommen und nicht am ER, sondern in den Lysosomen abgebaut.
Problematisch ist die Aussage (C). Das Häm wird zwar neben Milz und Knochenmark auch in der Leber zu Biliverdin oxidativ abgebaut und dieser Abbau erfolgt am ER, jedoch nicht in Hepatozyten, sondern in Zellen des Reticuloendothelialen Systems (RES), nämlich in Makrophagen und Monozyten. Hepatozyten übernehmen die Glucuronidierung (D) und Ausscheidung.

F97

Frage 20.8: Lösung E

Die meisten der im Blutplasma zirkulierenden Proteine werden in der Leber gebildet, so auch die unter (A) bis (D) genannten Substanzen. Eine wichtige Ausnahme stellen die Immunglobuline dar! Eine Blutbildung in der Leber gibt es im extrauterinen Leben nicht mehr: (E) ist die gesuchte Falschaussage.

F98

Frage 20.9: Lösung C

Die meisten im Blutplasma vorkommenden Proteine werden in der Leber gebildet, so z.B. die Blutgerinnungsfaktoren (1), das Kupfer-transportierende Coeruloplasmin (= Fe^{2+}-Oxidase) (3) und die LCAT (5), die im Blut als Bestandteil der α-Lipoproteine (HDL) Cholesterin mit langkettigen Fettsäuren verestert. Nicht aus der Leber stammen die Immunglobuline IgM und IgG, diese werden in Plasmazellen gebildet. Trypsinogen wird ausschließlich im Pankreas gebildet und im Darm durch die Enteropeptidase proteolytisch zu Trypsin aktiviert.

[F92]
Frage 20.10: Lösung A

Die aus Glycin und Arginin gebildete Guanidinoessigsäure wird durch Methylierung zum Kreatin.

[F91]
Frage 20.11: Lösung E

Ethanol wird in der Leber hauptsächlich durch eine NAD^+-abhängige Alkoholdehydrogenase zu Acetaldehyd oxidiert, der dann Acetyl-CoA liefert. Dieses Enzym hat eine Kapazität von etwa 10 g Alkohol pro Stunde. Der Alkoholabbau kann durch eine Cytochrom-P_{450}-Monooxygenase um etwa 10 % gesteigert werden.

[F95]
Frage 20.12: Lösung C

Die Glykolyseenzyme werden durch Insulin induziert, während Glukagon die Gluconeogenese stimuliert.

[H93] [F87]
Frage 20.13: Lösung B

Siehe Lerntext XX.1.
Eine Übertragung von Acetyl-CoA ins Cytosol kann nur in Form von Citrat geschehen, das dann in Acetyl-CoA und Oxalacetat gespalten wird.

[F98]
Frage 20.14: Lösung B

Man kennt heute über 200 Enzyme aus der Klasse der Cytochrom P_{450}-haltigen Monooxygenasen, die häufig im endoplasmatischen Retikulum lokalisiert sind. Bei ihrer Reaktion werden außer dem zu hydroxylierenden Substrat molekularer Sauerstoff und ein Reduktionsmittel (meist NADPH) benötigt. Die Produkte der Reaktion sind Substrat-OH, $NADP^+$ und Wasser. Diese Monooxygenasen sind induzierbar durch Barbiturate, ACTH, FSH und andere Stoffe (A). Der Abbau des Porphyrinrings (Häm) geschieht mittels der Cytochrom P_{450}-haltigen Hämoxygenase (C). Im Rahmen der Biotransformation werden in einer 1. Phase lipophile Substrate zur späteren Anheftung hydrophiler Gruppen wie Glucuronat oder Sulfat hydroxyliert. Manchmal führt die HO-Einführung auch zu toxischen Produkten: Polyaromate können so zu Cancerogen werden (E).
Die gesuchte Falschaussage ist (B): Bei der Porphyrinbiosynthese sind Monooxygenasen nicht beteiligt.

[F00]
Frage 20.15: Lösung A

Die in der Leber ablaufende Biotransformation macht lipophile Stoffwechselprodukte und auch Fremdstoffe wasserlöslich (C) und damit ausscheidungsfähig; viele Hormone werden durch diesen Vorgang inaktiviert. Monoaminooxidasen führen über die unbeständige Iminstruktur ein Sauerstoffatom ein (B); Monooxygenasen können über eine Induktion durch Barbiturate ihre Aktivität bis zum 30-fachen steigern (E).
Die gesuchte Falschaussage ist (A): Bei Cytochrom P_{450} gehört wie bei den Cytochromen der Atmungskette ein ständiger Wertigkeitswechsel des Eisenatoms, $Fe^{2+} \rightleftharpoons Fe^{3+}$, zum normalen Funktionsablauf.

[H00] [F97] [H89]
Frage 20.16: Lösung C

Die zu suchende Falschaussage ist (C), denn nicht hydrophile, sondern lipophile Substrate werden bevorzugt der Biotransformation unterworfen. Das Entgiftungssystem arbeitet in zwei Schritten: erst wird eine Haftgruppe, meist –OH, angebracht, und danach mit einem hydrophilen Partner, meist Glucuronat oder Sulfat, gekoppelt. In seltenen Fällen, so bei den in Autoabgasen vorhandenen polycyclischen Aromaten, kann die Hydroxylierung zur „Giftung" führen: einige der hydroxylierten Kohlenwasserstoffe wirken stark cancerogen (A). Manchmal arbeitet das Entgiftungssystem nicht effektiv genug: so beim Neugeborenen, wenn die durch Hb-Austausch anfallende Bilirubinmenge nicht voll glucuronidiert werden kann (E) oder wenn bei Leberzirrhose das Hydroxylasesystem vermindert arbeitet (B). Durch manche Pharmaka, z.B. Barbiturate, kann das Hydroxylasesystem stark vermehrt (Induktion der Aktivität auf das 25fache) werden (D).

[H97]
Frage 20.17: Lösung D

Siehe Lerntext XX.2.
Cytochrom P_{450}-Enzyme stellen, wie alle Cytochrome, Häm-Proteine dar (A); sie wirken als Hydroxylasen, was z.B. zur Biosynthese von Steroidhormonen (B) und Gallensäuren führt. Als sog. mischfunktionelle Hydroxylasen benötigen sie molekularen Sauerstoff und NADPH; sie bilden aus dessen Wasserstoff und dem zweiten Sauerstoffatom Wasser. Manche Fremdstoffe, wie z.B. die Barbiturate, bewirken eine starke Zunahme der P_{450}-Enzym-Aktivität (E). Die meisten P_{450}-Enzyme sind im endoplasmatischen Retikulum, vereinzelt aber auch in den Mitochondrien (C) lokalisiert, wo sie jedoch mit den Cytochromen der Atmungskette nichts zu tun haben.

Die gesuchte Falschaussage ist (D), denn Cytochrom P_{450}-Enzyme sind Monooxygenasen; durch sie kommt es nie zum Einbau beider O-Atome des Sauerstoffmoleküls in das Substrat.

Endoplasmatisches Retikulum der Leber — XX.2

In den Zellen der Leber ist das endoplasmatische Retikulum (ER) besonders stark ausgebildet. Es steht in funktioneller Beziehung zum Golgi-Apparat, zu Lysosomen und zur Plasmamembran. Im mit Ribosomen besetzten rauhen ER werden u. a. die zahlreichen Sekretproteine der Leber gebildet. Im ER findet man die Cytochrom-P_{450}-haltigen Monooxygenasen, die zur Gluconeogenese gehörende Glucose-6-phosphatase und Enzyme zur Glucuronidierung von Bilirubin, Hormonen und Fremdstoffen.

H98
Frage 20.18: Lösung C

Biotransformation ist ein in der Leber ablaufender, zweistufiger Prozess, mit dem lipophile Körperbestandteile (z.B. Bilirubin, Steroidhormone) oder Fremdstoffe (z.B. Medikamente) in Phase I mit einer hydrophilen Haftgruppe versehen und in Phase II mit inaktivierenden und löslichkeitsverbessernden Gruppen konjugiert werden.
In der Phase I spielen Monooxygenasen, häufig unter Beteiligung von Cytochrom P_{450}, die Hauptrolle. Durch diese Hydroxylasen wird ein O-Atom des O_2 als Hydroxylgruppe in das Substrat eingebaut, das andere mittels NADPH (B) zu Wasser reduziert. In der Phase II sind übliche Konjugationspartner aktivierte Glucuronsäure (A) oder aktives Sulfat (D).
Die gesuchte Falschaussage ist (C): Glutathion-Peroxidase (2 GSH + H_2O_2 = GSSG + 2 H_2O) dient der Zelle zum Selbstschutz gegen Wasserstoffsuperoxid und hat mit Biotransformation nichts zu tun.

Biotransformation — XX.3

Unter Biotransformation, früher biologische Entgiftung genannt, versteht man einen zweistufig ablaufenden Vorgang, mit dem vorwiegend lipophile Substanzen zunächst mit einer Haftgruppe (—OH, —NH_2) versehen und dann mit einem Liganden (Glucuronsäure, Glutathion, Schwefelsäure, Essigsäure) verbunden werden. Durch diese Umsetzungen werden die Verbindungen besser wasserlöslich und Hormone verlieren ihre biologische Wirksamkeit. In seltenen Fällen führt die Umsetzung in der Leber zur Giftung einer Substanz: Polycyclische Aromaten (PAH) werden evtl. durch Einführung von HO-Gruppen cancerogen.

Die für die Biotransformation nötigen Enzyme finden sich im endoplasmatischen Retikulum der Hepatozyten. Besonders zu erwähnen ist hier eine mischfunktionelle Monooxygenase mit Cytochrom P_{450} als prosthetischer Gruppe. Dieses Enzym benötigt molekularen Sauerstoff und NADPH; ein Sauerstoffatom erscheint als HO-Gruppe im umgesetzten Molekül, das zweite Sauerstoffatom bildet Wasser.

F01
Frage 20.19: Lösung A

Bei der Biotransformation werden in der Phase 1 körpereigene oder körperfremde, lipophile Stoffe mit einer hydrophilen Haftgruppe (meist -OH oder -NH_2, Aussage (A) ist richtig) versehen, um dann in einer Phase 2-Reaktion mit Glucuronsäure oder Schwefelsäure gekoppelt zu werden. So werden diese Substanzen wasserlöslich gemacht, entgiftet (in seltenen Fällen aber auch gegiftet). Die Anhängung der Glucuronsäurereste kann auch an Carboxylgruppen erfolgen ((B) ist falsch); für Letzteres ist die Bildung von Bilirubindiglucuronid ein gutes Beispiel.
Die Aussagen (C), (D) und (E) sind ebenfalls falsch, denn die gut wasserlöslichen Glucuronide können über Galle oder Harn ausgeschieden werden; Glucuronat entsteht nicht durch Reduktion von Glucose-6-P, sondern durch Oxidation aus UDP-Glucose; Hauptort der Glucuronidierungen ist die Leber.

F99
Frage 20.20: Lösung E

Bei der Biotransformation in der Leber („Entgiftung") werden in der Phase I zunächst hydrophobe Stoffe durch Monooxygenase mit Cytochrom P-450 hydroxyliert und in der Phase II durch UDP-Glucuronsäure glucuronidiert. Die so besser wasserlöslichen Stoffe können über den Urin oder über die Galle ausgeschieden werden. Die gesuchte Falschaussage ist (E), denn eine Glucuronidierung von Phosphatgruppen kommt bei der Biotransformation nicht vor.

F97
Frage 20.21: Lösung E

UDP-Glucuronsäure, in der Zelle entstanden durch Oxidation von UDP-Glucose, wird gebraucht bei der Konjugation mit Bilirubin (C) und Steroidhormonen (D); beides sind Beispiele für die Biotransformation (A). Glykosaminoglykane wurden früher saure Mucopolysaccharide genannt; bei diesen Polysacchariden ist jedes zweite Molekül eine Uronsäure, meist Glucuronsäure (B).

Die Falschaussage ist (E), denn Glucuronsäure ist nie Bestandteil von Cerebrosiden, die Glucose oder Galaktose gebunden enthalten.

H99

Frage 20.22: Lösung B

Die in der Leber ablaufende Biotransformation lässt sich in zwei Schritte aufteilen: Im ersten Schritt wird ein lipophiles Substrat mit einer Haftgruppe (z.B. -OH, -COOH, -NH$_2$) versehen, auf die in der Konjugationsphase eine das Molekül inaktivierende Gruppe übertragen wird: Sulfat vom 3′-Phosphoadenosyl-5′-phosphosulfat, PAPS (A), Glycin (C), Glucuronsäure vom UDP-Glucuronat (D) oder Essigsäure vom Acetyl-CoA (E).
Die gesuchte Falschaussage ist (B), denn Sauerstoff, O$_2$, ist in der Konjugationsphase nicht beteiligt, wohl aber in der 1. Phase bei der Einführung von HO-Gruppen.

H98

Frage 20.23: Lösung E

Die Biotransformationsreaktionen in der Leber dienen der „Entgiftung", zuweilen aber auch der „Giftung" meist hydrophober Stoffe, körpereigener oder körperfremder.
In Phase-1-Reaktionen werden meist mit Cytochrom P$_{450}$-Enzymen OH-Gruppen eingeführt. Auch die Einführung von Carboxylgruppen oder NH$_2$-Gruppen zählt zur Phase 1. Glutathion kann in der Phase 1 bei Redox-Reaktionen beteiligt sein, dient aber auch in Phase 2 bei der Übertragung von Cysteinresten in eine Thioetherbindung. Glycin wird mit Carboxylgruppen gekoppelt, z.B. bei der Entgiftung von Benzoesäure, die als Benzoylglycin („Hippursäure") mit dem Harn ausgeschieden wird. In acetylierter Form werden aromatische Amine ausgeschieden.
Weitere wichtige Kopplungsreaktionen sind die Glucuronidierung mit UDP-Glucuronsäure und die Sulfatierung mit Phosphoadenosinphosphosulfat (= PAPS).

H93

Frage 20.24: Lösung E

Siehe Lerntext XX.4.

F97

Frage 20.25: Lösung B

Gallensäuren sind Derivate des Cholesterins, bei dem die verzweigte C$_8$-Seitenkette auf C$_5$ verkürzt und endständig zu –COOH oxidiert wurde (A). Im menschlichen Organismus werden nur konjugierte Gallensäuren freigesetzt, an deren Säuregruppe die Aminosäuren Glycin (D) oder Taurin säureamidartig gebunden sind. Zu dieser Konjugationsreaktion wird die Gallensäure durch Bindung an Coenzym A aktiviert (C). Die mit der Galle ins Duodenum sezernierten Gallensäuren unterliegen einem enterohepatischen Kreislauf, d.h. sie werden zu 90% im Ileum rückresorbiert und wieder der Leber zugeführt (E).
Die gesuchte Falschaussage ist (B): Die Gallensäuren können ihre lösungsvermittelnde Wirkung nur entfalten, wenn die HO-Gruppen in 3-, 7- und 12-Position unverestert sind.

F01

Frage 20.26: Lösung A

Das Sterangerüst des Cholesterols wird aus der einfachen Vorstufe Acetyl-CoA aufgebaut, kann aber bei Säugetieren nicht abgebaut werden, sondern wird nach oxidativer Verkürzung der Seitenkette und Einführung von OH-Gruppen in Form von Gallensäuren in den Darm ausgeschieden (E). Die Gallensäuren verhindern zusammen mit Phospholipiden die Gallensteinbildung in den Gallenwegen und der Gallenblase (D), im Dünndarm emulgieren sie die Fette, aktivieren die Lipase und bilden die Mizellen für die Fettresorption. Sie werden vom Darm aktiv rückresorbiert, mehr als 90% der Gallensäuren unterliegen einem enterohepatischen Kreislauf (B). Die Geschwindigkeit der Cholesterolbiosynthese wird wesentlich durch eine Beeinflussung der HMG-CoA-Reduktase bestimmt. Durch hohe Cholesterinkonzentration und hohe Gallensäurekonzentration kommt es zu einer Herabsetzung der Cholesterinbiosynthese (C).
Die gesuchte Falschaussage ist (A), denn die Gallensäuren werden nicht als Glucuronide in die Galle ausgeschieden, sondern werden mit Glycin oder mit Taurin säureamidartig verbunden und als sog. gepaarte Gallensäuren ausgeschieden.

Galle und Gallensäuren ─────── XX.4

Die Galle ist ein von der Leber kontinuierlich produziertes Sekret mit Ausscheidungs- und Verdauungsfunktionen. Ausgeschieden werden hier vor allem Bilirubin (Blutabbau) und Gallensäuren (Cholesterinabbau); von Fall zu Fall können auch Schwermetall-Ionen und Medikamente so ausgeschieden werden. Das Sterangerüst des wasserunlöslichen Cholesterins kann nicht abgebaut werden; pro Tag verlassen etwa 0,5 g unverändertes Cholesterin mit der Galle den Körper, dazu etwa 1 bis 2 g als Gallensäure. Die Gallensäuren haben aber bei der Verdauung eine wichtige Aufgabe zu erfüllen: Sie sorgen für eine Emulgierung der Nahrungsfette im wässrigen Speisebrei; nur danach kann die Lipase des Pankreassafts ihre Wirkung tun. Bei der Lipaseeinwirkung entstandene β-Monoglyceride und freie Fettsäuren bilden mit den Gallensäuren zusammen die zur Resorption führenden Mizellen.

Die täglich produzierte Menge an **Lebergalle** beträgt etwa 700 ml; auf dem Weg zum Darm wird sie zwischenzeitlich zur Konzentrierung in die Gallenblase geleitet. Hier erfolgt, getrieben von einem aktiven NaCl-Transport, eine Eindickung auf etwa ein Fünftel; die organischen Bestandteile sind in der **Blasengalle** dementsprechend konzentriert.

	Lebergalle [%]	Blasengalle [%]
Wasser	96	87
Gallensäuren	2	9
Bilirubin	0,5	3
Cholesterin	0,06	0,3
anorgan. Salze	0,8	0,6

Die pH-Werte von Leber- und Blasengalle liegen nahe bei 7.

Gallensäuren sind Derivate des Cholesterins, bei denen die C_8-Seitenkette auf C_5 verkürzt ist und am Ende eine Carboxygruppe trägt; außerdem sind in den Stellungen C-7 und/oder C-12 zusätzliche HO-Gruppen vorhanden. Die von der Leber sezernierten Gallensäuren enthalten an ihrer Carboxylgruppe als Säureamid gebunden die Aminosäure Taurin oder Glycin. Man spricht hier von **konjugierten Gallensäuren**; zu ihrer Bildung wird die Gallensäure mittels CoASH aktiviert.

Taurocholsäure   **Glykocholsäure**

Die menschliche Leber enthält etwa 3 bis 5 g Gallensäuren; da der Gallensäurebedarf bei der intestinalen Fettverdauung aber sehr viel höher ist, kommen die in den Darm sezernierten Gallensäuren zu 90% im Ileum zur Reabsorption und werden von der Leber erneut sezerniert (6- bis 10mal pro Tag); man nennt das den **enterohepatischen Kreislauf**.
Im Blut erhöhte Gallensäurekonzentrationen (durch die intestinale Reabsorption oder auch nach oral verabfolgten Gaben) stimulieren die Leber zur vermehrten Gallebildung. Eine forcierte Gallenfreisetzung in den Darm erfolgt beim Erscheinen fettreichen Speisebreis im Duodenum. Sekretionsauslösend wirkt das Peptidhormon Cholecystokinin-Pankreozymin (CCK).
Gallensteine können aus Cholesterin oder einer Kombination von Bilirubin mit Kalk bestehen.

[H95]
Frage 20.27: Lösung A

Siehe Lerntext XX.4.

[H91]
Frage 20.28: Lösung D

Siehe Lerntext XX.4.

[F91]
Frage 20.29: Lösung E

Siehe Lerntext XX.4.

[F89] [F86]
Frage 20.30: Lösung B

Siehe Lerntext XX.4.

[H97] [F90]
Frage 20.31: Lösung E

Siehe Lerntext XX.4.
Gallensteine bilden sich nicht aus den gut wasserlöslichen Gallensäuren.

[H92]
Frage 20.32: Lösung C

Der Ductus choledochus verbindet den aus der Gallenblase kommenden Ductus cysticus mit der Vater-Papille und dient normalerweise zur Abgabe der im Duodenum zur Fettemulgierung verwendeten Blasengalle. Das Auftreten eines Konkrements in den abführenden Wegen führt zu einem Gallenrückstau (Cholestase). Die sonst in den Darm ausgeschiedenen Gallenfarbstoffe kommen dann dort nicht mehr an, der Stuhl verliert seine braune Farbe (A). Die bei Gallengangsverschluss im Duodenum ebenfalls fehlenden Gallensäuren verhindern eine ordnungsgemäße Fettverdauung, wodurch unverdautes Fett im Stuhl ausgeschieden wird (B). Die Gallenfarbstoffe gelangen unter diesen Umständen ins Blut, eine Gelbsucht (Ikterus) tritt auf (D); die Farbstoffe werden mit dem dann braun erscheinenden Harn ausgeschieden (E).
Während es normalerweise im Blut nur unkonjugiertes Bilirubin, an Serumalbumin angelagert, gibt, überwiegt bei der Cholestase Bilirubindiglucuronid ((C) ist falsch).

Bilirubin-Stoffwechsel — XX.5

Die Erythrozyten des menschlichen Körpers haben eine Lebenszeit von ca. 4 Monaten; danach werden sie im reticulo-endothelialen System, vorwiegend in der Milz, abgebaut. Ihr Globinanteil wird zu Aminosäuren abgebaut, nachdem das Häm-System durch oxidative Ringöffnung Verdoglobin und Biliverdin ergeben hat. Durch einen Reduktionsschritt im linearen Tetrapyrrol wird aus dem grünen Biliverdin das rote Bilirubin, Hauptausscheidungsprodukt beim Menschen. Das praktisch wasserunlösliche Bilirubin wird in Bindung an Serumalbumin zur Leber gebracht, dort an den beiden Propionsäure-Seitenketten mit je einer Glucuronsäure gekoppelt und dann ausgeschieden. Die benötigte Glucuronyl-Transferase sitzt im endoplasmatischen Retikulum der Hepatozyten und benutzt zur Übertragung UDP-Glucuronsäure. Bei Gallengangsverschluss erscheint das glucuronidierte Bilirubin im Blut.

Bei Neugeborenen, die ihren Bestand an fetalem HbF kurzfristig gegen HbA umtauschen müssen, ist das Glucuronidierungssystem oft überfordert; es kommt dann zum Icterus neonatorum mit vorwiegend freiem Bilirubin im Blut.

F96
Frage 20.33: Lösung C

Siehe Lerntext XX.5.
UDP-Glucuronsäure wird mit Bilirubin umgesetzt.

F99
Frage 20.34: Lösung A

Bilirubin ist der häufigste Gallenfarbstoff und entsteht beim Abbau der Porphyrine (Hämoglobin, Myoglobin und Cytochrome). Freies Bilirubin („indirektes Bilirubin") entsteht auch extrahepatisch im RES und wird als wasserunlösliche Substanz an Albumin angelagert zur Leber transportiert. In den Hepatocyten wird Bilirubin mit UDP-Glucuronsäure zum wasserlöslichen Bilirubindiglucuronid („direktes Bilirubin") umgesetzt und in die Galle ausgeschieden. Im Darm kann Bilirubin bakteriell u.a. zu Urobilinogen und Dipyrrolen („Kotfarbstoff") weiter umgesetzt werden. Das unter (D) genannte Koprosterin entsteht bakteriell nicht aus Bilirubin, sondern aus den Gallensäuren, den Abbauprodukten des Cholesterin. Der Neugeborenen-Icterus entsteht nicht durch eine verstärkte Glucuronidierung, sondern durch eine nicht ausreichende Entgiftungsfunktion der menschlichen Leber bei der Geburt) des durch den Abbau des fetalen Hämoglobin vermehrt anfallenden Bilirubins.

H93 F85
Frage 20.35: Lösung C

Siehe Lerntext XX.5.
Die beim Neugeborenen noch geringe Aktivität der UDP-Glucuronyl-Transferase ist der Grund für das Krankheitsbild des Icterus neonatorum.

Kommentare aus Examen Herbst 2001

H01
Frage 20.36: Lösung D

Die Leber ist das Hauptorgan für die Gluconeogenese (A). Für die Ausscheidung in die Galle wird in der Leberzelle Bilirubin mit UDP-Glucuronsäure umgesetzt (B). Die Gallensäuren entstehen aus Cholesterol (C) und halten in der Galle auch ausgeschiedenes Cholesterol in Lösung. Die Sexualhormone und damit auch die Östrogene werden in der Leber inaktiviert durch Überführung in die Schwefelsäureester (E). Die gesuchte Falschaussage ist (D), denn in der Leber wird zwar das 7-Dehydrocholesterin gebildet, die Umwandlung in das Vitamin D erfolgt aber nicht in der Leber, sondern in der Haut durch UV-Licht.

H01
Frage 20.37: Lösung B

Die richtige Aussage ist (B), denn die Hydroxylasen des Biotransformationssystems sind Cytochrom P_{450}-haltige, NADPH-abhängige mischfunktionelle Hydroxylasen, die ein Sauerstoffatom als HO-Gruppe einbauen, das andere aber als Wasser freisetzen. Es sind keine Dioxygenasen ((A) ist falsch), durch die beide O-Atome in das Substrat eingebaut werden.

Auch die Aussagen (C)–(E) sind falsch: Bei Sulfatierungen dient PAPS und nicht Dimethylsulfat als Sulfatdonor; Glucuronidierungen gehen von UDP-Glucuronat aus, nicht von Hyaluronsäure, die ein sulfatfreies Heteroglykan ist. Phosphorylierungen von HO-Gruppen kommen im Rahmen der Biotransformation nicht vor.

H01
Frage 20.38: Lösung A

Die zu suchende Falschaussage ist (A), denn die von der Leber gebildeten Gallensäuren sind Abbauprodukte des Cholesterins; beim Abbau des Häms entstehen die Gallenfarbstoffe.

Die von der menschlichen Leber freigesetzten Gallensäuren sind zu 80% mit Glycin und zu 20% mit der Aminosäure Taurin konjugiert. Als amphiphile Substanzen sind sie für die Fettresorption aus dem Darm wichtig und werden deshalb in einem enterohepatischen Kreislauf zurückgewonnen.

21 Fettgewebe

Fettspeicherung — XXI.1

Das Fettgewebe ist der bedeutendste Energiespeicher des menschlichen Körpers. Bei Normalgewichtigen findet man hier etwa 10 kg Triacylglycerine mit einem Brennwert von gut 90 000 kcal gespeichert. Das in der Leber und der Muskulatur gespeicherte Glykogen ergibt dagegen 1700 kcal pro 400 g. Eigentliche Proteinspeicher als Energiereserve findet man nicht.

Fettgewebe	% vom Feuchtgewicht
Protein	5
Triglyceride	75
Wasser	20

Das im Fettgewebe vorhandene Speicherfett stammt 1. aus der Nahrung: Im Darm resorbierte Fette werden als Chylomikronen zum Fettgewebe gebracht. 2. kommen von der Leber mit den VLDL in der Leber synthetisierte Triglyceride, vorwiegend aus Überschuss-Kohlenhydraten gebildet, und 3. gibt es im Fettgewebe eine de novo-Fettsäuresynthese aus Glucose.
In Form von Lipoproteinen im Fettgewebe erscheinende Neutralfette (Chylomikronen, VLDL) werden durch eine Lipoprotein-Lipase in Fettsäuren und Glycerin gespalten. Das Glycerin geht auf dem Blutweg zur Leber, die Fettsäuren werden ins Fettgewebe aufgenommen; sie können dort aber nur gespeichert werden, wenn Insulin-abhängig auch Glucose aufgenommen und auf dem Glykolyseweg abgebaut wird. Fettsynthese erfordert Glycerinphosphat, das mangels Glycerinkinase im Fettgewebe durch Reduktion des Glykolysemetaboliten Dihydroxyacetonphosphat gewonnen werden muss. Ist Glycerinphosphat vorhanden, führen die mit CoASH veresterten Fettsäuren zum Aufbau von Triacylglycerinen.

Speicherung von Triglyceriden in Fettzellen

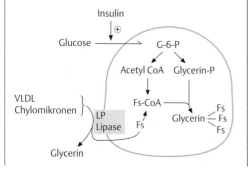

Weitere Insulinwirkungen am Fettgewebe sind: Induktion der Acetyl-CoA-Carboxylaxe und der NADPH-liefernden Enzyme des Pentosephosphatcyclus. In gewissem Maße kann die Acetyl-CoA-Carboxylase auch durch Citrat aktiviert werden.

H85
Frage 21.1: Lösung C

Siehe Lerntexte XXI.1 und XXI.2.
Die Fettmobilisierung erfolgt nicht kontinuierlich, sondern abhängig von Hormonsignalen; außerdem werden nicht Triacylglycerine, sondern deren Hydrolyseprodukte (Fettsäuren und Glycerin) ins Blut abgegeben.

Lipolyse — XXI.2

Die Mobilisierung der im Fettgewebe gespeicherten Fettreserven erfolgt durch die hormonabhängige Triacylglycerin-Lipase: Durch Adrenalin und Glukagon wird dieses Enzym über eine cAMP-abhängige Proteinkinase phosphoryliert und damit aktiviert. Im Hunger kommt es über das Glukagon zur Fettmobilisierung; das dabei freigesetzte Glycerin gelangt auf dem Blutweg zur Leber und wird dort zum Gluconeogenese-Substrat. Auch Glucocorticoide und die Schilddrüsenhormone T_3/T_4 bewirken, allerdings cAMP-unabhängig, eine Lipolyse. Insulin bewirkt die Dephosphorylierung und damit Inaktivierung der Fettgewebs-Lipase.

H95
Frage 21.2: Lösung C

Siehe Lerntext XXI.1 und XXI.2.
Glycerinphosphat entsteht aus dem Glykolysemetaboliten Dihydroxyacetonphosphat.

H99
Frage 21.3: Lösung A

Fettzellen nehmen insulinabhängig Glucose auf (D) und bauen sie ab zu Acetyl-CoA für die Fettsäuresynthese, zu CO_2 und NADPH für die Fettsynthese und zu Glycerinphosphat für die Triglyceridsynthese (C). Die im Fettgewebe vorhandenen Triglyceride sind der größte Energiespeicher des Organismus.
Auch die von der Leber gebildeten Triglyceride werden als VLDL u. a. zum Fettgewebe transportiert. Die durch Insulin induzierte Lipoproteinlipase setzt aus den VLDL Fettsäuren und Glycerin frei, die Fettsäuren werden in die Fettzellen aufgenommen und mit Glycerophosphat, gebildet aus Glucose, zur Bildung

von Triglyzeriden verwendet. Das Glycerol wird von der Leber verwertet. Glucagon (im Hunger) und Adrenalin (bei Belastung) stimulieren den Fettabbau im Fettgewebe (B).
Die gesuchte Falschaussage ist (A), denn die Adrenalin- und Glucagonwirkung an der Fettzelle führt über cAMP, Proteinkinasen und Lipasephosphorylierung nicht zu einer Inaktivierung, sondern zu einer Aktivierung.
Siehe auch Lerntext VI.9.

F94
Frage 21.4: Lösung B

Siehe Lerntext XXI.2.
Die gesuchte Falschaussage ist (B), denn Glukagon bewirkt über cAMP die Phosphorylierung und damit Aktivierung der hormonabhängigen Lipase. Die cAMP-abbauende Phosphodiesterase bewirkt über cAMP-Zerstörung eine Dephosphorylierung und damit Inaktivierung der Lipase (E).

H93
Frage 21.5: Lösung B

Siehe Lerntext XXI.2.
Da freie Fettsäuren wasserunlöslich sind, müssen sie in Bindung an Serumalbumin an den Ort ihrer Verbrennung (Leber, Muskulatur) gebracht werden.

F99
Frage 21.6: Lösung B

Neben Muskulatur und Leber ist das Fettgewebe das wichtigste Zielorgan für Insulin.
Die Glucoseaufnahme in die Fettzellen ist absolut insulinabhängig, nur unter Insulinwirkung werden die Glucosetransporter in die Zellmembran eingebaut (A).
Durch Erniedrigung von cAMP (C) wird die Lipolyse gehemmt und die Triglyceridsynthese stimuliert (E). Auch die Glykolyse und die Umwandlung von Pyruvat zu Acetyl-CoA (D) werden in der Fettzelle durch Insulin stimuliert, es wird damit Acetyl-CoA für die Fettsäuresynthese bereitgestellt.
Die gesuchte Falschaussage ist (B), denn die endothelständige Lipoproteinlipase wird durch Insulin nicht reprimiert, sondern induziert.
Die Lipoproteinlipase spaltet aus resorbierten Nahrungsfetten in den Chylomikronen und aus endogen in der Leber synthetisierten Fetten der VLDL Fettsäuren ab, nur diese können in die Fettzellen aufgenommen werden. Die Fettsäuren werden mit Glycerinphosphat, das in den Fettzellen ausschließlich aus Glucose gebildet wird, zu Speicherfett aufgebaut.

H98
Frage 21.7: Lösung A

(A) ist die gesuchte Falschaussage, denn die Lipoproteinlipase des Fettgewebes setzt aus den Chylomikronen und aus VLDL nicht Triacylglycerine frei, sondern freie Fettsäuren und Glycerin. Nur die Fettsäuren werden von den Adipozyten aufgenommen und mit Glycerinphosphat zu Triglyceriden resynthetisiert. Diese Synthese kann nur erfolgen, wenn Glycerin-3-P aus dem Dihydroxyacetonphosphat der Glykolyse bereit steht (C) und die Fettsäuren als Acyl-CoA aktiviert vorliegen (B). Eine insulinabhängige Glucoseversorgung der Adipozyten (E) ist eine Voraussetzung für eine Fettspeicherung. Die Freisetzung der gespeicherten Fette, die Lipolyse, wird durch die hormonabhängige Triacylglycerinlipase bewirkt: Catecholamine (D) und Glucagon wirken aktivierend.

F88
Frage 21.8: Lösung D

Siehe Lerntext XXI.1.
Hexokinase gehört nicht zu den durch Insulin induzierten Enzymen. Die Glykolyse wird aber auch im Fettgewebe durch Insulin stimuliert.

H84
Frage 21.9: Lösung D

„Braunes Fettgewebe" ist eine besondere Art des Fettgewebes; es zeichnet sich durch sehr gute Vaskularisation und einen hohen Gehalt an cytochromreichen Mitochondrien aus. Dieses Gewebe hat einen besonders intensiven oxidativen Stoffwechsel. Unter hohem O_2-Verbrauch und großer Wärmeentwicklung wird wenig ATP produziert. Das braune Fettgewebe findet sich in Orten hohen Wärmebedarfs, u.a. beim Winterschlaf haltenden Tier und bei Neugeborenen. Die zweite Aussage ist also richtig.
Falsch hingegen ist Aussage 1: Neugeborene kühlen wegen des noch fehlenden Subkutanfettes und des ungünstigen Verhältnisses Körperoberfläche/Gewicht schnell aus.

H98 H96
Frage 21.10: Lösung C

Siehe Lerntext XXI.2.
Freie Fettsäuren, gesättigt oder ungesättigt, werden nicht durch Lipoproteine transportiert ((A) ist falsch), sondern in Bindung an Albumin. Das gut wasserlösliche Glycerin muss zum Transport im Blut natürlich nicht an Serumalbumin gebunden werden ((B) ist falsch). Nur in der Leber kann Glycerin zur Gluconeogenese verwendet werden ((D) ist falsch). Auch im Hungerzustand können Erythrozyten wegen der ihnen fehlenden Mitochondrien keine Fettsäuren verbrennen ((E) ist falsch).

Die richtige Aussage ist (C), der Zusammenhang ist allerdings nicht sehr logisch: Wenn hormonbedingt im Fettgewebe Lipolyse erfolgt, soll aus den zur Leber transportierten Fettsäuren eigentlich nicht Triacylglycerin aufgebaut werden.

Kommentare aus Examen Herbst 2001

H01

Frage 21.11: Lösung B

Die Lipoproteinlipase ist ein im Fettgewebe endothelgebundenes Enzym, das die mit den Chylomikronen oder VLDL antransportierten Fette zur dortigen Speicherung der Fettsäuren spaltet (B).
Ihre Bildung wird durch Insulin, nicht aber durch Glucagon ((C) ist falsch) induziert.

H01

Frage 21.12: Lösung C

(C) ist die zu suchende Falschaussage, denn im Fettgewebe gibt es keine Glycerinkinase. Das zur Fettspeicherung benötigte Glycerinphosphat wird durch enzymatische Reduktion des Glykolysemetaboliten Dihydroxyacetonphosphat gewonnen.
Die Hormone Glucagon und Adrenalin bewirken in den Zellen des Fettgewebes einen Anstieg des cAMP, was zur Phosphorylierung und Aktivierung der hormonabhängigen Lipase führt. Die bei der Lipolyse freigesetzten langkettigen Fettsäuren sind wasserunlöslich und werden beim Transport im Blut an Serumalbumin gebunden. Insulin aktiviert die cAMP-zerstörende Phosphodiesterase und hemmt dadurch die Lipolyse.

22 Niere, Harn

Funktionen der Niere — XXII.1

Die Nieren des Menschen (je ca. 150 g schwer) sind ein wichtiges Kontroll- und Ausscheidungsorgan. Kontrolliert werden

(1) der Wasser- und Elektrolythaushalt des Organismus,
(2) der Säure-/Basenhaushalt mit pH-Kontrolle für die Körperflüssigkeiten,
(3) die Ausscheidung von Schadstoffen aus dem Blut und
(4) die Bildung der Hormone Erythropoetin und Calcitriol (indirekt auch Aldosteron).

Die beiden Nieren sind mit 1800 Liter/24 h sehr gut durchblutet; an den insgesamt zwei Millionen Glomerula erfolgt eine Druckfiltration, die etwa 180 l weitgehend eiweißfreies Ultrafiltrat liefert. Die Abscheidungsgrenze des Filters liegt bei einem Molekulargewicht von 65000; 10 bis 30 g filtriertes Eiweiß werden aus dem Primärharn rückresorbiert. Auch Glucose, Aminosäuren und andere für den Körper wertvolle Substanzen werden tubulär rückresorbiert, andere Stoffe werden indessen aktiv sezerniert.
Der Wasserhaushalt steht unter Hormonkontrolle: Adiuretin und das Wachstumshormon fördern die Wasserrückresorption, Aldosteron bewirkt die Na^+-Rückresorption.

F96

Frage 22.1: Lösung A

Siehe Lerntext XXII.1.
Renin (B) ist eine von der Niere bei Blutdruckabfall gebildete Proteinase, die die Angiotensinbildung bewirkt.
Die gesuchte Falschaussage ist (A), denn die Prothrombinbildung erfolgt in der Leber.

F92

Frage 22.2: Lösung B

Kreatinin ist das Anhydrid des Kreatins, es entsteht in einer spontanen Reaktion in der Muskulatur; die täglich gebildete Menge von ca. 1,5 g ist abhängig von der Muskelmasse (A). Die Kreatininkonzentration im Serum und die Kreatininclearance sind von der Diät unabhängige Parameter zur Diagnose und Verlaufskontrolle von Nierenerkrankungen.
Die entsprechenden Untersuchungen von Harnstoff sind weniger aussagekräftig, weil die täglich ausgeschiedene Harnstoffmenge von der aufgenommenen Proteinmenge im Verhältnis von etwa 1 : 3 abhängt: 100 g Nahrungsprotein ergeben also 30 g Harnstoff (C).

Zusammensetzung des Harns — XXII.2

Die täglich produzierte Harnmenge liegt bei etwa 1500 ml, kann aber, abhängig von der Trinkmenge, zwischen 500 und 2000 ml schwanken. Der pH-Wert des Harns schwankt zwischen 4,5 und 8 (Proteinzufuhr bewirkt durch den zur Schwefelsäure oxidierten Eiweißschwefel sauren Harn, Pflanzennahrung macht den Harn durch Mineralstoffgehalt alkalisch).
Die Menge der mit dem Harn täglich ausgeschiedenen Substanzen wird in g/24 h angegeben. Anorganische Substanzen, vorwiegend NaCl, machen etwa 25 g aus.

Wichtig ist die Ausscheidung N-haltiger Substanzen. Am wichtigsten ist hier der Harnstoff, dessen Tagesmenge mit der Proteinaufnahme schwankt: 70 g Nahrungsprotein ergeben 25 g Harnstoff.

Kreatinin, das heterocyclische Anhydrid des im Muskel wirkenden Kreatins, wird täglich zu etwa 1,5 g ausgeschieden. Harnsäure (2,6,8-Trihydroxypurin) ist das Endprodukt des Purinstoffwechsels und führt, bei einer Tagesmenge von 1 g, evtl. zu Löslichkeitsproblemen.

Ammoniumionen sind, da toxisch, im Normalharn kaum zu finden; sie können aber durch die Glutaminase der Niere zur pH-Justierung bei Azidose hier gebildet werden; zwei säureneutralisierende NH_4^+ pro Glutamin führen zu einer erheblichen Alkalieinsparung.

Harnkonkremente, die als Nieren-, Ureter- oder Blasensteine auftreten können, entstehen aus schwerlöslichen Harnbestandteilen wie Harnsäure, Calciumoxalat, Magnesiumammoniumphosphat oder verschiedenen Aminosäuren, nie aber aus dem hervorragend löslichen Harnstoff.

Gelöst in 1,5 l Harn werden pro 24 Stunden ausgeschieden:
25 g Harnstoff
2 g Kreatinin
0,5 g Harnsäure
3,5 g Na^+ (150 mVal)
5,2 g Cl^- (150 mVal)
1,9 g K^+ (50 mVal)
0,5 g Calcium
3 g Phosphat
3 g Sulfat
0,5 g NH_4^+

Pathologische Harnbestandteile
Protein
Hb
Aminosäuren
Ketonkörper
Glucose
Fructose
Galaktose
Lactose

H95

Frage 22.3: Lösung B

Siehe Lerntext XXII.2.

F93

Frage 22.4: Lösung D

Harnsäure ist beim Menschen das Endprodukt des Purinstoffwechsels (1) und kann nicht weiter abgebaut werden (Aussage (2) ist falsch).

Die Harnsäure wird aus dem Ultrafiltrat zunächst fast vollständig rückresorbiert (3) und dann in distaleren Abschnitten des Tubulus über ein Transportsystem ausgeschieden, um das Harnsäure, Lactat (4) und Ketonkörper miteinander konkurrieren. Bei Lactazidose und Ketoazidose kommt es regelmäßig zu einer Hyperurikämie.

F96

Frage 22.5: Lösung C

Siehe Lerntext XXII.2.

F91

Frage 22.6: Lösung D

Gluconeogenese ist ein zur Bildung von Glucose führender Stoffwechselweg, der hauptsächlich in der Leber, aber auch in der Nierenrinde abläuft, wo die Reaktionen mit der pH-Regulation zu tun haben. Der von der Niere abgegebene Harn kann nur pH-Werte zwischen 4,5 und 8,5 aufweisen. Fallen überschüssige Säureäquivalente an (Azidose), so müssen diese neutralisiert werden (4), wozu die Aminosäure Glutamin herangezogen wird (2). Durch nierenspezifische Enzyme, die Glutaminasen I und II, wird aus der Säureamidgruppe, aber auch aus der α-Aminogruppe des Glutamins, Ammoniak freigesetzt; die verbleibende C_5-Säure wird über Ketoglutarat und Oxalacetat zur Gluconeogenese verwendet. Der Ort der renalen Gluconeogenese ist der proximale Tubulus (1). Glukagon, Catecholamine und Cortisol fördern zwar in der Leber die Aktivität der Schlüsselenzyme der Gluconeogenese; in der Niere ist dieser Induktionseffekt jedoch nicht wirksam ((3) ist falsch).

H92

Frage 22.7: Lösung E

Außer der Leber ist nur die Nierenrinde fähig zur Gluconeogenese, wobei hier meist Glutamin das Substrat ist. Diese neutrale Aminosäure hat im Blut von allen Aminosäuren die höchste Konzentration. Sie kann durch Glutaminase gespalten werden, was besonders wichtig ist bei einer Azidose, bei der überschüssige Säureäquivalente ausgeschieden werden müssen. Der Abbau des Glutamins setzt 2 Ammoniak frei und liefert Ketoglutarat, das über Oxalacetat zur Gluconeogenese verwandt wird.

Das freigesetzte Ammoniak ist membrangängig und kann in das peritubuläre Blut (4) oder in das Tubuluslumen (3) gelangen. Bei Umwandlung von NH_3 zu NH_4^+ (1) wird ein Proton gebunden (2). Ammoniumionen können Säuren neutralisieren und führen bei der renalen Ausscheidung zur Alkalieinsparung.

Frage 22.8: Lösung C

Siehe Lerntext XXII.2.

Frage 22.9: Lösung C

Siehe Lerntext XXII.2.

Frage 22.10: Lösung D

Der proximale Nierentubulus ist der Hauptort der Rückresorption: $2/3$ des Wassers, die meisten Aminosäuren und die gesamte Glucose werden hier ins Blut zurückgeholt. Getrieben von einem Na^+-Gradienten (Natrium-Konzentration im Tubuluslumen 150, in der Tubuluszelle 10 mmol/l) werden Glucose (1) und Aminosäuren (2) in die Zelle aufgenommen. Da erst der sich anschließende Na^+-Export ATP verbraucht, spricht man von sekundär aktivem Transport. Die Aminosäureaufnahme erfordert Transportproteine, die für den jeweiligen Aminosäuretyp (sauer, neutral, basisch) spezifisch sind.

Da freie Fettsäuren im Blut nur in Bindung an Serumalbumin transportiert werden, werden sie praktisch auch nicht glomerulär filtriert und nicht tubulär reabsorbiert (5).

Falsch sind die Aussagen (3) und (4): Aldosteron erhöht die Na^+-Rückresorption, Calcitonin führt zu gesteigerter Calcium-Diurese.

Frage 22.11: Lösung E

Eine cis/trans-Isomerie gibt es nur bei Verbindungen mit einer C=C-Doppelbindung – was für die Oxalsäure nicht zutrifft.

Frage 22.12: Lösung C

Bei der Bildung des Primärharns werden in den Glomerula etwa 10% des Blutstroms durch Ultrafiltration abgepresst. Unter den kleinmolekularen Bestandteilen des Filtrats finden sich zahlreiche für den Organismus noch verwertbare Substanzen wie Glucose oder freie Aminosäuren. Diese werden in der Niere, vor allem im proximalen Tubulus, rückresorbiert. Da kein Konzentrationsgradient besteht, muss Energie verbrauchender, aktiver Transport eingesetzt werden. Die Aminosäuren werden im Symport mit Na^+-Ionen aufgenommen. ATP wird dann gebraucht, um die Na^+-Ionen wieder aus der Zelle zu entfernen; deshalb spricht man von sekundär aktivem Transport.

Die gesuchte Falschaussage ist (C), denn ein Protonengradient ist an der Reabsorption der Aminosäuren nicht beteiligt.

23 Muskelgewebe, Bewegung

Quergestreifte Muskulatur — XXIII.1

Ein 70 kg schwerer, normalgewichtiger Mensch hat eine Muskelmasse von etwa 25 kg, die Hauptmenge davon ist quergestreifte Skelettmuskulatur. Glatte Muskulatur findet sich im Uterus, in den Blutgefäßen und über die Gesamtlänge des Verdauungstrakts verteilt. Der Herzmuskel stellt eine Sonderform der quergestreiften Muskulatur dar.

Die Muskelzellen enthalten ein Sauerstoffbindungsprotein, genannt Myoglobin (Mb). Dieses Mb ist ein Hämprotein und dem Hämoglobin (Hb) nahe verwandt. Eine Peptidkette mit einem Molekulargewicht von 17000 hält ein Häm gebunden, dessen Eisen wie beim Hb immer zweiwertig sein muss. Das Monomer Mb hat eine höhere Sauerstoffaffinität als das tetramere Hb und wird so bevorzugt oxygeniert.

In der Längsrichtung der Muskelfasern liegen **dicke** (Myosin) und **dünne** (Actin, Troponin, Tropomyosin) **Filamente** in Parallellagerung. Myosin stellt etwa 65% der Muskelproteine; es ist ein hexameres Protein, aufgebaut aus 4 leichten und 2 umeinander gewundenen schweren Ketten mit einem N-terminalen Köpfchen, das ATPase-Aktivität hat. Von diesem Myosin mit der Form eines Golfschlägers finden sich in den dicken Filamenten Hunderte in paralleler Anordnung. Durch ihre Anheftung an senkrecht stehende Zwischenscheiben bewirkt eine Verschiebung der dicken gegen die dünnen Filamente eine Verkürzung der Sarkomere: Es kommt zur Muskelkontraktion. – Die Actin-Filamente sind aus monomerem G-Actin aufgebaut, das sich zu strangförmigem F-Actin (25% der Muskelmasse) zusammenlagert. In die Furchen des spiralförmig gedrehten Actins sind die Faserproteine Troponin und Tropomyosin eingelagert.

Bei der quergestreiften Muskulatur kann man schon makroskopisch helle (**weiße Muskulatur**) und dunkelrote (**rote Muskulatur**) Bezirke unterscheiden. Die weiße Muskulatur ist für kurze und schnelle Kontraktionen programmiert und bezieht ihre Energie aus Glykogenolyse und Glykolyse. Die rote Muskulatur ist auf Dauerleistung angelegt, ist reich an Mitochondrien und Myoglobin und enthält die Enzyme der β-Oxidation, des Citratcyclus und der Atmungskette.

> F89

Frage 23.1: Lösung B

Siehe Lerntexte XXIII.1 und XXIII.2.
Die Muskel-typische ATPase sitzt nicht im Myoglobin, sondern in den Köpfchen der Myosinfilamente.

> H91

Frage 23.2: Lösung A

Siehe Lerntext XXIII.1.
Die dicken Myosinfilamente bestehen nur aus Myosinsträngen. Die unter (2) und (3) angesprochenen Troponin- und Tropomyosinfäden sind eingelegt in die Furchen der dünnen Actinfilamente.

> F91

Frage 23.3: Lösung D

Siehe Lerntexte XXIII.1 und XXIII.2.

Muskelkontraktion ── XXIII.2

In Ruhestellung ist das Myosinköpfchen an ein Actinfilament gebunden. ATP-Anlagerung an das Köpfchen führt zur Lösung dieser Bindung; das ATP wird hydrolysiert, ADP und P bleiben aber gebunden. Die ATP-Spaltung bewirkt eine allosterische Verspannung des Köpfchens, das nun erneut Kontakt zu einer Actinfaser erhält. Mit der jetzt erfolgenden Abspaltung von P und ADP kommt es zu einer ruderartigen Verlagerung des Köpfchens, das in Bindung zum Actin bleibt, bis ATP einen neuen Cyclus eröffnet. Fehlt ATP, verharrt das Köpfchen in dieser gespannten Position (z. B. Totenstarre); daher spicht man von der Weichmacherwirkung des ATP.
Ausgelöst wird die Muskelkontraktion durch ein neuronales Signal, eine Acetylcholin-Freisetzung an der neuromuskulären Endplatte. Als Folge kommt es zu einem Anstieg der cytosolischen Ca^{++}-Konzentration (in Ruhe 10^{-8} M, bei Erregung 10^{-5} M Ca^{++}), das schnell verfügbare Calcium stammt aus dem Speicher im sarkoplasmatischen Retikulum. Die Calciumanlagerung an das Troponin C gibt über eine Verlagerung des Tropomyosins die auf dem F-Actin gelegene Bindungsstelle für das Myosinköpfchen frei.

Komponenten des kontraktilen Systems

Myosin	Komplexbildung mit Actin → Actomyosin ATP-Bindung und -Spaltung (ATPase) durch Myosinköpfe mit Konformationsänderung des Kopfwinkels, Gleiten an den Actinmolekülen.
Actin	gleitende Wechselwirkung mit Myosinköpfen → Actomyosin.
Troponin	Ca^{++}-Bindung mit Konformationsänderung als Kontraktionsauslöser.
Tropomyosin	vermittelt die Troponinkonformation an 6 benachbarte Actinmoleküle.
ATP	Bindung und Hydrolyse liefert Energie für die Winkeländerung der Myosinköpfe zum Gleiten an den Actinmolekülen.
Ca^{++}	Freisetzung durch Acetylcholinsignale der motorischen Endplatte, löst durch Bindung an Troponin die Kontraktion aus.

> F96

Frage 23.4: Lösung B

Siehe Lerntext XXIII.2.

> H92

Frage 23.5: Lösung B

Siehe Lerntext XXIII.2.

> F93

Frage 23.6: Lösung E

Siehe Lerntext XXIII.2.

> H97

Frage 23.7: Lösung E

Am Skelettmuskel wird die Kontraktion durch Acetylcholin initiiert. Nachfolgend kommt es zu einer Ca^{2+}-Erhöhung im Cytosol und Bindung von Ca^{2+} an Troponin mit einer Konformationsänderung von Troponin und Tropomyosin. Dadurch werden am Actin die Bindungsstellen für die Myosinköpfchen freigelegt (A), danach beginnt unter ATP-Verbrauch der Myosin-Actin-ATP-Cyclus des Gleitmodells.
An glatten Muskelzellen fehlt das Troponin-Tropomyosin; hier führt die Ca^{2+}-Erhöhung zu einer Anlagerung an Calmodulin, wodurch mit Hilfe von Protein-Kinasen Myosin phosphoryliert wird und die Kontraktion beginnt (B). Das für die Kontraktion

benötigte ATP muss über den katabolen Stoffwechsel, u. U. auch durch den Abbau von Ketonkörpern wie β-Hydroxybuttersäure und Acetessigsäure (D) bereitgestellt werden. Muskelzellen und Nervenzellen haben mit Kreatinphosphat eine Speichermöglichkeit für energiereiches Phosphat; durch das Enzym Kreatinkinase (CK) kann der Phosphatrest auf ADP übertragen werden und damit ATP, z. B. für den Kontraktionsvorgang, längere Zeit konstant gehalten werden. In der Erholungsphase wird dann durch die CK aus Kreatin und ATP wieder Kreatin-P (C).

Die gesuchte Falschaussage ist (E), denn durch die Katecholamine Adrenalin und Noradrenalin wird in Fettzellen die Fettsynthese gehemmt. Katecholamine stimulieren im Fettgewebe den Fettabbau (Lipolyse).

F00 F99 F96

Frage 23.8: Lösung A

Beim Kontraktionsvorgang der glatten Muskulatur sind ähnlich wie beim Skelett- und Herzmuskel Actin und Myosin beteiligt. Nach Aktivierung entwickelt der Actomyosinkomplex ATPase-Aktivität. An der Auslösung der Kontraktion sind Ca^{2+}-Ionen beteiligt.
Während in der Skelettmuskulatur Ca^{2+} über Troponin und Tropomyosin die Actinketten aktiviert, wirkt in der glatten Muskelzelle Ca^{2+} als Ca^{2+}-Calmodulinkomplex aktivierend auf eine Myosinkinase, die Phosphorylierung der leichten regulatorischen Myosinkette löst dann die Kontraktion aus. Damit ist (A) die gesuchte Falschaussage.

F96

Frage 23.9: Lösung D

Siehe Lerntext XXIII.1.
Weiße Muskelfasern haben, obwohl sie ihre Energie vorwiegend aus dem Glucoseabbau beziehen, wenig Hexokinase. Da der Glykogenabbau G-1-P liefert und dieses über die Phosphoglucomutase zum G-6-P wird, kann die Hexokinase in niedriger Aktivität vorliegen.

H96

Frage 23.10: Lösung D

Siehe Lerntext XXIII.1.
Die auf Dauerleistung ausgelegten Muskeln weisen hohe Aktivitäten der Citratcyclus-Enzyme auf.

H93

Frage 23.11: Lösung A

Wenn im Muskel Protein abgebaut wird, wird der anfallende Stickstoff unter Alaninbildung (1) auf Pyruvat oder unter Glutaminbildung (2) auf Glutamat übertragen. Alanin und Glutamin werden auf dem Blutweg zur Leber transportiert, wo der Stickstoff wieder freigesetzt und zur renalen Ausscheidung in Harnstoff eingebaut wird. – Glutamat, Ammoniak und Arginin sind an dem hier angesprochenen N-Transport nicht beteiligt: (3), (4) und (5) sind falsch.

H86

Frage 23.12: Lösung A

Beim Glykogenabbau in Leber und Muskel durch die Phosphorylase entsteht Glucose-1-phosphat, das durch eine Mutase zu Glucose-6-phosphat umgewandelt werden kann. Nur aus den 1-6-Verzweigungsstellen wird durch eine Hydrolase („debranching enzyme") auch freie Glucose gebildet.
Phosphatester der Glucose können nicht durch die Zellmembran transportiert werden, sodass durch die Glucose-6-phosphatase erst hydrolytisch freie Glucose hergestellt werden muss.
Der Muskel hat dieses Enzym nicht, sondern nur die Leber. Muskelglykogen kann nur über Lactat, das in der Leber zur Gluconeogenese verwendet wird (Cori-Cyclus), indirekt zur Blutzuckererhöhung beitragen.

H83

Frage 23.13: Lösung B

Der Skelettmuskel kann Glucose als Brennstoff verwerten. Bei leichter Arbeit erfolgt vollständige Oxidation; durch Glykolyse entsteht Pyruvat, das in Acetyl-CoA verwandelt und im Citratcyclus vollständig zu CO_2 und H_2O verbrannt wird. Bei intensiver Arbeit wird die Sauerstoffversorgung kritisch, der Muskel schaltet um auf anaerobe Glykolyse, bei der Lactat gebildet und in solchem Ausmaß an das Blut abgegeben wird (A), dass es zu einem pH-Abfall kommen kann (D).
Herz und Leber nehmen Lactat aus dem Blut auf; im Herzmuskel wird es zu CO_2 und H_2O oxidiert (E), in der Leber zur Gluconeogenese verwendet (C). Nur die Leber und, in begrenztem Ausmaß, die Nierenrinde sind zur Gluconeogenese befähigt; der Skelettmuskel hat nicht die Möglichkeit der Glucoseneubildung und kann daher auch nicht Lactat in Glykogen umwandeln (B).

F94

Frage 23.14: Lösung D

Siehe Lerntext XXIII.3.
Kreatinin ist die Ausscheidungsform für Kreatin.

H95

Frage 23.15: Lösung B

Siehe Lerntext XXIII.3.
Damit Kreatinphosphat seine Aufgabe der ATP-Regeneration erfüllen kann, liegt das Gleichgewicht weit auf der Seite von ATP.

Frage 23.16: Lösung B

Kreatinphosphat liegt in der Muskulatur in 4fach höherer Konzentration als ATP vor; es entsteht in ATP-abhängiger Reaktion aus Kreatin (D) und dient bei der Muskelarbeit zur Regeneration von ATP aus ADP.

Das vor allem in der Leber synthetisierte Kreatin (A) erreicht die Muskulatur auf dem Blutweg (C). Zur Ausscheidung bildet sich aus dem Kreatinphosphat durch Phosphorsäureabspaltung das heterocyclische Kreatinin, das wegen seiner –CO-NH-Bindung auch als Laktam bezeichnet wird (E).

Die gesuchte Falschaussage ist (B), denn Transaminasen und Carboxylase sind an der Kreatinbildung nicht beteiligt. Aus Glycin und Arginin bildet sich Guanidinoessigsäure, das dann durch Methylierung Kreatin ergibt.

Frage 23.17: Lösung C

Ein Aktionspotenzial einer motorischen Nervenfaser bewirkt an der präsynaptischen Membran der Endplatte die Freisetzung des Transmitters Acetylcholin (A). Nach Bindung an den spezifischen Rezeptor in der postsynaptischen Membran löst der Transmitter das Aktionspotential der Muskelzelle aus (B).

Das Pfeilgift Curare blockiert diesen Vorgang, indem es das Acetylcholin vom Rezeptor verdrängt (D), es wirkt damit als Muskelrelaxans.

Im Endzustand ähnlich lähmend wirken Cholinesterasehemmer, die die Inaktivierung des Acetylcholins durch die Cholinesterase verhindern. Es kommt zunächst zu einer Übererregung und dann zu einer Lähmung (E). Cholinesterasehemmer sind das Pflanzengift Physostigmin und insektizide Organophosphate wie das E 605.

Die gesuchte Falschaussage ist (C), denn eine motorische Endplatte versorgt stets nur eine Muskelfaser. Eine sogenannte motorische Einheit kommt dadurch zustande, dass ein motorischer Nerv sich peripher aufzweigt und mehrere Endplatten an verschiedenen Muskelzellen bildet.

Kreatin, Kreatinphosphat — XXIII.3

Da die Muskulatur bei der Kontraktion einen sehr hohen ATP-Bedarf hat, ist sie mit einem ATP-Regulationssystem ausgestattet: Im Ruhezustand mit Hilfe von ATP gebildetes Kreatinphosphat kann mit Hilfe der Kreatinkinase ADP rephosphorylieren. 1 g Muskulatur enthält 5 µmol ATP und 20 µmol Kreatinphosphat. Das Kreatin selbst wird in der Leber gebildet, wobei aus Glycin und Arginin zunächst Guanidinessigsäure (unter Zurücklassung von Ornithin) entsteht. Durch eine Umsetzung mit Methionin bildet sich über SAM das Kreatin, das dann auf dem Blutweg die einzelnen Muskeln versorgt. Das durch die Kreatinkinase und ATP gebildete Kreatinphosphat dient der ATP-Regenerierung, – nach längerem Gebrauch wird aber aus Kreatinphosphat spontan unter Phosphat-Abspaltung der Heterocyclus Kreatinin gebildet. Das endogene Kreatinin wird ohne nachfolgende Rückresorption oder tubuläre Sekretion mit dem Harn ausgeschieden und kann dabei, wie das exogen zugeführte Inulin, für Clearance-Messungen (→ GFR = glomeruläre Filtrationsrate) verwendet werden.

Energiereiche Phosphate des Muskels

	Verbindung	Reaktion	Funktion
ATP	Ad.–Rib.–P∼P∼P	ATP → ADP + P_i	a) unmittelbarer Energiedonator für die Muskelkontraktion b) Energiedonator für Biosynthesen
ADP	Ad.–Rib.–P∼P	ADP + ADP → ATP + AMP (Adenylatkinase)	zusätzliche Energiereserve für die Bereitstellung von ATP
Creatin-phosphat	HN=C(N–H∼P)(N–CH₂–COOH)(CH₃)	Creat.∼P + ADP ⇌ ATP + Creat. (Creatinkinase)	Energiespeicher für die ATP-Regeneration (Windkesselfunktion für energiereiche Phosphate)

[H88]

Frage 23.18: Lösung C

Siehe Lerntext XXIII.4.
Gluconeogenese gibt es in der Muskulatur nicht, aber unter Insulinwirkung aufgenommene Glucose wird meist als Glykogen gespeichert.

[H85]

Frage 23.19: Lösung D

Siehe Lerntext XXIII.4.

[H89]

Frage 23.20: Lösung B

Natrium- und Chloridionen finden sich vorwiegend extrazellulär; im Zellinneren findet man Na^+ nur mit 10 mmol/l ((C) ist falsch) und Cl^- mit 3 mmol/l ((A) ist falsch). Kaliumionen sind dagegen im Zellinneren angereichert, der unter (B) angegebene Wert von 150 mmol/l ist richtig. Bicarbonat findet sich im Inneren von Muskelfasern mit etwa 8 mmol/l ((E) ist falsch).
Ganz falsch ist die Angabe zur Konzentration der Calcium-Ionen, die die Muskelkontraktion steuern. Für den Ca^{++}-Gehalt des Muskelzell-Cytosols wurden vor 10 Jahren in der Literatur noch Werte von 1 mmol/l angegeben, – nach neueren Untersuchungen liegt der richtige Wert aber bei 10^{-7} mol/l ((D) ist falsch)! Im ruhenden Muskel pumpt eine ATP-abhängige Calciumpumpe überschüssige Calciumionen in das sarkoplasmatische Retikulum. Ausgelöst durch Nervenimpulse werden die Sarkotubuli dann schlagartig entleert, die cytosolische Ca^{++}-Konzentration steigt auf 10^{-5} mol/l an und bringt, über Troponin C, die zur Muskelkontraktion führende Reaktionskaskade in Gang.

Lactatbildung in der Muskulatur — XXIII.4

Während der Muskel in Ruhe seinen Energiebedarf vorwiegend durch die Oxidation von freien Fettsäuren und Ketonkörpern deckt, werden zur Arbeit die zelleigenen Glykogenvorräte herangezogen. Wenn die Sauerstoffversorgung mit dem O_2-Bedarf nicht mehr Schritt halten kann, wird Pyruvat von der Lactatdehydrogenase zu Lactat reduziert, um das von der Glycerinaldehydphosphat-Dehydrogenase gebildete NADH wieder in NAD^+ rückzuverwandeln. Die vom Skelettmuskel gebildete Milchsäure wird ans Blut abgegeben und kann von der Leber zur Gluconeogenese und Glykogensynthese verwendet werden.

Kommentare aus Examen Herbst 2001

[H01]

Frage 23.21: Lösung E

Die Kontraktionsauslösung an der glatten Muskulatur erfolgt nicht durch Calciumanlagerung an das Tropomyosinsystem; dieses ist in den glatten Muskelzellen nicht vorhanden, sondern das bei der Erregung der glatten Muskelzellen aus dem sarkoplasmatischen Retikulum freigesetzte und von außen einströmende Calcium wird an Calmodulin angelagert und aktiviert eine Myosin-Leichtketten-Kinase (B), welche Myosin mit ATP phosphoryliert und damit aktiviert (A). Adrenalin kann über ein G-Protein cAMP in der glatten Muskelzelle erhöhen; die dadurch ausgelöste Aktivierung der Proteinkinase A führt zu einer Phosphorylierung der MLCK, wodurch diese gehemmt wird (C). Die gesuchte Falschaussage ist (E), denn cAMP führt in der glatten Muskelzelle nicht zu einer Hemmung der Calciumspeicherung im endoplasmatischen Retikulum, sondern es stimuliert die Calciumspeicherung und führt so zusammen mit der Hemmung der MLCK zu einer Erschlaffung der glatten Muskelzelle.

24 Binde- und Stützgewebe

Bindegewebsproteine — XXIV.1

Das Bindegewebe umfasst eine Vielfalt von Strukturen mit sehr unterschiedlichen mechanischen Eigenschaften. Häufig sind hier besondere Proteine mit speziellen Polysacchariden (Heteroglykanen) im Wechselspiel, weshalb man von **Proteoglykanen** oder, wenn der Eiweißanteil überwiegt, von **Glykoproteinen** spricht. Ungewöhnlich am Bindegewebe ist, dass extrazelluläre Anteile (kollagene und elastische Fasern in einer strukturlosen Grundsubstanz) bis zu 80% des Organs ausmachen können.

Die nachfolgende Tabelle gibt eine Übersicht der extrazellulären Bauelemente.

Vorkommen	Protein-Komponente	Haupt-Kohlenhydrat	Eigenschaften
Haut	Kollagen Typ I (80%) Keratin	Dermatansulfat	Festigkeit, Verformbarkeit
Sehnen	Kollagen Typ I	Dermatansulfat Chondroitinsulfat	Hohe Zugfestigkeit Geringe Elastizität
Gelenkschmiere	Kollagen Typ II	Hyaluronsäure	Abriebminderung
Blutgefäße	Kollagen Typ III und I Elastin	Chondroitinsulfat	Reißfestigkeit Windkesselfunktion
Basalmembran	Kollagen Typ IV Laminin, Fibronektin	Heparansulfat	Trennfunktion Selektive Permeabilität
Knorpel	Kollagen Typ II	Chondroitinsulfat Keratansulfat	Elastizität
Knochen	Kollagen Typ I	Chondroitinsulfat Keratansulfat, Heparansulfat	Formstabilität Druckfestigkeit
Kollagen		Mit ca. 3,5 kg das häufigste Protein unseres Körpers. Man unterscheidet heute 14 Typen. Ungewöhnliche Aminosäurezusammensetzung, dadurch spezielle Tripelhelix-Struktur. Kollagen IV bildet Basalmembrannetz als Abgrenzung aller Bindegewebsbereiche gegen umliegende Strukturen. Die Kollagen-Haupttypen I bis III bilden mechanisch sehr feste Faserstrukturen.	
Elastin		Bildet gummiähnliche, elastische Fasern. Einzelne Peptidketten mit Lysinseitenketten sind über Desmosinringe verbunden.	
Keratin		Cysteinreiches Protein, typisch für Haar, Nägel und Haut. Fibrilläre Strukturen durch Disulfidbrücken stabilisiert.	
Laminin		Glykoprotein, bildet Quervernetzungen mit Kollagen.	
Fibronektin		Vernetzendes Glykoprotein, bindet an Zelloberflächen, besonders an Fibrozyten.	

Kollagen-Struktur und -Biosynthese — XXIV.2

Kollagen ist ein wasserunlösliches Faserprotein, das sich durch eine ungewöhnliche Aminosäurezusammensetzung auszeichnet: Glycin und Prolin bilden jeweils ein Drittel der vorhandenen Aminosäuren. In seiner Primärstruktur wiederholt sich mehrere hundert Mal die Sequenz Gly-Pro-X, was die Ausbildung einer α-Helix unmöglich macht. Stattdessen winden sich die drei Peptidstränge in einer steilen Tripelhelix umeinander. Da in der Aminosäurezusammensetzung aromatische und schwefelhaltige Aminosäuren weitgehend fehlen, ist die aus Kollagen gewonnene Gelatine ein sehr minderwertiges Nahrungsprotein.

Die Biosynthese des Kollagens erfolgt in den Bindegewebszellen (Fibrozyten), zum Teil auch extrazellulär. Am rauhen endoplasmatischen Retikulum wird zunächst ein Präproprotein gebildet, dessen N-terminales Signalpeptid die Einschleusung des 1400 Aminosäuren langen Prokollagens in die Zisternen des endoplasmatischen Retikulums veranlasst. Hier erfolgen zahlreiche Modifikationen: Lysin- und Prolinseitenketten werden hydroxyliert, wobei Ascorbat und α-Ketoglutarat als Cofaktoren benötigt werden. Die Hydroxylierungen sind für die mechanische Stabilität der Tripelhelices von großer Bedeutung. HO-Gruppen des Lysins werden glykosyliert: Eine zunächst gebundene Galaktose nimmt noch eine Glucose auf. Aus den modifizierten Peptidketten bildet sich intrazellulär die Tripelhelix. N-terminal sind etwa 150 Aminosäuren nicht helical verbunden; zahlreiche hier vorhandene Cysteinseitenketten verbinden sich in den sog. Extensions- oder Registerpeptiden über Disulfidbrücken. Sie stabilisieren die Tripelhelix, die nun als Prokollagen aus der Zelle ausgeschleust wird.

Extrazellulär werden die N- und C-terminalen nicht-helicalen Peptide abgespalten. Einige helixeigene Lysinseitenketten werden oxidativ desaminiert (Lysyloxidase); die neuen Aldehydgruppen der Kollagen-Monomere bewirken durch Schiff-Base-Bildung Quervernetzungen zur Kollagenfibrille.

Kollagen-Bildung

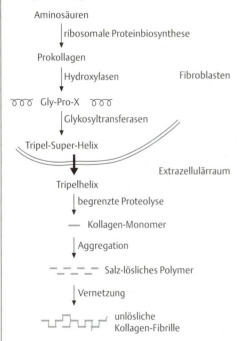

fach gebaute Core-Proteine angeheftet. Durch ihren Gehalt an Uronsäuren und Estersulfaten sind die Polysaccharidketten Polyanionen, d. h. sie reagieren sauer. Sie haben, wichtig für das Bindegewebe mit seiner extrazellulären Matrix, einen hohen Wasser- und Salzgehalt.

Die gesuchte Falschaussage ist (E), denn die Wechselbeziehungen zwischen Proteoglykan und Kollagenfasern sind elektrostatischer Natur. Disulfidbrücken sind unmöglich, weil es im reifen Kollagen keine schwefelhaltigen Aminosäuren gibt.

F00

Frage 24.3: Lösung D

Kollagen ist das mengenmäßig bedeutendste Protein des menschlichen Körpers; man unterscheidet heute 14 verschiedene Kollagentypen, von denen Typ I bis III Faser bildend sind; andere sind flächenförmig und bilden z. B. die Basalmembran. Eine ungewöhnliche Aminosäurezusammensetzung verhindert die Bildung von α-Helices; drei Polypeptidketten sind zur Tripelhelix verdrillt. Eine posttranslationale Modifikation schafft Hydroxyprolin und Hydroxylysin. Falsch ist die Aussage (D), denn NANA gibt es in Gangliosiden, aber nicht im Kollagen.

H95

Frage 24.4: Lösung E

Siehe Lerntext XXIV.2.
Die abschließenden Reaktionen der Kollagenbiosynthese finden extrazellulär statt. Das fertige Kollagen wird in der Zelle nicht benötigt.

F92

Frage 24.5: Lösung E

Siehe Lerntext XXIV.2.
In der Basalmembran findet sich vorwiegend Kollagen Typ IV. Elastin bildet die elastischen Fasern in Gefäßwänden und im Ligamentum nuchae.

H94

Frage 24.6: Lösung A

Siehe Lerntext XXIV.2.
Prokollagen und Kollagen können wegen ihres hohen Gehalts an Glycin und Prolin keine α-Helix aufbauen; sie bilden eine Tripelhelix.

F94

Frage 24.7: Lösung D

Siehe Lerntext XXIV.2.

F90

Frage 24.1: Lösung E

Siehe Lerntext XXIV.1.

F99

Frage 24.2: Lösung E

Bei den Proteoglykanen sind große Heteroglykanketten (Glykosaminglykane) O-glykosidisch (über Serin) oder N-glykosidisch (über Asparagin) an ein-

[F01]

Frage 24.8: Lösung E

Siehe Lerntext XXIV.2.
Bei der Kollagen-Biosynthese in den Fibrozyten wird eine Tripel-Super-Helix ausgeschleust und extrazellulär findet eine begrenzte Proteolyse von sog. Registerpeptiden statt (E), danach aggregieren die Kollagen-Monomere und werden vernetzt zur polymeren unlöslichen Kollagenfibrille. Die unter (A), (B) und (C) genannten Vorgänge bei der Kollagenbiosynthese finden intrazellulär statt. Die unter (D) genannte Bildung von Disulfidbrücken kommt nur intrazellulär an den Registerpeptiden vor, extrazellulär werden diese abgespalten.

[H92]

Frage 24.9: Lösung C

Siehe Lerntext XXIV.2.

[H97]

Frage 24.10: Lösung A

Siehe Lerntext XXIV.2.
Bei der Kollagensynthese erfolgt bereits an der wachsenden Peptidkette („cotranslational") im endoplasmatischen Retikulum mit Ketoglutarat, O_2 und Vit C (B) eine Hydroxylierung von Prolyl- und Lysylresten. Ein Teil der Hydroxylysylreste wird danach mit Galaktose und Glucose glykosyliert (C). Die intrazellulär synthetisierten Prokollagenmoleküle enthalten an ihren C-terminalen und N-terminalen Enden sog. Registerpeptide (= Extensionspeptide). Diese werden nach der Ausschleusung abgespalten (D). Viele Prokollagen-Tripelhelices-Monomere lagern sich, mit Nebenvalenzen verbunden, zu langen Fibrillen aneinander. Die kovalente Vernetzung erfolgt, nachdem ε-Aminogruppen von Lysylresten oxidativ desaminiert (E) zu Aldehydgruppen mit Aminogruppen von Hydroxylysylresten von Nachbarketten kovalente Bindungen (Schiff-Basen) bilden.
Die gesuchte Falschaussage ist (A), denn die am rauhen endoplasmatischen Retikulum (ER) gebildeten Kollagenvorläufer enthalten am N-Terminus die hydrophobe Signalsequenz zum Ausschleusen in das Lumen des endoplasmatischen Retikulums und diese Signalsequenz wird nicht in den Lysosomen, sondern im ER durch eine Signalpeptidase abgespalten.

[H98]

Frage 24.11: Lösung B

Kollagen ist ein in vielen Varianten vorkommendes Bindegewebsprotein, von dem man die Typen I bis XIV unterscheidet. Kollagen-typisch ist eine ungewöhnliche Aminosäure-Zusammensetzung: Glycin und Prolin machen je $1/3$ der am Aufbau beteiligten Aminosäuren aus. Das als Typ IV bezeichnete Kollagen ist am Aufbau der Basalmembran beteiligt.
Die Bildung des Kollagens erfolgt in den Fibrozyten teils intrazellulär, teils extrazellulär. Intrazellulär wird das Prokollagen gebildet, wobei cotranslational Prolinreste und Lysinreste hydroxyliert werden; die HO-Lysylreste dienen nachfolgend zur Anheftung von Glucose und Galaktose. Hydroxyprolin wird nicht glykosyliert: (B) ist die gesuchte Falschaussage. Drei Peptidketten verdrillen sich nun zur typischen Kollagen-Tripelhelix. Nicht verdrillte, cysteinreiche Enden der Peptidketten („Registerpeptide") bedingen eine Löslichkeit des Prokollagens, das nun die Zelle verlässt. Extrazellulär werden die Registerpeptide abgespalten und durch die Lysyloxidase Aminogruppen des Lysins und Hydroxylysins oxidativ entfernt. Dabei entstehende Aldehydgruppen reagieren mit unveränderten Lysinresten unter Wasserabspaltung (Schiff-Basen) und bewirken eine Vernetzung und Wasserunlöslichkeit des Kollagens.

[F95]

Frage 24.12: Lösung C

Siehe Lerntext XXIV.2.
Die Kollagen-Tripelhelix bildet sich spontan.
Die Helicasen gehören zur Replikation der DNA-Doppelhelix.

[F95]

Frage 24.13: Lösung E

Die wesentlichen extrazellulären Bestandteile des Knochens sind Kollagen Typ I (2) und Calciumphosphat in Form von Apatit; diese Mineralisationsform bildet sich an den organischen extrazellulären Bestandteilen, dem Kollagen und den Proteoglykanen (1). Geliefert werden diese Grundsubstanzen von den Osteoblasten, deren Aktivität mit der alkalischen Phosphatase korreliert (4) und unter Kontrolle des Wachstumshormons steht (STH des Hypophysenvorderlappens). STH wirkt nicht direkt auf den Knochen, sondern über den Insulin-like Growth Faktor (= IGF I = Somatomedin), der unter STH vermehrt von der Leber gebildet und in das Blut abgegeben wird (3).

[F97]

Frage 24.14: Lösung E

Die aufgeführten Substanzen kommen sämtlich im Knochen vor. Hydroxylapatit ist eine spezielle Kristallform des Calciumphosphats, die aus der Mineralogie bekannt ist. Wasser findet sich vorwiegend im Knochenmark; wegen des großen Mineralanteils der Knochensubstanz beträgt der Wasseranteil der Knochensubstanz nur etwa 30% – verglichen mit 75% Wasser in den meisten anderen Organen. Kollagenfasern finden sich reichlich im Knochenmark.

Proteoglykane, charakteristische Bestandteile der Bindegewebsgrundsubstanz, finden sich im Mark und in den Knorpelanteilen des Knochens.

Kommentare aus Examen Herbst 2001

H01
Frage 24.15: Lösung B

Das Protein Kollagen hat eine ungewöhnliche Zusammensetzung: Glycin und Prolin machen je etwa 30 Prozent der am Aufbau beteiligten Aminosäuren aus. Schwefelhaltige Aminosäuren kommen im reifen Kollagen nicht vor; deshalb ist (B) die gesuchte Falschaussage. Die hier angesprochenen Disulfidbrücken sind in einem früheren Stadium, bei der intrazellulären Prokollagenbildung im C-terminalen Bereich, vorhanden, werden aber gleich nach der Sekretion in den Extrazellulärraum als Registerpeptide abgespalten. Proteingebundene Disaccharide (Glu-Gal-) finden sich, O-glykosidisch gebunden, nur an Hydroxylysin-Seitenketten.

25 Nervensystem

Stoffwechsel des Nervensystems — XXV.1

Das Gehirn, 1,2 bis 1,5 kg schwer, beansprucht einen beträchtlichen Teil der dem Körper zur Verfügung stehenden Sauerstoffmenge: Bei einem Gewichtsanteil von etwa 2% gehen in Ruhe etwa 20% der Energieversorgung zum Gehirn. Schon eine kurzfristige Unterbrechung der Sauerstoff- und Glucoseversorgung führt zu Bewusstlosigkeit und dauerhaften Schäden, da Nervenzellen des erwachsenen Gehirns nicht regeneriert werden können. Zur Proteinsynthese sind die Nervenzellen befähigt.
Die Energieversorgung wird durch Glucose gedeckt, die vollständig zu CO_2 und H_2O verbrannt wird, – bei einem R. Q. von 1,0. Lactat ist kein vom Gehirn abgegebenes Stoffwechselprodukt. Bei normaler Ernährung verbrennt das Gehirn pro Tag etwa 145 g Glucose; bei längerdauerndem Hunger wird diese Menge auf 45 g reduziert. Diese kleine Glucosemenge wird durch Gluconeogenese aus Glycerin (Lipolyse!) und Aminosäuren aus endogenem Eiweißabbau gewonnen. Wesentlicher Energieträger für das Gehirn im Hungerzustand sind die aus dem Fettabbau stammenden Ketonkörper.

H90
Frage 25.1: Lösung B

Siehe Lerntext XXV.1.
Insulin ist für die Glucoseaufnahme ins Gehirn ohne Bedeutung.

H90
Frage 25.2: Lösung C

Siehe Lerntext XXV.1.
Die Frage ist schlecht formuliert: Glucose kann nämlich von Nervenzellen überhaupt nicht synthetisiert werden. Das Gehirn kann jedoch Glucose verwerten, die aus Lactat, Glycerin, Alanin oder Glutamin in der Leber bzw. der Niere gebildet wurde.
Die gesuchte Falschaussage ist (C): Leucin ist eine ketoplastische Aminosäure.

F83
Frage 25.3: Lösung B

Siehe Lerntext XXV.1.
Aminosäuren (Ausnahme Glutamat), Triacylglycerine und Fettsäuren können vom Gehirn nicht zur Energiegewinnung verwendet werden; brauchbar sind nur die unter (3) genannten Ketonkörper, – und die nur im langfristigen Hungerzustand.

H84
Frage 25.4: Lösung C

Siehe Lerntext XXV.1.
Die 2. Aussage ist falsch: Auch in Hungerperioden bleibt der Blutzucker unverändert bei ca. 4 mmol/l.

Neurotransmitter — XXV.2

Typisch für die Reizübertragung im Nervensystem ist die Hintereinanderschaltung mehrerer Neurone, die jeweils durch einen synaptischen Spalt voneinander getrennt sind. In jedem Neuron sind Zellkern, rauhes endoplasmatisches Retikulum, Golgi-Apparat, Mitochondrien und Lysosomen meist im Zellkörper lokalisiert. Syntheseprodukte wie Neurotransmitter müssen oft lange Transportwege im Axon zurücklegen (ATP-abhängiger axonaler Transport), wobei Mikrotubuli und Neurofilamente helfen. Die Reizleitung durch das evtl. lange Axon erfolgt durch ein elektrisches Aktionspotenzial. Der synaptische Spalt kann aber nur reizleitend übersprungen werden, wenn ein spezieller Neurotransmitter im praesynaptischen Axonterminal freigesetzt wird und auf den postsynaptischen Rezeptor trifft.
Das im Axon ankommende elektrische Signal veranlasst den Einstrom von extrazellulären Calcium-Ionen, wodurch der in synaptischen Vesikeln gespeicherte Neurotransmitter durch Exo-

zytose frei wird. Etwa ein Dutzend solcher Neurotransmitter sind bekannt, wie die folgende Tabelle zeigt; etwa 50 weitere Stoffe wirken als Neuromodulatoren. Nicht vom postsynaptischen Rezeptor gebundene Transmittermoleküle werden enzymatisch abgebaut oder praesynaptisch wieder aufgenommen.

Neurotransmitter	Synapsen-Typ	Inaktivierung ergibt
Acetylcholin	cholinerg	Cholin + Essigsäure
Adrenalin	adrenerg	Vanillinmandelsäure
Noradrenalin	noradrenerg	Vanillinmandelsäure
Dopamin	dopaminerg	Homovanillinsäure
Serotonin	serotoninerg	Hydroxyindolessigsäure
γ-Aminobuttersäure	GABAerg	Bernsteinsäure
Glycin	glycinerg	–
Glutaminsäure		
Adenosin		
Stickstoffmonoxid (NO)		
Neuropeptide	peptiderg	

F98

Frage 25.8: Lösung D

Endorphine sind körpereigene Peptide (11–31 Aminosäuren), die im Gehirn aus β-Lipotropin bzw. Proopiomelanocortin proteolytisch freigesetzt werden. Die Endorphine und Enkephaline binden an Opiat-Rezeptoren und unterdrücken den Schmerz.
Aussage (4) ist falsch, denn Speicherformen von Aminosäuren gibt es nicht.

F91

Frage 25.9: Lösung E

An noradrenergen Synapsen ist die Wiederaufnahme des NA in die präsynaptische Endigung (D) der wichtigste Mechanismus der Wirkungsbeendigung. Bruchteile des freigesetzten Transmitters diffundieren ab (A) oder werden abgebaut durch MAO (C) und Methyltransferase (B) zu Vanillinmandelsäure. Die gesuchte Falschaussage ist (E): $β_2$-Rezeptoren kommen an Synapsen nicht vor, sondern sind für die Erschlaffung glatter Muskulatur der Gefäße, Bronchien und des Uterus verantwortlich. Auch die Stoffwechselwirkungen in Muskel und Leber (Glykogenolyse) werden durch $β_2$-Rezeptoren und das cAMP-Proteinkinase-System vermittelt.

H82

Frage 25.10: Lösung E

Siehe Lerntext XXV.2.
Der Transmitter GABA ensteht durch PLP-abhängige Decarboxylierung aus Glutamat, bei seinem Abbau entsteht durch PLP-abhängige Transaminierung Bernsteinsäurehalbaldehyd.

H95

Frage 25.5: Lösung C

Siehe Lerntext XXV.2.
Glutamin ist kein Neurotransmitter, kann aber im Gegensatz zu Glutamat die Blut-Hirn-Schranke durchqueren.

F95

Frage 25.6: Lösung C

Siehe Lerntext XXV.2.
DOPA ist im Gegensatz zu Dopamin kein Transmitter.

H84

Frage 25.7: Lösung C

Siehe Lerntext XXV.2.
Tyrosin wird über Dopamin (A) in Noradrenalin (D) umgewandelt; GABA (E) entsteht aus Glutamat, β-Lipotropin ergibt durch limitierte Proteolyse Endorphine (B) und Enkephaline.
Falsch ist Aussage (C), denn nicht Homoserin, sondern Tryptophan ist die Aminosäure, aus der Serotonin gebildet wird.

H97

Frage 25.11: Lösung E

Dargestellt ist der Neurotransmitter Acetylcholin, eine quartäre Ammoniumverbindung, die aus Cholin und Acetyl-CoA synthetisiert wird. Die Esterbindung wird durch die Acetylcholinesterase zu Cholin und freier Essigsäure hydrolysiert. Dieses ist ein exergoner Prozess, d.h. das Gleichgewicht liegt auf Seiten der Spaltprodukte; damit ist (E) die gesuchte Falschaussage. Die Energie für die Biosynthese des Acetylcholins durch die Cholinacetylase stammt aus der Thioesterbindung des Acetyl-CoA.

F00 H92 H89

Frage 25.12: Lösung C

Acetyl-CoA wird durch die Pyruvatdehydrogenase und bei der β-Oxidation in den Mitochondrien gebildet und dort im Citratcyclus verbrannt. Acetyl-CoA kann nicht aus den Mitochondrien ausgeschleust werden. Allerdings kann Citrat aus den Mitochondrien in das Zytosol transportiert und durch die ATP-Citrat-Lyase dort in Acetyl-CoA und Oxalacetat gespalten werden. – Die zu suchende Falschaussage ist (C): wenn der Neurotransmitter Acetylcholin die präsynaptische Membran durchdringt, geschieht das durch Exozytose der synaptischen Vesikel und nicht durch ein spezifisches Protein als aktiver Transport.

H87
Frage 25.13: Lösung A

Siehe Lerntext XXV.2.
Im Bereich der cholinergen Synapsen findet sich immer eine sehr aktive Acetylcholinesterase, die den Transmitter hydrolysiert (A); das dabei entstehende Cholin kommt zur präsynaptischen Wiederaufnahme.

H90
Frage 25.14: Lösung A

Acetylcholin (ACh) wird an der neuromuskulären Endplatte freigesetzt, bindet dort an den ACh-Rezeptor und löst damit eine Muskelkontraktion aus. Curare, ein pflanzliches Pfeilgift südamerikanischer Indianer, bindet an den ACh-Rezeptor und verhindert die weitere Anbindung von nur kurzlebigem ACh: Es kommt zur Muskelrelaxation. Wird nun aber durch einen Hemmstoff der ACh-Esterase, z. B. Physostigmin, die ACh-Konzentration langfristig erhöht, so tritt ACh mit Curare in Konkurrenz, die Muskelentspannung wird beendet und durch erneute Kontraktion abgelöst. – Beide Aussagen sind richtig, ihre Verknüpfung logisch.

F99
Frage 25.15: Lösung A

Ein ungewöhnlicher Faktor beim Sehvorgang ist der Sehpurpur Rhodopsin, ein aus 11-cis-Retinal und Opsin aufgebautes Chromoprotein. Bei der Photorezeption beteiligt sind auch Ionenkanäle für Na^+ und Ca^{2+}, sowie cGMP in hoher Konzentration (wichtig dabei die Guanylatcyclase und die Phosphodiesterase!). Das Transducin ist ein zu den G-Proteinen gehörendes Regulationsprotein. Alle G-Proteine sind Heterotrimere, aufgebaut aus der katalytischen α-Einheit und der inhibitorischen β,γ-Untereinheit: (A) ist die gesuchte Antwort. Durch Licht, genauer durch das photolysierte Rhodopsin, wird das Transducin aktiviert, sein α-gebundenes GDP wird gegen GTP ausgetauscht. Durch das aktivierte Transducin wird eine Phosphodiesterase stark aktiviert, und der cGMP-Abfall führt zum Schließen der Na^+-Kanäle.

H99
Frage 25.16: Lösung E

Das Transducin ist ein am Sehvorgang beteiligtes, typisches G-Protein, das im Ruhezustand als Heterotrimer mit je einer α-, β- und γ-Untereinheit vorkommt; an der γ-Untereinheit ist ein GDP gebunden. Bei Lichteinfall macht der aus 11-cis-Retinal und Opsin bestehende Sehpurpur (Rhodopsin) mehrere Umwandlungen durch; als „aktiviertes Rhodopsin" lagert es sich an das G-Protein an, das sein GDP jetzt gegen GTP austauscht (A). Dadurch wird die α-Untereinheit freigesetzt (D) und aktiviert eine cGMP-spaltende Phosphodiesterase (C). Durch den Abfall des cGMP kommt es zur Schließung von Na^+-Kanälen. Das proteingebundene GTP wird nun zu GDP hydrolysiert (B), womit das Transducin in seinen Ruhezustand zurückkehrt.
Die gesuchte Falschaussage ist (E), denn mit Calciumkanälen in der Stäbchenmembran hat das Transducin nichts zu tun.

Kommentare aus Examen Herbst 2001

H01
Frage 25.17: Lösung B

Viele Neurotransmitter können aus dem synaptischen Spalt in die präsynaptische Zelle wieder aufgenommen werden, womit ihre Wirkung an der postsynaptischen Membran beendet wird. Der Neurotransmitter Acetylcholin kann nicht resorbiert werden; er wird durch die Acetylcholinesterase in Essigsäure und Cholin gespalten. Cholin kann zur Neusynthese in die präsynaptische Nervenendung wieder aufgenommen werden. Damit ist (B) die gesuchte Falschaussage.

Sachverzeichnis

Sachverzeichnis

A

ABO-System 378
Abwehrmechanismen 355
Acetyl-CoA 268
Acetyl-CoA-Carboxylase 284
Acetylcholin 400
ACTH 339, 348
Addison-Erkrankung 340
Adenylatcyclase 298, 328
Adiuretin 349
Adrenocorticotropes Hormon 339
Aktivierungsenergie 215
Akute-Phase-Protein 377
Alanin 181
Albinismus 263
Aldehyd 168
– aktiviertes 201
Aldose 168
Aldosteron 340
Alkalose 291
Alkaptonurie 263
Alkoholdehydrogenase 382
Alkohole 168
Alkoholgruppe
– primäre 168
– sekundäre 168
– tertiäre 168
Allosterie 227
Alpha-Amylase 238
Alpha-D-Glucose (α-D-Glucose) 174
Alpha-Helix (α-Helix) 188
Amine, biogene 183, 264–265
Aminoacyl-adenylat 314
Aminolaevulinsäure 370
Aminosäure
– Aktivierung 314
– essentielle 183, 234
– glucoplastische 261
– ketoplastische 261
– proteinogene 180
Aminozucker 173, 264
Ammonium 390
Amylase 236
Amylopektin 177
Amylose 177
Anämie, perniziöse 204
Androgene 344
Angiotensin-Converting-Enzym (ACE) 350
Anomer 169, 174
Anti-D-Immunglobulin 380
Antibiotika 316
Antigen-Antikörper-Komplex 361
Antigen-determinante Gruppe 356
Antigen/Antikörper-Reaktion 362
Antikörper, monoklonale 362
Antikörperstruktur 360
Antikonzeptiva 344
Antiport 299
Antithrombin III 375
Antivitamin 211
Apatit (Calciumphosphat) 332
Apolipoprotein 289
Arginase 260
Argininosuccinat 260
Ascorbinsäure 207
Atmungskette 270, 274
– chemiosmotische Theorie 272
– Elektronenfluss 272
– Entkoppler 274
– Hemmstoffe 274
– Komplexe 273
– P, O-Quotient 273
ATP-Bedarf 247
Avidin 208
Azidose 291

B

B-Lymphozyt 358
Basen, seltene 314
Basenpaarung 199, 308
Bauchspeicheldrüse 334
Beriberi 201
Beta-D-Glucose (β-D-Glucose) 174
Beta-Oxidation (β-Oxidation) 253
Beta-Rezeptor (β-Rezeptor) 338
Bilirubin 386
Bilirubin-Stoffwechsel 385
Bilirubindiglucuronid 371
Bindegewebsprotein 396
Bindung
– energiereiche 216
– glykosidische 175
– hydrophobe 188
Biotin 208
Biotransformation 383
1,3-Bisphosphoglycerat 247
2,3-Bisphosphoglycerat 228, 247, 367, 369
Blasengalle 385
Blutgerinnung 211
Blutgruppe 379
Blutplasma 366
Bohr-Effekt 368
Bradykinin 354
branching enzyme 278
Brennwert, biologischer 232

C

Calciferol 333
Calcitonin 331
Calcitriol 333, 350
Calcium 293, 332
Calmodulin 332
Calorimeter 232
cAMP 328
Cap-Struktur 311
Carbamoylphosphat 261, 304
Carboanhydrase 236, 291
Carbonyle 168
Carboxylase 208
Carboxypeptidase 238
Carboxypolypeptidase 238
Cardiolipin 195
Carotin 209
Catecholamine 338
Cellobiose 175
Cellulose 176
Cholesterin 195, 286
Cholesterinsynthese 286
Cholesterol 195, 287
Chondroitinsulfat 178
Chromatin 198
Chylomikronen 240, 286
Chymotrypsin 238
Citrat-Synthese 270
Citratcyclus 267, 269
– anabole Reaktionen 270
– Regulation 270
– Schrittmacherenzym 268
Citratlyase 284
Citrullin 259
Cobalamin 204
Code, genetischer 314
Coenzym 200
Coenzym-Bausteine 212
Cori-Ester 276
Corticotropin 339
Cortisol 339
Cushing-Erkrankung 341
Cyclooxygenase 193
Cystathionin 184
Cystein 264
Cytidindiphosphat 285
Cytochrom P_{450} 221, 382
Cytokine 354

D

D-Ribose 170
Darmflora 206, 208, 211, 242
Decarboxylierung 264
7-Dehydrocholesterin 210
Dehydrogenase 220
Denaturierung 189
2-Desoxy-D-Ribose 170
2-Desoxyribose, Biosynthese 306
Dextran 177
Diabetes mellitus 334
Diastereomere 169
5-Dihydrotestosteron 343
1,25-Dihydroxy-cholcalciferol (1,25-DHCC) 210
Dinatriumurat 307
Dioxygenase 221
Disaccharidase 239
DNA-Reparatur 310
Domäne 189
Dopamin 265
Doppelhelix 198
Drüsen, endokrine 323

E

Eicosanoide 193, 352–353
Eisen 293
Eisen-Schwefel-Protein 271
Eiweißbedarf 233
Elastase 238, 358
Elektrophorese 186
Enantiomer 169
Endopeptidase 222
Endoplasmatisches Retikulum 300
Endorphin 346, 400
Endprodukt-Hemmung 231
Energie, freie 216
Enkephalin 400
Enterohepatischer Kreislauf 385
Enterokinase 237–238
Enzymkaskade 227, 377
Enzymsubstratkomplex 218
Ernährung, parenterale 234
Erythropoietin 350
Eukaryont 313
Exon 189, 311–312
Exopeptidase 222
Extrinsisches System 373

F

FAD (Flavinadenindinucleotid) 202
Faltblattstruktur 188
„feed-forward"-Regulation 248
Fette, Schelmpunkt 192
Fettgewebe, braunes 388
Fettsäure 193
– freie 388
– ungesättigte 192
Fettsäuresynthase 282
Fettspeicherung 387
Fibrin 374
Flavoproteine 202
Fließgleichgewicht 215
5-Fluor-uracil 305
Fluor 296
FMN (Flavinmononucleotid) 202
Folsäure 206
– Antivitamin 206
Fructose 171
Fructose-1,6-bisphosphat 174
Fructose-2,6-bisphosphat 230
Fructosestoffwechsel 250
FSH 345

G

G-Protein 328
Galaktose 171
Galaktosestoffwechsel 251
Galle 384
Gallensäure 196, 384
– konjugierte 385
Gallenstein 385
Gamma-Carboxyglutaminsäure (γ-Carboxyglutaminsäure) 211
Gangliosid 194
gastric inhibitory polypeptide (GIP) 351
Gastrin 236
Gastrointestinale Hormone 352
Genetische Manipulation 318
Gerinnungshemmung 376
Gerinnungskaskade 373
Gestagene 344
Gicht 307
Gleichgewichtskonstante 214
Gleichgewichtszustand 214
Glucocorticoide 339
Glucokinase 243
Gluconeogenese 279, 390
Glucosäure 173
Glucose 172
Glucose-6-phosphat-Dehydrogenase 250
Glucose-6-phosphatase 277
Glucosetransporter 300
Glucuronsäure 173, 251
Glukagon 337, 388
GLUT4 300
Glutamin 184, 264
Glutaminsäure 184, 264
Glutathion 187–188
Glutathionreduktase 187
Glyceral 169
Glycerinkinase 284
Glycerinphosphat 284
Glyceron 169
Glycerophosphat-Shuttle 276
Glycerophosphatide 194
Glycin 181, 262, 305
Glykogen 176
Glykogenabbau 276–277
– freie Glucose 277
– Regulation 278
Glykogenose 279
Glykogenstoffwechsel, Regulation 278
Glykogensynthese 278
– Regulation 278
Glykokoll 181
Glykolipide 194
Glykolyse 243
– Regulation 247
Glykoprotein 178, 191, 396
Glykosaminoglykan 179
Golgi-Apparat 300
Granulozyt 372
Gruppenübertragungspotenzial, Enzym 217
Gyrasehemmer 317

H

Hämoxygenase 371
Halbantigen 356
Hapten 356
Haptoglobin 378
Harn 389
Harnkonkrement 390
Harnsäure 307, 390
Harnstoff 259, 389
Harnstoffzyklus 261
HDL 287
Helicase 309
Heparin 178, 375
Heteroglykane 176, 178
Histamin 182, 236–237, 265
Histidin 182
Histone 198, 308
HMG-CoA 257
– Cyclus 256
– Reduktase 285
Homocystein 184
Homoglykan 176
Hormonrezeptor 298
Hyaluronsäure 178
25-Hydroxy-cholecalciferol (25-HCC) 210

Hydroxylase, misch-funktionelle 221
Hyperthyreose 331–332
Hyperurikämie 308
Hypervitaminose 210
Hypophysenhinterlappen-Hormone 349
Hypophysenvorderlappen-Hormone 346

I

ICSH 345
IgA 361
IgE 363
IGF-I 347
IGF-II 347
IgG 361
Ileum 241
Imidazol 185
Immunisierung 359
Immunsuppression 365
IMP 306
Inhibitor, kompetitiver 219, 226
Insulin 334, 387
Insulin-like Growth Factor 347
Insulinangriffspunkt 335
Insulinmangel 337
Interferon 357
Interleukin-2 354
intrinsic factor 236
Intrinsisches System 373
Intron 311–312
Inulin 177
Isoagglutinin 379
Isocitratdehydrogenase 268
isoelektrischer Punkt 185

J

Jod 296
Jodidionen 330

K

K_M-Wert 217
Kalium 292
Kallikrein 375
Karies 176
Ketogenese 256
Ketoglutaratdehydrogenase 267
Ketone 168
Ketonkörper 256, 334
Ketose 168
17-Ketosteroide 345
Kinetik 215, 218
Klonale Selektion 364
Knochen 398

Kobalt 296
Kohlenmonoxid (CO) 369
Kollagen 396
– Biosynthese 396
Kompartimentierung 303
Komplementsystem 356–357
Konfiguration 172
Konformation 172
Kooperativität 227
Kopplung, energetische 215
Kreatinin 389
Kreatinphosphat 393–394
Kretinismus 331
Kropf 330
Kupfer 295–296

L

Lactatdehydrogenase (LDH) 224
Lacton 175
Lactose 174
Lactoseintoleranz 239, 251
Langerhans-Inseln 334
LDL 287, 289
LDL-Rezeptor 289
Leber, endoplasmatisches Retikulum 383
Lebergalle 385
Lecithin-Cholesterin-Acyl-Transferase (LCAT) 196
Leitenzym 222
Leukotriene 187, 193
LH 345
Lineweaver-Burk-Diagramm 220
Linolensäure 285
Linolsäure 285
Lipide 191
Lipolyse 253, 387
Lipoprotein-Lipase 387
Lipoproteine 286
Lipoxygenase 193
Lymphozyt 358
Lysin 183, 262
Lysosom 301

M

Magensaft 236
Magnesium 292, 296
major histocompatibility complex 363
Makrophage 356
Malat-Aspartat-Cyclus 276
Malonat 268
Malonyl-CoA 284
Maltose 175
Mannose 171
Mannosephosphatrezeptor 301

Melanin 263
Membran 297
– Fluidität 298
Membranlipide 297
Membranproteine 297
Methämoglobinreduktase 368
Methionin 184
Mevalonsäure 285
MHC 359, 363, 365
MHC-I-Proteine 363
MHC-II-Proteine 363
Michaelis-Konstante 217–218
Milchunverträglichkeit 239
Mineralocorticoide 340
Mitochondrium 302
Mizelle 191, 240
Modifikation 226
Monooxygenase 221, 382
Monosaccharid 168
Monozyt 359
Motilin 351
Multienzymkomplex 266, 270, 284
Muskelkontraktion 392
Muskulatur
– quergestreifte 391
– rote 391
– weiße 391
Mutarotation 171
Mutation 310

N

N-Acetylglutamat 259
N-Acetylneuraminsäure (NANA) 190
NADPH-Oxidase 221
NANA 190
Nebennierenmark 338
Nebennierenrinde 339
Nebenschilddrüse 333
Neurotransmitter 399
Neutralfett 192
Nicotinsäure 182
Nicotinsäureamid 202
Niere 389
Nitrit 197
NO 354
Nucleinsäure 198
Nucleolus 199
Nucleoside 197
Nucleosom 198, 200
Nucleotide 197
Nucleotidsynthese 306
Nulldiät 257

O

Ocytocin 349
Östrogene 344
Okazaki-Fragmente 309
Onkogen 320
Optischer Test 223
Ornithin 259
Orotsäure 304
Oxidase 220
Oxidation 168–169
Oxidoreduktase 220

P

Palindrom-Sequenz 310
Palindrome 318
Pankreas 237, 334
Pankreozymin-Cholecystokinin 238
Pantothensäure 205
Parathormon 333, 346
PCR 322
PDH-Kinase 267
PDH-Phosphatase 267
Pellagra 203
Penicillin 317
Pentosephosphatweg 249, 337
Peptidbindung 186
Peroxisom 303
Phenylalanin 184, 263
Phenylketonurie (PKU) 259, 263
Phosphatidsäure 284
Phospholipase A_2 299
Phospholipase C 298
Phospholipide 194
Phyllochinon 211
Plasmamembran 298
Plasmid 317
Plasmin 376
Plasminogen 376
Plasmozytom 362
Polymerase-Chain-Reaction (PCR) 322
Polysaccharid 176
Polysom 315
Porphobilinogen 370
Porphyria erythropoetica 371
Porphyrinbiosynthese 370
Posttranslationale Modifikation 316
Präproglukagon 337
Pregnenolon 341
Progesteron 344
Proinsulin 334
Prokollagen 397
Prolaktin 347
Prolin 181

Propionyl-CoA 253
Prostacyclin 193
Prostaglandine 193, 353
prosthetische Gruppe 201
Protease 222
Proteinase 222
Proteinbiosynthese 301, 313
Proteinkinase 229, 328
Proteinmodifikation 190
Proteinstruktur 188
Proteoglykan 178, 396
Proteolyse, limitierte 225–226, 331
Prothrombin 374
Protonengradient 275
Protonenpumpe 275
Protoonkogen 321
Provirus 319
Provitamin A 209
Provitamin D_3 210
Pufferkapazität des Blutes 291
Puffersysteme 291
Purinabbau 307
Purinbase 307
– Wiederverwertung 307
Purinnucleotide 305
Puromycin 317
Pyranose 172
Pyridoxalphosphat 203–204, 258, 264
Pyridoxin 203, 205
Pyrimidinnucleotide 304
Pyruvatdehydrogenase 266

R

Rückkopplung, negative 226
Reaktionsordnung 217
Redoxreaktion 271
Reduktion 169
Reduktionsprobe 171, 175
Registerpeptid 398
Renin 350
Renin-Angiotensin-System 340
Replikation 309
Respiratorischer Quotient 234
Restriktionsenzym 318
Retinsäure 209
Retroviren 319
reverse Transkriptase 319
Rezeptor, intrazellulärer 329
Rh-Inkompatibilität 380
Rhesus-Antigen D 380
Ribosom 301, 314
Rifampicin 317
RNA 311
RNA-Polymerase 311

S

S-Adenosylmethionin 259, 262
Saccharose 174
salvage pathway 307
Salzsäurebildung 237
sarkoplasmatisches Retikulum 392
Schilddrüse 330
Schmelztemperatur 199
Second messenger 328
Sehvorgang 209
Sekretin 236, 238
Sekretprotein 301
Selen 297
Serin 181
Serotonin 351–352
Sexualhormone 344
Sichelzellanämie 369
Signalpeptid 300–301
Skorbut 207
Somatostatin 235, 242, 337, 349
Sorbit (Sorbitol) 173, 250, 344
Sphingomyelin 194
Spiegelbildisomere 169
Spleißen 311
Spurenelemente 296
Stärke 176
Standardenergie 214
Steroid-Diabetes 341
Steroidhormon 341
Stickstoffmonoxid 261
sticky ends 318
Stoffwechselkrankheit 263
Stress 339
Struktur 314
Struma 330
Substratsättigung 218
Substratspezifität 214
Succinat-Dehydrogenase 268
Succinyl-CoA 268
Sulfonylharnstoff 336
Superoxiddismutase 221, 368
Synthase 305

T

T-Lymphozyt 358, 360
t-RNA 199
Tagesrhythmik 339
Tetrahydrofolsäure 206
Tetrajodthyronin (Thyroxin) 330
Thalassämie 369
Thermodynamik 214
Thiolase 253
Thioredoxin 306
Thromboxan 193, 373
Thymidylatsynthase 305

T–Z

Thyreoglobulin 331
Thyreoidea-stimulierendes Hormon 330
Thyreotropin-releasing-Hormon 330
Thyroliberin 330, 348
Thyrotropin 330
Thyroxin 332
Thyroxin-bindendes Globulin 330
TNF 354
Topoisomerase 309
Totenstarre 392
Transaminierung 258
Transducin 401
Transfer-RNA 314
Transferrin 295
Transkription 311
Translation 314
Transport 299
– aktiver 299
– elektrogener 299
– passiver 299
– sekundär aktiver 300
TRH 348
Triacylglycerin-Lipase, hormonabhängige 387
Triacylglycerine 192
– Biosynthese 284
Trijodthyronin 330

Tripelhelix 189, 396
Troponin C 392
Trypsin 238
Tryptophan 182
Tumornekrosefaktor 354
Tyrosin 184, 263
Tyrosinkinase 333
Tyrosinosis 263

U

UDP-Glucuronsäure 383
UDP-Glucuronyl-Transferase 386
Uniport 299
Uricase 307
Uridindiphosphat-Glucose (UDP-G) 250, 278
Urobilin 372
Uroporphyrinogen III 371

V

Vanillinmandelsäure 338
Verdauungsorgane 235
Vitamin B12-Coenzym 204
Vitamin D-Hormon 333
Vitamin K-Antagonist 377
Vitamine 200
VLDL 287

W

Wachstumshormon 347
Wasser 290
Wechselzahl („turn-over-number") 220
Wilson-Krankheit 295
Wirkung, spezifisch-dynamische 233
Wirkungsspezifität 214

X

Xanthinoxidase 307

Z

Zellfusion 362
Zentrum, aktives 225
Zentrum, chirales 169
Zink 296
Zinkfinger 296
Zinkfinger-Proteine 309
Zuckeralkohole 173
Zuckersäure 173

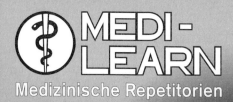

MEDI-LEARN
Medizinische Repetitorien

Physikum

1. **Staatsexamen**

2. **Staatsexamen**

3. **Staatsexamen**

Workshops

IM INTERNET DER ONLINE-DIENST FÜR MEDIZINSTUDENTEN

Vorläufige Prüfungsergebnisse

Interaktive Datenbanken
  mündliche Prüfungsprotokolle
  Studienplatztausch

Tips rund ums Medizinstudium

http://www.medi-learn.de

MEDI-LEARN-REPETITORIEN
Bahnhofstr. 26b • 35037 Marburg
Tel.: 06421/681668 • Fax: 06421/961910
e-mail: info@medi-learn.de

Via medici – der Weg zum Erfolg!

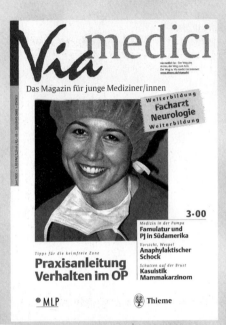

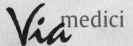

Das Magazin für junge Mediziner/innen

5-mal im Jahr Lesespaß und Top-Infos für Medizinstudenten, PJler und AiPler, z. B.:

- Infos zu Famulatur, PJ und AiP im Ausland
- Weiterbildungsplaner
- Alternative Berufsfelder
- Praxisanleitungen – Schritt für Schritt
- Notfallartikel
- Kasuistiken
- Faszination Wissenschaft
- Lehrbücher im Test
- Jede Menge Gewinnspiele und Verlosungen

… und vieles mehr

und das alles **zum günstigen Abo-Preis!**

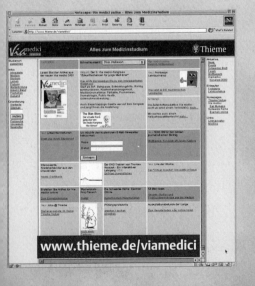

Via medici online www.thieme.de/viamedici

Das Internet-Angebot für junge Mediziner/innen

Hier finden Sie z. B.

- Aktuelle Lokalinformationen aus über 34 Unistädten rund um Studium und Freizeit
- Infos zu Prüfungsvorbereitung, Promotion, Weiterbildung, Arbeit/Beruf
- Auslandsbörse mit Famulatur- und PJ-Berichten
- Infopakete zu Famulatur und Studium in den meistgefragten Ländern, Zusatzausbildung, Aufbaustudium, alternative Berufsfelder und alles zur Bewerbung
- Lehrbuchshop – einfach online bestellen

… und vieles mehr

Ihr Podium zur Kommunikation!

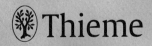

GK1 Biochemie, 15. Auflage

Ihre Meinung ist gefragt!

Sehr geehrte Leserin, sehr geehrter Leser,

ein gutes Buch sollte auch über mehrere Auflagen in Inhalt und Gestaltung den Bedürfnissen seiner Leser gerecht werden. Um dies zu erreichen, sind wir auf Ihre Hilfe angewiesen. Deshalb: Schreiben Sie uns, was Ihnen an diesem Buch gefällt, vor allem aber, was wir daran ändern sollen.

Für Ihre Mühe möchten wir uns mit einer **Verlosung** bedanken, an der jeder Fragebogen teilnimmt. Die Verlosung findet 1 × jährlich statt. Zu gewinnen sind 10 Büchergutscheine à € 50,–. Der Rechtsweg ist ausgeschlossen. Wir freuen uns auf Ihre Antwort, die wir selbstverständlich vertraulich behandeln.

Bitte schicken Sie diesen Fragebogen an:

Georg Thieme Verlag
Programmplanung Medizin
Dr. med. P. Fode
Postfach 30 11 20
70451 Stuttgart

Wie beurteilen Sie diesen Band:

Anzahl der Schemata ausreichend   ja ❏   nein ❏
Anzahl der Tabellen ausreichend   ja ❏   nein ❏
Anzahl der Lerntexte ausreichend   ja ❏   nein ❏

Wie beurteilen Sie die inhaltliche Qualität der Kommentare? Welche Kommentare sind besonders gut, welche Kommentare sind nicht ausreichend?

_____
_____
_____
_____
_____

Wie beurteilen Sie die Lerntexte bzw. das Kurzlehrbuch?

_____
_____
_____
_____
_____

Zu folgenden Themen wünsche ich mir einen Lerntext/ausführlichere Erklärungen:

_____
_____
_____
_____

GK1 Biochemie, 15. Auflage

Wie beurteilen Sie den Schreibstil und die Lesbarkeit des Bandes?
_____
_____
_____
_____
_____

Ist die Schwarze Reihe für dieses Prüfungsfach als Vorbereitung ausreichend? Haben Sie noch andere Lehrbücher benutzt? Welche?
_____
_____
_____
_____
_____

Besonders gefallen hat mir an diesem Band:
_____
_____
_____
_____
_____

Weitere Vorschläge und Verbesserungsmöglichkeiten?

Absender (bitte unbedingt ausfüllen)